临床小肠病学

主　编　胡品津　钟　捷
副主编　杨　红　王玉芳

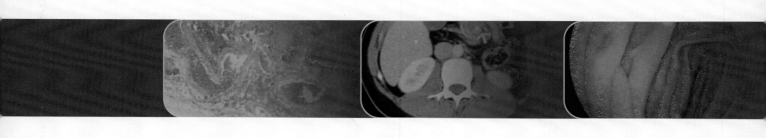

人民卫生出版社
·北京·

图书在版编目（CIP）数据

临床小肠病学 / 胡品津，钟捷主编 . —北京：人民卫生出版社，2022.10

ISBN 978-7-117-33705-2

Ⅰ. ①临⋯ Ⅱ. ①胡⋯ ②钟⋯ Ⅲ. ①小肠-肠疾病-诊疗 Ⅳ. ①R574.5

中国版本图书馆CIP数据核字（2022）第182035号

人卫智网	www.ipmph.com	医学教育、学术、考试、健康，购书智慧智能综合服务平台
人卫官网	www.pmph.com	人卫官方资讯发布平台

临床小肠病学
Linchuang Xiaochangbingxue

主　　编：胡品津　钟　捷
出版发行：人民卫生出版社（中继线 010-59780011）
地　　址：北京市朝阳区潘家园南里 19 号
邮　　编：100021
E - mail：pmph @ pmph.com
购书热线：010-59787592　010-59787584　010-65264830
印　　刷：北京盛通印刷股份有限公司
经　　销：新华书店
开　　本：889×1194　1/16　印张：32
字　　数：969 千字
版　　次：2022 年 10 月第 1 版
印　　次：2022 年 11 月第 1 次印刷
标准书号：ISBN 978-7-117-33705-2
定　　价：278.00 元
打击盗版举报电话：010-59787491　E-mail：WQ @ pmph.com
质量问题联系电话：010-59787234　E-mail：zhiliang @ pmph.com
数字融合服务电话：4001118166　E-mail：zengzhi @ pmph.com

编者（按姓氏笔画排序）

马腾辉　中山大学附属第六医院
王　伟　中山大学附属第六医院
王　磊　中山大学附属第六医院
王玉芳　四川大学华西医院
毛　仁　中山大学附属第一医院
邓　漾　上海交通大学医学院附属瑞金医院
石雪迎　北京大学第三医院
田　丰　中国医科大学附属盛京医院
宁守斌　中国人民解放军空军特色医学中心
冯　哲　四川大学华西医院
冯登宇　中国人民解放军东部战区总医院
代续杰　中国人民解放军东部战区总医院
朱良如　华中科技大学同济医学院附属协和医院
朱维铭　中国人民解放军东部战区总医院
向军英　成都大学附属医院
刘　炜　北京协和医院
刘广健　中山大学附属第六医院
齐晶晶　上海市免疫学研究所
许彭鹏　上海交通大学医学院附属瑞金医院
戎伟芳　上海交通大学医学院基础医学院
苏　冰　上海市免疫学研究所
李　岚　浙江大学医学院附属第一医院
李　玥　北京协和医院
李　静　四川大学华西医院
李　骥　北京协和医院
李白容　中国人民解放军空军特色医学中心
李晓青　北京协和医院
杨　红　中国医学科学院北京协和医院
吴小剑　中山大学附属第六医院
邱春华　四川省人民医院
何子锐　上海交通大学医学院附属瑞金医院
何晓生　中山大学附属第六医院
沈　骏　上海交通大学医学院附属仁济医院
张　虎　四川大学华西医院
张　燕　四川大学华西医院

张以洋　南京大学医学院附属鼓楼医院
张冰凌　浙江大学医学院附属第一医院
张志宏　四川省人民医院
张朦朦　北京协和医院
陈　宁　北京大学人民医院
陈　敏　武汉大学中南医院
陈轩馥　北京协和医院
陈苏红　上海交通大学医学院基础医学院
陈虹羽　中国人民解放军空军特色医学中心
国明月　北京协和医院
周青杨　北京协和医院
郑长青　中国医科大学附属盛京医院
郑淑梅　中国人民解放军西部战区总医院
胡品津　中山大学附属第六医院
柯　嘉　中山大学附属第六医院
柏小寅　北京协和医院
钟　捷　上海交通大学医学院附属瑞金医院
施咏梅　上海交通大学医学院附属瑞金医院
姚玮艳　上海交通大学医学院附属瑞金医院
顾于蓓　上海交通大学医学院附属瑞金医院
徐　晨　上海交通大学医学院基础医学院
徐天铭　北京协和医院
高　翔　中山大学附属第六医院
郭　红　重庆市人民医院
唐　健　中山大学附属第六医院
常玉英　四川省第四人民医院
梁　洁　中国人民解放军空军军医大学第一附属医院
梁红亮　三六三医院
韩　玮　安徽医科大学第一附属医院
程文捷　中山大学附属第六医院
窦晓坛　南京大学医学院附属鼓楼医院
谭　蓓　北京协和医院
霍　力　北京协和医院

3

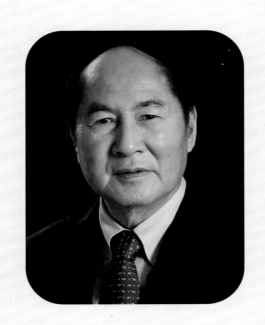

胡品津

内科学二级教授，一级主任医师，博士研究生导师，中山大学资深名医。

现任中山大学附属第六医院消化内科医学部主任，历任中山大学附属第一医院消化内科专科主任、内科主任、副院长、药物临床试验机构主任。曾任中华医学会消化病学分会副主任委员、炎症性肠病学组组长，亚洲炎症性肠病学会主席，*Journal of Digestive Disease* 副主编，《中华消化杂志》副主编，*Journal of Crohns and Colitis*、《中华内科杂志》等编委。现任《中华炎性肠病杂志》总编辑。

从医 50 余年，一直工作在临床一线。主要研究方向为炎症性肠病、幽门螺杆菌及其相关疾病、功能性胃肠病等。在国内外期刊发表论著及述评 400 多篇，主编专著和教材 6 部。获省、部级科技进步奖 5 项。培养博士研究生 27 名，硕士研究生 9 名，博士后 6 名。

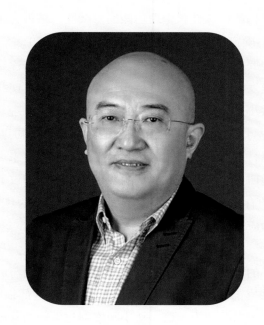

钟 捷

内科学教授，主任医师，博士研究生导师。

现任上海交通大学医学院附属瑞金医院消化内科主任医师，历任上海交通大学医学院附属瑞金医院消化内科副主任、执行主任和消化内镜中心副主任。曾任中华医学会消化病学分会小肠疾病组副组长，消化内镜分会小肠内镜学组副组长，中国医疗保健国际交流促进会消化病学分会常务委员，亚洲炎症性肠病学会教育委员会委员；《中华消化杂志》《中华消化内镜杂志》《胃肠病学》《中华炎性肠病杂志》编委。

从医35余年，长期在消化内科和消化内镜诊治工作一线。在我国最先开展双气囊电子小肠镜诊治操作。主要专业方向为炎症性肠病、不明原因消化道出血病因诊断、小肠疾病诊治、胃肠间质瘤／神经内分泌肿瘤诊治、肠道疾病内镜图谱收集等。在国内外专业杂志发表研究论著180多篇、综述与述评50多篇，主编专著4部。获部级、市级三等奖和进步奖4项。已培养博士研究生22名，硕士研究生15名。

序

长期以来，小肠因解剖结构的特殊性和生理功能的复杂性，被视为学界研究的盲区；小肠疾病也因检测手段的匮乏和结果的不确定性，成为诊断、治疗的难点。20多年来，随着我国炎症性肠病的深入研究，使人们不可避免地要面对诸多小肠病变，并责无旁贷地去探索相关疾病的奥秘。感谢新时代生物科技和影像技术的飞速发展，以及相关学科同仁的倾力协助，使我们不仅在宏观上得以通过先进的肠道影像或小肠内镜观察小肠的病变，还可从微观上通过活检病理、血清学、免疫学、分子生物学和遗传学的研究，探索一些小肠病变的特征和疾病的标志物，以协助诊断或预测潜在的危险因素等，从而由浅入深、由表及里，提高小肠疾病的诊治水平。纵观近年来炎症性肠病学组发表的文章与各种学术会议、小肠疾病专题研讨会以及由此形成的共识、指南、建议等，多与小肠疾病的研究成果相关，从而也激发了亚专业的有识之士进一步系统整合、编辑专著的热情。令人欣喜的是，《临床小肠病学》在大家的翘首企盼中应运而生。

当我收到这一专著终稿时，首先就被封面上"临床小肠病学"这一命名所吸引，因为迄今为止，中外专著中小肠疾病多以较小的篇幅和内容，被列入胃肠病学或胃肠与肝脏病学之中，或是以主要小肠症状为题的专论，与一门独立的学科似乎尚有距离。因此，对这部临床小肠病学（学，-ology）充满好奇。浏览本书目录，发现全书共分为5篇。从小肠解剖与生理的基础知识、各种小肠功能和病变的检查方法，到各种小肠疾病的详细描述，最后有小肠疾病并发症的诊治和小肠疾病的特殊治疗方法。深入阅读各个篇章发现，本书篇幅60余万字，内容新颖、丰富、全面，编辑严谨、合理、有序。可概括有以下4个特点：①系统性：体现在基础与临床的结合、先进的检查方法的系统描述；各论中全面涵盖了小肠疾病和系统疾病累及小肠的各种问题，对小肠并发症和特殊治疗都有更为深入、细致的阐述，体现了作为专著由浅入深、环环相扣、全面系统的架构特点和创新意识。②科学性：本书汇集了各种检查方法，疾病诊治中引进了小肠疾病的一些宏观、微观的最新研究进展，其中不乏近年来始为人知的病种，如自身免疫性小肠炎、免疫检测点抑制剂相关肠病、EB病毒感染肠病、小肠血管病变等。机制阐述清晰、数据翔实、图表切题精美、清楚明了，提升了各篇章的科学价值。③先进性：本书的内容，特别如炎症性肠病诊断与评估要点、治疗进展、小肠肿瘤分类分期、小肠出血的诊治、小肠移植等均体现了近代学科的最新进展，在新知病种中，诸多新观点、新标准、新疗法，都反映了学科前沿。各章引文新颖，可供延伸阅读、查新循证。④实用性：本书的主体是临床各种小肠疾病诊治，病种近60种之多，各篇章重点均为诊断、治疗，条理清楚、观点明确。可供同行在临床实践中随时查阅，一目了然，付诸使用。综上编写的特点，本书可谓名副其实，为一部小肠疾病的"小百科全书"。其中，诸多引用的数据、诊断标准、治疗方法等可以作为行业的规范，有的还可在实践中逐步完善。个人认为，这是迄今为止学术水平极高的一部小肠疾病专著。适合消化专业工作者查阅参考，也适用于肠病相关多学科协作医师应用参考，更可作为消化内外科医师和医学院学生的案头卷或教科书。特此郑重推荐。

本书编写团队中，主编胡品津教授是学界敬仰的消化病学专家，他以严谨求精的治学精神、前瞻意识和超凡能力，引领学科发展，使我国炎症性肠病与小肠疾病的研究得以加速与国际接轨，影响着一代中青年学者；钟捷教授是我国小肠内镜的先驱，他丰富的临床经验、敏锐的观察和判断能力、独到而精准的学术见解都深得同行赞赏和敬佩；两位副主编杨红教授与王玉芳教授均为学界后起之秀，他们孜孜不倦的治学态度和卓有成效的学术业绩都在此专著中充分体现。由他们所带领的相应的中青年作者也都是肠病学界所熟知的学术翘楚。个人以十分欣喜和敬重的心情，为他们对本书的无私奉献、敬业精神和巨大成功点赞！

据悉本书编写过程历时 2 年，几易其稿，甚至重写，方成此终稿。令人感受到一种"崇尚学术"精神的回归，这在当下显得尤其难能可贵，也特此与读者分享。

首任中华医学会消化病学分会炎症性肠病学组组长
四川大学华西医院消化内科教授
欧阳钦
2022 年 3 月 30 日

前 言

目睹和经历近 10 多年来肠道疾病的诊治历程，我们认为有必要编写一本现代版的小肠疾病专著。

21 世纪初，小肠胶囊内镜、气囊辅助式小肠镜相继问世，并伴随着 CT 和 MR 小肠影像学技术的发展和完善，小肠疾病的诊断和治疗取得了革命性的进步，人们终于可以无盲区地直视整个小肠。相比于胃和大肠疾病，小肠疾病较少见，但一直是临床难点。但近 20 年来，我国炎症性肠病的发病明显增加，绝大多数克罗恩病累及小肠。在炎症性肠病的诊疗中，国内临床医师积累了丰富的炎症性肠病及诸多其他小肠疾病的临床经验，同时炎症性肠病和各种小肠疾病的研究报道亦不断增加。小肠疾病已成为消化系统近年进展最快、研究最活跃的分支领域。既往小肠疾病专著甚少，而立足于现代认识水平编写的小肠疾病专著更是凤毛麟角。因此，编写一本集现代视角和当代研究成果的小肠疾病专著，既有系统全面介绍和汇总发展的迫切性，又有可借鉴和参考的成熟结果的基础。这便是我们编写本书的初衷。

有关胃肠疾病的专著林林总总，但无一能涵盖小肠疾病的方方面面。本书的宗旨是编成一部系统性的小肠疾病学，力求内容达到足够的广度和深度。本书分五大篇，第一篇先扼要介绍小肠的解剖生理基础；第二篇详细介绍小肠疾病的各种检查方法，突显近代小肠检查手段的先进性和进展；第三篇讨论各种小肠疾病，既包括常见病，又包括少见病和罕见病，既包括以肠道（主要是小肠）为唯一或主要靶器官的疾病，又包括其他疾病或系统性疾病的小肠累及，力求全面覆盖目前已认识的各种小肠疾病；第四篇汇总小肠疾病的主要并发症及处理；第五篇特别详细介绍小肠疾病的特殊治疗方法。

本书的编写偏重临床，重点放在临床认知及应用。在编写上力求条理清晰，简明扼要，突出疾病诊断和治疗的重点、难点、疑点，并配以有代表性的内镜、影像、病理和手术等图片，而循证依据则主要通过标注参考文献供读者查阅，以方便临床工作中使用和延伸阅读。我们希望它是一部有完整构架的工具书，亦是重点突出的参考书。

本书的主要阅读对象是消化内科和普通外科医师，因此对儿科范畴的小肠疾病未作论述，对感染性疾病则着重于病征在肠道（尤其是小肠）中的表现和诊治上。本书涉及范围相对广泛，故亦可供对小肠疾病感兴趣的各学科临床医师和研究人员参考。

参加本书编写的大多是专攻肠道疾病方面的临床专家，病例和图片收集又得到了编者及诸多单位的大力支持，借此特表感谢和敬意。为保证学术的严谨、文风的一致，本书编写历近 2 年，几易其稿，终得问世，期望本书能为我国小肠疾病的临床实践和研究贡献一点微薄之力。

由于书中内容涉及交叉学科甚多，不少小肠疾病又属少见病，编者认识毕竟有限，加之部分章节编制体裁和叙述方式，在小肠病学专著中尚是首次尝试，为了进一步提高本书的质量，以供再版时修改，因而诚恳地希望各位读者、专家提出宝贵意见。

胡品津　钟　捷

杨　红　王玉芳

2021 年 4 月

目 录

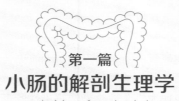

第一篇
小肠的解剖生理学

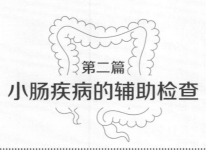

第二篇
小肠疾病的辅助检查

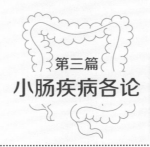

第三篇
小肠疾病各论

第四篇
小肠疾病并发症

第五篇
小肠疾病特殊治疗方法

第一篇
小肠的解剖生理学

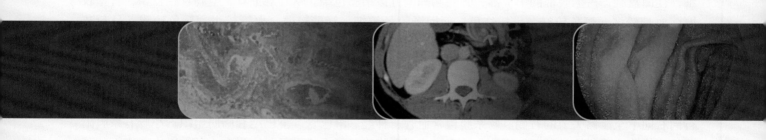

第一章　小肠解剖学

小肠起自幽门，止于盲肠。小肠的一个重要解剖特点是表面积大、长度长，以利于实现其核心生理功能：各种营养物质的消化与吸收，保持和调节人体的水、电解质和酸碱平衡。维持小肠吸收功能的大体、显微和超微结构特征是小肠的长度、黏膜皱襞、绒毛和微绒毛。各种类型的肠道运动、消化液分泌和协同参与胃肠道激素分泌调节，均是小肠完成有效消化和吸收作用的基础和保障。

一、大体解剖

（一）小肠基本结构与分布

正常活体消化道长度，从口腔到肛门平均 5.5～6.5m。十二指肠长 20～25cm，结肠长约 110cm。空回肠总长 300～400cm，约为整个消化道的 3/5。空肠起于十二指肠空肠角，由十二指肠悬韧带（Treitz 韧带）支持。空肠占小肠近端的 2/5，回肠占小肠远端的 3/5，在部位分布上，空肠位于左腰区和脐区；回肠多位于脐区、右腹股沟区和盆腔内。

X 线检查时，通常将小肠袢按部位分为 6 组：第 1 组为十二指肠，位于腹上区；第 2 组为空肠上段肠袢，位于左腹外侧区；第 3 组为空肠下段，在左腹股沟区；第 4 组为回肠上段，位于脐区；第 5 组为回肠中段，在右腹外侧区；第 6 组为回肠下段，位于右腹股沟区、腹下区和盆腔[1]。

空肠与回肠之间没有明确分界，但形态、结构不完全一致。小肠从近端向远端延续，管腔逐渐变细，迂曲盘旋，占据腹部的中下部，其两侧和上方被结肠包绕。从外观上看，空肠管径较粗，管壁较厚，血管较多，颜色较红，呈粉红色；而回肠管径较细，管壁较薄，血管较少，颜色较浅，呈粉灰色。此外，肠系膜的厚度从上向下逐渐变厚，脂肪逐渐增多。肠系膜血管分布也有区别，空肠的动脉弓级数较少（1～2 级），直血管较长；而回肠的动脉弓级数较多（可达 4～5 级），直血管较短。

（二）肠系膜

肠系膜为一巨大的腹膜皱褶，从后腹壁悬吊着小肠。肠系膜的起点在后腹壁第 2 腰椎的左侧，斜行向右向下至骶髂关节的右侧。肠系膜包含血管、神经、淋巴管、淋巴结和脂肪组织。小肠有系膜附着的边缘称为系膜缘，其对侧缘称为游离缘或对系膜缘。肠系膜沿系膜缘附在小肠上，小肠表面的其余部分被脏腹膜覆盖，即浆膜。肠系膜的广泛附着可固定小肠，并免于血管扭曲。

（三）血液供应

小肠接受肠系膜上动脉的血液供应，肠系膜上动脉为腹主动脉的第二大分支，肠系膜上动脉在相当于第 1 腰椎水平起于腹主动脉前壁，其根部多位于脾静脉和左肾静脉之间，发出后在胰腺后方经胰腺钩突腹侧，下行至十二指肠水平部与胰体下缘之间，进入小肠系膜根部的两层腹膜中，继续向右下行，越过下腔静脉、右侧腰大肌和右输尿管的前方至右髂窝。行程中向左下方弯凸，凹侧与同名静脉伴行，凸侧发出 12～16 支空、回肠动脉。肠系膜上动脉各分支供应胰腺、十二指肠、全部小肠、升结肠和大部分横结肠。小肠动脉在肠系膜内的分支与相邻的动脉联合形成一系列动脉弓，再发出小的垂直动脉至小肠。近侧段多为 1～2 级动脉弓，远侧段增多为 3～4 级动脉弓，回肠末端弓数则减少。由末级动脉弓发出直动脉分布到肠壁，直动脉之间缺少吻合[2]。空肠静脉和回肠静脉汇集成肠系膜上静脉，与脾静脉汇合成门静脉。

（四）淋巴系统

派尔集合淋巴结（Peyer's patch，PP）是聚集在小肠黏膜下层的淋巴小结，这些淋巴小结在回肠最多，空肠亦有之。来自小肠的淋巴液进入三组肠系膜淋巴结，第一组紧邻小肠壁，第二组在肠系膜动脉弓旁，第三组沿肠系膜上动脉干分布。肠系膜上腹主动脉前组淋巴引流至小肠干，再进入乳糜池。小肠的淋巴引流是运转、吸收的脂类进入血液循环的主要通路。

（五）黏膜

小肠黏膜表面含有很多环状黏膜皱襞，称为环状襞。这些皱襞高 3~10mm，在十二指肠远端和近端空肠较高而密，越向远端逐渐变得越短而稀。小肠绒毛肉眼很难看得见，像纤细的指状突起突入肠腔。

（六）神经分布

自主神经系统的交感神经和副交感神经分布发出传出神经到小肠。副交感神经节前纤维通过迷走神经与小肠壁内神经丛的神经元发出节后纤维，支配肌层和肠腺，副交感神经兴奋时可促进肠道的蠕动和分泌。交感神经的节前纤维起至第 9~11 胸段的脊髓，并与肠系膜上神经节形成突触。交感神经的节后纤维沿着肠系膜上动脉的分支到小肠，交感神经兴奋时可抑制肠道的蠕动和分泌，使肠道血管收缩。虽然迷走神经包含很多传入纤维，但来自小肠的疼痛是通过胸段的内脏传入纤维传导，而非通过迷走的传入纤维进行，故小肠病变时牵涉痛多出现于脐周围（第 9~12 胸神经分布区）。

二、显微解剖

小肠的组织结构分四层，从腔内向外依次为：黏膜层、黏膜下层、肌层和浆膜层。

（一）黏膜

小肠黏膜层包括上皮、固有层和黏膜肌层。黏膜表面有两个重要结构特征，即绒毛和肠腺。绒毛为一个柱状上皮表面和一个固有层的蜂窝状结缔组织轴。每一个绒毛都含有一个中心淋巴管（称为乳糜管）、一个小动脉、一个小静脉和毛细血管网。人空肠绒毛高 0.5~1.0mm，每平方毫米黏膜表面有 10~40 个绒毛。除血管淋巴管之外，绒毛还有从黏膜肌层伸出的平滑肌纤维，使得每个绒毛都具有收缩性。肠腺从绒毛的基底附近向下延伸，直至黏膜肌层，但不穿过黏膜肌层。固有层位于肠上皮和黏膜肌层之间，含有血管、淋巴管、神经纤维、平滑肌纤维、成纤维细胞、巨噬细胞、浆细胞、淋巴细胞、嗜酸性粒细胞、肥大细胞和结缔组织。

扫描电镜显示绒毛形状各异，为柱状、扁平状或指状。指状绒毛直径为 0.1~0.25mm，因深的水平缝而使得绒毛起折，绒毛表面有 3~8μm 的微孔，为杯状细胞的开口[1,3]。黏膜肌层是分隔黏膜层与黏膜下层的薄层平滑肌。

（二）上皮细胞

1. 绒毛细胞 为柱状上皮细胞，主吸收。这些细胞高 22~26μm，腔内缘呈条纹状（刷状缘），基底为细胞核。刷状缘的外观源于微绒毛，为高 1μm、宽 0.1μm 的突起，由细胞顶部质膜的诸多皱褶所组成，微绒毛结构使上皮细胞的吸收面大大增加。上皮细胞的质膜有三层的外观，位于微绒毛上部者比细胞的侧面和基底部稍厚。微绒毛的膜呈连续性，它将上皮细胞的内部与肠腔分隔开来。微绒毛膜的腔面以"茸毛"为特征，而茸毛又称细胞衣，是微丝的包被。刷状缘含有高浓度的消化酶，特别是二糖酶。质膜含有小肠细胞 80%~90% 的二糖酶活性。上述结构表明，微绒毛除增加吸收面之外，兼执行重要的消化功能。

侧面的质膜上有 3 个特殊的区域，紧密连接是侧方质膜在终网和肠腔之间的融合，此类紧密连接环绕细胞一周。紧靠紧密连接的下方为中间连接，沿侧方质膜每隔一定距离，就有相邻膜之间非常近的接触，称桥粒。中间连接和桥粒把相邻细胞连接在一起。

吸收细胞含有粗面和滑面内质网，其在细胞内具有重要的合成功能。在脂肪吸收过程中，内质网合成乳糜微粒的蛋白成分。此细胞器还合成甘油三酯，而甘油三酯是脂肪吸收的一个重要步骤。内质网尚能合成吸收细胞的各种细胞质酶；高尔基复合体可储藏和修饰由细胞吸收和合成的物质；溶酶体含有溶解酶，其清除废物或有害物质的方法是将其分离或隔离后再排出。

2. 杯状细胞 杯状细胞存在于绒毛和肠腺中，此类细胞使细胞质在细胞核和顶部刷状缘之间充满黏液颗粒。电镜检查提示，这些小肠杯状细胞通过部分分泌作用而排泌黏液。

3. 肠嗜铬细胞 存在于小肠的肠腺中，或存于胃肠道其他部分，如食管、结肠、胆囊和胰腺。

此类细胞与肠腔无关联，分泌的颗粒常在远离肠腔的细胞核下方，分泌物入血而不入肠腔，因此提示肠嗜铬细胞具有内分泌功能[2]。

4. 帕内特细胞　帕内特细胞（Paneth cell）又称潘氏细胞，其位于肠腺的基底部，其结构与分泌大量蛋白质的细胞（如胰腺细胞或腮腺细胞）类似，但确切功能尚不清楚。

5. 未分化细胞　未分化细胞是肠腺基底部最常见的细胞，它繁殖、分化以替代丢失的吸收细胞。

小肠上皮是一种动态的、迅速繁殖的组织，其中衰老或趋亡的细胞不断地被新形成细胞所代替，以维持黏膜结构完整性。未分化细胞在肠腺中发生有丝分裂，一个未分化细胞的趋势有三种可能：分化为吸收细胞，移行进入绒毛；或存留于肠腺中继续进行有丝分裂活动；或以静止态存留在肠腺中。进入绒毛的细胞可移行至绒毛的顶部，脱离至腔内。每3~7天肠上皮细胞更新一次。

（三）黏膜下层

黏膜下层是一薄层具有弹性纤维的疏松结缔组织层，内含血管、神经和淋巴小结。

（四）肌层和壁内的神经结构

小肠肌层为平滑肌，分内、外两层，外层为纵行肌，内层为环形肌。小肠的平滑肌纤维是纺锤状结构，长约250μm。电镜检查显示小肠平滑肌细胞为不连续的结构，邻近细胞的质膜以多点的形式相连，组成缝隙连接。此类连接保持了平滑肌细胞之间的电荷连续性，并容许通过肌层传导。

小肠有4个可辨认的神经丛：①浆膜下神经丛：在系膜缘较明显，形成系膜神经纤维和肠肌神经丛之间的过渡，神经节出现在浆膜下神经丛中；②肠肌神经丛：位于纵行肌和环形肌层之间，组成3个网络连接肌层内的各种神经节和神经分支；③黏膜下神经丛：是黏膜下层中的神经纤维网和神经节；④黏膜神经丛：由黏膜下神经丛延伸至黏膜的神经纤维组成，此神经丛不含神经细胞体。

三、腹膜及网膜

（一）腹膜

腹膜为覆盖于腹、盆腔壁内和腹、盆腔脏器表面的一层薄而光滑的浆膜，分壁腹膜和脏腹膜，由间皮和少量结缔组织构成，呈半透明状。

衬于腹、盆腔壁内的腹膜称为壁腹膜或腹膜壁层，由壁腹膜折返并覆盖于腹、盆腔脏器表面的腹膜称为脏腹膜或腹膜脏层。壁腹膜和脏腹膜互相延续、移行，共同围成不规则的潜在腔隙，称为腹膜腔，腔内仅有少量具有润滑作用的浆液，病变时可产生大量积液或腹水；如乳糜池或胸导管阻塞，腹膜腔内可出现乳糜液。男性腹膜腔为封闭的腔隙；女性腹膜腔则借输卵管腹腔口，经输卵管、子宫、阴道与外界相通。壁腹膜较厚，与腹、盆腔内壁之间有一层疏松结缔组织，称为腹膜外组织，腹膜外组织中的脂肪称为腹膜外脂肪。脏腹膜紧贴脏器表面，从组织结构和功能方面都可视为脏器的一部分，如胃和肠壁的脏腹膜即为该器官的外膜。

腹膜具有多重功能：①分泌少量浆液（100~200ml），可润滑和保护脏器，减少摩擦。②腹膜有较强的吸收能力，腹膜既可吸收细菌毒素而引起毒血症，又能吸收渗出液、漏出液、血液和气体等气液体有助于恢复。一般认为，膈下区腹膜的吸收能力较强，因该处腹膜面积较大，腹膜外组织较少，微血管较丰富，腹膜孔较多。故膈下脓肿比盆腔脓肿的毒血症更严重。③支持和固定脏器。④防御功能，腹膜和腹膜腔内浆液中含有大量巨噬细胞，可吞噬细菌和有害物质。⑤腹膜有很强的修复和再生能力，其分泌的浆液中含有纤维素，其粘连作用可促进伤口的愈合和炎症的局限化[3]。

壁腹膜由来自附近肌群的胸神经和腰神经的分支支配，呈节段性分布。膈下的壁腹膜，周围由第7~12胸神经支配，中央部分由膈神经（第3、4、5颈神经组成）支配。由于肩部神经同由第4颈神经支配，当膈中央部分病变时，可产生肩部牵涉性疼痛或感觉过敏。盆腔壁腹膜主要由闭孔神经支配。脏腹膜的神经来源于其所覆盖的脏器。

（二）网膜

网膜是由与胃小弯和胃大弯相连的双层腹膜皱襞组成的，其间有血管、神经、淋巴管和结缔组织等。小网膜是由肝门向下移行至胃小弯和十二指肠球部的双层腹膜结构构成的。从肝门连于胃小弯的部分称肝胃韧带，内含胃左右血管、胃上淋巴结及胃的神经等结构。从肝门连于十二指肠球部的部分称为肝十二指肠韧带，内有进出肝门的 3 个重要结构通过，即胆总管、肝固有动脉和肝门静脉。小网膜的右缘游离，其后方为网膜孔，经此孔可进入网膜囊。

大网膜是腹膜最大的皱襞，自胃大弯和横结肠向下垂，形似围裙覆盖于空回肠前方，其左缘与胃脾韧带相连续。大网膜由前两层和后两层组成：构成小网膜的两层腹膜分别贴于胃和十二指肠的前、后两面并向下延伸，至胃大弯处结合，形成大网膜的前两层，降至脐平面稍下方后反折向上，形成大网膜的后两层，连接并包绕横结肠。大网膜的前、后两层之间的潜在腔隙是网膜囊的下部，大网膜的前、后两层常粘连附着，而连于胃大弯和横结肠之间的大网膜两层则形成胃结肠韧带。

大网膜通常呈筛状，并富含脂肪、毛细血管和巨噬细胞，有重要的吸收和防御功能。当腹膜腔内有炎症时，大网膜可包围病灶，形成粘连，以防止炎症扩散蔓延并促进炎症消退。大网膜的长度因人而异，短者仅到横结肠下 10cm 处，长者可下达盆腔[4]。

大网膜有丰富的血供，其前两层或后两层的腹膜间含有许多血管分支。在胃结肠韧带内，有胃网膜左、右血管吻合而成的胃网膜动脉弓。由胃网膜动脉弓向上发出若干胃支，分布于胃大弯的前、后壁；向下发出 5～13 支网膜支，分布于大网膜。大网膜的静脉回流到脾静脉，属肝门静脉系。当门静脉高压时，大网膜的静脉常有扩张、淤血。

（何子锐　邓　漾）

参考文献

[1]　STANDING S. Gray's Anatomy [M]. New York: Elsevier, 2016.

[2]　COURTNEY M, TOWNSEND D R, BEAUCHAMP M B, et al. Sabiston Textbook of Surgery [M]. 19th ed. New York: Elsevier, 2004.

[3]　吴孟超，吴在德. 黄家驷外科学 [M]. 7 版. 北京：人民卫生出版社，2008.

[4]　赵玉沛，陈孝平. 外科学 [M]. 3 版. 北京：人民卫生出版社，2016.

第二章　小肠组织胚胎学

第 1 节　小肠的组织学

小肠是消化管进行消化与吸收的主要部位，可消化与吸收碳水化合物、蛋白质、脂肪等营养物质。

一、小肠的管壁结构

小肠分为十二指肠、空肠和回肠，其基本结构相似，管壁由内向外依次分为黏膜、黏膜下层、肌层和外膜，但是小肠各段有其各自的结构特征[1]。小肠腔面可见许多与管壁长轴相垂直的环形皱襞，十二指肠末段和空肠头段的环形皱襞最发达，至回肠中段以下基本消失。

（一）黏膜

黏膜（mucosa）表面有许多绒毛（villus），是上皮和固有层形成的突起（图 1-2-1）。绒毛分布在整个小肠的内表面，数量为 10 ~ 40 个 /mm²，十二指肠和空肠起始部的绒毛密度最大。绒毛长 300 ~ 500μm，十二指肠绒毛较短而扁，呈叶片状；空肠绒毛呈圆锥形；回肠绒毛呈指状。环形皱襞使小肠表面积扩大约 3 倍，绒毛使小肠表面积扩大约 10 倍，加之小肠吸收细胞表面的微绒毛使小肠表面积扩大约 20 倍，最后总面积扩大 300 ~ 500 倍，达 200 ~ 400m²。每个绒毛中轴固有层中含 1 ~ 2 条纵行的毛细淋巴管，称中央乳糜管，固有层中含有孔毛细血管及散在的平滑肌。

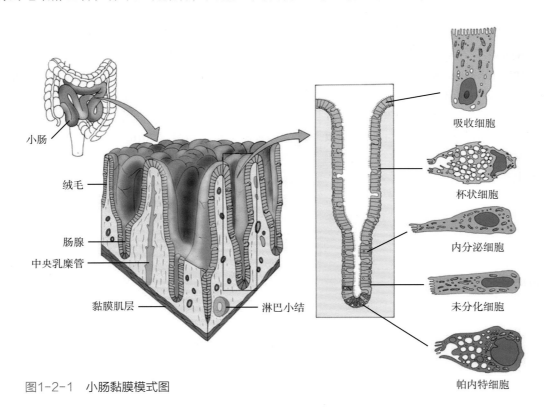

图1-2-1　小肠黏膜模式图

1. 上皮　上皮（epithelium）为单层柱状上皮，由吸收细胞、杯状细胞、帕内特细胞、内分泌细胞和微皱褶细胞（M 细胞）组成（见图 1-2-1）。相邻上皮细胞的侧面有连接复合体，起屏障保护作用。人的小肠上皮每 3 ~ 5 天更新一次。

（1）吸收细胞（absorptive cell）：吸收细胞数量最多，呈高柱状。细胞核呈卵圆形，位于基部。细胞游离面有纹状缘（striated border），电镜下为微绒毛。微绒毛为吸收细胞游离面的指状突起，高约 1μm，直径约 0.1μm，内含微丝（microfilament）。每一个吸收细胞的游离面约有 3 000 根微绒毛。微绒毛表面覆有细胞衣，含多种消化酶，促进食物的分解和吸收；微绒毛膜上有受体，利于相应物质的吸收，如回肠的内因子受体，有助于维生素 B$_{12}$ 的吸收[2]。

吸收细胞分泌双糖酶和肽酶，食物中的多糖和淀粉经唾液淀粉酶和胰淀粉酶水解成双糖类，再由吸收细胞表面细胞衣中的双糖酶分解成单糖后被吸收。蛋白质经胃蛋白酶和胰蛋白酶的作用，水解成多肽，再经吸收细胞表面细胞衣中的肽酶分解成氨基酸后被吸收。食物中的脂肪可以经肠脂肪酶和胰脂肪酶消化，成为甘油、单酰甘油和脂肪酸，这些小分子物质经过扩散或膜转运方式被吸收细胞吸收，在滑面内质网中重新酯化为甘油三酯，后者在高尔基复合体中与载脂蛋白结合，形成乳糜颗粒，并通过细胞侧面释放，后被中央乳糜管吸收。

（2）杯状细胞（goblet cell）：杯状细胞散在分布在吸收细胞之间，呈高脚酒杯状。电镜下，杯状细胞游离面微绒毛短而稀疏，顶部胞质中含大量黏原颗粒，分泌的黏蛋白经水化后形成黏液，对肠道黏膜起润滑和保护作用[3]。从十二指肠至回肠末端，杯状细胞数量逐渐增加。

（3）帕内特细胞（Paneth cell）：帕内特细胞位于小肠隐窝（即小肠腺）的基部，尤以回肠为多，常三五成群，细胞较大，呈圆锥形。帕内特细胞为分泌细胞，顶部胞质含粗大的嗜酸性分泌颗粒，内含溶菌酶和肠防御素（defensin），基部细胞质嗜碱性[4]。这两种物质均可结合并溶解微生物的细胞膜或细菌的细胞壁，具有杀菌作用，同时在一定程度上调节肠道菌群的微环境。

（4）肠内分泌细胞（enteroendocrine cell）：肠内分泌细胞主要位于隐窝，但也在其他上皮细胞间可见。在小肠的各段中，其数量不一。大部分小肠内分泌细胞为"开放型"细胞，细胞顶部与小肠腔面接触，并具有类似于味蕾的化学感受器。胞质内的分泌颗粒位于细胞基部，能选择性地被银盐和铬盐染色。可释放缩胆囊素（cholecystokinin，CCK）、促胰液素（secretin，SEC）和抑胃肽（gastric inhibitory peptide，GIP）等激素进入毛细血管，调节小肠的蠕动。

（5）微皱褶细胞（microfold cell，M cell）：微皱褶细胞是位于回肠绒毛之间的特殊细胞，位于派尔集合淋巴结上方。因游离面有一些微皱褶和短小的微绒毛而被称为微皱褶细胞。该细胞基底面质膜内陷，形成一较大的穹窿状凹陷，形似钟罩，其内有淋巴细胞和抗原呈递细胞聚集。微皱褶细胞可选择性地摄取肠腔内的抗原物质，并经吞饮小泡，转运至穹窿内的淋巴细胞和抗原呈递细胞，这些细胞可迁移至淋巴小结，并产生相应的免疫效应。

小肠上皮和腺体的分泌物称小肠液，弱碱性，pH 约为 7.6，渗透压与血浆相等。小肠液的分泌量变化范围很大，成人每日的分泌量为 1 ~ 3L。其成分包括水、有机成分（如黏蛋白和肠激酶）以及钾、钠、氯、钙等无机离子。大量小肠液可以稀释和溶解消化产物，使其渗透压下降，有利于吸收。小肠液分泌后又很快被小肠绒毛重吸收，这种液体的交换为小肠内营养物质的吸收提供媒介。在各种不同的条件下，小肠的性状变化很大，有时是稀薄的液体，有时则由于含有大量黏蛋白而黏稠。小肠液中还常混有脱落的肠上皮细胞、白细胞，以及由肠上皮细胞分泌的免疫球蛋白。

2. 固有层　固有层（lamina propria）为细密结缔组织，淋巴组织丰富，且富含毛细血管及毛细淋巴管、平滑肌细胞和神经纤维（见图 1-2-1）。固有层中可见：

（1）毛细血管：绒毛中央的固有层含丰富的有孔毛细血管，有利于葡萄糖及氨基酸等物质的吸收。

（2）毛细淋巴管：绒毛中轴的固有层富含纵行的毛细淋巴管，称中央乳糜管（central lacteal），有利于脂类物质的吸收。

（3）小肠腺：相邻绒毛根部之间的上皮内陷，伸入固有层中，形成小肠腺（small intestinal gland），也称小肠隐窝。小肠腺由吸收细胞、杯状细胞、帕内特细胞、未分化细胞和内分泌细胞组成。吸收细胞、杯状细胞和内分泌细胞同上皮中的细胞。未分化细胞能分裂、分化形成上皮和肠腺中的其他细胞。

（4）淋巴组织：肠道淋巴组织有保护作用。十二指肠固有层中的淋巴组织为弥散淋巴组织；空肠中可见孤立淋巴小结；在回肠，很多淋巴小结聚集形成派尔集合淋巴结。淋巴细胞可穿过黏膜肌层，进入黏膜下层。

3. 黏膜肌层　黏膜肌层（muscularis mucosa）由内环形和外纵行两层平滑肌组成。黏膜肌层可引起小肠绒毛有节律的运动，提高吸收效率。也可造成小肠环形皱襞的局部运动，帮助推动中央乳糜管内的淋巴进入黏膜下层和肌层内的淋巴管。

（二）黏膜下层

黏膜下层（submucosa）为疏松结缔组织，有黏膜下神经丛，可调节黏膜肌的收缩和腺体分泌。十二指肠的黏膜下层含十二指肠腺，为复管泡状黏液腺，腺导管穿过黏膜肌层，开口于固有层的肠腺底部。十二指肠腺分泌的黏液呈碱性（pH 8.1～9.3），可中和来自胃的酸性食糜，保护小肠黏膜，同时使小肠腔的酸碱度更适合胰酶的消化作用。回肠的固有层和黏膜下层具有肠道相关淋巴组织（gut-associated lymphoid tissue，GALT），可见派尔集合淋巴结。

（三）肌层

肌层（muscularis）负责小肠的蠕动。分为内环、外纵两层，有肠肌丛，可调节肌层的舒缩。黏膜下神经丛和肠肌丛共同调节肌肉的收缩，使食物与消化液混合并向下推进。

（四）外膜

除十二指肠中段的外膜（adventitia）为纤维膜外，其余均为浆膜。

二、小肠的循环系统

十二指肠、空肠和回肠的含氧血主要来自肠系膜上动脉（superior mesenteric artery，SMA），同时还有部分含氧血来自胃十二指肠动脉，后者是肝动脉的一个分支。其静脉血通过肠系膜上静脉，回流入脾静脉，最后汇入肝门静脉。

小肠的淋巴系统主要由毛细淋巴管即小肠绒毛的乳糜管组成。这些乳糜管最后汇入沿肠系膜上动脉分布的淋巴结。

三、小肠相关的淋巴组织

随食物进入消化管的各种抗原物质（细菌、病毒、寄生虫等），多数被胃酸和酶等破坏，或通过黏膜内淋巴组织对其产生免疫应答。这些淋巴组织包括上皮内的淋巴细胞、固有层中的淋巴细胞、淋巴小结和派尔集合淋巴结，统称为肠道相关淋巴组织（gut-associated lymphoid tissue，GALT）。

在派尔集合淋巴结处，黏膜上皮内散在一种微皱褶细胞（microfold cell，M cell），有摄取、传递抗原的作用[4-5]。M 细胞将抗原传递给淋巴细胞，刺激 B 细胞增殖、分化形成浆细胞；浆细胞产生的免疫球蛋白 A（IgA）与上皮吸收细胞产生的分泌片结合形成分泌型免疫球蛋白 A（sIgA），经吸收细胞释放入肠腔发挥保护作用。

四、小肠内分泌细胞

胃肠内分泌细胞分散在胃肠上皮和腺体内，数量多。细胞的主要结构特征为基部胞质含分泌颗粒。根据细胞的顶部是否达到腔面，胃肠内分泌细胞分为开放型和闭合型两类。这些细胞的分泌物总称胃肠激素（gut hormone），参与调节消化、吸收、分泌和物质代谢等活动。

五、肠神经系统

（一）肠外神经支配

小肠的平滑肌和分泌细胞受到来自自主神经系统（autonomic nervous system，ANS）的交感神经和副交感神经的支配。迷走神经背核（dorsal nucleus of vagus nerve）位于脑干，把节前轴突（preganglionic axon）里的冲动传递给在小肠壁的神经节后效应器（postganglionic effector）。乙酰胆碱是主要的神经递质，同时也是天然的刺激物。小肠的交感神经分支来自胸髓（$T_5 \sim T_{11}$）的灰质侧柱中间外侧核（intermediolateral cell column）。神经节前纤维（preganglionic fiber）穿过交感干（sympathetic trunk），经内脏神经（splanchnic nerve），终止于腹腔神经节（celiac ganglion）和肠系膜上神经节（位于相应的神经丛中）。去甲肾上腺素［节后神经元（postganglionic neuron）的神经递质］是经典的天然抑制剂[6]。

（二）肠内神经支配

肠神经系统由位于肠壁的神经元胞体和突起组成。它起源于神经嵴细胞，至发育完全时，胃肠道可达 200 万～600 万个神经元。肠神经系统主要参与小肠的蠕动、分泌和血液流动。这些神经元的胞体形成肠神经节（enteric ganglia），这些神经节通过神经元的突起相连成网状，最终形成 2 个主要的神经丛，即肠肌丛和黏膜下神经丛。肠肌丛（myenteric plexus）位于胃肠道内环形、外纵行的肌层之间。它形成了一个连续的神经网，从食管上端延伸至肛门内括约肌（internal anal sphincter）。肠肌丛主要支配肌层的运动以及黏膜的分泌（secretomotor）。肠肌丛内的每一个神经节最多可拥有 200 个神经元。每个神经节可通过神经纤维的小分支相互连接。这些小分支称为节间链（internodal strands），支配环形排列的肌层。这些成束的神经纤维可穿过环形肌层，与黏膜下神经丛和黏膜神经丛相连。黏膜下神经丛的神经元主要支配黏膜和黏膜下层的分泌细胞、内分泌细胞及血管。黏膜下神经丛主要位于小肠和大肠的环形肌层和黏膜之间。尽管食管和胃里也有神经系统，但是该处的神经丛未形成网络状[6]。此外，肠内感觉神经元［intrinsic sensory neurons，也称 intrinsic primary afferent neurons（IPANs）］从黏膜下神经丛伸出，至肠肌丛。

尽管肠肌丛和黏膜下神经丛是肠神经系统的主要成分，仍有许多非神经节神经丛（non-ganglionated plexus）在小肠的运动中具有重要作用，包括纵行肌层神经丛、环形肌层神经丛、黏膜神经丛、黏膜肌层神经丛以及血管周围神经丛。

肠神经系统的神经元可以分为 3 类：第一类是肠内感觉神经元，它对化学和机械刺激很敏感。该神经元存在于黏膜下神经丛和肠肌丛中，对肠腔的机械刺激以及肠腔和黏膜的拉伸和肿胀做出反应。肠内感觉神经元与肌层内的运动神经元、其他感觉神经元和中间神经元形成多重联系，并沿着胃肠道上升或下降。第二类是中间神经元，位于感觉神经元和运动神经元之间，并与其他中间神经元相连，形成神经网。也存在上行和下行通路。中间神经元的主要作用是在整个肠管中放大或扩散与运动、分泌等功能相关的信号。第三类是运动神经元，该神经元作用于不同的效应器细胞，包括平滑肌、血管、肠道起搏细胞（pacemaker cell），黏膜腺体以及黏液细胞。既可起着促进作用，也可以是抑制作用[4,7]。

第 2 节　小肠的胚胎发生

尽管小肠的组织结构由来源于内胚层、中胚层和外胚层的细胞组成，但是其最初为内胚层来源的原始消化管，后者发育为胃肠道的上皮。小肠壁的结缔组织、肌组织、血管内皮和间皮由脏壁中胚层发育而来。小肠发生的重要事件及时间节点见表 1-2-1。

表 1-2-1　小肠发生的关键事件

胚胎龄 / 周	重要的胚胎发生事件
3	原始消化管开始形成
4	原始消化管闭合
5	中肠袢形成
7	生理性脐疝形成

续表

胚胎龄 / 周	重要的胚胎发生事件
8	中肠袢以肠系膜上动脉为轴心，在脐腔内逆时针旋转；副交感神经节前体开始出现
10	脐腔中的肠管返回腹腔；上皮细胞出现分化
11	出现小肠绒毛；出现杯状细胞
12	出现肠消化酶
20	小肠出现派尔集合淋巴结

一、小肠结构的发生

（一）原始消化管的形成

人胚发育第 3 周末，三胚层胚盘向腹侧卷折成柱状胚体时，卵黄囊顶部内胚层与脏壁中胚层被卷入胚体内，形成一条纵行管道，即原始消化管。在原始消化管的形成过程中，受到 GATA4、FOXA2 和 SOX9 等基因的调控。小肠上皮细胞的特化过程则由 CDXC 触发[4-5]。由 Hox 信号通路介导的内胚层和中胚层相互作用，是形成小肠特殊结构的主要原因。

原始消化管从头至尾分为前肠、中肠和后肠。前肠头端和后肠末端起先分别被口咽膜和泄殖腔膜封闭，随后分别于人胚发育第 4 周和第 8 周破裂，与外界相通。随着胚体和原始消化管的不断发育，与中肠相通的卵黄囊相对变小，两者的连接部分变成细长的卵黄蒂。

（二）肠的发生

人胚第 4 周时，前肠末端和中肠头端分化形成的十二指肠生长迅速，并突向腹侧形成"C"字形十二指肠袢。随着胃发生旋转时，十二指肠最终通过背系膜固定于右侧腹后壁，腹系膜退化消失。

人胚第 5 周时，十二指肠以下的中肠快速生长，并突向腹侧形成"U"字形袢状结构，即为中肠袢。卵黄蒂与中肠袢的袢顶相连，并将其分为卵黄蒂以上的头支和卵黄蒂以下的尾支。尾支近卵黄蒂处形成的盲肠突是盲肠和阑尾的原基，也是大肠和小肠的分界标志。因中肠袢腹系膜退化，最终由背系膜将其固定于腹后壁，系膜内可见肠系膜上动脉（图 1-2-2）。

人胚第 6~7 周时，中肠袢发育迅速，并在脐带内的胚外体腔（脐腔）中形成暂时性的生理性脐疝，随后以肠系膜上动脉为轴心，在脐腔内逆时针旋转 90°，至第 10 周时返回腹腔并继续逆时针旋转 180°，最终形成头支在左、尾支在右的体位。头支生长迅速，并分化形成空肠和回肠的大部，盘曲位于腹腔中部；尾支分化形成回肠末端和横结肠的右 2/3。盲肠突从肝右叶下方下降至右髂窝而形成升结肠，盲肠突远侧段退化形成阑尾，近侧段形成盲肠。当中肠袢返回腹腔时，后肠的大部分被推向左侧，分化为横结肠的左 1/3、降结肠和乙状结肠（见图 1-2-2）。

二、小肠绒毛的发生

小肠绒毛的发生始于人胚胎 11 周，此时的黏膜上皮为单层扁平上皮。小肠绒毛和小肠隐窝相伴发生，因为绒毛的形成与中胚层的凹陷有关，而这些凹陷最终形成了隐窝。Shh 和 Ihh 参与介导该过程。自胚胎早期发育开始，小肠的上皮细胞不断地调整和更替，直至成年[8]。包括 Wnt、Notch 和 hedgehog 在内的多个重要的信号通路介导了小肠上皮的变更。位于隐窝基部的干细胞参与了小肠上皮的变更过程，干细胞分化为小肠黏膜各种细胞的祖细胞，这些祖细胞逐渐成熟，并迁移至小肠绒毛，最终衬于肠腔表面[5,7]。

三、肠神经系统的发生

肠神经系统来源于神经嵴细胞。迷走神经嵴（vagal neural crest）为肠道提供了神经中枢（ganglia），

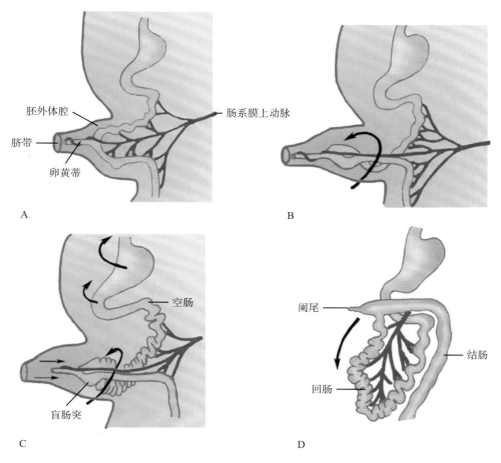

图1-2-2　中肠袢的旋转模式图
A～C. 左侧观；D. 正面观。

小肠的神经分布直至人胚胎 13 周时才完成。若这个过程受到干扰，将导致多种发育异常，如希尔施普龙病（Hirschsprung disease）和肠神经元发育异常。

四、小肠的常见畸形

小肠发生过程中若出现异常，将导致小肠畸形。

1. **先天性脐疝**　在胚胎发育第 10 周，脐腔内肠管未完全退出腹腔，胎儿出生时，可见肠管从脐部膨出，或由于脐腔未闭锁，脐部残留一孔与腹腔相同，腹内压增高时，肠管可从脐部膨出，称先天性脐疝。

2. **梅克尔憩室**　由于卵黄管近端未退化，在距回盲肠 40～50cm 处的回肠壁上形成的囊状突起称梅克尔憩室。通常没有症状，在手术或者尸检时偶然发现梅克尔憩室。有并发症者占 15%～30%，当发生并发症时才出现症状。常见的有肠梗阻、憩室溃疡出血、憩室炎或穿孔等。

3. **脐粪瘘**　由于卵黄管未退化，在回肠和脐之间留有一瘘管，出生后，肠内容物可通过此瘘管从脐部溢出。

4. **小肠闭锁、狭窄和重复畸形**　胚胎第 6 周时，小肠上皮细胞过度增生，致使管腔完全闭塞。后来，过度增生的细胞发生程序性细胞死亡，使得闭塞的管腔内出现许多小腔。至胚胎第 8 周，这些小腔相互融合，才使管腔重新出现。若上述管腔重建过程受阻，致使小肠管腔过细，即为小肠狭窄；若小肠完全无管腔，则称为小肠闭锁；若管腔内留有一纵行隔膜，将某一段小肠分为并列的两份，则称为小肠重复畸形[9]。小肠闭锁和狭窄多见于十二指肠，小肠重复畸形多见于回肠。

五、小肠的罕见畸形

1. 十二指肠旁疝　由于肠背系膜发育和演变异常，致使十二指肠和空肠交界处的下后方形成隐窝，小肠突入该隐窝，导致十二指肠旁疝。疝表面覆盖薄层结肠系膜。这种异常若伴有肠梗阻症状时，手术治疗效果良好。

2. 小肠膀胱裂　该病被认为是胚胎时期泄殖腔膜发育异常所致。畸形由 5 个部分组成，即脐膨出、外翻的两半膀胱、存在于两半膀胱之间的回盲腹壁瘘、肛门闭锁、对裂的生殖器[9]。

3. 先天性短小肠症　又称短肠症。可比正常肠管的长度短 70% ~ 90%。有人认为可能是胚胎早期小肠空化再吸收异常而致畸形发育导致小肠原发短小，而不是肠管延长受阻所致。临床表现为持续性腹泻、胆汁性呕吐以及严重腹胀。

（陈苏红　徐　晨）

参考文献

［1］ 徐晨. 组织学与胚胎学［M］. 2 版. 北京：高等教育出版社，2015.

［2］ MESCHER A L. Junqueira's Basic Histology [M]. 13th ed. New York: McGraw-Hill Medical, 2013.

［3］ OVALLE W K, NAHIRNEY P C. Netter's Essential histology [M]. New York: Elsevier, 2008.

［4］ MOORE K L, PERSAUD T V N, TORCHIA M G. Before we are born [M]. New York: Elsevier, 2013.

［5］ MOORE K L, PERSAUD T V N, TORCHIA M G. The developing human [M]. New York: Elsevier, 2013.

［6］ VOLK N, LACY B. Anatomy and physiology of the small bowel [J]. Gastrointest Endosc Clin N Am, 2017, 27 (1): 1-13.

［7］ 高英茂，李和. 组织学与胚胎学［M］. 北京：人民卫生出版社，2010.

［8］ 王兴鹏. 肠道屏障功能障碍——基础与临床［M］. 上海：第二军医大学出版社，2006.

［9］ 李正，王慧贞，吉士俊. 先天畸形学［M］. 北京：人民卫生出版社，2000.

第三章　小肠生理学

小肠是食物消化和吸收的最重要场所。食糜一般在小肠内停留 3~8 小时，小肠运动使得食糜推进过程中与胰液、胆汁、小肠液等多种具有强大消化能力的消化液充分混合，有效营养成分被分解，继而被微绒毛表面的多种消化酶（刷状缘酶）最终消化；绝大多数消化的终末产物在空肠和回肠被吸收利用。

一、小肠内的消化液

小肠内有多种消化液，分别来自胰腺外分泌部、肝胆和小肠的黏膜和黏膜下腺体。

（一）胰液

胰腺（pancreas）具有内分泌和外分泌双重功能。腺泡和导管组成胰腺的外分泌部分，其分泌物胰液经胰腺导管排入十二指肠，胰液具有强力的消化脂肪、蛋白质、碳水化合物等营养物质的能力。胰腺中的各种内分泌细胞散在分布于腺泡细胞中，分别分泌胰岛素、胰高血糖素和生长抑素等，参与相关物质的代谢调节。

1. 胰液的性质、成分和作用　胰液是无色的碱性液体，pH 为 7.8~8.4，渗透压与血浆相等。成人每日分泌量高达 1~2L。胰液的无机成分是水和电解质，主要由小管上皮分泌，约占胰液的 99%；有机成分主要是腺泡细胞分泌的多种消化酶，仅占 1%。

（1）胰液的无机成分和作用：胰液的无机成分中，水约占 97.6%，其余为 HCO_3^- 和 Na^+、K^+、Cl^- 等离子。胰腺小管的上皮细胞富含碳酸酐酶，催化 CO_2 和水结合生成碳酸，碳酸再解离为 HCO_3^- 和 H^+。HCO_3^- 经小管上皮细胞顶端膜上的阴离子交换体进入管腔，同时管腔中的 Cl^- 被交换至上皮细胞内。上皮细胞顶端膜上的氯离子通道（CFTR）则允许氯离子从上皮细胞进入小管腔，从而维持阴离子交换体的运转。小管上皮细胞基底侧膜上的 Na^+-K^+ 泵建立了小管上皮细胞负膜电位，为 Cl^- 经 CFTR 进入管腔提供驱动力。基底侧膜的 Na^+-H^+ 交换体则将细胞内的 H^+ 转运到组织液中，维持细胞内的中性 pH 环境。胰液中的 HCO_3^- 可中和进入小肠内的胃酸，为小肠内多种消化酶的活动提供最适 pH 环境（pH 7~8），并保护肠黏膜免受胃酸侵蚀。

（2）胰液的有机成分和作用：胰液的有机成分主要是由腺泡上皮细胞分泌的多种消化酶。胰液中主要的消化酶包括：

1）胰淀粉酶（pancreatic amylase）：是一种 α-淀粉酶，最适 pH 为 6.7~7.0，能水解淀粉、糖原和大部分碳水化合物（纤维素除外）成为双糖和少量的三糖（糊精、麦芽糖、麦芽寡糖）。胰淀粉酶与淀粉接触 10 分钟，即可把淀粉完全水解。

2）胰脂肪酶（pancreatic lipase）：最适 pH 为 7.5~8.5，在辅酯酶（colipase）存在的条件下，将中性脂肪（甘油三酯）分解为脂肪酸和甘油单酯。辅酯酶也是由胰腺分泌的，是脂肪酶的辅助因子，对胆盐微胶粒有较强亲和力，它与胰脂肪酶在甘油三酯的表面形成高亲和力的复合物，紧紧地黏附在脂肪颗粒表面，避免胆盐把胰脂肪酶从脂肪表面置换下来。胰腺同时还分泌胆固醇酯酶（cholesterol esterase）和磷脂酶 A_2（phospholipase A_2），分别分解胆固醇酯和磷脂。

3）蛋白质水解酶：胰液中蛋白质水解酶主要是胰蛋白酶（trypsin）、糜蛋白酶（chymotrypsin）、羧基肽酶（carboxypolypeptidase）和弹性蛋白酶（elastase），其中胰蛋白酶的含量最多。胰蛋白酶和糜蛋白酶均以无活性的酶原形式存在于胰液中，从而避免了其对胰腺组织的自身消化作用。胰液进入肠腔后，蛋白酶原被激活，使食物中蛋白质分解为多种大小不等的多肽，羧基肽酶可将一些多肽分解为氨基酸。

4）胰液中还含有核糖核酸酶和脱核糖核酸酶，同样是以无活性的酶原形式分泌出来，在肠腔中被胰蛋白酶所激活。核糖核酸酶和脱氧核糖核酸酶可水解核蛋白为单核苷酸。

（3）胰蛋白酶的激活：正常情况下，胰液中的蛋白水解酶之所以不消化胰液本身，除了因为它们是以酶原的形式分泌外，还因为在分泌胰蛋白酶的同时，腺泡细胞分泌一种称为胰蛋白酶抑制剂（trypsin inhibitor）的多肽，可抑制胰蛋白酶原被激活。在小肠内，小肠液中的肠激酶（enterokinase）可激活胰蛋白酶原为有活性的胰蛋白酶，而胰蛋白酶也能正反馈地激活胰蛋白酶原，以及激活糜蛋白酶原为有活性的糜蛋白酶。

由此可见，胰液含有消化蛋白质、脂肪和碳水化合物的多种水解酶，在所有消化液中，胰液的消化力最强，消化功能最全面。如果其他消化腺功能正常，而胰液分泌障碍，就会影响蛋白质与脂肪的消化和吸收，以及脂溶性维生素 A、D、E 和 K 的吸收，而糖类物质的消化和吸收影响相对较小。

2. 胰液分泌的调节

（1）胰液分泌的特点：在非消化期，胰液分泌很少，一旦进食，则引起大量分泌。食物引起胰液分泌分为头期、胃期和肠期[1]。

1）头期：食物对头部感受器的刺激，可以条件反射或非条件反射的方式，经迷走传出神经刺激胰液分泌。迷失神经传出神经末梢释放乙酰胆碱，对胰腺腺泡细胞有较强的刺激作用，但对导管细胞的作用较弱。因此，头期胰液分泌中水分和碳酸氢盐含量少，而酶含量较丰富。该期约占消化期胰液分泌量的 25%。

2）胃期：食物刺激胃壁的感受器，除引起胃液分泌外，还通过迷走传出神经和促胃液素途径刺激胰液的分泌，但分泌量较小，占消化期胰液分泌量的 10% 左右。

3）肠期：该期是胰液分泌活动中最重要的环节，分泌量大，在营养物质的消化中起主要作用。排入小肠的酸性食糜，以及蛋白质和脂肪的消化产物如多肽、氨基酸和脂肪酸等，均能刺激上部小肠上皮中的 S 细胞和 I 细胞释放促胰液素和缩胆囊素，后两者引起胰液的分泌。小肠内容物对管壁各种感受器的刺激，也可通过迷走传入 – 迷走传出的反射途径调节胰液分泌。

（2）调节胰液分泌的神经和体液因素：多种神经和体液因素参与调节胰液的分泌。促胰液素、缩胆囊素和迷走传出神经是能够刺激胰液分泌的主要生理因素，而生长抑素和交感传出神经则抑制胰液分泌。

1）促胰液素（secretin，SEC）：当酸性食糜从胃排入十二指肠时，即可引起十二指肠和空肠黏膜内的 S 细胞释放促胰液素。促胰液素主要作用于胰腺小导管的上皮细胞，对腺泡细胞的作用相对较弱，从而引起量大（水分和碳酸氢盐多）而胰酶少的胰液分泌。促胰液素还抑制促胃液素和胃酸的分泌。促胰液素的分泌和生理作用在于，当酸性食糜进入十二指肠时，由于促胰液素释放引起富含碳酸氢钠的胰液大量分泌，可有效中和进入十二指肠的胃酸，防止胃酸对肠黏膜的损伤，并为胰酶的功能活动提供最适的 pH 环境。

2）缩胆囊素：缩胆囊素（cholecystokinin，CCK）由十二指肠和上段空肠黏膜内的 I 细胞所释放。CCK 可直接作用于胰腺腺泡细胞上的 CCK-A 受体，引起多种胰酶分泌，对胰腺导管上皮细胞的作用较弱。因此，CCK 引起的胰液分泌的特点是酶多而碳酸氢盐和水含量少。CCK 还具有促进胆囊收缩、胆汁和小肠液分泌等多种生理功能。

3）自主神经：迷走神经末梢释放的乙酰胆碱通过激活 M 受体刺激腺泡细胞分泌胰酶，在胰液的头期分泌中起主要作用。交感神经的作用相反，对胰液分泌起抑制作用。

4）生长抑素（somatostatin）：消化道各个部位的黏膜上皮内，弥散分布着分泌生长抑素的 D 细胞，胰腺的胰岛也有较多的 D 细胞。生长抑素对胰酶分泌有显著的抑制作用。由于胰腺炎与胰酶对胰腺组织的自身消化作用有关，临床常用生长抑素或其类似物抑制胰酶合成和分泌，以期达到治疗目的。

（二）胆汁

胆汁（bile）是由肝细胞生成和分泌的。在非消化期，胆汁生成后，小部分可经胆总管流入十二指肠，大部分在胆囊内浓缩（5～20 倍）和贮存；在消化期，肝细胞生成和分泌胆汁加快，同时胆囊收缩，奥迪括约肌（Oddi sphincter）舒张，大量胆汁排入十二指肠，参与小肠内的消化过程。

1. 胆汁的性质和成分　胆汁味苦、有色。刚从肝细胞分泌出来的胆汁称为肝胆汁，呈金黄色或橘棕色，pH 在 7.2～7.7，经胆囊内贮存的胆汁称胆囊胆汁，因水分和 HCO_3^- 等成分吸收而被浓缩，故颜色变深，pH 约 6.8，呈弱酸性。成人每日胆汁分泌量为 600～1 200ml。

胆汁的成分较复杂，除水、Na^+、K^+、Ca^{2+}、Cl^-、HCO_3^- 和少量的重金属离子如 Cu^{2+}、Zn^{2+}、Mn^{2+} 等无机成分外，还有胆盐（胆汁酸的钠盐或钾盐）、胆色素、胆固醇和卵磷脂等有机成分。胆汁中无消化酶，但胆盐参与脂肪消化和吸收。

2. 胆汁的作用

（1）乳化脂肪，促进脂肪的消化和吸收：胆盐是双极性分子，一极亲水，另一极疏水（亲脂）。在含有脂滴的水溶液中，胆盐具有乳化作用，能降低脂肪的表面张力，使大脂滴变为小脂滴，从而增加脂肪与脂酶的接触面积，促进脂肪的分解与消化。这种作用被称为胆盐的乳化功能（emulsification）。

（2）形成微胶粒，促进脂肪代谢产物和脂溶性微量营养物质的吸收：在肠腔内，胆盐达到一定浓度时会聚集形成微胶粒（micelles），胆盐分子的疏水端朝内，亲水端向外。如此，可将脂肪酸、胆固醇、甘油单酯及其他脂类包裹在微胶粒内部，形成一种混合微胶粒（mixed micelles）。肠道黏膜表面存在有一层厚为 200～500μm 的不流动水层（unstirred water layer），阻碍脂溶性营养物质与上皮细胞的接触。因混合微胶粒外面是胆盐的亲水基团，故容易穿过不流动水层，由此，胆盐可帮助脂溶性营养物质，包括脂肪代谢产物和脂溶性维生素，被小肠黏膜吸收。胆盐分泌不足，可导致脂肪消化和吸收障碍。

（3）利胆作用：排入小肠的胆盐，90% 以上被回肠下段黏膜重吸收，通过门静脉又回流到肝脏，再在肝细胞内生成胆汁分泌入小肠。胆汁的这种再循环过程称为胆盐的肠 - 肝循环（entero-hepatic circulation）。通过这种方式，从肠道吸收的胆盐具有刺激肝胆汁分泌，降低胆囊内胆固醇的浓度，防止胆固醇沉积和胆结石形成的作用，故临床上常用胆盐来治疗胆石症。

（4）其他作用：胆汁中的 HCO_3^- 在十二指肠内可中和部分胃酸，为多种消化酶发挥作用提供弱碱性环境。

3. 胆汁分泌和排出的调节　胆汁分泌和排出受神经因素和体液因素的双重调节，体液因素（胃肠激素）起主要作用。在非消化期，肝胆汁大部分流入胆囊内贮存。在消化期，当酸性食糜从胃排入十二指肠时，刺激小肠黏膜中的 I 细胞和 S 细胞分泌 CCK 和促胰液素，促进肝胆汁分泌和胆囊的强烈收缩，同时降低奥迪括约肌的紧张性，促使大量胆汁排入十二指肠。

（三）小肠液

小肠液是由小肠腺，包括位于十二指肠黏膜下层的十二指肠腺（Brunner's gland，又称布伦纳腺）和分布于全部小肠黏膜层的肠腺（crypt of Lieberkühn，又称利伯屈恩隐窝）分泌的。

1. 小肠液的性质和成分　小肠液呈弱碱性，pH 约为 7.6，渗透压与血浆相近。成人每天分泌量多达 1～3L，是消化液中分泌量最多的一种。

除大量水分外，小肠液中的无机成分有 Na^+、K^+、Ca^{2+}、Cl^- 等；有机成分有黏蛋白、IgA（由肠上皮细胞分泌）、肠激酶、溶菌酶（由肠腺内的帕内特细胞分泌）、脱落的肠上皮细胞及少量白细胞等。

肠上皮细胞的刷状缘和细胞内还存在多种消化酶，称为刷状缘酶（brush board enzymes），包括分解小肽为氨基酸的肽酶，分解双糖为单糖的蔗糖酶、麦芽糖酶、异麦芽糖酶和乳糖酶等，它们的作用是在微绒毛表面对营养成分作进一步消化分解。

覆盖在肠绒毛上大量的小肠液，可稀释肠内消化产物，使其渗透压降低，有利于消化产物的消化和吸收。

2. 小肠液分泌的调节　消化期小肠液的分泌主要由肠神经丛调节。当十二指肠和小肠腺受到食糜的机械或化学性刺激时，主要通过肠神经系统介导的反射活动增强小肠液的分泌。迷走神经传出活动可增加小肠液分泌，而交感神经传出活动则抑制小肠液分泌[1]。

二、小肠的运动

小肠运动是依靠肠壁固有肌层内较薄的外层纵行肌和较厚的内层环形肌的舒缩来完成的。

（一）小肠主要的运动形式与作用

1. 消化期小肠的运动形式与作用

（1）紧张性收缩：平滑肌的紧张性收缩是小肠能保持其基本形状和压力并进行其他各种形式运动的基础。小肠平滑肌的紧张性收缩活动在空腹时存在，进食后紧张性收缩增强，有利于小肠内容物的混合和运送；相反，小肠平滑肌的紧张性收缩减弱时，肠腔易于扩张，肠内容物的混合和运送减慢。

（2）分节运动（segmentation）：是消化期（餐后）小肠所特有的一种运动形式。当有食糜从胃排入小肠时，食糜所在肠管的环形肌以一定的间隔在许多点同时收缩或舒张，把食糜和肠管分成许多节段。数秒钟后，收缩处与舒张处交替，原收缩处舒张，而原舒张处收缩，使原来的节段又分为两半，邻近的两半又混合成一新的节段。如此循环往复。

分节运动是肠神经系统协调的运动形式，其作用是：①使消化液与食糜充分混合，有利于消化酶对食物进行消化；②使食糜与小肠壁紧密接触，通过挤压肠壁促进血液和淋巴液回流，加快消化分解产物的吸收；③小肠上段的分节运动频率较高，下段的频率较低，呈现频率梯度，可一定程度上促进食糜向小肠远段推进。

（3）蠕动（peristalsis）：是由肠神经系统控制的小肠环形肌和纵行肌由上而下依次发生的推进性收缩运动，其意义在于推进食糜，使受分节运动作用过的食糜到达一个新的肠段，再继续开始分节运动。小肠的任何部位均可发生蠕动，近端小肠的蠕动速度大于远端小肠，将小肠内食糜以约 1cm/min 的速度向远端推进，因此，食糜从幽门管移动至回盲瓣需要 3~5 小时。

小肠还可发生一种强有力、快速（2~25cm/s）、传播到远处的蠕动，称为蠕动冲（peristaltic rush），它可将食糜从小肠始段推送到末端，甚至到达大肠。引起蠕动冲的主要因素有：①当小肠黏膜受到强刺激，感觉信号经外来神经传入到自主神经节和脑干后，再传出到小肠而引起；②直接增强肌间神经丛反射而引起。

2. 消化间期小肠的运动形式与作用　在消化间期（餐前），小肠的运动形式主要包括紧张性收缩和移行性复合运动（migrating motor complex，MMC）。小肠 MMC 是由肠神经系统启动和协调的，一些胃肠激素如胃动素可促进 MMC 的产生。其生理意义在于驱使小肠残留物、脱落细胞和肠道分泌物进入结肠，保持小肠清空和限制肠内细菌过度生长[2]。

（二）回盲括约肌的活动

在回肠末端与盲肠交界处，约 4cm 长的一段环形肌明显增厚，起着括约肌的作用，称为回盲括约肌或回盲瓣。平时回盲括约肌保持轻度的收缩，可防止回肠内容物过快进入大肠，调控食糜在小肠内的停留时间，有利于小肠内容物的完全消化和吸收。当蠕动波到达回肠末端时，回盲括约肌便舒张，回肠内容物排入结肠。回盲括约肌还具有单向瓣的作用，可阻止大肠内容物向回肠倒流。

三、营养物质在小肠内的消化与吸收

在消化道各种消化液的作用下，食物中的三大营养成分——糖、蛋白质和脂肪被分解成各种小分子产物。消化终产物以及水分、无机盐和维生素等通过消化道黏膜进入血液和淋巴液的过程称为吸收（absorption）

由于消化道不同部位的组织结构不同，食物在消化道各部位被消化的程度以及停留的时间也不同，所以消化道各部位具有不同的吸收能力与速度。在口腔和食管，食物几乎不被吸收。胃组织没有典型的绒毛样的吸收膜，仅能吸收少量水分和一些高度脂溶性的物质（如酒精）等。小肠具有广大的表面积、多种消化功能强大的消化液和刷状缘酶以及丰富的毛细血管和毛细淋巴管，且食物在小肠停留的时间较长，因而小肠是营养物质消化和吸收的主要场所[2]。单糖、双糖、甘油、脂肪酸、氨基酸和 Na^+、Fe^{2+} 等电解质及胆盐、维生素 B_{12} 等均在小肠内被吸收。大肠则主要吸收水和无机盐。

关于各种营养物质在小肠内的消化与吸收过程详见本篇第六章。

（戎伟芳）

参考文献

［1］ HALL J E. Guyton and Hall Textbook of Medical Physiology [M]. 13th ed. New York: Elsevier, 2016.

［2］ TROWERS E, TISCHLER M. Gastrointestinal Physiology [M]. New York: Springer, 2014.

第四章　肠道黏膜免疫系统

人体肠道黏膜是人体内环境与外环境间直接交流的主要界面。肠道黏膜不仅是营养吸收及水分、矿物质交换的主要场所，同时又是面对肠道内大量微生物和食物抗原的第一道屏障。肠道黏膜免疫系统需要承担抵御病原体入侵和维持对共生微生物和食物抗原保持耐受性稳态的双重任务。肠道黏膜免疫系统既是全身免疫网络中的一个组成部分，又自具独特结构和功能。

肠道相关淋巴组织（gut-associated lymphoid tissue，GALT）是肠道黏膜免疫系统最主要的部分，是位于肠黏膜下的淋巴组织，由派尔集合淋巴结（Peyer's patch，PP）、阑尾、孤立淋巴滤泡、上皮内淋巴细胞及固有层内弥散的淋巴细胞组成[1]。派尔集合淋巴结表面覆盖有滤泡相关上皮（follicle associated epithelium，FAE），FAE 中心存在微褶皱细胞（M 细胞），M 细胞在抗原处理和表达中起重要作用，它可以形成上皮内"囊"，T 细胞、B 细胞与 M 细胞在"囊"内发生相互作用[1-2]。

肠道相关淋巴组织通过固有免疫应答和适应性免疫应答发挥免疫作用，并与肠道共生微生物整合构成完善的免疫反应。

一、肠道相关淋巴组织的免疫应答

（一）固有免疫应答

参与胃肠道相关固有免疫应答的细胞主要有两类：一类是胃肠道上皮细胞及其衍生的 M 细胞、杯状细胞、帕内特细胞和上皮内淋巴细胞；另一类是散在分布于固有层的淋巴细胞、树突状细胞、肥大细胞和浆细胞等[3]。

1. 参与黏膜免疫的固有免疫细胞

（1）上皮细胞：肠道中是单层柱状上皮细胞，彼此之间紧密结合，上皮细胞间的紧密连接形成物理防御屏障，位于黏膜免疫系统最外层。管腔侧有绒毛，基地侧有基底膜和固有层连接。绒毛中有淋巴管，表皮层包括隐窝结构和 PP 中隆起的部分。

（2）微皱褶细胞（microfold cell，M cell）：又称 M 细胞，散布在上皮细胞之间，M 细胞不分泌黏液和消化酶，主要功能是选择性转运抗原，并将其转运到上皮内的巨噬细胞和淋巴细胞。M 细胞的形态与其他上皮细胞有差异，缺乏微绒毛或微绒毛短小，细胞外无糖蛋白分子包被，较薄的糖萼有利于肠腔中的各种物质通过 M 细胞进入 PP，使免疫反应启动。

（3）杯状细胞：由肠道上皮细胞分化而来，主要功能是产生黏蛋白、分泌黏液，这些黏液可以保护和修复黏膜组织，兼有润滑作用。杯状细胞高度极化，细胞核和细胞器集中在基部，顶端质膜突出微绒毛，以增加表面积。

（4）帕内特细胞（Paneth cell）：即肠腺嗜酸性粒细胞，位于小肠腺底部，产生和分泌抗菌肽（如防御素）和蛋白质，以维持胃肠道屏障。这些抗菌分子是宿主与微生物之间相互作用（如与定植微生物群的稳态平衡和对病原体的免疫保护）的关键介质。细胞呈锥形，细胞核与细胞腔面之间的顶部胞质内有大量嗜酸性分泌颗粒，颗粒内含各类抗菌肽。

（5）上皮内淋巴细胞（intraepithelial lymphocyte，IEL）：位于上皮细胞之间，是黏膜免疫系统中的一种特征性细胞。由于黏膜表面积很大，所以 IEL 是人体内最大的淋巴细胞群之一。IEL 与上皮细胞间联系紧密，可以相互作用。小肠中的 IEL 具有类似细胞毒性 T 淋巴细胞（cytotoxic T lymphocyte，CTL）的效应功能，但是不需要启动因子，在与抗原接触后直接释放细胞因子并能杀死靶细胞。

（6）NK 细胞和 NK-T 细胞：NK 细胞可以通过其受体 NKG2D 识别受损的小肠上皮细胞（通过小肠皮细胞表达的非经典 MHC 分子）。黏膜免疫中，NK-T 细胞识别小肠上皮细胞和树突状细胞表达的 CD1d 分子及其呈递的抗原。如果发生细菌感染等情况，CD1d[+] 细胞还可以呈递内源性神经鞘糖脂，使 NK-T 细胞活化。

（7）树突状细胞（dendritic cell，DC）：黏膜免疫系统中，树突状细胞行使传统树突状细胞功能、激活 T 细胞、诱导适应性免疫应答的亚群、介导黏膜免疫耐受的亚群。

（8）黏膜相关恒定链 T 细胞：这是一种最近发现的非传统 T 细胞亚群，为限制性黏膜相关恒定链 T 细胞（MR1-restricted mucosal-associated invariant T cell）。B 细胞上非经典黏膜相关类分子可以激活该类细胞，被激活后它们产生多种细胞因子，也可参与小肠的免疫监视和免疫自稳，借助调节功能抑制自身免疫应答[4]。

2. 黏膜免疫的固有免疫应答

（1）物理屏障：黏膜上皮细胞与相邻细胞间的紧密连接形成物理屏障，这是黏膜免疫的第一道防线，可以防止细菌和细菌相关的病原相关分子模式（pathogen associated molecular pattern，PAMP）进入固有层。肠道上皮细胞产生抗菌肽或其他抗菌物质，上皮细胞、树突状细胞、巨噬细胞等通过模式识别受体（pattern recognition receptor，PRR）和 PAMP 结合来激活炎症反应和抗病毒反应，发挥机体的防御功能。

（2）化学屏障：肠上皮细胞分泌的黏液形成化学屏障，由高度糖基化的黏蛋白组成，包括分泌型糖蛋白和细胞表面糖蛋白。黏蛋白由胃肠道上皮细胞（主要是杯状细胞）分泌。黏蛋白的产生也受到许多环境因素的影响，比如细胞因子、弹性蛋白酶（中性粒细胞分泌）以及黏附蛋白（微生物产生）。

体内多种细胞可产生防御素（defensin），将其成分插入磷脂外层，破坏微生物细胞壁的完整性，起到杀菌作用。上皮细胞一旦由于遗传缺陷不能产生防御素，就会引起局部肠道损伤，出现慢性炎症性疾病。

肠道上皮细胞也能产生促炎细胞因子和抗炎细胞因子，并能表达多种细胞因子受体。

（3）上皮细胞的双重免疫功能：Toll 样受体（Toll like receptor，TLR）和 NOD 样受体（Nod like receptor，NLR）是 PRR 的两种重要类型。TLR 位于细胞表面或细胞内吞噬体膜上，而 NLR 分布于胞质溶胶中，共同识别细胞外和进入胞内的病原体 PAMP，启动信号转导，促进炎症反应和抗病毒反应。

肠道上皮层靠肠腔的一侧通常不会对共生菌产生强烈的炎症反应；一旦微生物越过上皮屏障进入固有层显示其致病潜能时，增强的免疫应答立即被激活，并消灭病原体。

（4）树突状细胞和巨噬细胞的作用：在局部黏膜环境中，肠道巨噬细胞在细胞因子的作用下能够吞噬并杀死微生物。另外，它们抗炎症细胞因子，如 IL-10，来抑制免疫应答。固有层巨噬细胞和树突状细胞可表达能识别脂多糖的 Toll 样受体 4（TLR4），但表达水平低于其他组织中类似细胞的水平，从而下调促炎基因的表达。

（二）适应性免疫应答

胃肠道适应性免疫有其自身特点：一是由分泌型 IgA 抗体介导的体液免疫为其主要形式；二是 Th17 细胞在肠道细胞免疫反应中起着重要的作用；三是为了防止对食物抗原和共生菌产生过度炎症反应，肠道具有持续的免疫抑制机制，调节性 T 细胞在黏膜相关淋巴组织中被激活，以维持免疫耐受，其数量大于其他免疫器官[5]。因此，黏膜适应性免疫具有杀灭和耐受的双重功能。

1. 参与肠道黏膜免疫的适应性免疫细胞

（1）浆细胞：健康人肠道黏膜固有层中有大量浆细胞，在无病原体感染的情况下即可生成大量 IgA。分泌至肠腔的 IgA 与覆盖上皮表面的黏液结合，抑制微生物黏附，中和微生物产生的毒素或酶，中和进入上皮细胞间和固有层的细菌 LPS 和病毒。IgA- 抗原复合物可以通过肝胆途径排出体外。

分泌型 IgA 不能通过经典途径活化补体，也没有调理作用，不会引起炎症。因此，分泌型 IgA 可以防止微生物进入黏膜，但不会引起肠道黏膜造成炎症性损伤，对肠道抵御病原体感染非常重要。

（2）T 淋巴细胞：IEL 由大量 CD8+ T 细胞组成，分布于固有层介导适应性免疫应答的主要是 CD4+ T 细胞，其中包括效应 T 细胞和记忆 T 细胞。分布于 PP 及散在性淋巴滤泡中的 T 细胞，也以 CD4+ Th 和 CD4+ Treg 为主。

2. 黏膜免疫的适应性免疫应答

（1）黏膜树突状细胞与炎症反应：T 细胞应答离不开树突状细胞的协助，黏膜免疫系统中树突状细胞数量很多，功能上主要分为效应性树突状细胞和调节性树突状细胞两类。效应性细胞主要诱导保护性免疫，起防御作用；调节性细胞主要抑制免疫应答，起保护作用[6]。

（2）Th17 参与的免疫应答：Th17 产生细胞因子 IL-17 和 IL-22，促进表达这两种细胞因子的肠道上皮细胞加速分泌黏液和防御素，保护黏膜免受微生物和其他病原体伤害。Th17 和 Th1 能产生促炎症细胞因子，诱导 CTL 的分化，因而固有层中的此类效应 T 细胞，除了参与清除病原体外，也是炎症性疾病（如乳糜泻）的发生机制之一[7]。

（3）Th2 参与的免疫应答：肠道中常有各类寄生蠕虫集群生长，这些寄生虫感染诱导 Th2 型应答，但是由于体内存在 Th1 型应答（诱导炎症反应损伤黏膜），此两种应答分别诱导保护和病理损伤，在机体内总是处于动态平衡中。

黏膜免疫系统通过不同的方式，防止机体对来自食物和微生物的无害抗原作出不合适的免疫反应。这些包括结构、化学和免疫屏障，以防止完整抗原从肠道吸收。此外，以免疫调节性细胞因子和其他致病菌因子为特征的免疫环境，促进了对穿透上皮细胞抗原的调节性适应性免疫反应[8]。干扰免疫耐受稳态机制的因素可能导致胃肠道免疫介导疾病，包括炎症性肠病和食物过敏等。

二、肠道微生物与免疫

肠道微生物与消化道内部空腔以及消化道最内层的黏膜密切相关，其中又以结肠微生物多样性最为丰富。成人肠道中 90% 以上的细菌是类杆菌（*Bacteroidetes*）和硬杆菌（*Firmicutes*），同时可存在变形杆菌（*Proteobacteria*）、放线菌（*Actinobacteria*）、梭杆菌（*Fusobacteria*）、疣状体（*Verrucomicrobia*）和蓝细菌（*Cyanobacteria*）等[9]。

小肠微生物较难取样，且研究发现此处微生物数量少于其他区域，并且具有多变性，饮食及外界因素对其影响较大。链球菌属（*Streptococcus* spp.）与韦荣球菌属（*Veillonella*）是小肠含量较多的共生菌[10]。

结肠是人体内微生物最丰富的区域，也是研究较为透彻的部分。健康成人大肠中存在 300～1 000 种不同的细菌，主要包括拟类杆菌、硬杆菌和变形杆菌。结肠尚是许多未消化分解物质进一步分解的场所，如膳食纤维等。结肠的细菌产生发酵酶，同时产生重要代谢产物，即短链脂肪酸（short chain fatty acids，SCFAs），包括醋酸盐、丙酸盐与丁酸盐[11]。研究证明，这些短链脂肪酸是结肠细胞的主要能量来源，同时促进肠道上皮细胞和白细胞的发育与生理功能的稳定。结肠微生物群产生 B 族（维生素 B_1、维生素 B_2、烟酸、生物素、泛酸和叶酸）及 K 族维生素，对于宿主的营养有重要意义。

肠道微生物之所以能在肠道中生存，不引起免疫反应将其清除，是因为多种因素交互作用的结果。从宿主角度来看，先天性免疫系统与获得性免疫系统共同作用，在微生物群与宿主上皮细胞层之间形成了生化屏障，使微生物能够完好存在，并最大限度降低微生物与上皮细胞间接触。$CD4^+$ T 细胞释放 IL-17A，ILC3 释放 IL-22 以维持杯状细胞分泌黏液，帕内特细胞分泌抗菌肽。B 细胞分泌针对特定微生物群和耐受性树突状细胞表位的 IgA，并将微生物抗原呈递给 T 细胞，促进 Treg 细胞分化，防止炎症原反应发生，加强屏障作用。这个过程有利于调节性 Th 细胞发挥作用，通过分泌细胞因子，如 IL-10 和 IL-21，促进血浆细胞分化和分泌型 IgA 类别转换。

部分环境因素会破坏这种屏障，导致机体对微生物群的炎症反应，出现中性粒细胞浸润增加，巨噬细胞或树突状细胞分化，T 细胞优先极化为 Th1 或 Th17 亚群的现象。同时，上皮细胞坏死导致自身抗原释放并暴露于 T 细胞。在这样的情况下，微生物群更容易突破屏障，增加抗原负荷、促进上皮 TLR 识别以及自身抗原肽模拟[12]。在屏障缺损期，MLN 和 GALT 细胞数量增多，组织减少。记忆 $CD4^+$ T 细胞在 MLN 形成后向周围淋巴结转移，从而导致全身性反应。总之，肠道屏障的损伤和炎症可能导致自我耐受力的中断，并可能导致系统性炎症的增加。

（齐晶晶　苏　冰）

参考文献

［1］ ATKINS D, FURUTA G T. Mucosal immunology, eosinophilic esophagitis, and other intestinal inflammatory diseases [J]. J Allergy Clin Immunol, 2010, 125(2 Suppl 2): S255-S261.

［2］ WERSHIL B K, FURUTA G T. Gastrointestinal mucosal immunity [J]. J Allergy Clin Immunol, 2008, 121(2 Suppl): S380-S383.

［3］ 曹雪涛. 医学免疫学［M］. 6 版. 北京：人民卫生出版社，2013.

［4］ 陈广洁. 机体防御与免疫［M］. 北京：人民卫生出版社，2017.

［5］ MESTECKY J, LAMM M E, MCGHEE J R, et al. Mucosal Immunology [M]. 3th ed. New York: Elsevier, 2005.

［6］ MCGHEE J R, FUJIHASHI K. Inside the mucosal immune system [J]. PLoS Biol, 2012, 10(9): e1001397.

［7］ BERIN M C, FURUTA G T, ACEVES S S. Middleton's Allergy: Principles and Practice [M]. 8th ed. New York: Elsevier, 2014.

［8］ SMITH D W, NAGLER-ANDERSON C. Preventing intolerance: the induction of non-responsiveness to dietary and microbial antigens in the intestinal mucosa [J]. J Immunol, 2005, 174(7): 3851-3857.

［9］ BROWN E M, KENNY D J, XAVIER R J. Gut Microbiota Regulation of T Cells During Inflammation and Autoimmunity [J]. Annu Rev Immunol, 2019, 37: 599-624.

［10］ KUNDU P, BLACHER E, ELINAV E, et al. Our Gut Microbiome: The Evolving Inner Self [J]. Cell, 2017, 171(7): 1481-1493.

［11］ BOULANGÉ C L, NEVES A L, CHILLOUX J, et al. Impact of the gut microbiota on inflammation, obesity, and metabolic disease [J]. Genome Med, 2016, 8(1): 42.

［12］ DOMINGUEZ-BELLO M G, DE JESUS-LABOY K M, SHEN N, et al. Partial restoration of the microbiota of cesarean-born infants via vaginal microbial transfer [J]. Nat Med, 2016, 22(3): 250-253.

第五章　肠道激素与小肠

胃肠激素是一种由消化道的肠内分泌细胞中释出的特殊化学物质，经血液循环传递并作用于机体各器官或组织细胞膜特异性 G 蛋白偶联受体，发挥对机体生理的调节作用。胃肠激素有一些共同的特征：它们的结构将激素分成不同的家族，每个家族都源于一个基因。由于串联基因、选择性剪接或翻译后分化处理，激素基因常在多个肽段中表达。通过这些机制，在胃肠道中产生了 100 多种不同的激素活性肽。此外，肠道激素在肠道外广泛表达，内分泌细胞、免疫细胞、神经元、肌细胞、肾细胞、精子细胞和癌细胞等，均以不同方式分泌肠肽发挥各种生物学功能。不同的细胞类型往往表达同一基因的不同产物，并以不同的方式释放肽。因此，同样的肽可以作为激素、局部生长因子或神经递质，胃肠激素应该被认为是具有普遍影响力的细胞间信使[1]。近年来，胃肠激素的发展非常迅速，不仅涉及生理学、生物化学、细胞 / 分子生物学、神经病学、免疫学等许多学科，而且在临床上日益显示出其重要性，其成果除了介入各种疾病机制的研究外，并用于疾病的临床诊断和治疗。

一、胃肠激素的特点

1. 结构的同源性　胰多肽族、促胃液素族呈现出高度的同源性。胰多肽一级结构总体上具有相似性，该家族中三级结构的相似性主要用于稳定其三维结构所必需的同源残基。促胃液素族包括 CCK、促胃液素等，该家族以共同的 C 四肽酰胺序列 -Trp-Met-Asp-Phe-NH$_2$ 和邻近的 o- 硫酸盐酪氨酸残基作为活性位点。激素、神经肽和生长因子之间频繁出现同源性，并非肠道激素所特有[2]。胃肠激素在进化过程中保留了其组织特异性的表达位点，这也支持了每个激素家族都是从一个单一祖先进化而来的观点，强调了肠道激素作为细胞间信使分子的普遍意义。

2. 基因表型的多样性　已知 30 余种基因表达了超过 100 种不同的胃肠激素，使肠道成为人体最大的内分泌器官。这意味着单个激素基因经常表达几种不同的生物活性肽，目前认为可能的机制有选择性剪接、串联复制或翻译后分化处理。编码降钙素的基因对应的 mRNA 在肠道神经元内表达为丰富的降钙素基因相关肽（calcitonin generelated peptide，CGRP），肠促胰液素作为一种碱性多肽，由 27 个氨基酸组成，与抑胃肽、血管活性肠肽及胰高血糖素的氨基酸序列分别有 9 个、9 个、14 个氨基酸序列完全相同，这种现象被解释为转录本的选择性剪接。其次，促胃液素和生长抑素族基因编码含有一个活性位点的同一种激素前体，由于串联复制形成了具有相同活性的 C 末端不同长度的多肽片段，如 CCK-58 和 CCK-8，虽然活性位点是与同种受体相结合，但血浆清除率的不同，最终导致了生物活性的差异。最后，某些基因不仅编码含有不同生物活性片段的肽前体，而且这些基因的初级转录物可以进行组织特异性的可变剪接[3]。胰高血糖素原作为一种多蛋白前体，在哺乳动物体内被加工成 3 个相似但不同的肽段。在胰腺 α 细胞释放胰高血糖素，而胰高血糖素 C 端部分的 GLP-1 和 GLP-2 尚未被释放，故而保持沉默。肠道的 L 细胞也表达胰高血糖素原，但它们以不同的方式处理和释放 GLP-1 和 GLP-2。虽然胰高血糖素、GLP-1 和 GLP-2 是高度同源的多肽，前 2 个具有糖调节作用，但它们具有不同的活性和受体。起初生理学研究推断的 GLP-1（胰高血糖素原序列 72～107）是一种活性较差的肽，而 GLP-1 的截断形式（对应于胰高血糖素原序列 78～107）被证明是一种高效肽[4]。因此，不能从 cDNA 和前体序列预测生物活性肽的结构。它还需要对释放肽进行结构鉴定，并对其活性进行生理学研究。

3. 胃肠激素的肠外表达　胃肠激素的表达过程相对复杂，涉及多种处理酶，每个步骤都可能决定着初始基因转录是否产生生物活性肽，且 mRNA、前肽和成熟的生物活性肽之间缺乏平行性。事实上，所有胃肠激素都在胃肠道外的组织中表达，其中大部分位于中枢和外周神经系统的内分泌细胞和神经元，小部分在其他组织细胞中表达。以 CCK 为例，迄今为止除去小肠 I 细胞之外，CCK 前体及其产物还在脑及外周神经元、垂体皮质营养细胞、神经元、甲状腺细胞、生精细胞、免疫细胞、肾小管细胞及心肌细胞中表达。这些细胞只释放有限的 CCK 到血液中，且生物合成过程与迄今已知的 CCK 肽不同[4]。肠外合成胃肠激素的意义往往是未知的，推测其与局部生长、炎症控制和电解质调节相关；其次，较低浓度可能对成体没有明显的作用，但可影响胎儿的生物合成；最后，可能是低细胞浓度意味着 CCK 的分泌无须分泌于介质中，而是直接释放入血。

4. **激素前体加工的细胞特异性**　具有加工酶及其辅助因子的细胞器决定了细胞肽产物的结构，这种细胞特异性的激素原处理加工方式，适用于所有胃肠激素。CCK、促胃液素和胰高血糖素样肽目前研究最为广泛。几乎每一个表达促胃液素原的组织都有自己独特的处理模式。对于促胃液素家族成员，其加工过程因蛋白内水解过程和氨基酸衍生物如酪氨酸硫酸化、N 端和 C 端苯丙酰胺化的修饰而异。值得注意的是，在此背景下不同类型的加工可能会相互影响，并可能是通过改变各种加工中间体，作为加工酶底物的亲和力来实现的。因此，酪氨酰硫酸盐化作用作为激素前体家族中最早的翻译后修饰，增加了蛋白内裂解效率，随着蛋白内裂解效率的增加，C 端酰胺化过程也随之增加。

5. **激素分泌的细胞特异性**　为了解胃肠激素的特异性作用，有必要熟悉表达不同基因的不同类型细胞也以各自的方式释放肽类物质。直到 40 年前，胃肠激素的分泌仍被认为是内分泌方式的。但是今天，已经发现了旁分泌和自分泌等另一些途径：①神经元合成的肽从突触体经囊泡释放到邻近靶细胞，与受体结合作为神经递质发挥作用，而外周神经元突触释放的肽，也有可能部分溢出而释放入血。②神经元也可以神经分泌的形式将其直接释放到血管中。③已有研究表明，有一些特定的旁分泌细胞在胃肠道黏膜释放生长抑素。这些细胞携带肽能颗粒，通过细胞质延伸到邻近的特定靶细胞。旁分泌细胞可以被认为是经典内分泌细胞和神经元的结合，来自旁分泌细胞的肽可能也会溢入循环。④细胞可以通过自分泌来刺激自身生长，该类激素与合成它们的细胞膜上的特定受体结合发挥营养作用。自分泌在肿瘤生长中同样起着重要作用[5]。有证据表明，支气管癌细胞、胰腺肿瘤细胞和胃腺癌细胞的生长受到促胃液素自分泌的刺激，而 CCK 也刺激了胰腺癌细胞系的生长。最后，哺乳动物生精细胞表达 CCK、促胃液素和垂体腺苷酸环化酶激活肽（PACAP）基因。促胃液素和 CCK 完全羧化，像 PACAP 一样，集中在顶体。通过顶体反应，这些肽与卵的胶冻层接触从精子中释放出来，随后与卵膜中的受体结合。经证实，缺乏 PACAP 的小鼠出现了生殖功能的缺陷。

二、胃肠激素的分类

具有分泌肽类激素功能的细胞，不论在胃肠道或脑组织中，都称为 APUD 细胞。胃肠道内分泌细胞有 A、B、D、H、G、I、K、L、N、P、S、EC 细胞。生长抑素、促胃液素和 CCK 构成了胃肠激素经典的"三驾马车"，但迄今为止在胃肠道已发现有 30 余种具有激素功能的生物活性肽[6]。本章总结了已知同源的胃肠激素家族及其生物活性，主要包括促胰液素族、促胃液素族、速激肽家族、胃饥饿素族、胰多肽族、生长抑素族等（表 1-5-1）。但仍有少数生物活性肽结构尚待鉴定，这些活性肽是否具有同源性将有待证实（表 1-5-2）。

表 1-5-1　胃肠道与胰腺分泌的肽类激素、神经肽和生长因子家族

激素家族及其成员	主要生物活性
促胰液素族	
促胰液素	刺激胰腺分泌碳酸氢盐
胰高血糖素	促进糖异生和氨基酸代谢
胰高血糖素样肽 1（GLP-1）	刺激胰岛素分泌，抑制胰高血糖素分泌和胃排空
胰高血糖素样肽 2（GLP-2）	刺激肠隐窝黏膜细胞生长
抑胃肽（GIP）	增强葡萄糖对胰岛素分泌的刺激作用，抑制胃分泌
血管活性肠肽（VIP）	抑制胃肠蠕动，刺激肠液分泌

激素家族及其成员	主要生物活性
组氨酸异亮氨酸肽（PHI）	类 VIP 活性
生长激素释放素	刺激生长激素释放
垂体腺苷酸环化酶激活肽（PACAP）	调节胃肠分泌及动力
促胃液素族	
促胃液素	刺激胃酸分泌和胃黏膜细胞生长
缩胆囊素（CCK）	刺激胰酶分泌、胰腺细胞生长、胆囊排空，抑制胃酸分泌
速激肽家族	
P 物质	刺激胃肠蠕动
神经激肽 A	刺激胃肠蠕动
神经激肽 B	刺激胃肠蠕动
胃饥饿素族	
胃饥饿素	刺激食欲和生长激素分泌
肥胖抑制素	抑制食物摄取
胃动素	收缩胃肠道平滑肌以刺激运动
胰多肽族	
胰多肽（PP）	与进食行为相关
肽 YY（PYY）	减少胃排空，胰腺外分泌，延迟肠道运输
神经肽 Y（NPY）	调节平滑肌细胞的收缩力
生长抑素族	
生长抑素（SS）	通过内分泌、旁分泌和神经分泌抑制胃酸、促胃液素分泌和其他肠道功能
皮质抑素	类生长抑素作用
胰岛素族	
胰岛素	在脂肪、肝脏和肌肉细胞中建立能量来源
胰岛素样生长因子 I（IGF- I）	与其他生长因子相互作用，促进生长和分化
胰岛素样生长因子 II（IGF- II）	与其他生长因子相互作用，促进生长和分化
松弛肽	作用不明
表皮生长因子家族	
表皮生长因子（EGF）	刺激上皮细胞生长，抑制胃酸分泌
转化生长因子 α（TGF-α）	类表皮生长因子作用
双向调节蛋白	上皮细胞的生长调节
肝磷脂结合型表皮生长因子	类表皮生长因子作用
阿片肽家族	
脑啡肽	调节神经递质活动
β- 内啡肽	调节神经递质活动
强啡肽	调节神经递质活动

表 1-5-2　胃肠道内未特定的肽类激素、神经肽与生长因子

激素家族及其成员	主要生物活性
Apelin	刺激胃黏膜生长和缩胆囊素分泌
缓激肽	有助于控制十二指肠黏膜的碱性分泌
降钙素基因相关肽（CGRP）	调节血流、分泌和运动
可卡因和苯丙胺调节转录本（CART）	增加饱腹感
神经节肽	刺激运动和分泌
促胃液素释放肽（GRP）	刺激胃窦释放促胃液素
神经降压素	增加回肠制动
食欲肽	刺激胃肠蠕动
转化生长因子 β（TGF-β）	生长、分化、炎症
促甲状腺激素释放激素（TRH）	促进肠上皮细胞释放 TSH

三、胃肠激素的生理功能

1. 促胃液素　促胃液素（gastrin，GAS）是研究最早、最多的胃肠激素之一，主要由胃窦及小肠黏膜的 G 细胞分泌，另外人胰岛的 D 细胞也分泌。在中枢神经系统、延髓的迷走神经背核也含有促胃液素。按氨基酸残基数目的多少可将促胃液素分类，其中最主要的为促胃液素 34 和促胃液素 17 两种。分子大小不同可能取决于神经及内分泌细胞或者细胞分布位置的不同。刺激胃酸分泌是促胃液素最重要的作用之一，研究表明胃内幽门螺杆菌（*Helicobacter pylori*，HP）感染可引发高促胃液素血症，但仅在十二指肠溃疡的患者中表现为酸分泌增加，可见在同样是 HP 感染的前提下，有十二指肠溃疡的患者对促胃液素的敏感性增加。促胃液素除了能刺激胃酸分泌外，还有具有一定的营养作用。不同的促胃液素分子形式决定了营养作用的部位，例如外源性促胃液素 17 的营养作用仅局限在泌酸黏膜，促胃液素 5 也能对十二指肠、结肠和胰腺发挥作用[7]。通过对大肠癌组织、癌旁黏膜及正常黏膜中促胃液素含量进行测定，结果显示癌组织及癌旁黏膜中促胃液素含量明显高于正常大肠黏膜，提示促胃液素可能会促进肿瘤细胞的生长。此外，促胃液素还可以增加胃黏膜的血流和刺激胃蛋白酶释放；促进食管下段括约肌及胆囊括约肌收缩等。

2. 缩胆囊素　缩胆囊素（cholecystokinin，CCK）是一种具有双重分布特征的脑 - 肠肽，在功能上兼有内分泌激素作用和神经递质作用。CCK 最初由 Ivy 在 1928 年研究胆囊收缩功能时发现，它是促进胆囊收缩的主要激素之一。CCK 与促胃液素 C 末端的 5 个氨基酸顺序相同，具有同源性。根据氨基酸数目的多少，CCK 可有 CCK-12、CCK-33、CCK-39 和 CCK-58 等几种形式。合成 CCK 的细胞主要分布于十二指肠和空肠上端的黏膜层，其中 CCK-8 的生物活性最强[8]。脂肪、蛋白质、氨基酸是 CCK 释放的有效促进剂。研究发现，当脂肪酶活性被抑制时，甘油三酯水解和 CCK 释放同样会受到影响。此外，只有特定碳链长度的脂肪酸才能调节 CCK 分泌和胃动力。CCK 具有两个经典受体 CCK-A 和 CCK-B，内源性生长抑素通过前者抑制胃酸分泌，促胃液素通过后者刺激胃酸分泌。另外，CCK 受体激动剂铃蟾肽（bombesin）及 CCK-8 能降低吗啡耐受的进展程度，CCK-A 受体拮抗剂 MK-329 或者 CCK-B 受体拮抗剂 L-365, 260 同样也能减小吗啡镇痛作用的耐受性。

3. 生长抑素　生长抑素（somatostatin，SS）是由 Brazeau 在 1974 年从羊下丘脑提取物中分离、纯化，并测定了其一级结构。起初发现它对生长激素（GH）的分泌有抑制作用，故命名为生长抑素。SS 有多种分子形式，主要有 SS-14 和 SS-28。SS 受体有 5 种亚型（sst1 ~ sst5），它们分布于 7 个跨膜区，属于 G 蛋白偶联受体超家族。SS 通过与这些特定的、高亲和力的膜结合受体相结合而发挥作用。

Martinez 等选用 sst2 缺陷型小鼠和野生型小鼠，给予促 SS 分泌的药物来阐明 sst2 在酸分泌调节中的作用，结果表明内源性 SS 通过限制促胃液素的作用抑制胃酸分泌，而 sst2 是主要的受体亚型。有研究测定了胃及十二指肠溃疡患者胃窦黏膜中 SS 含量，结果发现溃疡组的胃窦黏膜中 SS 浓度明显低于其余各组，推测 SS 含量减少，抑制分泌作用减弱，胃酸分泌过多，从而导致溃疡形成。此外，SS 及其类似物对许多肿瘤有治疗效果，其机制可能是通过与肿瘤本身的 SS 受体结合抑制其生长，或者是抑制某些具有促进肿瘤生长的细胞生长因子而起间接作用[5-6]。事实上，生长抑素对胃肠道多种生理功能有普遍抑制作用，人工合成的八肽生长抑素可治疗高分泌状态疾病，尤其是类癌综合征、血管活性肠肽瘤和肢端肥大症。

4. 血管活性肠肽　血管活性肠肽（vasoactive intestinal peptide，VIP）是一种碱性肠肽，由 28 个氨基酸残基组成，在胃肠道中含量最高，主要分布于黏膜固有层和肌层神经纤维。其氨基酸序列中有 8 处与促胰液素相同，它和胰高血糖素、抑胃肽同属于促胰液素家族。VIP 作用于空肠，通过激活肠黏膜上 cAMP 促进肠道收缩；促进血管、支气管和肺扩张；使胃底平滑肌松弛，抑制胃酸和胃蛋白酶分泌；刺激水和碳酸氢盐分泌，增加胆汁流动；使胆囊平滑肌松弛，抑制 CCK 的收缩作用；促进胰岛素、胰高血糖素、催乳素、生长激素的释放。基于上述作用，血管活性肠肽瘤患者可见典型的水泻、低血钾和胃酸缺乏的临床表现。有研究者用 ^{3}H- 胸腺嘧啶研究了 VIP 对人胰腺癌细胞生长的影响，发现 VIP 在 10^{-6}mol/L 和 10^{-7}mol/L 水平对具有 VIP 受体的胰腺癌细胞有明显的促生长作用，且呈现浓度依赖关系[9]。同时，VIP 能显著促进该人胰腺癌细胞系内 cAMP 和多胺的产生，表明 VIP 的促生长作用可能与细胞内 cAMP 和多胺生物合成增加有关。

5. 促胰液素　促胰液素（secretin，SEC）是第一个被发现的肠道激素，须在整体结构完整下方有生物活性，由十二指肠黏膜中 S 细胞分泌，以内分泌方式发挥作用。SEC 作用于胰岛管上皮细胞膜上特异受体，使细胞内 cAMP 浓度升高，促进水和碳酸氢盐分泌，同 CCK 协同后有较强的促胰酶分泌作用。有实验证明 SEC 对大鼠和狗的急性胰腺炎有保护作用，其机制可能是 SEC 刺激胰液的大量分泌，冲洗了胰内活化的胰酶的缘故。

6. 胰高血糖素样肽　胰高血糖素样肽（glucagon-like peptide，GLP）主要由末端空肠、回肠和结肠的朗格汉斯细胞分泌，来源于胰高血糖素原（proglucagon，PG），后者包含有两种胰高血糖素样肽，即 GLP-1 和 GLP-2。GLP-1 由胰高糖素原基因表达，在胰岛 A 细胞内，胰高糖素原基因的主要表达产物是胰高血糖素，而在肠黏膜的 L 细胞内，前激素转换酶将胰高血糖素剪切后，其羧基端的肽链序列为 GLP-1。GLP-1 有两种生物活性形式，即 GLP-1（7～37）和 GLP-1（7～36），两者仅有一个氨基酸序列不同，其中约 80% 循环活性是由 GLP-1（7～36）酰胺介导的。在肠中 GLP-1（1～36）酰胺占 80%，GLP-1（1～37）酰胺占 20%。研究证实，GLP-1（7～36）酰胺具有刺激分离灌注的猪胰腺分泌胰岛素的作用。GLP-1 被认为是人类目前为止最强的内源性胰岛素刺激肽，生理浓度的 GLP-1 在高血糖或血糖正常条件下要比低血糖时的促胰岛素作用更强。另外，GLP-1 能够刺激鼠胰岛 D 细胞和胰岛细胞培养物分泌生长抑素，抑制胰高糖素的释放，刺激胰岛 β 细胞增生并抑制其凋亡，抑制胃肠道蠕动和胃液分泌，延迟胃排空，并且作为一种厌食信号肽，GLP-1 调节摄食与体重[4]。GLP 免疫反应广泛分布在脑的许多部位，GLP-1R 在下丘脑、脑干及小脑中均有表达。GLP-1 可以引起基底神经节选择性释放谷酰胺和谷氨酸，对基底神经节的星形胶质细胞和神经元有刺激作用。这表明 GLP-1 可能在脑中起到一种中枢神经递质的作用，与自主神经内分泌调节有关[2]。在离体实验中，GLP-1 可促进神经元细胞的分化，其功能类似神经生长因子，但相关的信号通道仍有待探讨。

7. 胃动素　胃动素（motilin，MOT）产生于十二指肠及空肠近端黏膜的内分泌细胞，有内分泌和旁分泌两种作用方式。故十二指肠液有较高浓度的 MOT。MOT 作用于胃肠道平滑肌细胞膜上的特异性受体，增加平滑肌细胞内 cGMP 水平，使细胞内 Ca^{2+} 浓度增加，使平滑肌收缩，MOT 在消化间期呈周期性释放，引起胃、小肠、结肠及食管下端括约肌收缩，促使胃排空、小肠分节蠕动及结肠蠕动，多种消化道激素、糖、脂肪含量可影响 MOT 释放。临床上已证明 MOT 水平改变可见于慢性胃炎、溃疡性结肠炎、克罗恩病、糖尿病等多种临床疾病，提示其变化与胃肠功能紊乱关系密切[10]。研究证实，红霉素及其部分衍生物为 MOT 促效剂，红霉素及其衍生物与 MOT 合用有可能用于治疗糖尿病性胃轻瘫。

8. 胃饥饿素　胃饥饿素是一种由胃产生的酰化肽，可能通过迷走传入神经及血液循环将外周营养状态传递给大脑，以调节能量稳态；胃饥饿素通过促进神经元、肠道上皮细胞、血管平滑肌细胞的自噬，以起到细胞保护作用；胃饥饿素促进自噬的功能还可通过增加线粒体 DNA 的丰度并诱导线粒体中游离脂肪酸的氧化，以改善脂肪肝；空腹状态下，胃饥饿素通过维持生长激素水平以维持血糖；另外，胃饥饿素可减少炎症，缓解骨骼肌纤维化，促进损伤后的组织再生[3]。

9. 神经降压素　由回肠的 N 细胞分泌，也是广泛存在于中枢神经系统神经细胞内的一种有 13 个氨基酸的多肽[3,5]。目前尚不清楚神经降压素的生理作用，可能参与了胃黏膜的保护作用。药理学上发现有抑制胃酸分泌，促进胰腺分泌胰蛋白酶和碳酸氢盐，促进结肠运动以及抑制胃和小肠的运动功能等。

10. P 物质　P 物质是第一个在脑组织和胃肠道都找到的多肽，胃肠道 P 物质位于神经元中。除非是在某些疾病状态下（如类癌综合征和倾倒综合征），通常 P 物质不释放入血液，其主要作用是促进胃肠道平滑肌收缩和上皮细胞分泌，增强胃肠道的免疫反应[5]。在循环系统中，可能通过第二介质的作用使血管显著舒张。

11. 脑啡肽　包括两种胃肠道脑啡肽，即甲啡肽和亮啡肽，广泛存在于中枢神经和消化道，以胃窦和十二指肠的浓度最高。它通过中枢神经系统的吗啡受体和迷走神经作用抑制胃的收缩、延缓胃排空、抑制胃肠运动，具有催吐和止泻的功能[6]。同时能抑制胆总管的节律性运动，增强奥迪括约肌收缩。增强由组胺所引起的胃酸和胃酶的分泌，抑制由促胰液素或酸化十二指肠引起的胰液分泌。

12. 胰高血糖素　胰高血糖素（glucagon）由胰腺 A 细胞分泌。主要作用是促进肝糖原分解和糖异生；促进脂肪组织内甘油三酯的分解；增强心肌收缩能力；抑制胃酸分泌和胃运动；减慢小肠蠕动，增强小肠的吸收率，促进胃肠道黏膜的生长、发育[11]。在应激、运动和感染等状态下，胰高血糖素分泌增加与交感神经兴奋有关。

四、胃肠激素与小肠疾病

（一）小肠神经内分泌肿瘤

消化道神经内分泌肿瘤分泌多种胃肠激素，但其中有一种起主导作用的激素决定其临床表现[9]。由于消化道激素的生物活性可影响血管扩张、糖代谢、胃肠运动和分泌，故该类疾病表现为腹泻或便秘、低血糖或高血糖、高胃酸或低胃酸、消化性溃疡、低血钾、皮肤潮红等。当肿瘤体积较小时，常不引起局部症状或体征。测定血浆中某一种激素水平往往可以作为有功能性肿瘤的定性诊断，但必要时仍需完善定位诊断，常规影像学检查对消化管壁的诊断能力有限，而通过脾静脉、肝静脉、肠系膜上静脉取血测定胃肠激素含量，对确定引流区域内肿瘤部位有帮助。对于激素水平不高的消化道激素肿瘤，还须采用激发试验。常见的消化系统神经内分泌肿瘤包括胃泌素瘤、胰岛素瘤、VIP 瘤、生长抑素瘤、胰高糖素瘤等，其中胃泌素瘤、VIP 瘤、生长抑素瘤可分布在小肠。

1. 胃泌素瘤　胃泌素瘤作为一种神经内分泌肿瘤，以难治性、反复发作或不典型部位的消化性溃疡、高胃酸分泌为特征，也称卓-艾综合征（Zollinger-Ellison syndrome）。当出现下列情况时，需完善血清促胃液素的测定：①溃疡病手术后溃疡复发；②十二指肠溃疡伴有慢性腹泻；③复发性溃疡位于十二指肠球部远侧或空肠上端；④胃酸分泌过多，12 小时夜间分泌量 > 100ml 或 BAO > 15mmol/h。胃泌素瘤患者空腹血清促胃液素水平常 > 150pg/ml，平均水平接近 1 000pg/ml。血清促胃液素升高对胃泌素瘤的诊断有重要意义，进一步可以采用胰液素激发试验进行诊断，超过 95% 的胃泌素瘤患者静脉注射促胰液素后出现阳性反应。由于胃泌素瘤多见于胰腺组织，少见于胰腺外其他组织，当肿瘤较小时，瘤体准确定位较为困难，内镜超声、CT 或 MRI 技术对肿瘤的定位能力相对较强。如肿瘤无远处转移，外科切除是该病首选的治疗方案。

2. **生长抑素瘤**　生长抑素瘤的瘤体一般较大，为 1.5~10cm，平均 5cm。有 90% 的肿瘤呈单个孤立性分布。约 68% 的生长抑素瘤起源于胰腺，其余来源于胰腺外器官，如十二指肠占 19%，壶腹部占 3%，小肠占 3%。过多的生长抑素可引起本病典型的三联症，即胆石症、糖尿病及脂肪泻，其他症状还包括消化不良、胃酸过少、体重下降、腹痛或腹部肿块等症状。大多数生长抑素瘤均为恶性，其中 3/4 的患者在诊断时已有转移，主要是肝脏、胰腺周围淋巴结和骨髓等。一般血浆生长抑素水平升高可诊断本病，多数患者血浆生长抑素 > 1 000pg/ml。如果血浆生长抑素水平在临界值，需要用特殊的激发试验（精氨酸和甲苯磺丁脲刺激试验）排除。值得一提的是，一些胰外或小肠外肿瘤，如甲状腺髓样癌、肺小细胞癌、嗜铬细胞瘤和其他分泌儿茶酚胺的肾上腺外副神经节瘤的患者亦可出现高生长抑素血症。

3. **血管活性肠肽瘤**　血管活性肠肽瘤又称 Verner-Morrison 综合征，是胰岛 D1 细胞的良性或恶性肿瘤，由于 D1 细胞分泌大量血管活性肠肽，引起严重水泻、低钾血症、胃酸缺乏或胃酸过少。其中，分泌性腹泻是本病最明显的症状，常呈突发性、暴发性发作，有 70% 的患者每天的腹泻量在 3L 以上，粪便稀薄如水样，外观如茶色。血浆 VIP 水平的测定有诊断价值，一般认为正常人空腹血清 VIP 在 0~170pg/ml，而 VIP 瘤患者血清 VIP 显著升高在 700~1 200pg/ml，有的甚至高达 2 400pg/ml。经皮肝穿刺门静脉系置管取血法，可采集不同部位门静脉系统中血管活性肠肽的浓度，有助于判断肿瘤所在的位置[6]。手术切除和生长抑素是目前控制 VIP 瘤症状的有效方法。

（二）功能性胃肠病

功能性胃肠病又称脑－肠互动异常，主要与动力紊乱、内脏高敏感、黏膜和免疫功能的改变、肠道菌群的改变以及中枢系统处理功能异常等因素相关[12]。换而言之，肠内分泌系统与神经系统密切关联，共同调控了肠道动力、分泌、内脏感觉、吸收、血管收缩、微循环、局部免疫防御和细胞增殖。

已知移行性复合运动（MMC）是胃和小肠消化间期的动力形式，而 MMC Ⅲ 相与肠道、胆道、胰腺的分泌相协调，同时也受肠内神经丛及迷走神经、胃动素和 5-HT 调控[13]。较多研究证实功能性胃肠病患者存在胃肠动力障碍，如功能性消化不良患者存在胃排空延迟，肠易激综合征患者存在肠道动力障碍[14-15]。此外，激素、肽类和神经递质可以调控肠道黏膜的屏障功能，P 物质可以刺激巨噬细胞和嗜酸性粒细胞分泌促炎细胞因子，提高自然杀伤细胞的活动和迁移能力，活化粒细胞释放趋化因子，甚至还可以诱导肥大细胞释放血管活性介质，增加肠道通透性和血管渗透性并最终导致炎症部位的水肿，以及调节腹泻、炎症和动力。

胺类神经递质/受体及胃肠肽类可以作为功能性胃肠病新药研发的作用靶点。例如，胃动素受体主要分布在平滑肌细胞和肠神经元，有助于促进动力并加快传输；胃饥饿素可以刺激食欲，降低胃的适应性舒张并加速胃排空；大麻素、阿片类受体激动剂（如洛哌丁胺、阿西马多林）通过减慢传输，可以达到止泻、止吐、增加直肠静息张力的作用；SSR-2 受体激动剂如奥曲肽可以延缓传输，降低敏感性，促进吸收等。

（三）其他疾病

部分胃肠激素分泌被认为与小肠疾病相关，克罗恩病患者中，受累肠段以及邻近肠段内含 VIP 神经纤维较正常增加 4~5 倍，VIP 增加引起腹泻的机制尚不清楚[16]；功能性消化不良及胃切除术后综合征与 CCK 有关，十二指肠球部溃疡及糖尿病患者血中 CCK 亦较正常人为高；慢性特发性便秘患者内源性阿片肽分泌增加；先天性巨结肠患者肠壁内神经节明显减少或完全缺如，神经节减少直接导致受累部位 P 物质和含 VIP 的神经纤维减少[17-18]。然而，上述激素水平测定尚不能用于胃肠疾病的临床诊断，且在疾病发生、发展中的具体作用尚有待进一步研究。

（姚玮艳）

参考文献

［1］ FAKHRY J, STEBBING M J, HUNNE B, et al. Relationships of endocrine cells to each other and to other cell types in the human gastric fundus and corpus [J]. Cell Tissue Res, 2019, 376(1): 37-49.

［2］ SUZUKI K, IWASAKI K, MURATA Y, et al. Distribution and hormonal characterization of primary murine L cells throughout the gastrointestinal tract [J]. J Diabetes Investig, 2018, 9(1): 25-32.

［3］ YE L H, LIDDLE R A. Gastrointestinal hormones and the gut connection [J]. Curr Opin Endocrinol Diabetes Obes, 2017, 24(1): 9-14.

［4］ ENGELSTOFT M S, SCHWARTZ T W. Opposite Regulation of Ghrelin and Glucagon-like Peptide-1 by Metabolite G-Protein-Coupled Receptors [J]. Trends Endocrinol Metab, 2016, 27(9): 665-675.

［5］ MARTIN A M, EMILY W S, KEATING D J, et al. Mechanisms controlling hormone secretion in human gut and its relevance to metabolism [J]. J Endocrinol, 2019, 244(1): R1-R15.

［6］ GRIBBLE F M, REIMANN F. Function and mechanisms of enteroendocrine cells and gut hormones in metabolism [J]. Nat Rev Endocrinol, 2019, 15(4): 226-237.

［7］ CAMILLERI M. Gastrointestinal hormones and regulation of gastric emptying [J]. Curr Opin Endocrinol Diabetes Obes, 2019, 26(1): 3-10.

［8］ FAZIO T E, FOTHERGILL L J, HUNNE B, et al. Quantitation and chemical coding of enteroendocrine cell populations in the human jejunum [J]. Cell Tissue Res, 2020, 379(1): 109-120.

［9］ GRIBBLE F M, REIMANN F. Enteroendocrine cells: chemosensors in the intestinal epithelium [J]. Annu Rev Physiol, 2016, 78: 277-299.

［10］ HUNNE B, STEBBING J, MCQUADE R M, et al. Distributions and relationships of chemically defined enteroendocrine cells in the rat gastric mucosa [J]. Cell Tissue Res, 2019, 378(1): 33-48.

［11］ KOUKIAS N, BUZZETTI E, TSOCHATZIS E A. Intestinal hormones, gut microbiota and non-alcoholic fatty liver disease [J]. Minerva Endocrinol, 2017, 42(2): 184-194.

［12］ FARZI A, FRÖHLICH E E, HOLZER P. Gut Microbiota and the Neuroendocrine System [J]. Neurotherapeutics, 2018, 15(1): 5-22.

［13］ REYNAUD Y, FAKHRY J, FOTHERGILL L, et al. The chemical coding of 5-hydroxytryptamine containing enteroendocrine cells in the mouse gastrointestinal tract [J]. Cell Tissue Res, 2016, 364(3): 489-497.

［14］ EL-SALHY M, HATLEBAKK J G, HAUSKEN T. Diet in Irritable Bowel Syndrome (IBS): Interaction with Gut Microbiota and Gut Hormones [J]. Nutrients, 2019, 11(8): 1824.

［15］ EL-SALHY M, HAUSKEN T, GILJA H, et al. The possible role of gastrointestinal endocrine cells in the pathophysiology of irritable bowel syndrome [J]. Expert Rev Gastroenterol Hepatol, 2017, 11(2): 139-148.

［16］ CANTÓ E, ZAMORA C, GARCIA-PLANELLA E, et al. Bacteria-related events and the immunological response of onset and relapse adult Crohn's disease patients [J]. J Crohns Colitis, 2019, 13(1): 92-99.

［17］ REHFELD J F. Gastrointestinal Hormones and Their Targets [J]. Adv Exp Med Biol, 2014, 817: 157-175.

［18］ KOUTOURATSAS T, KALLI T, KARAMANOLIS G, et al. Contribution of ghrelin to functional gastrointestinal disorders' pathogenesis [J]. World J Gastroenterol, 2019, 25(5): 539-551.

第六章　营养与小肠

一、小肠与营养的关系

机体从外界摄取食物，经消化、吸收和利用食物中的各种营养素维持生命的活动过程，称为"营养"，消化系统是完成这个过程的唯一场所。食物中的碳水化合物、蛋白质和脂肪等营养物质均不能被机体直接吸收利用，需在消化道内被"消化"分解为结构简单的小分子物质，透过消化管黏膜上皮细胞进入血液和淋巴液而完成"吸收"过程。小肠则是消化系统中承担消化与吸收的主要器官[1]。

小肠独特的解剖结构与生理特性，是完成消化与吸收过程的基础。

1. 吸收面积大　小肠是消化系统中最长的部分，全长为 3~6m，平均直径为 2.5~3.0cm，包括十二指肠、空肠和回肠 3 个部分。小肠黏膜具有环状皱襞，皱襞上有大量绒毛，绒毛壁很薄，仅一层柱状上皮细胞，而每一个柱状上皮细胞的顶端又具有许多微绒毛，绒毛中有丰富的毛细血管、毛细淋巴管，平滑肌和神经纤维网结构，进食后绒毛节律的伸缩与摆动可加速绒毛内血液和淋巴液的流动。这种独特的环状皱襞、绒毛和微绒毛结构，使小肠表面积增加 300~600 倍，可达约 250m^2，大大增加了吸收面积。

2. 特有的运动形式　小肠的运动形式包括紧张性收缩、分节运动和蠕动。紧张性收缩使小肠保持一定的形状和位置，并使肠腔内保持一定压力；而分节运动使食糜与消化液充分混合，同时增加食糜与小肠黏膜的接触，促进肠壁血液和淋巴回流。

3. 丰富的消化液　小肠是消化液和消化酶汇集的场所，主要包括胆汁、胰液、小肠液和各类消化酶。进食后，胆囊收缩，胆囊内的胆汁通过胆总管排入十二指肠；胰腺分泌的胰液内包含了胰淀粉酶、胰脂肪酶、胰蛋白酶等多种消化酶，通过胰管排入十二指肠内。小肠自有两种腺体，即十二指肠腺和小肠腺，每日分泌小肠液 1~3L。小肠液可稀释消化产物，降低其渗透压，有利于吸收。小肠分泌的肠激酶激活胰蛋白酶原形成胰蛋白酶，才能发挥消化蛋白质作用。小肠上皮细胞刷状缘膜上的肽酶、蔗糖酶、麦芽糖酶等可进一步分解寡肽和双糖。在各类消化酶的作用下，食物中的糖类、蛋白质和脂肪等大分子物质被分解为可吸收的小分子物质。

4. 食物停留时间长　小肠全长为 3~6m，食物在小肠内停留时间受食物性质的影响，一般混合性食物在小肠内可停留 3~8 小时，为食物充分消化与吸收提供了有利条件。

总之，小肠的优势条件决定了小肠在消化系统中无可取代的地位，也决定了小肠对维持正常营养与代谢的重要性。各种原发性或继发性的小肠病变均可造成不同程度的消化与吸收不良问题，临床常表现出体重下降、脂肪泻、贫血、低蛋白血症等营养不良症状，常见于小肠溃疡、炎症性肠病、白塞病、小肠肿瘤等。

小肠病变和营养不良可互为因果，由于小肠病变相对比较隐匿，病程长，各种症状反复发作，最终会造成摄入不足、营养素丢失增加，增加蛋白质-能量营养不良发生的风险，而营养不良又使小肠绒毛变短、变宽，黏膜萎缩，肠壁水肿等改变，随之而来的是消化、吸收功能进一步降低，加之肠道菌群紊乱，全身营养状况可进一步恶化。

因此，小肠与营养密切相关，掌握主要营养素在小肠内的代谢，有助于小肠疾病诊疗过程中营养相关并发症的诊断与治疗。

二、营养素在小肠的消化与吸收

食物含有人体赖以生存的各类营养素，碳水化合物、蛋白质、脂类、维生素、无机盐和水是人体必需的六大营养素。碳水化合物、蛋白质、脂类属于天然大分子物质，需要经消化分解成小分子物质才能被吸收，维生素、无机盐和水可被机体直接吸收利用。正常情况下，吸收的糖类有数百克，脂肪有 100g 及以上，氨基酸 50～100g，各类离子 50～100g 以及其他代谢产物。

营养物质吸收入血液或淋巴液，主要通过两条途径：①跨细胞途径：即通过小肠绒毛柱状上皮细胞的顶端膜进入细胞内，再透过细胞基底膜进入血液或淋巴液；②细胞旁途径：即通过相邻上皮细胞之间紧密连接的细胞间隙，进入血液或淋巴液[2]。

（一）碳水化合物的消化与吸收

膳食碳水化合物是人类获得能量的最主要和最经济的来源，主要包括糖（单糖、双糖和糖醇）、寡糖和多糖（淀粉和非淀粉多糖），其主要在小肠中消化与吸收。部分非淀粉多糖因人体缺乏此类消化酶而不能被消化，但能在结肠被细菌发酵而利用。

1. 碳水化合物的消化　食物中最多的碳水化合物是淀粉。虽然口腔中唾液淀粉酶（α-淀粉酶）可水解直链淀粉、支链淀粉中葡萄糖分子间的 α-1, 4-糖苷键，但由于停留时间短，消化作用不大；胃内不含水解碳水化合物酶而无法消化。

碳水化合物在小肠中消化主要分两步：①肠腔内消化；②小肠黏膜上皮细胞上消化。第一步，主要是胰液的 α-淀粉酶完成肠腔内消化，水解淀粉中绝大部分的 α-1, 4-糖苷键，使淀粉水解成麦芽糖、麦芽三糖、低聚糖等。第二步，小肠黏膜上皮细胞表面上消化，主要由小肠黏膜上皮细胞刷状缘上的 α-糊精酶、糖淀粉酶、麦芽糖酶、蔗糖酶、异麦芽糖酶和乳糖酶等糖苷酶进行，可将食物中的寡糖和淀粉多糖水解产物进一步分解成葡萄糖、果糖和半乳糖，这些单分子均可被吸收。

小肠内不被消化的碳水化合物到达结肠后，被结肠细菌分解，产生氢气、甲烷、二氧化碳和短链脂肪酸等，这一过程称为发酵。发酵也是消化的一种方式。所产生的气体经呼气和直肠排出体外，短链脂肪酸则被肠壁吸收。

2. 碳水化合物的吸收　碳水化合物经消化分解成单糖后才被细胞吸收，吸收部位主要在空肠，以主动转运的逆浓度差形式完成。葡萄糖的主动吸收由肠黏膜上皮细胞刷状缘处存在的 Na^+-葡萄糖同向转运体（SGLT1）和钠泵（Na^+/K^+-ATP 酶）的偶联活动完成，葡萄糖分子和 Na^+ 从刷状缘的肠腔面转入细胞内。进入细胞内的葡萄糖以载体（GLUT2）扩散方式透过细胞基底膜入血。各种单糖与载体蛋白的结合能力和吸收速率均不相同。在己糖中，半乳糖和葡萄糖均以 SGLT1 依赖钠泵完成，吸收最快。果糖则通过 GLUT5 转运，即非钠泵依赖的单糖转运体，不消耗 ATP，以易化扩散完成，但吸收较慢。一旦果糖摄入过多，未被吸收的部分留在肠腔内被肠道细菌发酵，产生氢气、甲烷、二氧化碳、短链脂肪酸等，导致胀气、腹泻等不适。

（二）蛋白质的消化与吸收

蛋白质主要有 3 种来源，即饮食、内源性分泌物和脱落细胞。动物蛋白和植物蛋白的种类繁多，一般来说，植物蛋白比动物蛋白不易消化，但某些纤维性动物蛋白（如角蛋白、胶原蛋白）也相对不易消化，食品加工（如加热或碱性处理）可以使蛋白质分子之间形成相对抗水解的聚合物。部分抗原蛋白、毒素蛋白等可完整进入血液，产生过敏反应、毒性反应。总体而言，蛋白质的消化和吸收率非常有效，仅 3%～5% 的氮随大便排出。

1. 蛋白质的消化　膳食蛋白质进入胃，由胃蛋白酶部分消化。胃内蛋白质水解的完整性在一定程度上取决于胃内容物 pH、胃排空速度以及摄入蛋白质的种类。通常情况下，胃内消化仅占膳食蛋白质的 10%～15%。

小肠是蛋白质消化的主要部位。胃内部分消化产物和未被消化的蛋白质，在小肠内经胰酶和小肠黏膜上皮细胞刷状缘及细胞质中肽酶的共同作用完成水解。

胰液对蛋白质消化起关键作用。胰腺分泌的蛋白酶原一旦进入十二指肠，被小肠的肠激酶激活为有活性的胰蛋白酶，随后胰蛋白酶又可激活糜蛋白酶原和羧基肽酶原等，使它们分别转化为有活性的酶。胰腺分泌的蛋白酶可分为内肽酶和外肽酶。内肽酶包括胰蛋白酶、糜蛋白酶原、弹性蛋白酶和外肽酶（包括羧肽酶 A 和 B）。胰蛋白酶是最特异的内肽酶，水解赖氨酸和精氨酸羧基端的肽键，糜蛋白酶水解芳香或中性氨基酸的肽键，弹性蛋白酶水解脂肪族氨基酸的肽键。羧肽酶 A 水解芳香和脂肪族氨基酸羧基端的肽键，而羧肽酶 B 从蛋白质和肽的羧基末端水解精氨酸或赖氨酸。因此，在内肽酶和外肽酶的协同作用下，蛋白质被水解生成约 30% 的氨基酸和 70% 的 2~8 个氨基酸的寡肽。

小肠黏膜细胞刷状缘及细胞质中富含一系列寡肽酶，如二肽酶、氨基肽酶等。大约 90% 的二肽酶存在于细胞质中，只有 10% 存在于刷状缘，三肽酶分布变化最大，而五肽酶等大的分子酶几乎局限于刷状缘。大多数寡肽酶表现出氨基肽酶的作用，即能从肽的氨基末端逐个水解释放出氨基酸。在刷状缘上，三肽的水解速度最快，二肽的水解速度最慢，而四肽和五肽的水解速度处于两者之间。由此可见，蛋白质在小肠黏膜上皮细胞内完成最终消化。

2. 蛋白质的吸收　膳食蛋白质经消化分解为可吸收的最终产物是二肽、三肽和氨基酸。近端小肠对氨基酸的吸收能力弱于中远端小肠，而对二肽、三肽的吸收能力则恰恰相反。氨基酸吸收主要是依赖于 Na^+ 梯度作为驱动力的主动转运过程，需要消耗能量。而二肽和三肽通过跨膜 H^+ 梯度转运入细胞内，由胞质中肽酶降解为氨基酸。蛋白质消化产物 90% 以氨基酸吸收，10% 以二肽、三肽形式吸收。

氨基酸的种类和各自结构差异较大，其转运机制也相对复杂。目前已知，在小肠上皮细胞顶端膜以及基底侧膜处存在不同类型的氨基酸转运体。除了具有专一性（优先 L- 氨基酸）外，氨基酸转运体还具有广泛重叠的底物特异性，通常而言，中性氨基酸的转运速度比碱性氨基酸和酸性氨基酸快。分子动力学研究已确认了位于细胞顶端膜上存在的数种氨基酸转运系统：①具有广泛特异性的中性氨基酸转运体；②亚氨基酸吸收系统（IMINO 系统）；③ β- 氨基酸转运体等。另外，Na^+ 依赖的碱性氨基酸和酸性氨基酸的主动转运过程也已基本清晰明了。

细胞内的氨基酸通过基底侧膜的氨基酸转运体进入血液循环，目前发现这些氨基酸转运体，部分为 Na^+ 依赖性，其余为非 Na^+ 依赖，不需要消耗能量。

现已发现小肠内的二肽、三肽可直接被小肠上皮细胞摄取。上皮细胞顶端膜上存在二肽和三肽转运系统，与 H^+ 离子同向跨膜偶联，逆浓度梯度将二肽、三肽转运入细胞内。进入细胞的二肽和三肽可被胞质内的二肽酶和三肽酶进一步分解为氨基酸，经基底膜上的氨基酸载体转运出细胞而入血液循环。这一转运过程需要 H^+-Na^+ 交换泵，Na^+ 泵维持跨膜势能，进而维持 H^+ 的浓度梯度，这也是一种耗能过程。

（三）脂类的消化与吸收

膳食中的脂类包括脂肪、磷脂和胆固醇等。绝大多数脂肪是甘油三酯，胆固醇和磷脂约 10%。

膳食脂肪的消化从口腔和胃开始，胃内存在少量舌脂肪酶和胃脂肪酶，主要对摄入的短链脂肪酸进行水解，如牛奶中的短链脂肪酸，绝大部分的脂类消化在小肠上段完成。

1. 脂肪的消化　胰消化酶在脂肪消化过程中是不可或缺的关键酶。胰脂肪酶在辅脂酶的作用下，锚定于脂滴表面而发挥分解脂肪的作用。胰液中还有一定量的胆固醇酯水解酶和磷脂酶 A_2，分别水解胆固醇酯和磷脂。

脂肪消化需要胆汁进行乳化。当脂肪进入十二指肠，在缩胆囊素的作用下，胆囊胆汁大量排入十二指肠，胆汁中的胆盐和卵磷脂具有两亲性，发挥乳化作用，能降低脂肪的表面张力，使大分子脂肪乳化分解成直径为 3~10μm 小分子的脂肪微滴，分散在肠腔内，从而增加与胰脂肪酶的接触面积，加快脂肪酶对脂的消化分解。胰脂肪酶将甘油三酯分解为脂肪酸和单酰甘油。在肠腔内，脂类的消化产物很快与胆盐结合形成水溶性的"微胶粒"，进入小肠黏膜刷状缘。

2. 脂肪的吸收　脂类的消化产物主要在十二指肠下段和空肠上段吸收。长链脂肪酸构成的甘油三酯经消化形成的水溶性混合"微胶粒"，能透过小肠黏膜上皮细胞表面的静水层到达细胞的微绒毛。微胶粒中的单酰甘油、长链脂肪酸和胆固醇等又逐渐从微胶粒中释出，并通过微绒毛的细胞膜进入上皮细胞。通过胞质载体蛋白转运至内质网，被重新合成为甘油三酯，并与胆固醇、磷脂和载脂蛋白结合形成乳糜微粒。乳糜微粒被包装成分泌囊泡，通过出胞方式离开细胞，然后扩散至淋巴管再入血液循环。

由中、短链甘油三酯水解产生的脂肪酸（含 12 个碳原子以下）和单酰甘油，无须混合微粒协助，可直接进入小肠黏膜细胞，并通过门静脉进入血液。由于食物中富含长链脂肪酸，所以脂肪的吸收以淋巴途径为主（图 1-6-1）。

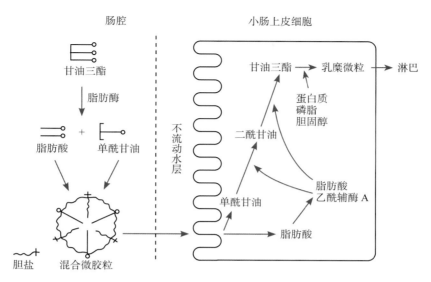

图1-6-1　小肠上皮对脂肪的消化和吸收过程示意图

3. 胆固醇的消化与吸收　膳食中的胆固醇基本是酯化的，酯化的胆固醇须在肠腔中经胰腺分泌的胆固醇酯酶水解为游离胆固醇，与脂肪分解产物脂肪酸等与胆汁中的胆盐形成混合微胶粒，在小肠上部被吸收。吸收后的胆固醇大部分在小肠上皮细胞中又重新被酯化，生成胆固醇酯，最后与载脂蛋白一起组成乳糜微粒由淋巴进入血液循环。

胆固醇的吸收受多重因素影响，膳食中脂肪、脂肪酸可促进胆固醇吸收，来自豆类、全谷物、蔬菜中的植物固醇能抑制其吸收。膳食纤维能干扰微胶粒的形成，从而降低胆固醇的吸收。

（四）水与钠的吸收

每日经口饮水、食物内生水及各种消化腺分泌的消化液总量在 6~8L，小肠吸收其中的 60%~80%，其余由结肠吸收。在十二指肠和空肠，水的吸收、分泌同时存在，流动性很大；在回肠，腔内水分则大量吸收。Na^+ 的主动吸收所产生的渗透压梯度是水吸收的动力，驱动水吸收的渗透压为 3~5mOsm/（kg·H_2O）。水也能透过细胞膜和细胞间的紧密连接而进入肠壁或血液。

钠是人体不可缺少的常量元素，是细胞外液中主要的阳离子，调节体内水分、渗透压并维持酸碱平衡，协助神经、心脏、肌肉及各种生理功能的正常运作。食盐（NaCl）是人体钠的主要来源，成人每日推荐食盐摄入量 < 6g。钠在小肠吸收，摄入钠盐中的 95%~99% 由小肠吸收。

小肠黏膜对钠的吸收主要是主动转运，由位于肠上皮细胞基底侧膜上的钠泵，即 Na^+/K^+-ATP 酶驱动完成。钠泵使细胞内低 Na^+，而且细胞内电位比膜外负 40mV 左右，通过肠上皮细胞顶端膜上的多种转运体，肠腔内 Na^+ 在电 – 化学梯度的推动下进入细胞。由于钠泵不断将细胞内的 Na^+ 泵出，使肠腔内的 Na^+ 持续进入细胞，使细胞外组织间隙中的 Na^+ 浓度升高，渗透压升高，吸引肠腔内的水透过细胞膜和细胞间的紧密连接，进入组织间隙，使组织间隙内静水压升高，最终使 Na^+ 和水一起进入毛细血管（图 1-6-2）。

钠的主动转运往往与葡萄糖、氨基酸和 HCO_3^- 同向转运，所以钠的吸收同时为葡萄糖、氨基酸、水、HCO_3^- 等的吸收提供动力[3]。

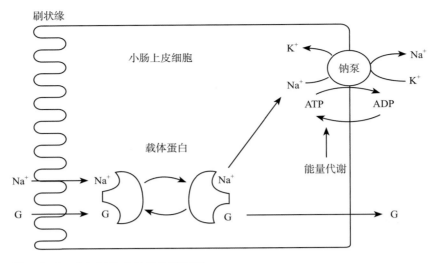

图1-6-2　水与钠的主动吸收示意图

（五）钾的吸收

钾是人体重要的阳离子之一，正常成人体内约含钾 50mmol/kg，98% 存在于细胞内液，血清钾的浓度范围为 3.5~5.5mmol/L。钾具有维持着体内电解质与酸碱平衡，保持心肌、神经肌肉的兴奋性，参与糖、蛋白质代谢等作用。

人体的钾主要来自食物，成人每日从膳食中摄入 60~100mmol，绝大部分由小肠吸收，吸收率达 90% 左右。摄入人体的钾约 90% 经肾脏排出。肾脏是维持体内钾平衡的主要调节器官。由于禁食等造成钾摄入减少，肾脏仍会有最小基本分泌量，约 200mg，而且不会中断，长期如此会出现低钾血症的危害。

钾的吸收主要通过 Na^+/K^+-ATP 酶钠泵完成，属于主动转运。钠泵将细胞内的 3 个 Na^+ 转到细胞外，2 个 K^+ 被交换入细胞内，使细胞内保持高浓度的钾。胰岛素和儿茶酚胺等可影响细胞膜上钠泵活性，以及对钾离子的通透性，促使钾离子转移至肌肉、肝脏等组织细胞内。甲状腺素也会刺激钠泵的活性，使血液中的钾离子进入细胞，故甲状腺功能亢进的患者可能发生低钾血症。

（六）铁的吸收

铁是人体必需的微量元素，在维持造血功能、氧的运输、细胞生物氧化及细胞代谢过程中发挥重要的作用。体内含铁总量为 3~5g。成人每日吸收铁约 1mg，仅占每日膳食铁量 10% 左右。铁的吸收受多种因素影响。当铁的贮存量多时，铁吸收减少。生长发育期的儿童青少年、孕妇和急性失血者，铁的吸收率增加 2~5 倍。当红细胞生成速度加快时，铁的吸收亦增加。胃酸、果糖和氨基酸等使其更易吸收，而草酸盐、磷酸盐、植酸盐等的存在影响铁的吸收。十二指肠或空肠病变会影响铁的吸收。

铁的吸收主要在十二指肠和空肠上段，血红素铁（Fe^{2+}）优于非血红素铁（Fe^{3+}）的吸收，膳食铁主要以非血红素铁（Fe^{3+}）的形式存在，不易被吸收，当还原成亚铁形式时才被吸收。目前已知铁的吸收主要涉及 3 种途径。

非血红素铁（Fe^{3+}）的吸收属主动转运形式。过程包括：①从肠腔穿透小肠上皮细胞刷状缘顶端膜：由十二指肠细胞色素 b 将 Fe^{3+} 还原成 Fe^{2+}，并与二价金属转运蛋白 1（DMT1）协同完成由肠腔向细胞内转运；②细胞内的转移：Fe^{2+} 进入细胞内，可与细胞内特异的胞质蛋白结合成为储存铁；③穿透细胞基底膜进入血液：细胞内的铁可借助于基底膜上的高铁转运体（EPN1）等穿透细胞基底膜进入血液，并与转铁蛋白结合。

血红素铁（血红蛋白和肌红蛋白）能完整地从肠腔穿过肠上皮细胞的刷状缘，涉及一种低亲和力血红素转运体 HCP1（SLC46A1）。与 DMT1 相似，HCP1 在刷状缘膜上表达，在缺氧条件下表达增加。一旦进入细胞，血红素被血红素氧合酶分解，铁被释放，与细胞内特异的胞质蛋白结合，转移到基底膜上，通过膜传递出细胞，随后与转铁蛋白结合。

目前已有关于铁吸收途径的第三种假设：一小部分铁经简单的扩散通过细胞旁途径穿过肠上皮细胞入血。这一途径依赖于能量代谢，似乎与非必需脂肪酸相关。

（七）钙的吸收

钙是构成人体重要的无机盐，钙总量为 1 000 ~ 1 200g，占体重的 1.5% ~ 2%，99% 的钙以羟基磷酸钙晶体的形式存在于骨骼和牙齿中，其余 1% 分布在血液及软组织中。循环中的钙大部分与白蛋白结合，其余部分为离子 Ca^{2+}。肠道、肾脏、骨骼和甲状旁腺各组织和器官协同调控，将血清 Ca^{2+} 维持在约 2.5mmol/L 的范围内。

钙的最佳来源是奶和乳制品，约占膳食钙摄入量的 75%，剩下的 25% 来自谷类、豆类和蔬菜，但蔬菜等植物类食物中的植酸、草酸及膳食纤维能与钙结合，干扰钙的吸收，降低了钙的利用率。膳食钙的吸收率仅 20% ~ 30%，影响钙的吸收主要因素是维生素 D 和机体对钙的需要量。维生素 D 促进小肠对钙的吸收。机体对钙的需要量与性别、年龄和生长发育有关，婴儿钙的吸收率超过 50%，儿童约为 40%，成人仅为 20% 左右。一般在 40 岁以后，钙吸收率逐年下降。钙的吸收部位主要是十二指肠、空肠和部分回肠，肠道钙的吸收量与钙的可溶性状态、肠内容物的酸度（pH 约为 3 时，吸收最佳）及其在肠腔内停留时间有关。饮食中的乳糖、脂肪能增强钙的吸收。

小肠黏膜对钙的吸收主要通过 2 个互补形式进行：①跨细胞的主动转运吸收，主要发生在十二指肠；②细胞旁途径被动扩散吸收，可发生在整个小肠。

钙吸收的跨细胞主动转运包括 3 个步骤：①肠腔内钙通过上皮细胞顶端刷状缘的钙离子通道（TRPV5 和 TRPV6）进入细胞；②进入胞质内钙离子与钙结合蛋白结合；③ ATP 依赖的钙泵将钙转出细胞。

当腔内钙离子浓度较低时，钙通过上皮细胞顶端刷状缘的钙离子通道（TRPV5 和 TRPV6）以饱和主动转运形式进入细胞。钙离子通道 TRPV5 和 TRPV6 可激活钙离子渗透性，调节肠钙吸收过程中钙进入细胞内速率，受钙依赖性反馈抑制。进入胞质内钙离子与钙结合蛋白结合，如钙结合蛋白 -D9k（S100G）结合，能缓冲 Ca^{2+}，并保持细胞内游离 Ca^{2+} 浓度低于 10^{-7}mol/L，以防止上皮细胞凋亡，并携带 Ca^{2+} 到细胞基底膜。通过位于基底侧膜上的钙泵（Ca^{2+}-ATP 酶，约占 80%）和 Na^+/Ca^{2+} 交换体（NCX1，约占 20%）。维生素 D_3 可以增强这些载体的表达。

当钙摄取充分时，钙离子细胞旁途径吸收。主要发生在空肠和回肠，通过位于肠上皮细胞顶端区域的紧密连接，依赖于上皮细胞的浓度和电梯度差，以被动扩散吸收。紧密连接蛋白 Cldn-2、Cldn-12 和 Cldn-15 促进 Ca^{2+} 吸收，而 Cldn-5 限制其吸收。这种转运吸收效果取决于钙离子在远端小肠的溶解度、食物在肠道停留时间以及肠腔扩散到血液或淋巴液的速率。出生第 1 周后，1, 25-（OH）$_2$$D_3$ 可增强细胞旁 Ca^{2+} 的渗透性。

（八）维生素的吸收

大部分水溶性维生素包括维生素 C，维生素 B_1、B_2、B_6，泛酸、生物素等，在小肠上段被主动转运而吸收，唯有维生素 B_{12} 是在回肠被吸收。

研究发现，大部分水溶性维生素通过位于小肠上皮刷状缘处依赖于 Na^+ 的同向转运体完成进入细胞内，并通过对应的转运体透过基底膜进入血液。介导维生素 C 吸收的转运体包括：钠依赖性维生素 C 转运体 SVCT-1 和 SVCT-2；介导维生素 B_1 的硫胺素转运体 THTR-1 和 THTR-2；介导维生素 B_2 的核黄素转运体 RFT-1 和 RFT-2 等。有些转运体可同时负责多种维生素的吸收，如多种维生素转运体 SMVT，介导生物素和泛酸的吸收。

1. 维生素 B_1　维生素 B_1（硫胺素）又称抗脚气病因子、抗神经炎因子，由嘧啶环和噻唑环结合而成的一种 B 族维生素，以辅酶形式参与糖的氧化供能代谢，参与部分氨基酸和脂肪酸的代谢过程。因此，维生素 B_1 是机体物质代谢中的重要物质。尤对维持神经系统正常的功能起着重要作用。维生

素 B_1 主要存在于种子的外皮和胚芽中，如米糠和麸皮中含量最高，其他如坚果、动物内脏、蛋类及酵母中含量也丰富。大量饮茶会降低肠道对维生素 B_1 的吸收；酒精中含有抗硫胺素物质，长期饮酒会导致维生素 B_1 缺乏。细菌感染，尤其革兰氏阴性肠致病性大肠埃希菌能显著抑制肠道内硫胺素的吸收。脚气病和韦尼克脑病（Wernicke encephalopathy）是典型的维生素 B_1 缺乏症。

食物中的维生素 B_1 有 3 种形式，即游离形式、硫胺素焦磷酸酯和蛋白磷酸复合物。结合形式的维生素 B_1 在消化道裂解后被吸收。吸收的主要部位是空肠和回肠。

一般来说，在肠道中，高浓度时为被动的扩散，而在低浓度时则为一种主动摄取的方式，过多的硫胺素则不被吸收，而直接由肠道排出体外。研究发现，磷酸化的膳食硫胺素在小肠内大量表达的肠道磷酸酶的作用下水解释放出游离硫胺素。游离硫胺素主要通过特定的 pH-（而不是 Na^+）依赖和电中性载体介导的机制在小肠近端被吸收。这种机制涉及阳离子硫胺素之间的交换分子和 H^+ 吸收的硫胺素通过一种特定的载体介导的机制使肠上皮细胞穿过基底膜。在人类（和其他哺乳动物）中发现的两种已知的硫胺素转运系统，即 THTR-1 和 THTR-2，在小肠和大肠中均有表达和功能。THTR-1 蛋白在极化的小肠细胞的顶端和基底膜结构域均有表达，但 hTHTR-2 蛋白的表达仅限于吸收细胞的基底膜结构域。

2. 叶酸　叶酸（维生素 B_9）由蝶啶、对氨基苯甲酸和 L- 谷氨酸组成，也叫蝶酰谷氨酸，它是 B 族维生素的一种。细胞缺乏叶酸会导致一碳代谢、DNA 合成和甲基化、尿嘧啶与 DNA 的结合以及几种氨基酸的代谢受损。叶酸水平低下会导致多种临床异常，包括巨细胞性贫血、生长迟缓和胚胎发育中的神经管缺陷。相反，优化叶酸的体内平衡可以降低神经管缺陷的发生率。叶酸富含于新鲜的水果、蔬菜、肉类食品中。经长时间烹煮，食物中的叶酸可损失 50% ~ 90%。

叶酸在小肠可广泛被吸收，主要在十二指肠及近端空肠部位。膳食中的叶酸主要以多谷氨酸形成存在。共轭叶酸聚谷氨酸由于其大小和多重负电荷而不能被吸收，必须经过逐步水解才能被吸收。这个过程由叶酸水解酶来完成。这种酶在肠道吸收细胞中有两种形式，一种表达于上皮细胞的刷状缘结构域，另一种表达于细胞内（定位于溶酶体中）。

叶酸的摄取受细胞外叶酸水平调节。长期饮酒导致叶酸缺乏。酒精既影响膳食中叶酸多谷氨酸盐的初始水解，又影响细胞跨膜转运系统的表达。另外，肠道疾病如乳糜泻、热带口炎性腹泻，以及长期柳氮磺胺吡啶药物影响肠内叶酸多聚物 γ- 谷氨酰羧肽酶活性，引起叶酸缺乏。

3. 维生素 B_{12}　维生素 B_{12} 又称钴胺素或氰钴素，是一种由含钴的卟啉类化合物组成的 B 族维生素，主要生理功能表现在甲基转移酶的辅因子，参与甲硫氨酸、胸腺嘧啶等的合成，并保护叶酸在细胞内的转移和贮存。维生素 B_{12} 主要存在于肉类中，大豆以及一些草药也含有维生素 B_{12}，肠道细菌可以合成，故一般情况下不缺乏，但维生素 B_{12} 是消化道疾病者容易缺乏的维生素。

维生素 B_{12} 的吸收较为特殊。首先，维生素 B_{12} 在胃中与维生素 B_{12} 结合蛋白 HC 结合，与高亲和力内因子结合成复合物。通过胰蛋白酶和糜蛋白酶在上小肠上中段释放，当到达回肠末端时，维生素 B_{12}- 内因子（IF-Cbl）与位于回肠上皮细胞顶端刷状缘 BBM 区域的特异性受体结合，整个复合物以内吞形式进入细胞内。受体 cubam 被移至顶端刷状缘处。IF-Cbl 被溶酶体释放运出维生素 B_{12} 通过溶酶体膜蛋白和多药耐药相关蛋白 1 穿过细胞基底膜入血，在肝脏进行利用和储存。

恶性贫血是公认的维生素 B_{12} 缺乏，由自身免疫性抗体引起的萎缩性全胃炎中常见，其他自身免疫性疾病如甲状腺疾病、全胃切除术者、克罗恩病末端回肠病变等影响肠道维生素 B_{12} 的吸收。

4. 脂溶性维生素　脂溶性维生素（A、D、E、K）在小肠中随脂肪一并吸收，与乳糜微粒结合通过淋巴系统入血。

三、禁食和营养不良状态下的小肠吸收

肠道吸收的营养素最终被用来满足身体的代谢需要。禁食或营养不良剥夺了身体必需的营养素，可能导致电解质和内稳态失衡。胃肠道是受营养摄入变化影响最早的器官，也是营养受损变化最快、

最显著的器官。禁食或营养不良改变了肠黏膜的结构和功能。肠道对禁食或营养不良的反应既有适应的方面，又有损伤的方面。适应性反应体现于在禁食或营养不良状态下，肠道的多种消化能力会下降，同时肠道黏膜上各种离子转运结构和机制会发生异常[4]。

营养素的正常吸收需要经历肠腔内消化、营养素被吸收入肠黏膜和转运进入肠壁和循环等过程，其中任何环节的异常均可造成吸收障碍。

（一）禁食和营养不良对小肠黏膜的影响

小肠占全身耗氧量的 17% ～ 25%，维持其代谢需要足够的物质支撑。禁食和营养不良可先改变小肠的结构，进而影响小肠营养素的转运与吸收。

1. 黏膜面积的变化　禁食 24 小时或更长时间后，黏膜质量趋于下降，肠道的总表面积几乎随着禁食而减少。绒毛和微绒毛的宽度、高度和单位面积密度的改变是禁食引起肠表面积变化的重要指标。绒毛高度随禁食而降低，与肠隐窝绒毛轴上的细胞数量显著减少有关，而细胞数量的减少可能是细胞增殖和迁移率下降，细胞丧失和凋亡增加的结果。

蛋白质或蛋白质 - 热量营养不良对肠黏膜结构的影响与禁食相似。绒毛高度随隐窝绒毛轴上的细胞数量减少而降低，随之导致黏膜面积和总吸收面积下降。

2. 细胞膜流动性的改变　流动性是生物膜的主要特征，生物膜的正常功能，如能量转换、物质运转、信息传递、胞吞、胞吐以及激素的作用等都与膜的流动性有关。发生蛋白质 - 能量营养不良后，肠上皮刷状缘膜的流动性发生改变。膜流动性改变的研究报道较少。以乳猪为对象的实验研究发现，营养不良时，虽然血液中胆固醇、磷脂和甘油三酯水平下降，但肠上皮细胞细胞膜内胆固醇和磷脂成分却增加，胆固醇 / 磷脂比例亦升高，而膜的流动性下降，导致局部聚集而机体内利用率低下。

3. 刷状缘膜电位的改变　禁食或营养不良可能通过改变肠上皮细胞刷状缘膜电位，影响肠道离子转运。研究发现，禁食 24 小时小鼠空肠刷状缘膜电位明显升高；膜电位的改变，能增加从腔内到细胞内的电梯度，增加了阳离子进入肠细胞的电驱动力，以及细胞向腔内分泌阴离子的驱动力，主要表现为增强钠耦联的营养物质的吸收和 Cl^- 的分泌。

禁食和营养不良引起刷状缘膜电位改变的另一种可能是与 Na^+/K^+-ATP 酶泵活性的增加有关，但并未在体内研究中证实。

（二）禁食和营养不良对营养素吸收的影响

禁食和营养不良可降低肠道中多种营养素的含量，但并不一定降低其腔内浓度。营养素的腔内浓度是否存在是调控营养素转运的重要信号。肠上皮不断的细胞脱落和物质分泌等影响肠腔内营养素的浓度。某种程度上，肠上皮细胞是肠内容物活跃的"贡献者"。禁食和营养不良能显著降低那些黏膜不分泌、从食物中获得的营养素的腔内浓度，如糖、矿物质、某些维生素和氨基酸。

1. 糖　肠道葡萄糖转运蛋白的位点密度，根据饮食中的碳水化合物水平呈单调增加趋势。饥饿时，肠腔内糖的浓度低下，腔内没有高信号来维持转运蛋白的数量，故而肠道葡萄糖吸收随饥饿而减少。然而，不少研究观察到禁食和营养不良期间，刷状缘葡萄糖转运反而增加，此与机体早期的代偿性运转能力提高有关，但其持续时间很短，通常仅能维持数天。禁食和营养不良引起肠腔内糖的浓度下降，虽然发现葡萄糖转运增加，但因肠黏膜质量和吸收总面积减少，肠道总糖转运与吸收是下降的。而局部葡萄糖转运增加的分子调控机制需进一步研究。

2. 氨基酸和肽　膳食蛋白质经消化以最终产物二肽、三肽和氨基酸而吸收利用。氨基酸吸收主要是依赖于 Na^+ 梯度的各转运系统完成的；而二肽和三肽通过跨膜 H^+ 梯度转运入细胞内，由胞质中肽酶降解为氨基酸而吸收。单一氨基酸的转运由不同的转运体完成，每个转运体可能受到禁食和营养不良的影响[3-4]。

研究发现，禁食大鼠二肽吸收速率表现出成倍增加，与 Pept-1（H^+ 依赖的核苷酸转运体）蛋白和 mRNA 水平增加相平行；与禁食相关的二肽转运率的增加可能伴随着与饥饿相关的 *Pept1* 基因表达的增加。这些转运蛋白表达的显著增加，可能弥补了禁食和营养不良对肠黏膜量减少的影响。

对于单个氨基酸转运，以缬氨酸研究为例。转运细胞与非转运细胞比例的增加也可能是禁食和营养不良诱导缬氨酸吸收增加的原因。禁食不仅增强绒毛顶部缬氨酸转运位点密度，而且增强了小鼠肠道绒毛底部缬氨酸转运位点。尽管蛋白质营养不良导致绒毛高度下降，但缬氨酸转运位点却增加覆盖至绒毛顶部的 60%。而在营养良好的大鼠中，只有高绒毛的前 40% 吸收缬氨酸。其他氨基酸转运发现，谷氨酰胺和精氨酸禁食的兔子刷边缘的转运率降低。这些结果可能反映出物种对禁食和营养不良的反应、饥饿持续时间、饮食史和氨基酸摄取方式的不同。

肠外营养对氨基酸转运的影响尚不清楚。研究发现，肠外营养组小鼠肠黏膜缬氨酸、赖氨酸等氨基酸转运低于肠内喂养组。人类肠外营养时，刷状缘亮氨酸、精氨酸、丙氨酸等氨基酸转运下降。

总之，禁食和营养不良期间肠道氨基酸和肽的吸收普遍增加，其机制包括增加吸收细胞和非吸收细胞的比例，增加转运蛋白基因表达和蛋白质丰度。就像糖的吸收一样，如果吸收的黏膜面积的减少远大于每毫克吸收的增加，那么肠对氨基酸的吸收将随着禁食而减少[5]。

3. 离子和液体　多数体外研究以基础短路电流（Isc）指标作为探讨禁食和营养不良对肠道离子转运的影响。在一定程度上，Isc 的变化反映了细胞转运过程中活跃离子的运动。

研究发现，禁食和营养不良可以诱导小肠中基础离子转运，从中性或净吸收状态到分泌状态的改变。这结果普遍认为是空肠或回肠基底 Isc 升高的原因。禁食 48～72 小时后可见基础 Isc 升高，净 Cl^- 和 HCO^- 分泌增加。蛋白质 - 能量营养不良可诱导幼兔的小肠 Isc 升高，而净 Na^+ 转运未见改变。阴离子分泌的增加很可能是基础 Isc 改变的作用。在体内，净负离子的分泌为驱动 Na^+ 从细胞旁通路进入管腔内提供了动力。这些都为液体的分泌提供了渗透动力。

禁食 1～3 天的小鼠空肠段基础液体的积聚与喂养状态下相似，而回肠段禁食 2 天后从液体吸收转为净分泌状态。营养不良时，肠道内液体过度分泌可出现腹泻症状，增加肠道液体和电解质丢失。这种高分泌还可以因促分泌素作用而进一步恶化。禁食和营养不良除诱导肠道过度分泌外，还增强小肠对离子和更大溶质的渗透性，增加离子和大分子的吸收。

4. 水溶性维生素和无机盐　有关禁食或营养不良对维生素和无机盐的吸收研究较少。短时间禁食（24 小时），体内叶酸含量没有显著变化。营养不良时，钙的吸收增加。总体认为，禁食或营养不良相关的黏膜质量的下降，导致肠道对维生素和无机盐的吸收减少。

综上所述，小肠对禁食和营养不良的反应是吸收表面积的减少。虽然这降低了肠道对营养素的总吸收能力，一定时间内代偿性增强了单个肠上皮细胞的营养素的转运。肠上皮细胞刷状缘膜的超极化，为钠耦联的营养素进入细胞提供了更有利的梯度[5-6]。

禁食或营养不良促使肠黏膜上皮细胞向肠腔分泌更多阴离子，某种程度上，增加了液体和电解质丢失的风险。但由于结肠也具有相当的代偿吸收能力，不太可能导致健康个体中液体和电解质的显著损失。

由此可见，禁食或营养不良对小肠结构和功能的影响是非常明显的，这也体现了进食或肠内营养的潜在临床价值。

（施咏梅）

参考文献

［1］　王庭槐. 生理学［M］. 9 版. 北京：人民卫生出版社，2018.

［2］　KIELA P R, GHISHAN F K. Physiology of intestinal absorption and secretion [J]. Best Pract Res Clin Gastroenterol, 2016, 30(2): 145-159.

［3］　FERRARIS R P, CAREY H V. Intestinal transport during fasting and malnutrition [J]. Annu Rev Nutr, 2000, 20: 195-219.

［4］　BRÖER S, FAIRWEATHER S J. Amino acid transport across the mammalian intestine [J]. Compr Physiol, 2018,

9(1): 343-373.

［5］ FELDMAN M. Sleisenger and Fordtran's Gastrointestinal and Liver Disease [M]. 10th ed. New York: Elsevier, 2017.

［6］ KARASOV W H. Integrative physiology of transcellular and paracellular intestinal absorption [J]. J Exp Biol, 2017, 220(Pt 14): 2495-2501.

第二篇
小肠疾病的辅助检查

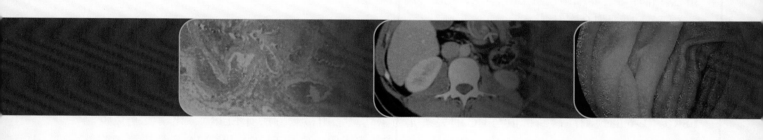

第一章　小肠免疫学检查

免疫学检查在小肠疾病诊断、鉴别诊断、疾病活动性评估和疗效预测中发挥重要作用，其临床应用十分广泛。免疫学检查中包括非特异性免疫学检查指标和肠道免疫、炎症相关的指标两类。其中，非特异性免疫学检查指标包括 C 反应蛋白、白细胞介素 6 等，这些指标虽不能对应特定疾病，但对于炎症、免疫疾病有一定的预测能力，对于疾病的炎症活动程度也有辅助判断作用。另一类指标是针对肠道疾病的免疫学相关指标，如抗酿酒酵母抗体等，这类指标尽管不能明确诊断疾病，但作为初筛手段可以提示后续检查方法的选择，并有助于为患者制订个性化的治疗方案[1-3]。

一、非特异性免疫学检查指标

（一）C 反应蛋白

C 反应蛋白（C reactive protein，CRP）是一种由肝脏合成的，能与肺炎双球菌细胞壁 C 多糖起反应的急性时相反应蛋白。CRP 不仅能结合多种细菌、真菌及原虫等体内的多糖物质，在钙离子存在下，还可以结合卵磷脂和核酸等，有激活补体、促进吞噬和调节免疫作用。CRP 广泛存在于血清和其他体液中，是急性时相反应极灵敏的指标。常用检测方法有 ELISA、颗粒增强透射免疫比浊法和速率散射免疫比浊法等。ELISA、速率散射免疫比浊法的灵敏度高，又称超敏 CRP（hypersensitive C reactive protein，hs-CRP）。CRP 升高见于化脓性感染、组织坏死、恶性肿瘤、结缔组织病、器官移植急性排斥等。非细菌性感染时，CRP 往往升高不明显。

（二）白细胞介素 6

受感染、肿瘤、非感染性炎症、应激等刺激后，巨噬细胞、T 淋巴细胞、B 淋巴细胞等多种细胞均可产生多种细胞因子，其中白细胞介素 6（interleukin 6，IL-6）是一种重要的细胞因子，主要介导先天性免疫，既有前炎症因子作用，又有抗炎症因子作用。血清 IL-6 是一种很好的检测肠道炎症的标志物，在敏感性、特异性和阳性预测值等方面均优于红细胞沉降率（erythrocyte sedimentation rate，ESR）。IL-6 的预测性诊断价值与 UC 的关系尤为密切。常用检测方法有 ELISA、化学发光免疫测定（chemiluminescent immunoassay，CLIA）和流式细胞术等，常用 ELISA 和 CLIA 定量检测细胞外 IL-6，用流式细胞术定量检测细胞内 IL-6。需要注意的是，在肿瘤、自身免疫性疾病、类风湿关节炎、烧伤等疾病时，血清 IL-6 均可显著升高，应注意鉴别。

（三）免疫球蛋白

免疫球蛋白（immunoglobulin，Ig）是由浆细胞合成、分泌的一组具有抗体活性的球蛋白，存在于机体的血液、体液、外分泌液和部分细胞膜上。Ig 是体液免疫的重要组成部分，有着极为重要的生理功能，血清及体液 Ig 含量可因疾病的进展而发生变化。Ig 的异常变化可反映机体的体液免疫功能状态，与临床表现相结合，有助于感染性疾病、免疫增殖性疾病和免疫缺陷病等的鉴别诊断、疗效监测和预后判断。Ig 因其功能和理化性质不同，分为 IgG、IgA、IgM、IgD 和 IgE 五大类。Ig 的检测均是利用特异性的抗原抗体反应进行的。血清中 IgG、IgM、IgA 的含量较高，可采用单向免疫扩散法、免疫透射比浊法、免疫散射比浊法进行测定。IgD、IgE 的含量较低，常用 ELISA、放射免疫分析（radioimmunoassay，RIA）、荧光偏振技术、化学发光法进行测定。

1. 免疫球蛋白 G　免疫球蛋白 G（immunoglobulin G，IgG）为人体含量最多和最主要的 Ig，占总免疫球蛋白的 70% ~ 80%，属再次免疫应答抗体。它对病毒、细菌和寄生虫等都有抗体活性。病理性 IgG 增高是再次免疫应答的标志，常见于各种慢性感染、慢性肝病、胶原血管病、淋巴瘤，以及自身免疫性疾病如系统性红斑狼疮（systemic lupus erythematosus，SLE）、类风湿关节炎等；单纯性 IgG 增高主要见于免疫增殖性疾病，如 IgG 型分泌型多发性骨髓瘤（multiple myeloma，MM）等。IgG 降低则见于各种先天性和获得性体液免疫缺陷病、联合免疫缺陷病、重链病、轻链病、肾病综合征、病毒感染及服用免疫抑制剂者。另外，还可见于代谢性疾病，如甲状腺功能亢进和肌营养不良等。

2. 免疫球蛋白 A　免疫球蛋白 A（immunoglobulin A，IgA）分为血清型 IgA 与分泌型 IgA（sIgA）两种。前者占血清总 Ig 的 10%~15%，后者主要存在于分泌液中，如唾液、泪液、乳汁、鼻腔分泌液、支气管分泌液及胃肠道分泌液。sIgA 是胃肠道黏膜固有层细胞产生的主要免疫球蛋白，是胃肠道黏膜表面发生抗原抗体免疫反应的主要介导因子。sIgA 浓度变化与这些部位的局部感染、炎症或肿瘤等病变密切相关。成人血清 IgA 为 0.7~3.5g/L；sIgA 唾液平均浓度为 0.3g/L，泪液为 30~80g/L，粪便平均为 1.3g/L。IgA 增高见于 IgA 型 MM、SLE、类风湿关节炎、肝硬化湿疹和肾脏疾病等；在中毒性肝损伤时，IgA 浓度与炎症程度相关。IgA 降低见于非 IgA 型 MM、重链病、轻链病、原发性和继发性免疫缺陷病、自身免疫性疾病和代谢性疾病（如甲状腺功能亢进、肌营养不良）等。

3. 免疫球蛋白 M　免疫球蛋白 M（immunoglobulin M，IgM）是初次免疫应答反应中的 Ig，无论是在个体发育中，还是当机体受到抗原刺激后，IgM 都是最早出现的抗体。IgM 是分子质量最大的 Ig，占血清总 Ig 的 5%~10%。IgM 具有强的凝集抗原的能力。天然同族凝聚素（抗 A、抗 B）、冷凝集素及伤寒沙门菌的抗体均属此类。病理性 IgM 增高见于初期病毒性肝炎、肝硬化、类风湿关节炎、SLE 等。由于 IgM 是初次免疫应答中的 Ig，故单纯 IgM 增加常提示为病原体引起的原发性感染。此外，在原发性巨球蛋白血症时，IgM 表现为单克隆性明显增高。IgM 降低可见于 IgG 型重链病、IgA 型 MM、先天性免疫缺陷症、免疫抑制疗法后、淋巴系统肿瘤、肾病综合征及代谢性疾病（如甲状腺功能亢进、肌营养不良）等。

4. 免疫球蛋白 E　免疫球蛋白 E（immunoglobulin E，IgE）为血清中最少的一种 Ig，约占血清总 Ig 的 0.002%；它是一类亲细胞性抗体，是介导 I 型变态反应的抗体，与变态反应、寄生虫感染及皮肤过敏等有关，因此检测血清总 IgE 和特异性 IgE，对 I 型变态反应的诊断和过敏原的确定有重要价值。成人血清总 IgE 为 0.1~0.9mg/L。病理性 IgE 增高见于 IgE 型 MM、重链病、肝脏病、结节病、类风湿关节炎、特异性皮炎、过敏性哮喘、过敏性鼻炎、间质性肺炎、荨麻疹、嗜酸性粒细胞增多症、疱疹样皮炎、寄生虫感染、支气管肺曲菌病等疾病。IgE 降低见于先天性或获得性丙种球蛋白缺乏症、恶性肿瘤、长期用免疫抑制剂和共济失调性毛细血管扩张症等。

特异性 IgE 是指能与过敏原特异性结合的 IgE。特异性 IgE 的检测是体外确定 I 型超敏反应变应原、进行脱敏治疗的关键。检测方法有放射免疫技术、酶标记免疫技术、免疫印迹技术和荧光酶免疫试验。其中，放射免疫技术由于放射性核素易过期且污染环境，已逐渐被酶标记免疫技术所取代。目前所测种类有限，主要分为两组，即吸入组（如花粉灰尘、霉菌等特异性 IgE）和食物组（如植物性的花生、大豆、小麦等和动物性的鱼类、贝类、牛奶及蛋类等特异性 IgE）。特异性 IgE 增高有助于寻找过敏原，并对过敏引起的疾病如过敏性哮喘、过敏性鼻炎、过敏性休克、荨麻疹、特应性皮炎、食物过敏症等的诊断和鉴别诊断具有重要临床应用价值[4]。

二、免疫相关肠道疾病免疫学检查指标

（一）炎症性肠病相关免疫学检查指标

炎症性肠病（inflammatory bowel disease，IBD）是一种病因尚未明确的慢性肠道炎症性疾病，包括溃疡性结肠炎（ulcerative colitis，UC）及克罗恩病（Crohn's disease，CD）。目前 IBD 主要基于临床表现、内镜学、影像学及病理学资料进行诊断。近年来，通过检测血清抗体标志物等非侵入性检查，对 IBD 进行辅助诊断、活动性及预后评价的相关研究蓬勃开展。表 2-1-1 列举了部分与 IBD 相关的血清抗体标志物。需要注意的是，目前仍未发现单个特异性抗体可用于 IBD 的直接诊断及疗效评价。有效血清标志物的检测可减少内镜及影像学检查频次，并有助于为 IBD 患者制订个性化的治疗方案，改善长期预后。

表 2-1-1　部分 IBD 相关血清抗体标志物的靶抗原及检测阳性率

抗体	靶抗原	阳性率	
		CD	UC
天然自身抗体			
pANCA	多形核白细胞的核组蛋白 1	10%～15%	60%～70%
PAB	胰液中的胰蛋白酶敏感蛋白	20%～40%	约 10%
微生物抗体			
ASCA	酵母菌细胞壁中的甘露聚糖	60%～70%	10%～15%
ACCA	酵母菌和细菌细胞壁中的壳聚糖	20%～40%	约 10%
ALCA	酵母菌、真菌、小麦和藻类细胞壁中的层黏蛋白	20%～40%	约 10%
AMCA	微生物细胞壁中的甘露糖苷	—	—
抗 OmpC 抗体	大肠埃希菌外膜蛋白复合物 OmpC	55%	5%～10%
抗 Cbir1 抗体	鞭毛素，结肠炎小鼠体内细菌鞭毛的一种成分	55%	10%
抗 I2 抗体	克罗恩病肠黏膜单个核细胞中荧光假单胞菌的 I2 组分	55%	10%

注：pANCA，核周抗中性粒细胞胞质抗体（perinuclear anti-neutrophil cytoplasmic antibody）；ASCA，抗酿酒酵母抗体（anti-saccharomyces cerevisia antibody）；ACCA，抗壳聚糖抗体（anti-chitobioside carbohydrate antibody）；ALCA，抗海藻聚糖抗体（anti-laminaribioside carbohydrate antibody）；AMCA，抗甘露聚糖抗体（anti-mannobioside carbohydrate antibody）；OmpC，外膜蛋白复合物（outer membrane protein C）。

1. 抗中性粒细胞胞质抗体（anti-neutrophil cytoplasmic antibody，ANCA）　CD 患者可出现一种斑点状的 ANCA（sANCA），UC 患者的 ANCA 则表现为核周的染色（pANCA），pANCA 诊断 UC 敏感性很低，常不推荐。

2. 抗胰腺腺泡抗体（pancreatic antibody，PAB）　20 世纪 60 年代，人们发现 CD 和急性胰腺炎之间可能存在相关性。有资料表明，20%～40% 的 CD 患者血清中存在 PAB，而只有 5% 的 UC 患者血清中存在 PAB。虽然 PAB 对 CD 的特异性较高，但其敏感性太低，临床上单独应用价值有限。

3. 抗酿酒酵母抗体（anti-*Saccharomyces cerevisiae* antibody，ASCA）　是一种针对真菌菌属的抗体，ASCA 被认为是 CD 理想的血清标志物之一，具有较高的特异性，联用 ASCA 和 pANCA，在 CD 和 UC 的鉴别诊断中具有一定的准确性。

4. 细菌相关抗原　肠道菌群失调被认为是 IBD 的发病机制中的重要因素，对部分细菌抗原的检测，可能提示肠道炎症性疾病的状况。

5. 粪便炎症标志物　起源于中性粒细胞的蛋白质如钙卫蛋白（calprotectin，CLP）、弹性蛋白酶（polymorphonuclear neutrophil elastase，PMNE）、溶菌酶、S100 钙结合蛋白 A12（S100A12）、乳铁蛋白（lactoferrin，LF）等在 IBD 患者的粪便中表达增高，可辅助 IBD 的诊断、预后和活动性评估，目前我国临床常用的 UC 粪便炎症标志物为 CLP 和 LF。有研究发现，CLP 与活动期 UC 内镜分级的相关性高于 CRP 和 ESR，可客观反映 UC 炎症活动情况。然而，CLP 与其他粪便标志物一样缺乏鉴别炎症类型的特异性，使之在 UC 诊断中的应用受限[5]。

（二）乳糜泻相关自身抗体

乳糜泻（celiac disease）是麦胶引起免疫介导反应的一类疾病，它在北美、欧洲、澳大利亚的发病率较高。乳糜泻诊断的"金标准"是小肠黏膜活检，而血清自身抗体检查可筛选出人群中潜伏期和静息期患者。目前诊断主要检测抗醇溶蛋白抗体（anti-gliadin antibody，AGA）、组织谷氨酰胺转移酶（tissue transglutaminase，tTG）抗体和抗肌内膜抗体（anti-endomysial antibody，EMA）。AGA 可在除乳糜泻以外的其他疾病中表达；EMA 是乳糜泻活动性指标；tTG 广泛分布于胃肠黏膜，属于钙依赖性酶相关家族，参与麸质修饰，与 EMA 密切相关。有研究显示，tTG 抗体滴度诊断乳糜泻的敏感性和特异性均＞95%，可采用该方法筛选出需要进行小肠黏膜活检的个体，减少小肠活检数量。

（三）自身免疫性肠病相关抗体

自身免疫性肠病（autoimmune enteropathy，AIE）是一种以顽固性腹泻和营养吸收不良为主要临床表现的疾病。其病理生理机制尚未完全阐明，可能与免疫介导的肠黏膜损伤有关。目前 AIE 的诊断需结合临床表现、血清学检查及病理学资料。AIE 的一个标志是肠道上皮细胞的循环自身抗体的存在，50%~80% 的 AIE 患者血清学检查可发现抗肠细胞抗体（anti-enterocyte antibody，AEA），约 30% 的 AIE 患者可发现抗杯状细胞抗体（anti-goblet cell antibody，AGA），这些抗体可通过免疫荧光法进行检测。然而，这些抗体的致病和诊断意义尚不清楚。在诊断疾病上，其敏感性和特异性仍有争论，且其血清效价与疾病严重程度无关。因此，在 AIE 诊断过程中也可加入其他血清学检查如抗组织转谷氨酰胺酶 IgA、ASCA 和 ANCA，以鉴别引起肠黏膜萎缩的其他疾病如乳糜泻、炎症性肠病等。

（毛　仁）

参考文献

［1］　姜泊. 胃肠病学［M］. 北京：人民卫生出版社，2015.

［2］　万雪红，卢雪峰. 诊断学. 9 版［M］. 北京：人民卫生出版社，2018.

［3］　DAN L L, ANTHONY S F. Harrison's Gastroenterology and Hepatology [M]. New York: McGraw-Hill, 2010.

［4］　MUNOT K, KOTLER D P. Small Intestinal Infections [J]. Curr Gastroenterol Rep, 2016, 18(6): 31.

［5］　MITSUYAMA K, NIWA M, TAKEDATSU H, et al. Antibody markers in the diagnosis of inflammatory bowel disease [J]. World J Gastroenterol, 2016, 22(3): 1304-1310.

第二章　小肠吸收功能试验

小肠吸收功能试验主要用于吸收不良综合征的诊断和鉴别诊断。兹介绍临床较常用的检查如下[1-2]：

一、脂肪吸收不良试验

脂肪吸收不良在各种病因的吸收不良综合征中最常出现，因此，理论上检测脂肪吸收功能应成为吸收不良综合征吸收试验中的初筛试验，但事实上由于多种因素影响及检测技术的局限，又限制了其实际临床应用。

1. 粪脂肪定性检查　新鲜粪便涂片苏丹Ⅲ染色，计算每高倍镜脂肪滴数目。一般方法主要检测到甘油三酯，游离脂肪酸则要通过在粪便上加苏丹Ⅲ和冰醋酸混合后加热至沸立即检查[3]。粪便涂片苏丹Ⅲ染色检查简便易行，但不敏感，可作为初筛试验。

2. 72 小时粪脂定量测定　又称脂肪吸收效率试验（coefficient of fat absorption），给予标准脂肪餐后 5 天，收集后 72 小时粪便，检测粪便脂肪含量，计算出脂肪吸收率。该试验以往被认为是诊断脂肪吸收不良的"金标准"，因方法烦琐、患者难于耐受以及检测质控等，目前已不用于临床[4]。代之以正常饮食（含 100 ~ 200g/d 脂肪），测定粪便脂肪含量，以 > 6g/d 为脂肪吸收不良[5]。需注意的是，严重腹泻患者，即使脂肪吸收正常，亦会出现粪便脂肪含量增加，故对检测结果要综合分析。

3. ^{13}C- 甘油三酯呼气试验[6]　甘油三酯在肠道经消化分解为脂肪酸，吸收后经门静脉进入肝脏，代谢后产生 CO_2 从肺呼出。服用含 ^{13}C 标记甘油三酯的标准脂肪餐，服用后 6 小时内每隔 15 分钟采集呼气，用质谱仪检测 ^{13}C 放射性核素丰度，计算呼气 ^{13}C 放射性核素量所占进食量百分比。百分比减少，反映脂肪吸收功能障碍。但该检查还有待进一步验证。

二、D- 木糖试验

D- 木糖是一种单糖，在肠道不被分解，50% ~ 70% 以原形在十二指肠和空肠以被动扩散方式吸收，约 25% 以原形经肾脏排泄。通过测定服用 D- 木糖后血 D- 木糖水平和尿 D- 木糖排出量，可反映近段小肠吸收功能。

检查方法：检查前一晚禁食，晨起空腹排空膀胱，口服 D- 木糖 25g，服后 1 小时静脉采血，5 小时收集全部尿液。期间适当多饮水以保持尿量，但不进食。成人正常值范围为血浓度 ≥ 25mg/dl，尿排量 ≥ 5g。国内研究报道，国人与西方人正常值范围相似。

关于 D- 木糖呼气试验：D- 木糖吸收后部分代谢为 CO_2 经肺呼出，测定标记的 CO_2 可反映肠道对 D- 木糖的吸收功能。有研究显示，^{13}C 标记的 D- 木糖呼气试验比测定血和尿 D- 木糖水平具更高敏感性和特异性[7]。但该检查还有待进一步验证。

临床意义：本试验常作为吸收不良综合征的初筛检查。D- 木糖吸收不良，反映近段小肠病变。仅有消化过程障碍（如胰外分泌功能不足）所引起的吸收不良综合征本试验为正常。应注意，因为 D- 木糖主要在近段小肠吸收，所以远段小肠病变本试验可正常；由于肠道细菌可分解 D- 木糖，导致被吸收的 D- 木糖减少，所以小肠细菌过度生长本试验可异常。

关于干扰因素，凡可影响 D- 木糖吸收、分布和排泄的因素，均可造成假阳性。常见于：①饮水不够导致的尿量减少，影响 D- 木糖排泄，尿 D- 木糖排量减少；②肾功能不全，影响 D- 木糖排泄，尿 D- 木糖排量减少；③胃排空障碍，D- 木糖进入小肠时间延迟，血和尿 D- 木糖下降；④药物如阿司匹林、吲哚美辛、格列吡嗪、新霉素等会干扰 D- 木糖吸收和 / 或肾排泄。

D- 木糖试验最常用于乳糜泻严重程度和疗效评估，亦有用于短肠综合征严重程度评估。胰腺外分泌功能不足的间接测定需与 D- 木糖试验结果一起进行分析，才能鉴别肠吸收功能障碍与胰腺外分泌功能不足（见下文）。

三、胰腺外分泌功能试验[8]

1. 促胰液素 – 缩胆囊素试验　　置导管于十二指肠，静脉注射促胰液素和缩胆囊素后，采集十二指肠液，检测胰液量、碳酸氢盐和胰酶量。本试验为直接测定胰腺外分泌功能，被视为标准方法，但为侵入性，技术难度大，不用于临床。

2. 脂肪吸收功能的有关试验　　如上文，临床上通常使用粪便涂片苏丹Ⅲ染色作粪脂定性检查，而 ^{13}C- 甘油三酯呼气试验可作为定量检查。脂肪吸收功能下降既与胰酶分泌减少有关，又与小肠吸收功能有关，因此要同时进行 D- 木糖试验排除肠吸收功能障碍，或结合临床和其他检查综合分析，才能判断胰腺外分泌功能不足。胃切除术后或胃泌素瘤等因素可造成继发性胰腺外分泌功能不足，应予排除。上述脂肪吸收功能试验常只能反映中重度胰腺外分泌功能不足，而对轻度者敏感性低。

3. 粪弹力蛋白酶 1 测定　　弹力蛋白酶由胰腺分泌，在肠道极少降解，粪便中的弹力蛋白酶与胰外分泌功能有良好相关性，因此可直接反映胰腺分泌功能，且不受替代疗法中外来胰酶影响。该检查是目前国内外检测胰外分泌功能应用最广泛的检查[9-10]，简单易行，但敏感性和特异性较低，测定值很高或很低时排除或提示胰腺外分泌功能不足的价值较大[9]。

4. 其他　　例如粪糜蛋白酶测定、促胰液素 MRCP 试验、N- 苯甲酰 -L- 酪氨酸 – 对氨基苯甲酸（BT-PABA）试验等，简单易行，但敏感性和特异性差[2]。

四、胆汁酸吸收功能试验[11]

应用于胆汁酸腹泻的辅助诊断。胆汁酸主要包括熊去氧胆酸和胆汁酸，由肝脏合成，经胆道排泄进入肠腔，通过脂肪乳化作用，帮助脂肪消化和吸收，随后 95% 胆汁酸在末段回肠重吸收，进入肝肠循环，每天只有很少部分进入结肠，并在结肠被细菌分解。根据胆汁酸这一生理学原理而开发的胆汁酸吸收功能试验主要包括：

1. ^{75} 硒 – 同型胆酸牛磺酸试验（^{75}SeHCAT）　^{75} 硒 – 同型胆酸牛磺酸的代谢和排泄过程与胆汁酸一样，因此可通过检测其代谢率来反映胆汁酸的吸收功能，如果胆汁酸吸收功能障碍，服食 ^{75} 硒 – 同型胆酸牛磺酸后代谢率加快，则体内存留的 ^{75} 硒 – 同型胆酸牛磺酸比率下降，正常人摄入后 7 天存留量为 17%。检查方法为服用定量 ^{75} 硒 – 同型胆酸牛磺酸，在服用后第 7 天通过腹部或全身 γ 闪烁扫描，测定 γ 射线的量，计算出存留率。正常值为 ≥ 15%，轻、中、重胆汁酸吸收不良分别为 10%~15%、5%~10% 和 < 5%。本试验敏感性为 80%~90%，特异性接近 100%。因已有不少研究确定其正常界值并认同其诊断价值[12]，故目前被认为是胆汁酸吸收功能的标准试验。^{75} 硒半衰期短、放射剂量不大，属可接受范围。

2. ^{14}C- 甘胆酸呼气试验　　服食 ^{14}C- 甘胆酸后，进入结肠的 ^{14}C- 甘胆酸被结肠细菌分解为 ^{14}CO$_2$，测定呼气的 ^{14}C 放射量，呼出量增加反映胆汁酸吸收功能障碍。但在小肠细菌过度生长患者，^{14}C- 甘胆酸在小肠即被细菌分解，早期呼气的 ^{14}CO$_2$ 增加，因此要同时检测粪便 ^{14}C 放射量。检查方法为服食含 ^{14}C- 甘胆酸的标准餐，餐后 6 小时内每隔 1 小时收集呼气，并同时收集 24 小时粪便。胆汁酸吸收功能障碍时，呼气和粪便 ^{14}C 放射量均高，而小肠细菌过度生长时只有呼气 ^{14}C 量增高，且出现在早期呼气中。该法涉及粪便收集和检测，并有放射核素的环境污染，近年已多被其他新的检查方法所取代。

3. 血清补体 4（C4）测定　　C4 是胆汁酸的前体，其血清水平反映肝脏合成胆汁酸的速度，胆汁酸吸收功能障碍时，胆汁酸丢失增加，肝脏合成代偿性加快，因此血清 C4 增高。血清 C4 日夜波动大，故需清晨空腹采血。C4 用液相色谱 – 串联质谱法（liquid chromatography-tandem mass spectrometry）测定准确性较高。该检测结果易受肝功能、酒精摄入、药物（如他汀类）等因素影响。要求设备及检测技术较高。但因其具有很高的阴性预测值，故适宜用于排除胆汁酸吸收功能障碍的初筛检查，因只需一次性采血检查，特别适合于儿童的检测。

　　4. 粪便胆汁酸含量测定　测定粪便胆汁酸总量及胆汁酸各个成分，可直接反映胆汁酸吸收功能。检查方法是收集高脂肪餐后 48 小时的粪便，采用酶学法或色谱分析法进行胆汁酸测定，整个检查过程中胆汁酸的提取和分析技术要求高。该法有可能成为检测胆汁酸吸收功能的"金标准"，但目前仅有少数实验室可进行该检查。

五、氢和甲烷呼气试验

　　肠道惰性气体 H_2 和 CH_4 由碳水化合物在肠道经细菌发酵产生。测定进食碳水化合物后呼出的氢或甲烷，可反映碳水化合物吸收功能。因不同患者细菌分解糖产生的氢和甲烷比例不同，单纯氢呼气试验可有假阴性，故宜同时进行氢和甲烷呼气试验。葡萄糖或乳果糖氢和甲烷呼气试验最常用于小肠细菌过度生长的诊断，乳糖氢呼气试验用于乳糖不耐受诊断。氢和甲烷呼气试验有商品化检测仪。各种呼气试验的检查方法和判断标准不一，2017 年发表的北美共识提出了以证据为基础的胃肠疾病氢和甲烷呼气试验的共识意见、规范检查方法和判断标准[13]，兹摘录如下以供参考：①检查前准备：检查前 4 周停用抗生素，前 1 周停用胃肠促动力药和泻药，前 1 天避免进食复合碳水化合物（如豆类、麦面制品及高纤维素蔬果），前 8 ～ 12 小时禁食，检查当天避免抽烟和剧烈运动。②摄入底物的量：乳果糖 10g 或葡萄糖 75g，加入 250ml 水服用。③试验阳性标准：90 分钟内呼气氢水平较基线值绝对增长 ≥ 20p.p.m（乳果糖试验不要求双峰值）；任何时候甲烷值 ≥ 10p.p.m。

六、Schilling 试验

　　用于检查维生素 B_{12} 的吸收功能。该试验在研究维生素 B_{12} 的吸收机制上起了历史性作用，目前主要用于恶性贫血的鉴别诊断，已少用。

七、肠蛋白丢失的检查

　　详见第三篇第十二章第 2 节。

（胡品津）

参考文献

［1］钱家鸣，吴东．慢性腹泻［M］．北京：人民卫生出版社，2018：109-122.

［2］NIKAKI K, GUPTE G L. Assessment of intestinal malabsorption [J]. Best Prac Res Clin Gastroenterology, 2016, 30: 225-235.

［3］KHOURI M R, HUANG G, SHIAU Y F. Sudan Stain of Fecal Fat: New insight into an old test [J]. Gastroenterology, 1989, 96: 421-427.

［4］HILL P G. Faecal fat: time to give it up [J]. Ann Clin Biochem, 2001, 38(3): 164-167.

［5］STEFFER K J, ANA C A S, COLE J A, et al. The practical value of comprehensive stool analysis in detecting the cause of idiopathic chronic diarrhea [J]. Gastroenterol Clin North Am, 2012, 41(3): 539-560.

［6］DOMÍNGUEZ-MUÑOZ J E, NIETO L, VILARIÑO M, et al. Development and diagnostic accuracy of a breath test for pancreatic exocrine insufficiency in chronic pancreatitis [J]. Pancreas, 2016, 45(2): 241-247.

［7］TVEITO K, BRUNBORG C, BRATLIE J, et al. Intestinal malabsorption of D-xylose: comparison of test modalities in patients with celiac disease [J]. Scand J Gastroenterol, 2010, 45(11): 1289-1294.

［8］DOMINGUEZ-MUÑOZ J E. Diagnosis and treatment of pancreatic exocrine insufficiency [J]. Curr Opin Gastroenterol, 2018, 34(5): 349-354.

［9］VANGA R R, TANSEL A, SIDIQ S, et al. Diagnostic Performance of Measurement of Fecal Elastase-1 in detection of exocrine pancreatic insufficiency: systematic review and meta-analysis [J]. Clin Gastroenterol Hepatol, 2018,

16(8): 1220-1228.e4.

［10］杨晓鸥，李景南，钱家鸣. 粪便弹力蛋白酶 1 在胰腺疾病中的检测及其作用评估［J］. 中华内科杂志，2006，45（4）：285-288.

［11］VIJAYVARGIYA P, CAMILLERI M, SHIN A, et al. Methods for diagnosis of bile acid malabsorption in clinical practice [J]. Clin Gastroenterol Hepatol, 2013, 11(10): 1232-1239.

［12］VALENTIN N, CAMILLERI M, ALTAYAR O, et al. Biomarkers for bile acid diarrhoea in functional bowel disorder with diarrhoea: a systematic review and meta-analysis [J]. Gut, 2016, 65(12): 1951-1959.

［13］REZAIE A, BURESI M, LEMBO A, et al. Hydrogen and methane-based breath testing in gastrointestinal disorders: the North American consensus [J]. Am J Gastroenterol, 2017, 112(5): 775-784.

第三章　小肠病理学检查

一、病理标本的获得和处理

病理组织学是疾病诊断的"金标准"，然而由于小肠位置特殊，得到组织病理的证据较为困难。以往非手术的小肠活检组织只能通过胃镜或结肠镜获得，多以十二指肠和回肠末端标本代表整个小肠的情况，结果自然存在一定的偏差。近些年来，随着小肠镜技术的日臻成熟，空肠和近端回肠的黏膜活检逐渐增多，成为小肠疾病，特别是吸收障碍性疾病患者评估步骤中最重要的项目之一。另外，由于影像学技术的进步，使得小肠疾病的诊断更为容易，外科医师也可以不同的方式进行小肠切除术，使小肠病理组织学标本较前增多。了解小肠病理学检查的基本原则和常见问题，获取合格的检查样本、减少各种假象干扰，是保障病理学检查价值最大化的关键。

（一）肠道准备对病理形态的影响

不同的肠道准备剂可能会引起不同的肠黏膜反应。有关肠道准备剂对小肠黏膜形态影响的专门报道很少，经验多来自结肠镜检查。等渗性电解质溶液如聚乙二醇对黏膜组织学影响不明显。磷酸钠盐为主要成分的肠道准备剂有可能引起表面上皮变扁平、杯状细胞缺失和固有膜水肿、炎细胞浸润，最严重的可导致表面上皮脱落，固有膜中性粒细胞浸润和出血，类似轻度的假膜性肠炎或非甾体抗炎药（nonsteroidal anti-inflammatory drug，NSAID）引起的损伤[1,3-4]。

有因内镜清洁不彻底，使 H_2O_2 残留而导致化学性肠炎的报道，通常在内镜检查后 2~4 天内发生，内镜下改变有人称为白雪征，显微镜下黏膜改变可类似假膜性肠炎或呈假脂肪瘤病样改变（表 2-3-1）[3]。

表 2-3-1　内镜活检组织固定前处理步骤可能导致的组织学改变

原因	组织学改变
过度操作造成机械性损伤	黏膜固有层出血、水肿
检查时充气	黏膜及黏膜下层出现脂肪样空泡（假脂肪瘤病）
电灼假象	组织凝固、嗜酸性增强，细胞质及细胞核细节丢失
活检挤压假象	组织受压结构变形，细胞核拉长，甚至形成呈波浪状染色质带
内镜清洁不彻底	化学性损伤，表面上皮变性、脱落，上皮内中性粒细胞浸润，局灶黏膜内淤血、出血；假脂肪瘤病
磷酸钠盐类肠道准备剂导致的改变	固有膜水肿和中性粒细胞浸润，表面上皮变平或脱落，杯状细胞减少
固定不及时	组织风干收缩，嗜酸性增强，近边缘处组织细胞核细节丢失
固定液选择不当	酒精固定组织边缘收缩、细胞核增大，易导致过诊断，抗原保存不理想

（二）取材的部位、数量和深度

不同疾病其诊断性形态特征的部位有差别[1,5-8]，例如乳糜泻黏膜改变以小肠近端为著，通常在十二指肠球部取 1~2 块，但由于十二指肠球部有较为丰富的 Brunner 腺，表面的绒毛高度变化较大，对怀疑乳糜泻的患者推荐同时从十二指肠球部及其远端取材[9]；热带口炎性腹泻以空肠和回肠为著，应注意在小肠远端取材；巨细胞病毒多侵犯血管内皮和间质纤维细胞，在溃疡底取材检出病毒包涵体的概率较高；肿瘤性病变在交界部取材有利于提供与正常形态的参照对比；溃疡周围尚未被破坏的黏膜会提示病变发生的原因；因此，对于需要鉴别的溃疡性病变，通常建议酌情在溃疡性病变的底部、溃疡与正常交界处，以及溃疡旁黏膜取材。对看似正常黏膜的取材可发现内镜表现不明显，

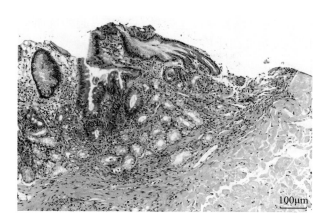

图2-3-1　深达黏膜下层的活检示黏膜下层淀粉样物质沉积（右下角）

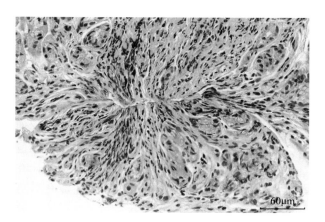

图2-3-2　活检钳钳夹处的挤压假象

但显微镜下存在组织学异常的病变（如淋巴细胞性小肠炎）或明确病变分布（连续弥漫或间断分布）[10]。

　　活检应保证一定的深度，取材应尽量达黏膜下层。深度不足，一方面难以评估黏膜下病变（如淀粉样变）（图2-3-1）；另一方面可能因缺少黏膜肌层的固定而导致小肠绒毛平铺倒伏，难以评判绒毛高度[7-8]。活检钳的大小与取得组织块的大小有关，但未必与深度有关，取材方式和技巧影响取材的质量，电灼和挤压均可导致组织细胞变形，严重者甚至无法诊断（图2-3-2，图2-3-3）。

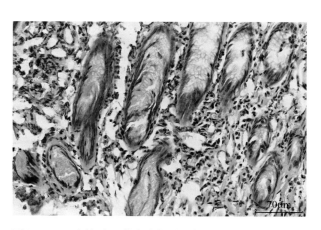

图2-3-3　电灼致显著上皮细胞核拉长，与腺瘤核复层化难以区分

（三）活检组织固定前处理

　　从活检钳中取出组织时，可采用钝头探针将组织从活检钳底部向开口方向推出，避免挤压。将组织从活检钳中直接抖落的做法有可能导致表面上皮脱落，有些易出现在组织表面上皮或渗出物中的病原微生物，如念珠菌、疱疹病毒感染的上皮细胞等可能因此掉落[11]。

　　绒毛高度是小肠活检时一项重要的评估内容，正确的标本定位有助于后期包埋时识别方向，获得最佳定位的小肠绒毛。建议活检取出后，将标本黏膜面朝上立即贴附于滤纸等衬托物上，然后放到固定液中。不同部位的活检用不同容器盛放，并注明患者信息和取材部位，以免混淆[12-13]。

　　活检组织应及时放入标准的10%缓冲甲醛固定液，用于常规苏木精-伊红（hematoxylin and eosin，HE）染色、免疫组化及多数分子检测。未及时放入固定液，暴露于干燥空气中可导致组织表面风干，影响形态学观察，严重者可能造成蛋白质和核酸降解，影响辅助检查结果（如免疫组织化学、荧光原位杂交或基因突变检测等）。如采用酒精等非标准固定液，可造成组织收缩、细胞核增大、胞质嗜酸性增强等形态改变（图2-3-4），

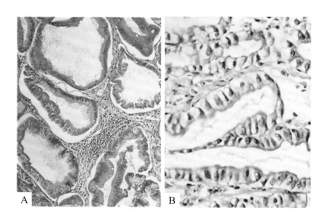

图2-3-4　酒精固定标本
A.组织显著收缩，腺体与间质分离，嗜酸性增强；
B.细胞核增大、胞质空泡化，细胞形态细节丢失。

影响病理医师的判断，并且由于现有免疫组化技术采用的抗原修复手段主要针对甲醛引起的抗原交联，对酒精导致的抗原变化的效果不确定，有可能影响后续免疫组化检测结果（表2-3-1）。

（四）活检组织制片注意事项

经过脱水处理后，病理技师在包埋组织时应注意以垂直于贴附物的方向包埋，对于未放置于贴附物上或者从贴附物上脱落的组织，需仔细观察，通过活检引起的出血、黏膜面与基底面不同的表面特征等细节尽量区分，达到垂直于标本黏膜面立埋标本的效果。

正确的标本评估需要检查活检标本中心部位最佳定位的小肠绒毛，为尽量获得更多定位理想的组织，建议每个蜡块包埋的组织不宜超过2粒，在标本最大面做连续6~10个切面或者在3个不同水平面做连续切片，常规HE染色。如果怀疑有小凹上皮化生、刷状缘异常、病原体感染、胶原或淀粉样物质沉积等，可通过阿尔辛蓝-过碘酸希夫（alcian blue and periodic acid-Schiff，AB-PAS）染色、马松三色染色（Masson trichrome stain）、银染和刚果红染色等特殊染色或免疫组织化学、原位杂交、聚合酶链反应（polymerase chain reaction，PCR）等技术予以辅助。

二、小肠活检组织病理学检查申请和报告基本要素

（一）病理申请单和病理报告

良好的临床病理沟通是正确诊断的有力保障。日常工作中，一份规范取材的样本、一张信息充分的病理申请单是临床医师向病理医师发出的专业会诊邀请，而病理报告中对病变的精确描述、作出的准确诊断或合理的鉴别诊断，是病理医师对临床医师会诊邀请的最好回应。

病理申请单中，除患者基本信息外，还应包括简要病史（主要症状和病程）、内镜下所见的异常改变（尽量客观描述而不是结论）、活检取材的方式（钳取、电灼、内镜黏膜切除术、内镜黏膜下剥离术、外科手术等）、可能相关的用药史（放化疗、免疫抑制剂、非甾体抗炎药、抗生素等）、尽可能明确的临床诊断或鉴别诊断（需尽量避免诱导性诊断），以及此次活检的目的（初诊明确诊断、待鉴别诊断、已确诊病变了解程度和范围、疾病复发明确有无合并症等）。

对于病理医师来说，应当准确描述形态学改变，避免对所有非特异改变均称"黏膜慢性炎"，合理运用病理学辅助检查手段，寻找特异性改变为临床提供更多有价值的信息，不能明确作出某一诊断时，提供恰当的鉴别诊断考虑供临床综合分析，同时应对自己的诊断可能造成的临床后果有所了解[1,5,7-8]。

（二）小肠活检的基本病理学改变[9-10,14]

正常小肠绒毛与隐窝的长度比为（3~5）:1，染色良好的常规HE染色切片上通常可见肠上皮细胞的刷状缘，肠上皮细胞的核位于基底部并且均匀排列。上皮内淋巴细胞大约是每100个肠上皮细胞中不超过20个，正常固有膜中即存在包括浆细胞在内的炎症细胞。正确的标本评估需要定位良好的小肠绒毛，通常连续4个绒毛/隐窝垂直于黏膜肌层即认为该区域定位良好（图2-3-5）[1,5]。

近端十二指肠标本中的Brunner腺上方绒毛通常会变形和变短，邻近或覆盖于淋巴滤泡上方的绒毛也常常变短和变形。回肠末端集合淋巴滤泡是正常所见，在年轻患者中尤为明显，该区域上

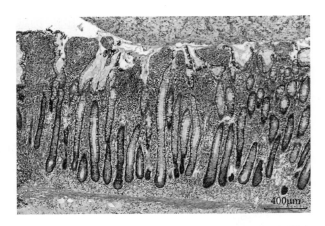

图2-3-5　包埋方向正确的黏膜，示绒毛萎缩，隐窝增生

方的腺体存在结构变形和上皮内淋巴细胞的增多不可误认为是乳糜泻或炎症性肠病（图2-3-6）。

对小肠活检标本进行显微镜下观察时，应遵循一定的观察顺序，全面浏览切片，注意各种正常结构的变化、特定成分的增多或丢失，然后综合分析得出结论。小肠黏膜对损伤的反应形式有限，熟悉

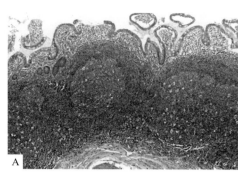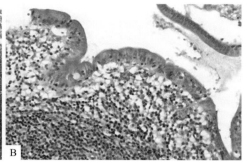

图2-3-6　回肠末端集合淋巴滤泡

A. 回肠末端集合淋巴滤泡上方绒毛短缩；B. 滤泡上方上皮内淋巴细胞数量增多。

小肠黏膜的正常结构、识别反应的模式有助于非肿瘤性疾病的鉴别诊断。各种小肠疾病的具体病理形态学改变详见各论，本节仅简单列表介绍小肠黏膜活检时需要观察的组织学要点和引起相应形态改变的常见病因（表 2-3-2）[5, 8]。

表 2-3-2　小肠黏膜活检的观察要点和引起相应形态改变的常见病因

观察要点	常见病因
绒毛隐窝比例的变化	
弥漫严重绒毛萎缩、隐窝增生	乳糜泻、难治性腹泻、其他蛋白质过敏、淋巴细胞性小肠结肠炎
绒毛高矮不等、隐窝发育不良	严重营养不良、巨幼红细胞贫血、微绒毛包涵体病、放化疗反应、难治性腹泻的终末期
绒毛高矮不等，伴有诊断特异性改变	胶原性腹泻、CVID、Whipple 病、MAIC 感染、嗜酸细胞性胃肠炎、寄生虫感染、巨球蛋白血症、淋巴管扩张、无 β- 脂蛋白血症、肠病性肢端皮炎、先天性簇绒肠病、淋巴瘤、肥大细胞增生症
绒毛高矮不等，缺乏诊断特异性改变	疱疹样皮炎相关肠道改变、治疗后或迟发型乳糜泻、感染、小肠内容物淤滞、热带口炎性腹泻、胃泌素瘤（Zollinger-Ellison 综合征）、非特异性十二指肠炎、药物反应、IBD、AIE、HP 感染、淋巴细胞性小肠结肠炎
绒毛表面上皮及渗出物	
病原微生物	幽门螺杆菌、念珠菌、贾第鞭毛虫、隐孢子虫、微孢子虫、阿米巴原虫、病毒
刷状缘模糊、消失	微绒毛包涵体病、各种因素造成的上皮损伤
表面上皮小簇	先天性簇绒肠病
上皮内空泡	无 β- 脂蛋白血症、大量脂类摄入、上皮变性
IEL 增多	乳糜泻、淋巴细胞性小肠结肠炎、淋巴瘤
隐窝上皮变化	
凋亡增多	CVID、GVHD、药物、自身免疫性肠病、化疗
杯状细胞 / 帕内特细胞减少或缺失	自身免疫性肠病
潘氏细胞多形性胞质包涵体（电镜下）	肠病性肢端皮炎
内分泌细胞缺乏	肠内分泌细胞发育不良
环状染色体	秋水仙碱中毒、紫杉醇
固有膜间质变化	
表面上皮下胶原增厚	胶原性肠炎
淋巴浆细胞增多	乳糜泻、IBD、热带性腹泻、细菌过度生长

续表

观察要点	常见病因
浆细胞缺乏	CVID
中性粒细胞缺乏	化疗、中性粒细胞减少性肠炎
嗜酸性粒细胞增多	过敏、寄生虫、嗜酸细胞性胃肠炎、肥大细胞增生症
组织细胞弥漫浸润	Whipple 病、MAIC 感染、组织胞质菌病、马尔尼菲篮状菌、黄斑瘤
肉芽肿	结核病、克罗恩病、耶尔森菌、真菌
间质玻璃样变	缺血
淋巴管扩张	淋巴管扩张症、回流障碍
病毒包涵体	CMV
黏膜下层变化	
淀粉样物质沉积	淀粉样变
嗜酸性粒细胞浸润	寄生虫、嗜酸细胞性胃肠炎

注：CVID，普通可变免疫缺陷病（common variable immunodeficiency）；MAIC，鸟－胞内分枝杆菌复合群（*Mycobacterium avium*-intracellular complex）；IBD，炎症性肠病（inflammatory bowel disease）；AIE，自身免疫性肠病（autoimmune enteropathy）；HP，幽门螺杆菌（*Helicobacter pylori*）；IEL，上皮内淋巴细胞（intraepithelial lymphocyte）；GVHD，移植物抗宿主病（graft versus-host disease）；CMV，巨细胞病毒（cytomegalovirus）。

（石雪迎）

参考文献

［1］ ODZE R D, GOLDBLUM J R. Surgical pathology of the GI tract, liver, bililary tract and pancrease [M]. 3rd ed. Philadelphia: Elsevier, 2014: 4-17.

［2］ RONDONOTTI E, SPADA C, ADLER S, et al. Small-bowel capsule endoscopy and device-assisted enteroscopy for diagnosis and treatment of small-bowel disorders: European Society of Gastrointestinal Endoscopy (ESGE) Technical Review [J]. Endoscopy, 2018, 50(4): 423-446.

［3］ MORINI S, CAMPO S M, ZULLO A, et al. Chemical colitis induced by peracetic acid: further evidence [J]. Endoscopy, 2009, 41(4): 383.

［4］ AHISHALI E, UYGUR-BAYRAMIÇLI O, DOLAPÇIOÇĞLU C, et al. Chemical colitis due to glutaraldehyde: case series and review of the literature [J]. Dig Dis Sci, 2009, 54(12): 2541-2545.

［5］ FENOGILIO-PREISER C M. 胃肠病理学［M］. 3 版. 回允中，主译. 北京：北京大学医学出版社，2011: 1-10.

［6］ SMYRK T C. Practical approach to the flattened duodenal biopsy [J]. Surg Pathol Clin, 2017, 10(4): 823-839.

［7］ GOLDBLUM J, LAMPS L, MCKENNEY J, et al. Rosai and Ackerman's surgical pathology [M]. 11th ed. Philadelphia: Elsevier, 2017: 89-115.

［8］ MILLS S E, GREENSON J K, HORNICK J L, et al. Sternberg's diagnostic surgical pathology [M]. 6th ed. Philadelphia: Wolters Kluwer, 2015: 1502-1514.

［9］ PAI R K. A practical approach to small bowel biopsy interpretation: celiac disease and its mimics [J]. Semin Diagn Pathol, 2014, 31(2): 124-136.

［10］ ROSTAMI K, ALDULAIMI D, HOLMES G, et al. Microscopic enteritis: Bucharest consensus [J]. World J Gastroenterol, 2015, 21(9): 2593-2604.

［11］ CHANDRASEKHARA V, ELMUNZER B J, KHASHAB M, et al. Clinical Gastrointestinal Endoscopy [M]. 3rd ed. Philadelphia: Elsevier, 2018: 59-75.

［12］LEE H, WESTERHOFF M, SHEN B, et al. Clinical aspects of idiopathic inflammatory bowel disease: A review for pathologists [J]. Arch Pathol Lab Med, 2016, 140(5): 413-428.

［13］中华医学会病理学分会消化病理学组筹备组，中华医学会消化病学分会炎症性肠病学组. 中国炎症性肠病组织病理诊断共识意见［J］. 中华病理学杂志，2014，43：268-274.

［14］WEINSTEIN W M. Mucosal biopsy techniques and interaction with the pathologist [J]. Gastrointest Endosc Clin N Am, 2000, 10(4): 555-572.

第四章 小肠放射影像学检查

一、小肠放射影像概述

小肠疾病的检查手段既往以传统 X 线口服钡剂造影和小肠气钡灌肠双重造影为主，X 线造影能够直观显示胃肠道病变的位置、轮廓及黏膜面病变情况，但无法显示壁内层次及壁外浸润情况。

随着计算机断层扫描（computed tomography，CT）分辨率的提高，CT 小肠造影（CT enterography，CTE）已成为评估小肠疾病的重要方法，CTE 非侵入性、易于操作，可全景式展现肠道的腔、壁、壁外系膜、淋巴结、血管及毗邻器官情况，广泛用于小肠炎性病变诊断、肿瘤性疾病检出。此外，设定特殊扫描时相的 CTE 已被证明可用于检测血流动力学稳定患者的隐匿性胃肠道出血[1]。在美国放射学院的适应证标准中，CTE 被认为是评估已知克罗恩病患者急性加重或可疑并发症时最合适的影像学检查方法，并进行了疾病影像征象的命名规范[2]。CTE 的主要缺点是电离辐射以及使用静脉对比剂。CTE 所产生的辐射剂量与常规腹盆腔增强 CT 扫描所产生的辐射剂量相似，使用 CTE 时，有慢性病（如克罗恩病）的患者中有许多是儿童或青年人，他们可能在一生中需要进行反复的影像学检查，暴露于电离辐射是一个重要问题。目前大多数 CT 扫描机器上通过使用剂量调制选项，可以减少辐射剂量。另外，使用先进的重建技术，例如迭代重建，可以进一步降低辐射剂量[3]。

MR 小肠造影（magnetic resonance enterography，MRE）在小肠疾病中的应用日益增多，特别是对于明确诊断肠道炎性疾病的小儿和年轻患者的随访观察。MRE 优于 CTE 在于无电离辐射，MRE 多参数成像可以区分肠壁的各种病理变化。但是，MRE 比 CTE 更耗时、更昂贵并且图像质量更具可变性，屏气困难的患者可通过 CT 得到更优质的图像。

由于小肠疾病较难诊断，全面了解传统的小肠 X 线造影检查和 CTE 与 MRE 检查方法和影像特点，结合患者的临床资料及内镜表现，才能全面分析小肠病变的部位、范围和性质，提高小肠疾病的诊治能力，将疑难小肠疾病的诊断技术提高到一个新的水平。

二、小肠 X 线造影检查

（一）小肠 X 线造影检查过程与准备工作

1. 口服钡剂小肠造影 口服钡剂小肠造影（small bowel follow through，SBFT）是单对比造影，只使用一种阳性对比剂——钡剂，该法已应用近百年，至今仍有不少放射科医师仅用此法作胃肠检查，而不用双对比法，也可以对大多数胃肠病变作出诊断，说明单对比造影仍有较高的实用价值。

技术要点：检查前至少禁食水 6 小时。通常让受检者口服低浓度（70% 左右，g/ml）的稀钡液 400～600ml，先观察食管、胃，以后每隔 20～30 分钟透视观察小肠充盈、显示情况，适时压迫，转动患者体位并摄片。直到回肠末端、部分盲肠及升结肠显影后才可结束检查。对比剂通过小肠进入结肠的正常时间变化很大，大部分是 1～2 小时。

口服小肠钡剂造影的优点是简单易行，辅以压迫法检查，可以了解小肠的位置及走行，观察小肠的移动性，确定有无肠粘连，了解小肠的功能，可显示较为明显的隆起性病变和凹陷性病变。缺点是检查时间长，肠袢不能完全扩张，肠袢相互重叠影响病变的观察，很难发现小病变。

2. 小肠钡剂灌肠造影（small bowel enteroclysis） 技术要点：检查前至少禁食水 8～12 小时。胃镜或透视引导下将先端带有气囊的导管插至 Treitz 韧带下约 5cm 处，将气囊充气，以阻止钡液反流。经导管缓慢注入稀钡（18%～50%，g/ml）600～1 000ml（灌注速度 80～100ml/min），使小肠均匀充盈钡剂。

小肠钡剂灌肠造影的优点是可以清晰显示黏膜皱襞形态及肠管扩张性，显示轻微的狭窄性病变，辅以压迫法可以显示溃疡、隆起性病变及瘘管等。检查时间短，一般30分钟可结束检查。缺点是对细微病变的显示不满意。部分患者因解剖结构问题插管困难。

3. 小肠双对比造影（double contrast radiography of small intestine，DCR） 技术要点：造影前患者应进行肠道准备，检查前3天食用少渣食物，检查前1天晚饭后清洁肠道。插管方法同小肠钡灌肠，用注射器将钡剂灌入小肠，钡剂的浓度为50%~80%（g/ml），用量为300~600ml，不断转动患者体位，使钡剂与小肠壁充分接触，当钡首达4~5组小肠时再间断注入气体（一般气体量在600~800ml），待小肠充盈扩张满意后摄片，进行小肠疾病的诊断，钡气达回盲部即完成小肠全部检查。

插管法所获图像效果极佳，易于发现小病变，但不能反映小肠蠕动快慢、分泌多少等功能情况。另外，因其操作繁杂、有一定的创伤、患者痛苦大、费时费力、费用昂贵，还需多学科协同，故临床应用受到一定限制。

（二）小肠X线造影的异常表现[4]

1. 轮廓的改变

（1）隆起性病变，表现为凸向肠腔内的单发或多发，形态各异的充盈缺损。良性隆起性病变形态规则，边缘清晰，表面光滑，相邻肠壁柔软；恶性隆起性病变形态不规则，边缘不整，可呈分叶状，表面不平，可以显示龛影。如小肠单发腺瘤表现为类圆形或椭圆形充盈缺损，有蒂或无蒂，有蒂者可以活动，边缘整齐或略呈分叶状，表面光滑或见浅钡斑，肠壁柔软。多发腺瘤见于胃肠道息肉综合征，其中以Peutz-Jeghers综合征最常见，表现为小肠内多发大小不等的类圆形、形态各异的充盈缺损，有蒂或无蒂，表面光滑或凹凸不平，较大的息肉可引起肠梗阻，近端肠管扩张，可与胃或大肠息肉同时出现（图2-4-1）。间质肿瘤造影表现为黏膜下肿瘤的特点，显示类圆形或椭圆形充盈缺损，表面光滑或有龛影，边缘整齐或呈分叶状。

（2）凹陷性病变：表现为点状、类圆形、不规则形、带状或纵行溃疡，见于溃疡病、肠结核、克罗恩病等（图2-4-2）。良性溃疡形态规则，边缘光滑，周围黏膜皱襞水肿消失或有放射状集中。恶性溃疡形态不规则，边缘不整，黏膜皱襞破坏消失，肠壁僵硬。如克罗恩病早期口疮样溃疡造影时表现为肠壁边缘尖刺状影（腔外龛影），正位像呈直径1~2mm周围透亮的钡点影。

2. 黏膜和黏膜皱襞的改变

（1）黏膜破坏：表现为黏膜皱襞影像消失，代之以

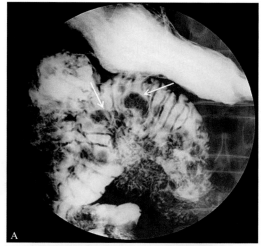
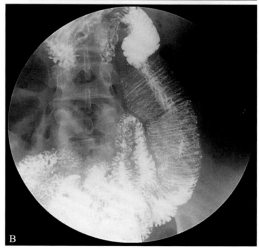

图2-4-1 Peutz-Jeghers综合征空肠多发息肉
A. 口服钡剂法小肠造影示空肠多发结节状充盈缺损（箭头），表面光滑；B. 空肠息肉致小肠套叠。

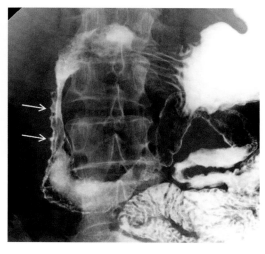

图2-4-2 克罗恩病十二指肠降段狭窄，多发溃疡

杂乱不规则的钡影，主要由恶性肿瘤侵蚀所致（图2-4-3）。

（2）黏膜皱襞平坦：表现为黏膜皱襞的条纹状影变得不明显，严重时完全消失。可由于黏膜和黏膜下层的炎性水肿引起，常见于溃疡龛影周围，也可由于黏膜和黏膜下层被恶性肿瘤浸润，其特点是形态较为固定和僵硬，常出现在肿瘤破坏区周围。

（3）黏膜皱襞增宽和迂曲：是由黏膜和黏膜下层的炎性浸润、肿胀和结缔组织增生引起，表现为透明条纹影增宽，又称为黏膜皱襞的肥厚和肥大，常伴有皱襞迂曲和紊乱，可见于黏膜下静脉曲张（图2-4-4）。

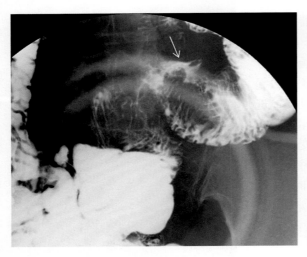

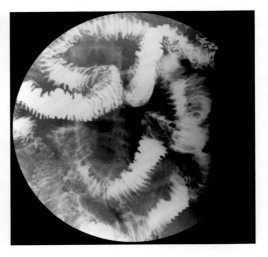

图2-4-3　空肠未分化癌局部黏膜破坏　　　　　　图2-4-4　小肠淋巴管扩张症空肠黏膜皱襞增宽

（4）黏膜皱襞纠集：表现为皱襞从四周向病变区集中，呈放射状。常由慢性溃疡性病变产生纤维结缔组织增生而造成。如克罗恩病常累及系膜侧引起黏膜皱襞纠集，而对侧膨出形成囊袋状假憩室（图2-4-5）。

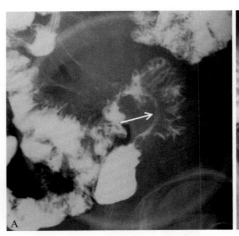

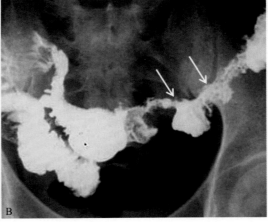

图2-4-5　克罗恩病系膜侧受累明显，黏膜纠集，系膜对侧假憩室

3. 管腔大小的改变

（1）狭窄：超过正常范围的持久性管腔缩小为狭窄。炎症性病变造成的狭窄多较广泛或多节段，边缘较整齐（图2-4-6）。癌性狭窄范围多较局限，边缘多不整齐，且管壁僵硬。外压性狭窄多在管腔的一侧，可见整齐的压迹或伴有移位。肠粘连引起的狭窄形状较不规则，肠管的移动度受限，甚至

互相聚拢。痉挛造成的狭窄，形状可以改变，痉挛消除后即恢复正常。

（2）扩张：超过正常限度的持久性管腔增大为扩张，小肠扩张多由于远侧有狭窄或由于肠管张力降低，常累及较长范围。淋巴瘤可引起局部肠管动脉瘤样扩张。

4. 位置及可动性改变　病变的压迫和推移可改变胃肠的位置。推移使某处肠管堆集而别处比较空虚。压迫常使胃肠出现弧形压迹。如胃肠道间质肿瘤，肿瘤主要向腔外生长者，表现为肠壁弧形压迹，或相邻肠管受压移位，形成"空白区"。肿瘤表面可形成不规则溃疡或有瘘管，或肿瘤中心有钡剂充盈的空腔。胃肠可动性受限主要见于粘连性病变。腹水可引起肠管可动性加大。

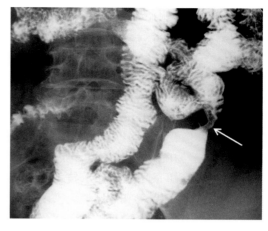

图2-4-6　肠结核第3组小肠局部狭窄

5. 功能性改变　小肠器质性病变常引起功能改变，包括张力、蠕动、运动力和分泌功能等改变。X线小肠造影可透视下观察肠管的运动。

6. 穿通性病变　瘘管或窦道形成的钡影，来自穿透性横行或纵行溃疡，可为盲管状，也可为肠间瘘管、肠壁瘘管或通向腹腔或腹膜外的窦道形成的钡剂分流表现（图2-4-7）。

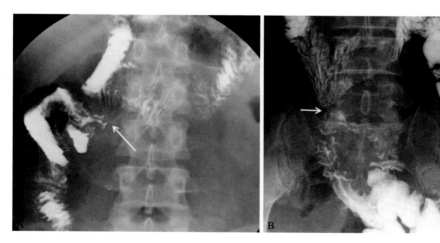

图2-4-7　口服钡剂小肠造影显示肠瘘
A. 十二指肠水平段 – 回肠肠瘘；B. 十二指肠 – 乙状结肠肠瘘。

三、CT 小肠造影（CTE）和 MR 小肠造影（MRE）

（一）CTE 检查过程与准备工作

1. 小肠对比剂的摄入　小肠良好的充盈状态是进行小肠 CT 检查基础，常用小肠充盈的成像介质有液体和气体两类，液体介质又分为阳性对比剂和阴性对比剂，阳性对比剂主要包括泛影葡胺、碘海醇等碘水溶液，易于观察肠道解剖走向，但易于掩盖肠壁强化现象，不利于显示占位性病变；阴性对比剂主要包括水、2.5% 的等渗甘露醇、甲基纤维素等，可以有效地显示肠壁强化情况。小肠 CT 检查时，扩张肠管的方法主要有口服或经小肠导管注入大量甲基纤维素溶液、甘露醇溶液（肠梗阻患者可直接利用梗阻肠腔内的液体）。这些对比剂均降低肠腔的密度，使肠壁显示清晰，静脉注射对比剂增强后，肠壁呈中等强化，显示更加清楚。口服法简便易行，患者容易接受，但部分小肠扩张欠佳。为了使小肠的充盈、扩张达到最佳效果，要求患者在扫描前 30～45 分钟开始口服对比剂，每次摄入 500ml，间隔 10～15 分钟，2～3 次摄入共 1 000～1 500ml。口服小肠造影操作过程更简便，患者耐受性好，具有安全、可靠、可行的特点。小肠插管灌入对比剂，插入导管时有一定痛苦，但小肠的充盈、扩张效果好。

2. 全腹部CT扫描（自膈顶至盆底） 应用多层螺旋CT扫描机。扫描条件同腹部增强CT，扫描分平扫、动脉期（延迟时间20～30秒）、静脉期（延迟时间50～70秒）、延迟期（延迟时间200秒），静脉期也叫肠道期。采用高压注射器以3～4ml/s的速率自肘静脉注入90～100ml非碘离子型对比剂（300～370mgI/ml）。

3. 图像后处理 原始数据以不超过1mm层厚薄层图像重建，并以多平面（multi-planar reformation，MPR）图像重组，获得横断面和冠状面各向同性的图像，有利于对正常小肠和病变的显示。另外，还可采用容积显示技术（volume rendering technique，VRT）、曲面重建技术（curved planner reconstruction，CPR）和薄层最大密度投影（maximum intensity projection-thin，MIP-thin）进行血管重建。

（二）MRE检查过程与准备工作

1. 小肠对比剂的摄入 小肠MRI检查扩张肠管的方法主要有口服或经小肠导管注入气体、甲基纤维素溶液，稀释的钡剂、钆剂、超顺磁性氧化铁溶液、等渗甘露醇等。根据对 T_1WI 信号的影响，可分为降低肠腔信号的阴性对比剂（如稀释的硫酸钡和甲基纤维素溶液）及增加肠腔信号的阳性对比剂（如稀释的超顺磁性氧化铁溶液和钆剂与甲基纤维素水的混合液）。阴性对比剂在 T_1WI 使肠腔呈低信号，肠壁呈等信号，T_2WI 肠腔呈高信号，图像类似于小肠钡剂造影。引入肠道对比剂方法与CT小肠检查相同。肠梗阻患者可直接利用梗阻肠袢内自身的液体作MRI成像。扫描前5～10分钟肌内注射山莨菪碱10mg以降低肠壁张力（青光眼、严重前列腺肥大、肠梗阻等患者禁用）。

2. MRE扫描 口服对比剂30分钟后开始MR扫描，扫描范围自剑突下至盆底水平。扫描方法：

（1）冠状面单次激发快速自旋回波（single-shot FSE，SSFSE）序列重 T_2WI 扫描，层厚为180mm，范围包括升结肠，以了解对比剂是否到达盲肠。

（2）多轴面成像：①冠状面及横断面屏气或呼吸触发 T_2WI 扫描，压脂和不压脂均需要；②横断面 T_1WI 扫描；③横断面或冠状面扩散加权成像（diffusion weighted imaging，DWI）（$b=0$、500、800s/mm^2）；④静脉注射钆喷酸葡胺（Gd-DTPA）多期动态增强扫描分别获取横断面及冠状面图像。

（三）小肠疾病CTE及MRE异常表现[2]

1. 肠壁改变

（1）肠壁异常密度或信号：

1）气体密度：在常规窗宽下，CT很难区别病变内气体及腹腔脂肪，容易漏诊。必须采用窗宽大、窗位小的气腹窗，才能更加清晰地显示病变，有时可用肺窗显示。肠道憩室表现为混杂气体密度的类圆形囊袋状外凸影；缺血性肠病肠壁下可见"串珠状"分布积气影，并随体位变化而移动，同时可合并较宽大的气液平面（图2-4-8）；肠壁气囊肿可位于黏膜下、浆膜下或混合存在，表现为多发小囊状、簇状或条状积气区，并有薄囊壁，可散在或融合分布，成人多位于结肠（图2-4-9）；胃肠壁外局限性

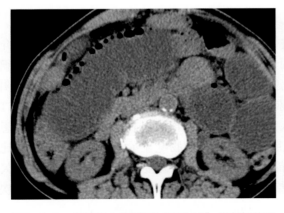
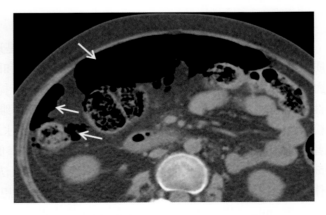

图2-4-8 肠壁缺血肠壁下"串珠状"分布气体影　　图2-4-9 肠壁气囊肿

小气泡征在消化道穿孔定位诊断中有重要价值，周围常伴有渗出，较多气体积聚可形成广泛游离气腹。

2）脂肪密度：脂肪晕征（fat halo sign）指增厚的分三层的肠壁中，中间层呈极低的脂肪样密度。常见于：克罗恩病患者，通常提示病变的慢性过程[5]；乳糜泻患者十二指肠和空肠肠壁可出现脂肪密度[6]；部分接受化疗的患者短期内也可出现肠壁脂肪晕征。需注意的是，在正常无症状人群中也可见到脂肪晕征，常位于末段回肠或未充分扩张的肠管，但通常脂肪密度层不超过 1mm（图 2-4-10）[5]。肠壁的局限性脂肪密度可见于脂肪瘤（图 2-4-11）。

3）高密度：肠腔内高密度通常为异物所致，肠壁散在点状钙化可见于肠道血管瘤（图 2-4-12）。

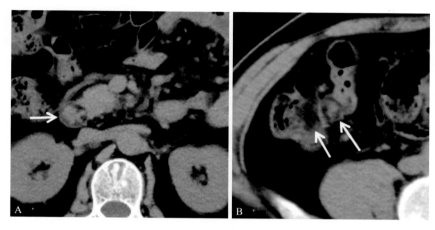

图2-4-10 正常人肠壁脂肪晕征
A. 十二指肠降段肠壁黏膜下脂肪密度；B. 末段回肠及回盲部黏膜下脂肪密度。

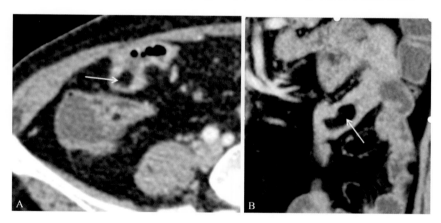

图2-4-11 小肠脂肪瘤

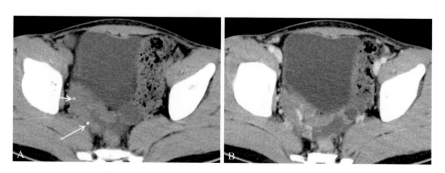

图2-4-12 小肠血管瘤
A. CT 平扫盆腔内小肠肠壁增厚，其内多发点状钙化（箭头）；B. 静脉期增厚的肠壁边缘结节状强化。

脂肪抑制 T_2 序列或低 b 值磁共振弥散成像（b 值 0~20s/mm²），正常肠壁呈低信号，伴有肠壁增厚的中等高信号强度层可能与黏膜或黏膜下水肿有关，往往提示克罗恩病处于活动期。纤维化壁增厚通常在 T_2 加权图像上具有低 - 中等的信号强度，MR 成像可将水肿与纤维化壁增厚区分开（图2-4-13）。而这些变化在 CT 上均呈现非特异性的低密度。

（2）肠壁异常强化：肠壁异常强化指在多层螺旋 CT 小肠造影及 MR 小肠造影的增强图像中，病变节段肠壁充盈良好的情况下，其强化较邻近正常肠壁增高或减低，评价小肠肠壁强化的最佳时相——肠道期（静脉注射对比剂后延迟 45~50 秒）或门静脉期（静脉注射对比剂后延迟 60~70 秒）[3]。小肠血管畸形通常表现为动脉期黏膜层局

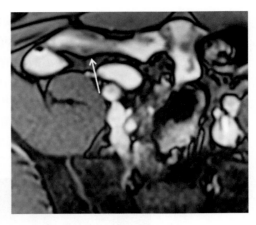

图2-4-13　MRE T_2脂肪抑制序列显示增厚的小肠壁内中高信号，提示肠壁水肿

限性异常强化灶，薄层图像显示率更高，结合血管重建技术可更清晰显示供血动脉、畸形血管和引流静脉早显（图 2-4-14）。肠道炎症性病变由于局部血管增多及充血状态表现为肠壁强化增高，其异常强化可环周或非对称性，小肠克罗恩病常表现为系膜侧肠壁强化增高（图 2-4-15）。肠道急性缺血坏死表现为肠壁黏膜面强化减低或无强化（图 2-4-16），但缺血性节段也可能由于血管通透性改变和静脉血回流延迟表现为强化增高。肿瘤性病变可因肿瘤血供

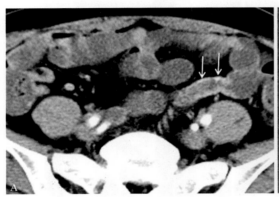
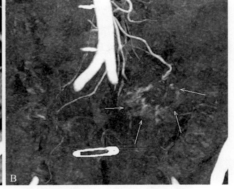

图2-4-14　小肠血管畸形
A. 动脉期肠壁多发点状异常强化；B.MIP 图像显示局部血管畸形更清晰。

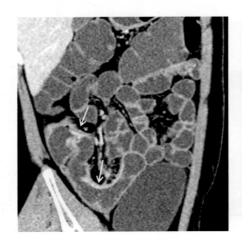
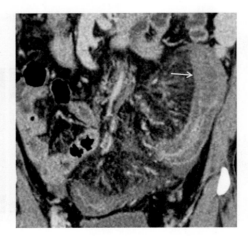

图2-4-15　克罗恩病肠壁系膜侧受累，异常强化　　　　图2-4-16　肠急性缺血局部肠壁无强化

不同呈不同强化特点，肠道神经内分泌肿瘤和间质肿瘤通常表现为明显强化的肿物，肠道腺癌通常呈中度强化，肠道淋巴瘤通常为轻-中度均匀强化（图2-4-17）。

（3）肠壁分层：指肠壁内层（2层）强化增高，或内层及外层（3层）强化增高（图2-4-18）。克罗恩病患者肠壁分层强化可能由于存在黏膜下水肿，肉芽组织，壁内脂肪沉积、纤维化或炎症浸润。可能由于MR软组织分辨力高于CT，肠壁分3层强化在MR小肠造影中更常见。肠壁分层除了克罗恩病外，还可见于感染、缺血、肠壁纤维化、浸润性病变、胶原沉积或肠休克。

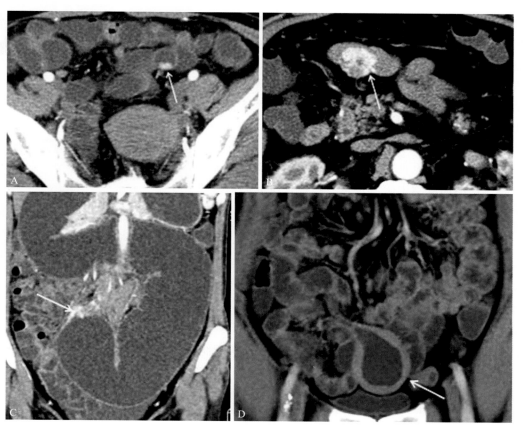

图2-4-17 小肠肿瘤性病变
A.神经内分泌肿瘤；B.间质肿瘤；C.腺癌；D.淋巴瘤。

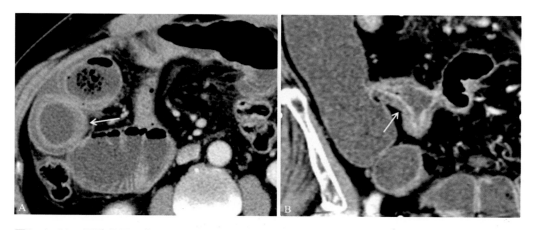

图2-4-18 肠壁分层强化
A.肠壁呈3层，内层黏膜面高强化，黏膜下层呈低密度，固有肌层及浆膜层呈高强化；B.肠壁呈2层，仅见黏膜面明显异常强化。

（4）肠壁增厚：肠壁增厚应测量充分扩张的肠段，选取最厚处或炎症最重的部位测量。根据肠壁厚度，分为轻度（3~5mm）、中度（>5~9mm）或重度（≥10mm）。如果肠壁厚度超过15mm，需排除其他疾病（如肿瘤），尤其是当肠壁增厚不对称或呈肿块样表现。

（5）肠腔狭窄：狭窄被定义为肠腔狭窄伴上游肠段扩张（肠腔直径≥3cm）。肠腔狭窄定义为管腔直径比正常相邻肠环减少至少50%。狭窄"移行带"可为肿瘤、肠套叠、肠扭转、疝、炎症或胆石症等，"移行带"未发现明确病变，则考虑粘连可能为梗阻原因（图2-4-19）。炎症性肠病患者肠腔狭窄经常伴发透壁性病变，所以如果发现狭窄伴有活动性炎症，需评估狭窄内或狭窄近端有无透壁性病变，比如瘘。

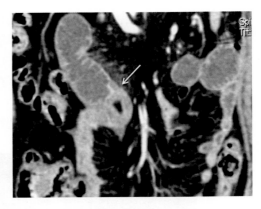

图2-4-19　肠梗阻移行带未见明确病变，提示肠粘连

狭窄不伴上游扩张（即<3cm）——可见于以下情况：狭窄段近侧出现瘘管或其他穿透性并发症，这可能会使上游小肠段减压，从而导致上游无扩张。另一种可能的情况是，如果紧邻有2个或多个狭窄部位，在这种情况下，远端狭窄部位可能由于流入的肠内容物减少而没有相关的上游扩张。

狭窄伴上游轻度扩张（3~4cm）——当出现狭窄时，大多数情况下上游肠段会有轻微的扩张（3~4cm）。由于这些狭窄已发生较长时间，其近端的小肠中可能出现小肠食糜或粪便（即小肠粪便征）（图2-4-20）。

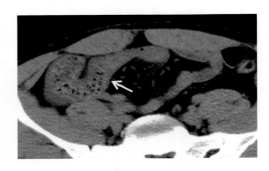

图2-4-20　小肠粪便征

狭窄伴上游中度-重度扩张（>4cm）——如果狭窄伴有中度-重度上游扩张（>4cm），则诊断小肠梗阻。

（6）溃疡：溃疡定义为肠壁腔内表面破裂，腔内内容物（例如口服对比剂）向肠壁扩展。根据定义，溃疡是局限在肠壁的缺损。这与窦道不同，窦道是肠壁中的缺陷，其延伸穿过浆膜进入肠系膜脂肪。

（7）扩散受限：扩散加权成像（diffusion weighted imaging，DWI）对于肠道炎性病变活动期及肠道肿瘤良恶性的评定有其独到的价值。克罗恩病中炎症活动表现为水分子在肠壁中的扩散受限（图2-4-21）。扩散受限的肠段在高b值扩散加权图像上具有高信号强度（即b值至少为$500s/mm^2$），在对应表观扩散系数（ADC）图上具有低信号强度。有人建议使用DWI序列来替代增强序列[7]。然而，值得一提的是，如果肠管扩张不充分，则可能会在弥散加权图像上显示出明显高信号，尤其是在

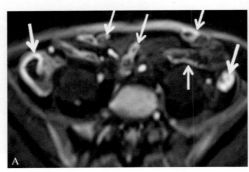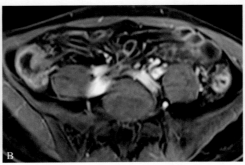

图2-4-21　DWI图像炎性肠壁扩散受限

A. DWI示升结肠、降结肠及小肠多节段高信号；B. T_1WI增强示相应节段肠壁强化增高。

空肠和大肠。因此，最好是结合常规对比增强的 T_1 加权和 / 或脂肪抑制的 T_2 加权 MR 图像信号特点来判断是否扩散受限，否则容易造成过度诊断[8]。

（8）囊袋样表现：憩室表现为肠壁囊袋样外凸影。克罗恩病囊袋样表现（也称假憩室样表现）指沿着肠段系膜对侧的宽基底的囊袋样外观，是由于急性或长期存在的肠壁炎症和 / 或纤维化引起的沿肠系膜侧缩短的结果（图 2-4-22）。

（9）动力减弱：虽然常规的 T_1 和 T_2 加权图像以及弥散加权图像是用于诊断和确定肠壁炎症严重程度的主要 MRI 序列，但不使用解痉药物进行的电影 MRI 可以识别肠蠕动降低，从而提高诊断肠壁炎症或狭窄的信心。同样，通过电影 MR 肠造影脉冲序列看到的正常小肠蠕动可确保 MR 肠造影发现是正常的。这在仅能摄入少量肠腔对比剂的有症状患者中进行 MR 小肠造影时特别有用，病变的肠蠕动不足。

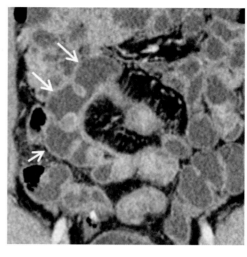

图 2-4-22 克罗恩病系膜侧受累，系膜对侧假憩室

2. 穿透性病变

（1）窦道：窦道定义为延伸至肠壁浆膜之外，但未到达邻近器官或皮肤的盲端通道。

（2）单纯性和复杂性瘘：单纯的瘘管定义为单个肠外通道，该肠道内可包含或不包含液体，将肠腔连接到另一种上皮表面。瘘管通常位于狭窄中部或近端，通常发生在活动性炎症狭窄的情况下。单纯的瘘管由它们连接的结构来命名，例如肠肠、肠结肠、肠膀胱、肠皮肤或直肠阴道瘘。复杂的瘘管定义为存在多个瘘管，并可能由于受影响的肠袢成角及粘连，小肠呈星芒状或苜蓿叶状的外观（图 2-4-23）。

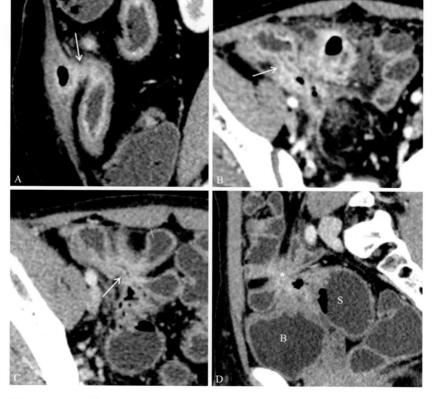

图 2-4-23 肠管瘘管
A. 小肠 – 腹壁瘘；B. 小肠 – 腹腔窦道；C. 多发小肠 – 小肠内瘘；D. 小肠 – 膀胱 – 乙状结肠瘘（B 为膀胱，S 为乙状结肠）。

（3）炎性肿块：炎性肿块定义为致密的肠系膜炎症，没有明确的液体成分或清晰的壁，其发生在炎症肠段附近。炎性肿块在 CT 小肠造影图像上常表现为模糊不清的软组织密度影，在 MR 小肠造影图像上表现为混杂信号强度，其内可以有脂肪信号（图 2-4-24）。

（4）脓肿：脓肿是由于形成完整的壁（内部有或没有气体）而在 CT 小肠造影或 MR 小肠造影图像表现为环形强化的含液体包块（图 2-4-25）。在 DWI 图像上，脓肿通常具有扩散受限的特点，在高 b 值图像上具有高信号强度（即 b 值至少为 500s/mm^2），而在相应 ADC 图上的信号强度较低。对于有静脉对比剂禁忌证的患者，进行 DWI 成像尤为重要。脓肿可发生在肠系膜、腹膜腔、腹膜后、体壁或直肠和 / 或肛周区域。

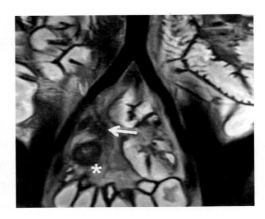

图2-4-24　炎性肿块

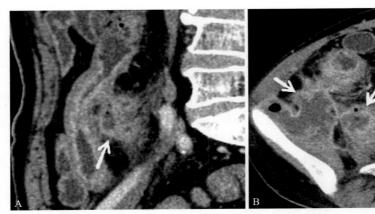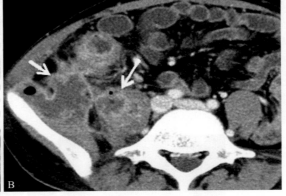

图2-4-25　脓肿

A. 末段回肠肠瘘，肠管周围脓肿形成；B. 右下腹小肠肠瘘，腰大肌及髂腰肌旁脓肿形成。

（5）游离穿孔：游离穿孔可表现为腹腔大量游离气体，可见于肠道溃疡、白塞病、胃肠道淋巴瘤等。穿透性克罗恩病穿孔部位经常出现慢性包裹，很少有穿透性克罗恩病导致腹膜内游离气体，需要进行手术评估的。

3. 与小肠疾病相关的肠系膜改变

（1）肠周脂肪密度增高：肠周水肿和 / 或炎症表现为在肠段附近的肠系膜脂肪 CT 值升高，在 MR 小肠造影图像上表现为 T$_2$ 加权信号强度增加。肠周炎症通常提示肠壁全层炎症的扩展。肠道淋巴瘤肠系膜受累时多表现为结节状肿块，腹膜后出现肿大淋巴结影，包绕肠系膜血管及其周围脂肪，形成三明治征（图 2-4-26）。

（2）木梳征：木梳征定义为病变肠段的供血动脉或引流静脉增粗，提示当前或先前存在肠道炎症（图 2-4-27）。

（3）纤维脂肪增生：纤维脂肪增生（有时称为脂肪爬行征）常发生于系膜侧，也可以环肠周。是指与病变肠段相邻的肠系膜脂肪组织增生，推移周围结构（图 2-4-28）。由于炎症细胞和体液的流入，与正常脂肪相比，肠系膜脂肪增生在 CT 小肠造影图像上密度增高，而在 T$_1$ 加权 MR 小肠造影图像上则信号强度稍有下降。纤维脂肪增生在炎症性肠病患者中比较多见。

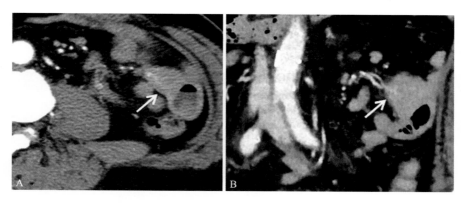

图2-4-26　淋巴瘤肠系膜三明治征

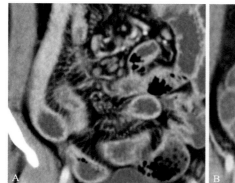

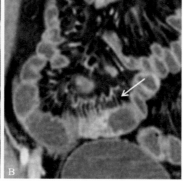

图2-4-27　木梳征

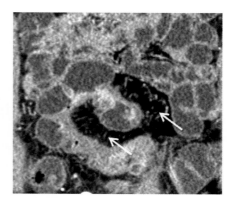

图2-4-28　克罗恩病病变肠道周围纤维脂肪增生

　　（4）肠系膜血管血栓形成和／或闭塞：肠系膜静脉血栓形成和／或闭塞表现为肠系膜动脉或静脉充盈缺损。黏膜下水肿、出血、肠壁增厚、肠系膜水肿、腹水多见于肠系膜静脉血栓，且易继发动脉痉挛（图2-4-29）。炎症性肠病肠系膜静脉血栓通常发生在炎症肠段附近。急性时，腔内血栓通常引起静脉增粗。慢性时，肠系膜中央静脉可能变窄或中断，导致侧支肠系膜血管扩张和／或小肠静脉曲张。门静脉主干闭塞慢性期可表现为门静脉海绵样变。

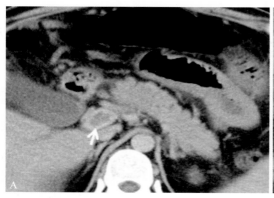

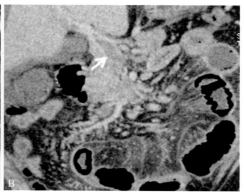

图2-4-29　门静脉主干血栓形成

A.门静脉主干充盈缺损，小肠肠壁增厚，肠腔增宽，肠系膜水肿；B.冠状位重建显示门静脉主干充盈缺损，肠系膜水肿。

（5）肠系膜血管或门静脉内积气：小泡样肠壁内积气和单独门静脉内积气多提示肠壁部分缺血，而带状肠壁内积气合并门静脉内积气与肠壁全层坏死高度相关（图2-4-30）。

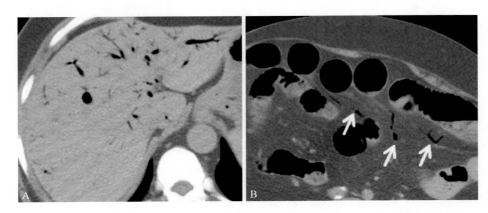

图2-4-30　门静脉系统积气

A. 门静脉肝内分支走行多发气体密度影；B. 肠系膜静脉属支内气体密度。

（6）淋巴结增大：肠系膜淋巴结在短轴上测量。在克罗恩病中，短轴直径达1~1.5cm的肠系膜淋巴结肿大是常见现象，通常是反应性增大，克罗恩病中淋巴结坏死文献中未见报道。淋巴结肿大伴中心坏死常见于结核、顽固性乳糜泻、Whipple病及恶性肿瘤等（图2-4-31）。虽然淋巴结坏死在肠结核中的敏感性大约只有23%，当克罗恩病与肠结核之间诊断困难时，坏死淋巴结的存在将提示肠结核[9]。

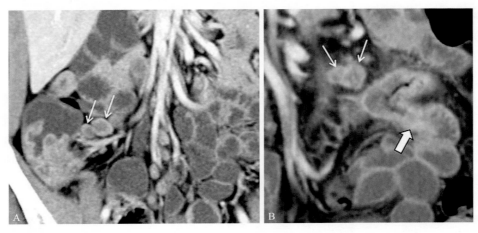

图2-4-31　淋巴结中心坏死

A. 回盲部肠结核，邻近淋巴结环形强化；B. 空肠未分化癌，淋巴结转移，呈环形强化。

（7）腹膜增厚：结核性腹膜炎腹膜均匀增厚，表面光滑或呈小结节状（图2-4-32）；癌性腹膜炎为不规则或结节样增厚；硬化性腹膜炎多发生于长期腹膜透析、腹腔化疗、腹部手术、肝硬化腹腔积液及长期服用β受体阻滞剂等患者。

四、小肠放射影像学的未来展望

在小肠疾病诊治过程中，无论是X线造影，还是横断面的CT和磁共振检查，主要提供的都是形态学信息，而近年逐渐发展的功能成像方法如CT灌注成像、CT能谱成像、磁共振弥散

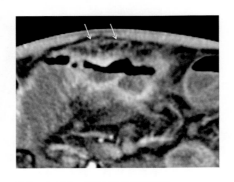

图2-4-32　肠结核腹膜增厚

加权成像、磁共振电影成像、磁共振弹力成像、磁共振灌注成像等，在小肠疾病研究中逐渐开展并显现成果，主要用于肠道肿瘤性病变术前定性分析，淋巴结转移判断、肠道炎症性疾病病因分析以及肠道纤维化测量等方面。在图像分析方面，纹理分析、深度学习逐渐被寄予厚望，各种研究随之迅速增加，并显示出有较好的潜力[10-11]。

（刘　炜）

参考文献

[1]　LAW R, VARAYIL J E, WONGKEESONG L M, et al. Assessment of multi-modality evaluations of obscure gastrointestinal bleeding [J]. World J Gastroenterol, 2017, 23(4): 614-621.

[2]　GUGLIELMO F F, ANUPINDI S A, FLETCHER J G, et al. Small Bowel Crohn Disease at CT and MR Enterography: Imaging Atlas and Glossary of Terms [J]. Radiographics, 2020, 40(2): 354-375.

[3]　BAKER M E, HARA A K, PLATT J F, et al. CT enterography for Crohn's disease: optimal technique and imaging issues [J]. Abdom Imaging, 2015, 40(5): 938-952.

[4]　金征宇. 医学影像学［M］. 北京：人民卫生出版社，2005.

[5]　WITTENBERG J, HARISINGHANI M G, JHAVERI K, et al. Algorithmic approach to CT diagnosis of the abnormal bowel wall [J]. Radiographics, 2002, 22(5): 1093-1107.

[6]　SCHOLZ F J, BEHR S C, SCHEIREY C D. intramural fat in the duodenum and proximal small intestine in patients with celiac disease [J]. AJR Am J Roentgenol, 2007, 189(4): 786-790.

[7]　KIM J S, JANG H Y, PARK S H, et al. MR enterography assessment of bowel inflammation severity in Crohn disease using the MR index of activity score: modifying roles of DWI and effects of contrast phases [J]. AJR Am J Roentgenol, 2017, 208(5): 1022-1029.

[8]　CHOI S H, KIM K W, LEE J Y, et al. Diffusion-weighted magnetic resonance enterography for evaluating bowel inflammation in Crohn's disease: a systematic review and meta-analysis [J]. Inflamm Bowel Dis, 2016, 22(3): 669-679.

[9]　KEDIA S, SHARMA R, SREENIVAS V, et al. Accuracy of computed tomographic features in differentiating intestinal tuberculosis from Crohn's disease: a systematic review with meta-analysis [J]. Intest Res, 2017, 15(2): 149-159.

[10]　MAHAPATRA D, VOS F M, BUHMANN J M. Active learning based segmentation of Crohns disease from abdominal MRI [J]. Comput Methods Programs Biomed, 2016, 128: 75-85.

[11]　DHYANI M, JOSHI N, BEMELMAN W A, et al. Challenges in IBD Research: Novel Technologies [J]. Inflamm Bowel Dis, 2019, 25(Suppl 2): S24-S30.

第五章　小肠超声检查

超声显像是腹部实质性器官疾病的首选影像学检查方法，广泛应用于肝胆、泌尿、生殖系统等疾病的诊查，在临床诊治过程中发挥了重要的作用。随着超声成像技术的发展以及影像科医师对各种胃肠道疾病超声表现的逐渐熟悉，经腹胃肠道超声检查逐渐开展并日益普及。

与内镜和放射学检查相比，超声检查的优势在于能以无创、无辐射的方式评估肠道炎症、肿瘤性病变对肠壁及其周围组织的累及，对病情的充分评估和监测具有重要价值。但超声检查也有明显的局限性，如无法连续性显示整个消化道，病变超声特征缺乏特异性，超声图像的获取和解读都高度依赖于操作医师等。此外，对于胃肠道内气体较多或者肥胖患者，超声显像效果欠佳，难以满足诊断需求。

一、检查设备

小肠经腹部超声检查需首先以 3～5MHz 凸阵探头扫查全腹，以初步了解小肠病变部位和范围，随后切换至 4～13MHz 高频线阵探头着重观察病变区域肠管结构。低频探头具有较好的穿透力，有利于显示深部肠管；高频探头则具有良好的分辨率，便于对表浅肠管的观察。

二、检查前准备

进食可增加肠腔内气体，超声检查多在餐前进行。然而检查前准备并非一成不变，应视病情不同而异：如急腹症患者，餐后状态也不妨碍肠道超声的初步探查；当肠腔内气体较多时，可嘱患者饮用适量对比剂（500～2 000ml 水或稀释的甘露醇溶液）充盈肠腔，在无回声对比剂衬托下，可更清晰地观察肠壁结构及有无肠腔狭窄（图 2-5-1）。

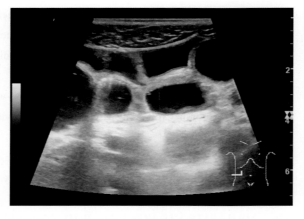

图2-5-1　正常小肠：肠壁层次清楚，厚薄均匀，肠腔内充盈极低回声对比剂

三、检查方法

常规的小肠超声检查通常按一定顺序进行，例如从右下腹（即回盲部）开始，自右向左、自上而下扫查全腹肠管。在急腹症时，特别是当腹部有明确的疼痛部位时，检查应从患者所诉最疼痛的区域开始，重点扫查该部位以寻找病因，随后全面评估腹腔其余肠管的情况。例如，对急性右下腹疼痛的患者，除了观察阑尾是否肿大、局部有无积液外，还应扫查全部小肠，观察有无肠壁增厚，以排除累及阑尾的克罗恩病可能。

四、超声造影

随着超声仪器的进步和经静脉超声造影剂的问世，超声造影技术已在临床广泛开展，显著提高了超声影像的诊断能力，在肝脏局灶性病变定性诊断方面可以达到与增强 CT 或 MRI 相当的水平。近年来，超声造影技术在肠道疾病诊断中取得了一定效果，已成为肠道疾病评估中的重要技术方法。超声造影评价肠壁血流动力学有效性的研究已有报道。根据欧洲超声医学与生物学联合会的超声造影指南[1]，肠道超声造影所用的探头频率需 ≥ 7.5MHz，每次注射造影剂（SonoVue）用量为 2.4～4.8ml。经肘静脉团注后，造影剂于 10～20 秒到达肠壁，于 30～40 秒达峰值（动脉期），随后的静脉期持续 30～120 秒。在超声造影过程中，需着重观察肠壁及肠周系膜的增强方式。除了定性观察肠管增强特点外，通过超声设备搭载的定量分析软件或脱机版定量软件对肠壁的增强水平进行定量测量，获得时间、强度等一系列定量参数，更加客观地了解肠壁的血流灌注状态。

五、弹性成像

弹性成像是近年超声成像技术的又一标志性进展，通过超声技术检测目标组织的弹性或硬度，并以图像或定量数值的形式表达硬度信息。目前弹性成像技术主要分为应变成像和剪切波成像两大类。前者使用外力或心血管搏动对目标组织加压，用超声波检测组织位移和形变的大小，通过函数运算得出组织的硬度信息。后者则是通过超声探头发射高能脉冲波或一系列连续低能超声，去激发目标组织产生横向移动的剪切波，然后通过测量剪切波在组织内的传导速度来计算组织的硬度。弹性成像除可得出硬度数值外，还可与 B 超图像叠加，通过"软-硬"彩色或灰阶图显示出直观的硬度信息。目前，弹性成像技术已用于炎症性肠病时病变肠管狭窄性质的判断，可获得炎症性或纤维性狭窄鉴别诊断的辅助信息。

六、观察要点

超声检查评估小肠主要特征包括厚度、层次、血流、蠕动、弹性、肠腔直径及肠系膜等。

1. 肠壁厚度　观察肠壁厚度是小肠超声检查的重点，在所有肠道超声特征中，这是唯一相对客观的定量参数。测量肠壁厚度时尽量使用高频探头，以便清晰显示肠壁边界。厚度测量应从外部的高回声层（浆膜层与肠系膜的分界）测量至最内部的高回声层（肠腔与黏膜层之间的界面）。测量时需在同一肠段的横切面和纵切面进行反复测量，并尽量避开肠袢蠕动、收缩，以免高估肠壁厚度。正常的小肠肠壁厚度一般不超过 3mm。绝大多数研究[2]设定正常肠管与病变肠管（尤其是炎性疾病）的肠壁厚度阈值是 3～4mm。

2. 肠壁层次和形态　在成像条件良好的情况下，高频探头获得的正常肠壁超声图像表现为层次清晰、回声高低相间的五层结构。每一层代表不同组织结构之间的分界。从肠腔内侧面开始，第一层（高回声）为肠腔与黏膜层的界面；第二层（低回声）是黏膜层和黏膜肌层；第三层（高回声）为黏膜下层；第四层（低回声）是固有肌层；第五层（高回声）也就是最外层，是浆膜层与肠系膜的界面（图 2-5-2）[3]。事实上，超声图像的分层和组织学分层并非严格匹配，然而它们的对应关系可用于一些疾病的分期；而一个或多个层次的消失或中断，往往提示某些疾病的存在（如肿瘤、溃疡等）。另外，正常小肠壁的皱褶结构，可用来鉴别小肠与大肠，这些结构也有助于部分疾病的诊断，如绒毛萎缩患者（乳糜泻患者）的褶皱数明显减少[4]。

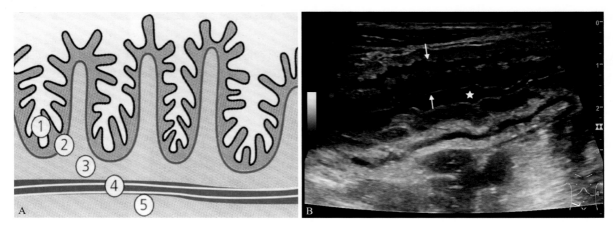

图2-5-2　肠壁五层结构

A.①～⑤分别是黏膜层与肠腔界面、黏膜及黏膜肌层、黏膜下层、固有肌层及浆膜层与肠周组织界面；B. 小肠肠壁增厚，肠壁层次清晰，与示意图对应，箭头示前壁厚度的测量位置，星号示肠腔位置。

3. **肠壁血流**　彩色或能量多普勒超声和超声造影技术是评估肠壁血流灌注状况的主要手段，可有效显示炎症累及肠管和肠道肿物内的新生血管。彩色和能量多普勒通常可以评估直径100μm以上、血流速度1mm/s以上血管的血流灌注。相对于彩色多普勒，能量多普勒对低速血流检测敏感性更高且不受血流方向影响，目前普遍采用能量多普勒模式下的肠壁血流Limberg分级来对病变肠壁血供进行半定量评价[5]：① Limberg 0级：正常肠壁，血流信号稀少；② Limberg Ⅰ级：肠壁增厚，血流信号稀少；③ Limberg Ⅱ级：增厚的肠壁内可检测到短棒状血流信号；④ Limberg Ⅲ级：增厚的肠壁内可检测到长条状血流信号；⑤ Limberg Ⅳ级：增厚的肠壁内检测到长条状血流信号，且延续至肠周系膜组织（图2-5-3）。另外，亦有研究尝试分析胃肠道供血动脉（腹腔干、肠系膜上动脉、肠系膜下动脉）的多普勒频谱血流参数与肠壁血流灌注及炎性疾病活动程度之间的关系，但尚缺乏支持两者相关性的数据。彩色和能量多普勒虽能显示肠壁血流信号增多，但是对微循环血流检验的敏感性仍不理想。毛细血管和直径< 20μm小血管的血流灌注特征可使用超声造影来评估。超声造影技术运用第二代超声造影剂微泡和低机械指数造影剂特异性成像技术，能够实时显示靶器官微循环灌注情况，大大提高了超声对病变肠壁血供状态评估的准确性。

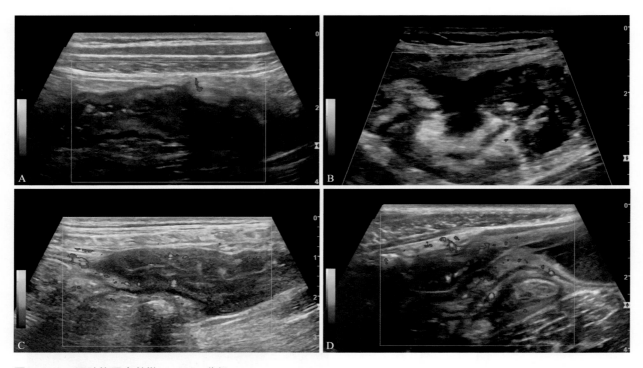

图2-5-3　肠壁能量多普勒Limberg分级
A. Limberg Ⅰ级，增厚的肠壁上几乎没有血流信号；B. Limberg Ⅱ级，增厚的肠壁可见点状血流信号；C. Limberg Ⅲ级，增厚的肠壁可见条状血流信号；D. Limberg Ⅳ级，增厚的肠壁可见条状血流信号且延伸至肠周组织。

4. **肠腔直径**　肠腔直径可因解剖部位、进食状态以及肠道功能而变化。即使在食物或造影剂充盈管腔后，正常小肠肠管直径通常< 30mm，结肠< 50mm。当超过上述范围时，需要警惕有无合并远端肠腔狭窄或梗阻情况，但也提示存在其他病理状态的可能，如乳糜泻、吸收障碍、肠麻痹等。

5. **蠕动和弹性**　目前对于肠管蠕动评估是主观的，但仍然是肠道超声检查的重要组成部分。判断蠕动的存在与否可鉴别肠道和其他结构，如阑尾、腹腔包裹性积液等，同时会受到肠管在腹腔内深度的影响。超声弹性成像技术已能进行组织或器官硬度的评价，并可获得关于组织硬度的定性和定量资料，在一定程度上可区别克罗恩病中炎症性狭窄与纤维性狭窄，但尚未被推荐常规使用。

6. **肠系膜**　肠系膜在超声上表现为肠管周围的稍低回声组织，厚7 ~ 12mm。在炎症性肠病时，肠系膜内脂肪组织堆积，系膜明显增厚、回声增强，内部常见多发肿大淋巴结，甚至出现肠瘘、脓肿等相关并发症表现。

七、临床应用

（一）克罗恩病

超声检查在部分胃肠道疾病诊查中的作用已获认可，但对于克罗恩病的评估，超声检查所起到的作用相对被低估。在一项纳入了 249 例临床疑诊克罗恩病患者的研究中，肠道超声对克罗恩病诊断的敏感性达 94%，特异性达 97%，可成为临床怀疑克罗恩病时首选的影像学手段[6]。

1. 克罗恩病常见超声表现

（1）二维超声表现：①节段性肠壁增厚，多表现为全层增厚，以黏膜下层和肌层增厚为著（图2-5-4）。②肠壁层次部分或全部消失或紊乱，为透壁水肿、炎症或纤维化的表现。③肠管蠕动减弱或消失。④肠腔狭窄，见于 8% 的小肠克罗恩病患者。在疾病早期和活跃期，肠壁增厚伴狭窄常为肠壁水肿或痉挛所致。随着疾病进展，肠壁的纤维化及瘢痕形成会导致永久性狭窄。超声下可见狭窄段肠壁僵硬，狭窄近端的肠管扩张（图2-5-5）。⑤肠周脂肪爬行，透壁炎症导致相邻肠系膜水肿或纤维化，周围脂肪呈指状突起，并匍匐于肠壁的浆膜层，最终包绕整个肠段。超声下表现为肠壁横断面外包绕的高回声脂肪组织（图2-5-6）。⑥肠系膜淋巴结肿大，表现为肠周边缘规则、椭圆形、均匀低回声结节。成人淋巴结短径＞4mm、儿童淋巴结短径＞8mm 被认为是异常肿大的淋巴结（图2-5-7）。⑦肠黏膜异常，如深大溃疡（图2-5-8）、炎性息肉。黏膜异常并非超声观察的重点，但是当深大溃疡内含有强回声气体时容易被发现，而肠管充满液体时炎性息肉也清晰可见。

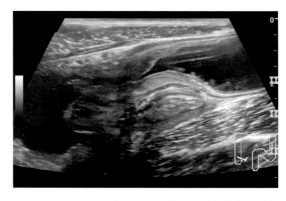

图2-5-4 克罗恩病小肠肠壁增厚，以黏膜及黏膜下层增厚为主

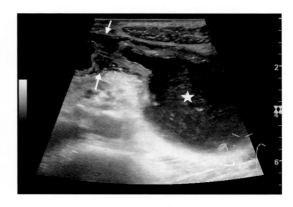

图2-5-5 克罗恩病合并肠腔狭窄（箭头），近端肠管扩张（星号）

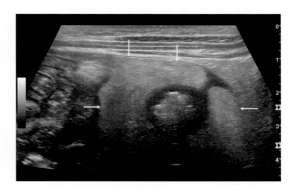

图2-5-6 克罗恩病肠周脂肪包绕（箭头）

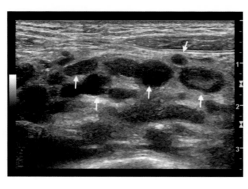

图2-5-7 肠系膜内多发肿大淋巴结（箭头）

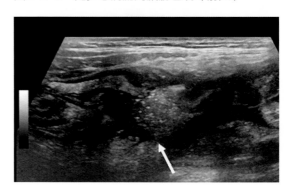

图2-5-8 克罗恩病并深大溃疡（箭头）

（2）能量多普勒评估肠壁血供情况：Limberg Ⅰ～Ⅱ级提示血供不丰富，病变相对稳定；Limberg Ⅲ～Ⅳ级提示血供较丰富，炎症活动明显。

（3）超声造影联合定量分析可对肠壁血流状况进行精准评价，对克罗恩病患者病变肠壁炎症活动度评估的准确性和特异性可达 90% 以上，同时也可判断狭窄性质（炎症性或纤维性）、评估药物治疗后反应甚至预测复发风险[7]。通过定性观察肠壁增强模式，可将其分为下列类型：①肠壁呈低增强或无增强。②肠壁仅黏膜下层高增强（包括或不包括黏膜层）（图 2-5-9A）。③肠壁全层高增强（图2-5-9B）：一种为从内向外增强（自黏膜层向浆膜层方向）；另一种为从外向内增强（自浆膜层向黏膜层方向）。研究显示，局限在黏膜下层的增强模式反映了急性炎症期的改变，当疾病慢性进展，增强开始累及全层肠壁；而外向内的增强模式可能与肠壁纤维化有关[8]。

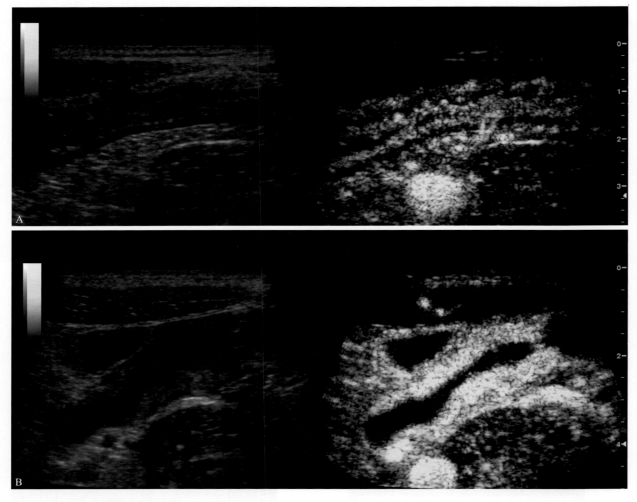

图2-5-9　克罗恩病肠壁超声造影
A. 黏膜层及黏膜下层增强；B. 肠壁全层增强。

2. 常见并发症

（1）炎性包块：多见于肠系膜或肠间隙，其中以腹腔脓肿及蜂窝织炎最常见。当包块边界不清，周边缺乏明确的肠壁结构、内部无液化时，多考虑蜂窝织炎（图 2-5-10A）；脓肿多呈厚壁结构，其中包含液体或高回声杂质（图 2-5-10B）。

（2）肠瘘：是克罗恩病的特征性表现，由透壁性病变发展所致。进展期克罗恩病患者约有 1/3 合并肠瘘。当瘘管末端闭塞，则形成脓肿，如腹腔脓肿、肌间脓肿等；若瘘管末端和另一段肠管相通，

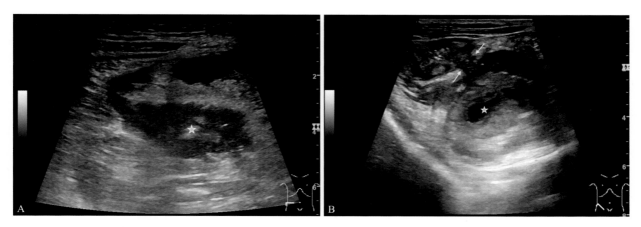

图2-5-10 克罗恩病并肠周炎性包块
A.右中腹肠周蜂窝织炎（星号）；B.右下腹肠瘘（箭头）并肠周脓肿（星号）形成。

则形成肠间瘘；瘘管末端尚可与其他空腔脏器相通，以膀胱最常见；瘘管开口于腹壁则形成肠皮瘘，发生率为8%～21%，常见于手术区。瘘管在超声下呈低回声的管道样结构（图2-5-11），当瘘管内有气体时可呈高回声或混合回声。肠管蠕动或受挤压时，若观察到有内容物通过，可大大提高瘘管诊断的准确率。

3. 小肠超声在克罗恩病中应用价值 肠道超声主要通过测量肠壁厚度和能量多普勒模式下对肠壁血流进行Limberg分型来评估疾病

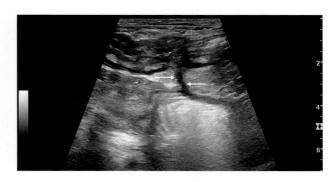

图2-5-11 克罗恩病并肠瘘（箭头）

炎症活动度，与临床和内镜评分相比，超声判断疾病炎症活动程度的敏感性和特异性分别为85%和91%[9]。超声造影技术可以进一步以定性或定量方式清晰地显示病变肠壁血供状态，从而进一步提高判断炎症活动度的敏感性（93%）[8]。

克罗恩病常合并多种并发症，其中狭窄、瘘管及腹腔脓肿的检出有赖于影像学检查。超声在诊断狭窄方面的敏感性为79%，特异性达92%；小肠超声检查时，通过肠腔适当充盈液体对比剂，可以进一步提高诊断的准确性[10]。虽然部分研究表明超声造影和弹性成像有助于鉴别炎症性和纤维性狭窄，但在组织学上炎症性和纤维性成分常同时存在，其差别则是两者的构成比不同。

超声对腹腔脓肿和瘘管诊断敏感性分别为84%和74%，特异性为95%和93%[10]，两者发生在盆腔深部时，超声的判断能力会受到影响，还需要结合CT或MR进行全面评估。克罗恩病合并腹腔炎性包块是影像学诊断的难题，在常规超声甚至在CT或MRI上要鉴别蜂窝织炎与脓肿有时并非容易，而准确判断包块性质对于临床诊疗决策至关重要。一项纳入57个炎性包块的研究表明，以手术或经皮穿刺引流结果为"金标准"，超声造影在鉴别包块性质上的敏感性、特异性及准确性分别达到97%、100%及98%，并且具有良好的检查者间一致性[11]。超声造影通过对腹腔炎性包块内液化情况判断，有助于蜂窝织炎与脓肿的鉴别诊断，同时可根据需要行超声引导下的介入治疗。

此外，超声还可以对克罗恩病药物治疗效果进行评估。研究表明，治疗后超声指标如肠壁厚度、肠周脂肪增生及肠壁血流的变化与血清C反应蛋白及内镜下黏膜愈合间相关性良好[12-13]。

（二）肠结核

回盲部是肠结核最常见的发病部位。超声可作为可疑或复发性肠结核患者的初筛检查，其常见的超声表现有：

1. **肠壁增厚**　病变肠壁弥漫性、均匀向心性、环绕全肠周的增厚（图2-5-12）。肠结核弥漫性肠壁增厚有别于克罗恩病的跳跃式分布的节段性增厚；均匀向心性增厚较偏心性增厚更常见。彩色及能量多普勒检测肠壁血流信号增加。

2. **肠腔狭窄**　在肠结核活跃期，肠壁增厚常伴发因水肿或痉挛引起的可逆性肠腔狭窄；后期随着肠壁纤维化及瘢痕形成，逐渐演变成永久性狭窄。

3. **肠系膜淋巴结肿大**　在肠结核活跃期，系膜淋巴结肿大很常见，主要位于回肠周围的系膜，也可见于门静脉和胰周及主动脉旁等区域。肿大的淋巴结在超声下呈圆形或卵圆形低回声结节、大小各异；有时内部会伴发钙化、坏死（图2-5-13）。

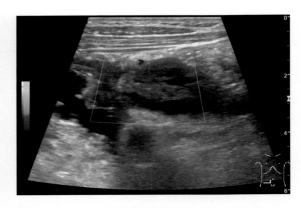

图2-5-12　肠结核肠壁增厚
回肠末段肠壁弥漫性、均匀向心性增厚。

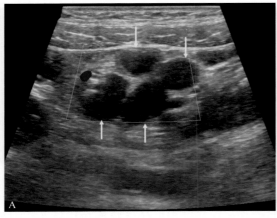
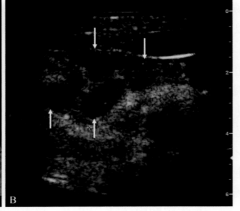

图2-5-13　肠结核肠周多发淋巴结肿大
A. 右下腹肠系膜多发淋巴结肿大，淋巴门消失；B. 超声造影显示肿大淋巴结无增强，提示坏死（箭头）。

4. **其他**　合并结核性腹膜炎时，可见腹水、网膜饼征、肠系膜增厚伴小肠襻纠集。网膜饼征定义为大网膜饼样弥漫性增厚，从胃大弯延伸至下腹部，超声上表现为弥漫性低回声或不均匀增厚的高回声。肠系膜增厚是由于水肿、淋巴结病变以及脂肪沉积所致。小肠襻纠集、固定和肠系膜条索状改变，类似从系膜根部发出的轮辐，即超声的辐射征。此征象也可见于肿瘤性腹膜累及，超声较难鉴别。

（三）小肠梗阻

肠道内大量气体可干扰超声扫查和显像，多数肠梗阻患者中超声检查的价值常不被认可。然而，当阻塞近段肠管扩张并充满液体时，超声以充满液体的肠道为透声窗，可很好地显示肠梗阻及其病因。超声检查具有无辐射、操作简便、价格便宜等优点，尤其适用于儿童、孕妇等肠梗阻患者的初步评估。

小肠梗阻有以下超声特点：①肠管扩张，空肠的环状皱襞可呈琴键征（图2-5-14），回肠则皱襞相对稀少；②机械性肠梗阻近端肠管蠕动增强，有时可见

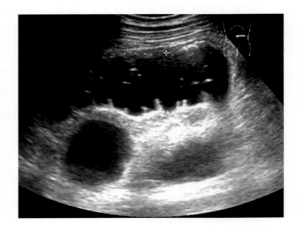

图2-5-14　肠梗阻近端空肠扩张，肠壁见琴键征

肠蠕动暂停，肠管内液体和含气内容物显示往返或旋转运动。

虽然超声检查对小肠梗阻诊断的敏感性和特异性分别高达 83% 和 100%，但对梗阻病因的鉴别能力较低，部分原因是在肠梗阻早期大量气体滞留肠腔内影响超声成像和观察[14]。此外，超声常无法直接诊断粘连性肠梗阻，也难以识别腹内疝和先天性纤维化等病因。

凭借敏感的血流信号检测能力，超声检查有助于评估梗阻后肠壁的血流灌注情况，从而协助判断有无绞窄的风险。当超声发现肠壁增厚、腹腔积液、机械性肠梗阻近端肠管蠕动减弱或消失、血流信号稀少等征象时，提示需要紧急手术治疗。

（四）肠套叠

超声检查凭借良好的软组织分辨力、动态观察以及敏感的血流检测能力等优势，诊断肠套叠的灵敏度和特异度分别高达 97.9%~100% 和 88%~97.8%[15]。

肠套叠的超声表现为：

1. 腹部所触及肿块处超声可探及低回声为主的包块，其横断面呈同心圆征或靶环征（图2-5-15A）。由外向内分为 4 层结构，最外层为均匀的低回声环带，为鞘部肠壁回声；中间低回声带由水肿增厚的反折壁及其与外壁间少量液体形成；其次内层为一强回声圆形光带，为肠腔和肠系膜回声；再内层又是一低回声环，为套入的肠壁回声；中心区为强回声或强弱混合回声，为肠腔黏膜及肠内容物回声。套叠处肠壁越厚，回声越低，表明肠壁水肿越严重。纵切套叠处包块，可呈套筒征改变（图2-5-15B），为多条平行排列的高、低相间回声带，系鞘部与套入部肠壁的浆膜及内部黏膜反折重叠所致。

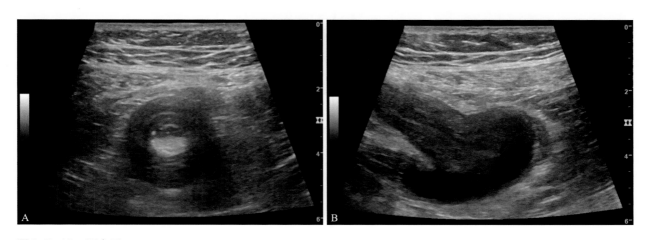

图2-5-15 肠套叠
A.横切面：肠管呈同心圆征改变；B.纵切面：肠管呈套筒征改变，局部肠壁水肿、增厚。

2. 由肿瘤引起的肠套叠，肠壁局限性增厚或部分突入肠腔内，造成肠腔局部狭窄，其近端扩张呈漏斗形，易形成肠套叠。近端肠管袖套样套入，呈多层平行、高低相间的回声带，远端可见肿块回声。

3. 肠套叠周围肠系膜可见淋巴结回声，腹腔内可见游离液性暗区。若套叠以上肠管排空受阻，可见肠梗阻表现。

4. 超声检查发现可疑肠套叠时，必须使用彩色或能量多普勒评估套叠处肠壁血供状况，套叠时间久、肠壁水肿严重时，套叠处肠壁血流信号减少甚至消失，这是临床诊治亟须了解的重要参考信息。

超声也可用于多数特发性儿童肠套叠的治疗。以往通常在 X 线下使用钡剂灌肠和空气灌肠来进行肠套叠复位。近年来，超声监控下水压复位已逐渐成为儿童肠套叠复位的优选方法，文献报道成功率为 71%~95%，并且并发症少[16]。实时动态且没有辐射暴露，也提高了该技术的可行性和接受度。

在确认肠套叠存在后，该技术通过饮用水、生理盐水或哈特曼氏溶液等灌肠进行水压复位。肠套叠的复位过程在超声监控下完成。超声显示肿物消失、液体反流入末端回肠和充盈液体的回肠等影像时，可确认完全复位。完全复位后间隔一段时间后重复进行超声评估，有助于排除套叠复发。

5. 小肠恶性肿瘤　小肠恶性肿瘤占所有胃肠道恶性肿瘤的 2%。腺癌是最常见的恶性肿瘤，最常见于十二指肠，表现为浸润肠壁的环形肿块或靶样病变（图 2-5-16），肠周可见淋巴结肿大。

淋巴瘤最常见于回肠及回盲部。小肠淋巴瘤在超声上多表现为实性低回声肿块或非对称性肠壁增厚（图 2-5-17A、B），常伴有腹腔淋巴结肿大；增厚的

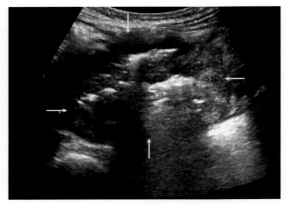

图2-5-16　小肠腺癌
十二指肠 – 近段空肠肠壁增厚，呈环形肿块（箭头）。

肠壁和肿块可引起肠套叠、肠腔狭窄或肠管扩张；肠周淋巴结受累表现为肿大、圆形的低回声结节（图 2-5-17C）。超声可用于引导细针经皮穿刺活检，以取得组织行病理检查。

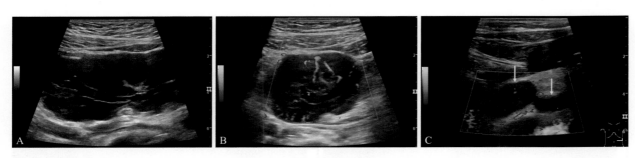

图2-5-17　小肠淋巴瘤
A. 回肠肠壁非对称性增厚，回声减低；B. 能量多普勒显示病变内丰富的血流信号；C. 腹腔淋巴结肿大（箭头）。

小肠间质瘤相对少见，多见于回肠。肿瘤起源于肌层，较小者可局限于壁内，也可向黏膜下生长突出于肠腔内，或向浆膜面生长突出于肠外，或呈哑铃状向腔内、外生长，并转移至肝脏或腹膜，瘤体一般较大（图 2-5-18）。超声检查呈不均匀低回声，较大者可伴有出血、坏死或囊性变，坏死或囊性变部分可与肠腔相通、内含气体或形成气液平面，彩色或能量多普勒显示肿物内血流丰富。

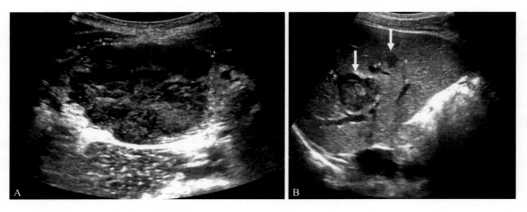

图2-5-18　小肠间质瘤并肝转移
A. 原发灶为右下腹低回声肿物（箭头），大小 89mm×52mm；B. 肝内见多个转移灶（箭头）。

　　小结：经腹肠道超声检查便捷、无创、无辐射，可成为内镜和放射学检查的重要补充手段，成为儿童、孕妇患者小肠检查的一线检查方法，在小肠疾病临床诊治过程中发挥更大作用。

（程文捷　刘广健）

参考文献

［1］PISCAGLIA F, NOLSØE C, DIETRICH C F, et al. The EFSUMB Guidelines and Recommendations on the Clinical Practice of Contrast Enhanced Ultrasound (CEUS): update 2011 on non-hepatic applications [J]. Ultraschall Med, 2012, 33(1): 33-59.

［2］FRAQUELLI M, COLLI A, CASAZZA G, et al. Role of US in detection of Crohn's disease: meta-analysis [J]. Radiology, 2005, 236(1): 95-101.

［3］NYLUND K, LEH S, IMMERVOLL H, et al. Crohn's disease: Comparison of in vitro ultrasonographic images and histology [J]. Scand J Gastroenterol, 2008, 43(6): 719-726.

［4］BARTUSEK D, VALEK V, HUSTY J, et al. Small bowel ultrasound in patients with celiac disease. Retrospective study [J]. Eur J Radiol, 2007, 63(2): 302-306.

［5］BRYANT R V, FRIEDMAN A B, WRIGHT E K, et al. Gastrointestinal ultrasound in inflammatory bowel disease: an underused resource with potential paradigm-changing application [J]. Gut, 2018, 67(5): 973-985.

［6］CASTIGLIONE F, MAINENTI P P, DE PALMA G D, et al. Noninvasive diagnosis of small bowel Crohn's disease: direct comparison of bowel sonography and magnetic resonance enterography [J]. Inflamm Bowel Dis, 2013, 19(5): 991-998.

［7］KUCHARZIK T, MAASER C. Intestinal ultrasound and management of small bowel Crohn's disease [J]. Therap Adv Gastroenterol, 2018, 11: 1-13.

［8］MA X, LI Y, JIA H, et al. Contrast-enhanced ultrasound in the diagnosis of patients suspected of having active Crohn's disease: meta-analysis [J]. Ultrasound Med Biol, 2015, 41(3): 659-668.

［9］CALABRESE E, MAASER C, ZORZI F, et al. Bowel Ultrasonography in the Management of Crohn's Disease. A Review with Recommendations of an International Panel of Experts [J]. Inflamm Bowel Dis, 2016, 22(5): 1168-1183.

［10］PANES J, BOUZAS R, CHAPARRO M, et al. Systematic review: the use of ultrasonography, computed tomography and magnetic resonance imaging for the diagnosis, assessment of activity and abdominal complications of Crohn's disease [J]. Aliment Pharmacol Ther, 2011, 34(2): 125-145.

［11］RIPOLLES T, MARTINEZ-PEREZ M J, PAREDES J M, et al. Contrast-enhanced ultrasound in the differentiation between phlegmon and abscess in Crohn's disease and other abdominal conditions [J]. Eur J Radiol, 2013, 82(10): e525-e531.

［12］KUCHARZIK T, WITTIG B M, HELWIG U, et al. Use of Intestinal Ultrasound to Monitor Crohn's Disease Activity [J]. Clin Gastroenterol Hepatol, 2017, 15(4): 535-542.

［13］MORENO N, RIPOLLES T, PAREDES J M, et al. Usefulness of abdominal ultrasonography in the analysis of endoscopic activity in patients with Crohn's disease: changes following treatment with immunomodulators and/or anti-TNF antibodies [J]. J Crohns Colitis, 2014, 8(9): 1079-1087.

［14］WALE A, PILCHER J. Current Role of Ultrasound in Small Bowel Imaging [J]. Semin Ultrasound CT MR, 2016, 37(4): 301-312.

［15］WEIHMILLER S N, BUONOMO C, BACHUR R. Risk stratification of children being evaluated for intussusception [J]. Pediatrics, 2011, 127(2): e296-e303.

［16］KHONG P L, PEH W C, LAM C H, et al. Ultrasound-guided hydrostatic reduction of childhood intussusception: technique and demonstration [J]. Radiographics, 2000, 20(5): E1.

第六章　小肠内镜检查

第 1 节　气囊辅助式小肠镜检查

经典意义上小肠包括十二指肠、空肠和回肠。内镜作为消化道黏膜病变最主要的检查手段,具有直观、清晰、可活检等诸多不可替代的优势,是诊断小肠疾病的核心手段。由于病变的部位、特征、范围等因素,临床上会选用不同的内镜工具,本节就各种内镜(主要是小肠内镜)特性和应用等问题作详细阐述。

一、上消化道内镜

前视式上消化道内镜是诊治上消化道疾病最常用的内镜工具,其检查范围通常仅能到达十二指肠降段,除了观察食管、胃、十二指肠球部外,操作者应常规抵达降部,看清十二指肠乳头开口及周围结构。有经验的内镜医师可通过调整内镜推进方式、改变患者体位,将内镜深入到十二指肠水平段或上升部。对于有胃大部手术史者,上消化道内镜可抵达空肠上段。侧视式十二指肠镜最有利于十二指肠乳头及周围病变的观察和处理。对于已行胃 / 小肠造瘘的患者,可根据不同的造瘘术式,选择更合适的内镜进行检查。

二、全结肠镜

常规全结肠镜检查时,应翻越回盲部进入小肠,并检查 20 ~ 30cm 的末端回肠。全结肠镜通过检查末端回肠,结合组织活检,对累及末端回肠的疾病(如肠结核、小肠克罗恩病、小肠白塞病、末端回肠淋巴滤泡增生性疾病等)有良好的诊断能力。对于结肠部分切除者,结肠镜可以更便利地观察末端回肠。末端回肠造口者,内镜可通过造口进入小肠进行相应观察,选用外径相对细小、镜身柔软的内镜(如儿童结肠镜、胃镜)在操作便利性和安全性上更有优势。

三、气囊辅助式小肠镜

21 世纪初,随着日本富士写真光机株式会社的双气囊电子小肠镜(double-balloon enteroscopy,DBE)问世和临床应用,小肠疾病的诊治水平才得以真正提高,整个消化道已不存在内镜的盲区。由于小肠结构的特殊性,普通内镜即使镜身长度增加,如没有特别辅助设备的协助,也不可能进入到深部小肠。既往推进式小肠镜最深可抵达十二指肠悬韧带下方 60 ~ 80cm(经口进镜)或回盲瓣上方 60cm 左右的回肠(经肛进镜)。双气囊小肠镜是日本消化内镜医师山本博德在深刻理解小肠结构和运动特殊性基础上的创造性发明。若干年以后,日本奥林巴斯公司推出了单气囊电子小肠镜(single-balloon enteroscopy,SBE)。上述两类需要借助外套管和头端气囊辅助才能进行深部小肠检查的内镜统称为气囊辅助式小肠镜(balloon-assisted enteroscopy,BAE)[1]。本文中关于小肠镜操作的相关描述,都是以双气囊小肠镜为标准进行的。近年来,在双气囊小肠内镜的原理和技术的基础上,通过改变镜身和外套管长度、加宽钳道内径等技术改进,演变出了多种类型双气囊内镜,如双气囊大肠镜、治疗型小肠内镜、儿童型双气囊小肠内镜等,以满足各种临床需求,包括操作难度高的全小肠检查、小肠息肉切除与支架治疗、各种胃肠道改道术后的内镜检查和 ERCP 操作等。各种类型气囊辅助式内镜的相关技术参数和用途详见表 2–6–1。

表 2-6-1 不同类别气囊辅助式内镜技术参数与用途

	型号	前段直径/mm	插入部直径/mm	内镜全长/mm	内镜孔径/mm	主要用途
双气囊内镜	EN-580XP	7.5	7.7	2 000	2.2	小肠疾病诊断
	EN-580T	9.4	9.3	2 000	3.2	小肠疾病治疗
	EI-530B	9.4	9.3	1 520	2.8	大肠/改道肠道疾病诊断或治疗
	EI-580BT	9.4	9.3	1 520	3.2	同上
单气囊内镜	SIF-Q260	9.2	9.2	2 000	2.0	小肠疾病诊断
	SIF-H290S	9.2	9.2	1 520	3.2	大肠/小肠疾病治疗

（一）气囊辅助式小肠镜基本组成和操作原理

双气囊电子内镜系统的基本组成包括图像处理机（主机）、内镜、外套管和气泵四个部分；内镜和外套管的前端各有一个气囊。内镜前端的气囊在使用前临时安装，外套管前端的气囊固定于外套管前部。整套设备安装和连接并非复杂，但确保安装后内镜、套管、气囊、气泵功能正常，是后续操作顺利进行的根本保障，任何细节都必须认真关注。

DBE 内镜的工作原理是将小肠肠段最大限度地套叠在外套管上，利用有效的套叠动作，不同气囊交叉放气与充气、外套管有效推进和反复钩拉的基本动作，使得内镜顺利地进入深部小肠。内镜镜身长度为 200cm，可有效套叠的肠管为 1.5～3.5m 甚至更长[2]。由于病变在小肠中的部位不同，DBE 的进镜可分为经口或经肛两种途径。

（二）气囊辅助式小肠镜的操作技巧

1. 经口/经肛进镜技巧和注意点　DBE 在安装完毕后，检查内镜及相关附件装置、气囊的完好性，向内镜和外套管之间的腔隙中灌注注射用水或润滑剂。经口操作时，先由操作者将内镜前端通过咽喉部进入食管，然后由助手负责提镜和继续插入。内镜前端抵达胃体时，应将胃部黏液湖内的液体吸尽，以防胃内液体向口咽部反流。当内镜抵达胃体后，方可将外套管滑入。每次助手要滑入外套管时，操作者应取直并固定镜身，确保外套管进入时内镜不跟进或移动。每次助手在前滑外套管时应格外小心，以免外套管过度前滑，造成内镜气囊移位或脱落。经口进镜时，外套管前部在抵达十二指肠水平段后方可首次充气，并使套管气囊与肠管壁有效固定。经口进镜，助手固定镜身与外套管时，可借助托架固定镜身，便于顺利插镜[3]。

经肛进镜操作时助手先将内镜插入肛门，并在插入约 40cm 时，将外套管沿内镜插入，并将外套管前端的气囊充气后，把外套管和内镜缓慢后退，取直内镜和外套管，避免在乙状结肠结袢、扭曲。然后，操作者将内镜以转镜方式前插，并不断重复上述过程。内镜与外套管在整个结肠中的推进与取直时，主要依靠外套管气囊充气后的固定。内镜头端气囊通常较小，即使在充分充气状态下都无法触及结肠壁，因此无法在结肠内起到充气固定作用。当内镜和外套管前端均抵达回盲部时，将外套管头端气囊充气，使其与升结肠肠管固定，尽量拉直内镜和外套管（初学者应在 X 线透视下完成此动作），使内镜前端距肛门约为 60cm（X 线下可见内镜与外套管呈 "?" 形，即构建同心圆）[4]。继续保持外套管球囊充气状态，操作者设法将内镜插过回盲瓣进入末端回肠。

内镜进入回肠后的上行过程与经口进镜内镜在小肠中的操作过程相同，此时内镜气囊充气到最大值时可触及小肠壁发挥固定作用。下腹部手术史（如阑尾、子宫附件、前列腺、结肠等手术）会增加同心圆构建的难度，对进镜深度有明显影响[5]。在结肠过长、腹部手术造成进镜不畅时，可采用结肠镜操作时的各种辅助方法，即手掌按压、改变体位、加用解痉药物等。腹部加压的部位通常位于内镜易结袢隆起的部位或通过 X 线透视观察来确定。经肛进镜时，肠道内的残留液体会反流入外套管与镜身间的间隙，造成内镜与外套管间的阻力增加，使插镜困难。操作者应对检查者的肠道准备工作高度重视。

2. 小肠镜在深部小肠的操作技巧　内镜下并没有空回肠的解剖分界线，从肉眼观察上，空回肠存在一定的区别，空肠管腔相对较宽，回肠较窄，在手术中可以看到，空肠上部肠腔的宽度是末端回肠的1倍；其次，空肠的环形皱襞较高大、间距更近，而回肠皱襞短小、间距长（图2-6-1）。

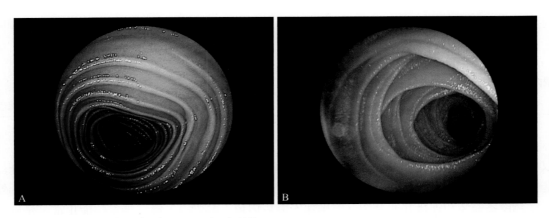

图2-6-1　内镜下空肠（A）和回肠（B）结构

在DBE进入深部小肠后，操作难度会明显增加，进镜的顺畅性和每次进镜的效率会降低，此时，熟练使用旋转进镜和镜身钩拉技术会使进镜效率明显提高[3,5]。在深部小肠时内镜与套管前端气囊充气时间会适当延长，必须耐心等待并确保气囊充分膨胀后再行钩拉和进镜动作，即在内镜和外套管气囊同时充气的状态下，将两者缓缓后拉，并需防止内镜滑退。X线透视辅助下可清晰判断内镜有无结圈、成袢，并有助于顺利解袢。在无肠道手术史情况下，小肠的游离度良好，内镜下看似成角的肠段，都可通过气囊固定肠壁后反复钩拉，而改变排列方向。小肠在腹腔内多呈盘曲式排列，需要根据经验和结构特点判断走向，熟练使用滑镜技术方可提高进镜效率。为判清走向反复注气，会使腔内气体增多、肠管延长，改用CO_2气泵可明显减少肠腔内积气[6]。不论经口或经肛进镜，DBE进镜原理提示，在内镜保持同心圆构架下，内镜的推进最顺利，不论何种进镜途径，只有在成功构建并保持同心圆的前提下，DBE才有可能进入深部小肠。在有经验的操作者，即使没有X线辅助，仍能通过内镜进入体内的距离、钩拉后进镜顺畅度、每次进镜的效率等情况来估判内镜的形态。对于初学者，早期小肠镜操作应（在X线透视下）着重于同心圆的构建和维持。经口进镜时，内镜和外套管绕成的同心圆是顺时针方向的，而经肛进镜的同心圆是逆时针方向的（图2-6-2）。手术后肠粘连、腔外病灶压迫、体形瘦弱、大量腹水等都会对同心圆的构建有一定影响[7]。在深部小肠，或有肠腔狭窄、成袢扭曲时，进镜时忌用猛力，而应先取直内镜、增加润滑剂，采用旋转进镜的方式推进。操作动作轻柔，可避免黏膜、肠管或肠系膜撕裂。

（三）BAE检查的适应证与禁忌证

小肠镜检查的适应证和禁忌证无法一概而论，需根据临床情况判断，并受众多因素制约。我国在2018年版《中国小肠镜临床应用指南》中，归纳了小肠镜操作

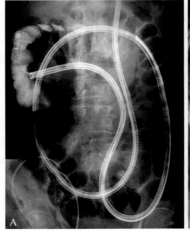
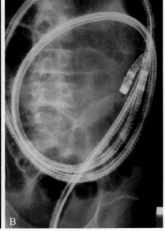

图2-6-2　X线下双气囊电子内镜构建的同心圆结构
A. 经口进镜；B. 经肛进镜。

的适应证与禁忌证[8]，供临床参考。

1. 适应证

（1）临床疑似小肠源性消化道出血（及不明原因缺铁性贫血）。

（2）疑似肠道炎症性疾病（如小肠克罗恩病）。

（3）不明原因腹泻或肠源性蛋白丢失。

（4）疑似小肠源性吸收不良综合征（如乳糜泻等）。

（5）疑似小肠肿瘤或增生性病变。

（6）不明原因小肠梗阻。

（7）胃肠道手术后异常情况（如出血、梗阻等）。

（8）临床相关检查提示小肠存在器质性病变可能。

（9）常规结肠镜无法完成的全结肠检查[7]。

（10）已确诊的小肠病变（如克罗恩病、息肉、血管性病变）治疗后复查评估。

（11）小肠疾病的治疗：小肠息肉切除、异物取出术、小肠出血止血术、狭窄扩张术、小肠减压管或营养管放置术等。

（12）消化道改道手术后 ERCP 术。

2. 禁忌证

（1）绝对禁忌证：①严重心肺功能障碍者；②无法耐受或配合内镜检查者（包括操作的麻醉禁忌）。

（2）相对禁忌证：①消化道梗阻无法完成肠道准备者；②多次腹部手术史者；③孕妇；④其他高风险状态或病变者（如中度以上食管－胃静脉曲张者、大量腹水等）；⑤低龄儿童。

（四）BAE 在临床实践中的应用

1. 操作前的相关准备　操作前各项准备工作的细致和认真程度，对操作的成功与否有重要意义。小肠镜操作前的肠道准备对肠道黏膜或病灶的观察、能否顺利进到深部小肠均至关重要。检查前的饮食要求与全结肠镜检查相同。经口检查者单纯禁食 12 小时后消化道内的黏液和各种消化液仍会影响观察，故禁食前仍推荐服用聚乙二醇电解质溶液 1 ~ 2L；而经肛检查者推荐服用聚乙二醇电解质溶液 3L 法，并同时服用硅油类消泡剂。

操作前，助手应仔细检查各种器械设备、内镜和套管气囊装置完好性，确保功能正常；推进使用二氧化碳作为肠内充气气体，以提高插入深度并降低并发症。初学者或操作经验尚不丰富者建议在 X 线透视下，进行内镜操作。

2. 插镜深度和全小肠检查　关于小肠内镜的插入深度，不同报道有一定差别，且与操作目的、操作者经验和内镜类别有关。DBE 经口检查平均深度为 220 ~ 350cm，SBE 经口的平均深度为 130 ~ 270cm；两种内镜经肛平均插镜深度为 120 ~ 180cm 和 70 ~ 200cm[4]。文献报道小肠镜双侧对接成功率，双气囊为 45% ~ 86%，单气囊为 0 ~ 24%[4]。研究发现，非同一日行不同侧气囊小肠镜检查，最终完成对接的成功率相对更高[7]。当一侧进镜到无法继续深入时，可在到达的最远端肠管做标记，以便未来从对侧检查时辨认。标记的常用方法有黏膜下注释墨汁、纳米碳或钛夹黏膜钳夹、APC 局部黏膜点灼等。目前所有关于进镜距离的"测算方法"都不十分准确，与手术探查时的实测距离有一定差距，这些测定的方法包括粗略判断法、精确判断法、退镜估算法等[10]。临床上通常会采用黏膜内注射标记法来标注病变部位（也作为黏膜、血管、溃疡等病变的解剖定位）或对接检查点，进镜距离测算的实际意义相对有限。

3. 操作安全性与并发症　总体而言，BAE 是一项安全的操作技术。常见的操作不良反应包括黏膜损伤、腹胀、腹痛和咽喉肿痛等；相对严重的诊断性操作的不良反应有消化道出血、穿孔、胰腺炎、腮腺肿胀、肠系膜根部组织撕裂等，发生率为 1.2% ~ 1.5%，DBE 和 SBE 相近[7]。文献报道的治疗性操作占总操作比为 15% ~ 55%，息肉治疗并发症率为 4% ~ 12%，潴留胶囊内镜外取成功率约

70%[11]，小肠源性出血的即刻止血成功率为 48%~82%，各种狭窄的内镜扩张后穿孔和出血率分别为 2.8% 和 2.2%，消化道改道后 ERCP 操作成功率在 76%~90%，并发症率为 3.4%[12]。

（五）BAE 下各种阳性发现及处理

小肠镜具有直观、清晰和可活检的功能，是小肠疾病诊断的重要方法，是黏膜、血管病变和其他相关疾病诊断的"金标准"。作为操作难度相对大的侵入性检查，且需要麻醉或镇静、操作时间长，通常不作为小肠疾病的一线检查方法。通过无创、筛选性的检查（包括胶囊内镜、小肠 CT/MR 等），发现或提示小肠疾病存在或者临床高度怀疑小肠疾病时，方考虑经肛或经口小肠镜检查。DBE 在小肠疾病的总体诊断率为 55%~80%，SBE 为 41%~65%，消化道出血、小肠梗阻的阳性率较高，而腹痛和腹泻的阳性率很低[12]。

当小肠镜检查过程中，发现黏膜病变时，包括炎症、糜烂、水肿、溃疡、上皮增生等情况，不论局限或弥漫，都应行多点、多块活检；对于发现血管病变、黏膜下病变或结构异常病变时，通常不建议活检，而是在病变附近作标记，以便日后内镜下或手术干预时辨认部位。在不明原因消化道出血的操作过程中，常会发现某些不典型的小血管扩张和扭曲等改变，是否为真正的出血原因，需要综合分析后方可确定。

（六）关于学习曲线

BAE 属于相对特殊的内镜技术，需要在模拟器或动物身上培训练习后，方能在有经验医师指导下开展简单的人体操作。通常认为，经肛检查的操作难度高于经口检查，由于肠道结构特殊、既往手术史和操作熟练性等因素，经肛小肠镜的失败率（未能翻越回盲瓣进入小肠）在 7%~30%[3,5]。从 DBE 的实践经验看，10 例经口操作、20~30 例经肛操作可使初学者对操作过程有基本认识，在完成 100~150 例次实际操作后，方能达到相对熟练的程度[12]。

（钟　捷）

参考文献

［1］ GURUDU S R, BRUINING D H, ACOSTA R, et al. ASGE guideline: the role of endoscopy in the management of suspected small-bowel bleeding [J]. Gastrointest Endosc, 2017, 85(1): 22-31.

［2］ PENNAZIO M, SPADA C, ELIAKIM R, et al. Small-bowel capsule endoscopy and device-assisted enteroscopy for diagnosis and treatment of small-bowel disorders: European Society of Gastrointestinal Endoscopy (ESGE) guideline [J]. Endoscopy, 2015, 47(4): 352-376.

［3］ ASGE Standards of Practice Committee, KHASHAB M A, PASHA S F, et al. The role of deep enteroscopy in the management of small-bowel disorders [J]. Gastrointest Endosc, 2015, 82(4): 600-607.

［4］ LIPKA S, RABBANIFARD R, KUMAR A, et al. Single versus double balloon enteroscopy for small bowel diagnostics: a systematic review and meta-analysis [J]. J Clin Gastroenterol, 2015, 49(3): 177-184.

［5］ MAY A. Double-Balloon Enteroscopy [J]. Gastrointest Endosc Clin N Am, 2017, 27(1): 113-122.

［6］ MOREELS T G. Update in enteroscopy: New devices and new indications [J]. Dig Endosc, 2018, 30(2): 174-181.

［7］ YAMAMOTO H, OGATA H, MATSUMOTO T, et al. Clinical Practice Guideline for Enteroscopy [J]. Dig Endosc, 2017, 29(5): 519-546.

［8］ 中华医学会消化内镜学分会小肠镜和胶囊内镜学组. 中国小肠镜临床应用指南［J］. 中华消化内镜杂志，2018，35（10）：693-702.

［9］ TAN M, LAHIFF C, BASSETT P, et al. Efficacy of Balloon Overtube- Assisted Colonoscopy in Patients With Incomplete or Previous Difficult Colonoscopies: A Meta-analysis [J]. Clin Gastroenterol Hepatol, 2017, 15(10): 1628-1630.

［10］ LÓPEZ A O, SORIA F, PÉREZ C E, et al. Validity of insertion depth measurement in double-balloon endoscopy [J]. Endoscopy, 2012, 44(11) : 1045-1050.

［11］ WANG Y, LIAO Z, WANG P, et al. Treatment strategy for video capsule retention by double-balloon enteroscopy [J]. Gut, 2017, 66(4) : 754-755.

［12］ RONDONOTTI E, SPADA C, ADLER S, et al. Small-bowel capsule endoscopy and device-assisted enteroscopy for diagnosis and treatment of small-bowel disorders: European Society of Gastrointestinal Endoscopy（ESGE）Technical Review [J]. Endoscopy, 2018, 50(4) : 423-446.

第 2 节　小肠胶囊内镜检查

一、小肠胶囊内镜发展简史[1]

在消化内镜的发展历史上，共先后经历了硬式内镜、半可曲式透镜式内镜、纤维内镜、电子内镜、胶囊内镜五个阶段。胶囊内镜（capsule endoscopy，CE）的诞生是消化内镜发展过程中的重要里程碑，其创意最早可追溯至 20 世纪 80 年代。1981 年，以色列工程师 Gavriel Iddan 在美国休假期间结识了一名以色列胃肠科医师 Eitan Scapa，Scapa 向 Iddan 介绍了纤维内镜技术和无法观察小肠的缺陷，Iddan 对此极有兴趣，但当时并无解决办法。直至 1991 年，Iddan 设想将固定在电子内镜前端的电荷耦联装置（charged couple device，CCD）改成活动性连接，并将 CCD 导线加长，在胃镜进入胃部后即松开前端的 CCD，让 CCD 拖着导线顺小肠蠕动而下，完成检查后回拉导线以回收 CCD。由于当时的微型电池仅能使 CCD 保持工作状态 10 多分钟，且小肠在体内弯弯曲曲，故无法完成全小肠检查及顺利回收装置。1993 年，Iddan 提出将整个观察系统分为 3 个部分，即拍摄和传输图像信号、体外图像记录仪及影像处理工作站；其中，拍摄和传输图像信号部分由照相机、微型发射器及微型电池 3 个组件组成，并可包裹于一颗无线的硬壳胶囊中。与此同时，另一位英国胃肠病学家 Paul Swain 在 1994 年美国召开的世界胃肠病会议上首次向外界宣布了胶囊内镜的概念，并于 1996 年完成了世界上首例猪胃无线实时图像传输。1997 年，互补金属氧化物硅片技术（complementary metal oxide semiconductor，CMOS）有了新的发展，并具备芯片光敏度高、传感器干扰性低、耗能低等特点，可产生高质量低噪图像，且工作时间较长，为无线内镜的研发带来希望。同年，Swain 加入 Iddan 团队，成立了致力于无线内镜的研制的 Given Imaging 公司。1999 年，世界上首粒胶囊内镜原型问世，同年 10 月顺利进行了首例人体实验。2000 年，在美国圣地亚哥举行的消化系病周和 *Nature* 杂志对无线胶囊内镜进行了公开报道。2001 年，美国 FDA 批准小肠胶囊内镜 M2A（意为"mouth to anus"）进入临床应用，并正式命名为"胶囊内镜"（capsule endoscopy）。FDA 最初批准 M2A 作为小肠疾病诊断的辅助方法，随着循证医学证据增多，于 2003 年正式批准其为小肠疾病诊断的一线方法。

在我国，重庆金山科技（集团）有限公司于 2001 年开展胶囊内镜的自主研发。经过一系列的动物实验之后，重庆金山科技（集团）有限公司于 2004 年 6 月实现了第一代产品定型，并将胶囊内镜命名为"OMOM"，并于 2005 年 3 月通过国家药品监督管理局的审批，成为世界上第二个用于临床的胶囊内镜。

二、小肠胶囊内镜的技术特点与参数

全球现有 5 家主要的小肠胶囊内镜生产商，依次是美敦力（PillCam SB）（原以色列 Given）、日本 Olympus（EndoCapsule）、中国重庆金山（OMOM）、韩国 IntroMedic（Mirocam）及美国 CapsoVision（CapsoCam）。各家胶囊内镜的结构与工作原理基本相同。各生产商的小肠胶囊内镜产品及技术参数见表 2-6-2。

表 2-6-2　全球主要小肠胶囊内镜产品及相关技术参数对比表

生产商	产品	上市时间/年	大小/mm	重量/g	传感器类型	摄像头个数	拍摄频率/s	拍摄视野	电池工作时间/h
Given Imaging	PillCam SB	2001	26×11	3.5	CMOS	1	2	140°	8
	PillCam SB2	2007	26×11	2.8	CMOS	1	2	156°	8
	PillCam SB3	2013	26×11	1.9	CMOS	1	2~6	156°	12
Olympus	EndoCapsule	2008	26×11	3.5	CCD	1	2	145°	8
	EndoCapsule10	2015	26×11	3.3	CCD	1	2	160°	12
金山	OMOM	2004	28×13	4.5	CMOS	1	2	140°	8
IntroMedic	Mirocam		24.5×11	3.3	CMOS	1	3	170°	12
CapsoVision	CapsoCam SV1	2012	31×11	4	CMOS	4	总共 20	360°	15

三、小肠胶囊内镜检查的过程与准备工作 [2-3]

小肠胶囊内镜检查过程包括术前准备、检查和报告分析三个阶段。

（一）术前准备

主要包括了解患者病史，并明确检查适应证、签署知情同意书。中华医学会消化内镜学分会推荐的知情同意书（表 2-6-3）可供参考。胶囊内镜检查前应常规行肠道准备，一般推荐：①检查前禁食 8~12 小时；②肠道清洁准备（参考结肠镜检查肠道清洁准备方法），大量研究证明检查前良好的肠道准备可明显提高内镜照片的清晰度；③检查前 30 分钟服用消泡剂，减少气泡对视野的影响；④不推荐常规使用促胃肠动力剂，胃肠动力障碍患者使用促胃肠动力药物可能获益。

表 2-6-3　胶囊内镜检查患者知情同意书

胶囊内镜检查能识别其他检查方法无法检出的小肠病变，是小肠疾病最有效的检查方法之一。但在检查过程中可能发生下列情况：

1. 因疾病原因或解剖结构的改变（如胃肠手术后）可能导致胶囊内镜无法排出体外（即胶囊滞留），必要时可能需通过小肠镜或开腹手术取出。

2. 滞留的胶囊可能会导致消化道梗阻。

3. 吞咽胶囊时会产生咽部轻度不适，极端情况下可能发生误吸入气管而引起窒息。

4. 受电池工作时间和个体胃肠蠕动功能影响，可能导致部分患者无法完成全小肠检查。

5. 由于胶囊内镜自身存在一定局限性，如拍摄视角、拍摄速度以及受患者肠道清洁度和胃肠蠕动的影响等而存在一定的漏诊率，部分所发现的病灶仍需结合其他检查方法或通过活组织检查予以明确。

6. 其他影像学检查怀疑有不完全性消化道梗阻、狭窄或瘘管者，如果必须接受胶囊内镜检查，其滞留发生率将明显升高，并且手术有可能是唯一的取出方法。

7. 体内有植入性电子设备（如心脏起搏器等）的患者，可能会出现胶囊内镜图像部分缺失。

8. 吞咽困难患者如必须接受胶囊内镜检查，则需经胃镜并通过辅助装置将胶囊内镜送入胃或十二指肠（此时需要额外签署相关胃镜知情同意书）。

9. 检查结束后患者须密切观察胶囊排出体外的时间，如 1 周未排出，请与本科室联系予以 X 线腹部平片定位。在胶囊尚未排出体外时，不能接受磁共振检查。

上述情况已告知患者或家属代表。患者或家属代表对以上情况表示完全理解，愿意承担各项风险，同意进行相关检查。并在本记录单签字为证。

患方代表意见：_____　患方代表签名：_____　与患者关系：_____

谈话医师签字：_____　操作医师签字：_____　日期：_____年_____月_____日

备注：患方代表在本记录单上签字后，表明患方对上述医疗风险事项已经知晓，对可能产生的不利医疗结果充分理解，并对此有充分思想准备。请患方代表慎重考虑后填写。

（二）检查过程

将数据记录仪通过导线与粘贴于患者腹部体表的阵列传感器电极相连或穿戴记录仪背心。患者吞服胶囊后，需定时检查数据记录仪上闪烁的指示灯，以确定检查设备的正常运行。患者在检查期间需避免剧烈运动和进入强磁场区域，防止图像信号受到干扰。在吞入胶囊 2 小时内应严格禁食，2 小时后可饮水，4 小时后可进食少量食物。患者在检查过程中有任何不适，需详细记录并及时报告检查医师。在胶囊电池耗尽时或胶囊经回盲瓣进入结肠后，可将数据记录仪从患者身上取下，并连接至可进行数据处理的工作站。数据记录仪中的图像资料最终下载至工作站中，并由相关软件进行处理。

对胃肠动力障碍患者，宜在吞服胶囊 1 小时后通过实时影像学检查以确认胶囊已到达小肠，否则可通过加速胃排空（喝水或促胃动力药）或通过胃镜直接将胶囊推入小肠。

患者在检查结束后需密切关注胶囊排出情况，若不能确定胶囊是否排出或出现不明原因腹痛、呕吐等梗阻症状，应及时联系操作医师。在未确定胶囊排出前，需避免 MRI 检查。

（三）胶囊内镜报告

报告包括基本信息（患者基本资料和检查适应证、肠道准备药物和完成情况等）及报告内容两个部分。在报告内容部分包含：①胶囊工作总时间及通过食管、胃、小肠的时间等；②内镜在消化道各段的基本所见，肠道清晰度评价；③发现病变时需要重点描述，包括病灶为单发还是多发或弥漫性、大致位置、大小、形态、基本性质（溃疡、糜烂、增生、隆起、血管性、结构异常）；④有无相关并发症，如狭窄、梗阻、出血、穿孔等；⑤倾向性诊断意见；⑥后续推荐检查等。

四、小肠胶囊内镜检查适应证和禁忌证 [2-4]

（一）适应证

小肠胶囊内镜检查最大优点是非侵入性、简单易行，对全小肠黏膜病变检出率高。其局限性在于胶囊运行不可控、无法活检、不能进行治疗，对检出病变有较高的不确定性，且有一定的胶囊滞留风险。目前小肠胶囊内镜检查主要适用于：

1. 不明原因消化道出血　对胃镜和结肠镜检查未发现出血病灶的不明原因消化道出血，在临床和影像学上无明确梗阻依据的前提下，推荐小肠胶囊内镜检查；对复发性出血宜在出血发生后尽快检查。

2. 克罗恩病　①对疑诊克罗恩病而胃镜和结肠镜检查阴性时，在临床和影像学上无明确梗阻依据的前提下，推荐行小肠胶囊内镜检查；②对已确诊克罗恩病，当结肠镜及放射影像学检查无法解释临床表现且检查有助制订治疗方案时（如疑小肠出血），可选择小肠胶囊内镜检查；③可作为小肠克罗恩病治疗后疗效评估、小肠病变术后监测和了解小肠吻合口复发的检查手段。应注意：疑有小肠梗阻症状者先行放射影像学检查或探路胶囊内镜检查，有肠腔狭窄者禁用或慎用。

3. 小肠肿瘤　对于增生性小肠肿瘤且有一定大小（数厘米）的小肠肿瘤有较高的检出率。

4. 监控息肉病综合征的发展　检查息肉病综合征的小肠累及情况；息肉病综合征长期随访或治疗后监测随访。

5. 乳糜泻　对于乳糜泻患者首先考虑传统内镜检查并活检，对于因各种原因无法行传统内镜检查时，可行小肠胶囊内镜检查。确诊患者治疗后的随访评估。

6. NSAID 相关性小肠黏膜损伤　小肠胶囊内镜是诊断 NSAID 相关性小肠黏膜损伤的主要方法。

7. 临床上需要排除小肠疾病者。

上述小肠胶囊内镜的各种适应证的具体解释详见本书有关章节。

（二）禁忌证 [5-6]

1. 绝对禁忌证　有明确消化道梗阻者、无法完成肠道准备者。

2. 相对禁忌证　①已知或怀疑肠道狭窄、肠瘘、大憩室等；②吞咽障碍者；③明显胃肠道动力异常者；④孕妇；⑤心脏起搏器或其他电子仪器置入者，疑与胶囊内镜成像或传输过程有干扰者；⑥胃肠道改道手术者。

五、小肠胶囊内镜检查并发症及其预防与处理[5-6]

主要的并发症是胶囊滞留，胶囊滞留是指胶囊在体内停留时间未排出或因滞留并发症需紧急处理。一项 228 400 例小肠胶囊内镜检查分析显示，胶囊滞留的总体发生率在 1.4%。滞留的发生率与基础疾病相关，高风险疾病包括：已确诊克罗恩病、小肠肿瘤、非甾体抗炎药膈膜性肠道损伤、小肠切除吻合术后、放射性肠炎等。另外，有消化道憩室如 Zenker 憩室、十二指肠憩室、膈下憩室、梅克尔憩室等所致胶囊滞留的报道。

胶囊滞留的预防：对于有上述高风险状态的患者，小肠胶囊内镜检查前先行放射影像学检查或探路胶囊内镜检查。

胶囊滞留的处理：胶囊滞留大多数无症状，少数可诱发急性小肠梗阻或肠穿孔。无症状的胶囊滞留可随访观察，有时通过药物治疗原发病，胶囊在肠狭窄改善后自行排出。有梗阻症状者可通过小肠镜甚至手术方式取出滞留的胶囊。疑有肠道穿孔者应立即手术。

六、不同类型小肠病变胶囊内镜下的表现[7]

胶囊内镜发现的小肠病变主要有以下几种类型：血管性病变、肿瘤性病变、溃疡性病变、黏膜绒毛病变、憩室性病变、寄生虫等。

1. 血管性病变　血管性疾病的胶囊内镜下表现常见为正常黏膜背景下的红色斑点、斑片或肿物，形态多样，周边清晰，可有活动性出血。常见的血管性病变有小肠血管发育不良、黏膜下恒径动脉破裂出血（Dieulafoy 病）、动静脉畸形、蓝色橡皮疱痣综合征、门静脉高压性小肠病等（图 2-6-3 ~ 图 2-6-6）。

2. 肿瘤性病变　肿瘤性病变的胶囊内镜下表现因肿瘤性质而异，有黏膜平坦病变、黏膜隆起病变、黏膜下占位性病变等。常见的肿瘤性病变有息肉、间质瘤、错构瘤、脂肪瘤、脉管瘤、血管瘤、小肠腺癌、小肠淋巴瘤、神经内分泌肿瘤、黑色素瘤、转移性癌等（图 2-6-7，图 2-6-8）。

3. 溃疡性病变　溃疡性病变在胶囊内镜下可表现为阿弗他溃疡、片状溃疡、纵向溃疡、环形溃疡等。常见的溃疡性病变有克罗恩病、肠结核、过敏性紫癜、缺血性小肠病、放化疗相关性溃疡、NSAID 相关性小肠黏膜损伤、肠白塞病、系统性红斑狼疮、白血病肠道损伤、应激性溃疡、隐源性多灶性溃疡性狭窄性小肠炎（CMUSE）、非特异性小肠溃疡等（图 2-6-9 ~ 图 2-6-11）。

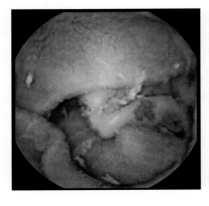

图2-6-3　血管发育不良
胶囊内镜下可见散在红色斑点，多为圆形，大小约数毫米。

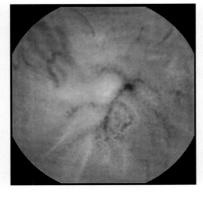

图2-6-4　小肠动静脉畸形
胶囊内镜下可见散在扩张的红色血管，形态多样不规则。

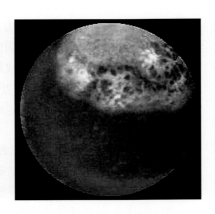

图2-6-5　蓝色橡皮疱痣综合征
胶囊内镜下见多发青紫色圆形突起，大小多在 1~2cm，部分表面有红色征。

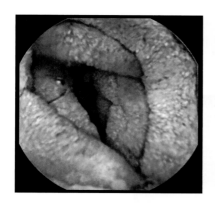

图2-6-6　小肠药物性黏膜下出血
患者有服用抗凝药物史；胶囊内镜下可见明显的肠壁水肿、增厚和弥漫性青紫色，部分可见黏膜内出血点。

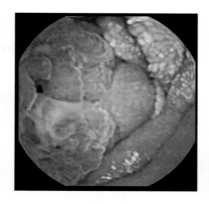

图2-6-7　小肠腺癌
胶囊内镜下可见病变区域肠腔狭窄，上皮不规则增生性改变。

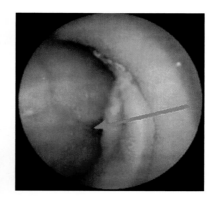

图2-6-8　小肠间质瘤
胶囊内镜下可见小肠腔内有巨大球形隆起物，表面光整，导致肠腔部分狭窄。

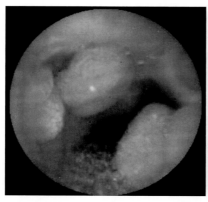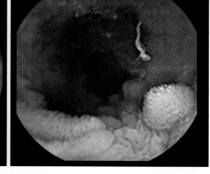

图2-6-9　小肠克罗恩病
胶囊内镜下可见肠壁不规则或偏侧溃疡，部分可见纵向特征；溃疡周围见结节样黏膜增生，病变累及有节段性特点，肠壁水肿和增厚，肠腔轻度狭窄。

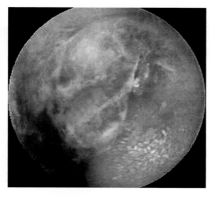

图2-6-10　缺血性小肠炎
胶囊内镜下可见节段性、片状充血斑片，表面可有黄色附着物或血性液体，常可见肠壁水肿。

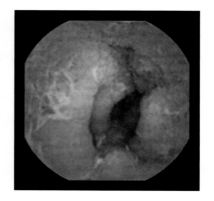

图2-6-11　过敏性紫癜
胶囊内镜下可见片状、散在的溃疡和出血点、水肿等非特异性改变。

4. 黏膜绒毛病变   黏膜绒毛病变在胶囊内镜下可表现为黏膜平坦、苍白，锯齿状黏膜，绒毛变短、萎缩等。常见的疾病有乳糜泻、自身免疫性肠病、小肠淋巴管扩张症等（图2-6-12，图2-6-13）。

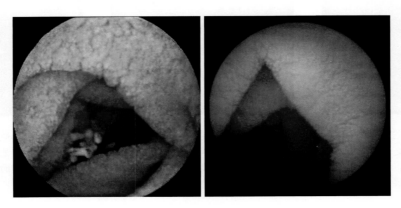

图2-6-12　乳糜泻
胶囊内镜下可见连续、弥漫性肠壁水肿，黏膜皱襞变浅且苍白，绒毛扁平间隙增宽，呈蛇皮样。

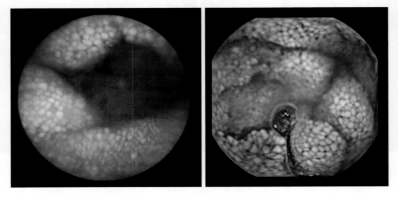

图2-6-13　小肠淋巴管扩张症
胶囊内镜下见小肠绒毛呈弥漫性白色粗大的改变，并形成白色颗粒状隆起，整个小肠黏膜呈特征性的"雪花样"改变。

5. 憩室性病变   憩室性病变在胶囊内镜下表现为在肠壁有外突凹陷、视野内双管现象等。常见的有先天性小肠憩室（如梅克尔憩室等）、获得性小肠憩室（图2-6-14）。

6. 小肠寄生虫   钩虫在胶囊内镜下表现为叮咬在小肠黏膜面的细长弯曲虫体，半透明，内有红色血迹。蛔虫在胶囊内镜下表现为白色圆柱形的粗大虫体，体表有横纹。

七、胶囊内镜的未来与展望[8]

自胶囊内镜应用于临床，已成为小肠疾病诊断的重要手段，但该技术的诸多缺陷也同样显而易见。首先，胶囊内镜的运动依赖于胃肠道自身蠕动，易出现观察盲区，并存在不稳定性和不可预测性。为解决这一问题，目前的解决方法有提高胶囊自身内部驱动和增加外部磁场控制两大路径，外部磁场控制的胶囊内镜已广泛用于

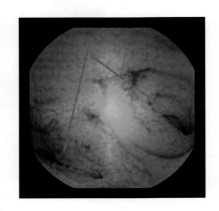

图2-6-14　小肠憩室
胶囊内镜下可见双管征，两个开口均有黏膜上皮和环形皱襞。

胃的检查。小肠由于其解剖结构的复杂性，可控式小肠胶囊内镜尚在研发。其次，由于小肠缺乏解剖标记的定位，难以精确定位病灶的位置。目前主要是借助外部传感器系统、通过工作站软件进行相对定位，精确性均有待提高。未来的胶囊内镜可整合一个标签模块（由微型标签、压缩弹簧和热点火器组成），当该系统被外部信号激活时，微型标签可被释放至病灶处，以此准确定位病灶，并指导后续内镜或手术治疗。同样，病灶大小判断准确性也有待提高，目前也是依赖于系统软件进行图像处理后得出的粗略估计，未来仍有很大提升空间。另外，目前胶囊内镜仅有观察功能，无法进行病灶活检、药物释放、肠腔充气等操作。磁控选择性切割刀等病变活检技术现正在研发中，有望为小肠病理检查提供重要的技术支持。胃肠道中靶向给药可提高药物局部浓度，减少其他不良反应，目前基于磁控活塞系统的 Intellicap 及 MAARS 等药物投送系统均已进入临床试验阶段。有关研究显示，胶囊内储存的少量过氧化氢液体产生的气体可有效扩张肠腔，可部分提高胶囊图片的视觉观察性。此外，如何缩短读片时间、提高诊断效率和准确性也是未来胶囊内镜需要解决的一个重要课题。计算机辅助或人工智能技术为胶囊内镜诊断效率和准确性的提高提供了新机遇。最理想的胶囊内镜是能够通过一次检查完成全消化道黏膜检查。目前已有针对消化道不同部分的胶囊内镜，如食管胶囊、磁控胃胶囊、小肠胶囊及结肠胶囊，但尚缺乏针对全消化检查的胶囊内镜，尽管已有结肠胶囊用于筛查全消化道病变的报道，但诊断有效性仍有待确认。这一目标的实现依赖于胶囊内镜电池工作时间、拍摄频率、拍摄角度等进一步提高，更高标准的肠道准备工作也是开展这一技术前需要认真面对的问题。

（李　岚　张冰凌）

参考文献

［1］　ADLER S N. The history of time for capsule endoscopy [J]. Ann Transl Med, 2017, 5(9): 194.

［2］　中华医学会消化内镜学分会. 中国胶囊内镜临床应用指南［J］. 中国实用内科杂志，2014，34: 984-991.

［3］　ENNS A, HOOKEY L, ARMSTRONG D, et al. Clinical Practice Guidelines for the Use of Video Capsule Endoscopy [J]. Gastroenterology, 2017, 152(3): 497-514.

［4］　PENNAZIO M, SPADA C, ELIAKIM R, et al. Small-bowel capsule endoscopy and device-assisted enteroscopy for diagnosis and treatment of small-bowel disorders: European Society of Gastrointestinal Endoscopy (ESGE) Clinical Guideline [J]. Endoscopy, 2015, 47(4): 352-376.

［5］　BARKIN J A, BARKIN J S. Video Capsule Endoscopy: Technology, Reading, and Troubleshooting [J]. Gastrointest Endosc Clin N Am, 2017, 27(1): 15-27.

［6］　BANDORSKI D, KURNIAWAN N, BALTES P, et al. Contraindications for video capsule endoscopy [J]. World J Gastroenterol, 2016, 22(45): 9898-9908.

［7］　张厚德. 胶囊内镜图谱［M］. 北京：科学出版社，2010.

［8］　SINGEAP A M, STANCIU C, TRIFAN A. Capsule endoscopy: The road ahead [J]. World J Gastroenterol, 2016, 22(1): 369-378.

第七章　核医学在小肠疾病中的应用

核医学又称原子医学，是指放射性核素、加速器产生的射线束及放射性核素产生的核辐射在医学上的应用。核医学技术可用于疾病诊断、治疗等。现代核医学技术在小肠疾病诊断中应用历史较长，部分项目尤其是正电子发射计算机断层显像（positron emission tomography/computed tomography，PET/CT）广泛应用于临床，并对诊断和治疗起到重要作用，如小肠出血、小肠肿瘤、小肠炎性疾病等。

一、小肠出血

十二指肠悬韧带以上的消化道出血称为上消化道出血，十二指肠悬韧带以下的消化道出血称为下消化道出血。不同于结直肠出血，内镜检查对小肠尤其是空回肠出血的检测相对难度较大和复杂，核医学检查可通过无创的方法，对出血进行定性和定位诊断。早在 1977 年核医学闪烁显像就被应用于胃肠道出血的评估，当时使用的示踪剂是 ^{99m}Tc- 硫胶体和 ^{99m}Tc- 人血清白蛋白，随后开发了 ^{99m}Tc- 红细胞示踪剂，并不断通过改进标记方法提高了标记率。进行胃肠道出血显像的目的包括：①明确是否有活动性出血；②明确出血点定位；③估计失血量。但是，中远段消化道出血不是胃肠道出血显像最佳的适应证；并且很难检测出血缓慢、间断、血量较少的出血情况。^{99m}Tc- 红细胞的标记方法分为 3 种，分别是体内标记法、改良的体内标记法和体外标记法，其中体外标记法标记率最高。连续动态显像是胃肠道出血显像的关键，采集持续时间没有固定要求，但必须足够长，以利于观察间歇出血的病灶。胃肠道出血显像可以探测出血速度为 0.05 ~ 0.2ml/min 的消化道出血，敏感性和特异性大致为 93% 和 95%，由于缺乏统一的诊断“金标准”，不同研究结果的敏感性和特异性不尽相同[1]。判断消化道出血的异常影像标准是：①血管之外、之前未见异常的区域出现放射性摄取；②随着时间延长，放射性摄取强度增加；③存在顺行或逆行移动；④移动范围符合肠道形状（图 2-7-1）。有些假阳性可干扰胃肠道出血的判断，如异位脾、胰腺假性囊肿和非肠源性的出血灶、错构瘤等，但通常位置固定，可通过这一点与消化道出血相鉴别。SPECT/CT 有利于出血点的定位，并可能提高出血灶检测的敏感性及特异性。

对于儿童患者，梅克尔憩室是下消化道出血很常见的一个病因。10% ~ 60% 的梅克尔憩室包含异位黏膜（胃黏膜最常见，其次是胰腺和十二指肠），异位黏膜所在的组织受到胃酸和胃蛋白酶刺激可出现出血。^{99m}Tc- 高锝酸盐显像可以发现含有异位黏膜的病变，除了梅克尔憩室外，还有肠重复畸形、胃源性囊肿和重复囊肿。显像方式与胃肠道出血显像类似，静脉注射 ^{99m}Tc- 高锝酸盐后进行连续动态显像。梅克尔憩室显影的特点为：①固定位置；②不断增强的放射性强度；③放射性强度与胃的水平基本一致。显像阳性时，需要与阑尾炎、肠套叠、炎症性肠病（克罗恩病或溃疡性结肠炎）、小肠良性肿瘤、肠扭转、肾盂积水、异位肾等情况相鉴别[1]。

二、小肠肿瘤

腺癌在小肠肿瘤中占 25% ~ 40%，其中又以十二指肠癌发病率最高。^{18}F-FDG PET/CT 是核医学检查中常用的评估手段，包括原发灶的检出，尤其是位于中远段小肠常规胃镜不易探及部位的肿瘤，以及转移灶的评估。小肠腺癌在 FDG PET 上典型的表现为增厚的肠壁摄取增高。Sperti 等发现，在非胰腺来源的壶腹周围癌中，88% 的患者在 FDG PET/CT 上表现为局灶增高的结节，其中 91.7% 的病变在 CT 上未见明确占位[2]。但需要注意存在假阳性的情况，比如肠道生理性摄取、肉芽肿性炎、良性肿瘤如平滑肌瘤以及憩室等。延迟显像有助于与生理性摄取相鉴别，并提高检出率[3]。假阴性可存在于富含黏液的肿瘤或肿瘤体积较小等情况。

小肠神经内分泌肿瘤，尤其是 $G_{1~2}$ 神经内分泌肿瘤和类癌，在 ^{18}F-FDG PET/CT 上典型表

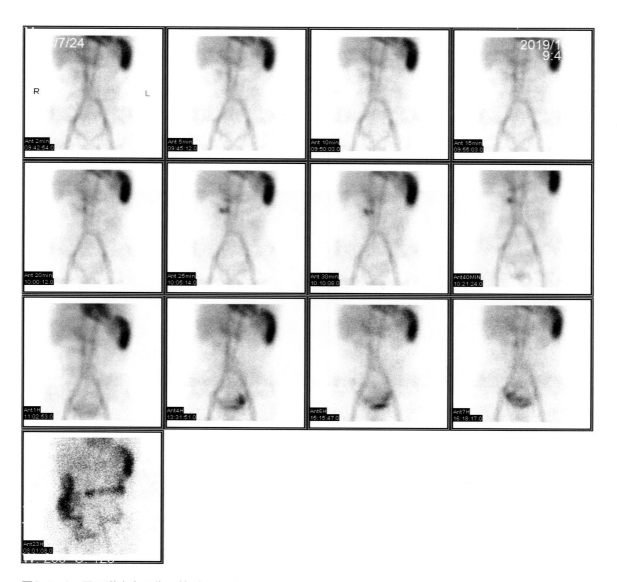

图2-7-1 胃肠道出血显像示第4组小肠放射性摄取增高灶,随时间延长逐渐变浓,并顺行移动,23小时后显像可见结肠显影

现为摄取程度低,或呈假阴性。但与其他胃肠胰神经内分泌肿瘤类似,由于高表达生长抑素受体(somatostatin receptor,SSTR),可以使用核素标记生长抑素类似物,进行生长抑素受体显像,包括生长抑素受体(somatostatin receptor scintigraphy,SRS)和 68Ga- 生长抑素受体 PET 显像。SRS 常用的显像剂包括 111In-pentetreotid(OctreoScan)和 99mTc-HYNIC-TOC,主要针对 SSTR2 和 SSTR5 [4]。68Ga- 生长抑素受体显像常用显像剂包括 68Ga-DOTATATE、68Ga-DOTATOC 和 68Ga-DOTANOC,虽然它们均可以与 SSTR2 结合,但与其他类型受体的亲和力不同。68Ga-DOTANOC 还可以与 SSTR3 和 SSTR5 结合,68Ga-DOTATOC 可 以 与 SSTR5 结合(亲 和 力 低 于 68Ga-DOTANOC),而 68Ga-DOTATATE 主要与 SSTR2 结合 [5]。生长抑素受体显像主要的临床用途包括检出神经内分泌肿瘤原发灶和转移灶、分期和再分期以及明确生长抑素受体表达状态,以筛选出适合接受多肽受体核素治疗的患者 [4-5]。

原发性胃肠道淋巴瘤是最常见的结外型淋巴瘤,最常见于胃和小肠。最常见累及胃肠道的 B 细胞淋巴瘤包括黏膜相关淋巴瘤、弥漫大 B 细胞淋巴瘤、套细胞淋巴瘤及 Burkitt 淋巴瘤。其中,黏膜相关淋巴瘤最常见于胃,而套细胞淋巴瘤则好发于小肠和结肠。相对少见的 T 细胞淋巴瘤最常见于空肠[6]。研究显示，[18]F-FDG PET/CT 在小肠淋巴瘤中的检出率为 72.9%[7]。小肠淋巴瘤在 ^{18}F-FDG PET/CT 上的表现异质性较大，与病理类型、病灶分布有关。弥漫大 B 细胞淋巴瘤、套细胞淋巴瘤及 Burkitt 淋巴瘤通常表现高摄取 FDG（图 2-7-2），而黏膜相关淋巴组织淋巴瘤对 FDG 摄取程度则相对较低（图 2-7-3），有时不易与肠道正常生理性摄取相鉴别[8]。当淋巴瘤累及肠道出现动脉瘤样扩张时，有助于与肠道其他高摄取 FDG 的病变相鉴别。有限的研究报道显示，肠病相关 T 细胞淋巴瘤也表现为 FDG 高摄取[9]。除了作为基线评估手段外，FDG PET/CT 还可用于疗效评估，研究显示高摄取 FDG 的淋巴瘤在治疗后摄取程度降低，若仍有 FDG 摄取增高灶，则高度提示病灶残留[10]。

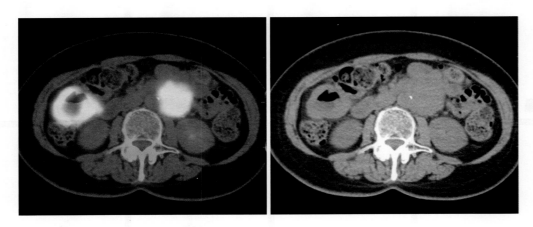

图2-7-2　小肠弥漫大B细胞淋巴瘤
FDG PET 上表现为回肠代谢明显增高灶，SUVmax 为 26.9，腹主动脉左侧见代谢增高并肿大淋巴结，SUVmax 为 27.2。

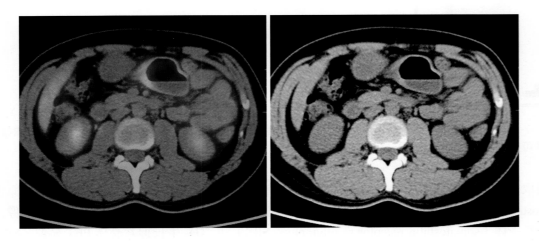

图2-7-3　小肠黏膜相关淋巴组织淋巴瘤
FDG PET 上表现为代谢不均匀稍增高灶，SUVmax 为 3.6，肠腔可见动脉瘤样扩张及气液平面。

　　胃肠道间质或间叶源性肿瘤最常见的类型为胃肠间质瘤（gastrointestinal stromal tumor，GIST）。GIST 最常位于胃及近端小肠内，但也可以发生于消化道的任何部分，包括偶尔发生于网膜、肠系膜及腹膜。一系列研究提示，GIST < 5cm 且核分裂象 < 5 个 /50 个高倍视野（high-power field，HPF）的肿瘤出现转移概率较小，而 > 10cm 且核分裂象 > 5 个 /50HPF 的肿瘤出现转移概率较大。影像学表现，CT 上肿瘤 > 5cm、分叶、增强不均匀、存在肠系膜脂肪浸润、有溃疡、局部淋巴结肿大或呈外生型生长时，转移可能性更大。[18]F-FDG PET/CT 可用于 GIST 的诊疗，肿瘤摄取 FDG 的程度不一，有研究提示 ^{18}F-FDG PET/CT 中的 SUV 与核分裂象、Ki-67 相关，高风险组 SUV 明显高于低 / 中风险组（图2-7-4）。一项荟萃分析研究显示，FDG PET/CT 预测 GIST 恶性潜能的敏感性和特异性分别为 88% 和 88%[11]。另外，针对接受伊马替尼治疗者，FDG 代谢的早期变化可以用于疗效及长期预后评估[12]。

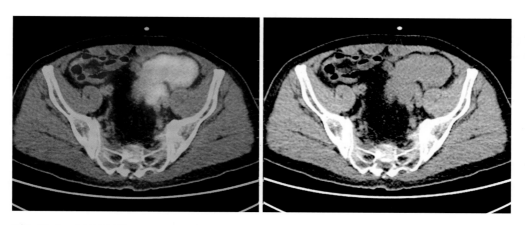

图2-7-4　小肠GIST
FDG PET 上表现为代谢不均匀增高肿块，SUVmax 为 5.5。

三、炎性病变

除了恶性病变外，FDG 还可以被急性和慢性炎症中摄取。激活的炎症细胞，如中性粒细胞、淋巴细胞和巨噬细胞糖代谢增加，从而摄取 FDG。

克罗恩病（Crohn's disease，CD）是一种肠道慢性炎性病变，以多次复发缓解为临床特征。准确评估病情程度和范围，为治疗方案的制订提供了必要的依据。[18]F-FDG PET/CT 作为一种功能显像，也可能作为一种评估手段。有研究显示，总体上 CD 在 ^{18}F-FDG PET/CT 上的表现与临床表现、内镜及反映疾病活动情况的生化指标密切相关[13-15]。若配合使用肠道对比剂，可以提高病灶检出率[16]。对于活动期患者，FDG PET/CT 在评估病灶范围和小肠累及方面比内镜更有优势[17]（图 2-7-5）。另外，活动期的 CD 病灶在治疗后可表现为 FDG 代谢水平下降，并且代谢下降与临床症状缓解相关，因此 FDG PET/CT 还可用于评估治疗效果[17-19]。

肠结核最常累及回盲区，由于也高摄取 FDG，与好发于此区域的其他病变，如 CD、胃肠道淋巴

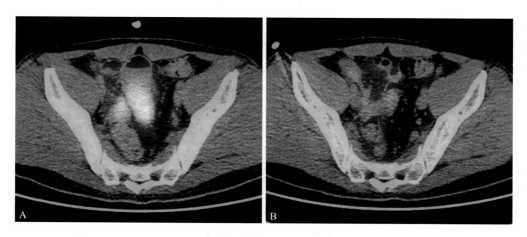

图2-7-5　克罗恩病
FDG PET 上表现为盆腔小肠节段性代谢增高（A），SUVmax 为 6.9，激素治疗后原小肠代谢增高灶代谢明显减低（B）。

瘤从代谢程度上难以鉴别。但 ^{18}F-FDG PET/CT 全身范围的扫描可以发现其他部位的病灶，若出现其他部位结核表现，如肺结核、淋巴结核有助于结核病的诊断。此外，摄取增高的淋巴结中央出现代谢减低区，提示可能存在干酪样坏死，该征象亦支持结核的诊断。

（霍　力）

参考文献

[1] GRADY E. Gastrointestinal Bleeding Scintigraphy in the Early 21st Century [J]. J Nucl Med, 2016, 57(2): 252-259.

[2] SPERTI C, PASQUALI C, FIORE V, et al. Clinical usefulness of 18-fluorodeoxyglucose positron emission tomography in the management of patients with nonpancreatic periampullary neoplasms [J]. Am J Surg, 2006, 191(6): 743-748.

[3] SA R, ZHAO H G, DAI Y Y, et al. The role of dual time point PET/CT for distinguishing malignant from benign focal ^{18}F-FDG uptake duodenal lesions [J]. Medicine (Baltimore), 2018, 97(38): e12521.

[4] BALON H R, BROWN T L, GOLDSMITH S J, et al. The SNM practice guideline for somatostatin receptor scintigraphy 2.0 [J]. J Nucl Med Technol, 2011, 39(4): 317-324.

[5] VIRGOLINI I, AMBROSINI V, BOMANJI J B, et al. Procedure guidelines for PET/CT tumour imaging with ^{68}Ga-DOTA-conjugated peptides: ^{68}Ga-DOTA-TOC, ^{68}Ga-DOTA-NOC, ^{68}Ga-DOTA-TATE [J]. Eur J Nucl Med Mol Imaging, 2010, 37(10): 2004-2010.

[6] DEVANEY K, JAFFE E S. The surgical pathology of gastrointestinal Hodgkin's disease [J]. Am J Clin Pathol, 1991, 95(6): 795.

[7] DANG N, XU W, SONG X, et al. The diagnostic value of ^{18}F-FDG PET-CT imaging in patients with primary extranodal lymphoma [J]. Zhonghua Xue Ye Xue Za Zhi, 2014, 35(1): 35-39.

[8] HOFFMANN M, KLETTER K, DIEMLING M, et al. Positron emission tomography with fluorine-18-2-fluoro-2-deoxy-D-glucose (F18-FDG) does not visualize extranodal B-cell lymphoma of the mucosa-associated lymphoid tissue (MALT)-type [J]. Ann Oncol, 1999, 10(10): 1185-1189.

[9] HOFFMANN M, VOGELSANG H, KLETTER K, et al. ^{18}F-fluoro-deoxy-glucose positron emission tomography (^{18}F-FDG-PET) for assessment of enteropathy-type T cell lymphoma [J]. Gut, 2003, 52(3): 347-351.

[10] PHONGKITKARUN S, VARAVITHYA V, KAZAMA T, et al. Lymphomatous involvement of gastrointestinal tract: evaluation by positron emission tomography with ^{18}F-fluorodeoxyglucose [J]. World J Gastroenterol, 2005, 11(46): 7284-7289.

[11] KIM S J, LEE S W. Performance of F-18 FDG PET/CT for predicting malignant potential of gastrointestinal stromal tumors: A systematic review and meta-analysis [J]. J Gastroenterol Hepatol, 2018, 33(3): 576-582.

[12] KALKMANN J, ZEILE M, ANTOCH G, et al. Consensus report on the radiological management of patients with gastrointestinal stromal tumours (GIST): recommendations of the German GIST Imaging Working Group [J]. Cancer Imaging, 2012, 12(1): 126-135.

[13] LOUIS E, ANCION G, COLARD A, et al. Noninvasive assessment of Crohn's disease intestinal lesions with ^{18}F-FDG PET/CT [J]. J Nucl Med, 2007, 48(7): 1053-1059.

[14] NEURATH M F, VEHLING D, SCHUNK K, et al. Noninvasive assessment of Crohn's disease activity: a comparison of ^{18}F-fluorodeoxyglucose positron emission tomography, hydromagnetic resonance imaging, and granulocyte scintigraphy with labeled antibodies [J]. Am J Gastroenterol, 2002, 97(8): 1978-1985.

[15] MEISNER R S, SPIER B J, EINARSSON S, et al. Pilot study using PET/CT as a novel, noninvasive assessment of disease activity in inflammatory bowel disease [J]. Inflamm Bowel Dis, 2007, 13(8): 993-1000.

［16］DAS C J, MAKHARIA G, KUMAR R, et al. PET-CT enteroclysis: a new technique for evaluation of inflammatory diseases of the intestine [J]. Eur J Nucl Med Mol Imaging, 2007, 34(12): 2106-2114.

［17］PALATKA K, KACSKA S, LOVAS S, et al. The potential role of FDG PET-CT in the characterization of the activity of Crohn's disease, staging follow-up and prognosis estimation: a pilot study [J]. Scand J Gastroenterol, 2018, 53(1): 24-30.

［18］AHMADI A, LI Q, MULLER K, et al. Diagnostic value of noninvasive combined fluorine-18 labeled fluoro-2-deoxy-D-glucose positron emission tomography and computed tomography enterography in active Crohn's disease [J]. Inflamm Bowel Dis, 2010, 16(6): 974-981.

［19］SPIER B J, PERLMAN S B, JASKOWIAK C J, et al. PET/CT in the Evaluation of Inflammatory Bowel Disease: Studies in Patients Before and After Treatment [J]. Mol Imaging Biol, 2010, 12(1): 85-88.

第八章　小肠动力检查

由于小肠解剖位置特殊、检查手段有限，小肠运动功能的研究相对比较滞后。小肠的生理功能表现为小肠的运动、分泌、消化和吸收。小肠平滑肌各种形式的运动将食糜研磨、混合、搅拌，完成物理性消化，并进一步与小肠液、胆汁、胰液一起完成化学性消化，小肠运动受自主神经、肠神经、胃肠激素和小肠细菌等调节。消化过程结束后，小肠运动转变为周期性移行性复合运动（migrating motor complex，MMC）。MMC 的不同时相根据肠腔闭合收缩形式来划分，空腹小肠传输主要在 III 相完成，即所有慢波都会引起肠腔闭合收缩的时相，MMC 的推进性运动控制着传输距离。MMC III 相与肠道、胆道和胰腺分泌功能亦存在关联。MMC III 相的特点是小肠强烈重复收缩，向远端传导，产生所谓"看家"效应，清洁肠道中的消化残留物，避免小肠细菌过度增长。进食后 MMC 模式被餐后运动模式所取代。目前在临床和研究中小肠动力检查方法相对有限，检查结果解读相对困难，其临床应用仍有很大探索空间。

一、临床应用的评价小肠功能的方法

（一）小肠传输时间

小肠传输时间可间接用于评估小肠运动。理论上肠道传输延缓说明肠道动力障碍，传输加速提示肠道动力加快。一般情况下，结肠传输时间与预期症状相平行，即结肠传输时间延长对应着便秘症状；但对小肠而言，对应关系不明确，且何种情况下应进行小肠通过时间检测亦不明确。罗马 IV 诊断标准亦指出，尚无足够样本量的证据支持小肠传输功能检测的意义，其临床价值存在争议[1]。

不同中心检测小肠传输时间的方法各异，包括不同底物的呼气试验、核素法、钡剂试餐、不透 X 线标记物、CT/MRI、无线动力胶囊等。目前认为核素法和无线动力胶囊的可信度较高。但因小肠传输时间个体差异较大，且各检测方法有一定局限性，故要结合临床进行解读。

1. 氢呼气试验[2-5]　氢呼气试验的原理是底物经口摄入达结肠后，被结肠细菌发酵，产生氢气。氢气分子量小，可自由通过结肠黏膜扩散至血液中，循环至肺，从呼气中排出。以放射性核素标记氢，通过测定从摄入食物到呼出氢气增加的时间，即用口 – 盲传输时间（oro-cecal transit time，OCTT）来间接反映小肠传输时间。

用于氢呼气试验的底物包括乳糖、菊粉等。乳糖是最常应用的底物，但乳糖本身的高渗透性可增加小肠蠕动，缩短传输时间。另一种底物菊粉中的 β（1，2）- 糖苷链可以保护分子在小肠内不受代谢分解影响，且不改变至盲肠的传输时间，对 OCTT 的检测优于乳糖。此外，应用稳定性放射性核素碳（^{13}C）进行的呼气试验已用于胃排空等多个领域，糖基脲类化合物在小肠中仅微量吸收，因此乳糖 -^{13}C- 尿素呼气试验（LUBT）用于 OCTT 检测的准确性相对较高。

有研究应用呼气试验来检测乳糜泻患者的 OCTT，结果发现乳糜泻患者的 OCTT 较正常人明显延长。另外，亦有在系统性硬化症、糖尿病、胆石症等疾病应用的相关报道。

2. 核素法[6-7]　核素法检测胃肠道传输时间可用于全消化道疾病研究。小肠传输时间是指放射性标记试餐从胃排空至 10% 或 50% 到达结肠的时间。放射性标记物常用 ^{99m}Tc-DTPA（diethylene triamine pentaacetic acid，二乙烯三胺五乙酸），多通过测得口 – 盲或十二指肠 – 盲肠传输时间来间接反映小肠传输时间。而 OCTT 实际上是试餐通过食管、胃和小肠时间的总和，因此核素法检测小肠传输时间受胃排空的影响。目前亦可选用经胆道排泄的示踪剂 ^{99m}Tc-HIDA（hepatic iminodiacetic acid，肝亚氨基二乙酸），检测十二指肠 – 盲肠传输时间，避免了胃排空的影响，能更准确地反映小肠传输时间。

3. 不透 X 线标志物　不透 X 线标志物（radiopaque markers，ROM）主要用于检测便秘患者的结肠传输时间，亦可用于评估小肠传输时间。患者吞服一定数量的不透 X 线标志物，间隔一定时间拍摄腹部 X 线片，观察标志物首先到达十二指肠及盲肠的时间，计算小肠传输时间；或观察小肠内标志物半数排空所需时间，来评价小肠推进运动功能。但该检查存在射线暴露、受胃排空影响等问题，影响结果判读的因素是难以准确定位小肠或结肠中的 ROM。

4. 磁共振成像（magnetic resonance imaging，MRI）[8-9]　MRI 小肠口服造影不仅可显示小肠的器质性病变，亦可对小肠运动功能进行监测，一方面可以检测开始进餐至到达盲肠的时间，还可以追踪腔内标记物的运动，以反映小肠传输时间；另一方面可以应用 MRI 测量肠道直径和内容物，作为肠道运动功能的替代指标。应用类似磁共振胆胰管成像（MRCP）技术进行的研究表明，腹泻型肠易激综合征（IBS）肠腔内含水量比健康组降低，反映肠道痉挛或收缩。相反，功能性便秘患者的小肠含水量似乎增加，提示肠道张力总体下降。除了静态成像外，动态成像也可以通过在一段时间内连续拍摄图像来获得。多数情况下，MRI 短序列图像是在屏气期间内获得的，而最近获得的自由呼吸时的长序列，通过计算机程序自动补偿膈肌运动进行分析，以量化评估小肠运动度。

5. 无线动力胶囊[10]　无线动力胶囊（SmartPill）大小为 26mm × 13mm，是近年来兴起的一项胃肠动力检测技术，通过胶囊在消化道行进过程中实时记录 pH、压力和温度，间接计算出胃肠道各段的通过时间。具体应用方案为：进食标准餐（255kcal 营养素加水），吞咽胶囊，之后 6 小时不再进食。小肠传输时间的起点为胶囊离开胃即 pH 上升到 4 以上，终点为胶囊进入结肠 pH 下降后。国外已有无线动力胶囊的研究总结了小肠传输时间的变异范围，但无线动力胶囊检测小肠通过时间的临床和科研价值、规范应用以及胶囊本身对肠道运动的影响等问题需要进一步探讨。另外，无线动力胶囊的检查费用昂贵、有胶囊滞留可能，目前国内尚未广泛开展。

（二）小肠压力测定[11-13]

小肠压力测定是侵入性检查，空腹时，小肠压力测定显示循环出现的 MMC。餐后 MMC 被打断，转为餐后动力模式，直到胃完全排空后 MMC 重新出现。小肠腔内压力测定观察肠道收缩活动，通过不同水平压力事件的跟踪监测获得收缩的推进情况。经典的小肠测压为水灌注测压，通过内镜或 X 线透视将水灌注导管置于中段小肠，标准的传感器导管有从远端十二指肠至中段空肠间隔不等的 2～6 个测压孔。小肠测压通常观察的指标包括收缩波幅、收缩波曲线下面积、空腹时收缩次数、不连续的收缩波群、巨大收缩波迁移波、长收缩波、传播速度、逆行巨大收缩波、持久的不规则高压带。该方法临床应用的局限性，包括：①缺乏标化，压力测定点较少（2～6 个），压力测定通道间距相对较长（3～15cm）；② MMC 在夜间记录时容易识别，由于空腹时动力活动的正常值范围太宽而无法用于诊断；③影响胃肠道动力的药物（特别是阿片类和抗胆碱药物）对小肠测压结果影响较大，欲行小肠测压的患者术前应避免使用影响胃肠道动力各种药物。

临床应用小肠压力测定的主要意义在于，区分神经源性病变和平滑肌源性病变（对应疾病见表 2-8-1）。神经源性运动紊乱，测压结果表现为收缩波的波幅大致正常或有所增加，但腔内压力不协调，有时可见收缩波形态迷乱、消化间期 MMC 推进异常；而平滑肌源性运动紊乱，测压结果表现为早期和中期收缩波频率规则，但波幅和腔内压力降低，代表性疾病为小肠假性肠梗阻。

表 2-8-1　严重肠动力障碍疾病的病因

	神经源性病变	肌肉源性病变
原发性（先天性或特发性）	内脏神经病变	内脏肌病
	原发性自主神经异常	线粒体肌病（MNGIE）
与系统性疾病相关	糖尿病	结缔组织病（SLE、系统性硬化、多发性肌炎）
	帕金森病	淀粉样变
	多系统萎缩	肌营养不良
	副肿瘤	强直性肌营养不良
感染	美洲锥虫病（Chagas 病）	
	病毒（朊病毒）	

续表

	神经源性病变	肌肉源性病变
医源性	药物（抗精神病药、阿片类）	
	放射性肠炎	

　　小肠测压的其他临床应用包括：①适用于不能解释的恶心、呕吐和其他上消化道动力异常的检测；②对临床表现疑似机械性肠梗阻，但影像学无机械性梗阻证据的患者，有助于揭示肠梗阻的病理生理学机制；③对接受结肠切除的慢传输便秘患者的预后有提示意义；④在功能性胃肠病患者中的诊断价值有待探究，比如41%~62%的IBS患者小肠压力测定发现了异常，但如参考更严格的诊断标准，异常发生率可降至8%。

　　（三）小肠细菌过度生长[4]

　　小肠细菌过度生长（small intestinal bacterial overgrowth，SIBO）是慢性肠道动力障碍的常见并发症，亦可导致小肠动力障碍。SIBO病因复杂，解剖异常、小肠动力障碍、胃酸分泌不足、保护性抗菌机制异常等均可引起SIBO，手术切除回盲瓣（回盲瓣可阻止结肠微生物进入小肠）、长期使用质子泵抑制剂也是SIBO的危险因素。正常的小肠运动和胃酸分泌是SIBO重要的保护因素。

　　氢呼气试验亦可用于检测SIBO，即小肠内底物被过早发酵后，通过氢呼气检测该变化。由于部分人群体内存在产甲烷菌，可将氢气转化为甲烷气，导致氢呼气试验假阴性，推测同时测定呼气中甲烷气和氢气有可能提高SIBO的诊断。此外，肠道传输加快将导致呼气试验峰值提前，引起假阳性，错误诊断SIBO，因此，对于胃肠道通过加快的患者（特别是有胃肠道手术史）通过氢呼气试验诊断SIBO需谨慎。

二、科学研究中应用的评价小肠功能的方法[8]

　　1. 高分辨率小肠压力测定　高分辨率压力测定最初应用于消化道其他部位，特别是食管。传统的小肠测压技术能够评估MMC，但由于压力感受器间距大而不能对压力事件进行细节分析。高分辨率小肠压力测定的传感器对检测肠收缩活动的频率和方向更为敏感。有研究在结肠中采用了72~144个压力感受器的光纤测压导管，可检测到传统测压未被确认的循环运动模式。应用十二指肠高分辨率水灌注导管的研究发现，十二指肠Ⅲ期运动结合了顺行和逆行蠕动波。

　　2. 腔内胶囊图像分析　腔内胶囊图像分析（endoluminal capsule image analysis）是应用内镜胶囊直观监测肠道运动障碍情况，评估小肠动力的手段。测量目标包括收缩运动、非收缩性运动、内容物类型等，根据以上数据通过机器学习技术计算肠壁以及内容物运动情况。一项针对36例严重肠道运动异常患者的研究中，对所有患者进行测压检查，19例患者的测压结果符合肠动力异常诊断标准，其中18例进行了腔内胶囊图像分析，结果显示患者收缩活力更低，肠道运动更平缓，腔内容物存留更多；另外17例不符合肠动力障碍诊断标准的患者中，65%的患者腔内胶囊图像分析发现异常；提示该检查方法相比传统测压具有更高敏感性。

　　3. 肠道染色法　该方法主要用于基础研究工作，常采用苯酚红、炭末或碳素墨水等染色剂。实验前动物禁食16~24小时，禁水6小时，将染色剂配成一定浓度灌于胃中，30分钟后处死动物，游离小肠，观察染色剂在小肠中的推进距离占整段小肠的百分比，判断小肠推进运动功能。此外，亦可插管至十二指肠，管内注射染色剂，可避免胃排空对实验结果的影响。

（李晓青）

参考文献

[1]　DROSSMAN D A. 罗马Ⅳ：功能性胃肠病　肠-脑互动异常［M］. 方秀才，侯晓华，主译. 北京：科学出版社，2016.

［2］ VANTRAPPEN G, JANSSENS J, HELLEMANS J, et al. The interdigestive motor complex if normal subjects and patients with bacterial overgrowth of the small intestine [J]. J Clin Invest, 1977, 59(6): 1158-1166.

［3］ GEYPENS B, BENNINK R, PEETERS M, et al. Validation of lactose-[13C]-ureide breath test for determination of orocecal transit time by scintigraphy [J]. J Nucl Med, 1999, 40(9): 1451-1455.

［4］ RANA S V, MALIK A. Hydrogen breath tests in gastrointestinal diseases [J]. Indian J Clin Biochem, 2014, 29(4): 398-405.

［5］ SCHNEIDER A R J, JEPP K, MURCZYNSKI L, et al. The inulin hydrogen breath test accurately reflects orocaecal transit time [J]. Eur J Clin Invest, 2007, 37(10): 802-807.

［6］ GRYBACK P, JACOBSSON H, BLOMQUIST L, et al. Scintigraphy of the small intestine; a simplified standard for study of transit with reference to normal values [J]. Eur J Nucl Med Mol Imaging, 2002, 29(1): 39-45.

［7］ YU D, CHEESEMAN F, VANNER S. Combined oro-caecal scintigraphy and lactulose hydrogen breath testing demonstrate that breath testing detects oro-caecal transit, not small intestinal bacterial overgrowth in patients with IBS [J]. Gut, 2011, 60(3): 334-340.

［8］ MALAGELADA C, MALAGELADA J R. Small bowel motility [J]. Curr Gastroenterol Rep, 2017, 19(6): 26.

［9］ MARCIANI L, COX E F, HOAD C L, et al. Postprandial changes in small bowel water content in health subjects and patients with irritable bowel syndrome [J]. Gastroenterology, 2010, 138(2): 469-477.

［10］ SAROSIEK I, SELOVER K H, KATZ L A, et al. The assessment of regional gut transit times in healthy controls and patients with gastroparesis using wireless motility technology [J]. Aliment Pharmacol Ther, 2010, 31(2): 313-322.

［11］ LINDBERG G, MARIE I, TORNBLOM H. Clinical features and long-term survival in chronic intestinal pseudo-obstruction and enteric dysmotility [J]. Scand J Gastroenterol, 2009, 44(6): 692-699.

［12］ COGLIANDRO R F, ANTONUCCI A, DE GIORGIO R, et al. Patient-reported outcomes and gut dysmotility in functional gastrointestinal disorders [J]. Neurogastroenterol Motil, 2011, 23(12): 1084-1091.

［13］ 陈胜良. 小肠测压评价动力紊乱的理论基础和临床意义 [J]. 诊断学理论与实践, 2008, 7: 110-113.

第九章　小肠激素测定

小肠激素是一类由小肠内分泌细胞和神经元释放的激素。在生理状态下，小肠激素主要通过内分泌、旁分泌、神经分泌的形式，作用于消化腺、内分泌腺、消化道平滑肌、黏膜、血管等靶器官，起到调节消化腺分泌、调节消化道运动、调节机体代谢、调节其他激素释放的作用，从而实现促进胃肠道组织代谢和生长、细胞保护、调节胃肠道血流、调节食欲等多种功能。而在病理生理状态下，小肠激素水平的变化与许多胃肠疾病的致病密切相关，如神经内分泌肿瘤、肠易激综合征等，因此小肠激素的测定可以辅助临床诊断、监测病情变化、判断治疗效果等。本节内容将以几种临床常用的小肠激素为例，简要阐述小肠激素的测定方法、测定结果的临床意义。

一、促胃液素

（一）促胃液素的测定

促胃液素是一类重要的胃肠激素，主要由 G 细胞分泌。在人体循环中存在两种具有形式的促胃液素，即促胃液素 17（G-17）和促胃液素 34（G-34），两者可被大部分免疫方法检测。促胃液素的检测基于放射免疫分析（radioimmunoassay，RIA）[1]，利用 ^{125}I 标记的抗原肽与反应系统中未标记的待测抗原竞争性结合特异性抗体，标记抗原抗体复合物形成的量会随着待测样品（未标记抗原）的量增加而增加。反应达到平衡后，将抗原抗体复合物与游离抗原分离，测定 ^{125}I 标记的抗原抗体复合物的放射性，受检样品中的非标记抗原与标记抗原抗体复合物中的放射性强度成反比，通过抗体结合与非抗体结合标准肽之间的浓度梯度差异构建标准曲线，使用该标准曲线测定确定未知样品的浓度。该方法灵敏度高，但因需要放射性物质进行抗原标记，且试剂较昂贵，对测定条件和人员防护存在一定要求。

1. 抗体　胃肠肽类激素多为小分子肽，免疫原性较弱，通常需与载体蛋白结合形成合成肽而产生抗体。常选用的载体蛋白为甲状腺球蛋白、牛血清白蛋白和血蓝蛋白等，促胃液素肽和载体蛋白可通过戊二醛、碳化二亚胺或三嗪类物质的交联作用相结合。大多数检测是利用兔子、绵羊或山羊在其体内产生的多克隆抗体。尽管目前已有专门针对酰胺化和羧基末端甘氨酸延长型促胃液素的高质量单克隆抗体，但这些抗体通常对血浆生理浓度促胃液素不具有足够高的结合能力。

2. 放射性标记促胃液素的选择和制备　通过氯胺 -T 法、Iodogen 法（Iodogen 即 1, 3, 4, 6- 四氯 -3- 二苯基甘脲），以及 Bolton 和 Hunter 试剂，可利用 ^{125}I 标记促胃液素抗原。氯胺 -T 法需要控制好氯胺 -T 的用量、反应时间、终止反应时加入的偏重亚硫酸钠等条件；反应时 pH 应控制于 7.5 左右，标记后立即进行纯化，以除去游离的放射性碘和被损伤的肽。应用反相高效液相色谱（high-performance liquid chromatography，HPLC）进行分离纯化，可得到更满意的碘标记产物。

3. 标本处理　生理条件下，循环中的促胃液素会受到食物和胃内 pH 的影响，因此通常需要嘱患者禁食过夜后通过静脉穿刺采集血液标本进行化验。采集后立即或至少在采集的 30 分钟内将血样离心，将上清液置于 -20℃环境冷藏。如需在实验室之间转运样品，则应使用干冰保存。

4. 培育条件　抗原抗体反应需要合适的 pH、离子强度、缓冲液、反应体积、温度、时间等。在胃肠肽类激素的放射免疫分析中最常选用磷酸盐缓冲液，其他如硼酸、巴比妥、醋酸钠缓冲液也有应用，离子强度大多为 0.05 ~ 0.25mmol/L，pH 多于 7.0 ~ 7.4。需在正式检测前，通过预实验确定最佳条件。

5. 游离与结合标记抗原的分离　现有多种方法可实现游离与标记抗原分离。活性炭、离子交换树脂等物理方法能够非特异性地吸附游离抗原，离子交换树脂效果较好但不易获得，活性炭因相对廉价、可靠而得到了广泛应用。大多数情况下，可应用葡聚糖包裹活性炭，使其增加黏性，易于形成沉淀，从而达到更好的分离[2]。

6. 未知样品浓度测定　分别在一定数量的试管中加入不同浓度的未知样品，每管加入等量的放射性标记促胃液素和一定量的抗体，在合适的培育条件下进行抗原抗体反应、游离与结合标记抗原的分离，测量各自的放射性强度，即可得出标准曲线，并从中得到未知样品量。

（二）促胃液素测定的临床意义

1. 胃泌素瘤　可以散发，也可以发生在多发性内分泌腺瘤1型（multiple endocrine neoplasia type 1，MEN-1）的背景下。胃泌素瘤中，高促胃液素血症伴随着胃酸分泌的增加。胃酸可抑制G细胞分泌功能，因此一些胃酸分泌减少的患者（如慢性萎缩性胃炎）和一些长期使用质子泵抑制剂的患者循环促胃液素也可能增加。所有需要通过一些促胃液素刺激试验来区分血清促胃液素是由胃泌素瘤分泌或是由胃窦分泌，以鉴别不同的疾病。刺激试验主要包括促胰液素试验、钙负荷试验。促胰液素试验（静脉注射促胰液素）可在2~5分钟内使胃泌素瘤患者的血浆促胃液素浓度增加50%以上；钙负荷试验即通过输注钙剂刺激肿瘤释放促胃液素，测定血清促胃液素峰值；非胃泌素瘤患者在多数情况下，不会有促胃液素水平的明显升高。美国国立卫生研究院的一项前瞻性研究显示，97%~99%的胃泌素瘤患者经刺激试验后促胃液素分泌增加。在促胰液素试验中，刺激后促胃液素分泌增加量≥120pg/ml时，鉴别诊断的敏感性和特异性最高（94%/100%）；在钙负荷试验中，刺激后促胃液素分泌增加量≥395pg/ml时，鉴别诊断的敏感性和特异性最高（62%/100%）[3-4]。

2. 萎缩性胃炎　G-17由G细胞分泌，当胃窦黏膜萎缩、G细胞数量下降时，G-17水平将下降。研究显示，血清G-17水平的中位数和平均值随胃窦和胃体萎缩程度的增加而降低，提示促胃液素可能是一种预测萎缩性胃炎的指标。自身免疫性萎缩性胃炎患者血液中存在壁细胞抗体、内因子抗体，前者使壁细胞总数减少，导致胃酸分泌减少或缺乏，胃酸对G细胞的负反馈作用减低，进而出现高促胃液素血症。这些患者的血浆促胃液素浓度可在80~30 000pmol/L，多数情况下为500~1 500pmol/L。

3. 幽门螺杆菌感染　幽门螺杆菌感染患者的血浆促胃液素浓度也可出现一定程度的升高。其理论基础在于，幽门螺杆菌感染后可产生尿素酶，通过水解尿素产生氨，使胃窦表明pH升高，从而减少了胃酸对促胃液素分泌的负反馈抑制，胃内的氨大部分以带电荷的、非脂溶性离子状态形成胺，研究表明胺和氨均能刺激G细胞分泌促胃液素。目前尚不清楚血浆促胃液素测定对幽门螺杆菌感染者的临床诊治是否有明确的意义，更多应用于研究领域[5]。

二、血管活性肠肽

（一）血管活性肠肽的测定

血管活性肠肽（vasoactive intestinal peptide，VIP）是一类重要的肽类神经递质，在消化系统中，VIP与肠道运动、胰腺和小肠的分泌、调节血流等生理功能相关。作为一种小肠肽类激素，VIP同样可通过放射免疫分析进行测定。测定方法与前述的促胃液素测定方法基本类似，此处不赘述。

（二）血管活性肠肽测定的临床意义

1. 血管活性肠肽瘤　是胰岛D1细胞的良性或恶性肿瘤。1958年，Verner和Morrison首次描述了伴有低钾血症（hypokalemia）、无（低）胃酸（achlorhydria/hypochlorhydria）的水样泻综合征（watery diarrhea），被命名为Verner-Morrison综合征，又称WDHA综合征[6]。他们认为在成年患者中WDHA综合征通常与神经内分泌肿瘤相关，肿瘤释放大量VIP导致小肠过度分泌，引起了相关症状的产生。不同实验室的检测标准范围不同，正常的VIP浓度范围大致为0~190pg/ml。VIP瘤患者中VIP水平可显著升高，达200~10 000pg/ml，而其他原因的腹泻一般不超过150pg/ml。但应注意的是，对于临床高度怀疑VIP瘤诊断的患者，单次VIP检测在正常范围内并不能除外诊断。在临床表现为水样泻的阶段，VIP瘤可能不会活跃分泌VIP，单次检测结果可能对诊断带来误导。

2. 炎症性肠病（inflammatory bowel disease，IBD）　一些研究发现，VIP的表达与IBD存在相关性。例如，有研究者观察到IBD患者固有层VIP免疫反应神经增加，且与疾病严重程度显著相关。也有研究发现，溃疡性结肠炎（ulcerative colitis，UC）黏膜的 CD3$^+$ 和 CD68$^+$ 细胞以及克罗恩病（Crohn's disease，CD）黏膜的 CD68$^+$ 细胞上的 VIP 受体数量增加。Duffy 等发现循环中 VIP 水平与疾病的临床活动之间的强正相关关系，在疾病活动期间 VIP 水平增加了 2 倍，从而表明 VIP 可能在疾病活动的评估中发挥作用。近期一项研究显示，从 CD 或 UC 患者的血浆和手术切除的回肠或结肠组织中 VIP 含量均高于健康受试者。但目前关于 IBD 与 VIP 的研究尚有限，且有些具有矛盾之处。有初步报告显示，CD 患者的直肠活检中可见显著增加且形态异常的血管活性肠肽能神经，与直肠是否受累无关，而在 UC 中仅在存在活动性直肠炎的情况下见到形态正常的血管活性肠肽能神经的数量增加。这可能是由于组织活检方法和患者人群的差异性所致[2,7]。

3. 肝硬化　肝硬化患者的 VIP 水平可升高。VIP 主要经肝脏灭活，肝硬化时 VIP 的代谢会受到影响，如存在门体分流可使部分 VIP 逃逸肝脏代谢进入体循环。

三、嗜铬粒蛋白 A

（一）嗜铬粒蛋白 A 的测定

嗜铬粒蛋白 A（chromogranin A，CgA）分布于神经内分泌细胞的嗜铬性颗粒内，除小肠外，肾上腺髓质、甲状腺、甲状旁腺、胰腺等器官和组织中均可含有 CgA。CgA 有多种检测方法，如酶联免疫吸附试验（enzyme linked immunosorbent assay，ELISA）、免疫放射分析（immunoradiometric assay，IRMA）、放射免疫分析（radioimmunoassay，RIA）等。研究显示，采用 ELISA 和 IRMA 检测 CgA 的敏感性和特异性均较高，特别是 ELISA 检测时不需特殊的大型仪器，可以批量检测，在临床应用广泛，市场上也有多种商业化试剂盒。本节将介绍双抗体夹心法检测 CgA 含量[5,8]。

ELISA 是将已知浓度的抗原或抗体通过物理吸附的方法固定于载体表面，加入待测样本后与酶连接，通过酶与底物显色的深浅判定被检测抗原或抗体的量。测定过程中有 3 种必要的试剂，即固相的抗原或抗体（免疫吸附剂）、酶标记的抗原或抗体（结合物）、酶反应的底物。依据试剂来源、检测具体条件的差异，可设计不同类型的检测方法，如双抗体夹心法、双抗原夹心法、竞争法、间接法、捕获法等。本节以双抗体夹心法为例。

双抗体夹心法的基本原理和方法：应用针对抗原两个不同决定簇的两种单抗，将其分别作为固相载体和酶标抗体，检测溶液中的抗原。将已知浓度的抗体通过物理吸附固定于聚苯乙烯微孔表面，加入非相关蛋白载体封闭未结合位点，然后加入待测标本。通过加入检测抗体，酶标记第二抗体后，再加入底物显色，微孔板中颜色的深浅与待测物的浓度呈正相关，根据呈色深浅进行定性或定量分析。

1. 标本采集和保存　通过静脉穿刺采集受试者静脉血，样本离心后分离得到血清。血清标本宜在新鲜时检测，如不能及时检测，需在获得标本后第一时间离心分离血清，置于 4℃可保存 5 天，如在冰箱中保存过久，其待测抗原可能发生聚合。超过 1 周检测的标本需低温冻存，冻结血清溶解后蛋白质局部浓缩，分布不均，需上下颠倒充分混匀。反复冻融可导致抗体效价下降，应尽量避免。

2. 特异性抗体与固相载体连接形成固相抗体，洗涤除去未结合的抗体及杂质。

3. 添加受检标本并孵育　使标本中的抗原与固相抗体结合，形成固相抗原抗体复合物。加样时应将试剂加载 ELISA 微孔板底部，尽量不触及孔壁，并注意不可溅出、产生气泡，加样过程中避免交叉污染。孵育过程需保证合适的条件和反应时间，以保证抗原抗体充分结合。在建立 ELISA 方法作反应动力学研究时，实验表明两次抗原抗体反应一般在 37℃经 1~2 小时产物的生成可达顶峰。有些实验为加速反应，选择提高反应温度至 43℃进行，但不宜采用更高的温度。反应结束后，通过洗涤除去其他未结合物质，以达到分离游离和结合的酶标志物的目的。洗涤过程可清除残留在板孔中未能与固相抗原结合的物质，以及非特异性吸附于固相载体的干扰物质，对于提高检测准确性非常重要。

4. 添加酶标抗体并孵育　加入酶标抗体，并重复上述孵育过程，使固相免疫复合物上的抗原与酶标抗体结合。反应结束后，洗涤未结合的酶标抗体，使得固相载体上带有的酶量与标本中受检抗原的量相关。

5. 添加底物显色　加入底物后，使固相上的酶催化底物成为有色产物。显色过程中酶催化无色的底物生成有色产物，反应温度和时间均可影响显色，因此反应温度和时间应按照试剂盒规定进行。邻苯二胺（OPD）底物显色一般在室温或37℃时反应20～30分钟后即不再加深，继续延长反应时间可使本底值偏高，且OPD底物液光照后会自行变色，显色反应需避光进行，显色反应结束时需要加入终止液终止反应。四甲基联苯胺（tetramethylbenzidine，TMB）受光照影响不大，可在室温中操作。显色后，通过比色，即可测定样本中抗原的量。

（二）嗜铬粒蛋白A测定的临床意义

1. 肿瘤　CgA的测定对神经内分泌瘤（neuroendocrine tumor，NET）诊断和随访具有一定价值。NET中肿瘤细胞表达的CgA释放入血，导致患者血液中CgA浓度升高，使其成为这类肿瘤的辅助诊断标志物。多项研究已证实，在NET中以CgA作为标志物比神经元特异性烯醇化酶（neuron specific enolase，NSE）更有优势，并且发现CgA水平与NET肿瘤质量具有线性关系。法国里昂的一项研究发现，以130μg/L为诊断界限值，CgA水平对于NET诊断的特异性极高（98.4%），敏感性则依赖于肿瘤自身的分泌特性，分泌性肿瘤为73%，非分泌性肿瘤为45%，同时肿瘤的位置不同也会影响敏感性。也有研究显示，NET患者手术治疗后血清CgA水平较术前明显降低，提示血清CgA不仅可作为NET的辅助诊断标志物，还可作为疾病监测和预后评估的指标。其他一些分泌CgA的肿瘤，包括嗜铬细胞瘤、副神经节瘤、胃泌素瘤、中肠和后肠肿瘤、无功能胰腺肿瘤、甲状腺髓样癌、垂体腺瘤、胰岛素瘤、小细胞肺癌等都可伴随血液CgA水平升高[9-10]。

2. 心血管疾病　一些心血管疾病也可出现CgA及其活性肽段表达水平的改变。有研究发现，慢性心力衰竭患者外周血CgA水平与心力衰竭程度呈正相关，且可作为患者死亡的独立预测因子。研究显示CgA的升高与脑钠肽（brain natriuretic peptide，BNP）相关，有学者对扩张型和肥厚型心肌病患者的心室活检发现CgA与BNP共定位于心肌细胞分泌颗粒中，提示心力衰竭患者外周血CgA水平升高系心肌细胞合成与分泌。CgA的活性片段儿茶酚抑素（catestatin）、血管内皮抑素Ⅱ（vasostatin Ⅱ）水平在心力衰竭患者中也存在变化。慢性心力衰竭中，儿茶酚抑素水平升高且可维持至患者症状缓解，是患者死亡预后的独立危险因子；急性心力衰竭中，儿茶酚抑素水平虽有升高，却与患者预后不相关；而血管内皮抑素Ⅱ在慢性心力衰竭患者中表现为降低，且与患者出现不良心血管事件的概率呈负相关。在急性心肌梗死患者中，CgA和儿茶酚抑素水平升高，且CgA水平是患者死亡预后或继发心力衰竭的独立预测因子，儿茶酚抑素与心肌梗死后合并恶性心律失常症状呈正相关[11]。

3. 炎症性肠病　有研究观察到30%～50%的IBD患者存在CgA水平升高，其中主要为病情活动期患者。在一项大型队列研究中，溃疡性结肠炎和克罗恩病患者血清CgA水平显著高于对照组，其中CgA水平与肿瘤坏死因子α（tumor necrosis factor α，TNF-α）表达、疾病受累范围、疾病活动度相关，并且独立于IBD的类型。也有学者研究了CgA在接受药物治疗的IBD患者中变化，采用生物制剂为基础的治疗后患者血清CgA水平显著降低，而传统治疗组中CgA有轻度升高。但IBD中CgA升高的确切意义尚需进一步阐明，IBD中是否存在神经内分泌细胞的增生也尚不清楚[7]。

展望：小肠激素在临床上的应用可大致分为疾病的诊断、治疗、疗效监测、预后评估等方面。目前对于小肠激素的临床意义和应用价值仍处于不断被认知和发掘的过程中，一些研究结果成熟、临床价值明确的激素已经在特定的临床领域具有广泛的应用，例如在疑诊有功能的NET患者中进行促胃液素、VIP、生长抑素等激素水平的测定，利用胃肠肽类激素受体核素显像辅助肿瘤诊断，生长抑素类似物（奥曲肽）治疗胃肠道和胰腺NET、类癌等。但由于小肠内分泌功能的复杂性，人们对于小肠激素的功能和临床意义的认知仍然有限，如本节中提及的VIP在炎症性肠病中、CgA在心血管疾病中的意义，目前的研究多数仅能证明两者存在一定的相关性，尚无针对具体作用机制的明确解释，且利用小肠激素测定进行疾病诊断、评估也缺乏敏感性或特异性。这固然与疾病复杂的致病机制相关，难以用某一项指标来指导疾病的诊治，但这样的情况也导致了临床上对于小肠激素的应用受限。在这一方面，一些研究也许能为我们带来启示。在《中国早期胃癌筛查流程专家共识意见（草案）（2017年，上海）》中，研究者们通过对全国120余家医院的近15 000例胃癌风险人群进行血清胃蛋白酶原（pepsinogen，PG）、G-17、幽门螺杆菌抗体检测，经统计分析得出，在胃癌风险人群中，年龄、性别、幽门螺杆菌抗体、PG、G-17是与胃癌发生最相关的5个因素，依据这一结论建立了包含上述5个变量的胃癌筛查评分系统，将胃癌风险人群划分为高危、中危、低危三个等级，针对不同等级给予不同的筛查建议。这提示我们，尽管将单一的小肠激素测定作为诊断试验的敏感性、特异性均有局限性，但如能将它与其他有价值的指标相互结合，则有可能在整体上提升诊断或评估方法的效能。因此，在未来我们除了期待小肠激素的基础研究得到进一步发展之外，也应继续投入对于已有客观结论的整合利用之中，在临床诊疗中体现小肠激素测定的价值。

（周青杨　徐天铭）

参考文献

［1］ 陈元方. 胃肠肽类激素基础与临床［M］. 北京：北京医科大学中国协和医科大学联合出版社，1997.

［2］ IWASAKI M, AKIBA Y, KAUNITZ J D. Recent advances in vasoactive intestinal peptide physiology and pathophysiology: focus on the gastrointestinal system [J]. F1000Res, 2019, 8: F1000 Faculty Rev-1629.

［3］ BERNA M J, HOFFMANN K M, SERRANO J, et al. Serum gastrin in Zollinger-Ellison syndrome: Ⅰ. Prospective study of fasting serum gastrin in 309 patients from the National Institutes of Health and comparison with 2229 cases from the literature [J]. Medicine (Baltimore), 2006, 85(6): 295-330.

［4］ BERNA M J, HOFFMANN K M, LONG S H, et al. Serum gastrin in Zollinger-Ellison syndrome: Ⅱ. Prospective study of gastrin provocative testing in 293 patients from the National Institutes of Health and comparison with 537 cases from the literature. evaluation of diagnostic criteria, proposal of new criteria, and correlations with clinical and tumoral features [J]. Medicine (Baltimore), 2006, 85(6): 331-364.

［5］ 袁媛. 胃功能血清学检测基础与临床［M］. 北京：科学出版社，2019.

［6］ BELEI O A, HEREDEA E R, BOERIU E, et al. Verner-Morrison syndrome. Literature review [J]. Rom J Morphol Embryol, 2017, 58(2): 371-376.

［7］ MASSIRONI S, ZILLI A, CAVALCOLI F, et al. Chromogranin A and other enteroendocrine markers in inflammatory bowel disease [J]. Neuropeptides, 2016, 58: 127-134.

［8］ POPOVICI T, MOREIRA B, SCHLAGETER M H, et al. Automated two-site immunofluorescent assay for the measurement of serum chromogranin A [J]. Clin Biochem, 2014, 47(1-2): 87-91.

［9］ D'HERBOMEZ M, DO CAO C, VEZZOSI D, et al. Chromogranin A assay in clinical practice [J]. Ann Endocrinol (Paris), 2010, 71(4):274-280.

［10］ SINGH S, LAW C. Chromogranin A: a sensitive biomarker for the detection and post-treatment monitoring of gastroenteropancreatic neuroendocrine tumors [J]. Expert Rev Gastroenterol Hepatol, 2012, 6(3): 313-334.

［11］ 罗清琼. 嗜铬粒蛋白A及其衍生肽段的临床研究进展［J］. 国际检验医学杂志，2018，39（24）：3098-3103.

第三篇

小肠疾病各论

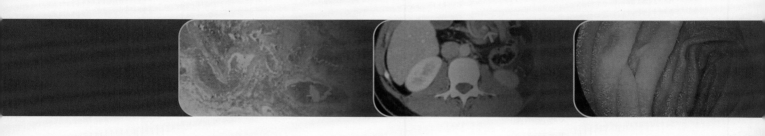

第一章　小肠感染性疾病

第 1 节　常见传染病

急性感染性腹泻

一、概述

感染性腹泻是一组由病毒、细菌、原虫等多种病原体引起的、以腹泻为主要临床表现的肠道传染病。其中，霍乱属我国《传染病信息报告管理规范》规定的甲类传染病，细菌性和阿米巴性痢疾、伤寒和副伤寒属乙类传染病，除此之外的其他感染性腹泻属丙类传染病，本文讨论的感染性腹泻指的是这类其他感染性腹泻。因这类腹泻大多数急性起病，且病程短，故惯称为急性感染性腹泻（acute infectious diarrhea）。引起这一大类感染性腹泻的常见病原体见表 3-1-1[1]，其中以轮状病毒、诺如病毒、沙门菌和大肠埃希菌感染最常见。这些病原体可同时侵犯小肠和大肠，但有些少见侵犯大肠，有些少见侵犯小肠，本文主要讨论累及小肠的病原体。

表 3-1-1　其他感染性腹泻的常见病原体

类型	常见病原体
病毒	轮状病毒
	诺如病毒（少有侵犯大肠）
	肠腺病毒
	星状病毒（少有侵犯大肠）
细菌	沙门菌属
	大肠埃希菌
	弯曲菌
	耶尔森菌
	弧菌
	气单胞菌
	变形杆菌
	金黄色葡萄球菌
	艰难梭菌（少有侵犯小肠）
	产气荚膜梭菌
原虫	贾第鞭毛虫
	孢子虫
	人芽囊原虫（致病性未确定）

【流行病学】

1. 发病率　感染性腹泻是最常见的肠道疾病，又是最常见的传染病之一，呈世界性广泛流行。2006—2007 年我国传染病法定报告统计，其他感染性腹泻为 56.69/10 万，而细菌性痢疾为 30.05/10 万；2011—2012 年在 39 种法定报告传染病的报告病例数中，其他感染性腹泻居第 4 位，而细菌性和阿米巴痢疾居第 7 位。考虑漏报及很多腹泻患者并不就诊，这一数值肯定被大大低估。我国各地分别开展了多项上门调查的群体研究，根据综合多项调查的推算，全国腹泻发病率在（0.17～0.7）次 / 人年，5 岁以下儿童在（2.50～3.38）次 / 人年[2]。

2. 流行特征　本病是世界性流行病，而以热带、亚热带地区及卫生条件落后地区发病为高。本病常年散发，但细菌性腹泻以夏、秋季为高，病毒性腹泻以秋、冬季为高。本病以散发流行最常见，但亦可发生暴发流行，多为水型传播引起。此外，集体单位如学校、养老院等亦常呈聚集性发病，亦是常见的院内感染疾病。人群普遍易感，而以儿童更多发，有免疫缺陷者更易感、病情更重。我国研究显示，外出就餐史、缺乏饭前便后洗手习惯和居住地苍蝇密度是腹泻发病的独立危险因素[2]。到卫生条件较差的地区旅行期间或之后发生的腹泻特称为旅行者腹泻（travelers' diarrhea），并不少见，病原学要追溯到当地的流行情况。

【诊断原则】

（一）流行病学特点

流行季节和当地流行情况、接触史、不洁食物史往往有提示诊断价值。发病潜伏期对鉴别病毒性腹泻（> 14 小时，通常为 24 ~ 48 小时）和食物中毒（2 ~ 7 小时）有意义。抗生素使用史、免疫缺陷状态与某些感染或感染后表现有关。

（二）临床表现

1. 腹泻

（1）腹泻的病程：其他感染性腹泻绝大多数为急性腹泻，病程短于 7 ~ 14 天，且多为自限性。但也有少部分细菌或原虫感染会呈迁延或慢性过程，应予注意。

（2）大便性状和粪便常规检查：水样腹泻和痢疾样腹泻对病原学提示有价值。非侵袭性腹泻大便常为水样，粪便常规未见或很少白细胞，多为病毒或产毒素性细菌感染；侵袭性腹泻粪便常呈黏液脓性、脓血性，粪便常规见红细胞、白细胞，多为侵袭性细菌感染。

2. 伴随症状

（1）其他消化道症状：可伴腹痛、呕吐、腹胀。严重呕吐多见于诸如病毒感染或食物中毒。

（2）全身症状：发热（> 38.5℃）伴中毒症状常提示较重的细菌感染。全血细胞检查见白细计数增加及核左移见于较重的细菌感染。

（三）脱水的评估

脱水的评估在感染性腹泻的诊断中具非常重要意义，因为脱水是这类疾病的严重后果，甚可危及生命。对婴幼儿患者或年老体弱患者尤应重视。可根据精神状态、皮肤弹性、口唇、肢端温度、脉搏、血压和尿量等，将脱水分成轻、中、重度。中重度患者应作血液生化分析及肌酐检查，了解水、电解质和酸碱平衡情况。

（四）腹泻的病因学检查[3-4]

1. 何时需要进行病原学检查　临床日常工作中何时需要对其他感染性腹泻进行病原学检查是一个现实问题。通常根据流行病学特点、起病情况、大便性状及伴随症状，可以初步估计腹泻的大致病因。考虑到费用及时效，对短期的轻中度急性腹泻无必要常规做病原学检查（疾控部门要求的流行病学调查除外）。下列情况应行病原学检查：①严重腹泻伴明显脱水；②大便有脓液、血液或脓血；③伴发热（> 38.5℃）和 / 或全身中毒症状；④腹痛明显；⑤腹泻病程长（> 7 ~ 14 天）；⑥特殊情况，如住院患者接受抗生素治疗（主要是艰难梭菌毒素检测）、免疫缺陷状态。

2. 病原学的检测方法

（1）大便涂片显微镜下检查寄生虫：寄生虫引起的感染性腹泻大多为原虫感染，因此大便应在排出后 4 小时内检查。多次送检有助提高诊断率。有些原虫通过大便涂片染色处理可提高诊断率（例如蓝氏贾第鞭毛虫用复方碘溶液染色，孢子虫用改良抗酸染色）。

（2）大便致病菌培养：是感染性腹泻病原学检查的传统方法，在使用抗生素前送检，要求大便在排出后 12 小时内接种培养。注意有些细菌生长需要特殊培养条件（如空肠弯曲菌要微需氧）和 / 或选择性培养基（如耶尔森菌要 CIN 平板）。

（3）检测大便特定病原微生物的特异性抗原或血清特异性抗体：通过分子生物学或免疫学检测方

法可检测大便特定病原微生物的特异性抗原或血清特异性抗体,视情况采用,参见各有关部分。例如,诊断艰难梭菌感染采用实时 PCR 检测大便中具毒力的艰难梭菌特异基因或采用酶联免疫法检测艰难梭菌分泌的毒素 A 和 B,酶联免疫法检测大便中特异抗原有助诊断贾第鞭毛虫、隐孢子虫、轮状病毒、诺如病毒等感染。

（4）基于多重聚合酶链反应的诊断方法（multiplex polymerase chain reaction based-tests）:近年来采用高通量测序技术检测大便病原体的分子生物学检测法已进入商业化,如 Luminex Gastrointestinal Pathogen Panel（xTAG GPP）。该方法的优势是一份标本可以检测多种病原体,方便快捷。缺点是检出的病原体未必是患者当时的致病病原体,可能是患者携带的无毒力微生物,也可能是过路微生物。因此,检测结果要密切结合临床。必要时,辅以进一步其他相关检测确认[5]。

（5）电镜或免疫电镜检查:可通过电镜或免疫电镜从粪便提取液中检出致病的病毒颗粒。

【治疗原则】

1. 纠正水与电解质平衡　对中重度腹泻,进行脱水评估并予相应口服或静脉补液是治疗的首要任务。对于儿童（特别是婴幼儿）、老年、严重共存病患者尤为重要。一般情况下可口服补液盐（oral rehydration salts,ORS）,口服剂量应是累计丢失量加上继续丢失量之和的 1.5 ~ 2.0 倍,通过间断、少量、多次服用。WHO 推荐标准 ORS 和低渗 ORS 配方,两者疗效相当,但后者耐受性较好。关于 ORS 配方和儿童感染性腹泻补液方案,可详见中华医学会儿科学会消化学组提出的推荐意见[3]。对呕吐频繁致饮水困难、严重脱水、高热全身中毒症状重者,需要禁食并静脉补液。补液遵循“先快后慢、先盐后糖、先晶体后胶体、见尿补钾”的原则。

2. 抗生素的使用问题[1,3-4]　总的来说,绝大多数其他感染性腹泻的患者不需要使用抗生素,因为病程轻且为自限性,而且其中相当部分患者为病毒性腹泻或非侵袭性细菌感染。下列情况可以考虑经验性抗生素治疗:腹泻次数多、腹痛明显、伴发热和较重全身症状、脓血便、免疫缺陷患者。成人一般选用口服喹诺酮类、头孢菌素类、复方磺胺甲噁唑、阿奇霉素。对于已经检查确认病原微生物种类者,可根据药敏或参考当地耐药情况选择抗生素,此时,抗生素有缩短病程和减少并发症的确定作用。

关于某些情况下抗生素使用的潜在风险:对产志贺氏毒素大肠埃希菌感染者,抗生素可促使大量志贺氏毒素释放,增加患者并发溶血性尿毒综合征风险。

3. 对症治疗　洛哌丁胺有止泻作用,但不用于儿童,成人亦要慎用,尤其是对发热、脓血便者。我国儿科共识推荐,蒙脱石和消旋卡多曲可用于儿童止泻[3],而成人尚缺乏这方面系统研究的证据,可参考使用。

4. 其他　无特效抗病毒药,不推荐使用。益生菌可能有助于预防抗生素相关性腹泻,但对感染性腹泻疗效证据不充分。强调补锌治疗,尤其是儿童患者,可改善腹泻病情、缩短病程、减少复发,并补充丢失的锌,6 月龄以上儿童推荐元素锌 10 ~ 20mg/d,疗程为 10 ~ 14 天。

【小结】

其他感染性腹泻是指除霍乱、伤寒和副伤寒、细菌性和阿米巴性痢疾之外的,由病毒、细菌、原虫等微生物肠道感染引起的腹泻,属我国法定传染病报告的丙类传染病。该病是我国最常见的传染病之一,也是最常见的肠道疾病。本病大多病情轻,病程短,具自限性。因此,根据流行病学特点、急性腹泻、大便性状及伴随症状可作出大致诊断,无须常规作病原学检查,亦无须给予抗生素治疗。诊断中强调进行脱水评估,并根据脱水情况补液以纠正水、电解质平衡紊乱。对严重腹泻患者（腹泻次数多、脓血便、发热、腹痛明显、病程长、有免疫缺陷）应作病原学检查,并先予经验性抗生素治疗,经检查确定病原体者参考药敏及当地耐药情况选择抗感染药物。

感染性腹泻属传染病学范畴,涉及微生物学,与儿科学亦多有关联,如要详细论述,则篇幅过于庞大。根据本书立意,本文主要从消化内科专业角度,对该类疾病的诊断和治疗作重点扼要论述,并主要讨论累及小肠的感染性腹泻。为指导与小肠其他疾病鉴别,本文特别设有发展为迁延性病程的感染性腹泻部分。

二、病毒感染性腹泻

病毒感染性腹泻（viral infectious diarrhea）由病毒感染肠道引起，是常见的一类急性感染性腹泻。好发于秋、冬季，可发生在各年龄组，而以儿童常见。病程呈自限性。严重脱水，特别在婴幼儿患者，是这类疾病的严重并发症。引起胃肠炎的病毒有很多种，本文讨论我国常见的轮状病毒、诺如病毒和肠腺病毒感染性腹泻[6]。

【病原学和发病机制】

1. 轮状病毒　轮状病毒（rotavirus）是一种双链 RNA 病毒，属于呼肠病毒科。根据基因结构和特异性，将轮状病毒分为 A～G 7 个组和 2 个亚群（Ⅰ和Ⅱ）。A 组轮状病毒主要感染婴幼儿。B 组主要感染成人，还包括猪、牛、羊等动物，该组主要在我国流行。C 组在少数人中发现，主要在猪流行。其余各组只与动物有关。

轮状病毒主要感染小肠，引起腹泻的机制尚未完全阐明[7]，可能由于病毒及其释放的毒素与小肠上皮细胞相互作用，导致小肠吸收功能障碍、分泌增加及肠动力增加等多因素所致。其中，由轮状病毒释放的非结构蛋白 4（NSP4）具有细菌内毒素样作用，在发病机制中所起的作用受到重视。轮状病毒或 NSP4 还可能通过刺激肠道中嗜铬细胞释放 5-HT，进而刺激迷走神经传入呕吐中枢，也可能直接激活脑干延髓中的呕吐中枢，而引起呕吐。

轮状病毒感染的肠道缺乏肉眼可见的损害。显微镜下可见肠上皮细胞轻度空泡样变性和单核细胞浸润，绒毛缩短，严重者出现绒毛脱落和隐窝增生。

2. 诺如病毒　诺如病毒（norovirus）为单链 RNA 病毒，属嵌杯病毒科。根据其衣壳蛋白 VPI 氨基酸序列，可将其分为 GⅠ～GⅤ 5 个基因组。其中，GⅠ、GⅡ、GⅣ可感染人，以 GⅠ和 GⅡ多见。随着人群免疫获得，该病毒可发生抗原漂移，每隔 2～4 年有新的病毒株出现。

诺如病毒主要感染空肠上段，目前对其引起腹泻和呕吐的机制不明，未检测到肠道毒素，空肠活检标本环磷酸腺苷酶水平正常。研究发现，肠黏膜上皮细胞被感染后会出现小肠刷状缘碱性磷酸酶水平明显下降，空肠对脂肪、乳糖等双糖吸收障碍，造成一过性渗透性腹泻。

肠黏膜无肉眼观病变。显微镜下见肠绒毛变钝，但黏膜上皮完整，固有层有单核细胞和中性粒细胞浸润。

3. 肠腺病毒　肠腺病毒（enteric adenovirus）为双链 DNA 病毒，根据血凝素凝集特点，将腺病毒分为 A～G 7 个亚群。F 亚群的 40 型和 41 型可引起人病毒性腹泻。

肠腺病毒主要感染空肠和回肠。发病机制亦未明，可能与肠黏膜受损导致吸收不良，从而发生渗透性腹泻。

显微镜下见肠黏膜绒毛变钝，病毒可在感染的肠上皮细胞核内形成包涵体，继而发生细胞变性溶解。

【流行病学】

病毒性腹泻的传染源为人，某些病毒性腹泻的传染源还有动物。传播途径为粪 – 口传播。因病毒不同，易感人群可有差别，流行区域也可有差别。兹就上述 3 种病毒性腹泻的流行病学特征简介如下：

1. 传染源　患者或隐性感染者均是 3 种病毒的主要传染源，但受感染的动物（猪、牛、羊）可以是 B 组轮状病毒的传染源。

2. 传播途径　粪 – 口传播的形式主要表现为人 – 人密切接触和食用污染食物，是 3 种病毒散发感染的常见方式。3 种病毒均可发生聚集性传播，也是院内感染腹泻的常见病因。诺如病毒和成人轮状病毒感染由水源引起的暴发流行常见。

3. 易感人群　人群对 3 种病毒普遍易感，但易感年龄有一定差异。A 组轮状病毒主要感染儿童，是 5 岁以下儿童重症腹泻的首要病原体，更集中在 6～24 个月的婴幼儿（6 个月以下婴儿由于有母体抗体而较少发病）。B 组轮状病毒是我国成人病毒性腹泻的常见病因之一，以 20~40 岁人群最常见。诺如病毒性腹泻全世界各年龄组均易感。肠腺病毒性腹泻好发于 2 岁以下婴幼儿。

4. 发病率及不同地区和季节的流行特征　在我国儿童病毒性腹泻的病原体以轮状病毒排首位，肠腺病毒次之。A 组轮状病毒腹泻是发展中国家中 5 岁以下儿童腹泻死亡的首要病因[8]。诺如病毒腹泻流行全球化，是美国等发达国家的病毒性腹泻的首要病因，但据调查我国诺如病毒腹泻有逐年增加趋势，必须引起重视[9]。在温带和亚热带，3 种病毒感染均以秋、冬季为发病高峰，热带则全年均可发病。

【临床表现】

3 种病毒感染的临床表现大致相似，但在好发年龄、严重程度和预后稍有差别。

3 种病毒均可引起儿童发病，但成人发病多与诺如病毒及 B 组轮状病毒感染有关。潜伏期诺如病毒 1~2 天，轮状病毒 1~3 天，肠腺病毒 8~10 天。病情轻重不一，可为无症状感染至重度腹泻。A 组轮状病毒是全球 5 岁以下（特别是 6~24 个月婴幼儿）重症腹泻的首要病原体，5 岁以上重症病例少见。成人病毒性腹泻除免疫缺陷或老年体弱患者外，一般症状较轻。

急性起病。多先有呕吐，继出现腹泻，常在起病 2~3 天内有轻 - 中度发热。可有腹痛，但多不明显。腹泻日数次至 10 次、几十次不等。稀烂便至水样便，无脓、血。疾病呈自限性，腹泻病程多在 7 天之内，短则 2~3 天。少数特殊情况呈迁延性。

腹泻最常见并发症为脱水，最常见于重症腹泻的儿童患者。

一些并存的其他系统表现，如呼吸道感染、心肌炎、脑病合并内脏脂肪变性综合征（Reye syndrome）等有见于轮状病毒感染性腹泻的报道，但因轮状病毒感染普遍存在，偶合症的可能更大。

【实验室检查】

粪便常规正常或偶有少量白细胞。外周血白细胞总数多为正常，少数可稍升高。

病原学检查有多种方法。病原检测包括电镜或免疫电镜、PCR 或 RT-PCR、酶或放射免疫法等方法检测粪便中病毒或病毒特异性抗原。目前临床上比较常用的有：用酶免疫法检测轮状病毒抗原，酶免疫法或 RT-PCR 法检测诺如病毒抗原，酶免疫法或 PCR 法检测 40 型和 41 型腺病毒抗原。也可以通过血清免疫学方法检测血清特异性抗体，但由于病毒感染性腹泻的病程短，而抗体产生时间滞后，故对日常临床价值不大。聚丙烯酰胺凝胶电泳（PAGE）分析粪便提取的病毒 RNA 或 DNA 可进行病毒分型，多用于流行病学调查。

【诊断和鉴别诊断】

根据流行病学特征、临床表现和实验室检查可作出诊断。流行病学特征主要是秋、冬季发病，接触史，当地疾控部门的预警。临床上急性发病、腹泻症状为主，稀烂或水样便但无脓血。大便常规正常或少数白细胞。结合病程短呈自限性，一般可作出病毒感染性腹泻的临床诊断。病原学检查确定诊断，但日常临床工作一般无须作病原学检查。

鉴别诊断：主要与细菌感染性腹泻和原虫感染性腹泻鉴别。细菌感染性腹泻大便常有脓血，大便常规见红白细胞，全身毒性症状较明显，如有怀疑，应作大便致病菌培养鉴别。原虫感染性腹泻发病较缓，大便常规可见包囊，但注意原虫感染大便检查假阴性结果常见，如有怀疑，应作规范的原虫病原学检查。季节性、聚集性儿童的急性腹泻往往是病毒感染性腹泻的重要提示。

呈迁延和慢性的腹泻，鉴别诊断比较复杂。

【治疗】

无特效治疗，轻症患者口服补液，适当限制或调整饮食，对症治疗，病程自限。关键是重症腹泻儿童（特别婴幼儿）的脱水评估及据此纠正水、电解质和酸碱平衡紊乱。

具体治疗方法详见前文"治疗原则"。简而言之，将脱水评估及纠正水、电解质和酸碱平衡紊乱的治疗放在首位，儿童患者适当辅以蒙脱石、消旋卡多曲等止泻药，成人必要时谨慎用洛哌丁胺，可考虑服用益生菌，补锌治疗对儿童患者的治疗价值已得到肯定。

对免疫缺陷患者和严重共存病老年患者，治疗应积极。改善全身平衡状况，治疗原发病和共存病，密切监测和防治并发症。

三、细菌感染性腹泻

细菌感染性腹泻（bacterial diarrhea）是指由细菌引起的、以腹泻为主要表现的一组肠道传染病。据我国分析 2014—2015 年全国其他感染性腹泻报道，细菌是继病毒感染后的常见病原体[10]，上海市 2014—2017 年成人感染性腹泻门诊病例病原体分析亦显示病毒感染居首位（60.19%），细菌次之[9]。引起细菌性腹泻的常见细菌见前文表 3-1-1。细菌性腹泻的病原谱有明显地区差异，我国对 2010—2014 年 17 个省份感染性腹泻病原谱在大型城市、中小城镇 / 城乡过渡带及传统农村的分析显示（表 3-1-2），细菌病原谱中沙门菌、致泻大肠埃希菌构成比随城市化程度提高而增加，而志贺菌和嗜水气单胞菌随城市化程度提高而下降，我国农村细菌性腹泻的病原谱与非洲、南亚欠发达国家相似，而大城市则与西方发达国家相似[11]。

表 3-1-2　2010—2014 年我国 3 种城乡类型地区腹泻病例感染病原菌阳性率（%）顺位[11]

病原菌	大型城市（n=9 253）			中小城镇 / 城乡过渡带（n=13 683）			传统农村（n=5 138）		
	阳性例数	阳性率	顺位	阳性例数	阳性率	顺位	阳性例数	阳性率	顺位
沙门菌	420	4.55	1	597	4.39	1	277	5.39	2
EAggEC	242	2.88	2	218	2.10	3	153	3.24	3
EPEC	159	1.89	3	193	1.86	4	127	2.69	4
志贺菌	125	1.46	4	516	4.09	2	380	7.51	1
福氏志贺菌	39	0.46		350	2.78		294	5.81	
宋内志贺菌	75	0.88		142	1.13		84	1.66	
ETEC	76	0.90	5	184	1.77	5	41	0.87	7
致病性弧菌	58	0.63	6	183	1.34	6	32	0.63	8
嗜水气单胞菌	42	0.48	7	124	0.96	7	104	2.14	5
EIEC	38	0.45	8	80	0.77	9	46	0.97	6
弯曲菌	26	0.30	9	32	0.26	12	9	0.19	12
STEC	15	0.18	10	85	0.82	8	21	0.44	9
耶尔森菌	16	0.18	11	84	0.65	10	15	0.30	10
类志贺邻单胞菌	15	0.17	12	41	0.33	11	13	0.27	11

注：EAggEC，肠黏附聚集性大肠埃希菌；EPEC，肠致病性大肠埃希菌；ETEC，肠产毒性大肠埃希菌；EIEC，肠侵袭性大肠埃希菌；STEC，产志贺氏毒素大肠埃希菌。

· 胃肠型细菌性食物中毒

细菌性食物中毒（bacterial food poisoning）是指摄入被细菌或细菌毒素污染的食物而引起的急性中毒性疾病。根据临床表现的不同，分为胃肠型和神经型两大类。前者以恶心、呕吐、腹痛、腹泻等急性胃肠道症状为主要表现；后者以进食含有肉毒杆菌外毒素的食物而引起神经系统症状为主要表现。本文只讨论前者。

可以将胃肠型细菌性食物中毒视为一种特殊类型的细菌感染性腹泻，不同于一般细菌感染性腹泻的是，该病具有集体进食后集体急性发作腹泻的特征，常为突发公共事件。判定食物中毒必须符合下列标准：①短时间内出现相同症状的患者；②有共同进食史；③不吃这种食物者不发病；④停止供应这种食物后，不再有人发生相同症状。胃肠型细菌性食物中毒表现为急性发作的胃肠症状，经鉴定食用的食物中含有致中毒的细菌或其毒素。

细菌性食物中毒常见，一项对 2018 年我国食物中毒事件的分析显示，2018 年全国共报告食物中毒事件 291 起，累计报告病例 7 856 例，死亡 98 例。其中，细菌性食物中毒事件数和中毒人数分别占总体的 36.77%（107/291）和 63.11%（4 958/7 856）[12]。

【病原学】

见表 3-1-3，我国报道以沙门菌、副溶血性弧菌、致泻大肠埃希菌为常见。

表 3-1-3　常见的导致食物中毒病原菌及食物来源

病原菌	主要食物来源
副溶血性弧菌	海产品（海鱼、虾、蟹等）、盐腌制食物
沙门菌属	畜禽肉类、蛋、奶及其制品
蜡样芽孢杆菌	富含淀粉的食物（炒饭等）、肉类、生蔬菜
金黄色葡萄球菌	人皮肤化脓灶分泌物污染的食物
变形杆菌	腐败的有机物（放置过久的熟食）、凉拌菜
致泻大肠埃希菌	乳制品、肉类、水、生蔬菜
产气荚膜梭菌	畜禽肉、鱼肉、豆类
空肠弯曲菌	家禽、生牛奶
气单胞菌	水产品（最常见于淡水鱼）
耶尔森菌	畜肉（最常见于猪肉）

【发病机制】

致病菌主要通过黏附、侵袭和产毒素等机制致病[13]。因发病机制不同，临床上可表现为分泌性腹泻、炎症性腹泻（侵袭性腹泻）和两者并存的混合型，而无论哪一型都存在不同程度的因吸收障碍所致的渗透性腹泻。

1. 黏附　许多病原菌致病的第一步就是黏附于肠道黏膜，比如肠致病性大肠埃希菌（EPEC）通过附着和消退病变，引起细菌附着部位上皮表面微绒毛变形、扭曲、变钝甚至消失，导致肠黏膜吸收面积变减少、刷状缘表面的酶减少，进而引起吸收障碍的渗透性腹泻。

2. 产毒素　一种致病菌可产生一种或多种毒素，包括肠毒素（enterotoxins）、细胞毒素（cytotoxins）、神经毒素（neurotoxins）。肠毒素通过激活细胞内腺苷酸环化酶或鸟苷酸环化酶，使细胞内的 ATP 或 GTP 转化为 cAMP 或 cGMP，引起水及 Cl⁻ 分泌增加，Na⁺ 再吸收减少，导致分泌性腹泻。上述多数细菌均可产生此类毒素。细胞毒素能与肠黏膜细胞糖脂受体结合，终止细胞内蛋白质合成，导致肠黏膜细胞被破坏，进而引起黏液脓血便。产此类毒素的病原菌有志贺菌、副溶血性弧菌、艰难梭菌、产志贺氏毒素大肠埃希菌。神经毒素往往在食物被摄入之前就已经产生，因此食物被摄入后很快作用于外周或中枢神经系统，导致恶心、呕吐症状，产此神经毒素的典型代表如金黄色葡萄球菌。

3. 侵袭性损害　沙门菌属、志贺菌属、肠侵袭性大肠埃希菌等能侵袭肠黏膜上皮细胞，使其变性、坏死、脱落，形成溃疡，并扩散进入邻近肠黏膜上皮细胞和淋巴细胞，甚至进入血液循环，引起全身感染和菌血症。这类细菌所致的食物中毒潜伏期往往较长，可有黏液脓血便。

4. 内毒素　内毒素来源于革兰氏阴性菌的细胞壁，经肠黏膜吸收后可刺激免疫细胞、内皮或黏膜细胞产生细胞因子、急性期蛋白等，引起发热、白细胞数增加（伤寒沙门菌内毒素除外）、中毒性休克等。

定植在肠道的正常菌群可以防止致病菌的定植，对于肠道菌群数量减少的人群，如婴儿和接受抗生素治疗的患者，发生肠道感染的风险更高。正常的肠蠕动可以有效清除病原菌，无论是动力障碍或是药物治疗导致的小肠排空延迟，都会增加小肠感染的风险。此外，小肠黏膜免疫系统也是防止肠道感染的重要防线。

【临床表现】

发病症状和病情轻重与污染细菌的种类、进食细菌和毒素的量、人体的抵抗力强弱有关。

细菌性食物中毒潜伏期短，大多在进食后数小时发病。临床症状大致相似，表现为恶心、呕吐、腹痛、腹泻。腹泻数次至数十次不等，水样便，侵袭性腹泻则带黏液脓血。产神经毒素的细菌中毒呕吐严重。产内毒素的细菌中毒发热等全身症状重。腹泻重者可致严重脱水，甚至休克。老人、严重共存病或免疫缺陷者可发生肾前性急性肾衰竭、脑卒中、心肌梗死、急性肠系膜缺血等并发症。细菌性食物中毒病程短，无并发症者恢复快。

【实验室检查】

发现可疑的食物中毒事件，应及时报告食品卫生监管部门，封存中毒食品，尽快取可疑食物及患者大便和呕吐物送检以确定病原菌和/或其毒素。有关检查方法详见下文"细菌感染性腹泻"的病原学检查部分。

【诊断及鉴别诊断】

群体进食后发生呕吐、腹泻等胃肠症状，符合上文食物中毒标准时，可疑诊本病。可疑食物经病原学鉴定为细菌和/或其毒素污染，可确诊。

鉴别诊断：需与非细菌性食物中毒鉴别，包括化学性食物中毒（如农药、杀虫剂、瘦肉精等）、有毒动植物中毒（如发芽马铃薯、木薯、毒蕈、河豚等）。要与暴发性其他病因的感染性腹泻如霍乱、细菌性痢疾、病毒性腹泻等鉴别，各自临床表现及病原学检查可资鉴别。

【治疗】

本病多呈自限性，病程短，以对症及支持治疗为主。关于脱水的补液治疗及侵袭性腹泻的抗菌治疗问题见下文"细菌感染性腹泻"的治疗部分。

值得注意的是，细菌性食物中毒往往是突发性公共事件，处理上应注意及时调度医疗资源，将患者按照轻重予恰当处理，对严重患者要严密监护、积极抢救。

·细菌感染性腹泻

细菌感染性腹泻的传染源主要是患者和携带者，一些动物也可是自然贮存宿主（如牛是肠出血性大肠埃希菌的贮存宿主，猪和牛是小肠、结肠耶尔森菌的贮存宿主）。粪－口传播途径主要通过摄入被致病菌污染的食物和水，苍蝇和蟑螂在食物污染中起重要作用。一般呈散发流行，夏、秋季多发，但水源性暴发流行（特别是沙门菌和致泻大肠埃希菌）我国有不少报道，也是常见的医院感染腹泻。

本文介绍一些常见的以小肠为主要靶器官的细菌感染性腹泻[1]。

【病原学和发病机制】

1. 非伤寒沙门菌　非伤寒沙门菌是指除伤寒、副伤寒以外的其他沙门菌，多数菌株有鞭毛，能运动。致病菌以肠炎沙门菌和鼠伤寒沙门菌最为常见，主要侵犯空肠、回肠，少数累及结肠。致病机制主要为病原菌从回盲部黏膜上皮侵入黏膜下层，并扩散进入邻近细胞及淋巴组织，引起终末回肠的淋巴滤泡炎，小肠及大肠黏膜糜烂或溃疡形成，并伴有淋巴滤泡肿大。

2. 致泻大肠埃希菌　大肠埃希菌是人体肠道正常菌群中的一员，其中一些带有致病基因的菌株可以导致肠道感染，这些菌株统称为致泻大肠埃希菌（diarrheagenic *Escherichia coli*）。根据毒力基因，将致泻大肠埃希菌主要分为下列5类：①产肠毒素性大肠埃希菌（enterotoxigenic *E. coli*，ETEC）：主要定植小肠，产肠毒素，导致分泌性腹泻；②肠黏附性大肠埃希菌（enteroadhesive *E.*

coli，EAEC）：主要定植小肠，亦可在结肠，其毒力基因编码蛋白介导聚集性黏附上皮细胞，主要引起分泌性腹泻；③肠致病性大肠埃希菌（eteropathogenic *E. coli*，EPEC）：主要定植小肠，通过黏附和脱落机制，造成小肠绒毛萎缩，发生吸收障碍性腹泻，常见于发展中国家婴幼儿腹泻；④肠侵袭性大肠埃希菌（eteroinvasive *E. coli*，EIEC）：主要定植结肠，通过侵袭基因编码的蛋白介导侵袭并破坏上皮细胞，导致结肠发生急性炎症和溃疡，临床表现与细菌性痢疾相似；⑤肠出血性大肠埃希菌（eterohaemorrhagic *E. coli*，EHEC）：因大部分流行的 EHEC 能产生志贺氏毒素，故又名产志贺氏毒素大肠埃希菌（shiga toxin-producing *E. coli*，STEC），其中以 O153：H7 最常见，EHEC 主要侵犯远段小肠和结肠，通过黏附与脱落机制造成大肠黏膜侵袭性病变，可发生出血性腹泻。STEC 产生志贺氏毒素，引起全身反应，并可造成溶血尿毒症综合征[14]。

3. 副溶血性弧菌　副溶血性弧菌是一种嗜盐杆菌，不耐热，不耐酸，最适宜在含 3.5% NaCl 的培养基中生长。其菌毛可黏附在肠黏膜上，并产生一种或多种毒素，进而引起肠道症状和／或炎症。

4. 空肠弯曲菌　空肠弯曲菌是一种严格的微需氧革兰氏阴性菌，呈螺旋状或 S 形，有鞭毛，能运动。致病机制主要为菌体通过菌毛黏附于小肠上皮细胞，并产生毒素，进而引起小肠黏膜肿胀、发红、糜烂及溃疡形成，可伴有末端回肠的淋巴滤泡炎，也可见回盲瓣溃疡和结肠点状出血、糜烂、小溃疡。该菌的 LPS/LOS 核心寡糖外核末端区与人神经节苷脂 GMI 具相似结构，可通过分子模拟机制引起吉兰‐巴雷综合征。

5. 耶尔森菌　耶尔森菌是需氧或兼性厌氧的革兰氏阴性杆菌，耐低温，最适宜生长温度为 20～28℃。引起肠道感染的主要是小肠结肠炎耶尔森菌，此外，假结核耶尔森菌也可引起肠道感染，但较为少见。致病机制主要为病原菌进入肠道后通过肠黏膜进入黏膜下层派尔集合淋巴结（Peyer's patch），在肠淋巴组织中繁殖并导致炎症反应。可通过血或淋巴循环播散引起全身症状。

【临床表现】

细菌感染性腹泻的共同表现：经过数小时至数天的潜伏期后，大多急性起病。表现为腹泻，腹泻次数从数次到数十次，大便性状分泌性腹泻为水样便，侵袭性腹泻为脓血便。伴随其他胃肠道症状，如程度不等的恶心、呕吐、腹痛。常伴发热和其他如畏寒、乏力等全身症状。腹泻严重者出现脱水。不同细菌感染性腹泻可出现不同并发症。病程一般在 1 周内，常呈自限性。少数有超过 1 周病情无明显好转，或超过 14 天未愈者，此时应注意与其他病因引起的腹泻鉴别。

（一）不同细菌感染的临床表现

不同细菌感染引起的临床表现可有一定差异，简介如下[1, 15]：

1. 非伤寒沙门菌感染　轻症患者仅有水样便、腹痛等症状，病程短。重者可出现脓性大便，偶可见血便。发热常较重，甚至表现为类似伤寒的弛张热，但比伤寒病情轻、病程短。少数抵抗力低的婴幼儿和老年人可发生败血症，可并发化脓性病灶，血培养阳性。

2. 致泻大肠埃希菌感染　不同类型菌株感染症状不同。ETEC、EAEC 和 EPEC 感染常以水样便为主，便血少见。EIEC 症状与菌痢相似。EHEC 常见血便，其中产志贺氏毒素大肠埃希菌（STEC）可有明显血便，腹痛及发热等全身症状，约 10% 患者合并溶血尿毒症综合征。

3. 副溶血性弧菌感染　重者吐泻严重，大便呈洗肉水样。

4. 空肠弯曲菌感染　症状轻重差别很大。不少是轻症腹泻患者或无症状携带者。但重者可有血便，腹痛、明显发热。很少数患者可并发吉兰‐巴雷综合征。

5. 耶尔森菌感染　常为冷冻畜肉的食源性感染，多呈散发流行，西方发达国家多见，我国近年亦常有报道。小肠结肠炎以 5 岁以下儿童常见，表现为发热、腹痛、腹泻，偶有血便。肠系膜淋巴结炎和末段回肠炎多见于大龄儿童和青年，主要表现为发热和右下腹痛，易误诊为急性阑尾炎。严重者可发生肠穿孔或出血。可伴有反应性关节炎和结节性红斑等肠外表现。该病病程可较长，从而导致需与包括克罗恩病、肠结核在内的多种疾病鉴别。

（二）细菌感染性腹泻的并发症

1. 脱水　应始终把脱水的评估放在急性感染性腹泻诊断的首位。

2. 溶血尿毒症综合征（hemolytic uremic syndrome，HUS）　可由多种病原菌引起，尤以 STEC 的 O157：H7 多见。主要是由于致病菌产生的细胞毒素与肾小球内皮细胞上的高浓度糖脂受体结合，导致肾小球内皮细胞的损伤，肾小球滤过减少。常发生在腹泻开始后的 1~2 周，表现为微血管病性溶血性贫血、急性肾功能不全、血小板减少三联症。

3. 吉兰 – 巴雷综合征（Guillain-Barré syndrome，GBS）　常见于空肠弯曲菌感染，表现为急性或亚急性的四肢对称性、弛缓性瘫痪。

4. 反应性关节炎（reactive arthritis，ReA）　常见于弯曲杆菌、沙门菌、耶尔森菌、福氏志贺菌感染。多发生在腹泻后 2~4 周，表现为游走性大关节炎，膝关节多见，受累关节出现红、肿、热、痛。

5. 皮肤结节性红斑（erythema nodosum）　常见于弯曲菌、沙门菌、志贺菌、耶尔森菌感染。

【实验室和其他检查】

（一）一般实验室检查

粪便常规见红细胞、白细胞为侵袭性腹泻，如疑为弯曲菌感染、霍乱弧菌感染，取粪便悬滴镜检，可见螺旋形细菌或鱼群样细菌运动。血常规白细胞总数升高提示侵袭性的感染。血生化可提示电解质紊乱的情况。

（二）病原学检查

1. 粪便致病菌培养　是细菌感染性腹泻确诊依据。一般阳性率偏低，提高阳性率的方法包括：①采样时间最好在服用抗菌药物前；②选择粪便中的脓液和黏液部分，或在内镜检查时采样；③及时接种；④连续多次培养；⑤除采用常规双硫基和血液琼脂培养基外，应根据可疑致病菌选用相应的选择性培养基与培养条件，这是最重要的环节，有赖于检测中心的设备和技术水平，并按照规范严格质控[16]，例如中华预防医学会推出的空肠结肠弯曲菌、耶尔森菌病的检测标准[17-18]。

2. 生物分子学和免疫学检测　包括核酸检测法检测粪便的病原菌中特异性基因片段，酶或放射免疫法或胶体金法检测粪便中的特异抗原，基于多重聚合酶链反应的分子生物学检测法一次性检测多种常见病毒、细菌和原虫特异性基因。这些检测方法具有简便、快捷、敏感的优点，但其特异性仍不能完全替代传统的细菌培养法。致泻大肠埃希菌的分型一般采用 PCR 扩增的核酶检测法，志贺菌分型一般采用血清学检测法。

3. 内镜检查　急性感染性腹泻一般不进行内镜检查。对腹泻呈迁延性或慢性者，如病原学不明或疗效欠佳，可考虑内镜检查。特殊情况下，要与结肠缺血、憩室炎鉴别者视情况可行结肠镜检查。

【诊断和鉴别诊断】

流行病学资料具重要诊断价值，细菌感染性腹泻好发于夏、秋季，要了解当地疾病的流行情况，并详细询问病史如不洁饮食史、集体发病史、旅行史、动物接触史、抗生素使用史等。急性起病，腹泻伴腹痛、呕吐、发热符合急性感染性腹泻的临床表现，但一般很难分辨感染的病原体，如有血便、脓血便，特别是发生在夏、秋季，则细菌感染性腹泻的可能性大。病原学检查是确诊的依据，对发热伴血便、脓血便者应常规进行病原学检查。因产志贺氏毒素大肠埃希菌（STEC）感染近年并不少见，而该病可发生严重并发症，故强调对急性血性腹泻，在鉴别细菌性或阿米巴性痢疾与其他可引起血性腹泻的细菌感染性腹泻时，应考虑 STEC 感染，常规采用山梨醇麦康凯培养基分离 O157：H7 菌落，也可采用 PCR 方法检测 Stx 基因或用酶免疫法检测志贺氏毒素[1, 19]。

鉴别诊断：急性细菌性腹泻的鉴别诊断主要是两大类。其一是细菌性腹泻与其他病原体如病毒、原虫等引起的感染性腹泻鉴别，流行病学资料及脓血便可提示细菌感染性腹泻，但确诊只能靠病原学。其二是感染性与非感染性急性腹泻鉴别，化学性或有毒动植物中毒可溯源，肠易激综合征有长期反复发作史，憩室炎或结肠缺血主要表现为血便而非腹泻。侵袭性大肠细菌感染性腹泻要与初发型溃疡性结肠炎鉴别。

至于发展为迁延或慢性腹泻的细菌感染性腹泻，需要考虑鉴别的疾病较多，鉴别亦较复杂。

【治疗】

1. 一般治疗　患者应卧床休息，呕吐、腹痛、腹泻症状严重者，应暂时禁食，可饮水。轻症者饮食以半流质为主，逐渐过渡到普食。

对症治疗：腹痛严重者适当使用平滑肌解痉药。蒙脱石散具吸附病原菌及毒素、增强黏膜保护屏障作用，可能有助改善腹泻症状。

2. 液体疗法　口服补液盐（ORS）适用于轻中度脱水患者及作为重度脱水的辅助治疗，对于严重腹泻伴有重度脱水、严重电解质紊乱或休克的患者，应快速静脉补液。液体疗法具体实施详见前文"治疗原则"。

3. 合理应用抗菌药物[1,19]　轻症多为自限性，无须使用抗生素，而对于重症的感染性肠炎（脓血便伴发热和腹痛明显），在采样送检之后可先予经验性治疗，一般选择喹诺酮类、头孢菌素类、复方磺胺甲噁唑或阿奇霉素；有败血症征象者，静脉滴注广谱抗生素。取得病原检查结果后，根据不同病原菌和药敏结果或当地的耐药情况，选择相应的抗菌药物。不同病原体的敏感药物介绍如下：副溶血性弧菌感染，选用头孢曲松联合多西环素或复方磺胺甲噁唑（TMP-SMX）联合氨基糖苷类；非伤寒沙门菌感染，选用头孢曲松、环丙沙星、复方磺胺甲噁唑、阿莫西林；空肠弯曲菌感染，选用阿奇霉素或环丙沙星；耶尔森菌感染，选用复方磺胺甲噁唑、头孢噻肟、环丙沙星。

应特别注意，对产志贺氏毒素大肠埃希菌（包括 O157 菌株和产志贺氏毒素的其他菌株）感染，使用抗生素会增加溶血尿毒症综合征的发生风险，故不推荐使用抗生素治疗。对不产志贺氏毒素的其他肠出血性大肠埃希菌使用抗生素的风险/效益尚有争议，但因为抗生素似无明显疗效，故倾向于不使用。

四、原虫感染性腹泻

由原虫感染肠道引起的急性感染性腹泻也是急性感染性腹泻的常见病因，以环境卫生条件落后地区多发。引起急性腹泻的常见原虫为组织内阿米巴、蓝氏贾第鞭毛虫、隐孢子虫，少见的有结肠小袋纤毛虫，人芽囊原虫感染虽常见，但其致病性尚未确定。因阿米巴痢疾属我国法定报告乙类传染病，且以结肠病变为主，结肠小袋纤毛虫是猪的常见传染病，人少见，且以侵犯结肠为主，故均不在本书中论述。本文讨论蓝氏贾第鞭毛虫和隐孢子虫[20]。

· 贾第鞭毛虫病

贾第鞭毛虫病（giardiasis）是由蓝氏贾第鞭毛虫（*Giardia lambia*）寄生于人体小肠引起的疾病，临床表现以腹泻为主。本病呈世界性流行，是西方国家旅行者腹泻的常见病因。我国先前一项全国性调查报告人群感染率为 2.52%，5~10 岁儿童为感染高峰年龄。近年我国调查显示，人群感染率已明显下降[20]。但在某些地区进行的调查中显示，在各种原虫感染率中，蓝氏贾第鞭毛虫感染所占的比例已反超溶组织内阿米巴，居于首位，这可能与我国农村居住环境的改善有关[21]。感染该虫的人群只有少数发生腹泻[20]。

【传播和发病机制】

贾第鞭毛虫病经粪-口途径传播，人畜为传染源，人类通过摄入含包囊的水或食物而感染，水源污染可造成局部流行。滋养体和包囊是蓝氏贾第鞭毛虫的两种存在形式。吸附在十二指肠和近端空肠黏膜的滋养体可导致肠黏膜受损，主要导致分泌性和吸收障碍性腹泻。滋养体可以通过二分裂在小肠繁殖，一些虫体可以很快转化为对外界具有较强抵抗力的包囊，并随粪便排出宿主体外。

【临床表现】

贾第鞭毛虫病大多数感染者无明显症状。部分患者出现典型急性发作症状，主要表现为腹泻，多为日数次，呈恶臭水样，偶见黏液，极少带血。常伴腹痛、腹胀、恶心。疾病多呈自限性，病程3~7天。

少部分患者感染症状可迁延甚至进展为慢性，表现为反复腹泻，大便常呈泡沫状，亦有恶臭。儿童慢性感染可出现营养不良和发育迟缓。慢性感染常见于免疫力功能低下者，是艾滋病患者的主要机会性致病寄生虫之一。

蓝氏贾第鞭毛虫感染胆道可发生胆囊炎或胆管炎。

【诊断和鉴别诊断】

检出病原体为唯一确诊依据。无症状者通过大便筛查；急、慢性水泻者，尤其是居住在卫生环境落后地区或旅行性腹泻者，或免疫功能低下者，要想到本病的可能。病原学检查方法包括：①粪便涂片镜检最常用，采稀便，用生理盐水涂片法检测滋养体和包囊。隔日并连续3次粪便标本进行检测，可以提高诊断的阳性率。慢性感染期常只能检到包囊，由于包囊排出具有间歇性，故需要多次留取粪便样本检测。对粪便采用碘染色检查包囊，可提高检查识别度和特异性（图3-1-1）。②酶联免疫吸附法检测粪便中特异性抗原，敏感性高，但特异性较差。同时进行十二指肠引流液检测滋养体，可提高检出率，尤适于蓝氏贾第鞭毛虫胆道感染者。

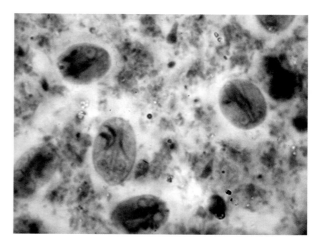

图3-1-1 蓝氏贾第鞭毛虫
粪便涂片碘染色见蓝氏贾第鞭毛虫包囊。

鉴别诊断：要与其他病因引起的感染性腹泻鉴别，蓝氏贾第鞭毛虫病原学检出支持本病，但要注意在感染性腹泻患者中，可同时检出2种至多种病原体[20]。

【治疗】

有症状的蓝氏贾第鞭毛虫感染需要驱虫治疗。硝基咪唑类是首选药物，甲硝唑400mg/次、3次/d（或200mg/次、1次/8h），7~10天疗程，儿童剂量推荐15mg/（kg·次），用法同成人。该药禁用于孕妇和哺乳期。近年对硝基咪唑类药物耐药性增加，对治疗失败、不耐受、有禁忌证者，下列药物可供选择：阿苯达唑、呋喃唑酮、巴龙霉素（适用于孕妇）。目前尚有不少药物在实验和临床研究中[22]。足量、足疗程的驱虫治疗可避免治疗失败及耐药性产生。

有观点认为，为防止再感染，应对患者家庭成员作筛查，并治疗所有感染者，但对此尚无共识。

·隐孢子虫病

隐孢子虫病（cryptosporidiosis）是由隐孢子虫属（*Cryptosporidium*）原虫引起的一种人兽共患疾病。致人隐孢子虫病的主要是微小隐孢子虫（*C. parvum*）和人隐孢子虫（*C. haminis*）。本病呈世界性流行，西方国家亦不少见。对我国的流行病学研究结果进行综合分析显示[20]，普通人群感染率为0.79%~6.59%，腹泻病例中检出率为1.4%~10.4%。以儿童特别是5岁以下儿童感染率高。本病是免疫缺陷患者的常见机会性感染，特别是艾滋病患者持续性腹泻的常见病因，故WHO将隐孢子虫病列为艾滋病怀疑指标之一。

引起人孢子虫病的其他孢子虫有环孢子虫、贝氏等孢子虫、微孢子虫等，但远不如隐孢子虫常见。

【传播和发病机制】

隐孢子虫经粪-口传播，人畜为传染源，人通过摄入含包囊的水、食物，或与感染的人、动物密切接触而感染，调查显示养宠物者感染率高，水源污染可造成局部流行。隐孢子虫可在同一宿主内完成生活史，而不需要中间宿主。人摄入成熟卵囊后，子孢子从卵囊逸出，侵入邻近的肠上皮细胞，在细胞质膜之间形成纳虫空泡，开始无性繁殖，子孢子先分化成滋养体，经 3 次核分裂后发育为 I 型裂殖体，再经 2 次核分裂发育为 II 型裂殖体。该裂殖子释放后侵入附近肠上皮细胞，发育为大、小配子母细胞，进入有性生殖阶段，小配子母细胞释放的小配子和大配子母细胞结合形成合子，然后发育为卵囊。卵囊有薄、厚壁两种类型，薄壁卵囊在肠内逸出子孢子，侵入肠上皮，形成宿主的自体感染；而厚壁卵囊孢子化后随宿主粪便排出体外，即具感染性。

隐孢子虫能侵入肠上皮细胞内，主要在刷状缘区域，造成小肠上皮绒毛萎缩，导致分泌性和吸收不良腹泻。隐孢子虫主要寄生在近段空肠，但当免疫力下降，可以累及食管至直肠全消化道，甚至呼吸道[20]。在免疫功能低下状态，薄壁卵囊可通过自身重复感染，导致慢性顽固性腹泻。

【临床表现】

隐孢子虫感染可无症状。免疫正常者表现为急性腹泻，一日数次至十数次不等，水样泻，可有黏液，一般无血。可伴腹痛、恶心、呕吐，可有发热。病程 7 ~ 14 天，呈自限性。

婴幼儿感染严重腹泻可致严重脱水。免疫功能低下、艾滋病者可表现为严重水泻和慢性顽固性腹泻，甚至衰竭。

少部分患者病程中可出现咳嗽、哮喘等呼吸道症状。此外，也可出现反应性关节炎。

【诊断和鉴别诊断】

检出病原体为唯一确诊依据。无症状者通过大便筛查；流行区接触史者、免疫功能低下者水泻，特别是艾滋病患者顽固性水泻要考虑本病可能。病原学检测方法包括：①粪便涂片改良抗酸染色法检测卵囊（图 3-1-2）。多次留取标本检测有助提高诊断率。②免疫法检测大便特异性抗原，常用的有酶联免疫吸附法、免疫印迹法等。③粪便标本 PCR 扩增核酸检测法，有助分型，常用于流行病学调查。

腹泻呈慢性过程而未检出病原体者，可通过胃镜检查（达十二指肠降段）或小肠镜检查在肠黏膜取活检病理检查发现卵囊可助确诊。

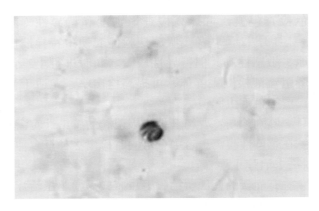

图3-1-2　隐孢子虫
粪便涂片改良抗酸染色见隐孢子虫卵囊。

【治疗】

目前尚无理想的驱虫治疗药物。因此，对轻症患者主要是对症治疗，对严重腹泻患者强调脱水评估及相应支持治疗已如前述。

驱虫治疗[23]：硝唑尼特（nitazoxanide）是目前美国 FDA 批准用于治疗隐孢子虫病（成人及 1 岁以上儿童）唯一药物。对非艾滋病患者随机对照研究显示其驱虫率达到 93%，疗效显著优于安慰剂。但该药对有艾滋病的患者疗效有限。其他有限研究证明有效的药物有巴龙霉素、阿奇霉素，亦有研究显示联合硝唑尼特和呋喃唑酮，或联合巴龙霉素与阿奇霉素有一定疗效，其中巴龙霉素单独应用或与阿奇霉素联合应用对有艾滋病的患者有一定疗效。由于本病在低收入国家很普遍，艾滋病合并本病很普遍，故目前正致力于研发价廉、有效或两者兼备的新药或新疗法[23]。

五、发展为迁延性病程的急性感染性腹泻

通常将腹泻定义为每日排不成形大便 3 次或以上，或不成形大便 > 250g/d。根据病程，将腹泻分为急性（acute，< 14 天）、迁延性（persistent，14 ~ 29 天）和慢性（chronic，≥ 30 天）。急性感染性腹泻大多数病程在 7 ~ 14 天内，呈自限性。在免疫功能缺陷者、艾滋病患者，急性感染性腹泻可发展为严重的慢性腹泻，参见本章第 2 节。但在免疫正常的患者，有些急性感染性腹泻也可以发展为

迁延性腹泻，甚至慢性腹泻。这种情况不同于常见的急性感染性腹泻，需要选择恰当的病原学检查方法和详细的鉴别诊断以确立诊断，并予相应的抗感染治疗，兹讨论如下[24]：

（一）可以发展为迁延性腹泻的病原微生物

以寄生虫感染最常见，其中又以原虫感染最常见。急性病毒感染性腹泻在免疫正常状态下，少有慢性迁延者。

常见的原虫感染有：蓝氏贾第鞭毛虫、隐孢子虫、溶组织内阿米巴（慢性阿米巴痢疾）、结肠小袋纤毛虫。

常见的细菌感染有：志贺菌（慢性细菌性痢疾）、致泻大肠埃希菌中的肠黏附性大肠埃希菌和肠致病性大肠埃希菌、空肠弯曲菌、耶尔森菌、非伤寒沙门菌。艰难梭菌感染可表现为慢性复发性腹泻。

轮状病毒感染引起的急性腹泻发展为迁延性偶有报道。伤寒沙门菌感染或急性血吸虫感染若以急性腹泻为首发症状，则可发展为迁延性或慢性腹泻。粪类圆线虫感染除非在免疫功能低下者，在免疫正常者少有急性腹泻起病，而多表现为迁延性或慢性腹泻。

（二）急性感染性腹泻发展为迁延性腹泻时的诊断和鉴别诊断

当急性腹泻症状迁延超过 14 天（或腹泻症状 7 天后尚无改善甚至恶化），应立即寻找病因。一般而言，急性起病的腹泻，多是急性感染性腹泻。流行病学资料对支持感染性腹泻及提示可能病因有重要参考价值，如不洁食物接触史、旅行史、当地流行情况、养老院或医院发病、抗生素使用史等。水样泻或黏液、脓血便对感染病因有一定提示作用。起病时伴随发热及呕吐、腹痛等胃肠症状亦有提示作用。关键是应尽快行病原体的筛查，包括大便涂片找寄生虫和大便致病菌培养，有条件可行基于多重聚合酶链反应的分子生物学检测法。多次、及时的大便送检可提高阳性率。在养老院、医院发病或有抗生素服用史者，应常规行艰难梭菌毒素检查。

当病原体检查阴性时，要考虑 2 种可能，即病原体检查假阴性的可能和非感染性腹泻的可能。后者属慢性腹泻鉴别诊断[25]：水样泻在渗透性腹泻、分泌性腹泻和动力性腹泻的病因中进行鉴别，血便、脓血便在炎症性腹泻病因中进行鉴别。可根据腹泻特征及伴随症状选择相关检查，其中，多需要进行结肠镜检查，必要时还需胃镜检查到达十二指肠降段。如仍未能明确病因，又高度怀疑感染性腹泻，应回头再找寻病原体，基于多重聚合酶链反应的分子生物学检测法帮助很大，宜创造条件实施。可根据流行病学及相对特异症状进行有指向性的病原学检查，如对可疑特定致病菌感染选择特定培养基和特定培养条件，或选择特定免疫检测、核酸检测试剂盒检测特定病原体的特异抗原或特异基因，参见前述。鉴于感染性腹泻病原体检测假阴性率高，对病情重尤其是有脓血便，而又无法排除感染性腹泻时，可考虑经验性抗感染治疗。对旅行者腹泻，可试用甲硝唑或阿奇霉素。

重点介绍一些常见疾病的鉴别诊断如下：

1. 细菌感染性腹泻与初发型溃疡性结肠炎（UC）的鉴别　两者均可表现为结直肠的弥漫性充血水肿、糜烂、溃疡。当常规病原学检查阴性时，两者鉴别会有困难。UC 病变分布有呈直肠开始向近段逐渐减轻的特点。但当病变累及全大肠时鉴别有困难，此时活检有帮助，虽然两者均表现为黏膜固有层中性粒细胞和淋巴浆细胞浸润，但 UC 具有隐窝结构改变、基底部淋巴细胞和浆细胞增多的特点，单纯中性粒细胞浸润不见于 UC。确实鉴别有困难者，可先行抗生素加美沙拉秦治疗，而不使用糖皮质激素。但要防止另一个极端，即初发型急性重度 UC 如具备 UC 特点，要果断给予糖皮质激素治疗，不排除合并感染者可加抗生素。

2. 艰难梭菌感染与初发型 UC 的鉴别　严重的艰难梭菌感染导致结直肠病变，临床上表现为腹泻脓血便，要注意与初发型 UC 鉴别。前者有高危因素如抗生素使用史、老年人、免疫功能低下、养老院或医院发病等，肠镜下常见假膜。重症感染者可发生中毒性巨结肠，此时检查受限，更易与重度 UC 混淆。艰难梭菌毒素检测阳性是鉴别的关键。至于 UC 合并艰难梭菌感染，则内镜下无法识别，有 UC 病史，在使用免疫抑制药物期间腹泻加重，应注意合并艰难梭菌感染，艰难梭菌毒素检测阳性可诊断。

3. 耶尔森菌感染与克罗恩病（CD）鉴别　耶尔森菌感染腹泻可呈迁延性甚至慢性，当病变发生在末段回肠或回盲部时，要与 CD 鉴别[26]。耶尔森菌感染引起的回肠炎还可发生穿孔或大出血，也可有肛周脓肿、反应性关节炎[27]。两者鉴别有时会十分困难。一般来说，这种耶尔森菌感染的表现，往往不能充分达到 CD 的诊断标准，而肠黏膜活检见中心坏死的化脓性肉芽肿提示耶尔森菌感染。鉴别的关键是想到耶尔森菌感染的可能，并进行耶尔森菌的病原学检查[18]。但要注意，有耶尔森菌感染引起的回肠炎最终发展为 CD 的报道[27]，因此，即使诊断并经治愈后，仍要密切随访。

4. 感染后肠易激综合征（IBS）　感染后发生 IBS 常见，急性感染性腹泻痊愈后，反复发作的腹泻伴腹痛，排便后腹痛缓解，病原体阴性，又查不出其他病因，患者一般状况尚好，要注意感染后发生 IBS。

5. 感染性腹泻后的再感染　感染性腹泻后的再感染（以原虫常见）和复发性艰难梭菌感染并不少见，亦要注意。

（三）治疗

确定病原后给予相应的抗感染治疗，治疗应积极，治疗结束后要复查病原体，确认转阴为止。

（常玉英　张　燕　张　虎　王玉芳　胡品津）

参考文献

［1］缪晓辉，冉陆，张文宏，等. 成人急性感染性腹泻诊疗专家共识［J］. 中华传染病杂志，2013，31（12）：705-714.

［2］林玫，董柏青. 感染性腹泻流行病学研究现况［J］. 中国热带医学，2008，8（4）：675-677.

［3］中华医学会儿科学分会消化学组，《中华儿科杂志》编辑委员会. 中国儿童急性感染性腹泻病临床实践指南［J］. 中华儿科杂志，2016，54（7）：483-488.

［4］DUPONT H J. Acute infectious diarrhea in immunocompetent adults [J]. N Engl J Med, 2014, 370(16): 1532-1540.

［5］ZHANG H, MORRISON S, TANG Y W. Multiplex polymerase chain reaction tests for detection of pathogens associated with gastroenteritis [J]. Clin Lab Med, 2015, 35(2): 461-486.

［6］魏来. 病毒感染性腹泻［M］// 李兰娟，任红. 传染病学. 8 版. 北京：人民卫生出版社，2013：43-50.

［7］RAMIG R F. Pathogenesis of intestinal and systemic rotavirus infection [J]. J Virol, 2004, 78(19): 10213-10220.

［8］GBD 2016 Diarrhoeal Disease Collaborators. Estimates of the global, regional, and national morbidity, mortality, and aetiologies of diarrhoea in 195 countries: a systematic analysis for the Global Burden of Disease Study 2016 [J]. Lancet Infect Dis, 2018, 18(11): 1211-1228.

［9］官霄欢，陈洪友，肖文佳，等. 上海市 2014—2017 年成人感染性腹泻门诊病例的季节分布及病原学特征分析［J］. 中华流行病学杂志，2019，40（8）：889-894.

［10］张平，张静. 我国 2014—2015 年其他感染性腹泻监测现状分析［J］. 中华流行病学杂志，2017，38（4）：424-430.

［11］秦帅，段然，景怀琦，等. 我国 2010—2014 年不同城乡类型地区细菌性腹泻病原谱的流行特征［J］. 中华流行病学杂志，2018，39（5）：651-655.

［12］刘辉，任婧寰，伍雅婷，等. 2018 年全国食物中毒事件流行特征分析［J］. 中国食品卫生杂志，2022，34（1）：147-153.

［13］HODGES K, GILL R. Infectious diarrhea: Cellular and molecular mechanisms [J]. Gut Microbes, 2010, 1(1): 4-21.

［14］GOMES T A T, ELIAS W P, SCALETSKY I C A, et al. Diarrheagenic Escherichia coli [J]. Braz J Microbiol, 2016, 47(Suppl 1): 3-30.

［15］DAN L L, ANTHONY S F. Harrison's Gastroenterology and Hepatology [M]. 2nd ed. New York: McGraw-Hill, 2010.

［16］景怀琦. 腹泻症候群病原学监测与检测技术［M］. 广州：中山大学出版社，2016.

［17］中华预防医学会. 空肠弯曲菌、结肠弯曲菌检测方法（T/CPMA 006-2019）［J］. 中华流行病学杂志，2019，40（9）：1044-1047.

［18］中华预防医学会. 耶尔森菌病诊断（T/CPMA 005-2019）［J］. 中华流行病学杂志，2019，40（9）：1035-1043.

［19］SHANE A L, MODY R K, CRUMP J A, et al. 2017 Infectious Diseases Society of America Clinical Practice Guidelines for the Diagnosis and Management of Infectious Diarrhea [J]. Clin Infect Dis, 2017, 65(12): 1963-1973.

［20］LV S, TIAN L G, LIU Q, et al. Water-related parasitic diseases in China [J]. Int J Environ Res Public Health, 2013, 10(5): 1977-2016.

［21］金伟，郭见多，刘道华，等. 安徽省人体重点寄生虫病现状调查报告［J］. 热带病与寄生虫学，2017，15（1）：14-18.

［22］VIVANCOS V, GONZÁLEZ-ALVAREZ I, BERMEJO M, et al. Giardiasis: characteristics, pathogenesis and new insights about treatment [J]. Curr Top Med Chem, 2018, 18(15): 1287-1303.

［23］CHAVEZ M A, WHITE A C Jr. Novel treatment strategies and drugs in development for cryptosporidiosis [J]. Expert Rev Anti Infect Ther, 2018, 16(8): 655-661.

［24］DUPONT H L. Persistent Diarrhea: A Clinical Review [J]. JAMA, 2016, 315(24): 2712-2723.

［25］胡品津. 慢性腹泻［M］// 胡品津，谢灿茂. 内科疾病鉴别诊断学. 7版. 北京：人民卫生出版社，2021.

［26］NADDEI R, MARTINELLI M, STRISCIUGLIO C, et al. Yersinia enterocolitica ileitis mimicking pediatric Crohn's disease [J]. Inflamm Bowel Dis, 2017, 23(4): E15-E16.

［27］AZGHARI I, BARGACH A, BILLAH N M, et al. Ileocecal resection for massive rectal bleeding due to Yersinia enterocolitica: a case report and review of the literature [J]. J Med Case Rep, 2016, 19(10): 6.

霍乱

霍乱（cholera）是由于摄入被霍乱弧菌污染的食物或者水引起的、以分泌性腹泻为主要表现的急性肠道传染病，是我国法定的甲类传染病，也是国际检疫传染病。霍乱曾在人类历史上引起了7次世界性大流行，有人称其为"有史以来最可怕的瘟疫之一"[1]。尽管在1854年约翰·斯诺发现被污染的饮用水与霍乱有密切联系，但直到1884年才确定病原体为霍乱弧菌。发达国家在一个多世纪前通过清洁饮用水和污水处理基本消除了霍乱，但发展中国家由于不洁饮用水和卫生设施不足而呈现高发病率和高死亡率的特点。霍乱的发生与流行受气候、地理、海洋等自然环境以及居民的生活习惯、基础卫生条件、人口素质等社会经济环境的共同影响。世界卫生组织（WHO）估计全球每年有霍乱患者130万～400万例，导致2.1万～14.3万人死亡[2]。我国尚无全国性霍乱流行情况的报告，据2008—2017年上海市流行病学调查显示，在985 782例人群中，发现霍乱病例17例[3]。

【病原学和发病机制】

霍乱弧菌（*Vibrio cholerae*）是非侵袭性革兰氏阴性菌，菌体短小呈逗点状，菌体一端有鞭毛，活动性强，无芽孢，部分有荚膜。霍乱弧菌根据O抗原的不同分为200多种血清型，但只有O1群和O139群可引起霍乱。非O1或非O139霍乱弧菌偶尔会致病，但不会引起大流行。霍乱弧菌主要在人体内和水源存留，菌量为10^8～10^{11}时可引起症状。适宜霍乱弧菌生长的温度区间为16～42℃，最适宜生长温度为37℃[4]。

被霍乱弧菌污染的饮用水或食物进入人体后，通常情况下被健康人的胃酸杀死，但感染的细菌量较多或胃酸分泌不足时，霍乱弧菌便成功穿过胃酸屏障到达小肠，在肠腔中通过趋向运动与黏液层接触，在抵抗肠腔和黏液中胆汁和抗菌肽的杀菌作用后，穿透小肠黏液层，黏附并在小肠上皮细胞表面增殖，产生肠毒素，刺激肠上皮细胞分泌水和电解质，导致水样腹泻。霍乱毒素（cholera toxin，CT）和毒素共调菌毛（toxin coregulated pilus，TCP）是霍乱弧菌的主要致病因子。CT 是典型的 AB5 毒素，通过 B 亚单位附着在真核细胞表面的 GM1 神经节苷脂，并内吞转运至内质网后 A、B 亚单位分离，A 亚单位进入细胞质后催化腺苷酸环化酶。腺苷酸环化酶与 GTP 结合后，导致 cAMP 水平升高，增加肠细胞的氯化物和碳酸氢盐的分泌并减少钠的摄取，导致钠和水分的流出增加，出现霍乱的典型症状。CT 也有不依赖于刺激分泌毒素的作用，通过促进肠嗜铬细胞释放血清素来增加血管活性肠多肽的分泌导致腹泻。而 TCP 是霍乱弧菌的另一种致病毒素。霍乱弧菌还可以产生其他致病毒素，如副霍乱肠毒素刺激钙依赖性氯化物和碳酸氢盐的分泌，带状闭塞毒素（zonula occludens toxin，ZOT）通过蛋白激酶 C 依赖重组肌动蛋白破坏肠道紧密连接引起症状[5]。

【临床表现】

霍乱的临床表现可因感染的菌量及被感染人的免疫力不同而差异很大，通常潜伏期为数小时至 7 天。轻症者表现为亚临床的胃肠炎，严重者可在 1 小时内出现低血容量性休克，甚至死亡。大多数患者为急性起病，少数患者在发病前有非特异性的前驱症状，如头昏、疲乏、腹胀、轻度腹泻等。

典型的霍乱分为 3 期：

1. 泻吐期　绝大多数患者以突发的无痛性腹泻、呕吐起病，每日大便数次至 10 余次，甚至难以计数。大便初为黄色有粪质的稀水便，继而变为无粪质的米泔水样便，少数可出现洗肉水样便或可见便中带少量黏液。一般不伴腹痛和里急后重。部分患者在腹泻后出现不伴恶心的剧烈呕吐，呕吐物初为胃内容物，后呈米泔水样。少数患者以呕吐为首发症状，随后发生腹泻，也可无呕吐，吐泻量多时极易出现脱水和有效循环量不足。小部分患者可诉腹痛、发热或仅低热。此期 ≤ 2 天。

2. 虚脱期　因前期大量液体和电解质丢失导致有效循环量减少，进而导致全身及各系统的症状和体征，包括：①容量不足的表现：主要因脱水引起。轻者出现口渴、皮肤干燥、唇干、舌少津、眼窝凹陷，严重者出现烦躁不安、表情惊慌或神态淡漠、呆滞，声音嘶哑，唇舌干裂，眼窝下陷，眼周黑圈，鼻端尖高，两颊凹陷，皮肤皱缩、弹性消失，手足螺纹皱瘪，称为"霍乱貌"，是霍乱的典型表现。体格检查发现舟状腹、肠鸣音减少，体温降低、四肢厥冷、冷汗，但肛温升高。②循环与呼吸系统症状：血容量急剧下降导致循环衰竭症状和体征，表现极度烦躁不安，呼吸急促，口、唇、指甲发绀。血压下降或测不出，脉搏细速，120～140 次/min，严重者触摸不清、心音低沉、微弱或第 2 心音消失，或出现收缩期杂音、期外收缩、胸骨后痛等。这些临床表现如果持续 ≥ 8～10 小时，恢复的可能性很小。③泌尿系统症状：有效循环量减少引起肾血供不足、肾滤过减少，出现少尿（尿量 < 400ml/24h），甚至无尿（尿量 < 50ml/24h），如处置不及时，则出现血清尿素氮、肌酐增多和代谢性酸中毒。临床表现出尿毒症症状。④水、电解质失衡症状：电解质随着体液而大量丢失 Na^+、K^+ 丢失后致体内碱贮备下降，出现严重酸中毒，表现出明显的肌肉痉挛（特别是腓肠肌和腹直肌），表现为痉挛性腿痛和腹痛。

3. 恢复期　又称为反应期，经过及时救治的患者症状迅速消失，但可表现为精神不佳、疲惫不堪、食欲缺乏；可出现多尿，可逐渐恢复。少数患者出现 38℃左右的反应性发热，持续 1～3 天后自行消退，少数可 ≥ 40℃。对于患儿可危及生命。

霍乱常见并发症有胆道感染，弧菌隐藏于此成为带菌者；也可继发其他细菌感染，还可并发心肌损害、呼吸道感染、泌尿系统及皮肤感染。孕妇易致流产、早产、死产[6-10]。

【实验室检查】

（一）常规检查

大部分患者血液学检查会出现血细胞比容升高、白细胞增高，严重感染者中性粒细胞升高；血清 Na^+、Ca^{2+}、Cl^- 下降，K^+ 治疗前可在正常范围内，当酸中毒纠正后，可出现低钾血症；尿素氮、肌酐上升。动脉血气分析可发现伴有碳酸氢钠下降的酸中毒、氧分压、二氧化碳结合力下降和剩余碱负值增高；粪便镜检可见黏液和少许红、白细胞；粪便涂片革兰氏染色见革兰氏阴性稍弯弧菌。部分患者尿常规有尿蛋白，少数患者尿中出现红、白细胞轻度增高。

（二）致病菌检测

目前常用的霍乱弧菌检测方法有微生物学方法、分子生物学方法和免疫学方法。与微生物学方法相比，分子生物学方法应用越来越广泛，而两者结合为分离、检测和鉴定提供了强有力的工具，免疫学方法更适用于感染早期的检测。

1. 微生物学方法 霍乱诊断的"金标准"仍然是通过选择性培养基从粪便样品中分离出细菌，然后进行生化鉴定和血清分型。霍乱弧菌在普通培养基上生长良好且在碱性蛋白胨水中生长迅速。如选用 TCBS 琼脂作为选择性培养基进行分离，在 TCBS 上直径 2～4mm 的有光泽的菌落认为是霍乱弧菌，但需要 8 天才能确认。患者的粪便、呕吐物、肛拭子为必取标本。水样便或呕吐物采样量为 1～3ml，成形便采取指甲大小的粪量，肛拭子可用直肠棉拭或采便管插入直肠 3～5cm 处旋转后取出，置于增菌液或运送培养基送检。

2. 分子生物学检测方法 分子生物学检测为临床诊断和疫情处理提供了有效依据，并从分子水平上解释菌株的变异以及不同菌株之间的遗传关系，对于追踪霍乱暴发传染源，确定霍乱菌株类型和流行趋势有重要意义。不同的分子生物学检测方法各有优缺点，互为补充，应根据检测目的和实验室条件选择最适合的方法进行检测。

（1）PCR：PCR 技术有普通 PCR、多重 PCR、荧光 PCR 等。普通 PCR 是设计一对特异引物，用 PCR 扩增 *ctxA*、*ctxB* 部分基因序列来检测霍乱弧菌 O1 及 O139 群的 *ctxA*、*ctxB* 基因，是检测霍乱及其毒力基因的常用方法。实时荧光定量 PCR 是在 PCR 体系中加入荧光基团，在 PCR 过程中，荧光信号随着 PCR 产物的增加而增加，具有快速定量、无须电泳、无交叉污染等突出的优点，可快速检测霍乱弧菌 O1 群、O139 群、非 O1 群/非 O139 群的毒素相关基因，因而被广泛采用。

（2）扩增片段长度多态性（amplified fragment length polymorphism，AFLP）：是 1993 年由荷兰科学家 Zabeau 和 Vos 发展起来的一种检测 DNA 多态性的方法，它可以检测整个生物基因组的多态性。Lan 用 AFLP 技术分析了 45 株第 7 次大流行霍乱菌株，结果得到了 38 个 AFLP 带型。AFLP 在细菌分析方面的适应范围广、分辨率较高且稳定性强，可为霍乱菌株的检测提供更为丰富的分类信息。

（3）脉冲场凝胶电泳（pulsed-field gel electrophoresis，PFGE）：对霍乱弧菌分型比其他分型方法具有更强的分辨力，在霍乱弧菌分型和流行病学研究中得到广泛应用，为霍乱弧菌分离株之间的遗传相关性、同源性分析，传染源追溯和预测疫情以及制定防治措施提供重要依据。PFGE 重复性好，不同实验室间的结果具有可比性。

（4）基因芯片：已成为当前生物检测的重要分析工具，它们均基于核酸探针与其互补靶标之间的特异性杂交形成稳定的双链体或三链体；与 PCR 相比，可提供准确、高通量的平行分析。

（5）其他分子生物学检测方法：多位点酶电泳法（multilocus enzyme electrophoresis，MLEE）、多位点序列分析（multilocus sequence typing，MLST）、多位点可变数目串联重复序列（multiple locus VNTR，MLVA）和环介导等温扩增技术（LAMP）都是近年发展起来的新技术，提高了霍乱弧菌的检测率，但应用于临床尚待时日。

3. 免疫学检测方法

（1）酶联免疫吸附试验（ELISA）：应用抗原抗体特异性结合反应来检测目标样品，一般不需要分离即可直接检测，操作简便，具有灵敏度高、特异性好的优点。但 ELISA 检测无法实现较准确的定量。

（2）快速检测技术（rapid diagnostic tests，RDT）：目前霍乱弧菌的 RDT 是基于标记抗体的免疫层析试纸条检测技术，主要针对容易引发流行性霍乱的血清群 O1 和 O139 的脂多糖进行检测。因其快速、经济、操作简便、不需要专业技术人员操作等优点，可作为卫生医疗条件差的环境中诊断霍乱的替代方案。该方法阳性预测值低，只能作为一种筛检方法使用，不能取代常规细菌培养，最终仍以细菌培养结果为准[11-17]。

【诊断与鉴别诊断】

（一）诊断

腹泻、呕吐、肌肉痉挛是霍乱的三联症，是临床诊断霍乱的重要依据，依据流行病学、临床表现和实验室检查结果综合判定，可诊断为带菌者、疑似病例、临床诊断和确诊病例。

1. 流行病学依据

（1）霍乱疫区生活史或 5 天内疫区旅行史或发病前 5 天有饮用生水或进食海产品等不洁饮食史。

（2）与霍乱患者或带菌者有密切接触史或共同暴露史。

2. 临床分型

（1）轻型病例：腹泻，可伴呕吐，多无发热、腹痛和里急后重表现。少数有低热、腹部饱胀感，个别病例出现阵发性绞痛。

（2）中、重型病例：腹泻次数频繁或剧烈，水样便，伴有呕吐，迅速出现脱水、循环衰竭及肌肉（特别是肠肌）痉挛等表现。

（3）中毒型病例：较为罕见，又称为干性霍乱，在霍乱流行期出现，无明显腹泻、呕吐症状，无脱水或仅表现为轻度脱水，但有严重中毒性循环衰竭的表现。

3. 诊断标准

（1）带菌者：无霍乱的临床表现，但粪便、呕吐物或肛拭子细菌培养分离到 O1 群和 / 或 O139 群霍乱弧菌者。

（2）符合下列情况之一，即可诊断为疑似病例：有与霍乱患者或带菌者有密切接触史或共同暴露史且出现轻型表现者；有轻型表现且粪便、呕吐物或肛拭子标本霍乱毒素基因 PCR 检测阳性者；有轻型表现且粪便、呕吐物或肛拭子标本霍乱弧菌快速检测试验阳性；有中毒型表现且粪便、呕吐物或肛拭子标本霍乱毒素基因 PCR 检测阳性；有中毒型表现且粪便、呕吐物或肛拭子标本霍乱弧菌快速检测试验阳性；有中重型表现者。

（3）临床诊断病例：有霍乱的临床表现，且同时在患者日常生活用品或家居环境中检出 O1 群和 / 或 O139 群霍乱弧菌者，以及霍乱暴发疫情中的暴露人群出现霍乱临床表现者。

（4）确诊病例：有霍乱的临床表现，粪便、呕吐物或肛拭子细菌培养分离到 O1 群和 / 或 O139 群霍乱弧菌；粪便培养检出 O1 群和 / 或 O139 群霍乱弧菌前、后各 5 天内有腹泻症状者。

（二）鉴别诊断

霍乱应与其他病原生物引起的急性腹泻相鉴别，包括大肠埃希菌、副溶血弧菌、沙门菌、病毒性肠炎、急性细菌性痢疾等；还应与食物中毒、砷中毒等进行鉴别[6-7]。

【治疗】

霍乱必须严格按甲类传染病隔离治疗。危重患者应先就地抢救，待病情稳定后，在医护人员陪同下送往指定的隔离病房。采取治疗措施包括严格隔离、加强监护、积极补液、抗菌及对症处理等。

（一）隔离和监护措施

确诊及疑诊病例应分别隔离，彻底消毒排泄物。症状消失后，粪便连续 2 次培养阴性，方可解除隔离。

监护：密切监测生命体征和每小时液体丢失量，提醒患者便后洗手等。一旦患者能进食，应给予正常饮食，包括婴儿重新开始母乳喂养，在食物中加入口服补液盐，可减少水分和电解质的丢失。

（二）药物治疗

1. 补液　持续补充液体丢失纠正明显的低血容量是霍乱治疗的基石。通常可口服含有碳水化合物和电解质的补液盐。如果口服摄入不足时，须经静脉或鼻胃管途径进行液体补充。轻度脱水以口服补液为主，中、重度脱水须立即进行静脉补液治疗。病情稳定、脱水程度减轻、呕吐停止后，改为口服补液。严重脱水者需在治疗的最初数小时内补充体重 10% 的液量。具体包括口服补液和静脉补液。80% 患者通过口服补液盐治疗得到治愈。轻 - 中度脱水、无呕吐、能进食较多液体者，应给予标准口服补液盐，腹泻停止 2~4 小时后可停止口服补液治疗，疗程通常为 2~5 天，需精确保持液体出入平衡。腹泻严重的应考虑静脉补液，应补充与患者所失去的电解质浓度相似的液体。重度脱水并休克的患者治疗初期应快速静脉补液扩容，最初 2~4 小时及时补足已丢失和继续丢失液体量。儿童患者病情进展快，易发生低血糖昏迷、脑水肿和低钾血症，故应及时纠正脱水并注意补充钾盐，儿童患者应每 1~2 小时评估一次，对于排便量增多的患儿应缩短评估时间间隔。碱性药物的补充使代谢性酸中毒迅速得到纠正，也是治疗成功的重要条件。碳酸氢钠能迅速纠正酸中毒，乳酸盐和醋酸盐则于 1~2 小时内使酸中毒得到纠正。成人患者也应通过口服或静脉途径适当补充钾盐。

2. 抗菌治疗　在液体治疗的同时，给予抗生素可缩短腹泻持续时间、减少液体损失总量和缩短排菌时间。可根据霍乱弧菌对抗菌药物的敏感性，选定 1 种常用抗菌药物，用至粪便培养转阴。患者停用抗菌药物后，连续 2 天粪便培养未检出霍乱弧菌，方可出院。多个指南推荐首选药物为多西环素，300mg 口服或静脉单剂；也可选用环丙沙星，1 000mg 口服单剂；阿奇霉素，1 000mg 口服或静脉单剂治疗；复方磺胺甲噁唑，2 片，2 次 /d。红霉素（或阿奇霉素）适用于儿童和孕妇，儿童 12.5mg/kg，口服，4 次 /d，疗程 3 天，最大 250mg/ 剂；成人 250mg，口服，4 次 /d，疗程 3 天。

3. 对症治疗

（1）纠正酸中毒：重型患者在充分补液的基础上，根据 CO_2 结合力，酌情使用 5% 碳酸氢钠纠正酸中毒。

（2）纠正低血钾：补液过程中出现低血钾者，应静脉滴入浓度 ≤ 0.3% 氯化钾注射液，轻度低血钾者可口服补钾。

（3）纠正休克和心力衰竭：经补液后血容量基本恢复、脱水表现逐渐消失，若血压未正常，可静脉滴注地塞米松 20~40mg 或氢化可的松 100~300mg，并酌情加用血管活性药物如多巴胺和间羟胺。如出现心力衰竭、肺水肿，则应暂停或减慢输液速度，以毛花苷丙（西地兰）0.4mg 或毒毛花苷 K 0.25mg 加葡萄糖注射液 20ml，缓慢静脉注射。必要时应用呋塞米 20~40mg 静脉注射，亦可应用哌替啶 50mg 肌内注射。

（4）抗肠毒素治疗：氯丙嗪可能对小肠上皮细胞的腺苷酸环化酶有抑制作用，可减轻腹泻，1~2mg/kg 口服或肌内注射。小檗碱有抑制肠毒素和抗菌作用，成人 0.3g/ 次，3 次 /d，口服。小儿 [50mg/（kg·d）] 分 3 次口服。

4. 其他治疗　应用霍乱疫苗是霍乱防控的策略之一。由于霍乱弧菌主要通过分泌霍乱毒素发挥致病性，无侵袭性，人体肠黏膜免疫具有更重要的作用，口服途径使用霍乱疫苗是当前疫区使用的唯一方式。注射霍乱疫苗的方式已废弃不用。WHO 建议，在霍乱疫区和高危地区，在采用综合措施下，疫苗能更为有效地防控霍乱的流行。目前有 2 个获 WHO 认可的口服疫苗——Dukoral 和 Shanchol，均为灭活疫苗。Dukoral 由瑞典生产，在 60 多个国家取得许可，其 6 个月时保护力达到 85%，12 个月为 62%，36 个月为 50%。Shanchol 供 1 岁以上的人群接种，基础免疫 2 剂，对 1 岁以上人群有 67% 的保护力，随访 1 年未发现保护力下降。可唯适（OraVacs）是中国使用的疫苗，用于 2 岁以上人群免疫，口服 3 剂，3 个月保护率为 72.67%[18-23]。

【预后与转归】

及时、足够的液体疗法可显著降低霍乱病死率。如果没有霍乱弧菌新菌株出现，一次暴发后通过黏膜免疫应答，几年内不可能复发。HIV 感染者罹患霍乱病情更重。恢复后，大便中可能持续排菌数月或成为慢性菌血症患者。及时补充液体后，孕妇的流产和早产率也明显下降。

（梁红亮）

参考文献

［1］ BARNETT R. Cholera [J]. Lancet, 2019, 393: 218-218.

［2］ 龚震宇，龚训良. 2015 年全球霍乱流行概况 [J]. 疾病监测，2017，32（2）：174-176.

［3］ 肖文佳，吴寰宇，宫霄欢，等. 上海市 2008—2017 年霍乱流行病学特征分析 [J]. 中国公共卫生，2019，35（6）：750-754.

［4］ KOLAYE G G, BOWONG S, HOUE R, et al. Mathematical assessment of the role of environmental factors on the dynamical transmission of cholera [J]. Commun Nonlinear Sci Numer Simul, 2019, 67: 203-222.

［5］ 肖媛，李柏生，效拟，等. 广东省 2011—2013 年腹泻病例非 O1/O139 群霍乱弧菌耐药性及分子特征 [J]. 中国公共卫生，2015，31（1）：32-35.

［6］ 林果为，王吉耀，葛均波. 实用内科学 [M]. 15 版. 北京：人民卫生出版社，2017：462-467.

［7］ PODOLSKY D K, KALLOO A N, CAMILLERI M, et al. Yamada's Textbook of Gastroenterology [M]. UK: John Wiley & Sons, 2016: 1234-1235.

［8］ 林厚雄，林晶. 126 例霍乱临床特点分析 [J]. 黑龙江医药，2008，1：94-95.

［9］ 周永兴. 霍乱的临床表现 [J]. 人民军医，1996，441（8）：12-13.

［10］ 张宁，见青. 5 例不典型霍乱患者的临床分析 [J]. 现代预防医学，2006，33（4）：612-612.

［11］ 宗贝. 预防霍乱疑似患者感染管理 [J]. 中华医院感染学杂志，2013，23（16）：4005-4006.

［12］ 燕勇，罗建勇，朱心强. 霍乱及霍乱弧菌检测技术研究进展 [J]. 上海预防医学，2012，24（8）：459-462.

［13］ 方微微，王恒梁，李晓晖，等. 霍乱弧菌检测技术研究进展 [J]. 微生物学报，2019，59（10）：1855-1863.

［14］ 熊长辉. 霍乱弧菌分子生物学检测技术介绍 [J]. 现代预防医学，2012，39（17）：4536-4539.

［15］ 梁暄，李柏生，牟成惠，等. 实时荧光 PCR 技术检测珠江水霍乱弧菌 [J]. 南方医科大学学报，2010，8：2000-2001.

［16］ 王玉金，杨书豪，刘丽，等. 霍乱弧菌 O139 胶体金免疫层析快速检测法的建立 [J]. 中国人兽共患病学报，2012，11：1126-1129.

［17］ 张爱民，郭爱兰. 霍乱弧菌快速检测卡的临床应用 [J]. 检验医学与临床，2010，7（11）：1081-1081.

［18］ 阚飙. 霍乱口服疫苗的研究与应用 [J]. 中华预防医学杂志，2015，49（2）：105-109.

［19］ FAROOQUI H H, MEHTA A, SELVARA S. The impact assessment of Scheduel H1 on the sales of over-the-counter antibiotics in India: Evidence from quasi-experimental research design [J]. Int J Infect Dis, 2019, 79(S1): 1-150.

［20］ MCCARTY J M, LOCK M D, BENNETT S, et al. Age-related immunogenicity and reactogenicity of live oral cholera vaccine CVD 103-HgR in a randomized, controlled clinical trial [J]. Vaccine, 2019, 37: 1389-1397.

［21］ 王真行，邹力，陈敏. WHO 关于霍乱疫苗的意见书 [J]. 国际生物制品学杂志，2018，41（4）：200-205.

［22］ 邹海，张伟，黄菊萍，等. 口服霍乱疫苗应用研究进展 [J]. 中华传染病杂志，2014，32（12）：766-768.

［23］ 时念民，罗凤基，李书明，等. 大学生与务工人员服用口服重组 B 亚单位霍乱疫苗的安全性及效果分析 [J]. 中华医学杂志，2010，90（3）：192-195.

伤寒和副伤寒

伤寒（typhoid fever）是由伤寒沙门菌引起的急性肠道传染病。以持续性菌血症、单核－巨噬细胞系统受累、回肠末端集合淋巴结炎症、坏死和小溃疡形成为基本病理特征。典型的临床表现为持续高热、表情淡漠、腹部不适、肝脾大和白细胞减少，部分患者有相对缓脉和玫瑰疹。肠出血和肠穿孔为其严重并发症[1]。伤寒和副伤寒是我国法定报告的乙类传染病。

伤寒本质上是一种血流感染的系统性疾病，临床上属发热鉴别诊断的范畴，胃肠道症状只是该病病程中的其中一种表现。但该病可并发肠穿孔和肠出血，这是本文重点讨论的问题。

【病原学和流行病学】

伤寒沙门菌（*Salmonella typhi*）又称伤寒杆菌。根据血清分型，伤寒沙门菌与副伤寒沙门菌 A、B、C（*Salmonella enterica* serotype Typhi, Paratyphi A、Paratyphi B、Paratyphi C）统称为伤寒沙门菌（typhoidal *Salmonella*），这类血清型肠沙门菌只感染人，可引起伤寒或副伤寒；另一类不同血清型的沙门菌统称为非伤寒沙门菌，为人兽共患，是急性细菌感染性腹泻的常见病原体。伤寒沙门菌具有菌体"O"抗原、鞭毛"H"抗原和表面"Vi"抗原，均能产生抗体，由于"O"和"H"抗原性较强，故常用于血清凝集试验以辅助临床诊断。

传染源为患者及带菌者，慢性带菌者是本病不断传播或流行的主要传染源，这些慢性带菌者可在肠道和胆囊中隐藏伤寒沙门菌达数月或数年之久。伤寒沙门菌随患者或带菌者的粪便、尿排出后，通过污染的水或食物、日常生活接触、苍蝇和蟑螂等传播。其中，水源污染是传播本病的重要途径，亦是暴发流行的主要原因。食物污染也可引起本病流行，而散发病例一般以日常生活接触传播为多。人对伤寒沙门菌普遍易感，患病后可获得持久免疫力，很少再次发病。

世界各地均可发病，而以卫生条件落后的国家如南亚、东南亚、非洲、中东为高发，我国发病率亦较高。近年随着经济发展，发病率明显下降，据 GBD（Global Burden of Diseases, Injuries, and Risk Foctors Study）报告，2017 年全球伤寒和副伤寒估算发病率比 1990 年下降了 54.9%［分别为 197.8/（10 万人·年）和 439.2/（10 万人·年）］，死亡人数下降了 41.0%（分别为 13.59 万/年和 23.05 万/年）[2]。中国疾病预防控制中心亦报告了我国发病的明显下降趋势，2015—2016 年全国伤寒、副伤寒发病率分别为 0.85/10 万和 0.80/10 万，均在 1.00/10 万以下，较 1990 年以前的伤寒、副伤寒发病率在（10.00~50.00）/10 万有了大幅度下降，但贵州省、云南省、广西壮族自治区、广东省和浙江省仍为全国高发省份[3]。本病四季均可发病，但以夏、秋季节为主。我国发病高峰期在 6—9 月间，年龄以儿童和青壮年居多，职业分布以农民、民工和学生为主，疫情多集中在农村和学校[3]。

【发病机制及病理】

伤寒沙门菌随污染的水或食物进入消化道后，大部分可被胃酸杀灭，若侵入数量较多，或胃酸缺乏时，致病菌可进入小肠。发病取决于进入胃内菌量、致病性及宿主因素。伤寒沙门菌进入小肠，穿过小肠黏膜上皮细胞，侵入肠壁淋巴组织，尤其是回肠末端的集合淋巴结，被单核吞噬细胞吞噬并繁殖，再经淋巴管到达肠系膜淋巴结，不断生长、繁殖，经胸导管进入血液循环，即原发菌血症期，此期患者可无症状，临床上处于潜伏期。伤寒沙门菌随血液进入肝、脾、胆囊、骨髓、回肠末端的集合淋巴结，并继续在吞噬细胞内大量增殖，再次入血，引起第二次严重菌血症，并释放强烈的内毒素，导致显著的毒血症，此时相当于病程的 1~2 周，毒血症状逐渐加重。到病程第 2~3 周，伤寒沙门菌继续随血流播散至全身各脏器与皮肤等处，并经胆管进入肠道随粪便排出，经肾脏随尿液排出，此时粪便、尿液培养可分离到致病菌。吞噬细胞吞噬伤寒沙门菌、红细胞、淋巴细胞和组织碎片，形成的小结节，称为"伤寒小结"，是伤寒特征性病变，具有病理诊断价值。回肠淋巴组织内细菌毒力因子与宿主炎症因子的相互作用，可导致肠壁出现增生、坏死、溃疡。当溃疡累及血管时，可引起肠出血，当深达肌层和浆膜层，可引起肠穿孔，穿孔多发生于回肠末端，因为此处的淋巴结较大且多。也可因细菌迁徙引起其他组织、器官化脓性炎症。相当于极期。病程第 4 周开始，随着机体免疫力的增强，在血流和脏器中的细菌逐渐被清除，肠壁溃疡愈合，临床上处于恢复期[1,4]。

【临床表现】

潜伏期平均 1~2 周，亦有较长者。

（一）典型伤寒[1,4]

1. 初期　病程第 1 周。起病大多缓慢，发热是最早出现的症状，常伴有乏力、全身不适、食欲减退、咽痛、干咳等症状。病情逐渐加重，体温呈梯形上升，于 5 ~ 7 日内达 39 ~ 40℃，发热前可有畏寒，但少有寒战，热退时出汗不显著。半数以上患者有腹痛，呈弥漫性或位于右下腹，约 1/3 患者可出现腹泻，多为水样或稀便。

2. 极期　病程第 2 ~ 3 周。常有伤寒的特征性临床表现：①持续高热，多为稽留热，少数呈弛张型或不规则热；②表情淡漠、反应迟钝、呆滞、听力减退，重者可出现谵妄、昏迷或脑膜刺激征（虚性脑膜炎）；③相对缓脉，即体温升高与脉搏增快不成比例；④皮疹，部分患者皮肤可出现散在玫瑰疹（直径 2 ~ 4mm 淡红色斑丘疹，压之褪色），多在 2 ~ 4 天内消失，分批出现，主要分布于胸、腹部，偶见水晶形汗疹；⑤肝、脾大，多有脾轻度肿大，部分患者肝轻度肿大。

3. 缓解期　病程第 3 ~ 4 周。体温出现波动，并开始下降，全身状况逐渐改善。

4. 恢复期　病程第 5 周开始。体温恢复正常，全身状况一般在 1 个月左右完全恢复。

（二）不典型伤寒

由于机体免疫状态、感染伤寒的数量与毒力情况、使用抗生素情况等影响，伤寒可以表现为不典型临床表现，传统分为以下几种类型：①轻型：全身毒血症症状轻，病程短，一般 1 ~ 2 周可痊愈；②逍遥型：症状轻，不影响生活工作，部分因肠穿孔、肠出血而被发现；③暴发型：起病急，全身毒血症症状明显，临床分期不典型，常早期出现严重并发症；④迁延型：起初病变与典型伤寒一致，但发热持续时间长，长者可达 2 个月[1]。

近年来，随着我国伤寒的发病率明显降低，其流行高峰已较为平坦且散发病例常见，不少起病早期已接受过不规则抗菌药物治疗。因此，事实上，在我国临床上遇到的不典型伤寒，往往表现为临床表现不典型（无明确的分期，无伤寒面容、相对缓脉、脾大、玫瑰疹等典型的伤寒表现）和流行病学特征不典型（散发病例，难查到接触史），往往造成诊断的困难。

此外，小儿伤寒和老年伤寒亦常不典型。免疫功能缺陷者往往病情重、病程长。

（三）复发与再燃

少数患者在症状消失后 1 ~ 2 周再次发作，称为复发。或体温逐渐下降而未降至正常的病程中再度升高，称为再燃。

【实验室检查】

（一）常规检查

外周血白细胞总数和中性粒细胞正常范围或减少，嗜酸性粒细胞减少或消失，嗜酸性粒细胞减少并不能与其他感染鉴别，但消失则高度提示本病，如正常则基本排除本病[5]。合并其他感染（包括肠穿孔）时，白细胞可增多。粪便常规可有少量白细胞，消化道出血者粪便隐血试验阳性。可有轻度蛋白尿，可有轻度谷丙转氨酶升高。

（二）病原学检查

目前我国伤寒和副伤寒的病原学诊断仍沿用 1995 年我国卫生部颁布的标准[6]，抄录如下：

1. 细菌培养

（1）采样：按不同病期采集不同种类标本。血标本宜在病程的 1 ~ 2 周采集，但只要发热未退，2 周以后仍可获得阳性结果，采血量不少于 5 ~ 10ml，已用抗菌治疗者取血凝块作培养。骨髓标本宜在病程 1 ~ 2 周采集。粪便标本宜在病程 3 ~ 4 周采集。尿标本宜在病程的 3 ~ 4 周采集，阳性率低，采集时避免粪便污染。玫瑰疹可取刮取物送检。

（2）培养：血液或骨髓穿刺液先进行增菌培养，粪、尿沉渣可直接接种于鉴别培养基。

（3）鉴定：包括菌落形态、形态染色和生化反应，详见规范[6]。

（4）注释：血培养是确诊依据。要提高血培养阳性率可参考败血症血培养的诊断方法[7]。骨髓培养为侵袭性检查，但阳性率高，对发热高度疑诊本病者而血培养阴性，特别是已使用抗菌药物者，宜使用。粪便培养阳性要排除伤寒或副伤寒携带者合并其他病因的发热性疾病。

2. 血清学检查　伤寒的经典血清学诊断方法是肥达反应（试管法），目前已采用微量凝集试验。用标准的伤寒沙门菌菌体抗原（O）、鞭毛抗原（H）、副伤寒甲、乙、丙鞭毛抗原共5种抗原，分别与稀释的患者血清做凝集试验，测定血清中抗体的凝集效价。当"O"的效价＞1∶80、"H"的效价＞1∶160才有诊断价值。如恢复期效价比初期有4倍以上升高，更有意义。

注释：本试验可作为伤寒的辅助诊断，但其假阳性和假阴性率高[8]，特别在流行地区需要参考当地人群的效价作出判断[6,8]。

（三）其他病原学检测方法

快速血清学检测法检测特定抗体、酶联免疫检测法检测特定抗原、各种分子生物学技术检测细菌特异性核酸片段等技术正在开发和研究中，有些已商品化，但目前这些方法的检测结果的敏感性和特异性尚未取得满意的突破[8]。

【诊断与鉴别诊断】

（一）诊断

根据流行病学资料、临床表现和经过、实验室结果作出诊断。1995年我国卫生部颁布的诊断标准如下[6]：

1. 临床诊断标准　在伤寒流行季节和流行区，具有下列表现：①有持续性高热（可达40~41℃），为时1~2周以上；②特殊中毒面容，相对缓脉，皮肤玫瑰疹，肝、脾大；周围血象白细胞总数低下，嗜酸性粒细胞消失，骨髓中有伤寒细胞。

2. 确诊标准　临床诊断病例有如下项目之一者，即可确诊：①从血、骨髓、粪便、尿、玫瑰疹刮取物等任一标本中分离到伤寒沙门菌。②血清特异性抗体阳性。肥达反应"O"抗体凝集效价＞1∶80、伤寒或副伤寒鞭毛抗体（"H"抗体）凝集效价＞1∶160，如恢复期效价增高4倍以上，则更有意义。

注：已如前述，由于目前我国不少伤寒流行病学及临床表现不典型，肥达反应假阳性和假阴性不少见，故对超过1~2周不明原因发热者要考虑伤寒的诊断与鉴别诊断，肥达反应阳性者要密切结合临床，检出伤寒沙门菌是确诊的依据。

（二）鉴别诊断

主要与感染性和非感染性发热性疾病鉴别，特别注意与慢性发热性疾病鉴别[7]。伤寒出现并发症要与类似疾病鉴别。

【治疗】

（一）隔离

按消化道传染病进行隔离和消毒，临床症状消失后每隔5~7天送检大便培养检查，连续2次阴性才可解除隔离。

（二）一般治疗

包括复苏治疗、支持治疗和对症治疗。

（三）抗菌药物的选择[1,8]

伤寒常用单一药物治疗，根据当地的病原菌耐药情况及病情选择抗生素。主要药物为氟喹诺酮类、第三代头孢菌素和阿奇霉素。碳青霉烯类仅用于疑似广泛耐药菌株感染。

1. 氟喹诺酮类药物　为杀菌药物，在血液、胆汁、肠道和尿路的浓度高，可彻底消灭吞噬细胞和胆囊内的病原菌，是治疗伤寒的首选药物。儿童、孕妇和哺乳期妇女禁用。近年来报告对氟喹诺酮类药物耐药的菌株越来越多，应根据药敏试验结果来调整。常用左氧氟沙星、氧氟沙星、环丙沙星，疗程10~14天。

2. 第三代头孢菌素　抗菌活性强，胆道浓度高，适用于儿童、孕妇、哺乳期妇女。常用头孢曲松，疗程14天。

3. 阿奇霉素　对治疗伤寒的疗效良好，适用于氟喹诺酮类不敏感者。

4. 氯霉素、阿莫西林、复方磺胺甲噁唑　价格便宜，但耐药率高。仅用于敏感株治疗。

5. 广泛耐药伤寒的治疗　广泛耐药伤寒是指耐氯霉素、氨苄西林、复方磺胺甲噁唑、氟喹诺酮类和第三代头孢菌素类，此时阿奇霉素和碳青霉烯类仍有效[8]，是此类患者的主要治疗药物。

6. 带菌者治疗　根据药敏试验结果及药物在胆汁分布浓度选择口服抗生素，疗程要足（一般6周）并达到多次粪便培养阴转。多用左氧氟沙星或阿莫西林（可加丙磺舒）。

（四）并发症治疗

各种并发症在有效抗伤寒沙门菌治疗基础上给予相应治疗。

【伤寒合并肠出血和肠穿孔】

（一）伤寒合并肠出血

1. 流行病学　伤寒合并肠出血我国早年报道的发生率高，我国早年经济落后地区报道的一项手术证实的79例小肠出血诊断分析中，就有8例为伤寒合并小肠大出血[9]。但近年随着早期抗生素应用，发生率已明显下降[10-11]。

2. 诊断　肠出血大多发生在病程2~3周，与发热和全身症状并不一定平衡。印度的一项伤寒合并肠出血52例报告显示，好发于青少年和年轻人（11~30岁）[11]。肠出血表现为腹泻带血、血便或黑便，大多出血量不多，但有少数可表现为大出血或持续出血[9-11]。确诊的伤寒患者在病程中发生肠出血，一般即可诊断，若出血量不多，严密监测便可。但对不典型伤寒病例发生肠出血，应认真进行鉴别诊断，伤寒合并肠出血应列在小肠出血的鉴别诊断清单中。韩国的一项报道，所有7例患者，除发热及肠出血症状外，无一例有伤寒典型临床表现[10]。因此，对肠出血伴发热患者应作伤寒病原学的检查。对是否应常规行肠镜检查尚无定论，笔者认为：对确诊伤寒而出血量不大者，无须肠镜检查，积极抗菌治疗及密切观察即可；对确诊伤寒而出血量较大，需要行内镜下治疗者，宜做到达末段回肠的全结肠镜检查；对不能确诊者，应常规行结肠镜检查。从目前报道来看，常规肠道清洁及到达末段回肠的全结肠镜检查是安全的[10-11]，但仍要注意动作轻柔和避免注气过多。伤寒合并肠出血病变最常见位于回盲部，少部分可同时累及升结肠和横结肠，极少部分可单独发生在降结肠、乙状结肠、直肠[10-11]，印度的报道有很少部分可累及从直肠至末段回肠的全肠段[11]。肠镜下所见为多个大小不等的、散在的、周边略隆起的鸟眼状溃疡（punched-out ulcer），伴或不伴活动性出血。此外，也可见阿弗他样溃疡。溃疡周围见肉眼观正常黏膜或可有散在出血斑或水肿[10-11]。活检见肠黏膜慢性活动性炎症和少数隐窝脓肿的非特异性改变，极少数患者取组织细菌培养分离出伤寒沙门菌[10]。

3. 治疗　针对肠出血的治疗为，小量出血者保守治疗；较大量出血特别是持续者可试行内镜下止血，可采用双止血法（注射止血加氩离子凝固止血），据报道有效且安全[10-11]，但因病例数尚少，需要进一步研究。大出血或持续出血保守治疗无效者，紧急手术治疗，但因溃疡常呈多灶性，手术止血效果并不确定，亦有待进一步研究。

（二）伤寒合并肠穿孔

1. 流行病学　伤寒合并肠穿孔的发生率和病死率各地、各时间点差异很大，总的来说，近年都有明显下降[12]。但在经济卫生条件落后地区仍是一个严重问题，我国赴尼日尔共和国马拉迪省中心医院医疗队的一项报告，在2006年11月—2008年9月间共收治外科急诊手术1 045例中，就有637例为伤寒合并肠穿孔，637例患者中死亡83例（13.0%）、自动出院35例（5.5%）[13]。我国基层医院近年报道死亡率亦仍在10%左右[14]。死亡原因多为中毒性休克、肠瘘和多器官功能衰竭。

2. 诊断　各年龄组均可发生，多见于青少年及年轻人。常发生在病程的2~3周，可更早或更迟。与伤寒发热及全身症状并不一定平衡。临床表现为，在伤寒病程中突发右下腹痛，继全腹痛并出现腹膜炎体征，腹胀明显伴肠鸣音减弱至消失。多数患者出现白细胞和中性粒细胞增高，但亦有不少并不增高者，应予注意。X线片见膈下游离气体，但小穿孔不一定出现，亦要注意。腹腔穿刺液为黄白色脓液或肠液。病情后期，就诊者可已发生休克。在确诊伤寒患者病程中出现上述表现，可确诊伤寒合并肠穿孔，最好在出现腹痛早期，立即详细检查，争取尽早诊治。误诊者大都因为不典型伤寒已如前述，此时常被误诊为急性阑尾炎（右下腹痛）、绞窄性肠梗阻（血便和见气液平面）、溃疡病穿孔等。鉴别关键首先是病史采集，再不典型的伤寒患者总有起病前一段时间的发热及全身不适史，这有别于其他急腹症。伤寒病原学检查可确诊。

3. 治疗

（1）复苏治疗。

（2）手术治疗：立即手术探查，伤寒肠穿孔几乎全在末段回肠 100cm 内，其中大部分在距回盲瓣 50cm 以内，可为单发亦可为多发，大小从 0.5 ~ 2cm × 4cm，绝大多数位于系膜对侧缘，探查应仔细勿漏。手术方式视穿孔部位、大小、多少，穿孔时间长短，以及患者全身状况而定。主要包括单纯穿孔修补术、肠切除吻合术、回肠造口术等，并要放置腹腔引流管，病情严重者宜考虑肠外置术[13]。

（3）抗菌治疗：除考虑抗伤寒的抗菌治疗外，还要同时应用针对穿孔引起腹膜炎的抗菌药物治疗（包括抗厌氧菌）。

【附】副伤寒

副伤寒（paratyphoid fever）是由甲、乙和丙型副伤寒沙门菌引起。伤寒和副伤寒之间没有交叉免疫。我国曾一度在一些地区甲型副伤寒占优势，但近年调查又转回伤寒占优势[3]。

副伤寒流行学特征、发病机制与伤寒大致相似。临床表现一般症状较轻，临床表现较不典型。诊断和治疗与伤寒治疗相同。

（向军英　胡品津）

参考文献

［1］ 朱利平. 伤寒和副伤寒［M］// 林果为，王吉耀，葛均波. 实用内科学. 15 版. 北京：人民卫生出版社，2017：446-452.

［2］ GBD 2017 Typhoid and Paratyphoid Collaborators. The global burden of typhoid and paratyphoid fevers: a systematic analysis for the Global Burden of Disease Study 2017 [J]. Lancet Infect Dis, 2019, 19(4): 369-381.

［3］ 阳波，张静，刘凤凤，等. 2015—2016 年全国和高发省份伤寒、副伤寒流行病学分析［J］. 疾病监测，2018，5：407-412.

［4］ PARRY C M, HIEN T T, DOUGAN G, et al. Typhoid fever [J]. N Engl J Med, 2002, 347(22): 1770-1782.

［5］ KUNDU R, GANGULY N, GHOSH T K, et al. IAP Task Force Report: diagnosis of enteric fever in children [J]. Indian Pediatr, 2006, 43: 875-883.

［6］ GB16001—1995. 伤寒、副伤寒诊断标准及处理原则［S］. 北京：国家技术监督局，1995.

［7］ 胡品津. 发热［M］// 胡品津，谢灿茂. 内科疾病鉴别诊断学. 7 版. 北京：人民卫生出版社，2021.

［8］ CRUMP J A, SJÖLUND-KARLSSON M, GORDON M A, et al. Epidemiology, clinical presentation, laboratory diagnosis, antimicrobial resistance, and antimicrobial management of invasive *Salmonella* infections [J]. Clin Microbiol Rev, 2015, 28(4): 901-937.

［9］ 朱萱，王崇文，徐萍. 手术证实的 79 例小肠出血诊断分析［J］. 中华消化杂志，1997，17（2）：70-72.

［10］ LEE J H, KIM J J, JUNG J H, et al. Colonoscopic manifestations of typhoid fever with lower gastrointestinal bleeding [J]. Dig Liver Dis, 2004, 36(2): 141-146.

［11］ SHAIKHANI M A, HUSEIN H A, KARBULI T A, et al. Colonoscopic findings and management of patients with outbreak typhoid fever presenting with lower gastrointestinal bleeding [J]. Indian J Gastroenterol, 2013, 32(5): 335-340.

［12］UKWENYA A Y, AHMED A, GARBA E S. Progress in management of typhoid perforation［J］. Ann Afr Med, 2011, 10(4): 259-265.

［13］谢秀斌，黄兆吉. 非洲伤寒肠穿孔 637 例手术治疗临床分析［J］. 华西医学，2010，25（5）：953-954.

［14］曹玉军，孟凡亭. 肠伤寒穿孔的诊治（附 30 例报告）［J］. 中国普通外科杂志，2001，10（6）：531-533.

寄生于小肠的蠕虫感染

蠕虫病是由蠕虫（helminth）寄生于人体引起的疾病，广泛分布在热带和亚热带，是被 WHO 称为被忽视的热带病之其中一类常见传染病[1]，普遍见于环境卫生落后地区。随着我国经济发展及城镇化，本病在我国城市已少见，但在我国农村仍不少见[2]。

蠕虫在分类学上可分为吸虫、线虫、绦虫、猪巨吻棘头虫 4 类。根据人感染蠕虫的途径，又可分为土源性蠕虫和生物源性蠕虫。土源性蠕虫是指不必经过中间宿主，而直接感染终宿主的寄生蠕虫。其生活史较简单，虫卵或幼虫在土壤等外界环境中即可发育至感染期，并经口或皮肤等途径感染人体。这类蠕虫包括蛔虫、钩虫、蛲虫、鞭虫、线虫、犬弓首线虫或猫弓首线虫等。鞭虫主要在结肠寄生，犬弓首线虫在西方发达国家多见而我国目前只见个案报道[3]。生物源性蠕虫是指在其发育过程中需要中间宿主，人的感染来源于另一种生物，这类蠕虫种类很多，而寄生在小肠的主要是绦虫和姜片虫，姜片虫我国近年已很少见且症状轻。因此，本文只讨论蛔虫、钩虫、蛲虫、绦虫、粪类圆线虫。

蠕虫在小肠寄生，大多无症状，少数可表现为消化不良症状，严重感染者可有腹痛、腹泻和营养不良。大便常规检查发现虫卵或虫体即可诊断。但是，不同的蠕虫感染有时可引起不同的肠道症状和并发症。不同的蠕虫感染又可引起同一蠕虫蚴移行症的临床表现。寄生虫学涉及面很广，详细内容可参阅传染病学教材和有关专著，本文重点讨论蠕虫感染引起的特殊的小肠临床表现和并发症，并扼要介绍诊断和治疗[4]。

一、蛔虫病

感染蛔虫的人是传染源。人从粪便排出虫卵，在土壤发育成有感染力，污染环境和水源。人进食污染的水和食物，或手接触污染的环境，虫卵均可经口传入。蛔虫卵在小肠内孵化为幼虫，随后幼虫穿过肠壁随血液流至肺部，穿透肺泡毛细血管和肺泡壁，沿支气管、气管移行，随吞咽再次入消化道，在小肠内发育为成虫。成虫在小肠交配后排出虫卵，完成一个生命周期。蛔虫在人体内生存期 1～2 年。蛔虫病（ascariasis）是卫生环境落后地区最常见的蠕虫病。

【特殊临床表现】

1. 暴发性蛔虫性哮喘（也称 Löffler 综合征）　短期吞食大量虫卵者，移行至肺部的幼虫较多，可以引起肺炎和嗜酸性粒细胞增多症，临床表现为咳嗽、哮喘、呼吸困难、咯血和发热等症状，外周血嗜酸性粒细胞增多，X 线见肺部弥散点、絮状阴影。

2. 胆道蛔虫　青壮年多见。表现为突发腹痛，位于右上腹，呈绞痛并常具钻顶感，常伴呕吐，间歇期可完全无症状。当蛔虫完全钻入胆道，可并发急性胆囊炎、胆管炎、胰腺炎、肝脓肿。

3. 蛔虫性肠梗阻　6～8 岁学龄期儿童多见。表现为突发腹绞痛、呕吐、腹胀、停止排便和排气的典型肠梗阻症状。腹部体检扪及可移动的条索状肿物。临床诊断不难，呕出蛔虫更助诊断。

4. 蛔虫性肠穿孔　搜索我国文献，以往并不罕见，近年基层医院仍有报道[5]。可继发于蛔虫性肠梗阻，亦可发生在因其他疾病行肠吻合术或肠穿孔修补术后，甚至发生在原有肠道溃疡性病变（如伤寒）基础上。临床表现为急性腹痛伴腹膜炎临床表现及膈下游离气体。

5. 腹腔虫卵性肉芽肿　可见于肠壁或腹腔脏器表面，术前诊断困难[6]。

【诊断和鉴别诊断】

（一）诊断

1. 蛔虫感染的诊断　大便常规涂片检查发现蛔虫卵可确诊。有排虫史或呕吐史更易诊断。

2. 蛔虫病并发症的诊断　胆道蛔虫有典型临床表现，结合腹部 B 超有助诊断，ERCP 兼有诊断和治疗作用。蛔虫性肠梗阻依据典型临床表现诊断不困难。蛔虫性肠穿孔为急腹症，剖腹探查可确诊，对手术后吻合口发生的肠穿孔者如手术中探查已发现肠道蛔虫而未完全清除，则要考虑蛔虫性肠穿孔。

（二）鉴别诊断

以往蛔虫感染常见，如有腹痛，大便常规发现蛔虫卵，驱虫治疗后症状完全缓解，肠道蛔虫病诊断不难。但近年在城市医院年轻医师因很少见到本病，遇到肠道蛔虫引起的腹痛患者，往往想不到本病，加之由于各种原因大便常规检查经常漏诊，故花费大量医疗资源进行不必要的检查。笔者近年曾遇一位企业高管，每晚常被腹痛扰醒，市内三甲医院行胃镜、肠镜检查及各种实验室检查未作出诊断，就诊后行全消化道钡餐发现肠内虫体才恍然大悟，追问数月前患者曾回老家（贫困山区）探亲，一个很简单的病耗费如此之多医疗资源和时间，是为教训。

【治疗】

1. 驱虫治疗[4]　阿苯达唑为广谱驱虫药，对多种肠线虫感染有良效，是目前最常用的驱蛔药。400mg、顿服，孕妇忌用。双羟萘酸噻嘧啶 10mg/kg、顿服、连服两晚，该药作用快故可及时制止蛔虫窜动。目前有复方阿苯达唑片（每片含阿苯达唑 0.067g 和羟萘酸噻嘧啶 0.25g），7 岁以上儿童和成人 2 片、顿服，驱虫效果更好，且消除了蛔虫窜动的不良作用。哌嗪，俗称驱蛔灵，为老药，作用较慢，但疗效亦可，近已少用。此外，还有甲苯达嗪、左旋咪唑、伊维霉素等。目前尚无哪一种驱虫药肯定对孕妇是安全的，确有迫切原因要驱虫者，宜在妊娠后 6 个月进行。由于药物只针对成虫，而幼虫成熟需要一定时间，故驱虫治疗宜于 1~3 个月后重复给药。

2. 并发症治疗　蛔虫性肠梗阻一般可采取内科治疗，主要是解痉和驱虫。蛔虫钻入胆道，保守治疗效果不佳时，可考虑 ERCP 取虫。发生蛔虫肠穿孔时，必须手术治疗。胆囊炎、胆管炎视情况选择 ERCP 取虫治疗或外科手术治疗。

二、钩虫病

寄生于人体的钩虫主要是十二指肠钩口线虫和美洲板口线虫，各自在世界各地的分布不同，而我国钩虫病（ancylostomiasis，俗称 hookworm disease）两种钩虫感染均可见。感染钩虫的人是传染源。钩虫虫卵随传染源的粪便排出体外，在温暖潮湿土壤中发育为感染性丝状蚴。当人接触土壤或农作物，或生食被污染的农作物，丝状蚴通过皮肤和 / 或黏膜钻入人体。之后，通过毛细血管随血液循环流经肺组织，穿透肺毛细血管入肺泡，向上沿支气管、气管移行至咽喉部，随着吞咽再次进入人体消化道，在小肠发育为成虫。成虫交配后产卵，钩虫卵随粪便排出，完成一个生命周期。钩虫主要寄生在小肠，主要是上段空肠，但当体内环境变化时，尤其是胃酸缺乏时，可移行至胃部。钩虫成虫在体内存活 1~2 年，亦有更长。钩虫病在我国西北部少见，而在湿热地区如海南省、两广地区、福建省则高发，常见于与土壤接触的农民和矿工。

【特殊临床表现】

1. 丝状蚴引起的症状

（1）皮炎：钩虫的幼虫穿透皮肤时，可出现钩蚴性皮炎，症状包括局部瘙痒、红色点状丘疹或小疱疹等。皮炎常见于手指和足趾间、足背、踝部。持续数日可自行消失。

（2）呼吸系统症状：当幼虫入肺泡并沿支气管、气管向上移行时，患者可出现咳嗽、咽痒、哮喘、肺炎等症状，并常伴随发热、畏寒等全身性症状。症状、实验室和胸部 X 线检查如前蛔虫所述，统称为蠕虫蚴移行症。

2. 消化道隐性出血和缺铁性贫血   钩虫成虫可咬附于小肠壁，在汲取血液的同时分泌抗凝物质，使形成的伤口不易愈合。此外，钩虫经常更换咬附的部分，造成肠黏膜多处损伤，且可持续渗血，从而导致慢性出血和出血性贫血。消化道隐性出血和缺铁性贫血是中重度钩虫感染的最常见表现，具重要临床意义。严重的慢性贫血并不少见，但不会出现急性消化道大出血。

【诊断和鉴别诊断】

（一）诊断

1. 实验室检查   如见小细胞低色素贫血，伴有铁代谢指标的异常，大便隐血试验阳性，伴嗜酸性粒细胞升高，应考虑钩虫感染所致的消化道隐性出血和缺铁性贫血。

2. 病原学检查   大便常规涂片查见钩虫虫卵可确诊。有时胃镜检查可见十二指肠降段甚至胃部有钩虫成虫（图3-1-3）。

（二）鉴别诊断

要与其他病因引起的隐性消化道出血、其他病因引起的贫血进行鉴别。关键是要考虑到本病，以免无谓花费医疗资源。疫区及职业的流行病学资料，外周血嗜酸性粒细胞增加对本病有重要提示作用，大便常规找到钩虫卵可确诊。考虑到目前我国医院检验中心大便检查虫卵经常漏诊，当考虑本病时，应向检验中心特别强调虫卵检查，漂浮集卵法结合大便厚涂片或改良加藤厚涂片法可提高虫卵检出率。

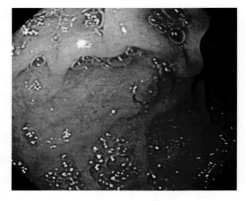

图3-1-3   胃镜检查见十二指肠钩虫附着

【治疗】

1. 驱虫治疗   常用阿苯达唑400mg、顿服。严重感染者可将疗程增至2～3天。另外，亦可使用甲苯咪唑、双羟萘酸噻嘧啶、复方阿苯达唑等。

2. 贫血的治疗   有贫血患者，在驱虫之后补充铁剂。严重贫血并发贫血性心脏病者，适当少量输血有助改善心功能。

3. 钩蚴皮炎的治疗   局部治疗。左旋咪唑肤剂疗效好。

三、蛲虫病

感染蛲虫的人是传染源。传染途径主要是肛门-手-口传染。成虫寄生在回盲部，雌雄交配后，带卵的雌虫于夜间宿主睡眠时从松弛的肛门括约肌爬出肛门外，在肛周产卵。成熟虫卵从肛周皮肤散落污染衣物、床单。停留在肛门的虫卵孵化成幼虫，可经肛门移行至直肠而引起逆行感染；患者手接触到被虫卵污染的自身肛周皮肤或衣物再经手-口形成自身循环感染。与患者周围环境密切接触者，接触到被虫卵污染的物品经手-口形成交叉感染。因此，蛲虫感染最常见于家庭内和集体机构（尤其是幼儿园）的集体感染。虫卵被人吞食后在十二指肠孵化成幼虫，发育成成虫后移行至回盲部和大肠，雌雄交配后由雌虫爬出肛门至肛周产卵即完成一个生命周期。蛲虫病（enterobiasis）常见，呈世界性分布，家庭内、集体机构内集体感染多见，尤多见于儿童。

【特殊临床表现】

1. 肛门和会阴周围部位瘙痒   为蛲虫感染常见的典型症状，夜间更为明显，可造成肛周湿疹样皮疹。

2. 蛲虫异位感染[7-8]   多见于女性患者，幼虫移行至泌尿道可引起尿道炎、膀胱炎，表现为尿道刺激征。移行至生殖器官可引起阴道炎、子宫内膜炎、输卵管炎、输卵管卵巢脓肿。偶可发生腹腔肉芽肿性病变，并有报道肝和脾肉芽肿性病变，腹腔病变亦多见于女性，认为主要通过女性生殖系移行，但亦有见于男性的报道，认为是幼虫穿透肠壁所致。罕见的异位感染还有肺、乳腺、肾、前列腺等。

【诊断和鉴别诊断】

临床上有肛周和外阴瘙痒尤发生在夜间者，应疑及本病。因蛲虫一般不在肠内产卵，粪便检出虫卵阳性率很低，故检查虫卵宜在患者早晨起床前，在肛周皮肤使用透明胶纸粘贴法，获得虫卵，将取样后的胶纸贴在玻片上，用显微镜观察，发现虫卵即可确诊。

蛲虫异位感染的诊断：如结合肛周瘙痒病史及上述虫卵检查法找到虫卵，可推测诊断，在与相关疾病鉴别后驱虫治疗有效支持诊断。但不少异位感染鉴别诊断常有困难，B 超引导下穿刺活检或有帮助，有手术指征者可行手术探查，术后病理可确诊。

【治疗】

1. 驱虫治疗 常用阿苯达唑 400mg、顿服。另外，亦可使用甲苯咪唑、双羟萘酸噻嘧啶、复方阿苯达唑等。蛲虫再感染率高，宜在用药 2 周后重复给药一次。同时治疗所有与患者共同生活或密切接触的人，彻底清洁患者衣物、床单及周围环境物品是预防再感染的重要措施。

2. 异位感染的治疗 如果能确定尿道炎、阴道炎、子宫内膜炎、附件炎与蛲虫感染的相关性，驱虫治疗对治疗有重要价值。其他异位感染有手术指征者行手术探查。

3. 肛周瘙痒 局部治疗。

四、绦虫病

寄生于人体的绦虫有很多种类，而带绦虫是寄生于人肠道最常见的绦虫，其中具有致病性的主要是猪带绦虫（*Taenia solium*）、牛带绦虫（*T. saginata*）和亚洲带绦虫（*T. asiatica*），后者是中国台湾省范秉真于 1986 年首先提出的一种新的独立品种，其后 1998 年报道广西壮族自治区亦有发现[9]。带绦虫成虫阶段寄生在人肠道所致的疾病称为带绦虫病（taeniasis），而幼虫阶段寄生在人、畜组织器官所致的疾病称为囊尾蚴病（cysticercosis），又称囊虫病[10]。

带绦虫寄生于人十二指肠和空肠上段，其充满虫卵的妊娠节片从虫体的链体脱落经粪便排出，虫卵在土壤成熟。中间宿主牛或猪吞食虫卵，卵壳在十二指肠被消化后六钩蚴脱出，穿过肠壁随血和淋巴循环到达横纹肌，形成牛或猪的囊虫病。人进食未熟的含囊尾蚴的猪、牛肉后，囊尾蚴在小肠发育为成虫，完成一个生命周期。带绦虫寿命可达几十年。猪带绦虫与其他带绦虫不同，人不但是终宿主，也可是中间宿主，即排出的虫卵对本人及周围人群具感染性，妊娠节片通过反流入胃或通过粪便排出再经自身手 – 口感染形成自身感染，或通过粪便污染传播他人，经过像前述在猪、牛体内的发育过程，发生人的囊虫病[4]。

本病属生物性传染病，在我国流行与饮食习惯相关，我国以西部地区（尤其是少数民族）、东北地区常见，而在东南地区近年因对猪、牛屠宰检疫不够到位发病亦有增加。流行病学资料显示，我国近年土壤源性蠕虫感染明显下降，但生物源性蠕虫感染在下降之后又有反复的趋势[1-2]。我国2004 年第二次全国人体寄生虫调查报告人群带绦虫感染率为 0.28%，比第一次调查的 0.18% 上升了52.49%，尤以西藏自治区和四川省上升最明显[10]。

【特殊临床表现】

1. 消化道症状 排绦虫节片史见于绝大多数患者。其他消化道症状虽无特异性，但肛周瘙痒、恶心、腹痛、体重下降等症状常见，与体内虫体多少相关。

2. 囊虫病 由猪带绦虫的囊尾蚴寄生在人体组织、器官引起。以脑囊虫病最常见，其次为皮下组织和肌肉囊虫病，亦可见眼囊虫病。

【诊断和鉴别诊断】

1. 带绦虫病的诊断 流行病学史及消化道症状提示，排虫史（带状虫体或节片）和 / 或粪便虫卵检查可确诊。要对排出的妊娠节片进行形态学鉴定，因不同类型带绦虫在治疗选择上有一些差异。

2. 囊虫病的诊断 皮下组织及肌肉囊虫病和眼囊虫病活检或手术标本病理检查，结合排虫史及粪便虫卵检查，诊断不难。脑囊病诊断应注意，凡在疫区或有相关流行病学资料，出现癫痫发作、颅内压增高、精神障碍，要警惕本病，与皮下结节共存更是佐证。头颅 MRI 可发现相对特征性改变，如有排虫史及粪便检出绦虫虫卵可诊断。如缺乏病原学证据，可行血清学检查，间接血凝法或酶联免疫吸附法均有较高敏感性和特异性。脑囊虫病要与其他病因的脑部疾病鉴别。

【治疗】

1. 驱虫治疗[4,9]　已报道有效的药物包括吡喹酮、槟榔和南瓜子合剂、阿的平、氯硝柳胺、阿苯达唑或甲苯达唑。其中，吡喹酮为首选，其对各种带绦虫都有良效。用法为 150mg（儿童 15mg/kg）、晨空腹顿服。但该药驱出的虫体均呈碎段，猪带绦虫妊娠节片在肠内破碎后有可能造成自身感染，并发囊虫病，应予注意。此外，可考虑选择槟榔和南瓜子合剂，因槟榔和南瓜子合剂可使绦虫瘫痪，整个虫体变软而排出。用法为成人晨早空腹服用。无论使用何种驱虫剂，均应在服药前先用止吐剂以防猪带绦虫反流入胃，服药后服泻剂以利肠腔内体节完全排出。治疗后 3 个月复查粪便虫卵，若发现虫卵或虫体，需复治。

2. 囊虫病的治疗　驱虫治疗见上述，但眼囊虫病应先行手术后予驱虫治疗，因驱虫治疗虫体死亡会造成对眼的强烈刺激。有精神障碍者吡喹酮忌用，因其会诱发精神异常。各部位的囊虫病应由专科医师决定治疗方案和施行手术。

五、粪类圆线虫病

粪类圆线虫病（strongyloidiasis）是粪类圆线虫寄生在小肠引起的疾病。粪类圆线虫感染不少见，在免疫正常人多无症状或症状轻且无特异性。但免疫功能低下的人群被感染，则有可能出现严重症状和并发症，故将此病放在本章第 2 节讨论。

（张　虎　胡品津）

参考文献

［1］ 钱门宝，陈颖丹，周晓农. 重要蠕虫病控制与消除进程中的研究重点［J］. 中国寄生虫学与寄生虫病杂志，2013，31（2）：155-159.

［2］ WANG L, ZOU Y, ZHU X, et al. China's shifting neglected parasitic infections in an era of economic reform, urbanization, disease control, and the Belt and Road Initiative [J]. PLoS Negl Trop Dis, 2019, 13(1): e0006946.

［3］ 张海芳，华海涌. 江苏省首例临床诊断人眼弓首线虫病报告［J］. 热带病与寄生虫学，2014，12（2）：104-105，126.

［4］ 林果为，王吉耀，葛均波. 实用内科学［M］. 15 版. 北京：人民卫生出版社，2017：675-689.

［5］ 黄文刚，尹品仙. 肠道手术后引起蛔虫性肠穿孔 4 例报告［J］. 中国医师杂志，2001，3（1）：68.

［6］ 赵文良，白玉林. 升结肠巨大蛔虫虫卵性肉芽肿并发肠穿孔的教训［J］. 医师进修杂志，1987（1）：18.

［7］ TORNIEPORTH N G, DISKO R, BRANDIS A, et al. Ectopic enterobiasis: a case report and review [J]. J Infect, 1992, 24(1): 87-90.

［8］ 王红卫. 子宫内膜蛲虫异位感染 6 例报告［J］. 中国寄生虫学与寄生虫病杂志，2003，21（4）：12.

［9］ 马云祥，许炽熛，范秉真. 亚洲带绦虫病［J］. 热带病与寄生虫学，2003，1（4）：248-254.

［10］龙昌平，钱颖骏，李调英，等. 中国西部地区带绦虫病流行形势及防治研究进展［J］. 中国寄生虫学与寄生虫病杂志，2014，32（3）：229-233.

第2节　主要表现为机会性感染的感染性肠炎

概述

免疫缺陷（immunodeficiency，immunocompromised）分为原发性免疫缺陷和继发性免疫缺陷两大类。原发性免疫缺陷是一类先天性遗传性疾病，在第三篇第10章第2节有详细论述。继发性免疫缺陷传统上主要指艾滋病、肿瘤化疗、实体器官移植、造血干细胞移植，目前认为还应包括下列疾病或状态：糖皮质激素或免疫抑制剂治疗、脾切除术后、严重慢性病（最常见为糖尿病和慢性肾衰竭）、慢性酒精中毒、严重营养不良、婴幼儿或年老体弱者等[1]。

免疫缺陷的人群比免疫正常的人群更易并发感染。感染的微生物病原可以是对普通人群都有致病性的微生物，免疫缺陷者感染这类致病性微生物病原时，发生的症状多较重、病程多较长。感染的微生物病原也可以是对免疫正常人群通常并无致病性的微生物，这种感染被称为机会性感染（opportunistic infection）。合并感染可以是播散性的，也可以是器官特异性的，免疫缺陷者发生在肠道的感染，可以是系统性感染的一部分，也可以是特异性的靶器官感染。

免疫缺陷患者感染性肠炎的常见微生物病原见表3-1-4[1-2]。值得注意的是，免疫缺陷的基础病和/或治疗该病的用药也可以有累及肠道的病变和症状（表3-1-5）[1-2]，必须注意其与感染性肠炎的鉴别，可参见本书有关章节。

在免疫缺陷者中由致病性微生物病原引起的感染性肠炎在本章第1节已有论述，有些会放在本章第3节论述，本文讨论的是，在免疫缺陷患者中通常以机会性感染方式发生的常见感染性肠炎。

表3-1-4　免疫缺陷患者感染性肠炎的常见微生物病原

细菌	沙门菌属、志贺菌属、弯曲菌属、致泻大肠埃希菌、艰难梭菌*、结核分枝杆菌、非结核分枝杆菌*
寄生虫	溶组织阿米巴、蓝氏贾第鞭毛虫、隐孢子虫属*、环孢子虫*、贝氏等孢子虫*、微孢子虫*、人芽囊原虫*、粪类圆线虫*
病毒	巨细胞病毒*、肠腺病毒、轮状病毒、诺如病毒、人免疫缺陷病毒
真菌	念珠菌*、曲霉*、毛霉*、组织胞质菌*
其他	中性粒细胞减少性小肠结肠炎、脐带结肠炎综合征

注：*为机会性感染或主要为机会性感染的病原体。

表3-1-5　免疫缺陷的基础病累及的肠道病变和导致的腹泻症状

基础病	肠道病变和导致的腹泻症状
艾滋病	特发性艾滋病肠病、自主神经病、肿瘤（如淋巴瘤、卡波西肉瘤）、高效抗逆转病毒疗法相关腹泻，慢性胰腺炎（第三篇第一章第2节中"艾滋病的肠道表现"部分）
造血干细胞移植	肠道移植物抗宿主病（第三篇第十一章第7节）
化疗药、免疫抑制药、抗生素	药物性小肠损害（第三篇第六章）
其他	炎症性肠病（第三篇第二章第1节） 结缔组织病的肠道受累（第三篇第十章第1节） 移植后淋巴组织增生性疾病（第三篇第四章第3节） 乳糜泻（第三篇第七章第2节）

注：括号内为参见章节。

（王玉芳　胡品津）

参考文献

[1] LAI K K, LAMPS L W. Enterocolitis in immunocompromised patients [J]. Semin Diagn Pathol, 2014, 31(2): 176-191.

[2] KRONES E, HÖGENAUER C. Diarrhea in the immunocompromised patient [J]. Gastroenterol Clin North Am, 2012, 41(3): 677-701.

巨细胞病毒肠炎

人巨细胞病毒（*Human cytomegalovirus*，HCMV）是疱疹病毒 β 亚科双链 DNA 病毒，由于感染的细胞肿大变圆，核变大，核内出现周围绕有一轮"晕"的大型嗜酸性、呈"猫头鹰眼"状的包涵体，故称巨细胞病毒，亦称细胞包涵体病毒。CMV 感染相当常见，但在普通人群绝大多数以无症状隐性感染存在，而在免疫缺陷患者则可因原发感染、再感染或隐性感染的激活而侵犯全身多处组织、器官，发生相应症状。当 CMV 感染肠道，发生肠道病变和相关症状，并在肠黏膜组织标本中分离出病毒或检测到病毒蛋白（抗原）或核酸，则称为巨细胞病毒肠炎（CMV enterocolitis）[1]。

【流行病学】

传染源为 CMV 感染者，人是唯一的宿主，感染者的体液（唾液、乳汁、精液、尿液、粪便、子宫颈分泌物、血液等）存在 CMV。感染通过垂直传播、人 – 人密切接触水平传播和医源性传播（如输血、器官移植、干细胞移植等）。人普遍易感，免疫缺陷者特别艾滋病者，接受器官移植或造血干细胞移植者更易感。

CMV 感染呈世界性分布，发展中国家似乎更常见，认为与居住密度和个人卫生习惯有关。随着年龄增长，感染率逐步提高，到 20 岁以上成人感染率达 50%~80%。我国一项华东地区的血清学调查报道，人群感染率为 48.07%，农民和医师有较高感染率。最近我国对多个地区健康献血者的血清学研究报道，CMV-IgG 阳性率为 37.7%，似乎比以往报道低，但不排除采样偏倚[2-3]。

【发病机制】

CMV 感染人体先进入黏膜上皮细胞，再感染白细胞，主要通过被感染的单核细胞经血液循环全身播散。可存在于身体多种组织器官的实质细胞、结缔组织和造血细胞内。机体通过免疫系统能有效抑制病毒，但病毒又能通过其特有的免疫逃逸机制，在受感染的细胞内保持沉默状态。当机体免疫功能下降时，病毒被激活并迅速复制，通过其自身的毒性作用，以及诱导机体的免疫反应，主要是 T 淋巴细胞和 NK 细胞的作用，造成受累组织器官的炎症损伤[4]。

【临床表现】

（一）CMV 感染的临床表现

1. 先天性 CMV 感染　为垂直传播引起的婴儿期感染，以肺和肝累及多见，可有神经系统累及。重症者可死于呼吸衰竭，亚临床型者表现为发育迟缓、智力低下及某些器官先天发育不良。

2. 获得性 CMV 感染

（1）无症状隐性感染：见于绝大多数 CMV 感染者。

（2）传染性单核细胞样表现：发热、外周血淋巴细胞增多和异形淋巴细胞，呈自限性，预后良好。与 EBV 感染不同的是，嗜异凝集反应阴性。

3. 免疫缺陷者的 CMV 感染　免疫缺陷者特别是艾滋病患者、实体器官移植患者、造血干细胞移植患者 CMV 感染并导致靶器官 CMV 病的发生率很高。CMV 感染可为原发性感染、再感染和潜伏感染激活。受累的靶器官包括眼、神经系统、肺、胃肠道、肝、血液系统等。表现为发热、疲乏等全身症状和器官特异性症状。

近年有报道在免疫正常人也可发生严重的靶器官 CMV 病，可累及各个器官，因此提出免疫正常人发生严重 CMV 感染并不是想象中的罕见[5]，值得进一步研究。

（二）CMV 肠炎[6]

CMV 肠炎主要发生在免疫缺陷患者。但已有不少报告 CMV 肠炎可偶发于免疫功能正常的患者，特别是老年人[7]。CMV 还是炎症性肠病常见的结肠机会性感染。

全消化道从口腔、咽、食管、胃、小肠到结直肠均可发生 CMV 感染，其中以结肠最为常见[8-9]。CMV 小肠炎临床主要表现为腹痛、腹泻，偶可发生穿孔、出血、梗阻[8, 10]。CMV 结直肠炎临床主要表现为腹泻、血便，亦见有中毒性巨结肠、穿孔、出血的报道。消化道 CMV 感染多同时有发热和全身不适症状。

【实验室检查和其他检查】

（一）病原学检查[1]

1. 血清 CMV 抗体　CMV-IgG 抗体阳性代表有感染史或隐性感染，CMV-IgM 抗体阳性提示有活动性感染，但一般要感染后 2 周才出现，8 周达高峰，故实际临床应用价值不大。

2. 血 CMV 抗原检测　外周血白细胞 CMV-pp65 抗原检测以往常用于诊断 CMV 抗原血症，近年已被血浆实时定量 PCR 检查（qPCR）代替，超过 CMV DNA 正常阈值可诊为 CMV DNA 血症，提示有活动性感染。但注意其阳性及拷贝数高低并不一定与靶器官感染平衡，其价值在于提示可能有靶器官的 CMV 感染，也可用于疗效监测的参考。输血或移植前进行 qPCR 检查，如检出 CMV DNA 者不宜作为供体。

3. 肠黏膜活检　HE 染色见巨细胞包涵体和 / 或免疫组化阳性，可诊断为 CMV 肠病（图 3-1-4）。活组织 PCR 检测 CMV 特异基因更敏感，但界限值未确定。病毒分离亦可确诊，但临床不实用。

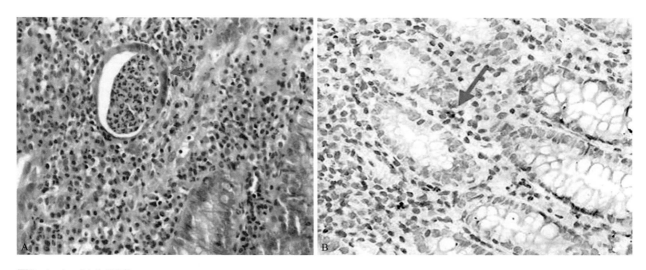

图3-1-4　CMV肠炎
A. HE 染色见巨细胞包涵体；B. 免疫组化阳性。

（二）内镜检查

根据临床提示选用结肠镜、胃镜、小肠镜，多采用结肠镜。内镜下见肠道黏膜病变，病变程度可从充血水肿到深大溃疡，病变可局限、可灶性弥散、可广泛分布[11-12]。

【CMV 肠炎的诊断和鉴别诊断】

满足有肠道症状，内镜下见肠道病变，肠黏膜活检 HE 染色见巨细胞包涵体和 / 或免疫组化阳性全部条件，可确诊 CMV 肠炎[1]。

需与其他感染性或非感染性肠病鉴别。

【炎症性肠病合并 CMV 感染】

溃疡性结肠炎（UC）合并 CMV 感染常见，克罗恩病合并 CMV 感染较少见，炎症性肠病是CMV 肠道感染的独立危险因素。我国报道合并 CMV 肠道感染在难治性 UC 中为 36.7%，重度 UC接受手术者中为 46.2%。虽无随机对照研究，但普遍认为 CMV 感染加重 UC 病情，抗病毒治疗可能减轻病情和降低肠切除率。UC 合并 CMV 感染，内镜下往往见深凿样溃疡或地图样溃疡，虽非特异性，但在这些溃疡底部取活检 CMV 检出率高。因此，对重度 UC 和难治性 UC 或内镜下疑似 UC 合并 CMV 感染者，应常规行肠黏膜活检 CMV 免疫组化检查（常规 HE 染色诊断敏感性较低），阳性者应常规进行抗病毒治疗[6, 13]。

【CMV 肠炎的治疗】

对免疫缺陷者发生 CMV 肠炎或 UC 合并肠道 CMV 感染，应该给予抗病毒治疗。对免疫功能正常者发生 CMV 肠炎是否予抗病毒治疗尚无共识，可视病情及患者状态决定。用于治疗 CMV 感染的抗病毒药有更昔洛韦、缬更昔洛韦和膦甲酸钠，最近还有新药西多福韦。更昔洛韦属一线药物，疗效确定、不良反应较少，但该药口服生物利用度很低，故宜静脉用药。缬更昔洛韦口服生物利用度高，可口服。膦甲酸钠适用于对更昔洛韦不耐受者或耐药者。西多福韦疗效高，但肾损害的不良反应较多，目前主要用于 CMV 视网膜炎[14]。

用法：更昔洛韦，5mg/（kg·次）、1 次 /12h 静脉滴注，一般疗程不少于 3 周。有肾功能不全者参照说明书根据肌酐水平计算用药剂量。缬更昔洛韦，900mg/ 次、2 次 /d 口服。膦甲酸钠，60mg/（kg·次）、3 次 /d 或 90mg/（kg·次）、2 次 /d 静脉滴注，疗程不少于 3 周。CMV 肠炎的抗病毒治疗的疗程要足，无须维持治疗。

（王玉芳）

参考文献

［1］ LJUNGMAN P, BOECKH M, HIRSCH H H, et al. Definitions of Cytomegalovirus Infection and Disease in Transplant Patients for Use in Clinical Trials [J]. Clin Infect Dis, 2017, 64(1): 87-91.

［2］ 郭丽丽，许红梅. 人巨细胞病毒感染的流行病学研究进展［J］. 国际检验医学杂志，2010，10：1131-1133.

［3］ 徐敏，黄杨，侯颖，等. 中国献血人群感染巨细胞病毒 CMV 的分子流行病学调查［J］. 中国输血杂志，2018，5：500-503.

［4］ COLLINS-MCMILLEN D, BUEHLER J, PEPPENELLI M , et al. Molecular Determinants and the Regulation of Human Cytomegalovirus Latency and Reactivation [J]. Viruses, 2018, 10(8): 444.

［5］ RAFAILIDIS P I, MOURTZOUKOU E G, VARBOBITIS I C, et al. Severe cytomegalovirus infection in apparently immunocompetent patients: a systematic review [J]. Virol J, 2008, 5: 47.

［6］ FAKHREDDINE A Y, FRENETTE C T, KONIJETI G G. A Practical Review of Cytomegalovirus in Gastroenterology and Hepatology [J]. Gastroenterol Res Pract, 2019, 2019: 6156581.

［7］ KARIGANE D, TAKAYA S, SEKI T, et al. Cytomegalovirus enteritis in immunocompetent subjects: a case report and review of the literature [J]. J Infect Chemother, 2014, 20(5): 325-329.

［8］ O'HARA K M, PONTRELLI G, KUNSTEL K L. An introduction to gastrointestinal tract CMV disease［J］. JAAPA, 2017, 30(10): 48-52.

［9］ PATRA S, SAMAL S C, CHACKO A, et al. Cytomegalovirus infection of the human gastrointestinal tract [J]. J Gastroenterol Hepatol, 1999, 14(10): 973-976.

［10］ CHAMBERLAIN R S, ATKINS S, SAINI N, et al. Ileal perforation caused by cytomegalovirus infection in a critically ill adult [J]. J Clin Gastroenterol, 2000, 30(4): 432-435.

［11］ SEO T H, KIM J H, KO S Y, et al. Cytomegalovirus colitis in immunocompetent patients: a clinical and endoscopic study [J]. Hepatogastroenterology, 2012, 59(119): 2137-2141.

［12］ CASE R, STONER P, MYRICK S, et al. Solitary ascending colon ulcer diagnosed as gastrointestinal CMV disease [J]. BMJ Case Rep, 2019, 12(2): e226355.

［13］ 中华医学会消化病学分会炎症性肠病学组. 炎症性肠病合并机会性感染专家共识意见［J］. 中华消化杂志，2017，37（4）：217-226.

［14］ KOTTON C N, KUMAR D, CALIENDO A M, et al. The Third International Consensus Guidelines on the Management of Cytomegalovirus in Solid-organ Transplantation [J]. Transplantation, 2018, 102(6): 900-931.

肠道真菌病

肠道真菌病是肠道受到真菌感染而引起的肠道炎症性疾病，多数属于侵袭性真菌病（旧称深部真菌感染）。本病主要在免疫缺陷患者发生，偶见于免疫功能正常者。近年来，随着骨髓移植、实体器官移植的开展、肿瘤放化疗、广谱抗生素、糖皮质激素、免疫抑制剂的广泛应用及 HIV 的广泛传播，侵袭性真菌病的发病率亦随之上升。

侵袭性真菌病可表现为单个器官的真菌病和播散性真菌病（指真菌血流感染播散至 2 个或以上不相邻器官，引起相应器官感染），可累及全身各组织器官。不同真菌感染好发部位有一些不同，但均以下呼吸道 – 肺为最常见[1]。肠道的侵袭性真菌感染较少报道，但目前不少学者认为肠道真菌病的发病及其危害性被低估，这与其症状缺乏特异性，常被原发病或其他部位真菌病的症状所掩盖，忽视了肠道的检查有关。Prescott 等报道，在 1981—1991 年间 890 例连续尸检病例中发现深部真菌感染 64 例，其中 41% 有胃肠道真菌病，21% 为肠道真菌病[2]。Eggimann 等于 2006 年搜集到 10 例原发于消化道的曲霉病，提出真菌播散性感染可以从原发于胃肠道的真菌病为入口[3]。因此，应该重视肠道真菌病的诊断和治疗，并且应该认识到肠道真菌病虽然常是播散性真菌感染的表现之一，但亦可独立存在或为首发部位。

【诊断原则】

侵袭性真菌病的诊断：在免疫缺陷患者，出现发热伴其所感染部位的相应临床表现时，要考虑到真菌感染可能。血清真菌细胞壁成分（1-3）-β-D 葡聚糖检测（G 试验）阳性提示可能存在除隐球菌和毛霉外的真菌感染，阴性预测值高，但假阳性率高（输注血制品、链球菌感染、纤维素膜血透等可阳性）。血清特异性真菌抗原检测对真菌病诊断价值较高，但亦存在假阳性和假阴性问题。无菌液真菌镜检、培养以及组织病理学有确诊价值。由于侵袭性真菌病临床表现并无特异性，免疫学检查的诊断敏感性和特异性尚不理想，真菌培养耗时且敏感性不足，组织活检临床上常受限，因此欧洲的共识意见提出了综合免疫缺陷危险因素、临床特征、微生物学和组织病理学进行分级诊断的策略[4-5]（表 3-1-6）。

表 3-1-6 侵袭性真菌病的分级诊断标准

诊断级别	危险因素	临床特征 a	微生物学	组织病理学
确诊	+	+	+b	+
临床诊断	+	+	+c	-
拟诊	+	+	-	-

注：+，有；-，无。a 包括影像学；b 无菌液真菌培养阳性；c 除确诊标准 b 外，也可以是特异性真菌抗原检测阳性或非无菌液连续≥2 次分离到同种真菌（但要与其他疾病鉴别）。

肠道真菌病的诊断：除发生于免疫正常人的肠道念珠菌病属于黏膜念珠菌病外，大多数发生在免疫缺陷患者的肠道真菌病属侵袭性真菌病，常为播散性真菌病的表现之一。临床表现为发热伴肠道症状如腹痛、腹泻、血便、腹胀等。内镜检查或手术或尸检见消化道（食管、胃、十二指肠、空肠、回肠、结直肠任一部位或多部位）溃疡、黏膜表面污苔、黏膜脱落、息肉样隆起、节段性坏死等改变[2]。病理组织学检查见肠黏膜急、慢性炎症细胞浸润、溃疡、坏死，慢性期见肉芽肿，同时可见真菌。上述共识意见中没有提及肠道真菌病的诊断标准，可参考如下标准作出确定性诊断：有免疫缺陷危险因素者；出现发热和肠道症状；内镜检查或手术或尸检见消化道病变；组织病理切片中查见真菌且有组织侵袭证据，和/或血、骨髓或新鲜肠组织真菌培养阳性（注意粪便检出真菌不能作为确诊依据）。肠道真菌病可并发肠穿孔、出血和梗阻。真菌性肠炎要与其他感染性肠炎（如假膜性肠炎、痢疾、伤寒、结核等）和非感染性肠炎（如炎症性肠病等）鉴别。

【治疗原则】

抗真菌药物主要包括三唑类药物（氟康唑、伊曲康唑、伏立康唑、泊沙康唑）、棘白菌素类药物（卡泊芬净、米卡芬净）、多烯类药物（两性霉素 B 及其脂质制剂）和嘧啶类药物（氟胞嘧啶）。治疗方案根据感染的真菌种类、感染部位、菌种及其药敏、药物 PK/PD、患者肝肾功能加以选择。

侵袭性真菌病开始治疗宜选择静脉用药，必要时可联合用药。药物治疗多分初始治疗和维持治疗两个阶段，疗程要足。

有并发症如肠穿孔、大出血、梗阻有手术指征者手术治疗，有免疫缺陷者外科手术死亡率很高，注意同时支持治疗及积极抗真菌治疗。

【常见肠道真菌病的临床特点、病原学诊断和治疗】

引起肠道真菌病的常见真菌多为条件致病性真菌，如念珠菌、曲霉、毛霉等。组织胞质菌属致病性真菌，在北美流行，近年我国组织胞质菌病的报道逐渐增加，亦有肠道组织胞质菌病的个案报道。

各种真菌性肠炎的临床表现、内镜下所见及诊断原则大致相似，但在临床特点、病原学鉴定和治疗上有一定差异，兹简介如下：

（一）肠道念珠菌病[6]

念珠菌（*Candida* spp.）属于酵母菌，又称假丝酵母菌，广泛存在于人体和环境中，是人体正常菌群之一，定植于机体与外界相通的各个器官，包括口咽部、鼻咽部、胃肠道、前尿道和阴道等，为机会致病菌。在侵袭性真菌病中，念珠菌是最常见的发生机会性感染的真菌。念珠菌病主要由白念珠菌、光滑念珠菌、热带念珠菌、近平滑念珠菌和克柔念珠菌 5 种念珠菌感染引起。近年来的调查显示，念珠菌菌种呈全球性变迁，即白念珠菌菌种优势下降，而其他菌种比例增加，白念珠菌对三唑类抗真菌药敏感，而其他菌种常对某些抗真菌药天然耐药或耐药性增加。

念珠菌病可表现为黏膜念珠菌病、单个器官的侵袭性念珠菌病和播散性念珠菌病。黏膜念珠菌病（包括口咽部念珠菌病、念珠菌食管炎、肠道念珠菌病、外阴阴道念珠菌病、泌尿系统念珠菌病）可于免疫功能正常人在一过性抵抗力低下时发生。此时病情多不严重。诊断可采用拭子、细胞刷、粪便取样直接涂片，查见芽孢和假菌丝作出诊断。恰当治疗往往疗效佳。如发生在免疫缺陷患者时，应及早诊治，注意发生播散性念珠菌病的可能。

肠道念珠菌病可以是黏膜念珠菌病，也可以是侵袭性念珠菌病。前者一般发生在免疫正常人，表现为轻度腹泻，粪便涂片见念珠菌，予氟康唑或制霉菌素口服治疗，并加强原发病治疗及支持治疗，多可痊愈。后者常为播散性真菌病的其中一种表现，病情重，应行消化道和全身检查，并予积极治疗，属本文主要讨论的内容，简介如下：

1. 病原学检查

（1）肠黏膜组织病理检查：行常规 HE 染色和过碘酸希夫（periodic acid-Schiff，PAS）及六胺银（GMS）染色。若组织病理切片中查见念珠菌的卵圆形芽孢或孢子与假菌丝或菌丝，且有组织侵袭证据，可确诊念珠菌肠病。

粪便标本直接涂片见假菌丝和孢子不能作为诊断依据，但提示该菌处于生长旺盛状态，结合临床，有提示诊断价值。

（2）真菌培养和鉴定：肠黏膜组织新鲜标本培养对病原学诊断、菌种鉴定及药敏检测有重要意义。同时进行血培养（必要时加骨髓真菌培养），可了解真菌播散性感染。但真菌培养敏感性低且耗时。

（3）其他：血清 G 试验常用，阴性预测值高。念珠菌甘露聚糖抗原 / 抗体检查最近已在我国商品化应用。病原体基因高通量测序检测技术应用如本章第 1 节"急性感染性腹泻"中所述。这些检查对诊断均有参考价值。

2. 治疗　在免疫正常人发生的表现为黏膜感染的念珠菌肠病的治疗可口服氟康唑 200～400mg/d、1 次 /d，疗程 14～21 天，或口服制霉菌素 50 万～100 万 U/ 次、3 次 /d，疗程 14～21 天。同时，加强原发病治疗和支持治疗。

严重的侵袭性念珠菌肠病和表现为播散性念珠菌病者按播散性念珠菌病的治疗原则进行治疗。治疗分初始治疗和维持治疗两个阶段。初始治疗可用棘白菌素类单用或联合氟胞嘧啶，或两性霉素 B 或其脂质体。恢复期维持治疗用氟康唑口服，伏立康唑作为耐药时的备用药。

有并发症者手术治疗，并注意支持治疗及积极抗真菌治疗。

（二）肠道曲霉病[7]

曲霉属（*Aspergillus* spp.）是一种腐生丝状真菌，广泛存在于自然界。已知具有对人致病性的有 20 多种，其中尤以烟曲霉最为常见，其次为土曲霉、黄曲霉等。曲霉亦是一种常见的发生机会性感染的真菌。

曲霉在免疫功能正常者，可引起非侵袭性曲霉菌病，如变应性支气管肺曲霉病、肺曲霉球等。在免疫缺陷者，则可引起侵袭性曲霉病，绝大多数是侵袭性肺曲霉病，亦可表现为播散性曲霉病播散至全身各组织器官。肠曲霉病主要是播散性曲霉病的表现之一，但亦可独立存在或为首发侵袭器官[2-3]。

1. 病原学检查

（1）肠黏膜组织病理检查：行常规 HE 染色和过碘酸希夫（PAS）及六胺银（GMS）染色。若组织病理切片中查见曲霉分枝状分隔的菌丝，且有组织侵袭证据，可确诊曲霉肠病。

（2）曲霉的培养和鉴定：取新鲜肠活组织作曲霉的培养和鉴定，也可作为确诊依据。血培养阳性率很低，一般无实际临床意义。

（3）血清抗原检测：曲霉细胞壁的特异抗原（半乳甘露聚糖）检测又称 GM 试验，有较好敏感性和特异性，临床上广泛使用，但有假阴性，也有假阳性。G 试验也常用，阳性见于曲霉或念珠菌感染，主要取其阴性预测值高。

（4）其他：PCR 检测曲霉特异性基因片段尚在研究中。病原体基因高通量测序检测技术应用已如前述。

2. 治疗　曲霉肠病以在免疫缺陷者的播散性感染为主，应予积极治疗。可选择的抗真菌治疗药物如前述。方案的选择和实施宜与呼吸科医师商讨，因为曲霉感染最常见于肺。两性霉素 B 及其脂质体是传统的一线药物，伏立康唑耐受性好，亦可作为一线治疗药物。可视疗效及耐受性，转换其他抗真菌药物。

有并发症者手术治疗，并注意支持治疗及积极抗真菌治疗。

（三）肠道毛霉病

毛霉病（mucormycosis）旧称接合菌病（zygomycosis），主要由毛霉科（Mucoraceae）的根霉属（*Rhizopus*）、毛霉属（*Mucor*）和犁头霉属（*Absidia*）真菌感染引起，其中致病力最强的根霉属为最常见的致病菌。毛霉广泛存在于自然界，是仅次于念珠菌、曲霉引起人真菌病的机会致病菌。毛霉病主要发生在免疫缺陷患者，亦偶见于免疫正常人。毛霉感染可表现为单个器官的侵袭性毛霉病，亦可表现为播散性毛霉病。全身多种组织器官均可发生侵袭性毛霉病，可将毛霉病分为以下 6 个类型，即鼻脑型、肺型、皮肤型、胃肠型、播散型和少见类型[8]。其中，以鼻脑型、肺型和皮肤型常见，胃肠道毛霉病约占总体毛霉病的 7%[9]，但在儿童则以皮肤型和胃肠型常见[8]。

胃肠道毛霉病[8,10]：报道的免疫缺陷基础病在成人最常见为实体器官移植和血液恶性肿瘤（伴或不伴造血干细胞移植），儿童为早产新生儿、营养不良儿童。病变可累及全消化道，先前报道以胃最常见，近年有报道血液恶性肿瘤者累及肠道多见，实体器官移植者则以累及胃多见[10]。最常见症状为腹痛，可有腹泻，可有发热但并不常见[10]。常发生消化道大出血、穿孔并发症，并常为致死原因。早产新生儿可表现为坏死性肠炎。胃肠道毛霉病起病急、进展快，病死率高。因临床表现无特异性，早期诊断较困难，早年文献报道的死亡前诊断率很低。病变可通过内镜、手术或尸检发现，病变常表现为单发或多发的深大溃疡，少数病变呈肿块型。

1. 病原学诊断[11]

（1）肠黏膜组织病理检查：行常规 HE 染色和过碘酸希夫（PAS）及六胺银（GMS）染色。若组织病理切片中查见无分隔或极少分隔的宽大菌丝，呈直角形分枝的真菌可诊断。但单凭真菌形态有时与曲霉不易鉴别，肠道毛霉病更多伴有血管侵犯和真菌性血栓形成、组织梗死及周围神经侵犯，可供参考。

（2）毛霉的培养和鉴定：取新鲜肠活组织作毛霉的培养和鉴定也是确诊依据，并同时作药敏测定。

（3）血清学检查：当诊为真菌感染时，半乳甘露聚糖检测（GM 试验）阴性时对排除曲霉感染而支持毛霉感染，有一定参考价值。采用酶联免疫印迹法检查毛霉特异 T 细胞尚在研究中。G 试验无诊断价值。

（4）分子生物学检测法：研究中。

2. 治疗[11]　肠道毛霉病临床表现多样，并发症多，预后差，故早期诊断至关重要。治疗上在抗真菌治疗的同时，对有肠坏死者应及时切除坏死肠段。

抗真菌药物首选多烯类药物，推荐两性霉素 B 脂质体 [≥ 5mg/（kg·d）]，或两性霉素 B 脂质复合物，或两性霉素 B 脱氧胆酸盐。对于合并中枢神经系统感染或肾衰竭的患者，首选两性霉素 B 脂质体。

三唑类药物泊沙康唑是治疗毛霉病的代表药物，主要用于毛霉病的挽救和维持治疗，推荐口服混悬剂 200mg/6h，该药同时被推荐用于粒细胞减少或移植物抗宿主病患者的预防治疗，口服混悬剂 200mg/8h。

艾沙康唑是美国 FDA 批准的新型三唑类抗真菌药，2016 年 VITAL 研究结果显示，艾沙康唑和两性霉素 B 在初治或挽救治疗毛霉病中的有效性和安全性相当。欧洲 EMA 亦批准其用于两性霉素 B 及其脂质衍生物不耐受的毛霉病的治疗。

部分病例单药治疗的疗效欠佳，近年来提出了联合治疗的观点，其疗效仍有待更多临床研究来证实。

（四）肠道组织胞质菌病

组织胞质菌病（histoplasmosis）是由组织胞质菌感染引起的真菌病。组织胞质菌有 2 种类型，包括荚膜组织胞质菌（*Histoplasma capsulatum*）和杜波斯组织胞质菌（*Histoplasma duboisii*），以前者为常见。组织胞质菌是致病菌，广泛存在于土壤，鸟类是常见的病原载体，人群普遍易感，但免疫正常者多无症状或症状轻呈自限性，免疫缺陷者更易感，症状重。荚膜组织胞质病流行区主要在北美和中美，我国自 1955 年在广州首次发现输入性病例后，陆续有病例报道，应用组织胞质菌素皮肤试验调查的报告，我国组织胞质菌感染以中南、华东和西南常见[12]。一般将组织胞质菌病分为无症状型、肺型和播散型，后两者见于婴幼儿、老年人及免疫缺陷者[12]。

胃肠道组织胞质菌病（gastrointestinal histoplasmosis）[13]：播散型组织胞质菌病可累及全身多个器官，有报道胃肠道组织胞质菌病在播散型患者中发生率可高达 70%～90%，但由于本病缺乏特异性症状及对本病认识不足，生前获得诊断者仅 3%～12%。本病可累及从口到肛门全消化道，肠道特别是末段回肠累及最常见。临床主要表现有腹痛、腹泻、恶心、呕吐、发热、乏力和体重下降等，常伴有肝、脾大和 CT 见腹腔淋巴结肿大。病变可通过内镜、手术或尸检发现，最常见的是大小不一、深

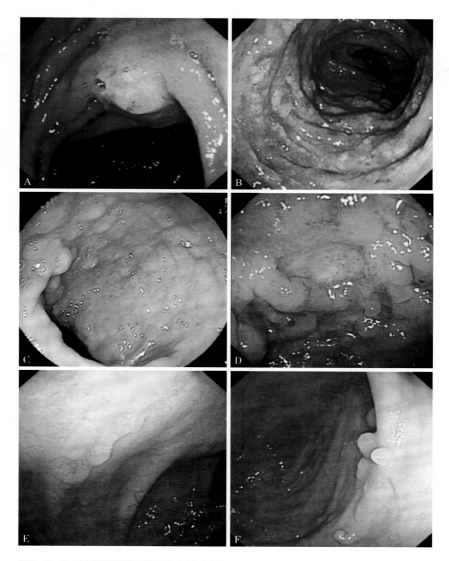

图3-1-5 结肠组织胞质菌病内镜表现
A~D. 结肠组织胞质菌病内镜下各种表现；E、F. 病例 D 抗真菌治疗 6 个月后复查内镜表现。

浅不一的溃疡，亦可见大的炎症肿块（图 3-1-5），小肠病变常呈节段性分布。如不及早治疗，并发症多见，表现为胃肠道大出血，小肠和 / 或结肠穿孔，有时巨大肿块或小肠狭窄可并发肠梗阻。

1. 病原学诊断

（1）肠黏膜组织病理检查：组织胞质菌常规染色很难发现，需要 PAS 和 GMS 染色，可见大量 2~4μm 卵圆形微小酵母样真菌（图 3-1-6）。急性期病变肠段常见干酪样或非干酪样坏死性肉芽肿；慢性病变有组织胞质菌球，或见钙化结节，内含少量病原菌，周围伴有纤维化。

（2）组织胞质菌的培养和鉴定：血、骨髓、肠新鲜标本均可培养。一般需要 4~6 周才有结果。

（3）组织胞质菌抗体检测：补体结合试验对荚膜组织胞质菌检测敏感性高，应常规进行。对免疫缺陷者发生的播散型，因不能产生有效免疫应答，敏感性受限。

（4）组织胞质菌抗原检测：血和尿同时送检，敏感性较高，尤适用于免疫缺陷的播散型患者，对病变局限者常有假阴性。

2. 治疗 一旦确诊，需积极治疗，未经治疗的胃肠组织胞质菌患者死亡率高达 80%，抗真菌药物治疗可使死亡率降至 25%[13]。

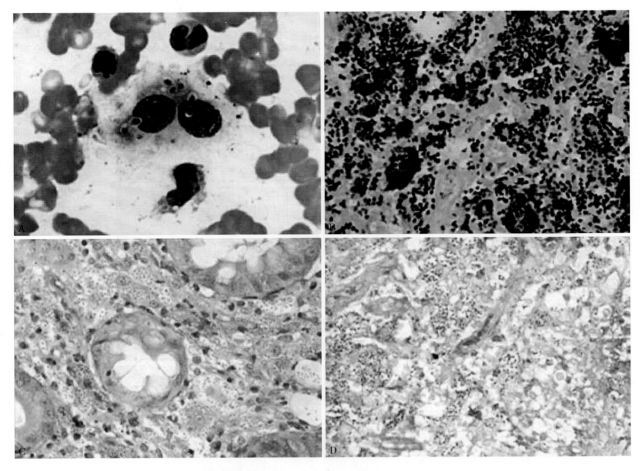

图3-1-6　组织胞质菌在肠黏膜组织病理检查所见

A. 骨髓荚膜组织胞质菌 Wright-Giemsa 染色；B～D. 结肠黏膜固有层见大量荚膜组织胞质菌［B 为 gomori methenamine 银染色（×100），C 为苏木精－伊红染色（×40），D 为 periodic acid-Schiff 染色（×40）］。

　　肠道组织胞质菌病的治疗方案可参照美国感染性疾病协会（IDSA）制定的组织胞质菌病临床实践指南关于播散型组织胞质菌病抗真菌治疗的推荐意见[14]。抗真菌治疗药物包括两性霉素 B、两性霉素 B 脂质体、两性霉素 B 脂质体复合物和伊曲康唑等。

　　轻－中度感染，可口服伊曲康唑 200mg/ 次、3 次 /d，治疗 3 天，继之 200mg/ 次、2 次 /d，维持治疗至少 12 个月。

　　中－重度感染，推荐使用两性霉素 B 脂质体 3mg/（kg·d），共 1～2 周，继之口服伊曲康唑 200mg/ 次、3 次 /d，治疗 3 天，之后口服伊曲康唑 200mg/ 次、2 次 /d，维持治疗至少 12 个月。两性霉素 B 脱氧胆酸盐 0.7～1.0mg/（kg·d），可作为低危肾毒性风险患者的选择。

　　存在免疫抑制且免疫功能无法恢复者，或抗真菌治疗复发后的患者，需终生抗真菌治疗，推荐口服伊曲康唑 200mg/d，伊曲康唑治疗期间应做血药浓度监测。

　　抗真菌治疗期间及停药后 12 个月应检测组织胞质菌抗原水平以监测复发。

（郑淑梅　胡品津）

参考文献

［1］　MONTAGNA M T, LOVERO G, CORETTI C, et al. SIMIFF study: Italian fungal registry of mold infections in hematological and non-hematological patients [J]. Infection, 2014, 42: 141-151.

［2］ PRESCOTT R J, HARRIS M, BANERJEE S S. Fungal infections of the small and large intestine [J]. J Clin Pathol, 1992, 45(9): 806-811.

［3］ EGGIMANN P, CHEVROLET J C, STAROBINSKI M, et al. Primary invasive aspergillosis of the digestive tract: report of two cases and review of the literature [J]. Infection, 2006, 34(6): 333-338.

［4］ PAUW B D, WALSH T J, DONNELLY J P, et al. Revised definitions of invasive fungal disease from the European Organization for Research and Treatment of Cancer/Invasive Fungal Infections Cooperative Group and the National Institute of Allergy and Infectious Diseases Mycoses Study Group (EORTC/MSG) Consensus Group [J]. Clin Infect Dis, 2008, 46(12): 1813-1821.

［5］ DONNELLY J P, CHEN S C, KAUFFMAN C A, et al. Revision and Update of the Consensus Definitions of Invasive Fungal Disease From the European Organization for Research and Treatment of Cancer and the Mycoses Study Group Education and Research Consortium [J]. Clin Infect Dis, 2020, 71(6): 1367-1376.

［6］ 中国成人念珠菌病诊断与治疗专家共识组. 中国成人念珠菌病诊断与治疗专家共识 [J]. 中华内科杂志，2020，59（1）：5-17.

［7］ CADENA J, THOMPSON G R 3rd, PATTERSON T F. Invasive aspergillosis: Current strategies for diagnosis and management [J]. Infect Dis Clin North Am, 2016, 30(1): 125-142.

［8］ PETRIKKOS G, SKIADA A, LORTHOLARY O, et al. Epidemiology and clinical manifestations of mucormycosis [J]. Clin Infect Dis, 2012, 54(Suppl 1): S23-S34.

［9］ RODEN M M, ZAOUTIS T E, BUCHANAN W L, et al. Epidemiology and outcome of zygomycosis: a review of 929 reported cases [J]. Clin Infect Dis, 2005, 41: 634-653.

［10］ DIOVERTI M V, CAWCUTT K A, ABIDI M, et al. Gastrointestinal mucormycosis in immunocompromised hosts [J]. Mycoses, 2015, 58(12): 714-718.

［11］ CORNELY O A, ARIKAN-AKDAGLI S, DANNAOUI E, et al. ESCMID and ECMM joint clinical guidelines for the diagnosis and management of mucormycosis 2013 [J]. Clin Microbiol Infect, 2014, 20: Suppl 3: 5-26.

［12］ 潘炜华. 我国组织胞浆菌病的流行特点及防治 [J]. 皮肤科学通报，2017，34（5）：571-580，586.

［13］ KAHI C J, WHEAT L J, ALLEN S D, et al. Gastrointestinal Histoplasmosis [J]. Am J Gastroenterol, 2005, 100(1): 220-231.

［14］ WHEAT L J, FREIFELD A G, KLEIMAN M B, et al. Clinical Practice Guidelines for the Management of Patients with Histoplasmosis: 2007 Update by the Infectious Diseases Society of America [J]. Clin Infect Dis, 2007, 45(7): 807-825.

粪类圆线虫病

粪类圆线虫病（strongyloidiasis）是由粪类圆线虫（*Strongyloides stercoralis*）寄生在人小肠引起的寄生虫病。本病呈世界性分布，以热带和亚热带潮湿地区最常见。我国全国性寄生虫病调查报道，粪类圆线虫感染涉及 26 个省区，南方省份为高发区，全国平均感染率为 0.12%，高发区地区感染率达 11.0% ~ 14.0%[1]。人群普遍易感，因土壤接触的因素，感染者以农村成人最为常见。

【发病机制】

粪类圆线虫可通过杆状蚴在土壤中完成自身世代繁殖，发育的丝状蚴经人体皮肤或黏膜侵入人体。丝状蚴从皮下入血液循环，从右心入肺，穿破肺泡毛细血管入肺泡，继上移至咽部经吞入，最终定居在小肠（主要是十二指肠和空肠）。寄生于小肠的成熟雌虫产卵，并孵出杆状蚴，随粪便排出体外，即完成一个生命周期。但亦可行寄生世代繁殖，即在某些特殊情况下，杆状蚴可在肠腔内发育成丝状蚴，后者侵入肠壁，经肺移行后再定居小肠，形成内源性自身感染；丝状蚴亦可经肛周皮肤再次入侵人体，形成外源性自身感染。一般情况下，受感染者可通过免疫清除感染，但部分受感染者则会通过该虫的寄生世代繁殖而形成慢性自身感染，慢性感染可持续数年至数十年。

绝大多数受感染者无症状或症状轻，呈一过性感染。在免疫缺陷者，可因大量丝状蚴繁殖而产生过度感染综合征（hyperinfection syndrome），丝状蚴侵袭肠壁，可发生粪类圆线虫肠道重度感染；大量丝状蚴全身播散，侵犯全身多处组织器官，形成播散型感染。我国已有不少粪类圆线虫过度感染综合征的病例报道。

【临床表现】

在免疫缺陷状态下，粪类圆线虫感染所致的过度感染综合征如不及时治疗，可危及生命，兹讨论如下[2]：

（一）定义及临床表现

过度感染综合征是指粪类圆线虫丝状蚴大量繁殖的自身感染过程所造成的严重表现。当自身感染只局限在肠–肺循环之间，称为过度感染（hyperinfection）；当同时有其他器官的播散感染，称为播散感染（disseminated infection）；一般多表现为两者并存，故又称为播散性过度感染（disseminated hyperinfection）。无论何种情况，必在大便和/或痰液中检出大量粪类圆线虫丝状蚴。

1. 胃肠道表现　腹痛、腹泻（多为水泻，可有血便）、食欲缺乏、恶心、呕吐、体重下降等。严重者可表现为蛋白丢失性肠病、腹膜炎和假性肠梗阻、消化道大出血。内镜检查见十二指肠、小肠，偶见胃或结肠呈非特异性炎症改变、溃疡、结节样改变等[3]。

2. 呼吸道表现　轻重不一，少数可无症状。常见为哮喘、咳嗽、嘶哑、胸痛、咯血等。胸部X线表现可见双侧或局灶间质性肺炎。

3. 播散性表现　腹腔淋巴结肿大，肝、胆、胰、心、肾、横纹肌、中枢神经系统均可受累。

4. 皮肤改变　起病时皮肤过敏性改变，慢性期丝状蚴肛周自身感染引起的肛周荨麻疹带形皮损，有提示本病价值。

（二）发病的高危因素

免疫缺陷是播散性过度感染综合征的高危因素，包括引起免疫抑制的药物（免疫抑制剂、化疗药、生物制剂）、血液恶性肿瘤、实体器官移植或造血干细胞移植、艾滋病、严重营养不良等。研究显示，其中与糖皮质激素的使用关系最为密切。

【诊断和鉴别诊断】

粪类圆线虫过度感染综合征的诊断并不困难，有疫区接触史的免疫功能缺陷者，出现肠道症状，特别是伴有呼吸系统症状和/或播散症状时，要考虑本病。大便常规检查找到大量丝状蚴，可确诊。内镜检查病变部位活检见肠黏膜虫体，更有利于诊断。

对一般感染者主要依靠粪便幼虫检查，多次取样，贝氏幼虫浓集法或平皿培养法可提高阳性率。酶联免疫吸附法检查血清特异性抗体和核酸放大检测技术（NAATs）检测特异性基因片段的方法学已日趋成熟[2]。外周血嗜酸性粒细胞增加是寄生虫感染的间接指标，但注意免疫缺陷者尤其发生过度感染综合征者不一定升高。对于疫区患者需予免疫抑制治疗或器官移植者，治疗前有必要常规检查粪类圆线虫感染，阳性者先驱虫后再行用药或手术，可有效预防过度感染综合征在这类患者的发生。

【治疗】

一般患者的驱虫治疗，阿苯达唑400mg/d，分2次口服，疗程7天。复方阿苯达唑可提高疗效，减少不良反应。对过度感染综合征者，疗程宜延长至2周。伊维霉素本是首选药物，但我国尚未有人用药物供应。粪类圆线虫对驱虫治疗效果不如其他蠕虫类，治疗一定要彻底，疗效判断除粪便阴转外，宜结合血清抗原检测。有效的驱虫治疗常能挽救过度感染综合征患者的生命。

（张　虎）

参考文献

［1］ WANG C, XU J, ZHOU X, et al. Review: Strongyloidiasis: An Emerging Infectious Disease in China [J]. Am J Trop Med Hyg, 2013, 88(3): 420-425.

［2］ KROLEWIECKI A, NUTMAN T B. Strongyloidiasis: A Neglected Tropical Disease [J]. Infect Dis Clin North Am, 2019, 33(1): 135-151.

［3］ CHOUDHRY U, CHOUDHRY R, ROMEO D P, et al. Strongyloidiasis: new endoscopic findings [J]. Gastrointest Endosc, 1995, 42(2): 170-173.

艾滋病的肠道表现

由人类免疫缺陷病毒（human immunodeficiency virus，HIV）引起的获得性免疫缺陷综合征（acquired immunodeficiency syndrome，AIDS），简称艾滋病。人感染 HIV 后发展至艾滋病期，可发生 HIV 相关表现、机会性感染表现和机会肿瘤表现，尤以腹泻和体重下降症状为突出。自采用高效抗反转录病毒疗法（highly active antiretroviral therapy，HAART）之后，AIDS 已成为一种可控制的慢性病，AIDS 接受这类疗法得到控制的患者被称为与 HIV/AIDS 共存患者（people living with HIV/AIDS，PLWHA）。但是，即使是 PLWHA，消化道仍然是 HIV 潜伏的主要器官，消化道症状仍然是这类患者的最常见症状。据报道，在接受高效抗反转录病毒治疗后的患者中，腹泻占了全部症状的 60%。调查显示，虽然 AIDS 本身受到有效控制，但是腹泻却严重影响了患者的生活质量。

一、肠道病变及腹泻的原因

PLWHA 中导致肠道病变及腹泻的原因可分为感染和非感染两大类（表 3-1-7）[1]。

表 3-1-7　PLWHA 肠道病变及腹泻症状的常见原因

机会性感染*
细菌（最常见为鸟 - 胞内分枝杆菌复合群）
真菌（最常见为荚膜组织胞质菌）
病毒（最常见为巨细胞病毒）
原虫（最常见为微小隐孢子虫）
非感染病变
HIV 肠病（又称特发性艾滋病肠病）
高效抗反转录病毒疗法相关性腹泻
机会性肿瘤（如卡波西肉瘤、淋巴瘤）
自主神经病
慢性胰腺炎

注：*注意普通致病性病原体亦可致病。

二、内镜检查和活检在 AIDS 肠道病变诊断的应用

AIDS 肠道病变内镜下所见呈高度多样性，内镜（结肠镜、胃镜等）检查并取活检有助于病变原因的鉴别诊断并指导治疗，亦用于临床研究[2]。HIV 主要通过血液传播、垂直传播及性传播，被感染的风险主要取决于病毒载量[3]，严格按规范进行内镜检查对医护人员是安全的，交叉感染亦可避免[4]。

　　AIDS 的诊治专业性极强，具体实施可参阅有关专著。作为消化科医师，认识 AIDS 的消化道症状及内镜表现，从而提高对该病的警惕至关重要。

（冯　哲　胡品津）

参考文献

［1］　HALL V P. Common Gastrointestinal Complications Associated with Human Immunodeficiency Virus/AIDS: An Overview [J]. Crit Care Nurs Clin North Am, 2018, 30(1): 101-107.

［2］　DANCYGIER H. AIDS and gastrointestinal endoscopy [J]. Endoscopy, 1994, 26(1): 175-184.

［3］　MAARTENS G, CELUM C, LEWIN S R. HIV infection: epidemiology, pathogenesis, treatment, and prevention [J]. Lancet, 2014, 384(9939): 258-271.

［4］　RAUFMANN J P, STRAUS E W. Endoscopic procedures in the AIDS patient: risks, precautions, indications, and obligations [J]. Gastroenterol Clin North Am, 1988, 17(3): 495-506.

【附】中性粒细胞减少性小肠结肠炎和脐带结肠炎综合征

　　中性粒细胞减少性小肠结肠炎和脐带结肠炎综合征不属于机会性感染，而是在某些免疫缺陷状态下发生的有细菌感染参与的肠道疾病，罕见，简介如下：

　　1. 中性粒细胞减少性小肠结肠炎（neutropenic enterocolitis）[1]　在中性粒细胞缺乏患者，特别是血液恶性肿瘤化疗期间突然发病。炎症绝大多数位于盲肠，末段回肠、其他部位小肠以及结肠亦可受累，可并发肠穿孔或肠出血。临床主要表现为右下腹痛及腹泻，伴或不伴血便。腹部 CT 或 B 超提示盲肠炎症及扩张。广谱抗生素、禁食和全肠外营养、注射粒细胞集落刺激因子有效。穿孔者手术治疗。

　　2. 脐带结肠炎综合征（cord colitis syndrome）[2]　发生于接受脐带血造血干细胞移植者，据报道在术后平均 131 天（88～314 天）发生。与移植物抗宿主病不同，结肠炎组织病理学表现为肉芽肿性炎症、肠上皮中性粒细胞浸润、帕内特细胞化生，而隐窝上皮凋亡不明显。临床主要表现为慢性水样泻。病因未明，但对抗菌药物反应良好，甲硝唑与氟喹诺酮联合治疗 14 天可治愈。偶有复发者，重复药物治疗仍有效。

（胡品津）

参考文献

［1］　DAVILA M L. Neutropenic enterocolitis [J]. Curr Opin Gastroenterol, 2006, 22(1): 44-47.

［2］　HERRERA A F, SORIANO G, BELLIZZI A M, et al. Cord colitis syndrome in cord-blood stem-cell transplantation [J]. N Engl J Med, 2011, 365(9): 815-824.

第 3 节　主要表现为慢性病程的感染性肠炎

肠结核

　　肠结核（intestinal tuberculosis）是结核分枝杆菌侵犯肠壁引起的肠道慢性特异性感染，是肺外结核的一种常见表现形式。肠结核可以是结核的原发感染灶，也可继发于肺结核。在我国，随着生活水平和卫生保健事业的发展，结核病的发病率已有明显下降，过去在我国比较常见的肠结核病已逐渐减少。但近些年，结核病的发病率又出现上升趋势，肠结核的发病率也随之上升。

【流行病学】

结核病是最常见的感染性疾病死亡原因之一。据统计，2018 年全世界约有 1 000 万例新增结核病，约 2/3 的患者来自印度、中国、印度尼西亚、菲律宾、巴基斯坦、尼日利亚、孟加拉国和南非[1]。我国结核病多发于居住卫生条件差的地区和经济条件差的人群。

感染 HIV 可增加结核病的患病风险。据统计，2018 年约 8.4% 的新发结核病合并 HIV 感染。HIV 感染者患结核病的风险是普通人群的 19 倍[1]。此外，当存在获得性免疫缺陷时，腹部结核的发生率会增加[2]。

年龄、性别和遗传因素可能是肠结核的影响因素。肠结核多见于中青年，年龄在 24 ~ 45 岁，女性略多于男性。

【发病机制】

结核分枝杆菌主要通过以下几种方式侵犯肠道：①经口感染：如开放性肺结核或喉结核患者吞下含结核分枝杆菌的痰液，或饮用了未经消毒灭菌的含牛型结核分枝杆菌奶制品，是结核分枝杆菌感染肠道的主要传播途径；②血行播散：多见于血行播散型肺结核经血行播散侵犯肠道；③邻近部位：如腹盆腔内结核病灶、泌尿生殖器结核病灶等直接蔓延侵犯肠壁。

肠结核好发于回盲部，这是由于回盲部具有丰富的淋巴组织以及回盲瓣对结核分枝杆菌的滞留作用，为结核分枝杆菌侵犯该部位肠道创造了良好的机会。其次是结肠，再次是空肠。结肠可单独累及，以盲肠、乙状结肠、横结肠多见，而十二指肠和直肠很少单独累及。

由于侵犯肠道的结核分枝杆菌数量、毒力以及人体对结核分枝杆菌的免疫能力不同，肠结核常表现为 3 种形式：①溃疡型肠结核：当结核分枝杆菌侵入黏膜下层后，可定植于派尔集合淋巴结并引起炎症反应，形成肉芽肿。如若结核分枝杆菌数量大、毒力强以及人体对结核分枝杆菌的免疫反应低下，肉芽肿可进一步发生干酪样坏死，形成溃疡，并可释放结核分枝杆菌至淋巴管中，迁移至区域淋巴结形成肉芽肿。溃疡愈合过程中，纤维化、瘢痕形成可导致肠腔变形及狭窄。②增生型肠结核：如干酪样肉芽肿进一步增生，可使肠壁明显增厚，呈隆起样病变突向肠腔。③混合型肠结核：同时兼有溃疡型及增生型肠结核表现。

【临床表现】

肠结核以中青年多见，女性多于男性。多数起病隐匿，呈慢性病程。主要包括以下几种临床表现：①腹痛是最常见的症状，可见于 70% ~ 100% 的肠结核。腹痛多呈右下腹或脐周间歇性、痉挛性阵痛，常伴腹鸣，进食后加重，肛门排气或排便后疼痛缓解。这可能与进餐引起胃肠反射或肠内容物通过炎症、狭窄病变肠段，引起局部肠痉挛或加重肠梗阻有关。常伴有右下腹压痛。②大便习惯的改变，见于 42% ~ 76% 的肠结核，其中腹泻更多见。溃疡型肠结核多表现为腹泻，排便次数受病变严重程度影响，多为每日 2 ~ 4 次，严重者每日可达 10 余次，大便多为糊状，常无脓血，病变较少累及直肠，故多无里急后重。增生型肠结核由于肠腔狭窄，多以便秘为主要表现。有时还可表现为腹泻与便秘交替。③部分患者可触及腹部肿块，多见于增生型肠结核，位于右下腹，中等质地，较固定，呈轻 – 中度压痛。溃疡型肠结核由于病变肠段炎症穿透与周围组织粘连形成肿块，或因伴有肠系膜淋巴结结核也可触及腹部包块。④结核毒血症状多见于溃疡型肠结核，多表现为长期不规则发热、盗汗，伴有乏力、消瘦、贫血。增生型肠结核多无明显结核毒血症状。

并发症以肠梗阻多见，最常发生于回盲瓣，以恶心、呕吐和腹痛等梗阻表现为主要症状。狭窄部位附近肠穿孔也是较常见的并发症，但以慢性穿孔常见，穿孔周围形成炎症包块，偶见腹腔脓肿形成。肠出血较少见，主要以大便隐血或少量出血为主要表现，较少引起消化道大出血，这可能是由于结核分枝杆菌引起的黏膜溃疡多伴有闭塞性动脉炎，大出血的可能性较少。

【实验室和其他检查】

（一）实验室检查

1. 一般常规检查　可有轻 – 中度贫血、大便隐血阳性、血沉增快、低白蛋白血症等，白细胞升高较少见，升高时提示可能出现肠穿孔等并发症。

2. PPD 试验　强阳性常提示体内有活动性结核分枝杆菌感染，近 1/3 肠结核 PPD 试验呈强阳性。

3. γ- 干扰素释放试验　主要包括 QuantiFERON-TB Gold 法和 T-SPOT-T 方法。该试验可以检测现症和隐性结核分枝杆菌感染，避免接种卡介苗的影响，但营养不良及寄生虫混合感染可能降低其敏感性，其筛查结核分枝杆菌敏感度和特异度均高于传统的 PPD 试验。γ- 干扰素释放试验在肠结核诊断中的价值是阴性预测值高[3]，即阴性多可排除结核，而阳性不能区分活动性与隐性结核分枝杆菌感染，需密切结合临床。

（二）内镜检查

结肠镜检查及活检是诊断肠结核的重要手段[4]。肠结核好发于回盲部，其他结肠部位亦可受累，但一般病变分布 ≤ 4 个肠段（回盲部、升结肠、横结肠、降结肠、乙状结肠和直肠），直肠受累较少见。典型改变为环形溃疡，表现为溃疡呈横向伸延，环绕肠腔 1/2 周以上，溃疡边缘不规则、分界不清，常为多个、有融合（图 3-1-7），应与单个巨大溃疡鉴别。溃疡周围常见息肉和结节样病变，有时呈密集分布（图 3-1-8）。此外，还可见回盲瓣变形，瓣口固定开放，肠腔狭窄等表现。如疑有小肠结核时，可行胶囊内镜窥视小肠病变，必要时行气囊辅助式小肠镜进行小肠黏膜活检。

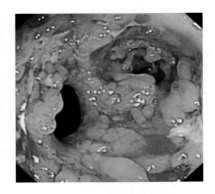

图3-1-8　肠结核结肠镜下表现：溃疡周围密集分布的息肉样和结节样改变

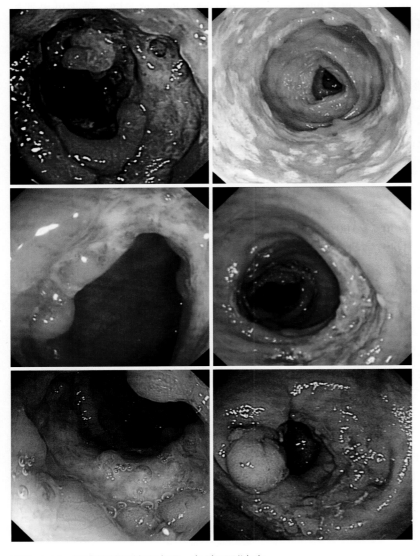

图3-1-7　肠结核结肠镜下表现：各种环形溃疡

（三）CT 小肠成像 /MR 小肠成像（CTE/MRE）

近年来 CTE 和 MRE 逐渐替代小肠钡剂造影用来诊断小肠病变，其对肠结核的诊断具有一定的价值。所见影像学征象包括[5]：病变部位通常在回盲部附近，较少累及空肠，病变部位可见肠壁增厚和均匀强化、肠腔狭窄（常为多灶性和短节段），狭窄为对称性，腹腔肠系膜淋巴结肿大伴中央坏死（边缘增强，中心密度低）（图 3-1-9）。偶见腹水、腹膜及大网膜增厚伴结节。肠结核与克罗恩病影像学的不同之处在于，后者节段性病变较肠结核多见，病变节段长，可单独累及十二指肠和空肠，伴肠系膜边缘脂肪增厚，血管梳状征明显。

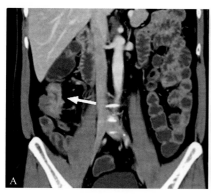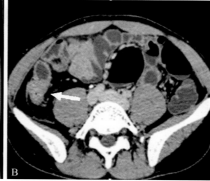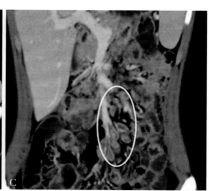

图3-1-9 肠结核CTE表现
A、B. 回盲部局灶病变；C. 腹腔肿大淋巴结中心坏死。

（四）组织病理学检查

组织病理学检查见干酪样坏死性肉芽肿（图 3-1-10）具有确诊价值。手术切除标本检出率高，刘彤华等研究报道[6]，干酪样坏死性肉芽肿在肠标本检出率为 35.8%，在肠系膜淋巴结检出率为 90.5%，因此强调手术切除标本必须同时检查切除的肠段和肠系膜淋巴结，并通过多切片提高检出阳性率。黏膜下层闭锁和肌层破坏主要见于肠结核，克罗恩病罕见，有助鉴别。

干酪样坏死性肉芽肿这一肠结核的特征性改变在肠镜下活检的检出率低于 10%[4]，可通过多点多块、不同黏膜深度活检提高诊断阳性率。肠结核的肉芽肿多分布在黏膜下层，肉芽肿多较大（＞ 400μm）且融合，对与克罗恩病鉴别有一定帮助。通过对活检组织进行抗酸染色、PCR 技术检测结核分枝杆菌或培养，也可提高活检组织的阳性率。

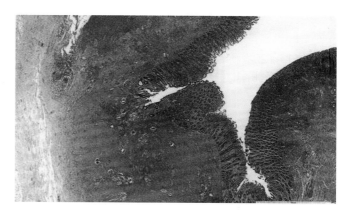

图3-1-10 肠结核的干酪样坏死性肉芽肿

【诊断与鉴别诊断】

结合临床表现、内镜下特征性改变、CTE/MRE 征象、γ- 干扰素释放试验阳性，疑诊肠结核；PPD 试验强阳性和 / 或存在肠外结核感染证据，高度疑诊肠结核。活检见干酪样坏死性肉芽肿和 / 或抗酸染色阳性，可诊断肠结核；仅见上皮样肉芽，如能排除克罗恩病，可考虑肠结核诊断。

对高度怀疑肠结核而病理检查不能确诊的患者，可行诊断性抗结核治疗，治疗 8 ~ 12 周，如症状改善且内镜复查病变明显减轻或消失，可作出肠结核的临床诊断（图 3-1-11，图 3-1-12）[7]。对诊断困难而有手术指征者，可行手术探查，作出诊断。

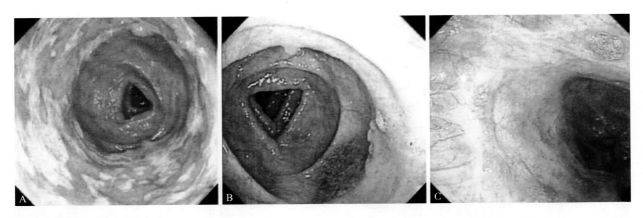

图3-1-11 25岁肠结核患者
A. 抗结核治疗前；B. 治疗 3 个月后；C. 治疗 12 个月后。

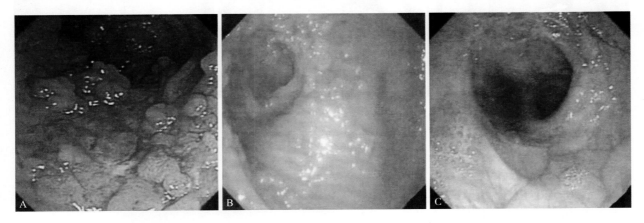

图3-1-12 26岁肠结核患者
A. 抗结核治疗前；B. 治疗 3 个月后；C. 治疗 12 个月后。

鉴别诊断需要排除克罗恩病、结肠癌、阿米巴性或血吸虫性肉芽肿、其他感染性肠炎（耶尔森菌、非典型分枝杆菌、梅毒、放线菌等）、淋巴瘤、白塞病等。尤其要注意与克罗恩病的鉴别，可参见“克罗恩病”章节的鉴别诊断部分。

【治疗】

（一）一般治疗

注意休息，营养支持，腹痛、腹泻明显者必要时予对症治疗。

（二）抗结核药物

1. 抗结核药物分类　根据药物疗效、药物分类及药物使用经验，可将抗结核药物分为五类（表3-1-8）。

一线抗结核药物（第一类）：口服用药，包括异烟肼（H/Inh）、利福平（R/Rif）、吡嗪酰胺（Z/Pza）、乙胺丁醇（E/Emb）、利福喷丁（P/Rpt）或利福布汀（Rfb）。

二线抗结核药物（第二、三、四类）：①注射用药物（第二类）：注射用氨基糖苷类，包括链霉素（S/Stm）、卡那霉素（Km）、丁胺卡那霉素（Amk）；注射用多肽，包括红霉素（Cm）、紫霉素（Vim）。②口服/注射用氟喹诺酮类药物（第三类）：环丙沙星（Cfx）、左氧氟沙星（Lfx）、莫西沙星（Mfx）、氧氟沙星（Ofx）、加替沙星（Gfx）。③口服用药（第四类）：对氨基水杨酸（Pas）、环丝氨酸（Dcs）、特立齐酮（Trd）、乙硫异烟胺（Eto）、丙硫异烟胺（Pto）、氨硫脲（Thz）、利奈唑胺（Lzd）。

表 3-1-8　主要抗结核药物及其作用

药物	作用方式
一线药物	
异烟肼	抑制分枝菌酸合成
利福平	抑制转录
吡嗪酰胺	抑制翻译和反式翻译，酸化细胞质
乙胺丁醇	抑制阿拉伯甘露聚糖生物合成
二线药物	
对氨基水杨酸	抑制叶酸合成
链霉素	抑制蛋白质合成
乙硫异烟胺	抑制分枝菌酸合成
氧氟沙星	抑制 DNA 超螺旋
卷曲霉素	抑制蛋白质合成
卡那霉素	抑制蛋白质合成
阿米卡星	抑制蛋白质合成
环丝氨酸	抑制肽聚糖合成

三线抗结核药物（第五类）：氯法齐明（Cfz）、利奈唑胺（Lzd）、阿莫西林克拉维酸（Amx/Clv）、亚胺培南西司他丁（Ipm/Cln）、克拉霉素（Clr）。

2. 抗结核药物治疗原则　早期、联合、规则、适量、全程，其中联合和规则用药最为重要。由于结核病灶中存在不同代谢状态的菌群（表 3-1-9），不同抗结核化疗药物针对的菌群不同，故联合用药可以消灭不同状态的菌群，达到完全治愈的目的，而且可以防止耐药菌的产生。不同代谢状态的菌群完全杀灭所需时间不同，需要规则并全程地应用抗结核药物，维持稳定的血药浓度，达到完全杀灭菌群的目的。

表 3-1-9　不同代谢状态的结核分枝杆菌菌群

菌群	代谢状态	药物疗效
A 群	快速繁殖	INR > RFP
B 群	酸性环境中半休眠菌群	PZA 最有效
C 群	半休眠，偶尔繁殖速度增快	RFP 最有效
D 群	完全休眠状态	需靠机体免疫机制消除

3. 抗结核药物治疗方案

（1）常规抗结核治疗方案：目前推荐短程督导化疗（DOTS）方案，包括强化阶段 2 个月，采用异烟肼、利福平、吡嗪酰胺和乙胺丁醇联合用药；巩固阶段 4 个月，采用异烟肼和利福平联合用药。结核分枝杆菌可出现从完全休眠到快速繁殖的不同复制状态，异烟肼可几天或几周内杀死复制活跃的结核分枝杆菌，而对于半休眠状态的结核分枝杆菌，需要 6 个月的治疗时间，故全程治疗时间至少持续 6 个月[8]，肺外结核全疗程一般为 9 ~ 12 个月[9]。对于肠结核，抗结核疗程一般按肺外结核疗程，国外有研究认为疗程增加，并不会提高疗效，反而会增加药物不良反应及患者依从性变差[10]，但国内有医疗中心倾向更长疗程，认为可减少复发率。对于严重肠结核，口服抗结核药物疗效欠佳，静脉注射抗结核药物具有良好的疗效[11]。

（2）结核病合并 HIV 治疗方案：对于合并 HIV 感染患者，同时使用抗反转录病毒治疗（antiretroviral therapy，ART）可以提高 HIV 感染者的生存率，WHO 推荐结核合并 HIV 感染者需在抗结核治疗前 8 周开始 ART[12]。然而，ART 药物可与抗结核药物相互作用，可能影响药物的疗效或产生明显的不良反应，这使得该人群中的结核病治疗变得复杂。蛋白酶抑制剂是 ART 的重要组成部分，与利福霉素类抗生素（利福平、利福布汀和利福喷丁）可产生强烈的相互作用。利福平是肝细胞色素 P450 3A（CYP3A）系统最强的诱导剂，可降低血清中蛋白酶抑制剂如茚地那韦、利托那韦的浓度。利福布汀是 CYP3A 最弱的诱导剂，利福喷丁对 CYP 3A 的诱导位于利福平和利福布汀之间，由于利福喷丁可增加获得性利福平耐药的发生率，故常不推荐其作为 HIV 感染合并结核病患者的治疗药物。一般推荐利福布汀作为接受 ART 治疗结核病的化疗药物。

（3）耐药结核病治疗方案：2018 年 WHO 指南推荐[1]耐药结核病口服抗结核药物需持续 18～20 个月，采用氟喹诺酮类、贝达喹啉和利奈唑胺联合用药，并加用至少一种其他化疗药物。注射用药物仅用于不能口服药物者，卡那霉素和卷曲霉素不再被推荐使用。如采用 9～12 个月标准化短程方案，需每日注射用药至少 4 个月。

（三）手术治疗

大多数肠结核患者经非手术治疗可治愈，出现以下几种情况时，需手术治疗：①完全性肠梗阻，或不完全性肠梗阻保守治疗无效；②慢性肠穿孔形成瘘管经内科治疗无效，或急性肠穿孔；③肠道大出血经保守治疗不能有效止血。

（李　静）

参考文献

［1］MACNEIL A, GLAZIOU P, SISMANIDIS C, et al. Global Epidemiology of Tuberculosis and Progress Toward Meeting Global Targets-Worldwide, 2018 [J]. MMWR Morb Mortal Wkly Rep, 2020, 69(11): 281-285.

［2］DONOGHUE H D, HOLTON J. Intestinal tuberculosis [J]. Curr Opin Infect Dis, 2009, 22(5): 490-496.

［3］徐蕙，李玥，钱家鸣. γ 干扰素释放分析在亚洲地区肠结核与克罗恩病鉴别诊断中准确性评价的 Meta 分析［J］. 中华内科杂志，2016，55（7）：535-540.

［4］何瑶，陈瑜君，杨红，等. 回结肠克罗恩病与肠结核临床及内镜特征比较［J］. 中华消化内镜杂志，2012，29（6）：325-328.

［5］MAO R, LIAO W D, HE Y, et al. Computed tomographic enterography adds value to colonoscopy in differentiating Crohn's disease from intestinal tuberculosis: a potential diagnostic algorithm [J]. Endoscopy, 2015, 47(4): 322-329.

［6］刘彤华，潘国宗，麦灿荣，等. 克隆氏病 - Ⅲ. 克隆氏病与肠结核的鉴别诊断［J］. 中华内科杂志，1981，20（4）：211-215.

［7］高翔，何瑶，陈瑜君，等. 试验性抗结核治疗鉴别肠结核与克罗恩病的临床与内镜分析［J］. 中华消化内镜杂志，2011，28（8）：446-451.

［8］JOHNSON J L, HADAD D J, DIETZE R, et al. Shortening treatment in adults with noncavitary tuberculosis and 2-month culture conversion [J]. Am J Respir Crit Care Med, 2009, 180(6): 558-563.

［9］NAHID P, DORMAN S E, ALIPANAH N, et al. Official American thoracic society/centers for disease control and prevention/infectious diseases society of America clinical practice guidelines: treatment of drug-susceptible tuberculosis [J]. Clin Infect Dis, 2016, 63(7): e147-e195.

［10］PARK S H, YANG S K, YANG D H, et al. Prospective randomized trial of six-month versus nine-month therapy for intestinal tuberculosis [J]. Antimicrob Agents Chemother, 2009, 53(10): 4167-4171.

［11］GOLDANI L Z, SPESSATTO C O, NUNES D L, et al. Management of severe gastrointestinal tuberculosis with injectable antituberculous drugs [J]. Trop Med Health, 2015, 43(3): 191-194.

［12］BLANC F X, SOK T, LAUREILLARD D, et al. Earlier versus later start of antiretroviral therapy in HIV-infected adults with tuberculosis [J]. N Engl J Med, 2011, 365(16): 1471-1481.

腹部放线菌病

放线菌病（actinomycosis）是由放线菌属某些致病菌株感染引起的一种慢性、化脓性、肉芽肿性疾病。放线菌病可累及全身多处组织器官，其中以面颈部最常见，次为盆腹部、胸部，还可有皮肤、脑等少见部位[1]。发生于盆腹部的放线菌病，称腹部放线菌病（abdominal actinomycosis），本文只讨论腹部放线菌病。本病少见，常难与阑尾炎、憩室炎、炎症性肠病、肿瘤等鉴别，术前诊断率低[1-2]，因此值得注意。

【病原学和发病机制】

放线菌在自然界分布广，是呈丝状分枝的单细胞原核微生物，为一种特殊类型的革兰氏阳性细菌，绝大多数厌氧生长或兼性厌氧，直径为 0.2～10μm，有横隔，可断裂成 V 形或 Y 形，无气生菌丝，也不形成孢子。引起人类致病的主要为以色列放线菌，其次为黏性放线菌和迈耶放线菌。放线菌正常寄居在人体的口腔、扁桃体窝、肠道，放置宫内避孕器的女性生殖器，是机会致病菌。

放线菌感染人体发病的机制尚不清楚，但根据所报道的发病情况分析，其感染致病的前提通常是在肠道黏膜破损时，最常见的是阑尾炎穿孔，以及手术或创伤、放置宫内避孕器、肿瘤等。此外，亦偶有发生在无黏膜损伤的病例报道[3]。发病初期先为局限的、由肉芽肿和纤维增生所包裹的脓肿包块，继而结缔组织增生向腹腔扩散，最终形成瘘管（内瘘或肠皮瘘）。放射菌感染必有其他细菌共同参与[1]。

【临床表现】

以青壮年发病多见，男性多于女性。

本病以累及回盲部最常见，近年随着阑尾炎的早诊早治，累及结肠的比例增加。肛管直肠病变少见。原发于胃和小肠罕见。除胃肠道外，亦有肝或胆囊放线菌病的报道。腹部手术、创伤后或宫内避孕器放置术后，亦可发生腹盆腔肠系膜、大网膜或不明来源的包块样放线菌病[1-3]。

本病发生的危险因素包括：阑尾穿孔、腹部手术或创伤、肿瘤、宫内避孕器置放后等。

本病起病隐匿，呈慢性病程。临床表现无特异性，最常见症状为腹痛，多呈隐痛、钝痛，少数可无症状。病变位于回盲部者，可主要表现为右下腹痛和压痛，可有肌紧张，也可扪及包块。位于结肠的病变最常见于降结肠和乙状结肠，发现时多已出现不同程度肠梗阻症状，表现为餐后腹痛，大便习惯改变，最终发展为典型肠梗阻表现。腹部放线菌病进一步发展，均出现腹部包块，包块可以是在腹腔内，也可以在腹壁内，后者多已侵犯腰大肌。最终可发展为腹壁皮瘘，从瘘口流出硫磺样细颗粒是为本病特征。可伴有发热、体重下降等全身症状[1-2]。

【实验室和其他检查】

（一）实验室检查

可见外周血白细胞升高、ESR 升高、CRP 升高。

（二）腹部 CT 或 B 超检查[1]

见肠壁增厚，腹盆腔包块，包块常与各处器官组织粘连并可包绕压迫肠腔，内可有液化，可形成腹壁窦道或瘘管。增强扫描包块可有强化。CT 检查不但有助对病变形态的识别，还可了解病变的范围。

（三）结肠镜检查

可见病变肠段红肿、糜烂、狭窄（肠壁病变或外压），但均无特异性。因为本病多呈由肠壁向腹腔进展的腔外型生长，故活检大多无诊断价值[3]，偶可见肉芽肿性改变和 / 或菌丝有提示价值，有报道活检刺破黏膜后有硫磺样颗粒流出，取出做病原学检查而获确诊者[4]。

（四）病原学检查[5]

1. 直接镜检   抽吸脓液或从腹壁瘘管漏出脓液中肉眼可见淡黄色的硫磺样颗粒，其直径为 0.1 ~ 1mm，内为放射菌菌落与蛋白质 – 多糖形成稳定的复合物，是微生物抵抗宿主吞噬的一种机制所形成。硫磺样颗粒压片镜检，见圆形或弯盘状菌体，边缘见排列成放射状的菌丝。压碎颗粒做革兰氏染色，可见 V 形或 Y 形菌丝，抗酸染色阴性。见到硫磺样颗粒并在显微镜检下证实，具诊断价值。

2. 培养和鉴定   将脓液或手术标本活检组织在厌氧环境下送检，并在特定的培养基中无氧培养 2 周，可见放线菌生长，并做鉴定。培养的要求很高，阳性率很低，如为组织培养阳性，不能排除自身携带的细菌。因此，培养要与病理组织学检查结合，并密切结合临床进行分析。

3. 组织病理学检查[2-3, 5]   手术标本切片 HE 染色见炎症坏死组织和肉芽肿，并见特异性的硫磺样颗粒，颗粒内见菌落呈菊花团状，中心为大团的菌体，周围呈放射状菌丝。加做六胺银染色，可较清晰地见到菌丝（图 3-1-13）[3]；或加做革兰氏染色，可显示革兰氏阳性丝状细菌。根据病理组织的特征性改变，一般可作出诊断。硫磺样颗粒的数量并不多，故应取多个组织切片进行检查。

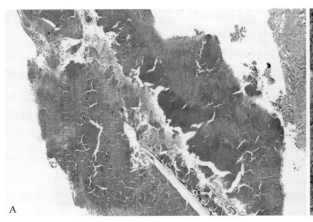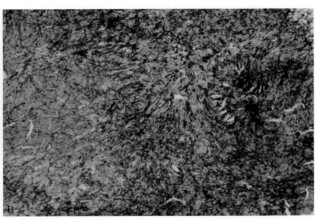

图3-1-13   腹部放线菌病的肠切除标本
A. HE 染色；B. 六胺银染色。

【诊断与鉴别诊断】

本病临床表现无特异性，对慢性腹痛患者，腹部 CT 或 B 超发现化脓性肿块病灶，呈广泛粘连，并形成窦道或瘘管，特别是有高危因素者，应将本病列入鉴别诊断中。若从瘘管排出的脓液或脓肿穿刺液中找到硫磺样颗粒，显微镜下见颗粒内有革兰氏阳性的纤细菌丝一般可作出诊断，如脓液培养有放线菌生长可确诊。但是，大多数患者很难在术前作出诊断，即使在开腹手术中亦难以凭肉眼所见作出诊断，因此，往往需要通过手术切除标本充分采样行组织病理学检查结合新鲜组织细菌培养才能确诊。

本病常误诊为阑尾炎、憩室炎、非特异性炎症包块、肠结核、恶性肿瘤、克罗恩病等[1-2]，鉴别要点是要考虑到本病可能并加以证实。

【治疗】

1. 药物治疗   首选青霉素，剂量大，应用时间长。静脉或肌内注射青霉素 G 1 000 万 ~ 2 000 万 U/d，分次给药，每 4 ~ 6 小时一次，维持 4 ~ 6 周后，再改为口服青霉素 V 钾 2 ~ 4g/d，或阿莫西林 500mg，3 次 /d，维持治疗 6 ~ 12 个月。青霉素过敏者可改用四环素、红霉素、克林霉素或三代头孢菌素等。放线菌感染常合并产 β- 内酰胺酶的细菌、大肠埃希菌、克雷伯菌等，需要联合氨基糖苷类、甲硝唑以及含有酶抑制剂的抗生素。

2. 外科治疗   手术指征为诊断不明需要手术探查者，或形成脓肿和 / 或窦道或瘘管的病灶需要手术清创者。手术切开引流，彻底切除瘘管，清除坏死组织及周围的纤维组织，局部用抗生素灌洗。

因手术往往难以彻底清除病灶，故术后仍要药物治疗，但疗程可适当缩短。

通过药物和外科手术联合治疗后，绝大多数患者可痊愈，罕见死亡。治疗不够彻底者可复发。

（郭 红）

参考文献

［1］ GARNER J P, MACDONALD M, KUMAR P K. Abdominal actinomycosis [J]. Int J Surg, 2007, 5(6): 441-448.

［2］ LISA-GRACIA M, MARTÍN-RIVAS B, PAJARÓN-GUERRERO M, et al. Abdominal actinomycosis in the last 10 years and risk factors for appendiceal actinomycosis: review of the literature [J]. Turk J Med Sci, 2017, 47(1): 98-102.

［3］ ZENG L, WANG Y F, TANG C W. Gastrointestinal: Abdominal actinomycosis: A disease mimicking Crohn's disease [J]. J Gastroenterol Hepatol, 2021, 36(2): 300.

［4］ KIM J B, HAN D S, LEE H L, et al. Diagnosis and partial treatment of actinomycosis by colonoscopic biopsy [J]. Gastrointest Endosc, 2004, 60(1): 162-164.

［5］ VALOUR F, SÉNÉCHAL A, DUPIEUX C, et al. Actinomycosis: etiology, clinical features, diagnosis, treatment, and management [J]. Infect Drug Resist, 2014, 7: 183-197.

异尖线虫病

异尖线虫病（anisakidosis）是由于人食用生的或未煮熟的含异尖线虫属第三期幼虫的海鱼所引起的一种鱼源性寄生虫病。世界多国均有病例报道，但 90% 病例报告来源于喜吃生鱼的日本，欧洲的沿海国家如西班牙、荷兰、法国、德国亦不少见[1-2]。我国一项对江苏沿海地区高危人群的调查报道，人群血清异尖线虫的特异性 IgG 抗体阳性率为 7.0%，海鱼的异尖线虫幼虫感染率为 64.0%[3]。但是，我国真正确诊异尖线虫病的病例报告罕见[4]。我国随着生食海鱼习惯的盛行，而生食鱼类未经充分检疫时，异尖线虫病是否会有所增加，值得关注。

【病原学与发病机制】

异尖线虫的种属很多，有些具有人致病性。异尖线虫生活史复杂，成虫寄生于海栖哺乳动物，幼虫寄生于海栖鱼类。传染源为各种携带第三期幼虫的海鱼，感染途径为吃生海鱼或未煮熟海鱼。

人类通过进食含异尖线虫三期幼虫的生海鱼或未熟海鱼被感染。幼虫进入消化道。大多情况下，幼虫并不适应新的人类宿主而被排泄，但在食入数量多或人体某些状况下，幼虫可钻入胃肠黏膜甚至穿透肠壁进入腹腔。幼虫最终变性而死亡，但在移行过程的幼虫及进入肠壁或腹腔死亡虫体却可诱发所在组织器官的免疫炎症反应。病变可分为急性和慢性，前者表现为局部器官一过性炎症反应，后者则形成慢性肉芽肿和脓肿[1-2]。

【临床表现】

异尖线虫病主要表现为 4 种类型，即累及胃、肠、胃肠外（幼虫穿透肠壁移行至腹腔）和过敏反应。日本报道胃型占绝大多数，而欧洲报道以肠型多见[1-2]。

1. 胃异尖线虫病　急性期起病急，多于进食生鱼后 1～12 小时内发生，表现为严重上腹痛，恶心、呕吐、低热，偶伴皮肤发疹。症状持续数天。部分患者上述症状虽减轻，但可持续数周至数月。部分未治患者可呈慢性溃疡样症状。

2. 肠异尖线虫病　症状一般发生在进食生鱼 5～7 天后，表现为间歇性或持续性腹痛。病变多位于末段回肠，结肠和空肠少见。可同时有腹水和／或腹膜炎体征。慢性病程者可并发因肠狭窄或肠套叠引起的肠梗阻，亦可并发肠穿孔[1-2,5]。

3. 异位异尖线虫病　由幼虫穿透胃或肠壁移行入腹腔，可侵犯肠系膜、肝、胰、卵巢等处。多表现为胃肠穿孔和腹膜炎。慢性发展者可发生肠系膜肿块形成。

4. 过敏反应　过敏反应不局限在活幼虫感染，食入死幼虫亦可引起。症状轻重不等，类似食物过敏临床表现。

【实验室和其他检查】

1. 病原学检查　胃镜检查或手术标本见幼虫即可确诊（图3-1-14），一般在感染1周内可查见。

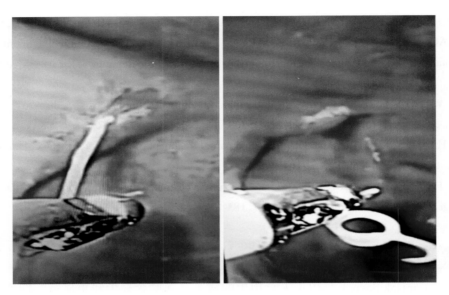

图3-1-14　异尖线虫病：胃镜检查见幼虫

2. 胃镜检查　急性期除见虫体外，可见胃黏膜红斑、水肿、糜烂、溃疡。若延迟胃镜检查，虫体已穿入胃壁或变性消失，活检仅见黏膜及黏膜下层明显嗜酸性粒细胞浸润及化脓性改变。慢性期见胃黏膜肥厚、结节状或肿块（发生在黏膜或黏膜下）改变。活检可能见肉芽肿和脓肿[1-2]。

3. 腹部CT检查　急性期可见腹水和腹膜炎。慢性期可见肠壁增厚、局部包块、淋巴结肿大、腹水。穿刺腹水检查见细胞以嗜酸性粒细胞为主。

4. 手术标本病理组织学检查　可见嗜酸性肉芽肿或脓肿内的虫体片段，有确诊价值。

5. 免疫学检查　血清异尖线虫特异性IgE升高或特异性抗原皮试阳性提示现症或既往感染，有辅助诊断价值，尤其对过敏反应型诊断价值大[1-2]。

【诊断与鉴别诊断】

有生食海鱼的病史后出现的临床症状，如能在起病短期内进行胃镜检查，内镜下见幼虫即可确诊。

对延迟胃镜检查者，如非手术，则很难与胃炎、消化性溃疡和胃癌或胃黏膜下肿瘤鉴别。对肠道异尖线虫病，很难与各种炎症、肿瘤和炎症性肠病鉴别。如出现肠套叠、肠梗阻、穿孔等并发症或不排除肿瘤而需作手探查时，手术切除标本病理组织学检查可确诊。异位异尖线虫病与急性腹膜炎、结核性腹膜炎、腹腔肿瘤很难鉴别，也常需手术探查取得病理组织学检查才能确诊。

对过敏反应型，根据服食生鱼史后发生过敏反应，结合特异性IgE升高和/或特异性抗原皮试阳性，一般可考虑诊断。

【治疗】

及时通过胃镜检查并取出虫体是最佳疗法。对有并发症的肠道或异位异尖线虫病者，常需手术切除治疗。如不需手术，可作出肠道异尖线虫诊断者，可试用驱虫治疗，有限研究提示阿苯达唑400～800mg/d，7～21天疗程可能有效[2]。

（张　虎）

参考文献

[1] ISHIKURA H, KIKUCHI K, NAGASAWA K, et al. Anisakidae and anisakidosis [J]. Prog Clin Parasitol, 1993, 3: 43-102.

[2] HOCHBERG N S, HAMER D H. Anisakidosis: Perils of the deep [J]. Clin Infect Dis, 2010, 51(7): 806-812.

[3] 茅范贞, 孙伯超, 倪碧娴, 等. 江苏省沿海地区高危人群异尖线虫感染风险调查 [J]. 中国血吸虫病防治杂志, 2020, 3: 282-289.

[4] QIN Y, ZHAO Y, REN Y, et al. Anisakiasis in China: the first clinical case report [J]. Foodborne Pathog Dis, 2013, 10(5): 472-474.

[5] BARON L, BRANCA G, TROMBETTA C, et al. Intestinal anisakidosis: histopathological findings and differential diagnosis [J]. Pathol Res Pract, 2014, 210(11): 746-750.

EB 病毒肠道感染

EB 病毒（Epstein-Barr virus，EBV）为疱疹病毒科嗜淋巴细胞病毒属、疱疹病毒科 γ 亚科，是一种嗜人类淋巴细胞的疱疹病毒的双链 DNA 病毒，呈球形，直径为 180～200nm，在 B 淋巴细胞中复制。1964 年由 Epstein、Barr 等首次在非洲儿童的恶性淋巴瘤组织培养中发现。

人是 EBV 感染的宿主，病毒主要通过唾液传播。EBV 在正常人群中感染非常普遍，90% 以上的成人血清 EBV 抗体阳性。在西方国家 EB 病毒通常感染 B 淋巴细胞，很少以 T 细胞和 NK 细胞为目标，而在中国、韩国、日本等亚洲国家及部分南美国家，该病常感染 T 细胞或 NK 细胞，从而导致慢性活动性 EB 病毒感染[1-3]。原发 EB 病毒感染后，由于机体特异性免疫监视作用的建立，病毒增殖受限，EB 病毒存在于具有免疫力宿主的 B 淋巴细胞，也可以是 T 淋巴细胞，少数情况下还可以是 NK 细胞中建立永久的潜伏状态。故 EB 病毒感染常有以下几种形式：①隐匿性感染：如儿童时期的感染通常无明显症状，多数 EB 病毒感染者终生携带病毒而不发病。②急性 EB 病毒感染：如青少年感染多为自限性的传染性单核细胞增生症（infectious mononucleosis，IM），以咽喉痛、发热及淋巴结增大为主要表现，也可出现黄疸和肝、脾大，很少有累及肠道的报道。急性感染通常在 3～4 周后恢复。③慢性活动性 EB 病毒感染（chronic active Epstein-Barr virus infection，CAEBV）及 EBV 相关噬血淋巴组织细胞增生症（Epstein-Barr virus-related hemophagocytic lymphohistiocytosis syndrome，EBV-HLH）：两者是较为严重的 EBV 感染相关疾病，预后不良。当免疫系统与病毒之间的平衡被打破，可出现慢性或复发传单样症状，从而出现淋巴细胞异常增殖。一般发生在免疫受损的宿主，多并发间质性肺炎、全血细胞减少、肝功能损害、弥散性血管内凝血、恶性淋巴瘤等，肠道累及较少见。④ EB 病毒相关肿瘤：EB 病毒是首个发现的与肿瘤发生相关的人类病毒，与伯基特淋巴瘤、霍奇金淋巴瘤及 NK/T 细胞淋巴瘤的发生、发展、治疗及预后有着密切关系，部分亦可累及肠道。

上述四种 EB 病毒感染形式中，关于 EB 病毒相关肿瘤详见第三篇第 4 章第 3 节，本文只重点讨论慢性活动性 EB 病毒感染的肠道累及。慢性活动性 EB 病毒感染（CAEBV）近年来日益受到关注，且有越来越多的报道显示有肠道累及，并有学者提出慢性活动性 EB 病毒感染性肠炎（chronic active Epstein-Barr virus enteritis，CAEBV enteritis）这一概念，属于临床少见疾病，至今还未得到很好的阐述。该病和溃疡性结肠炎、克罗恩病存在很多相似之处，目前对慢性活动性 EB 病毒感染性肠炎认识有限，临床上很容易误诊误治，病情严重者甚至导致患者死亡。

【发病机制】

CAEBV 发病机制尚不清楚。研究认为，与病毒本身异常复制及机体免疫有关。人感染 EBV 后，建立终生潜伏感染，受感染者成为终生带病毒者。IM 时 EBV 感染的靶细胞为 B 淋巴细胞，但 CAEBV 时 EBV 主要感染 T 细胞和 NK 细胞。Kimura 等[4]对 82 例日本 CAEBV 病例的临床分析结果显示，47% 为 T 细胞型，33% 为 NK 细胞型，4% 为 T 细胞和 NK 细胞型，B 细胞型仅占 2%，未分类细胞占 4%，未成熟细胞占 10%。EBV 感染的 B 淋巴细胞持续存在于循环系统中，并且表达低剂量的病毒基因，而细胞免疫（如 T 淋巴细胞的细胞毒作用）对于病毒活化的监视和清除转化的 B 淋巴细胞有重要的作用。一旦在机体免疫功能下降和某些因素触发下，CAEBV 患者 EBV 特异性毒性 T 细胞（CTL）的功能下降，潜伏的 EBV 可以被再激活导致病毒复制，受 EBV 感染淋巴细胞（主要是 T/NK 细胞）偏离正常轨迹增生，早期呈多克隆或寡克隆性增生，后期往往进展为单克隆性增生。CAEBV 情况下，EBV 感染 T 细胞或 NK 细胞一般为潜伏感染方式，表达潜伏感染膜蛋白（latent membrane protein，LMP）2A 和 2B，抑制其他病毒蛋白表达，降低 EBV 感染细胞的免疫原性，有助于逃逸机体免疫监视及被 CD8[+] 细胞毒性 T 细胞（CD8[+] cytotoxic T lymphocyte，CTL）清除，从而在体内长期潜伏，刺激 T 细胞和 NK 细胞克隆性增殖。这与 EBV 原发感染所致 IM 不同，后者随着 EBV 特异性细胞毒 T 细胞（EBV specific CTL）的扩增并活化 NK 细胞，EBV 感染的 B 细胞被快速清除，原发感染快速消退，绝大多数情况下呈无症状亚临床经过。而当免疫功能发生改变时，如当器官移植等破坏了 T 淋巴细胞的免疫监视功能后，体内的 EBV 感染的淋巴细胞大量增殖，最终可导致淋巴细胞增多症或淋巴瘤（PTLD）的产生。研究显示，器官移植术后 1 年的 PTLD 的发生率明显增加。综上，机体免疫功能（尤其是细胞免疫）异常，EBV 感染的 T/NK 细胞不能被有效清除而在体内长期潜伏和克隆性增殖为 CAEBV 关键发病环节。

【临床表现】

慢性活动性 EB 病毒感染：慢性活动性 EB 病毒感染实质为一组临床表现、病理学特点、细胞克隆性等方面均存在较强异质性的 EB 病毒阳性的淋巴组织增殖性疾病（EBV+LPD），主要在儿童和青少年发病，成人少见，发病后部分患者仅有局限性的皮肤损害，临床表现为种痘样水疱病和蚊叮超敏综合征，预后较好；部分患者可表现为系统性淋巴组织增殖性疾病，通常表现为发热、淋巴结肿大、肝脾大，甚至出现 EB 病毒相关噬血细胞综合征或进展成高度侵袭性淋巴瘤，预后极差[5]。

慢性活动性 EB 病毒感染性肠炎：EB 病毒主要感染淋巴细胞，由于肠黏膜存在丰富的淋巴组织，故 EB 病毒感染性疾病亦可累及肠道。当明确诊断的慢性活动性 EB 病毒感染患者出现消化道症状以及肠道病变不能用其他疾病解释，同时存在肠道 EB 病毒感染的证据，称为慢性活动性 EB 病毒感染性肠炎。由于 EB 病毒感染肠道黏膜内增生的细胞以 T 淋巴细胞居多，故慢性活动性 EB 病毒感染性肠炎主要发生在亚洲国家，尤其是日本和中国，西方国家罕见报道。慢性活动性 EB 病毒肠道感染属于 EB 病毒阳性淋巴增殖性疾病，病情严重时可进展为恶性淋巴瘤或并发肠道 EB 病毒相关噬血综合征，预后很差。由于 CAEBV 累及肠道临床无特异表现，目前对该病的肠道病变认识不足，临床医师容易忽视，从而往往被误诊为炎症性肠病及肠结核等其他肠道疾病。结合笔者所遇到的病例及文献复习显示部分患者病变轻微，仅表现为慢性腹泻、便血、反复发热等表现，部分患者病情迅速恶化，可出现肠道穿孔及消化道大出血等严重并发症，故早期诊断和治疗尤为重要。该病小肠及结肠均可受累，在肠镜下可见肠道多发溃疡，溃疡形状、深浅及大小不一，可伴有黏膜的红斑、水肿、糜烂等表现[6]。活检可见不同程度的正常或异型淋巴细胞浸润肠黏膜[6]。因该病缺乏典型的临床及肠镜改变，肠镜下活检组织标本较少而早期淋巴细胞异型性不明显，且炎性肠病亦可出现发热、淋巴结肿大、贫血等系统表现，故该病易被误诊为炎症性肠病等，早期诊断存在困难。我国报道[7-8]11 例慢性活动性 EB 病毒感染性肠炎患者，中位年龄为 40 岁（11 ~ 72 岁），其临床主要表现为间歇性超过 39℃ 的发热（100%）、腹泻（73%）、腹痛（64%）、淋巴结肿大（64%）、脾大（64%）、肝大（27%）。成人普遍较儿童预后差，最终多死于弥散性血管内凝血、多器官功能衰竭和感染。

【病原学检查】

1. EBV 血清学抗体　检测 EBV 各项抗体是临床诊断 EBV 感染的重要指标之一，主要是检测机体对 EBV 感染的免疫反应状态。血清中的 EBV 相关抗体主流检测方法为 ELISA、化学发光和免疫荧光法，针对不同抗原或不同亚类的抗体具有不同的临床意义，相关抗体的组合测定有助于感染类型和时相的判断。EBV 初次感染时，机体首先产生针对其壳抗原（viral capsid antigen，VCA）的 IgM 抗体（VCA-IgM），VCA-IgM 是最常用的 EBV 初次感染的指标，仅在 EBV 首次感染急性期可见抗体滴度有明显升高，恢复期和健康携带者抗体滴度稳定在低水平，再次感染或免疫抑制患者往往不表现此抗体的升高。随后出现的是壳抗原 IgG 抗体（VCA-IgG）和核心抗原抗体（EBNA-IgG），并持续终生。EBNA-IgG 和高亲和力的 VCA-IgG 都在感染后期才出现，被视为恢复期或既往感染的指标。在急性感染中后期，还会一过性早期抗原抗体（EA-IgG）出现。IgA 型抗体与 EBV 进入上皮细胞有关，持续高滴度的 IgA 抗体被认为和鼻咽癌有关。

2. EBV-DNA　正常人由于可能存在潜伏感染，外周血单个核细胞中也常有低载量的 EBV-DNA 检出（通常低于 200copies/ml）。EBV 活动感染时，EBV 在人淋巴细胞中增殖（IM 患者一般可达 $10^3 \sim 10^5$copies/ml）。随着感染的控制，EBV 感染进入潜伏状态，血浆或淋巴液中的病毒颗粒迅速消失，而外周血淋巴细胞中的 EBV 仍将以潜伏状态保持较高滴度数月至 1 年。对于复发性感染外周血 EBV-DNA 载量会更高，CAEBV 与 EBV-HLH 可达 $10^4 \sim 10^6$copies/ml。

3. 细胞免疫功能检测　EBV 感染者的细胞免疫功能通常通过流式细胞术进行测定，淋巴细胞亚群方面 IM 患者主要体现在 CD3$^+$ 和 CD8$^+$ 细胞的增高；EBV-HLH 表现为 NK 细胞减少；而 CAEBV 患者的典型特征为 2 系以上血细胞计数的减低。通过测定细胞因子、极化相关转录因子以及外周血白细胞 CCR3/CCR5 表达水平，可反映 T 细胞的极化状态，从而对机体抗病毒免疫功能进行评估。

4. 恶性 EB 病毒相关疾病易感基因检测　X 连锁淋巴组织增生是一种 X 染色体连锁的先天性免疫缺陷病，相关的遗传学突变包括 X 染色体上的 *SH2D1A* 和 *XIAP* 等基因，患者对 EBV 感染高度敏感，发病急，常表现为暴发性 IM、HLH、低丙种球蛋白血症、恶性淋巴瘤等，预后很差。另外，基因 *PRF1*、*UNC13D*、*STXll*、*STXBP2* 也可能与原发性 HLH 有关。

5. 组织病理学检查　从活检组织中检测肠黏膜 EB 病毒的方法包括：组织原位杂交检测含 EBV 编码小 RNA 的细胞（EBERs），免疫组化和 / 或免疫印迹法在受累组织中检测潜伏蛋白 Ⅱ 或 Ⅲ 的产物，PCR 检出单克隆性 EB 病毒 *LMP-1* 基因等。

综上所述，EBV 分离培养困难，EBV 的血清学检查和核酸载量测定是当前 EBV 感染相关疾病实验室检查的最主要手段，VCA-IgM 和低亲和力的 VCA-IgG 对现症 EBV 感染具有重要意义。但对于 IM 等急性、亚急性 EBV 感染，血清学各项抗体检查优于在恢复期还保持很高载量的 EBV-DNA。对于 CAEBV、EBV-HLH 而言，EBV-DNA 载量诊断价值则高于血清学检查。器官（或骨髓）移植者、HIV 感染者、肿瘤化疗患者等免疫功能不全的受检者，血清学检查可能导致漏诊，因此应结合 EBV-DNA 载量进行判断。EBV 感染者免疫学功能评估、易感基因的检测等是近年 EBV 相关疾病实验室诊断研究热点，可望成为 EBV 相关疾病诊断、监控及预后判断新的强有力的工具。

【诊断】

1. 慢性活动性 EB 病毒感染的诊断　由于对 CAEBV 的认识一直甚少，并且目前缺乏被广泛接受的慢性活动性 EB 病毒诊断标准和分类系统，临床医师和病理学者对本病认识常不一致。目前临床上常用的 CAEBV 诊断标准为美国国立卫生研究院（National Institute of Health，NIH）及 2005 年 Okano 等修订的诊断标准，两者内容基本相近。Okano 等[9]于 2005 年提出 CAEBV 标准：①持续或反复 IM 样临床表现：长期或反复发热、淋巴结肿大、肝脾大。其他多种涉及血液系统、消化系统、神经系统、肺部、心血管系统、眼睛、耳朵和皮肤的临床表现和并发症，往往也可发生于 IM 患者。② EB 病毒感染证据：异常的 EBV 抗体滴度如 VCA-IgG 抗体（≥ 1 : 640）和 EA-IgG 抗体滴度（G > 1 : 160）显著升高；和 / 或受累组织（包括外周血）EBV 基因拷贝数升高（EBV DNA ≥ 10^3copies/ml）；或原位杂交检测出感染组织或外周血中阳性的 EB 病毒编码的小 RNA1（EBER-1）细胞。③慢性疾病无法用其他疾病解释。诊断 CAEBV 必须满足上述所有指标，并且在疾病过程中可以出现噬血淋巴组织细胞增生症、T/NK 淋巴增殖性疾病或淋巴瘤，某些患者表现为皮肤损害。指南中不再强调病程 > 6 个月。

2. 慢性活动性 EB 病毒感染性肠炎的诊断 除了满足上述 CAEBV 诊断标准外，目前从病理形态角度要求存在肠黏膜活动性炎伴 EB 病毒阳性的淋巴细胞（图 3-1-15，图 3-1-16），但尚无明确 EB 病毒阳性淋巴细胞数量的诊断标准，国内有医院统计了 12 例肠道慢性活动性 EB 病毒感染的病

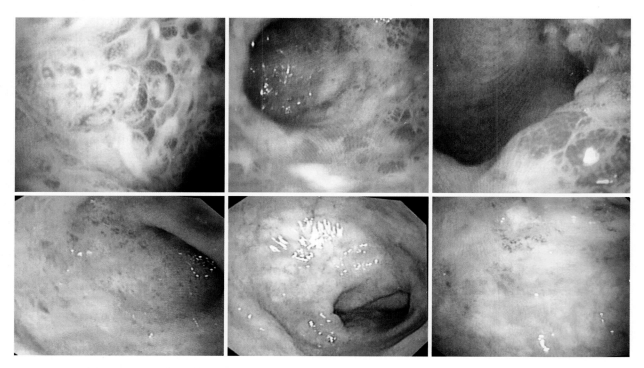

图3-1-15 慢性活动性EB病毒感染性肠炎内镜表现
全结直肠黏膜充血水肿，部分散在小溃疡，部分肠段黏膜血管纹理清晰。

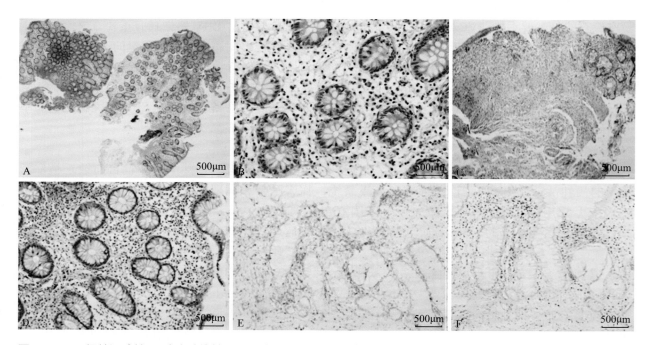

图3-1-16 慢性活动性EB病毒感染性肠炎活检组织病理
A、B. 横结肠（HE 染色，分别为 ×40、×200）：黏膜轻度慢性炎伴糜烂；C. 距肛 40cm 肠黏膜（HE 染色，×40）：黏膜纤维组织增生，局部腺体消失；D. 距肛 60cm 肠黏膜（HE 染色，×100）：黏膜慢性炎症，散在淋巴细胞；E. 肠黏膜免疫组化染色（×100）：浸润的淋巴细胞 CD3ε（+）；F. 肠黏膜 EBV 原位杂交（EBER，×100）：浸润的淋巴细胞 EBV（+）。

例，EB 病毒阳性淋巴细胞数都 > 30 个 /HPF，多数病例在 50 个 /HPF 以上，手术标本一般在 100 个 /HPF 以上。此外，目前已经确定粪便中可以检测 EB 病毒，使得无创诊断 EB 病毒感染成为可能[10]。

3. EBV 相关淋巴增殖性疾病的诊断 CAEBV 可以引起淋巴增殖性疾病（LPD），由于慢性活动性 EB 病毒感染诱发的 LPD 临床表现和预后与 EB 病毒相关淋巴瘤极为相似，故已不再视为感染性疾病，2008 年在美国 NIH 召开的关于非免疫缺陷性 EB 病毒相关性淋巴细胞增殖性疾病（EBV-associated lymphoproliferative disorders，EBV-LPD）国际会议上已将慢性活动性 EBV 感染（CAEBV）改名为 EBV 相关淋巴增殖性疾病（lymphoproliferative disease，LPD）。根据病变中主要细胞组成，分为 EB 病毒阳性 B 细胞 LPD、EB 病毒阳性 T/NK 细胞 LPD。CAEBV 诱导的 B 细胞 LPD 临床极为少见，临床大多数病例报道为 T/NK 细胞 LPD，且以中国、日本、韩国等东亚国家以及部分南美国家多见。若怀疑 EBV 相关 LPD 或淋巴瘤，还需进一步进行各种免疫组化及 T 细胞受体（TCR）基因重排检测等。

【鉴别诊断】

慢性活动性 EB 病毒感染性肠炎与炎症性肠病在临床症状和内镜下都存在很多相似之处，但治疗策略却完全不同，由于慢性活动性 EB 病毒感染性肠炎目前还没有得到广泛认识，区分患者症状是 CAEBV 所致还是与潜在的炎症性肠病相关便成为一个临床难题。在临床表现上，慢性活动性 EB 病毒感染性肠炎与炎症性肠病均通常表现为腹痛、腹泻，这一点没有显著差异，但慢性活动性 EB 病毒感染性肠炎通常有炎症性肠病所罕有的发热、肝脾淋巴结肿大等系统性表现，却少有脓血便、里急后重等溃疡性结肠炎表现；在内镜下，慢性活动性 EB 病毒感染性肠炎通常表现为结肠和小肠中有许多浅的、小的和不规则的溃疡，但没有均匀的、连续性肠道病变、鹅卵石样外观和纵行溃疡。而在溃疡性结肠炎患者中，内镜检查通常发现均匀的、连续性的炎症从直肠延伸，但仅限于结肠。克罗恩病的炎症可累及整个消化道，炎症区域与非炎症的黏膜交替出现（跳跃性病变），特征包括小而深的阿弗他溃疡或纵行、多边形（蜗牛道）溃疡和鹅卵石样溃疡，末端回肠常见[11]；在组织学上，慢性活动性 EB 病毒感染性肠炎多表现为透壁炎症合并固有层、上皮内淋巴细胞和浆细胞浸润、裂隙溃疡及上皮淋巴细胞聚集、神经纤维增生肥大、黏膜肌层增厚等慢性间质改变，但不会出现肉芽肿样改变[8]。溃疡性结肠炎通常在活动期表现为固有层内中性粒细胞浸润、隐窝结构改变、隐窝炎、隐窝脓肿、杯状细胞减少等。克罗恩病则表现为黏膜透壁性炎症、裂沟、肌间神经纤维增生、非干酪样肉芽肿。由于目前在炎症性肠病和慢性活动性 EB 病毒感染性肠炎中均发现 EBV IgG 阳性及 EBV IgM 阳性，故抗体检测用于鉴别的作用较小[8]。EB 病毒核酸检测在慢性活动性 EB 病毒感染性肠炎中血清及组织学检测中均显示病毒高载量，通常超过 10^5copies/ml。而炎症性肠病患者肠道 EB 病毒载量通常在 10^3copies/ml 以下[8, 12]。

EB 病毒在结肠黏膜的存在与宿主的免疫状态直接相关[13]，目前已有不少报道证实在免疫低下的炎症性肠病患者中存在 EB 病毒高检出率，这与炎症性肠病患者长期使用免疫抑制剂密切相关，并且感染的机会随着年龄的增加而增加[14]。Roth 等学者认为，在炎症性肠病患者中，免疫抑制剂诱发 EB 病毒再激活，这种再活化通常与 B 淋巴细胞相关，而肠黏膜中单克隆 T 细胞扩增不太可能发生[15]，因此多数情况下患者只存在肠道局限性感染，不伴有肝、脾淋巴结肿大，被认为属于肠道机会性感染范畴。这与慢性活动性 EB 病毒感染性肠炎主要感染肠黏膜 T 淋巴细胞致病机制是不同的。EB 病毒的存在可导致原有炎症性肠病临床进程复杂化、疾病严重程度增加、复发，从而导致药物难治[16-17]。少数重症患者甚至可进展为霍奇金淋巴瘤和非霍奇金淋巴瘤，特别容易发生在长期（可能 5 ~ 10 年）接受泼尼松、环孢素、6- 巯基嘌呤和英夫利西单抗（5mg/kg）等免疫抑制治疗的重症溃疡性结肠炎患者中[18-19]。一项三级医疗中心回顾性研究发现，使用硫唑嘌呤或 6- 巯基嘌呤的炎症性肠病患者发生 EB 病毒相关淋巴瘤风险会大大增加[20]。噬血综合征也越来越多地发生在接受硫唑嘌呤和英夫利西单抗治疗的炎症性肠病患者中[21-24]。

【治疗】

由于缺乏规范而有效的治疗方案，目前 CAEBV 治疗困难，预后很差。有报道显示部分 EB 病感染的患者在给予阿昔洛韦或者更昔洛韦抗病毒治疗后病情得到改善[16, 25]，但同时也有报道称给予患者抗病毒治疗（更昔洛韦 5mg/kg、2 次 /d）4 周后完全无效[26]。因此，尽管一些研究表明抗病毒药物治疗 EB 病毒感染有效，但是还需要更多的研究来充分阐明该项治疗的可靠性。也有患者给予了免疫调节治疗如 IFN-γ、IL-2、糖皮质激素、环孢素 A 或免疫球蛋白等，化疗药物（环磷酰胺、蒽环类抗生素、长春新碱、依托泊苷、泼尼松）治疗有效的病例多局限在个别临床报告，且多为暂时缓解，很少有根治的病例。目前，异基因造血干细胞移植是唯一有效的治疗方法，其通过重建机体对 EB 病毒有效免疫，彻底消除被 EB 病毒感染或克隆增殖的淋巴细胞。没有接受异基因造血干细胞移植的患者通常在 7 年内死亡[27-28]。在日本，慢性活动性 EB 病毒感染性肠炎中位生存期仅 4.3 年，长期（＞ 15 年）生存率低于 20%[29]。但由于慢性活动性 EB 病毒感染性肠炎患者常合并多器官损害，干细胞移植后发生并发症的风险仍然较大。

【展望】

由于接受免疫抑制剂治疗的炎症性肠病患者越来越多，CAEBV 又通常发生在长期使用免疫抑制剂的炎症性肠病人群中，由此显著增加炎症性肠病的严重程度、慢性化、难治性和增加复发率[16, 26, 30-31]。最终导致大肠切除术的患者较无 EB 病毒感染的患者大大增加[32]。为了避免误诊造成严重后果，推荐对接受免疫抑制剂的炎症性肠病人群，特别是老年男性和儿童，定期进行指标监测了解是否合并存在 EB 病毒感染[33-34]。另外，目前也有文献指出了输注自体或供体 EB 病毒特异性 T 细胞存在有效的治疗前景，因此加强对 EB 病毒致病机制及 EB 病毒早期治疗手段的研究，有助于改善 EB 病毒感染远期预后，提高生存率，降低病死率。

（王玉芳）

参考文献

［ 1 ］　COHEN J I. Epstein-Barr virus infection [J]. N Engl J Med, 2000, 343(7): 481-492.

［ 2 ］　TSUCHIYA S. Diagnosis of Epstein-Barr virus-associated disease [J]. Crit Rev Oncol Hematol, 2002, 44(3): 227-238.

［ 3 ］　KIMURA H, COHEN J I. Chronic active Epstein-Barr virus disease [J]. Front Immunol, 2017, 8: 1867.

［ 4 ］　KIMURA H, MORISHIMA T, KANEGANE H, et al. Prognostic factors for chronic active Epstein-Barr virus infection [J]. J Infect Dis, 2003, 187(4): 527-533.

［ 5 ］　CHANG C M, YU K J, MBULAITEYE S M, et al. The extent of genetic diversity of Epstein-Barr virus and its geographic and disease patterns: a need for reappraisal [J]. Virus Res, 2009, 143(2): 209-221.

［ 6 ］　温忠慧，王玉芳. EB 病毒阳性淋巴组织增殖性疾病一例［J］. 中华炎性肠病杂志，2018，2（1）: 65-67.

［ 7 ］　LIU R, WANG M, ZHANG L, et al. The clinicopathologic features of chronic active Epstein-Barr virus infective enteritis [J]. Mod Pathol, 2019, 32(2): 387-395.

［ 8 ］　RONGBEI L, MENGYU W, LIZHI Z, et al. The clinicopathologic features of chronic active Epstein-Barr virus infective enteritis [J]. Mod Pathol, 2018, 32(3): 387-395.

［ 9 ］　OKANO M, KAWA K, KIMURA H, et al. Proposed guidelines for diagnosing chronic active Epstein-Barr virus infection [J]. Am J Hematol, 2005, 80(1): 64-69.

［ 10 ］　NAHAR S, IRAHA A, HOKAMA A, et al. Evaluation of a multiplex PCR assay for detection of cytomegalovirus in stoll samples from patients with ulcerative colitis [J]. Gastroenterol, 2015, 21(44): 12667-12675.

［ 11 ］　NIKOLAUS S, SCHREIBER S. Diagnostic of inflammatory bowel disease [J]. Gastroenterology, 2007, 133(5): 1670-1689.

［ 12 ］　WAKEFIELD A J, FOX J D, SAWYERR A M, et al. Detection of herpesvirus DNA in the large intestine of patients with ulcerative colitis and Crohn's disease using the nested polymerase chain reaction [J]. J Med Virol, 1992, 38(3): 183-190.

［13］SHIMADA T, NAGATA N, OKAHARA K, et al. PCR detection of human herpesviruses in colonic mucosa of individuals with inflammatory bowel disease: Comparison with individuals with immunocompetency and HIV infection [J]. PLoS One, 2017, 12(9): e0184699.

［14］MARGO F, MACEDO G. Looking into enteric virome in patients with IBD: defining guilty or innocence? [J]. Inflamm Bowel Dis, 2017, 23(3): 1278-1284.

［15］ROTH D E, JONES A, SMITH L, et al. Severe chronic Epstein-Barr virus active infection mimicking steroid-dependent inflammatory bowel disease [J]. Pediatr Infect Dis J, 2005, 24(3): 261-264.

［16］DIMITROULIA E, PITIRIGA V C, PIPERAKI E T, et al. Inflammatory bowel disease exacerbation associated with Epstein-Barr virus infection [J]. Dis Colon Rectum, 2013, 56(3): 322-327.

［17］AFZAL M, NIGAM G B. EBV colitis with ulcerative colitis: a double whammy [J]. BMJ Case Rep, 2018, 2018: bcr-2018-2249963.

［18］WONG N A, HERBST H, HERMANN K, et al. Epstein-Barr virus infection in colorectal neoplasms associated with inflammatory bowel disease: detection of the virus in lymphomas but not in adenocarcinomas [J]. J Pathol, 2003, 201(2): 312-318.

［19］SCHWARTZ L K, KIM M K, COLEMAN M, et al. Case report: lymphoma arising in an ileal pouch anal anastomosis after immunomodulatory therapy for inflammatory bowel disease [J]. Clin Gastroenterol Hepatol, 2006, 4(8): 1030-1034.

［20］DAYHARSH G A, LOFTUS E V Jr, SANDBORN W J, et al. Epstein-Barr virus-positive lymphoma in patients with inflammatory bowel disease treated with azathioprine or 6-mercaptopurine [J]. Gastroenterology, 2002, 122(1): 72-77.

［21］VAN LANGENBERG D R, MORRISON G, FOLEY A, et al. Cytomegalovirus disease, hemophagocytic syndrome, immunosuppression in patients with IBD: 'a cocktail best avoided, not stirred' [J]. J Crohns Colitis, 2011, 5(5): 469-472.

［22］KULLMANN T, KÁRÁSZ T, GARTNER B, et al. Acute cytomegalovirus infection-associated hemophagocytic syndrome in a patient treated with azathioprine [J]. Orv Hetil, 2013, 154(49): 1959-1961.

［23］HERNÁNDEZ-CAMBA A, LAKHWANI S, RAMOS L, et al. Cytomegalovirus-associated hemophagocytic syndrome in a patient with Crohn's disease receiving azathioprine [J]. J Gastrointestin Liver Dis, 2013, 22(4): 471-472.

［24］FRANCOLLA K A, ALTMAN A, SYLVESTER F A. Hemophagocytic syndrome in an adolescent with Crohn disease receiving azathioprine and infiximab [J]. J Pesiatr Gastroenterol Nutr, 2008, 47(2): 193-195.

［25］GOETGEBUER R L, VAN DER WOUDE C J, DE RIDDER L, et al. Clinical and endoscopic complications of Epstein-Barr virus in inflammatory bowel disease: an illustrative case series [J]. Int J Colorecal Dis, 2019, 34(5): 923-926.

［26］CICCOCIOPPO R, RACCA F, PAOLUCCI S, et al. Human cytomegalovirus and Epstein-Barr virus infection in inflammatory bowel disease: need for mucosal viral load measurement [J]. World J Gastroenterol, 2015, 21(6): 1915-1926.

［27］SAWADA A, INOUE M, KAWA K. How we treat chronic active Epstein-Barr virus infection [J]. Int J Hematol, 2017, 105(4): 406-418.

［28］GOTOH K, ITO Y, SHIBATA-WATANABE Y, et al. Clinical and virological characteristics of 15 patients with chronic active Epstein-Barr virus infection treated with hematopoietic stem cell transplantation [J]. Clin Infect Dis, 2008, 46(10): 1525-1534.

［29］KIMURA H. Chronic active Epstein-Barr virus infection [J]. Uirusu, 2011, 61(2): 163-173.

［30］PEZHOUH M K, MILLER J A, SHARMA R, et al. Refractory inflammatory bowel disease: is there a role for Epstein-Barr virus?A case controlled study using highly sensitive EBV encoded small RNA1 in situ hybridization [J]. Hum Pathol, 2018, 82: 187-192.

［31］LI X, CHEN N, YOU P, et al. The status of Epstein-Barr virus infection in intestinal mucosa of Chinese patients with inflammatory bowel disease [J]. Digestion, 2019, 99(2): 126-132.

［32］HOSOMI S, WATANABE K, NISHIDA Y, et al. Combined infection of human herpes viruses: a risk factor for subsequent colectomy in ulcerative colitis [J]. Inflamm Bowel Dis, 2018, 24(6): 1307-1315.

［33］HIYAMA K, TERASHIMA H, NAKANO Y, et al. Primary rectal diffuse large B-cell lymphoma associated with ulcerative colitis: a case report [J]. Clin Case Rep, 2015, 3(3): 150-155.

［34］HRADSKY O, COPOVA I, ZARUBOVA K, et al. Seroprevalence of Epstein-Barr virus, cytomegalovirus, and polyomaviruses in children with inflammatory bowel disease [J]. Dig Dis Sci, 2015, 60(11): 3399-3407.

Whipple 病

Whipple 病是由 *Tropheryma whipplei* 菌引起的一种累及多系统的慢性感染性疾病。病变以小肠为主，最常表现为腹泻和吸收不良综合征，亦可累及全身多组织器官并表现相应症状。本病是一种典型的白种人疾病，在亚裔和黑种人罕见[1]。我国偶见临床资料不完整的个案报道[2]。据推算全世界每年新发病例为（0.01~0.06）/10 万[1]。本病诊断困难，是吸收不良综合征鉴别诊断中需要考虑鉴别的其中一种疾病。

【病原学和发病机制】

本病于 1907 年首先由 Whipple 报道，当时被认为是一种肠道脂代谢不良性疾病。1949 年，Black-Schaffel 用 PAS 染色发现该病患者小肠黏膜内巨噬细胞胞质中 PAS 阳性物质。20 世纪 60 年代，经电镜证实巨噬细胞中的链状颗粒由杆菌组成，2001 年正式将其命名为 Tropheryma Whipplei[3]，但直到 2003 年该菌才体外培养成功，同时完成其基因组测序。*T. Whipplei* 电镜下所见呈杆状，为由均一细胞壁包裹的三层浆膜样结构。基于基因分析，该菌在分类学上属放线菌属。

目前只确定人类是该菌唯一宿主，在 Whipple 病患者或健康携带者粪便或唾液可检出该菌，因此认为其主要传播途径是人–人密切接触经口传播。在土壤中可查出该菌，因此不排除人接触污染环境的传播方式。

目前认为本病发病与个体的易感状态有关。*T. Whipplei* 的携带者并不少见，但真正发病者少见，且发展到明显病征往往需数年至数十年，这种发病的现象强烈提示易感因素的作用。近年有本病易感基因的研究。亦有观察到本病在免疫缺陷者或长期使用免疫抑制药物者发病增加或疾病加重。病菌进入人体后可被正常免疫系统清除，当巨噬细胞和 T 淋巴细胞分化功能失调时病菌即可逃脱免疫监控而在人体繁殖和扩散。由于本病的特征性改变是肠黏膜内积聚有大量被该菌感染的巨噬细胞，故巨噬细胞功能失调及其相关机制在本病发病机制的研究中备受关注[4]。

【临床表现】

根据临床特征，将本病分为 4 个类型：①经典类型：主要累及肠道，以腹泻和体重减轻为主要特征；②局部感染型：病变位于胃肠道外而无消化道累及；③急性型：自限性感染，如急性胃肠炎、急性肺炎；④无症状携带者[4-5]。

本文讨论经典型 Whipple 病（classic Whipple's disease）如下[4-5]：

本病主要见于白种人，中壮年（平均年龄 48~54 岁）、男性居多（占 73%~87%）。起病隐匿，病情进展缓慢（从轻微不典型症状发展到明显典型症状要 6~8 年）。病程一般分早期、中期和后期。早期常表现为不规则发热和关节痛，中期为腹泻和体重下降，后期累及消化道以外各个器官系统。

1. 消化系统表现　为最主要表现。病变主要累及十二指肠、空肠和回肠，可累及食管、胃、肝，但少见。最常见症状为腹泻、脂肪泻和腹痛，继续发展为典型吸收不良综合征表现，最后可致恶病质。不少患者同时有不规则发热。

2. 骨、关节表现　关节痛常见，可发生关节炎和椎间盘炎。这类骨、关节病对 NSAID 疗效往往欠佳。

3. 神经系统表现　发生率居消化、骨关节表现之后排第 3 位。可为外周或中枢、局灶或弥漫，表现为相关症状和体征。

4. 心血管表现　以心内膜炎多见，也可发生心肌炎、心包炎。

5. 其他　淋巴结肿大和呼吸系统、皮肤、眼等疾病表现。

【诊断和鉴别诊断】

在流行区白种人的慢性腹泻鉴别诊断中应包括 Whipple 病，特别是腹泻前或腹泻期间有关节痛者。十二指肠活检病原学诊断是关键。内镜下见十二指肠黏膜表面黄白斑、粗短绒毛及淋巴管扩张，这些改变均无特异性，外观正常黏膜亦可能有该菌感染，因此要在十二指肠不同部位（包括病变及外观正常处）取多块活检送检。常规 HE 染色见小肠绒毛变短变钝，黏膜固有层有多量泡沫状巨噬细胞。必须常规做 PAS 染色，如见肠黏膜泡沫状巨噬细胞内含有大量 PAS 染色阳性的颗粒，为 PAS 染色阳性，提示 Whipple 病的可能。但 PAS 染色有假阳性和假阴性。假阳性是因为结核分枝杆菌、非结核分枝杆菌、放线菌等亦可呈阳性，可加做抗酸染色与结核和非结核分枝杆菌鉴别。而目前比较可靠的是加做特异性 *T. Whipplei* 抗体的免疫组化或 PCR 检测特异性抗原片段加以证实。如 PAS 染色阳性及特异性 *T. Whipplei* 抗体的免疫组化或 PCR 特异性抗原检测阳性，则 Whipple 病诊断可成立。对 PAS 染色阴性者，排除假阴性的方法是加做特异性 *T. Whipplei* 抗体的免疫组化或 PCR 特异性抗原检测，如亦为阴性，基本排除本病；如为阳性，则结合临床及其他检查（下述）确定诊断。

T. Whipplei 可感染消化道其他部位，如临床和 / 或内镜提示其他部位消化道病变为主，可通过胃镜、小肠镜取胃或小肠标本进行上述检查。有报道 Whipple 病患者脑脊液该菌检出阳性率高，故推荐抽取脑脊液行 PCR 检测特异性抗原，该检查对胃肠黏膜检测阴性但未排除该病者有辅助诊断价值，亦可作为了解已确诊患者是否存在中枢神经系统感染的检查[4]。

粪或唾液 PCR 特异性抗原检测的敏感度低、假阳性多，一般只作为无症状携带者流行病学调查。

肠黏膜切片电镜检查有诊断价值，但因切片原因会有假阴性，且难推广，一般只作研究之用。血清免疫学检查尚在研究中。

鉴别诊断：本病属慢性腹泻和吸收不良综合征的鉴别诊断，详见第三篇第十二章第 1 节。

【治疗】

1. 一般治疗　本病主要表现为小肠吸收不良，治疗详见第三篇第十二章第 1 节。

2. 抗生素治疗[4]　推荐的治疗方案见表 3-1-10。初步研究显示该治疗方案可很快改善腹泻和发热等症状，并有较好远期疗效。

表 3-1-10　经典 Whipple 病治疗的推荐方案

	剂量	疗程	替代治疗（对不耐受者）
起始治疗			
头孢曲松钠	2g/ 次，每日 1 次，静脉	2 周	美罗培南 1g/ 次，每日 3 次，静脉
长期治疗			
磺胺甲基异噁唑	每次 160mg/800mg，每日 2 次，口服	1 年	多西环素 100mg/ 次，每日 2 次，口服 + 羟氯喹 200mg/ 次，每日 3 次，口服

另有研究报道起始使用多西环素合用羟氯喹口服（剂量见表 3-1-10），继以多西环素长期服用（如有可能终生）亦能取得显著疗效。

未接受抗生素治疗的 Whipple 病有致命危险。本病易复发，故疗程要长，甚至终身服用。但必须注意长期用药的不良反应。复发一般在停药后不久发生，但也可在数月至数年后复发，还可多次复发。复发时给予原先有效治疗方案往往仍有效，亦可视情况改用其他治疗方案。

3．新的治疗方法　有报道通过 γ- 干扰素辅助抗生素治疗难治性 Whipple 病取得良好疗效[6]。

（梁　洁）

参考文献

[1] VON HERBAY A, OTTO H F, STOLTE M, et al. Epidemiology of Whipple's disease in Germany. Analysis of 110 patients diagnosed in 1965—95 [J]. Scand J Gastroenterol, 1997, 32: 52-57.

[2] 李楠，梁浩，范开春，等．Whipple 病 2 例报道并文献复习［J］．胃肠病学和肝病学杂志，2015，24（6）：763-764.

[3] LA SCOLA B, FENOLLAR F, FOURNIER P E, et al. Description of Tropheryma whipplei gen. nov., sp. nov., the Whipple's disease bacillus [J]. Int J Syst Evol Microbiol, 2001, 51(Pt 4): 1471-1479.

[4] MARTH T, MOOS V, MÜLLER C, et al. Tropheryma whipplei infection and Whipple's disease [J]. Lancet Infect Dis, 2016, 16(3): e13-e22.

[5] DOLMANS R A, BOEL C H, LACLE M M, et al. Clinical Manifestations, Treatment, and Diagnosis of Tropheryma whipplei Infections [J]. Clin Microbiol Rev, 2017, 30(2): 529-555.

[6] SCHNEIDER T, STALLMACH A, VON HERBAY A, et al. Treatment of refractory Whipple disease with interferon-gamma [J]. Ann Intern Med, 1998, 129: 875-877.

第 4 节　病原学尚未清楚的感染性肠炎

急性出血性坏死性肠炎

急性出血性坏死性肠炎是一种原因未明、可能与感染有关的非特异性急性肠道炎症性疾病。

关于本病的命名：在我国儿科界的概念中包括症状虽然相似，但概念不同的两种疾病，一种是特指新生儿时期的"坏死性小肠结肠炎"（necrotizing enterocolitis），另一种是散发在各年龄组的"急性出血性坏死性肠炎"[1]，本文要讨论的是后者。现在中、英文文献所见的几乎都是新生儿坏死性小肠结肠炎的报道[2-3]，而急性出血性坏死性肠炎或与之相同或相似的疾病英文文献报道甚少。本病最早命名为 enteritis necroticans（坏死性小肠炎）[4]，后又命名为 acute segmental enteritis 或 acute segmental necrotizing enteritis（急性节段性肠炎或急性节段性坏死性肠炎）[5]。这些命名都有其片面性，我国比较通用的命名是急性出血性坏死性肠炎，突出了本病急性起病和急性病程，绝大多数有血性腹泻，肠道常有坏死的特征。我国的命名在国内期刊已通用，但却并未在国际上广泛使用，因此，虽然可以将这一命名英译成 acute hemorrhage necrotizing enteritis，但要检索英文文献，用此病名很难找到相同或相似疾病的文献，而 enteritis necroticans 则更通用。

【流行病学】

Beckermann 于 1946 年在德国汉堡报道本病，在二战后欧洲重建初期（1946—1948）欧洲陆续有过病例报道，并命名为 enteritis necroticans（坏死性小肠炎）[4]，此后欧洲再无报道。查阅早年的英文文献，发现报道大宗病例的国家主要是巴布亚新几内亚[6]。亦偶见孟加拉国、泰国、马来西亚的报道。我国从 20 世纪 60 年代初本病开始大量增多，直至 20 世纪 80 年代初一直是农村贫困地区的常见地方病，似乎南方比北方更多见。虽无流行病学资料，但笔者曾于 20 世纪 70 年代初在广东一个仅有 1 万人口的小镇工作过，每年均可见 5～8 例本病，推算该县发病率可达（50～80）/10 万。从广州市中山医学院附属第一医院 1961—1976 年 15 年间共收治 273 例报道[7]，以及辽宁市朝阳地区人民医院 1971—1980 年 10 年间共收治 460 例报道[8] 来看，亦可窥见此病在当年的普遍程度。但自从 20 世纪 80 年代中期改革开放成果渐显之后，本病在过去流行地区奇迹般地逐渐明显减少直至消失。检索近年病例报道的中文文献，除诊断标准不明和临床资料不全的基层医院小宗病例报道外，仅见沈阳市盛京医院 57 例的较大宗报道[9]，亦见黑龙江省殷平等的 1986—1998 年间 7 例尸检确诊报告[10]，以及 Zheng 用英文发表的有详细临床资料和手术病理资料的 1 例报道[11]。这些报道提示本病在我国目前虽然已少见，但并未消失，至于发病区域以及发病相关因素是否已发生改变，值得进一步研究。

本病好发于春、夏季。以＜14 岁儿童多见，但可见于任何年龄组。男：女约为 2：1。

【发病机制和病理】

本病病因未明，准确说是缺乏条件进行充分研究。从上述流行病学特征来看，本病是贫困地区的地方性疾病，但缺乏传染病的特征。流行病学资料分析显示，本病的流行与食物的缺乏密切相关，主要是肉类食物缺乏相关。根据新几内亚的资料以及我国的经验，本病往往发生在长期缺乏肉食，而在突然进食肉食（特别是不洁肉食）后而发病，故本病又有 pig-bel syndrome 之称[12]。并认为与 C 型产气荚膜梭菌（能产生 β 毒素的 welchii 菌）有关[4,12]。一种假设是长期缺乏肉食导致胰蛋白酶分泌不足，当进食受产气荚膜梭菌污染的猪肉或进食不洁食物后肠道微生态环境改变导致产气荚膜梭菌优势，胰蛋白酶不能有效分解 β 毒素而致肠黏膜受损，进一步发生一系列的肠道炎症瀑布反应，可能涉及变态反应。间接支持胰蛋白酶不足的证据还有，以往发现在我国南方因主食缺乏而以甘薯代替主食的地区本病发病较多，因甘薯有抑制胰蛋白酶分泌的作用，亦有报道糖尿病患者易得本病。但因并非本病患者食用的猪肉都能分离到产气荚膜梭菌，本病患者粪便产气荚膜梭菌培养阳性率并不高，故产气荚膜梭菌的病原学学说证据尚不充分。近年我国本病流行病学的变化，是否又与另外其他因素相关，有待进一步研究。

病理学改变[8,10]：病变主要累及空肠、回肠或空回肠同时累及，极少数可同时累及盲肠、阑尾、胃、结肠。病变多从黏膜开始，逐渐向肠壁深层发展。大体所见病变肠黏膜成片剥落、出血、溃疡、坏死以及肠腔内充满果酱样物，肠管外观充血、水肿、肥厚僵硬，肠浆膜面斑片淤血，可有坏死和穿孔。病变常呈节段性，间距一般为 30～50cm，亦可呈大段坏死（图 3-1-17）。镜下见肠黏膜呈深浅程度不同的组织坏死，坏死组织周围有淋巴细胞、中性粒细胞和嗜酸性粒细胞浸润。黏膜下层严重水

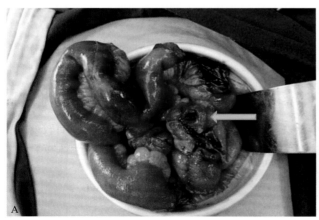
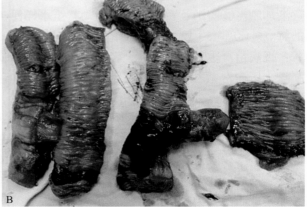

图3-1-17 急性出血性坏死性肠炎
A. 腹腔镜手术显示近段空肠至远段回肠多节段坏死和小肠穿孔（箭头）；B. 切除肠段见肠透壁性病变。

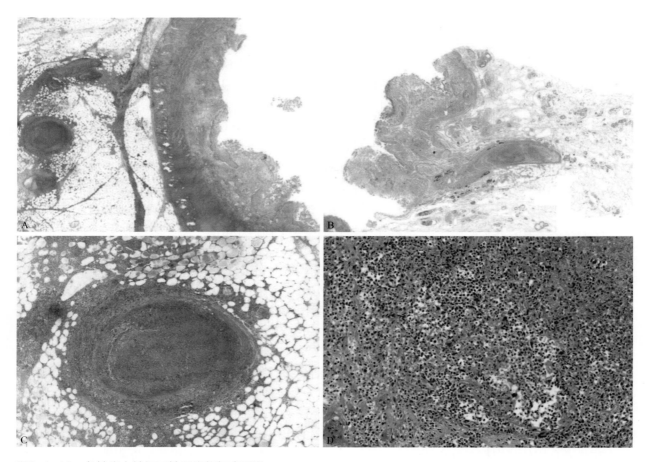

图3-1-18　急性出血性坏死性肠炎组织病理学

A. 肠黏膜坏死，黏膜下层出血、血管壁纤维素样坏死并血栓形成；B. 肠透壁性坏死；C. 血管壁纤维素样坏死并血栓形成；D. 肠黏膜局部大量中性粒细胞浸润。

肿、广泛出血和炎症细胞浸润。肌层平滑肌纤维肿胀，可断裂，并可发生坏死和穿孔。浆膜有纤维素及脓性分泌物。肠壁的血管壁可发生纤维素样坏死，常伴血栓形成（图3-1-18）。肠系膜淋巴结除炎症细胞浸润外，可见出血及灶性坏死。

【临床表现】

起病急骤，起病前多有不洁食物史，新几内亚报道的病例和我国20世纪80年代前的病例常有吃不洁猪肉史。主要表现为：①腹痛：为首发症状，突然出现，先位于脐周继至全腹，呈阵发性绞痛，逐渐加剧。②腹泻、血便：开始为糊状至水样便，很快出现血便，洗肉水样便并有特殊腥臭味为本病的特点。③恶心、呕吐：与腹痛、腹泻同时发生。④发热：大多有发热，少数有高热。⑤全身中毒症状：视病情严重程度而不同，轻者颜面苍白、四肢发冷、脉搏细弱，重者中毒性休克。⑥体征：腹部膨隆、压痛常见。肠梗阻型腹膨隆明显，伴肠鸣音减弱，腹膜炎型腹膜刺激征明显。

按临床特点分4型：

1. 肠出血型　以血性腹泻（常为大量洗肉水样便腹泻）为突出表现。此型最常见，预后较好。

2. 中毒休克型　起病很快出现高热、全身皮肤呈花斑样、神志障碍，并进入中毒性休克状态。此型发生率仅次于肠出血型。

3. 肠梗阻型　腹胀、呕吐、肛门停止排便排气、肠鸣音减弱至消失。一般在发病1天至数天逐渐加重。此型常为肠道炎症已发展至浆膜层所引起的麻痹性肠梗阻，易发展至坏死穿孔而转化为腹膜炎型；亦可能是中毒性休克并发的肠麻痹，可随休克改善而改善。

4. 腹膜炎型　全腹痛持续而剧烈，腹膜刺激征明显，穿刺见血性腹水。由肠坏死、肠穿孔发展而来。

多数国内著作将本病分成 5 型，笔者认为胃肠炎型多为本病的早期症状，如一直维持无血便，则难以与其他自限性急性感染性腹泻鉴别，故无必要将此型包括在本病诊断之内。

以上 4 型可以重叠，可以转化，故应注意密切监测病情变化和发展。

【实验室和其他检查】

1. 实验室检查　血常规见白细胞增高，核左移。大便应常规送细菌培养。生化（必要时血气分析）检查了解水、电解质和酸碱平衡情况及肾功能。注意出、凝血检查以了解是否合并 DIC。

2. 腹腔穿刺　有腹水者 B 超引导下腹腔穿刺，穿刺液为血性或脓性或混浊者提示坏死穿孔，应及时手术。

3. X 线检查　腹部 X 线片见小肠胀气，可有少数气液平。梗阻型所见明显肠胀气及气液平，但与一般肠梗阻不同，本病肠梗阻表现为肠间隙明显增宽。有肠穿孔者可见气腹征。需要进一步鉴别诊断者可行腹部 CT 检查。

4. 结肠镜检查　若非鉴别诊断需要，不宜做结肠镜检查。确有必要宜做不经全肠道准备的直乙结肠检查。

【诊断和鉴别诊断】

（一）诊断

本病的临床诊断无统一标准，亦无特殊诊断方法，主要依靠临床综合分析，在排除其他相似疾病后作出诊断。发病诱因有参考价值，急骤起病，腹部绞痛和特殊腥臭味洗肉水样腹泻，伴中度发热是本病的相对特征性改变。在此基础上，可迅速转化为中毒性休克、麻痹性肠梗阻或腹膜炎。

（二）鉴别诊断

1. 肠出血型与侵袭性急性感染性腹泻鉴别　肠出血型要与侵袭性急性感染性腹泻鉴别，因后者可有急性起病、腹痛、血性腹泻、发热的表现，但多以累及结肠为主，菌痢表现为伴里急后重的脓血便与本病不同；其他急性感染腹泻一般症状没有本病重，大量洗肉水样腹泻少有。但最终鉴别有赖粪便的病原学检查。中毒性休克、肠梗阻或腹膜炎则少见于急性感染性腹泻。肠出血型还要与初发的急性重度溃疡性结肠炎鉴别，后者的起病过程及大便性状有助鉴别，如考虑后者，直乙结肠镜检查可资鉴别。

2. 肠梗阻型和腹膜炎型与各种急腹症鉴别　肠梗阻型和腹膜炎型要与各种急腹症鉴别，如肠套叠、绞窄性肠梗阻、各种原因的肠穿孔、各种原因的腹膜炎等。鉴别的要点是本病发展到肠梗阻或腹膜炎前总会有一个急性腹痛伴腹泻继而转为血性腹泻（特别是腥臭的洗肉水样腹泻）的过程（即使有时会很短暂）。问题是本病近年在我国已变成少见病，可能不会被考虑在鉴别诊断之列。其他急腹症有其自身特点，并可借助腹部 CT 等检查进行鉴别。如有手术指征者，无论何种疾病，及时剖腹探查可获确诊。

【治疗】

不同类型治疗有不同治疗方案：肠出血型绝大多数内科保守治疗；中毒休克型按中毒性休克处理并密切监测腹部情况；腹膜炎型应及时手术；肠梗阻型不少已合并肠坏死，或者在病情发展过程中发生肠管狭窄、粘连，甚至扭转，因此要随时作好手术的准备，在一段保守治疗后，病情未见好转者应及时手术[13]。

（一）各型共同的治疗措施

1. 禁食，有腹胀者胃肠减压，气促者吸氧。

2. 静脉补液，病程长者全肠外营养。

3. 对症治疗　腹痛严重者予解痉药，必要时慎用鸦片类镇痛药。高热者物理降温。

4. 抗生素的使用　静脉滴注针对肠道细菌的广谱抗生素，视病情 1 种或 2 种联用，可加甲硝唑同用。

5. 关于糖皮质激素的应用　一般只用于中毒休克型或中毒症状重者，短期静脉使用。

（二）外科手术

1. 手术指征　见上文。

2. 手术方式　有肠管坏死或穿孔者行肠切除术，视肠管情况及患者总体状况决定一期吻合，或肠造口再行二期吻合。无肠管坏死或穿孔者普鲁卡因肠系膜封闭注射后关腹。

本病起病急骤，病情发展快，有肠坏死者病死率高。故应采取积极的综合治疗措施，并密切监测病情，准确判断肠坏死的发生，必要时及时手术治疗。本病如能救治成功，痊愈后不会复发。

（郭　红　胡品津）

参考文献

［1］张金哲. 出血性坏死性肠炎的临床表现与分型［J］. 实用外科杂志，1985，5（3）：115.

［2］RICH B S, DOLGIN S E. Necrotizing enterocolitis [J]. Pediatr Rev, 2017, 38(12): 552-559.

［3］陈超. 新生儿坏死性小肠结肠炎的临床问题及防治策略［J］. 中华儿科杂志，2013，51（5）：321-325.

［4］ZEISSLER J, RASSFELD-STERNBERG L. Enteritis necroticans due to Clostridium welchii type F [J]. Br Med J, 1949, 1(4597): 267-269.

［5］HANNAN M J, HOQUE M M. Intestinal obstruction in children due to segmental enteritis: experience in Chittagong, Bangladesh [J]. Pediatr Surg Int, 2012, 28(3): 277-280.

［6］MILLAR J S. Enteritis necroticans in the southern Highlands of Papua New Guinea [J]. J Trop Pediatr, 1983, 29(4): 220-224.

［7］邝贺龄. 急性出血性坏死性肠炎273例临床分析［J］. 中华内科杂志，1979，18（5）：385.

［8］李俊奇，贾松岩，孙喜龙. 急性出血性坏死性肠炎［J］. 中华外科杂志，1982，20（3）：156-157，190-191.

［9］张喆，林连捷，陈少夫，等. 成人急性出血性坏死性肠炎的临床回顾性分析［J］. 国际消化病杂志，2016，3：174-177，181.

［10］殷平，董德武，于建渤. 急性出血坏死性肠炎猝死7例尸检分析［J］. 法医学杂志，2000，16（2）：93-94，128.

［11］ZENG S, TSIA HIN FONG C J, LI L, et al. Acute hemorrhagic necrotizing enteritis: a case report and review of the literature [J]. Ann Palliat Med, 2021, 10(5): 5853-5861.

［12］MURRELL T G, EGERTON J R, RAMPLING A, et al. The ecology and epidemiology of the pig-bel syndrome in man in New Guinea [J]. J Hyg(Lond), 1966, 64(3): 375-396.

［13］夏振龙. 急性坏死性肠炎的外科治疗和手术时机问题［J］. 实用外科杂志，1985，5（3）：115-116.

热带口炎性腹泻

热带口炎性腹泻（tropical sprue）是一种病因不明的、主要表现为慢性腹泻和多种营养物质缺乏的吸收不良综合征，发病具有明显的地域特征。类似热带口炎性腹泻疾病的记载可以追溯到公元前，1759年Hillary等[1]描述了加勒比海地区巴多斯国的类似热带口炎性腹泻的慢性腹泻和小肠吸收不良病例，但这个疾病在当时也未被正式命名。直到1960年，当一次热带口炎性腹泻流行导致印度南部35 000人死亡时，这个疾病才被正式被现代医学家所认识[2]。随着卫生状况的改善和经济的发展，虽然热带口炎性腹泻在印度的发病率在逐渐下降，但它仍是印度地区患者小肠吸收不良的主要原因[3]，而该病在其他非流行地区罕见。

【流行病学】

热带口炎性腹泻发病具有明显的地域性，常见于赤道附近北纬 30 度和南纬 30 度以内的热带地区，包括印度、亚洲东南部和加勒比海地区等[4-5]，热带口炎性腹泻病例也见于美洲中部和南部，但在非洲和中东国家罕见[6]。在热带口炎性腹泻高发地区旅行过的游客也易患该疾病。据病例报道，曾有旅行者在热带口炎性腹泻高发区旅游时出现轻度急性胃肠炎，但回国数月甚至数年后被诊断该病，这种情况被称为"潜伏性热带口炎性腹泻"[7]。每个国家的热带口炎性腹泻都有其各自的地域特征，即使在同一个国家例如印度的病例也有区域性特征，印度北部患者也比印度南部患者的病情轻。

一项综合文献报道的荟萃分析结果显示，热带口炎性腹泻的好发年龄在 4~53 岁，平均发病年龄为 33.9 岁[8]。与感染性腹泻不同的是，热带口炎性腹泻罕见于儿童，但儿童和成人热带口炎性腹泻患者的临床特征相同[9]。

【发病机制】

热带口炎性腹泻病因不明，虽然并没有找到特异性致病菌，但多种证据表明感染可能是热带口炎性腹泻发病的主要原因，理由如下：①热带口炎性腹泻患者发病前往往有急性胃肠炎发作史[10]；②该疾病的流行暴发都发生在卫生状况较差的地区[4]；③该病低发的发达国家游客到该病流行区域国家旅游后也易患此病[11]；④热带口炎性腹泻患者常常伴有小肠细菌过度繁殖[12]；⑤抗生素治疗有效[13]。还有少数几项研究报道携带 HLAaw19 或 aw31 抗原是热带口炎性腹泻发病的危险因素[14-15]。热带口炎性腹泻的发病机制不明确，可能是易感个体在感染、小肠细菌过度繁殖、机体免疫系统失衡等多种因素的影响下发病，出现炎症迁延不愈、肠道屏障功能受损以及绒毛萎缩，最后诱发热带口炎性腹泻。

【临床表现】

热带口炎性腹泻的主要临床症状为慢性腹泻，粪便为灰白色、泡沫状脂肪便，不带黏液和血，可伴有腹胀、食欲缺乏等。主要体征为口角炎、贫血、低蛋白血症引起的外周水肿，以及体重下降等。

【实验室和其他检查】

1. 实验室检查　热带口炎性腹泻常累及回肠，特别是末端回肠，因此实验室检查常有血清维生素 B_{12} 和叶酸水平降低，以及由此导致的巨幼红细胞贫血，还常会有低蛋白血症，脂肪吸收不良导致的粪脂肪含量增高以及碳水化合物吸收不良导致的 D-木糖试验异常。

2. 内镜检查与组织病理学检查　热带口炎性腹泻病变常累及全小肠包括末端回肠[16]，内镜下表现为小肠黏膜绒毛不规则、粗大、卷曲或变平，皱襞消失或呈扇贝样[17]。病理组织学特征为：绒毛轻度萎缩、变钝，上皮内淋巴细胞增多，且主要分布在绒毛下 1/3 层，固有层可见淋巴细胞、浆细胞和嗜酸性粒细胞等慢性炎性细胞浸润。

3. 放射影像学检查　热带口炎性腹泻小肠 CT 检查可能会发现小肠扩张、肠壁增厚和肠黏膜水肿，但这些都属于非特异性表现，还可见于乳糜泻和克罗恩病等其他多种疾病[18]。

【诊断与鉴别诊断】

（一）诊断

热带口炎性腹泻的诊断要点为[4]：①热带口炎性腹泻高发区居住史或旅游史；②吸收不良的表现（营养不良和/或慢性腹泻）；③排除了寄生虫感染（组织或粪便标本检查）；④麦胶敏感性肠病抗体阴性，伴或不伴 DQ2/8 麦胶敏感性肠病相关 *HLA* 基因；⑤无麦胶饮食治疗无效；⑥四环素等抗生素和叶酸治疗有效。

（二）鉴别诊断

热带口炎性腹泻要与表现为慢性腹泻和小肠吸收不良的各种疾病鉴别，特别是伴有小肠绒毛萎缩的疾病鉴别。最容易被误诊为乳糜泻和自身免疫性肠病。

1. 乳糜泻　乳糜泻主要症状也是腹泻，是小肠吸收不良综合征的另一种常见原因。如果患者发病年龄小（＜35 岁）且腹泻时间长，并且无热带口炎性腹泻好发地区旅游史，提示乳糜泻可能性更大，且乳糜泻患者实验室检查常有特异性自身抗体如抗 tTG、抗 EMA 和抗麸质抗体阳性。乳糜泻患者远端比近端小肠病变轻微，因此铁和叶酸缺乏少见；乳糜泻一般不累及末端回肠，因此维生素 B$_{12}$缺乏和胆汁酸吸收不良少见。病理活检乳糜泻和热带口炎性腹泻都有小肠绒毛变钝和上皮细胞内淋巴细胞浸润，但是乳糜泻小肠绒毛变钝更明显，且淋巴细胞浸润主要集中在绒毛的上 1/3，而热带口炎性腹泻淋巴细胞浸润主要集中在绒毛的下 1/3，且固有层嗜酸性粒细胞浸润更明显。无麦胶饮食治疗有效是乳糜泻和热带口炎性腹泻的重要鉴别点。

2. 自身免疫性肠病　自身免疫性肠病患者常常表现为难治性腹泻、重度营养吸收不良，主要累及小肠，但整个消化道均可受累，血清中存在抗肠上皮细胞抗体或抗杯状细胞抗体。病理活检上皮内淋巴细胞数目增多也以隐窝底部为主，但与热带口炎性腹泻相比，淋巴细胞浸润数量较少，而绒毛萎缩更明显，且同时伴有隐窝底部上皮细胞凋亡增多，杯状细胞、帕内特细胞减少或缺失。热带口炎性腹泻高发区居住史或旅游史有利于热带口炎性腹泻诊断。

【治疗】

1. 抗生素　广谱抗生素治疗热带口炎性腹泻效果很好，推荐口服四环素（每次 250mg，每天 4 次）或多西环素（每天 100mg）3～6 个月[6,19-20]，能获得彻底的临床缓解和黏膜愈合。

2. 对症支持治疗　根据热带口炎性腹泻患者的实验室检查结果给予相应的对症支持治疗，往往需要补充叶酸（每天 1～5mg）、维生素 B$_{12}$和铁，不仅能快速改善患者的症状，还有利于小肠绒毛结构的恢复[21-22]。还需要注意纠正脱水、低白蛋白血症和电解质紊乱，减少含长链脂肪酸食物的摄入有助于缓解腹泻等。

【预后与转归】

在热带口炎性腹泻高发区旅游而感染该病的患者回国经过规范治疗后通常不会复发，而 20%～50% 居住在热带口炎性腹泻高发区的患者治愈后可能复发[17,23]。

（陈　敏）

参考文献

［1］ BARTHOLOMEW C. William Hillary and sprue in the Caribbean: 230 years later [J]. Gut, 1989, 30 Spec No: 17-21.

［2］ MATHAN V I, BAKER S J. Epidemic tropical sprue and other epidemics of diarrhea in South Indian villages [J]. Am J Clin Nutr, 1968, 21(9): 1077-1087.

［3］ DUTTA A K, BALEKUDURU A, CHACKO A. Spectrum of malabsorption in India—tropical sprue is still the leader [J]. J Assoc Physicians India, 2011, 59: 420-422.

［4］ BROWN I S, BETTINGTON A, BETTINGTON M, et al. Tropical sprue: revisiting an underrecognized disease [J]. Am J Surg Pathol, 2014, 38(5): 666-672.

［5］ RAMAKRISHNA B S. Tropical sprue: a riddle wrapped in a mystery inside an enigma [J]. Indian J Med Res, 2013, 137(1): 12-14.

［6］ COOK G C. Aetiology and pathogenesis of postinfective tropical malabsorption (tropical sprue) [J]. Lancet, 1984, 1(8379): 721-723.

［7］ KLIPSTEIN F A, FALAIYE J M. Tropical sprue in expatriates from the tropics living in the continental United States [J]. Medicine (Baltimore), 1969, 48(6): 475-491.

［8］ SHARMA P, BALODA V, GAHLOT G P, et al. Clinical, endoscopic, and histological differentiation between celiac disease and tropical sprue: A systematic review [J]. J Gastroenterol Hepatol, 2019, 34(1): 74-83.

［9］ COOK G C. Tropical sprue: implications of Manson's concept [J]. J R Coll Physicians Lond, 1978, 12(4): 329-349.

［10］ MCCARROLL M G, RIDDLE M S, GUTIERREZ R L, et al. Infectious Gastroenteritis as a Risk Factor for

Tropical Sprue and Malabsorption: A Case-Control Study [J]. Dig Dis Sci, 2015, 60(11): 3379-3385.

［11］PEETERMANS W E, VONCK A. Tropical sprue after travel to Tanzania [J]. J Travel Med, 2000, 7(1): 33-34.

［12］GORBACH S L, MITRA R, JACOBS B, et al. Bacterial contamination of the upper small bowel in tropical sprue [J]. Lancet, 1969, 1(7585): 74-77.

［13］GHOSHAL U C, SRIVASTAVA D, VERMA A, et al. Tropical sprue in 2014: the new face of an old disease [J]. Curr Gastroenterol Rep, 2014, 16(6): 391.

［14］GHOSHAL U C, GHOSHAL U, AYYAGARI A, et al. Tropical sprue is associated with contamination of small bowel with aerobic bacteria and reversible prolongation of orocecal transit time [J]. J Gastroenterol Hepatol, 2003. 18(5): 540-547.

［15］MENENDEZ-CORRADA R, NETTLESHIP E, SANTIAGO-DELPIN E A. HLA and tropical sprue [J]. Lancet, 1986, 2(8517): 1183-1185.

［16］BATHEJA M J, LEIGHTON J, AZUETA A, et al. The Face of Tropical Sprue in 2010 [J]. Case Rep Gastroenterol, 2010, 4(2): 168-172.

［17］RAMAKRISHNA B S, VENKATARAMAN S, MUKHOPADHYA A. Tropical malabsorption [J]. Postgrad Med J, 2006, 82(974): 779-787.

［18］NATH S K. Tropical sprue. Curr Gastroenterol Rep, 2005, 7(5): 343-349.

［19］WALKER M M. What is tropical sprue [J]. J Gastroenterol Hepatol, 2003, 18(8): 887-890.

［20］HAGHIGHI P, WOLF P L. Tropical sprue and subclinical enteropathy: a vision for the nineties [J]. Crit Rev Clin Lab Sci, 1997, 34(4): 313-441.

［21］KLIPSTEIN F A. Antibiotic therapy in tropical sprue: the role of dietary folic acid in the hematologic remission associated with oral antibiotic therapy [J]. Ann Intern Med, 1964, 61: 721-728.

［22］SHEEHY T W, BAGGS B, PEREZ-SANTIAGO E, et al. Prognosis of tropical sprue. A study of the effect of folic acid on the intestinal aspects of acute and chronic sprue [J]. Ann Intern Med, 1962, 57: 892-908.

［23］RICKLES F R, KLIPSTEIN F A, TOMASINI J, et al. Long-term follow-up of antibiotic-treated tropical sprue [J]. Ann Intern Med, 1972, 76(2): 203-210.

第二章　小肠炎症性疾病

第 1 节　炎症性肠病

概述

炎症性肠病（inflammatory bowel disease，IBD）特指一类病因尚不十分清楚的慢性非特异性肠道炎症性疾病，主要包括溃疡性结肠炎（ulcerative colitis，UC）和克罗恩病（Crohn's disease，CD）。

【IBD 的流行病学】

（一）IBD 发病率和患病率的时间趋势和地域差异

从 20 世纪中叶开始 IBD 在西方发达国家（包括北美洲、欧洲和大洋洲）发病率逐渐上升，先是 UC 的增加，其后是 CD。自 21 世纪起，部分以人群为基础的研究报道，这些国家的发病率已止稳，甚至有呈轻微下降，可能是 IBD 发病的天花板效应，或是与某些不良健康习惯得到群体改善有关。然而，从 20 世纪末至今 20 多年来，新兴工业化国家如南美、东亚、中东、印度的发病率开始逐步上升，尤以日本增加明显。至今，IBD 已成为一种全球性的疾病。Ng 对全球以人群为基础研究的系统分析显示[1]，1990 年后的数据，UC 在北美、西欧、大洋洲的发病率分别为（8.8～23.14）/10 万、（1.9～17.2）/10 万、（7.33～17.4）/10 万；患病率为（139.8～286.3）/10 万、（43.1～412.0）/10 万、（145.0～196.0）/10 万；CD 在北美、西欧、大洋洲的发病率分别为（6.30～23.82）/10 万、（1.85～10.5）/10 万、（12.96～29.3）/10 万，患病率为（96.3～318.5）/10 万、（28.2～322.0/10）万、（155.2～197.3）/10 万。换言之，这些地区人群中有超过 0.3% 的人患有 IBD，即有数百万的患者存在。在东亚，2005 年 IBD 患病率日本为 76/10 万，韩国为 42/10 万[2]。我国 IBD 的发病率近 20 多年来呈快速上升趋势是无可争议的，但有明显的地域差异，长三角和珠三角沿海发达地区发病率似更高。据一项 2012 年分别在广东省中山市和黑龙江省大庆市以人群为基础的调查结果[3-4]，年龄校正的 IBD、UC、CD 发病率，广东省为 3.14/10 万、2.05/10 万、1.09/10 万，黑龙江省为 1.77/10 万、1.64/10 万、0.13/10 万，提示广东省发病率较高。虽然两地 UC 发病率都较 CD 高，但广东省 UC∶CD 比约为 2∶1，而黑龙江省却为 14∶1。我国目前尚无患病率研究，但可以估算随着发病率的增加和时间推移，我国患病率应逐渐与日韩相近。以我国庞大的人口基数，仅以低至（5～10）/10 万的患病率推算，我国的医疗资源亦要面对数十万 IBD 患者的巨大负担，而且这一数量将会越来越多。

关于目前 IBD 全球的详细发病情况可参阅参考文献[1]。

（二）城镇化发展与 IBD 发病率增长同步

19 世纪 00 年代开始的英国工业革命，20 世纪欧美工业化的迅速发展，加快了欧美 IBD 发病率增加的步伐。随着新兴工业国家的崛起，伴随的是这些国家 IBD 发病率逐步增加，日本和中国先后工业化过程和高速发展，均是有说服力的实例。工业化必伴随城镇化，城镇化往往意味着生活环境、卫生水平和饮食习惯的改变。有学者提出一个国家当城镇化率超过 50% 时，IBD 的发病开始增多。人群的基因不可能在短期内改变，而 IBD 发病率的确发生了改变，均提示环境因素在 IBD 发病中的重要作用。

（三）东西方 IBD 表现的异同[5]

表 3-2-1 把西方国家（主要北美、西欧）和东方国家（主要是中国、日本、韩国）IBD 流行病学的主要异同点作一比较。结果似提示基因类别抑或饮食文化不同，在东西方 IBD 表现的差异上起了一定的作用。

表 3-2-1 东亚与北美、西欧（"东西方"）IBD 表现的异同

条目	表现	异/同
发病高峰年龄	东西方均为：CD 30 岁，UC 40 岁	同
性别	西方男女接近 东方男：女 UC 约 2.5：1，CD 约 1.5：1	异
发病率	西方＞东方	异
UC 的病变范围	西方＝东方	同
合并原发性硬化性胆管炎	西方 1%～3% 东方＜1%	异
UC 结肠切除率	西方＞东方	异（与病情严重度相关还是文化背景相关？）
CD 的病变部位	东方以回结肠型为主，结肠型少于西方	异
CD 的疾病行为	无明显差异	同
CD 并发症	东方出现早	异（与就诊延迟有关？）
易感基因	西方发现的重要基因如 *NOD-2* 基因变异 在中日韩均未发现	异

【IBD 的发病机制】

炎症性肠病（inflammatory bowel disease，IBD）的发病机制尚未完全明确，目前观点认为 IBD 是遗传、环境、肠道微生态以及免疫调节异常等多种因素间彼此复杂作用的结果，其中黏膜免疫异常在炎症持续中起着重要的作用[6-11]。

（一）遗传易感

遗传易感因素在炎症性肠病的发病机制中发挥着十分重要的作用。据一项丹麦流行病学研究，12% 的 IBD 患者有家族史。自第一个克罗恩病易感基因 *NOD2/CERD15* 被发现以来，相继有 240 余个基因被证实与 IBD 的易感性相关。这些易感基因影响着 IBD 患病风险、临床亚型和药物治疗反应等。常见的几组易感基因如下：

1. 细菌识别相关的易感基因 *NOD2/CARD15*，既负责编码细胞内模式识别受体，介导 NF-κB 途径的激活，诱导自噬，也负责分泌抗菌肽，参与 Th17 细胞介导的免疫防御和肠道黏膜屏障的建立。其突变导致免疫激活异常，抑制炎症作用降低，导致组织和细胞持续性损伤。*TLR4* 基因编码 Toll 样受体 4，通过识别病原体相关分子模式，激活炎性因子，启动免疫反应。针对白种人的研究显示，携有 TLR4 D299G 和 T399I 的患者，发生 IBD 的风险较携有野生基因型的患者更高，而针对亚洲人群的研究未发现 TLR4 单核苷酸多态性与 IBD 易感性间的关系。

2. IL-23/Th17 信号途径相关的易感基因 全基因组关联研究表明，IL-23/Th17 信号途径相关基因（*IL-23R*、*JAK2*、*TYK2*、*STAT3*、*CCR6*、*TNFSF15*）与 IBD 易感性密切相关。*IL-23R* 基因编码 IL-23 受体（IL-23R），IL-23 作用于 Th17 细胞上的 IL-23 受体，激活 JAK2、TYK2、STAT3 等，释放 IL-17A、IL-22、IL-21、CCL20 等细胞因子和趋化因子，进而导致持续而剧烈的炎症反应。

3. 自噬相关的易感基因 自噬是一个依赖溶酶体途径、对胞质蛋白和细胞器进行降解的过程，在天然免疫和获得性免疫中均发挥着重要作用。*ATG16L1* 既参与自噬复合体的构成，也介导含有抗菌肽分泌颗粒的胞吐作用。其突变不仅增加疾病易感性，也影响体内菌群。*IRGM* 基因编码 GTP 结合蛋白，调控自噬体的形成，参与人体天然免疫反应。除此之外，研究显示，其他 IBD 风险基因 *ULK1*、*LRRK2*、*MTMR3* 基因均参加了自噬过程。

4. 上皮屏障相关的易感基因 肠上皮屏障具有抵御病原微生物、防止毒素内移、维持菌群平衡等作用。*HNF4A*、*LAMB1*、*CDH1*、*GNA12* 基因被证实与 UC 患者肠上皮屏障完整性破坏有关。

此外，现有的研究还定位了包括 *IL10RA*、*ADAM17*、*FOXP3*、*XIAP*、*IL17REL*、*FERMT1*、

SKIV2L 等基因在内的多个致病性突变，进一步阐明了 IBD 患者的特殊遗传背景。目前认为 IBD 不仅是多基因疾病，也是一种遗传异质性疾病，环境变化可以通过表观遗传机制来影响病理基因的表达。

（二）环境因素

多年来 IBD 的发病率在社会经济较发达地区持续增高，如北美、北欧，继之西欧、日本、南美等。有关研究提示，南亚裔发病率低，但移居至英国后 IBD 发病率增高，表示环境因素起着重要作用。随着传统上 IBD 发病率较低的地区如亚洲、南美和中东等国的人口迁出和工业化，IBD 已成为一种全球性疾病，发病率急剧上升，可能与以下因素有关：

1. 吸烟　这是最早发现与 IBD 相关的危险环境因素，儿童时期及母亲产前接触烟草与 IBD 的关系，尚未取得统一意见。目前认同的观点是：吸烟对 UC 起保护作用，却促进 CD 恶化，被动吸烟者中 UC 发病率也明显降低。吸烟可加重 CD 患者病情，增加急性发作次数和持续时间，提高外科手术概率和肠外表现发生率。吸烟导致 CD 发病的机制可能包括：烟雾中产生的一氧化碳（CO），使微血管扩张能力受损，从而导致肠道组织缺血和慢性炎症，造成溃疡和纤维化的形成；同时，烟草中的尼古丁可影响分布于肠上皮细胞的烟碱型乙酰胆碱受体，进而改变细胞因子如白细胞介素 8（IL-8）、肿瘤坏死因子 α（TNF-α）水平，增加微血管血栓形成等。

2. 饮食　诸多流行病学研究表明，摄入特定饮食成分或饮食模式与 IBD 发病风险之间存在关联，但统计关联并非意味着因果关系。最早的 IBD 流行病学关联之一是母乳喂养的强大保护作用，缺乏母乳喂养的儿童可能会增加成年期 IBD 患病风险，机制可能是婴儿肠道微生物群无法优化，肠道黏膜和免疫系统发育迟缓，进而增加成年期患 IBD 的风险。动物研究显示，高脂肪饮食，尤其是饱和脂肪酸饮食，会增加小鼠肠道炎症发病风险。低水果和蔬菜饮食也与 IBD 发生风险密切相关，可能是饮食中缺少膳食纤维所致。膳食纤维可减少胆固醇吸收，促进肠道益生菌繁殖，调节肠道免疫，因此可能降低 IBD 发病风险。高水平的维生素 D 和叶酸可能对 CD 和 UC 都有保护作用，但也有人认为，这更可能是疾病导致的一种机体状态而非病因。

另有研究提示，环境污染、非甾体抗炎药的使用以及高海拔可能与 IBD 的发病率增加有关，但尚未取得一致意见。

（三）肠道微生态

至今未发现特异性微生物感染与 IBD 的确切关系，流行病学和实验室研究表明，肠道微生物菌群结构的改变与 IBD 发病相关，但炎症本身可以改变微生物群结构，因此比较 IBD 患者和健康对照者肠道微生物群的变化时，因果关系确定是有限的。肠道菌群的改变可能通过抗原刺激、肠上皮细胞受损、黏膜通透性增加，引起肠黏膜持续性炎症。

1. 肠道细菌　绝大多数关于肠道微生物群与 IBD 间的研究都集中在肠道细菌群的组成和功能上。与健康对照组相比，IBD 患者粪便微生物组的生物多样性显著降低，稳定性较差，组成上变形菌和放线菌数量显著增加，而拟杆菌、厚壁菌明显减少。CD 患者肠道黏膜和粪便中侵入性梭杆菌、梭状芽孢杆菌和某些致病性大肠埃希菌（AIEC）增多，AIEC 典型特征是可侵入上皮细胞，影响肠道黏膜通透性，在体外也被证明能诱发肉芽肿和肉芽肿性结肠炎。

2. 肠道真菌　IBD 患者体内担子菌/子囊菌比值增加，酿酒酵母菌数量下降，白念珠菌数量上升。肠道真菌组成异常可激活宿主免疫反应，加剧肠道炎症。例如，真菌细胞壁中的壳多糖、甘露聚糖等分子可激活宿主先天性免疫系统的重要成分，从而参与肠道炎症的发生、发展。

3. 肠道病毒　人类肠道病毒主要由噬菌体组成，研究表明其数量受肠杆菌属的影响。此外，巨细胞病毒、EB 病毒、人类疱疹病毒以及早期麻疹病毒感染者患 IBD 的风险增加。巨细胞病毒感染可能是难治性 IBD 发生的原因。

4. 肠道寄生虫　蠕虫治疗 IBD 已有一定疗效，但其感染是否与 IBD 存在负相关仍未有定论。

（四）免疫调节失常

正常情况下，肠道黏膜固有层对肠腔内大量抗原物质处于低度慢性炎症反应状态，IBD 患者由于

"免疫耐受"的缺失，会产生异常的免疫反应。肠道黏膜免疫反应异常激活是 IBD 肠道炎症产生的直接因素，主要包括先天性和获得性免疫通路的功能紊乱。

1. 先天性免疫反应　是人体抵御病原体的第一道防线，启动先天免疫反应首先需要由模式识别受体介导识别微生物抗原，包括细胞表面的 Toll 样受体（TLR）和 NOD 样受体，在 IBD 患者中，TLR 和 NOD 蛋白的表达和功能都发生了显著改变。自噬是维持细胞内稳态的机制之一，对宿主防御细胞内微生物具有重要意义，而在 IBD 患者中此过程是受损的。未折叠蛋白反应的失调也可能参与 IBD 的发病机制。此外，肠道细菌和食物抗原在肠黏膜表面遇到的第一个物理屏障是肠上皮的黏液层，第二道防线是肠上皮细胞，而 IBD 患者的上皮屏障缺陷和肠通透性增加现象是长期存在的。肠上皮细胞除了形成物理屏障外，还能分泌许多抗菌肽。在 CD 患者中可观察到抗菌肽表达缺陷。

2. 获得性免疫反应　CD 以 Th1 型免疫应答为主，而 UC 被认为是非典型 Th2 反应。Th17 细胞及其标志性细胞因子 IL-17A 在肠道炎症中的作用已被广泛研究。与正常肠道相比，CD 和 UC 黏膜中检测到高水平的 IL-17A 转录物。此外，Th17 细胞是 IL-21 的重要来源，IBD 炎症黏膜中 IL-21 明显上调，其可促进多种细胞（肠道上皮细胞、巨噬细胞、成纤维细胞等）释放 TNF-α、趋化因子、IL-6、粒细胞-巨噬细胞集落刺激因子（GM-CSF）、基质金属蛋白酶（MMPs）等来介导炎症的发生、发展。

此外，微小 RNA（miRNA）可通过不同机制影响肠道上皮细胞，从而参与肠道异常免疫反应。

总的来说，IBD 发病机制可能为：环境因素作用于遗传易感者，在肠道微生物及抗原的参与下，激活了异常的肠道黏膜免疫，从而引起难以自限的炎症反应。

（毛　仁　胡品津）

参考文献

［1］ NG S C, SHI H Y, HAMIDI N, et al. Worldwide incidence and prevalence of inflammatory bowel disease in the 21st century: a systematic review of population-based studies [J]. Lancet, 2017, 390: 2769-2778.

［2］ KAPLAN G G, NG S C. Understanding and preventing the global increase of inflammatory bowel disease [J]. Gastroenterology, 2017, 152: 313-321.

［3］ ZENG Z, ZHU Z, YANG Y, et al. Incidence and clinical characteristics of inflammatory bowel disease in a developed region of Guangdong Province, China: A prospective population-based study [J]. J Gastroenterol Hepatol, 2013, 28: 1148-1153.

［4］ YANG H, LI Y, WU W, et al. The Incidence of inflammatory bowel disease in northern China: A prospective population-based study [J]. PLoS One, 2014, 9(7): e101296.

［5］ MAK W Y, ZHAO M, NG S C, et al. The epidemiology of inflammatory bowel disease: East meets west ［J］. J Gastroenterol Hepatol, 2020, 35 (3): 380-389.

［6］ 曾臻，马春香，张虎. 炎症性肠病的易感基因研究进展［J］. 中华炎性肠病杂志，2019，3（1）：30-34.

［7］ ZENG Z, MUKHERJEE A, HU Z. From Genetics to Epigenetics, Roles of Epigenetics in Inflammatory Bowel Disease [J]. Front Genet, 2019, 10: 1017.

［8］ LEVINE A, BONEH R S, WINE E. Evolving role of diet in the pathogenesis and treatment of inflammatory bowel diseases [J]. Gut, 2018, 67(9): 1726-1738.

［9］ ANANTHAKRISHNAN A N, BERNSTEIN C M, ILIOPOULOS D, et al. Environmental triggers in IBD: a review of progress and evidence [J]. Nat Rev Gastroenterol Hepatol, 2018, 15: 39-49.

［10］ ZHANG Y Z, LI Y Y. Inflammatory bowel disease: pathogenesis [J]. World J Gastroenterol, 2014, 20(1): 91-99.

［11］ 王岭玉，吴瑾. 炎症性肠病发病机制的研究进展［J］. 胃肠病学，2018，23：630-633.

克罗恩病

克罗恩病（Crohn's disease，CD）是一种病因尚不十分清楚的胃肠道慢性肉芽肿性炎性疾病。是目前世界范围最常见而又最受重视的小肠疾病，因此是本书的重点章节。目前国内外已有大量 IBD 的专著，本文旨在概括指导临床实践的原则，对这些原则的证据来源及相关细节则通过附上国内外最新共识和系统分析的参考文献供读者查阅。

【临床表现】

CD 最常发生于青年期，根据我国统计资料，发病高峰年龄为 18～35 岁，男性略多于女性（男女比约为 1.5∶1）[1]。临床表现呈多样化，包括消化道表现、全身性表现、肠外表现、肛周病变和并发症。消化道表现主要有腹痛和腹泻，可有便血；全身性表现主要有体重减轻、发热、食欲缺乏、疲劳、贫血等，儿童和青少年患者可见生长发育迟缓；肠外表现有皮肤、黏膜、关节、眼、肝胆等组织器官病变；肛周病变有肛周瘘管、肛周脓肿、皮赘、肛裂等；并发症常见有瘘、腹腔脓肿、肠腔狭窄和肠梗阻，较少见的有消化道大出血、肠穿孔，病程长者可发生癌变。

腹痛、腹泻、体重减轻是 CD 的常见症状，如有这些症状出现，特别是年轻患者，要考虑本病的可能，如伴肠外表现和/或肛周病变应高度疑为本病。肛周瘘管可为少部分 CD 患者的首诊表现，应予注意[2]。

CD 的自然病程：本病起病隐匿，病程迁延，复发与缓解交替，相当部分患者最终发展为狭窄性或穿透性并发症而需手术治疗[3-6]。大部分患者术后复发，其中部分患者因并发症再发需再次手术治疗。病程是否呈进展性以及进展快慢及程度因人而异。

【辅助检查】

（一）实验室检查

1. 血清学标志物　目前并无诊断 CD 的特异性血清学标志物。抗酿酒酵母抗体（ASCA）、抗中性粒细胞胞质抗体（ANCA）、大肠埃希菌外膜孔道蛋白 C 抗体（anti-OmpC）和细菌鞭毛蛋白抗体（CBir1）敏感性低、特异性较高，仅可作为诊断的辅助检查，对鉴别结肠型 CD 与 UC 价值也不大[7]，因此不作为常规检查项目[1]。

2. 用于鉴别诊断的检查　大便常规及致病菌培养，γ- 干扰素释放试验和结核菌素皮试在我国应列为常规检查。与血管炎等风湿性疾病鉴别时检测自身抗体。

3. 反映炎症活动性的检查　C 反应蛋白（CRP）和血沉（ESR）与炎症活动性有良好相关性，既作为初诊时炎症活动度的评估指标，亦作为随访过程动态监测的指标。粪便钙卫蛋白（fecal calprotectin，FC）反映 60% 的粒细胞胞质可溶性蛋白，与肠道黏膜炎症病变程度有良好相关性。其阴性预测值高，适用于与 IBS 鉴别。因简单易行，特别适用于治疗过程的动态监测，不足之处是对局限于小肠的病变不够灵敏，与透壁炎症程度相关性不强，目前国内尚无统一的界限值[8]。

4. 反映营养状态的指标　血常规、血清白蛋白等。

（二）内镜检查

1. 结肠镜检查[1,9]　结肠镜检查和黏膜组织活检应列为 CD 诊断的常规首选检查项目，结肠镜检查应达末段回肠。CD 的内镜下典型表现为病变呈多灶性、非连续分布，病变间可见肉眼正常黏膜。纵行溃疡和卵石征（图 3-2-1）具有相对特征性，见于部分患者[10]。不少患者只表现为非典型的不规则状或星状溃疡和结节样隆起或息肉样增生。阿弗他溃疡代表初发病变。病变进展可见肠壁增厚伴不同程度狭窄，偶见瘘管内口。直肠受累仅见于少部分患者。呈环周性或连续性病变少见。

必须强调的是，无论结肠镜检查结果如何（确诊 CD 或疑诊

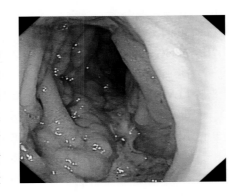

图3-2-1　克罗恩病结肠镜检查
升结肠见典型纵行溃疡和卵石征。

CD），均需选择有关检查（详见下述）明确小肠和上消化道的累及情况，以便为诊断提供更多证据及进行疾病评估。

2. 小肠胶囊内镜检查（small bowel capsule endoscopy，SBCE）[1, 11] SBCE 对小肠黏膜异常的检出相当敏感，但对一些轻微或不典型病变的诊断缺乏特异性，且有发生滞留的危险。主要适用于疑诊 CD 但结肠镜及小肠放射影像学检查阴性者（图 3-2-2）。此时，SBCE 检查阴性倾向于排除 CD，阳性结果需综合分析并常需进一步检查（特别是小肠镜）证实。对 IBD 类型待定（IBDU），SBCE 检查如发现小肠同时存在未被放射影像学发现或肯定的 CD 病变，则有助于 CD 诊断[11]。

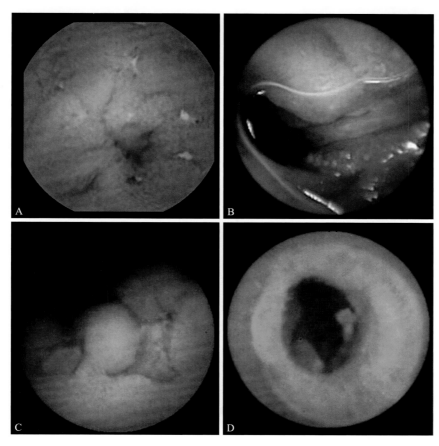

图3-2-2　克罗恩病胶囊内镜检查
A. 弥散浅小溃疡；B. 纵行溃疡；C. 结节样隆起；D. 肠腔狭窄。

SBCE 在已确诊的 CD 的应用：①当结肠镜及放射影像学检查无法解释临床表现且检查有助制订治疗方案时（如疑小肠出血），可选择 SBCE 检查；②可作为评估治疗对小肠病变的疗效；③可用于监测术后结肠镜不能到达部位的小肠吻合口复发。应注意，上述情况胶囊内镜滞留的风险大大增加，检查前宜先行探路胶囊内镜（国内暂无）检查或放射影像学检查，确认无肠梗阻风险。

3. 小肠镜检查[1, 11] 目前我国常用的小肠镜是气囊辅助式小肠镜（balloon-assisted enteroscopy，BAE）。该检查可在直视下观察病变、取活检和进行内镜下治疗，但为侵入性检查，有一定并发症发生的风险。主要适用于结肠镜未能提供诊断依据，而 SBCE 或放射影像学发现小肠病变需要确诊者。亦适用于已确诊的 CD 需要 BAE 检查以指导或进行治疗者。小肠镜下 CD 病变特征与结肠镜所见相同（图 3-2-3）。

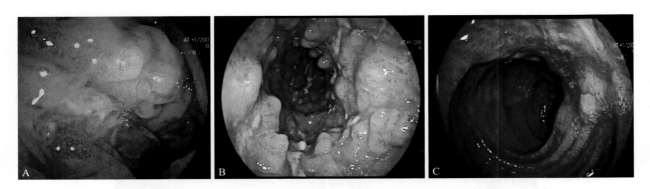

图3-2-3　克罗恩病小肠镜检查

A. 纵行溃疡及卵石征；B. 密集大小不等的炎症息肉样／结节样隆起和溃疡；C. 活动性出血。

4. 胃镜检查[1,7]　少部分 CD 病变可累及食管、胃和十二指肠，但一般很少单独累及。原则上胃镜检查应列为 CD 的常规检查项目，尤其是有上消化道症状、儿童和 IBDU 患者。近年国内报道一组常规接受胃镜检查的成人 CD 连续病例，发现在食管、胃和十二指肠同时存在确定 CD 病变（图 3-2-4）占 19.1%，有上消化道症状组与无上消化道症状组之间检出率无差异，突显常规胃镜检查的重要性[12]。

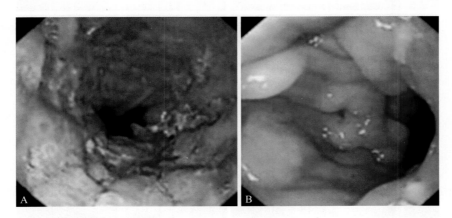

图3-2-4　克罗恩病胃镜检查

A. 食管多条纵行走向溃疡及多发结节样隆起；B. 十二指肠球部及球降交界多发结节样隆起、纵行走向溃疡、球腔变窄。

（三）影像学检查

1. CT 小肠成像 /MR 小肠成像（CTE/MRE）[1,7]　CTE 或 MRE 是迄今评估小肠炎性病变的标准影像学检查，有条件的单位应将此检查列为 CD 诊断的常规检查项目。该检查[13]可反映肠壁的炎症改变、病变部位和分布的范围、狭窄的存在及其可能的性质（炎性或纤维性狭窄）、肠腔外并发症如瘘管形成、腹腔脓肿或蜂窝织炎等。活动期 CD 典型的 CTE 表现为节段性分布的肠壁增厚和肠黏膜明显强化，病变常以肠系膜侧明显；肠壁分层改变，黏膜内环和浆膜外环明显强化，呈靶征或双晕征；肠系膜血管增多、扩张、扭曲，呈木梳征；相应系膜脂肪密度增高、模糊；肠系膜淋巴结肿大等（图 3-2-5）。

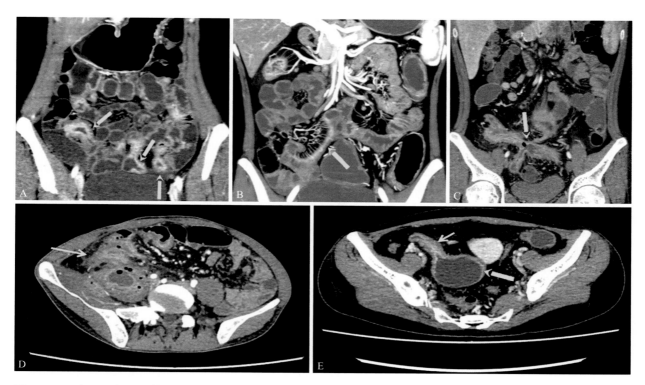

图3-2-5　克罗恩病CTE检查

A.小肠肠壁增厚、强化，呈节段性分布；B.病变以肠系膜侧明显，木梳征；C.肠内瘘；D.腹腔脓肿；E.肠狭窄表现为肠壁增厚、肠腔变窄（细箭头）和近端肠管扩张（粗箭头）。

　　MRE 与 CTE 对评估小肠炎性病变的精确性相似，前者较费时，设备和技术要求较高，但无放射线暴露之虑，推荐用于随访中监测肠道疾病活动度。

　　如果口服对比剂不能充分扩张近段小肠而高度怀疑该部位病变时，必要时可通过插入鼻空肠管注射对比剂行 CT 小肠造影（CT enteroclysis）。

　　有肛瘘者行盆腔或肛管磁共振检查，可了解瘘管解剖学及是否合并肛周脓肿。

　　2. 经腹肠道超声检查（GIUS）[1, 7]　　传统腹部 B 超和彩色多普勒在反映肠壁炎症病变、部位和范围，以及肠腔狭窄、瘘管、腹腔脓肿等并发症方面具有与 CTE/MRE 相似的准确性[14-15]。简便、经济、无创、无辐射是其最大优点，但对空肠、近段回肠、横结肠的检查会受到一定限制。因此，尤其适用于孕妇、儿童和重症患者的诊断，亦适用于所有 CD 患者的初筛，更是治疗随访过程复查的重要辅助手段。超声引导下的腹腔脓肿穿刺引流是治疗 CD 合并腹腔脓肿的重要手段。

　　CD 主要超声表现[14-15]为肠壁增厚（≥ 4mm）；肠壁回声减低，正常层次结构模糊或消失；受累肠壁血流信号增多（Limberg 分级将血流信号分为 5 级，与疾病活动度有良好相关性）；溃疡；病变肠段旁边肠系膜回声增强或呈"肿物包裹样"表现；周围肠系膜淋巴结肿大；狭窄、瘘、脓肿或炎症包块。

　　GIUS 在炎性狭窄与纤维狭窄的鉴别有重要参考价值，可通过肠壁层次结构改变结合血流信号进行分析（详见下文并发症的治疗）。

　　超声的新技术：①超声弹性成像技术：可提高炎性与纤维狭窄鉴别的准确性；②超声造影：可更客观评价疾病活动性；③腹腔内超声造影：可清楚显示脓肿、瘘管、肠腔和周围脏器情况（参见第二篇第五章）。

　　3. 钡剂灌肠及小肠钡剂造影　　钡剂灌肠已被结肠镜检查所代替，但对于肠腔狭窄无法继续进镜者仍有诊断价值。小肠钡剂造影敏感性低，已被 CTE 或 MRE 代替，但对无条件行 CTE 检查的单位则仍是小肠病变检查的重要技术。

（四）病理组织学检查[16]

1. 手术标本的病理组织学

（1）取材：外科标本应沿肠管的纵轴切开（肠系膜对侧缘），取材必须包括病变附近肠系膜淋巴结。

（2）病理组织学：①透壁性（transmural）炎；②聚集性炎症反应分布，透壁性淋巴细胞增生；③黏膜下层增厚（由于纤维化 – 纤维肌组织破坏和炎症反应、水肿造成）；④裂沟（裂隙状溃疡，fissures）；⑤非干酪样肉芽肿（包括淋巴结），但应注意，局限在黏膜固有层由隐窝破坏所致的肉芽肿不视为 CD 诊断的证据[7]；⑥肠道神经系统的异常（黏膜下神经纤维增生和神经节炎，肌间神经纤维增生）；⑦相对比较正常的上皮 – 黏液分泌保存（杯状细胞通常正常）。一般建议如有非干酪样肉芽肿存在，再加上述 1 项特点，可考虑 CD，如无肉芽肿，则需要上述其他 3 项或以上才能考虑 CD。但要排除感染（如结核）。

2. 黏膜活检的病理组织学

（1）取材：多部位多点活检很重要。推荐至少 5 个部位（包括直肠和末段回肠），每个部位不少于 2 块活检，内镜下未见异常的黏膜也应取活检。

（2）病理组织学改变：活检组织检查提供的信息比较少，目前未有确定的诊断标准。一般认为非干酪样肉芽肿，伴局灶性慢性炎症和局灶性隐窝结构异常是诊断 CD 的重要特征（图 3-2-6）。在未见非干酪样肉芽肿时，下列指标有助诊断：局灶性慢性炎症（包括黏膜下淋巴细胞聚集），局灶性隐窝结构异常，阿弗他溃疡，刀切样深在裂隙，神经肥大和神经节细胞增多，回肠末段绒毛结构不规则、局灶性糜烂、幽门腺化生。存在上述 3 项或以上指标，可考虑 CD。如多肠段活检见不同肠段存在炎症及隐窝结构异常分布不均，亦有助诊断。在诊断困难病例，行胃镜检查和活检，如食管、胃和十二指肠活检发现非干酪样肉芽肿或局灶性炎症，有助 CD 诊断[12, 16]。诊断 CD 前均要排除感染（如结核）。

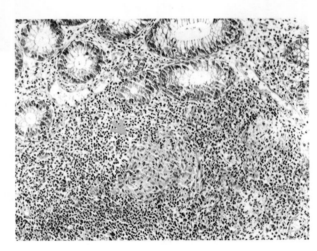

图3-2-6　克罗恩病活检：黏膜层见较小的松散的非干酪性肉芽肿

【诊断和鉴别诊断】

（一）诊断

CD 缺乏诊断的"金标准"，需结合临床表现、实验室检查、内镜检查、影像学检查和组织病理学检查进行综合分析并密切随访，在排除其他相似疾病的基础上作出诊断。

我国提出的 CD 诊断要点有助于指导临床工作和科学研究的应用。具体如下[1]：①具备上述临床表现者可临床疑诊，安排进一步检查；②同时具备上述结肠镜或小肠镜（病变局限在小肠者）特征以及影像学（CTE 或 MRE，无条件者采用小肠钡剂造影）特征者，可临床拟诊；③再加上活检提示 CD 的特征性改变且能排除肠结核，可作出临床诊断；④如有手术切除标本（包括切除肠段及病变附近肠系膜淋巴结），可根据标准作出病理确诊；⑤对无病理确诊的初诊病例随访 6～12 个月以上，根据对治疗的反应及病情变化判断，对于符合 CD 自然病程者可作出临床确诊。如与肠结核混淆不清，但倾向于肠结核者，应按肠结核进行诊断性治疗 8～12 周，再行鉴别。

（二）鉴别诊断[1, 17]

CD 的诊断没有"金标准"，因此诊断必须建立在排除其他相似疾病基础上。需要与 IBD 鉴别的具有慢性持续或反复腹痛、腹泻等症状并伴有肠道相似病变的疾病谱很广，可按疾病性质分类和按病变部位分类见表 3-2-2。

表 3-2-2 与 IBD 鉴别的疾病分类

按疾病性质分类	按病变部位分类
感染性疾病	**局限于小肠**
肠结核	粪类圆线虫感染
耶尔森菌小肠结肠炎	隐源性多灶性溃疡性小肠炎（CMUSE）
空肠弯曲菌肠炎	自身免疫性肠病
组织胞质菌病	**局限于大肠**
阿米巴肠病	阿米巴肠病
血吸虫病	血吸虫病
粪类圆线虫感染	艰难梭菌感染
艰难梭菌感染	缺血性结肠炎
CMV 感染	与憩室相关的节段性结肠炎
HIV 相关肠炎	转流性结肠炎
慢性活动性 EBV 感染累及肠道	孤立性直肠溃疡综合征
肿瘤	**主要局限于回盲部**
肠道恶性淋巴瘤	肠结核
EBV 相关淋巴组织增生	耶尔森菌肠炎
缺血性肠病	肠白塞病
缺血性结肠炎	
过敏 / 风湿性疾病	
肠白塞病	
系统性红斑狼疮	
原发性血管炎	
嗜酸性粒细胞性肠炎	
过敏性紫癜	
药物性肠病	
NSAID 肠病	
麦考酚酸酯	
免疫检查点抑制剂	
其他	
放射性肠炎	
与憩室相关的节段性结肠炎	
隐源性多灶性溃疡性小肠炎（CMUSE）	
自身免疫性肠病	
普通变异型免疫缺陷（CVID）	
转流性结肠炎	
孤立性直肠溃疡综合征	
肠道淀粉样变	

在我国，需要特别注意与 CD 鉴别的疾病：

1. 肠结核（ITB）　我国结核病发病率高，ITB 是与 CD 鉴别最重要的疾病。但回结肠型 CD 与肠结核的鉴别有时会相当困难，这是因为除活检发现干酪样坏死性肉芽肿为肠结核诊断的特异性指标外，两种疾病的临床表现及各种检查常无特征性区别，然而干酪样坏死性肉芽肿在活检中的检出率却很低。因此强调在活检未见干酪样坏死性肉芽肿的情况下，鉴别依靠对临床表现、实验室检查、结肠镜下所见、CTE 特点和活检结果进行综合分析。我国、韩国和印度相关研究报道很多[10, 18-19]，但由于病例选择、研究方法、样本大小各异，结果有一定差异，综合两病鉴别的各种指标见表 3-2-3。

表 3-2-3　CD 与 ITB 鉴别的指标

倾向 CD 的特征	倾向 ITB 的特征
CD 的肠外表现（如口腔溃疡、结节性红斑）	伴活动性肺结核 *
肛周病变（特别是复杂性肛瘘）	PPD 皮试强阳性 *
并发瘘管、腹腔脓肿	肠镜下见典型环形溃疡 *
肠镜下见典型纵行溃疡 *	肠镜下见回盲瓣口固定开放
肠镜下见典型卵石征	CT 见腹腔淋巴结坏死或钙化 *
病变累及 ≥ 4 个肠段	活检见肉芽肿分布在黏膜固有层且数目多、直径大
病变累及直肠和 / 或肛管	（＞ 400μm），特别是有融合
CTE 见小肠多节段性病变 *	活检标本抗酸染色阳性 *
CTE 见木梳征 *	活检标本结核分枝杆菌 DNA 检测阳性 *
γ- 干扰素释放试验阴性 *	

注：* 特异性较高的指标。

如何应用上述特征进行鉴别：①要认识两病的特征只是相对，可以互相重叠；很多指标可以有假阴性或假阳性；有些指标特异性较高（见表 3-2-3 内 * 号），亦即鉴别的权重较高。因此，要尽量完善所有检查，再将收集到的所有指标分别放在上述鉴别的框架下（并给予相应权重），然后衡量出更倾向于哪个病的诊断（可理解为"天平法"）。②我国[20]、韩国[18]和印度均有报道鉴别诊断的模型，但之间差异很大，各国患者环境背景不同可能是差异的主要原因，建议采用我国提出的鉴别诊断模型[20]作为参考，但一定要密切结合临床。

诊断性抗结核治疗的应用：对鉴别有困难者应先予正规抗结核治疗。治疗数周（2～4 周）内症状明显改善，并于 2～3 个月后结肠镜复查发现病变痊愈或明显好转，支持肠结核的诊断，可继续完成正规抗结核疗程[21]。应注意，不能以症状改善作为评价诊断性治疗有效的标准，因相当部分 CD 患者早期对抗结核治疗可取得症状改善，但 3 个月后内镜复查 CD 患者见病变明显好转者极少[21]。

有手术指征者行手术探查：手术标本必须包括切除肠段以及周围肠系膜淋巴结。绝大多数肠结核可在病变肠段和 / 或肠系膜淋巴结组织病理学检查中发现干酪样坏死性肉芽肿，从而获得病理确诊。

2. 其他常见的慢性肠道感染性疾病

（1）阿米巴肠病：是卫生条件落后地区的地区性流行病。阿米巴痢疾症状不典型者，结肠镜下见结肠散在溃疡时需与结肠型 CD 鉴别。疫区接触史是诊断的重要线索。结肠镜下见结肠（最常见为右半结肠）散在分布的直径在 2cm 左右的潜行溃疡为其特点。在溃疡边缘涂片及活检见滋养体可确诊。大便镜检发现溶组织阿米巴滋养体或其包囊可确诊，但阴性不排除诊断。血清阿米巴抗体阳性，对非疫区患者有辅助诊断价值。

（2）血吸虫病：血吸虫感染侵犯结肠时病变分布不一（但以直肠和乙状结肠明显），病变形态缺乏特异性，慢性期病变可与活动性炎症共存于同一部位或不同肠段。活动性炎症表现为黏膜红肿、糜烂、溃疡。慢性病变表现为颗粒状、结节状、肿块状[22]。本病有明确地域性，故流行病学资料为重要诊断线索。粪便常规找到血吸虫卵可确诊。病变黏膜活检或钳取直肠黏膜压片更易找到虫卵。

（3）耶尔森小肠结肠炎：多为急性自限性疾病。但少数可呈慢性，持续数月至1年，临床上，内镜及病理组织学改变与CD相似。结肠镜下见病变多累及回盲部和阑尾区域，可见黏膜充血水肿、溃疡、圆形/卵圆形隆起。活检组织病理学可见隐窝炎、隐窝脓肿，亦可见黏膜固有层和黏膜下层淋巴细胞浸润乃至淋巴小结形成，可见上皮样肉芽肿，而具有诊断特征的是呈中心坏死的化脓性肉芽肿。可有肠外表现，包括关节炎、结节性红斑及多形红斑等。确诊有赖细菌学，耶尔森菌的培养需要特殊培养基。血清学检查有助诊断。本病与CD的鉴别在欧洲和北美很受重视，但我国仅有少数手术病例报道且资料不全，值得今后注意。

3. 缺血性结肠炎　根据急性腹痛、血便起病及自限性的自然病程，结肠镜下特点，结合活检鉴别不难。但少数病例呈慢性过程，结肠镜下见肠黏膜红肿、溃疡，肠腔狭窄时需与结肠型CD鉴别。鉴别要点是结肠镜下见病变局限于某一肠段（常为乙状结物和降结肠）且病变肠段与正常肠段的分界清楚，病理活检虽可见黏膜急、慢性炎症细胞浸润及隐窝结构异常，但具有黏膜固有层及黏膜下层玻璃样变及纤维增生等缺血性病理表现，结合病史可资鉴别。

少见的血管病变如动静脉瘘、动脉肌纤维变性等，或肠系膜血管外压（如硬化性肠系膜炎）亦可引起肠缺血性病变，应予注意。

4. 肠白塞病　白塞病在东亚多见，而极少见于西方国家。15%~20%白塞病累及肠道，临床表现以腹痛最常见，可并发肠狭窄、肠穿孔，病变部位主要在回盲部，伴发的口腔溃疡、皮疹及眼部病变与克罗恩病的肠外表现相似，因此是与CD鉴别的重要疾病。如能注意白塞病的可能，通过详细病史询问及认真体检，发现其他系统性表现，并符合系统白塞病诊断标准（见第三篇第二章第2节），则鉴别不难。问题是部分患者主要表现为口腔溃疡和局限在回盲部具肠白塞病特征的溃疡，而又未达到系统白塞病诊断标准时，与克罗恩病鉴别困难。肠道白塞病典型肠镜下所见为：位于回盲部，单个或少数几个互不融合溃疡，溃疡呈圆形或椭圆形，深且边缘清晰。如伴有明显的口腔溃疡，即使未能满足系统性白塞病的诊断标准，中日韩学者均认为可诊断为很大可能的肠道白塞病，这类患者极少发生肛周病变，整个病程中不会发现上皮样肉芽肿病理改变，较少呈节段性累及其余肠道。病理组织学见小静脉或微小静脉炎甚至血管腔闭塞有一定特异性，但很难在活检标本中发现。至于这类所谓"很大可能的肠道白塞病"是否代表白塞病的一种亚型或仅是CD的一种亚型、在自然病程和治疗策略与局限于回盲部的CD是否有差别，尚待进一步研究[23]。

5. 肠道淋巴瘤　原发性肠道淋巴瘤可发生于肠道任何部位，病理类型以B细胞淋巴瘤多见。尽管两病在腹痛、腹泻、发热的临床表现，以及出血、梗阻、穿孔并发症相似，但淋巴瘤（特别是B细胞淋巴瘤）多表现为局灶的肿块、僵硬性病变，术前活检阳性率高，认真鉴别并不太难。但有一类原发性胃肠NK/T或T细胞淋巴瘤，在西方国家极少见，但在东亚包括我国不断有报道。该病临床和内镜与克罗恩病酷似，内镜下病变常呈多节段分布、形态主要表现为不规则形溃疡及形态各异的结节，1次甚至无数次活检可能找不到淋巴瘤证据或被病理学医师忽略，此时常被误诊为克罗恩病[24]。记住，本病虽少见但在我国应保持高度警惕，当发现自然病程不符合克罗恩病，再认真复习所有资料发现并不能满足克罗恩病诊断标准，应用激素治疗开始可能有效但治疗过程中仍反复不规则发热，要考虑到本病的可能。超声内镜观察肠壁各层结构的完整性对鉴别有一定帮助，而反复活检、大块活检，并与病理科专家密切配合是诊断的关键。

6. NSAID肠病　长期使用非甾体抗炎药（NSAID）可引起NSAID肠病。其内镜下表现为大小不等、数目不一的溃疡，也可形成小肠隔膜。可合并隐性至显性小肠出血、穿孔、梗阻等并发症。克罗恩病要注意与之鉴别，NSAID服药史是鉴别要点，溃疡分布及特点亦可资鉴别。不能排除CD者应停用NSAID一段时间后再行内镜复查。

7. 弥漫性结缔组织病的肠道受累 弥漫性结缔组织病可以侵犯全身多脏器，也包括消化道。消化道受累时临床可表现为腹痛、腹泻、血便等症状。内镜或放射影像学检查可见消化道非特异性炎症性病变，如黏膜充血水肿、糜烂和溃疡等。当消化道表现突出时，临床易误诊为炎症性肠病。弥漫性结缔组织病的肠道受累在出现消化道症状时，多同时伴发热、关节痛/炎和/或肌痛、皮肤损害等全身症状。实验室检查常有酶学升高、尿红细胞和/或蛋白尿。注意检测免疫球蛋白、补体及自身抗体，一般不难诊断。易累及消化道的弥漫性结缔组织病常见的有系统性红斑狼疮、各种原发性血管炎、白塞病、系统性硬化症、多发性肌炎和皮肌炎、混合性结缔组织病等。

8. IBD 样表现的单基因遗传病[25] 最常见于 6 岁以下儿童，表现为 IBD 样临床、内镜和病理组织学表现。常称为非常早期 IBD，但亦偶见于青少年。这类疾病的特点是由于某种调控免疫的基因先天性遗传缺陷，导致免疫反应异常，发生与 IBD 相似的病变。但与 IBD 不同的是，这类疾病对用于 IBD 的传统治疗乃至生物制剂疗效不佳、预后差，但造血干细胞移植或其他并非用于 IBD 治疗的生物制剂可能有效。这类疾病常伴有其他多系统表现，免疫球蛋白检测、流式细胞仪分析可作为初筛检查。确诊有赖于基因检测。

9. UC 与 CD 的鉴别 根据临床表现、内镜和病理组织学特征不难鉴别（表 3-2-4）。血清学标志物 ASCA 和 ANCA 的鉴别诊断价值不大。对患有结肠 IBD 一时难以区分 UC 与 CD 者，即仅有结肠病变，但内镜及活检同时具 UC 或 CD 的特征，临床可诊断为 IBD 类型待定（IBDU）。而未定型结肠炎（indeterminate colitis，IC）是指结肠切除术后病理检查仍然无法区分 UC 和 CD 者。

表 3-2-4 溃疡性结肠炎和克罗恩病的鉴别

项目	UC	CD
症　　状	脓血便多见	有腹泻但脓血便少见
病变分布	连续性	节段性
直肠受累	绝大多数受累	少见
肠腔狭窄	少见，中心性	较多见，偏心性
内镜表现	黏膜弥漫性充血水肿，脆性增加，散在糜烂或浅溃疡	纵行溃疡，卵石征，病变间黏膜外观正常（非弥漫性）
活检特征	固有膜全层弥漫性炎症及隐窝结构异常	非干酪样肉芽肿，局灶性炎症和局灶性隐窝结构异常，裂隙样溃疡

【疾病评估】

CD 病程长、临床表现复杂，因此，治疗方案的制订和调整必须建立在对疾病进行全面评估的基础上。

（一）CD 的临床分型

目前，仍按蒙特利尔 CD 表型分类法进行分型[26]（表 3-2-5）。

表 3-2-5 CD 的蒙特利尔分型

项目	标准	备注
确诊年龄（A）		
A1	≤ 16 岁	
A2	17～40 岁	
A3	＞ 40	
病变部位（L）		

续表

项目	标准	备注
L1	回肠末段	L1+L4[b]
L2	结肠	L2+L4[b]
L3	回结肠	L3+L4[b]
L4	上消化道	
疾病行为（B）		
B1[a]	非狭窄非穿透	B1+p[c]
B2	狭窄	B1+p[c]
B3	穿透	B1+p[c]

注：[a] 随着时间推移，B1 可发展为 B2 或 B3；[b] L4 可与 L1、L2、L3 同时存在；[c] p 为肛周病变，可与 B1、B2、B3 同时存在。

　　CD 的蒙特利尔分型一直沿用至今，但近年有研究分析，当将上消化道细分为食管、胃、十二指肠与空肠时发现，仅空肠病变而非食管、胃、十二指肠病变增加了狭窄并发症和手术的风险[27]。CD 病变部位分类似宜将上消化道定义为食管至空肠末段，再将其分为食管、胃、十二指肠和空肠两个部位（L4A 和 L4B）。另外，蒙特利尔分型疾病行为未有包括狭窄型与穿透型并存（同时或异时）的情况，是否要增加 B2+B3 型的必要，亦有待进一步研究。儿科于 2011 年提出了 CD 的改良的蒙特尔标准即巴黎分型标准[28]。

　　（二）疾病的活动性

　　1. 克罗恩病活动指数（Crohn's disease activity index，CDAI）　临床常用 Harvey 和 Bradshaw 的简化 CDAI 评估疾病活动性（表 3-2-6）[29]。Best 等的 CDAI（表 3-2-7）[30] 所含临床资料较多，但需要收集 1 周内的资料，多用于科研，亦可用于临床。

表 3-2-6　简化 CDAI 计算法

项目	0 分	1 分	2 分	3 分	4 分
一般情况	良好	稍差	差	不良	极差
腹痛	无	轻	中	重	—
腹部包块	无	可疑	确定	伴触痛	—
腹泻			稀便每日 1 次记 1 分		
伴随疾病[a]			每种症状记 1 分		

注："—"为无此项。[a] 伴随疾病包括关节痛、虹膜炎、结节性红斑、坏疽性脓皮病、阿弗他溃疡、裂沟、新瘘管和脓肿等。≤4 分为缓解期，5～7 分为轻度活动期，8～16 分为中度活动期，＞16 分为重度活动期。

表 3-2-7　Best CDAI 计算法

变量	权重
稀便次数（1 周）	2
腹痛程度（1 周总评，0～3 分）	5
一般情况（1 周总评，0～4 分）	7
肠外表现与并发症（1 项 1 分）	20
阿片类止泻药（0、1 分）	30
腹部包块（可疑 2 分，肯定 5 分）	10

续表

变量	权重
血细胞比容降低值（正常[a]：男 0.40，女 0.37）	6
100×（1- 体质量 / 标准体质量）	1

注：[a] 血细胞比容正常值按国人标准。总分为各项分值之和，克罗恩病活动指数＜150 分为缓解期，≥150 分为活动期，其中 150～220 分为轻度，221～450 分为中度，＞450 分为重度。

CDAI 简便易行，至今还广泛应用于临床。但 CDAI 的影响因素很多，往往不能准确反映真正的疾病活动性，研究显示其与内镜下所见病变的严重程度缺乏良好的相关性[31]。因此，应与其他指标密切结合综合判断。

2. 血清及粪便炎症指标[31]

（1）血清 CRP：CRP 水平与炎症活动性有良好相关性，高水平 CRP 提示疾病活动，其升高水平与疾病活动程度相关。但部分患者特别病变局限在小肠的 CD 有假阴性。

（2）粪钙卫蛋白：粪钙卫蛋白与肠黏膜病变程度有很好相关性，是目前评估炎症活动性的重要指标，特别适用于治疗后的随访。但反映小肠病变敏感度较低，且界限值未定[8]。

3. 内镜下病变严重程度评分　根据溃疡、狭窄及其他病变的程度和范围进行评估，临床上可以大致得出一个印象。可准确评估目前常用的有克罗恩病内镜严重程度指数（Crohn's disease endoscopic index of severity，CDEIS）[32] 和克罗恩病简化内镜评分（simple endoscopic score for Crohn's disease，SES-CD）[33]，后者简单、实用[34]。内镜下病变严重程度评分具体方法见参考文献 32 和 33。

4. 放射影像学和超声检查　CTE/MRE 或经腹肠道超声检查可提供肠壁及壁外活动性病变的信息，其中，MaRIA 被认可作为评估疾病活动性的标准[35]。

疾病活动性的评估应从临床表现入手，综合实验室炎症指标及内镜所见，并参考影像学所见进行综合分析。

（三）疾病严重性的综合评估

CD 是一种慢性进展性疾病，某一时间点的炎症活动性固然是制订治疗方案的重要参考，但对疾病严重性的综合评估则更有助于制定治疗的策略，包括当时最佳治疗方案、随访计划、患者教育和服务等，也有助于临床研究中的短期及长期疗效评估。疾病严重性的综合评估可以包括如下几方面[36]：

1. 疾病对患者的影响　临床症状、患者报告的结果（PROs）、生活质量（IBDQ）[37] 和疾病残疾指数（IBD-DI）[38] 等。

2. 炎症负荷　见上文炎症活动性。

3. 疾病过程　包括消化道的结构损害（Lemann index）[39] 及并发症（见下文并发症）。

上述几方面的各个参数并不一定平行，综合分析更能了解疾病的全貌及其进展过程。

4. 预后不良的预测因素[7]　CD 的病情和病情发展个体差异很大，对于病情发展快、预后不良的患者，应早期给予更积极的治疗。因为没有预后不良的统一定义，所以各项研究提出的预测因素并不一致。所谓预后不良，按程度可表现为较短时间内需行肠切除手术、出现并发症、反复复发需要重复激素治疗、激素依赖等。综合以往报道，目前比较公认的与预后不良相关的因素为吸烟、发病年龄小、肛周病变、首次发病即需要激素治疗、广泛小肠病变（空肠及回肠）、存在狭窄或穿透性病变、有肠切除术史。经积极治疗未能达到黏膜愈合，亦可视为不良预后的危险因素。不良预后因素越多，预后可能越不佳。

（四）诊断步骤

1. 病史和体格检查　详细的病史询问应包括从首发症状开始的各项细节，还要注意既往结核病史、近期旅游史、食物不耐受、用药史（特别是 NSAID）、阑尾手术切除史、吸烟、家族史，口腔、皮肤、关节、眼等肠外表现及肛周情况。体格检查特别注意一般状况及营养状态、细致的腹部检查、肛周和会阴检查和直肠指检，常规测体质量并计算 BMI，儿童应注意生长发育情况。

2. 常规实验室检查　除了诊断中所提及的初步检查项目外，部分腹泻患者必要时行艰难梭菌检测。对于拟行激素、免疫抑制剂或生物制剂治疗的患者，需要常规筛查病毒性乙型肝炎和结核分枝杆菌感染等指标。

3. 内镜及影像学检查　结肠镜检查（应进入末段回肠）并活检是建立诊断的第 1 步。无论结肠镜检查结果如何（确诊 CD 或疑诊 CD），均需选择有关检查明确小肠和上消化道的累及情况。因此，应常规行 CTE 或 MRE 检查或小肠钡剂造影和胃镜检查。疑诊 CD 但结肠镜及小肠放射影像学检查阴性者行胶囊内镜检查。发现病变局限在小肠疑为 CD 者行气囊辅助小肠镜检查并活检。有肛周瘘管行盆腔 MRI 检查（必要时结合直肠超声内镜检查）。腹部超声检查可作为疑有腹腔脓肿、炎性包块或瘘管的初筛检查。

4. 排除肠结核相关检查　胸部 X 线和 / 或胸部 CT 检查，结核菌素试验（purified protein derivative，PPD），有条件者行 γ 干扰素释放试验（interferon-γ release assays，IGRA）。

诊断举例：CD（回结肠型、狭窄型 + 肛瘘、活动期、中度）。

（五）疗效标准[1,7]

1. 与药物治疗相关的疗效评价　目前仍将 CDAI 作为临床疗效判断的主要标准。

（1）疾病活动：CDAI ≥ 150 分为疾病活动期。

（2）临床缓解：CDAI < 150 分为临床缓解。缓解期停用激素称为撤离激素的临床缓解。

（3）有效：CDAI 下降 ≥ 100 分（亦有以 ≥ 70 分为标准）。

（4）复发：经药物治疗进入缓解期后，CD 相关临床症状再次出现，并有实验室炎症指标、内镜检查和影像学检查的疾病活动证据。如果进行临床研究，建议以 CDAI > 150 分且较前升高 100 分（亦有以升高 70 分）为标准。

1）复发的类型：复发可分为偶发（发作 ≤ 1 次 / 年）、频发（发作 2 次 / 年）和持续型（CD 症状持续活动，不能缓解）。

2）早期复发：经治疗达到缓解期开始计算至复发的时间 < 3 个月。

2. 与激素治疗相关的特定疗效评价

（1）激素无效：经相当于泼尼松剂量达 0.75 ~ 1mg/（kg·d）治疗超过 4 周，疾病仍处于活动期。

（2）激素依赖：①虽能维持缓解，但激素治疗 3 个月后泼尼松仍不能减量至 10mg/d；②在停用激素后 3 个月内复发。

3. 与手术相关的疗效评价　详见下文术后复发的预防。

4. 黏膜愈合（mucosal healing）　近年研究提出黏膜愈合是 CD 药物疗效的客观指标，黏膜愈合与 CD 的临床复发率以及手术率的减少相关。目前，黏膜愈合尚无公认的内镜标准，多数研究以溃疡消失为标准，也有以 SES-CD/CDEIS 评分为标准[40]。

【治疗】

治疗目标：诱导并维持临床缓解以及黏膜愈合，防治并发症，改善患者生活质量。加强对患者的长期管理。

（一）活动期 CD 的治疗

首先确认 CD 处于活动期。活动期 CD 治疗方案的选择建立在对病情进行全面评估的基础上。开始治疗前应认真检查有无全身或局部感染。治疗过程中应根据对治疗的反应和对药物的耐受情况随时调整治疗方案。决定治疗方案前应向患者详细解释方案的效益和风险，在与患者充分交流并取得合作之后实施。

1. 根据疾病活动严重程度以及对治疗的反应选择治疗方案[1,7]

（1）轻度活动期 CD 的治疗：美沙拉秦适用于病变局限在回盲部的 CD，亦可用于结肠型和回结肠型。该药对部分患者短期症状缓解可能有效，但病变大多并无改变甚至发展，应注意定期随访、及时内镜复查，以防病情恶化。国外报道，病变局限在回盲部或升结肠者，布地奈德疗效优于美沙拉秦。对上述治疗无效的轻度活动期 CD 患者视为中度活动期 CD，按中度活动期 CD 处理。

（2）中度活动期 CD 的治疗：

1）糖皮质激素：为常用的治疗药物。国外报道，病变局限于回盲部者，为减少全身作用激素的相关不良反应，可考虑应用布地奈德，但该药对中度活动期 CD 的疗效不如全身作用激素。

2）合用免疫抑制剂：激素无效或激素依赖时加用硫嘌呤类药物或甲氨蝶呤。这类免疫抑制剂对诱导活动期 CD 缓解与激素有协同作用，但起效慢（硫唑嘌呤用药 12 ~ 16 周后才达到最大疗效），因此其作用主要是在激素诱导症状缓解后，继续维持撤离激素的缓解。

3）抗 TNF 制剂：适用于对激素合用免疫抑制剂治疗仍然无效或激素依赖者。对以往接受激素合用免疫抑制剂治疗反复复发者开始即可选用抗 TNF 制剂。

4）新型生物制剂和小分子免疫调节药物：多作为抗 TNF 制剂原发性无效和继发性失效时的二线用药，特殊情况下亦可替代抗 TNF 制剂作为一线生物制剂使用。

5）其他治疗：对上述治疗无效或不耐受，或条件所限无法获得生物制剂治疗，或某些特殊情况，可以试用一些非传统的药物或治疗方法。我国在沙利度胺和全肠内营养的应用积累了不少经验。

（3）重度活动期 CD 的治疗：重度患者病情严重，多已有或易发生 CD 并发症，易合并感染，营养情况常较差。因此，应及时积极治疗，并注意综合治疗措施的运用。

1）足量糖皮质激素治疗：以往未使用免疫剂维持治疗的患者宜合用免疫抑制剂。视情况，抗 TNF 制剂的使用，可在激素治疗无效时用，亦可一开始时即使用。治疗无效的患者可考虑手术治疗，手术指征和手术时机从治疗开始就应与外科医师密切配合，共同商讨；无手术指征或不适合手术者，可考虑二线生物制剂或其他替代疗法。

2）综合治疗：①合并感染予广谱抗生素或环丙沙星和 / 或甲硝唑；②视营养情况予营养支持，严重者可考虑肠内 / 外营养。

（4）特殊部位活动期 CD 的治疗：

1）广泛小肠病变：小肠病变范围广泛，特别是空肠和回肠同时受累者，易发生吸收不良综合征，或多段狭窄反复手术造成短肠综合征等严重后果。应早期予积极治疗。可选择糖皮质激素与免疫抑制剂合用，亦可视情况一开始即予抗 TNF 制剂治疗。

2）病变累及食管、胃、十二指肠：可与其他部位 CD 病变同时存在，亦可单独存在。治疗原则与其他部位 CD 相仿，不同的是，加用质子泵抑制剂可改善症状。对病程较重者，可考虑早期予抗 TNF 制剂治疗。有狭窄梗阻症状者予内镜下扩张治疗，必要时手术治疗。

2. 根据对病情发展的预测选择治疗方案——"降阶治疗"或"加速升阶治疗"[1, 7, 41] "降阶治疗"是指 CD 确诊之后即予生物制剂作为一线治疗。"加速升阶治疗"是指首次以激素（合用或不合用免疫抑制剂）治疗在既定时间内未达到预期疗效即升级到生物制剂治疗。目前所指的生物制剂主要是抗 TNF 制剂。

提出"降阶治疗"或"加速升阶治疗"的依据是，大量研究肯定，与传统的激素和 / 或免疫抑制剂相比，抗 TNF 制剂有更高的临床缓解率和黏膜愈合率，而黏膜愈合与临床复发率及手术率的减少密切相关[41]。另外，研究显示 CD 治疗时间越早，疗效越佳[40]。由此推理，在 CD 起病初期，如能长期控制肠道炎症反复发作，则有可能避免并发症发生及手术，甚至期望改变 CD 的自然病程。新近一项降阶治疗的群集随机对照研究显示，降阶治疗在 2 年随访期中 CD 并发症、住院率和手术率均显著低于传统治疗[42]。

实施"降阶治疗"或"加速升阶治疗"策略的对象的判断，取决于对 CD 患者不良预后因素的判断（详见前文预后不良的预测因素）。CD 病情发展的个体差异很大，这一策略宜用于具有不良预后因素尤其是具有多个预后不良因素的患者。否则，会做成过度治疗，并增加不良反应的风险。因此，

实施前应平衡效益 / 风险比和性价比。

该策略实施的最大挑战，一是所谓预后不良的预测的可靠性；二是药物的长期疗效[5]。近年已有不少新的生物制剂和小分子药物问世，这些药物作为"降阶治疗"的价值亦有待进一步研究。

3."难治性 CD"的治疗　在上述药物治疗无效时可以视为"难治性 CD"。处理推荐：

（1）确认疾病处于活动性：不能只依据症状，要有血清炎症指标及内镜等检查的客观证据。

（2）排除影响疗效的各种可能因素，如药物剂量和疗程是否已充足、患者依从性、CD 局部并发症、合并感染等因素。

（3）权衡利弊并在与患者充分沟通后，可考虑手术治疗。

（4）无绝对手术指征或患者不愿手术时，可试用其他替代治疗。

（二）药物诱导缓解后的维持治疗[1,7]

应用激素诱导缓解的 CD 患者往往需继续长期使用药物，以维持撤离激素的临床缓解。激素依赖的 CD 是维持治疗的绝对指征。其他情况亦应维持治疗，特别是中重度 CD 药物诱导缓解后、复发较频繁的 CD、临床上被视为有预后不良高危因素等。

1.维持缓解的主要药物　激素不应用作维持治疗药物。美沙拉秦疗效不确定。

（1）硫嘌呤类药物或甲氨蝶呤：硫唑嘌呤是激素诱导缓解后用于维持缓解最常用的药物，能有效维持撤离激素的临床缓解或在维持症状缓解下减少激素用量。硫唑嘌呤不能耐受者可考虑换用 6-硫基嘌呤。硫嘌呤类药物无效或不能耐受者可考虑换用甲氨蝶呤。

上述免疫抑制剂维持治疗期间复发者，首先应检查服药依从性和药物剂量是否足够，以及其他影响因素。如存在，做相应处理；如排除，可改用抗 TNF 制剂诱导缓解并继以抗 TNF 制剂维持治疗。

（2）抗 TNF 制剂：使用抗 TNF 制剂诱导缓解后，应以抗 TNF 制剂维持治疗。

（3）其他：新近上市的生物制剂或小分子药物，临床研究显示这些药物具有诱导和维持 CD 缓解的作用。例如，维多利珠单抗或乌司奴单抗诱导缓解后仍以该药维持缓解治疗。

2.诱导和维持缓解的监测——达标治疗（Treat-to-Target）[43]　CD 是一种反复发作的慢性进展性疾病，部分患者最终发展至肠道损害的并发症而致残。参考类风湿性关节炎、糖尿病采用达标治疗策略能有效控制疾病进展和器官损害的成功经验，近年提出了 IBD 达标治疗的策略。达标治疗的目的是有效控制炎症活动，阻断病情发展及防止并发症和改善患者生存质量，期望最终改变 CD 的自然病程。该策略的核心是设定治疗需要达到的客观指标和设定复查是否达到这些指标的时间间隔，然后根据是否达到指标来调整下一步治疗方案（达到则维持原治疗，未达到则加强治疗），将治疗—监测—调整治疗的循环贯穿在全过程。

目前提出 CD 达标治疗的指标是[43]：①撤离激素的临床缓解：腹痛及腹泻（或大便习惯改变）好转；②内镜缓解：回结肠镜检查溃疡消失（对回结肠镜检查无法达到病变部位者，以 CTE/MRE 判断炎症消退）；③CRP 和 FC 作为辅助指标，如有异常，无论有无症状均应及时行内镜检查评估。

各种指标的复查时间间隔为，在诱导缓解治疗期间：①症状评估至少每隔 3 个月内；②内镜复查在治疗后 6~9 个月内；③CRP 和 FC 与症状评估同步。在维持缓解期间，视病程和患者情况而定，但强调有计划的复查。

达标治疗是一种理想的策略，目前虽尚缺乏严格按照所提出的方案进行的前瞻性研究的证据，但初步的研究和回顾性分析提示，该策略有可能改善患者预后[44]。在临床工作中，强调按照该策略的精神，在疾病治疗的全过程，除临床症状监测外，还应结合严密监测 CRP 和 FC 等炎症指标，有计划的内镜检查，来调整治疗方案的重要性。

3.维持治疗的疗程——停药时间[45,1,7]　CD 药物维持治疗究竟要多长时间才适合停药，主要取决于平衡两个方面的考虑：一方面是停药后复发风险的评估；另一方面是长期用药不良反应风险的评估。此外，还要考虑长期用药的性价比以及患者的意愿。目前用于 CD 长期维持治疗的药物主要是硫嘌呤类药物和抗 TNF 制剂，本文予重点讨论。

停药的基本原则是：①在疾病达到深度缓解（症状消失，炎症指标正常，内镜下达到黏膜愈合和 / 或 CTE/MRE 显示炎症消退）后维持相当一段时间可以考虑停药。所谓相当一段时间并无严格的定义，要基于个体化平衡复发危险因素的评估和药物潜在不良反应风险的评估（见下文），但一般而言，对以往停药后早期复发、考虑停药复发会引起严重后果（如可能因需要手术而导致短肠综合征或永久性造口）、具有多项预后不良高危因素的患者，维持治疗时间宜适当延长，停药要慎重考虑。②同时考虑患者意愿。③停药后严密监测复发。④一般而言，原先有效的患者，复发时可重复使用该药，相当部分患者仍有效。

（1）硫嘌呤类药物的停药：

1）硫嘌呤类药物作为单药的疗程：大量报道停药后复发率高（停药 2 年和 5 年复发率分别为 30% 和 50% ~ 70%）。但研究证实，该类药物增加淋巴增生性疾病、非黑色素皮肤癌、骨髓增生性疾病、尿道癌的风险。发生恶性肿瘤的风险总体来说并不高且与用药疗程相关，一般在用药数年之后才发生明显累积作用。根据权衡用药获益与风险，ECCO 和我国共识推荐维持治疗疗程不少于 4 年，之后是否继续使用，应将其获益和风险与患者商讨。年轻（< 25 岁）男性长期用药（> 2 年）发生肝、脾 T 细胞淋巴瘤风险增加，老年患者严重感染和非霍奇金淋巴瘤风险增加，被视为使用嘌呤类药物的高危因素，应予注意。

尚无停药后重新用药疗效的前瞻性研究报道，少数回顾性研究报道重新用药有效率为 74%。

2）硫嘌呤类药物作为与抗 TNF 制剂联合用药的疗程：回顾性和前瞻性研究显示，联合药物治疗达到深度缓解后 1 ~ 2 年，停用硫嘌呤类药物的复发率与继续联合治疗无显著差异。因此，在联合治疗达到深度缓解 1 年后可以考虑停用硫嘌呤类药物而以抗 TNF 制剂单药继续维持治疗，但对有抗药抗体而药物谷浓度低者则宜继续联合治疗。

（2）抗 TNF 制剂的疗程：大量研究报道，停药后复发率高（1 年和 5 年分别为 30% ~ 40% 和 50% 以上）。长期使用抗 TNF 制剂机会感染率增加与长期使用激素或免疫抑制剂相似，但恶性肿瘤和淋巴组织增生性疾病风险的增加尚未有足够证据支持，总体来说是比较安全的。如有必要（如经济问题或患者意愿），在达到深度缓解继续维持治疗 0.5 ~ 1 年后可以考虑停药。治疗过程中需要增加剂量者属复发高危。停用抗 TNF 制剂后继续以免疫抑制剂维持治疗可能减少复发风险。大量研究证实，复发时再重复治疗，多数患者仍然有效。

（3）关于其他药物的疗程：其他新型生物制剂停药后复发率及长期使用的安全性尚待积累更多研究资料。甲氨蝶呤目前尚缺乏停药后复发率的资料。

（三）治疗药物的使用方法[1, 7]

1. 氨基水杨酸制剂　治疗 CD 常用的是美沙拉秦，没有证据显示不同美沙拉秦制剂疗效有差异。一般用量为 3g/d。该药不良反应很少见，患者多易耐受。长期使用注意肾毒性潜在风险，宜定期检查尿常规。

2. 糖皮质激素　泼尼松 0.75 ~ 1mg/（kg·d）（其他类型全身作用激素的剂量按相当于上述泼尼松剂量折算），再增加剂量不会提高疗效，反而会增加不良反应。达到症状完全缓解开始逐步减量，每周减 5mg，减至 20mg/d 时每周减 2.5mg 至停用，快速减量会导致早期复发。注意药物相关不良反应并进行相应处理，宜同时补充钙剂和维生素 D。

布地奈德为口服 3mg/ 次、3 次 /d，一般在 8 ~ 12 周临床缓解后改为 3mg/ 次、2 次 /d。延长疗程可提高疗效，但超过 6 ~ 9 个月则再无维持作用。该药为局部作用激素，全身不良反应显著少于全身作用激素。

3. 硫嘌呤类药物　用药剂量和疗程应足够。但该药不良反应常见，且可发生严重不良反应，应在严密监测下应用。

合适目标剂量以及治疗过程中的剂量调整：硫唑嘌呤推荐的目标剂量为 1.5 ~ 2.5mg/（kg·d），6- 巯基嘌呤推荐的目标剂量为 0.75 ~ 1.5mg/（kg·d）。嘌呤类药物存在量效关系，剂量不足会影响疗效，增加剂量会增加药物不良反应风险，因此，硫唑嘌呤治疗过程中应根据疗效和外周血白细胞计数并考虑其他不良反应的发生情况进行剂量调整。目前临床上比较常用的剂量调整方案是，按照当地的推荐，一开始即给予目标剂量，用药过程中进行剂量调整。另有逐步增量方案，即从低剂量开始，每4周逐步增量，直至有效或外周血白细胞计数降至临界值或达到当地推荐的目标剂量。该方案判断药物疗效需时较长，但可能减少剂量依赖的不良反应。

严密监测不良反应：常见不良反应为骨髓抑制（最常表现为白细胞减少）、肝功能损害、流感样症状、胃肠反应等。以服药3个月内常见，又尤以1个月内最常见。但骨髓抑制可迟发，甚至有发生在1年及以上者。用药期间应全程监测，定期随诊。最初1个月内每周复查1次全血细胞，第2～3个月内每2周复查1次全血细胞，之后每月复查全血细胞，6个月后全血细胞检查间隔时间可视情况适当延长，但不能停止；最初3个月每月复查肝功能，之后视情况复查。长期使用硫嘌呤类药物增加恶性肿瘤特别是淋巴瘤发生的风险，监测和处理见上文。

关于治疗药物监测（therapeutic drug monitoring，TDM）的应用[46]：

（1）使用前的特异基因检查：欧美的共识意见推荐在使用该类药物前检查硫嘌呤甲基转移酶（thiopurine-S-methyltransferase，TPMT）基因型，TPMT基因型检查预测骨髓抑制的特异性很高，但在汉族人群中灵敏度很低，应用时须充分认识此局限性。NUDT15基因多态性检测对预测包括我国在内的东亚人群发生骨髓抑制的敏感性与特异性高，故推荐有条件的单位在使用硫嘌呤类药物前常规检测，对携纯合子者避免使用，携杂合子者减量在严密监测下使用。

（2）用药过程中6-硫基嘌呤核苷酸（6-thioguanine nucleotides，6-TGN）药物浓度监测：6-TGN浓度在230～450pmol/8×10^8RBC时疗效佳而白细胞减少的不良反应少，是较佳治疗窗。临床上一般在使用硫嘌呤类药物3个月，已达目标剂量，但疗效不佳，而外周血白细胞仍在正常范围时，行6-TGN检查，低于治疗窗可增加剂量，高于治疗窗往往提示该药无效需要改药。

4. 甲氨蝶呤　国外推荐诱导缓解期的甲氨蝶呤剂量为25mg/周，肌内或皮下注射。12周达到临床缓解后，可改为15mg/周，肌内或皮下注射，亦可改口服，但疗效往往降低。疗程可持续1年，更长疗程的疗效和安全性目前尚无共识。应注意监测药物不良反应：早期胃肠道反应常见，叶酸可减轻胃肠道反应及预防贫血，应常规同时使用。最初4周内每周、之后每月定期检查全血细胞和肝功能。妊娠为甲氨蝶呤使用禁忌证，用药期间和停药后数月内应避免妊娠。

5. 抗TNF制剂[7,47]　用于治疗CD的抗TNF制剂主要是英夫利西（infliximab，IFX）和阿达木单抗（adalimumab，ADA），赛妥珠单抗（certolizumab pegol）亦已在一些国家批准使用。这几种抗TNF制剂的疗效和不良反应，目前尚无头对头的比较，总的来说是相似的[7,48]。

（1）用药前常规筛查[47]：需完善活动性感染的筛查，其中要特别注意结核分枝杆菌和慢性乙型肝炎病毒（HBV）感染的筛查。

1）结核分枝杆菌感染：抗TNF制剂治疗期间潜伏结核感染激活和新发结核风险显著增加，应高度重视。详细询问结核病史和接触史。常规行胸部影像学检查（推荐胸部CT）、结核菌素试验、γ干扰素释放试验。诊为潜伏结核感染者，用药前先予1～2种抗结核药（如异烟肼和/或利福平）预防性抗结核治疗3周（病情需要急用抗TNF制剂时，可与预防性抗结核治疗同时开始），抗TNF制剂治疗期间继续原方案6～9个月。有陈旧性肺结核，但以往已经正规抗结核治愈者，一般无须予预防性抗结核。预防性抗结核并不能杜绝结核病发生，故抗TNF制剂治疗期间应密切监测结核病的发生，特别要注意肺外结核的不典型症状。

2）慢性HBV感染：常规检查HBV血清标志物，并对HBsAg或抗HBc阳性者定量检测HBV DNA。高载量病毒是发生HBV激活的高危因素，但推荐HBsAg阳性者，无论肝功能是否正常、HBV DNA水平高低，均应予核苷酸类药物预防性抗病毒治疗。一般在抗TNF制剂使用前2周开始，直至停用抗TNF制剂至少6个月停用。单项抗HBc阳性者，无须预防性抗病毒治疗，但应在抗TNF制剂使用期间密切监测HBV DNA。HBV血清标志物均阴性者，推荐用药前接种HBV疫苗。

（2）使用方法：IFX 5mg/kg，静脉滴注，在第 0、2、6 周给予作为诱导缓解；随后每隔 8 周给予相同剂量长程维持治疗。ADA 为在 0 周予 160mg、2 周予 80mg，其后每隔 2 周予 40mg，皮下注射。

（3）与免疫抑制剂联合治疗[7,49]：研究证实，抗 TNF 制剂与免疫抑制剂（硫嘌呤类药物或甲氨蝶呤）联合治疗可以减少抗 TNF 制剂抗药抗体的产生和提高药物谷浓度。随机对照研究证实，IFX 联合硫唑嘌呤治疗的疗效优于 IFX 单药治疗。故推荐对无使用硫嘌呤类药物高危因素患者（见前文）宜考虑 IFX 与硫嘌呤类药物联合治疗。对照研究虽然未能证实 IFX 联合甲氨蝶呤治疗的疗效，但目前认为该研究结果可能与病例选择有关，因此，在硫唑嘌呤无效或不适宜使用时，可以甲氨蝶呤替代。ADA 与免疫抑制剂联合治疗的临床研究尚不够充分，但考虑免疫抑制剂有降低 ADA 免疫源性作用，必要时仍宜考虑应用。

（4）继发性失效时的对策——治疗药物监测（therapeutic drug monitoring，TDM）[7,46]：接受 IFX 规则治疗的患者 5 年失效率为 45%~55%，失效率为 12%·人·年。发生继发性失效时可以经验性增加用药剂量（每次给药倍量或缩短给药间隔时间），仍然无效时换用另一种抗 TNF 制剂或非抗 TNF 生物制剂。近年提倡参考 TDM 指导用药，在发生继发性失效时，检测药物谷浓度和抗药抗体，当谷浓度低于治疗窗，而抗药抗体阴性时，增加剂量；若抗药抗体阳性，未有联合免疫抑制剂治疗者加用免疫抑制剂，或换用另一种抗 TNF 制剂，或增加剂量（抗药抗体低滴度或一过性）。当谷浓度在治疗窗特别是高于治疗窗时，换用非抗 TNF 生物制剂。

6. 其他生物制剂　使用抗 TNF 生物制剂的 CD 患者中，约半数最终无效（原发性失效、继发性失效、不耐受），显然，研发更多不同作用途径的生物制剂供临床应用非常必要。已上市的新型生物制剂有：

（1）维多利珠单抗（vedolizumab，VDZ）[7,50]：VDZ 是二代整合素拮抗剂，阻断 α4β7，从而阻止淋巴细胞向肠道迁移，具有肠道特异性。RCT 研究及上市后大量临床报道证实该药诱导和维持 CD 缓解的疗效及安全性[50-52]。VDZ 治疗 CD 的特点是诱导缓解的作用起效较慢，临床缓解率在治疗开始 14 周后并在 1 年维持治疗期有明显提高；未使用过抗 TNF 制剂者疗效优于使用过抗 TNF 制剂者，但在后者的疗效仍优于安慰剂；不良反应少，严重感染及结核感染少见，乙肝和丙肝病毒激活少见；免疫源性较低。因此，该药既适用于 CD 抗 TNF 制剂无效的二线治疗，亦适用于一线治疗，特别是感染风险大的患者。该药对瘘管性 CD、CD 肠外表现的疗效，特殊人群如儿童、妊娠的使用，肠道感染及肠道恶性病变风险是否增加等问题尚待进一步研究。目前推荐使用方法为 300mg，静脉滴注，0、2、6 周为诱导缓解，其后同样剂量每 8 周 1 次维持治疗。

（2）乌司奴单抗（ustekinumab，UST）[53]：通过拮抗 IL-12 和 IL-23 共有的 p40 亚基，阻断 IL-12 和 IL-23 在炎症通道的作用。RCT 研究及上市后临床报道证实该药诱导和维持 CD 的疗效及安全性。该药的特点是诱导 CD 缓解起效较快，维持治疗的疗效较持久，未使用过抗 TNF 制剂者疗效优于使用过抗 TNF 制剂者，但在后者的疗效仍优于安慰剂。目前研究显示不良反应不多，严重感染及结核感染少见，乙肝和丙肝病毒激活少见，免疫源性较低。该药可用作为抗 TNF 制剂失败的二线用药，但亦可作为一线生物制剂使用，特别是感染风险大者。由于临床应用的时间尚短，其在 CD 治疗中的恰当地位、远期安全性、免疫源性等问题尚有待进一步研究。推荐使用方法为，首次 UST 治疗根据体重计算 UST 剂量，体重 ≤ 55kg，UST 剂量为 260mg；体重在 55~85kg 者，剂量为 390mg；体重 > 85kg 者，剂量为 520mg，静脉输注。首次给药后第 8 周 UST 90mg 皮下注射作为诱导缓解方案。以后每 12 周 90mg 皮下注射 1 次作为维持治疗方案。如果患者每 12 周给药 1 次期间失应答，可缩短至每 8 周注射 1 次。

近年还有不少各种不同作用机制的药物在研发中。如何合理使用这些新型生物制剂是当前亟待解决的问题[54]。但可以肯定，在抗 TNF 制剂无效时，换用不同作用途径的生物制剂可能取得疗效。

7. 其他

（1）沙利度胺：沙利度胺有引起胎儿畸形的严重不良反应，使用受限。但目前仍常用于麻风、多发性骨髓瘤、白塞病的治疗。国外有小样本 RCT 报道该药有效诱导儿童难治性 CD 缓解[55]。国内近年亦有不少沙利度胺有效诱导和维持成人 CD 缓解的观察性研究报道[56]。沙利度胺不良反应比较多，常见的有嗜睡（可通过睡前服药解决）、便秘、手抖、过敏性皮炎和周围神经炎等。大多出现在用药早期，而周围神经炎则多出现在用药 6 个月之后，是否与药量累积有关尚待进一步研究，其发生率为 10%~15%。100mg/d 剂量沙利度胺诱导成人 CD 缓解的作用是肯定的，关于维持治疗的方法尚有待进一步研究，周围神经炎是沙利度胺严重而常见的并发症。因此，沙利度胺适用于难治性成人 CD（包括抗 TNF 制剂无效）因各种原因而无其他进一步药物可选择的特殊情况，用药过程中要特别注意严密监测周围神经炎的发生，有生育准备的女性禁用。

（2）全肠内营养（exclusive enteral nutrition，EEN）[57]：在儿童 CD 治疗共识中，EEN 与激素同为诱导活动性 CD 缓解的一线用药。大量研究亦肯定 EEN 诱导成人活动性 CD 缓解的疗效，且可促进黏膜愈合。鉴于成人对 EEN 的依从性，EEN 最适宜用于围手术期（见下文），亦适用于合并营养不良，或用于不适宜使用激素或生物制剂的活动期 CD 患者，作为诱导缓解的治疗。对难治性 CD 亦可考虑试用。为保证给足需要量及患者依从性，推荐鼻饲管给予。

（四）一般治疗及支持治疗

1. 戒烟　吸烟影响疗效、增加复发风险，因此戒烟是 CD 治疗的重要手段。

2. 营养支持[57]　CD 患者多存在轻重不等的营养不足，与进食减少、吸收障碍、消耗增加、药物（如激素）应用等因素有关。营养不良影响患者对药物的治疗反应，降低生活质量，增加感染风险，增加手术并发症。因此，应对初诊患者进行营养风险评估，对筛查出有营养风险者进行营养状况评定，并在治疗期间作动态监测。根据评定结果，确定能量和蛋白质供给。可采用食膳调整和/或营养素给予。

3. 贫血的处理[57-58]　CD 患者贫血相当常见。贫血影响患者生活质量，表现为疲劳、精神不振。CD 发生贫血的原因很多，最常见为缺铁与慢性病性贫血两者并存。回末切除或回末病变严重者可引起维生素 B_{12} 和叶酸缺乏。长期服用柳氮磺吡啶或甲氨蝶呤可引起叶酸缺乏。所有 CD 患者应常规作全血细胞检查、血清铁和 CRP 检测。缺铁性贫血者视情况予口服或静脉补铁。回末切除（>20cm）者定期检查血清维生素 B_{12} 和叶酸水平，视情况予以补充。使用甲氨蝶呤时同时补充叶酸。

4. 维生素 D 的补充[57]　营养不良可包括维生素 D 缺乏，维生素 D 缺乏不但与骨质疏松有关，而且与肠黏膜炎症过程有关。低维生素 D 不会因 CD 炎症活动控制而自动改善。因此，对营养不良的 CD 患者或长期使用糖皮质激素者，应检测 25-（OH）D 和血钙，视情况补充维生素 D 和钙剂，长期使用糖皮质激素者应常规补充维生素 D 和钙剂。

（五）并发症的治疗

1. 狭窄型 CD（肠道狭窄）[59-60]　肠道狭窄是 CD 最常见并发症。少部分 CD 患者就诊时即有肠道狭窄，但绝大多数患者早期表现为炎症，随着炎症反复活动，经数年至数十年出现不同程度肠道狭窄。基于人群的研究报道 CD 确诊后 20 年肠道狭窄发生率约 20%，基于医疗中心统计的发生率10 年后为 30%。此外，内瘘的 CD 患者大多数存在瘘管远段的肠道狭窄，普遍认为肠道狭窄先于瘘的形成。

（1）诊断：

1）肠道狭窄的诊断[61]：肠道狭窄可发生于肠道本身病变处（原发性狭窄）或肠道手术吻合口处（吻合口狭窄），前者常见于回盲部或回肠末段，但可发生于全消化道。早期临床症状与狭窄程度常不平行，当出现肠梗阻的典型症状如反复发作的餐后明显腹痛和肠鸣，或急性腹绞痛、腹胀、无排便排气、呕吐等急性肠梗阻症状时，肠道狭窄已很明显。因此，狭窄主要依靠影像学检查，包括CTE、MRE 和肠道超声，以前两者最常用。小肠狭窄的诊断标准为：在肠腔合适充盈情况下观察，肠腔变窄（肠腔直径减少 50% 以上）、肠壁增厚（在肠壁最厚处肠壁增厚>25%）、狭窄近段肠腔扩张（肠腔直径>3cm）。回结肠镜检查时镜身不能通过狭窄段肠腔亦可作为肠道狭窄诊断标准。术后吻合口狭窄与上述小肠狭窄相似，但准确的诊断标准较难掌握。

2）肠道狭窄的分类：肠道狭窄治疗的选择很大程度上取决于狭窄的分类。

①炎症狭窄与纤维狭窄：绝大多数情况下狭窄同时包含不同比例的炎症与纤维的成分，上述影像学和内镜检查有助于识别狭窄段的活动性炎症，但目前尚无一种检查可以准确判断狭窄段纤维化的程度，其中 MRE 的参考价值较大。量化纤维化的新技术，如磁化传递成像（magnetization transfer imaging，MTI）、超声弹性成像（ultrasound elasticity imaging，UEI）、PET/MRI 等被认为具有较好前景，正在进一步研究中[62]。

②狭窄的其他状况：部位、范围、长度、角度、伴随瘘管和 / 或腹腔脓肿等。

（2）治疗：CD 患者发生可疑肠梗阻症状，经检查确诊肠道狭窄者，住院接受治疗。治疗需要多学科合作，根据狭窄情况、发生的临床后果、患者全身状况，权衡效益 / 风险比和性价比，结合患者意愿，制订治疗方案。

按常规治疗肠梗阻，包括：常规禁食，胃肠减压，恢复水、电解质和酸碱平衡及肠外营养支持。有指征者使用广谱抗生素。

1）肠道狭窄的药物治疗：药物治疗的目的是控制炎症活动，因此适用于炎症狭窄或以炎症狭窄为主者。有效药物主要是糖皮质激素或生物制剂（目前使用经验较多的是抗 TNF 制剂），以后者疗效较好。研究证明，抗 TNF 制剂与治疗后纤维狭窄是否加重无关。部分患者经药物诱导和维持缓解后可维持长时间无肠梗阻复发，部分患者尤其是狭窄含纤维化成分多者可在短期内复发。

全肠内营养（在肠梗阻缓解后给予）在肠道狭窄治疗上有特殊价值，我国医师在这方面有不少研究及丰富经验[57]。全肠内营养对诱导活动性炎症缓解有肯定作用。因此适用于：①对炎症性狭窄患者（特别是不适宜立即使用激素或生物制剂者），一般使用 2 ~ 3 个月在取得缓解后，继续以免疫抑制药物维持治疗，可维持长时间无肠梗阻复发。②可作为有手术指征患者的围手术期治疗，特别是有术后并发症高危因素者（营养不良、长期使用激素、合并感染如腹腔脓肿或炎症包块），全肠内营养可作为消除这些高危因素的过渡期，全肠内营养时间可视情况而定。

上述药物治疗不能缓解梗阻症状或缓解后短期复发者，或纤维性狭窄是内镜治疗或手术治疗的指征。

2）内镜治疗：①下列情况适合内镜治疗：内镜可以到达、单段狭窄、短段狭窄（≤ 5cm）；原发性狭窄或术后吻合口狭窄均可；狭窄段伴有炎症或溃疡不增加并发性风险亦不影响短期及长期疗效，故不是内镜治疗的禁忌证。②下列情况不适合内镜治疗：多段狭窄、长段狭窄（＞ 5cm）、狭窄伴狭窄近段肠管扩张、伴有腹腔脓肿或炎症包块或瘘。狭窄段或附近肠管粘连成角增加内镜治疗难度，应慎重考虑。

最常用的内镜治疗是内镜下球囊扩张术（endoscopic ballon dilation，EBD），合理使用即时梗阻解除成功率达85% ~ 90%，穿孔或出血并发症发生率2% ~ 3%，2 年复发率约30%，复发时可视情况重复扩张。扩张术后继续免疫抑制药物治疗可能有助延迟复发。目前没有证据支持扩张后局部注射激素或抗 TNF 制剂有延迟复发疗效。近年开展内镜下狭窄切开术，扩张效果比 EBD 效果好，但出血并发症较高，技术要求也高。

与外科手术相比，EBD 损伤少，对具合适指征者，近期和远期疗效尚理想，而并发症风险在可接受范围。但对并发症风险大者、治疗后短期内需反复再扩张者，则宜考虑手术治疗。

3）外科手术治疗：外科手术的绝对指征是上述不适宜内镜治疗的情况，或内镜治疗不能有效解除症状时。

关于早期手术还是反复内镜治疗：内镜治疗创伤较少，但复发间隔时间短。外科手术虽然损伤较大且有并发症风险，但疗效确切，复发间隔时间长，合适的手术有可能较长时间维持患者良好生活质量。因此选择上非常个体化，且与医疗单位的经验及患者意愿密切相关。短期内需要反复内镜治疗者宜考虑尽早转为手术治疗。不少专家认为，局限于回盲部的病变在炎症控制后仍存在梗阻症状者更倾向于早期手术治疗。

关于狭窄肠段切除还是狭窄成形术：切除病变肠段疗效确切，较为常用。下列情况适宜行狭窄成形术，包括广泛多段狭窄，特殊部位狭窄（如十二指肠），估计若切除病变肠段后残留肠管可能出现短肠综合征。下列情况不宜行狭窄成形术，包括狭窄肠段伴出血或穿透性溃疡，狭窄肠段或近段伴脓肿或炎症包块或瘘，狭窄肠段病变性质未明或不能排除癌变。

4）逆转肠纤维化的治疗：目前无有效治疗方法，有关研究在进行中。

2. 穿透型 CD（非肛瘘瘘管）[63-64]

（1）分类：CD 瘘管形成分为肛瘘（见下述肛瘘的治疗）和非肛瘘瘘管两大类。非肛瘘瘘管又分为自发性瘘和术后瘘（肠切除肠吻合术后 30 天内发生的瘘），可并发腹腔脓肿。非肛瘘瘘管包括肠皮瘘、肠肠瘘和肠脏器瘘（常见为肠 – 泌尿系瘘和直肠阴道瘘）。

（2）诊断：CTE/MRE 具有很高诊断敏感性和特异性，腹部 B 超亦有相当诊断价值。必要时瘘管造影有助了解肠皮瘘的解剖结构。在瘘口注射染料有助证实直肠阴道瘘或口服染料证实肠泌尿系瘘。

（3）治疗：

1）肠皮瘘的治疗：伴高排量（> 500ml/d）、伴腹腔脓肿、瘘口远段有肠狭窄梗阻者需要手术治疗。否则可先试用免疫抑制剂或生物制剂治疗。英夫利西或阿达木单抗对瘘管解剖结构简单者有较好疗效，但短期反复复发者最终仍需手术治疗。

2）肠肠瘘和肠内脏瘘的治疗：没有长段转流或瘘口很小的肠肠瘘，没有感染或感染易于控制的肠膀胱瘘，可按肠道 CD 行内科治疗。十二指肠或近段空肠 – 结肠瘘易引起食物转流造成严重腹泻和营养不良，回肠 – 乙状结肠瘘会造成小肠细菌过度生长而发生严重腹泻，需手术治疗。

3）直肠阴道瘘：治疗困难。英夫利西可能改善症状，但瘘口完全闭合者少见。手术皮瓣修复成功率不高，复发常见，临时造口转流术有可能减少复发。通过药物治疗积极控制直肠炎症活动是手术成功的关键。

4）腹腔脓肿的治疗[65]：为病变肠壁全层炎慢性穿透而成，广义的腹腔脓肿包括炎症包块（蜂窝积炎），腹腔脓肿可位于腹盆腔或腹膜后。治疗原则是先予广谱抗生素和脓肿引流治疗，待脓肿消退和感染有效控制后，视情况决定予活动性 CD 的药物治疗还是施行确定性手术。

①抗生素的疗程：一般在感染症状消退后 3 ~ 5 天停用。如抗生素治疗无效，往往提示脓肿引流不通畅。

②脓肿引流：一般推荐脓肿 > 3cm 必须积极引流，≤ 3cm 或分隔小脓肿可不必引流。引流方式尽可能采用 B 超引导下（必要时 CT 引导）的经皮脓肿穿刺引流。对于不适宜经皮穿刺引流的情况，如盆腔、肠祥间、腹腔后脓肿，可视情况选择腹腔镜下引流、内镜下引流、经腰大肌引流等。尽管早期手术并发症多，但对确实无法达到引流部位、邻近解剖复杂者，或经皮穿刺或其他方法引流不通畅症状无改善者应果断采取手术治疗，同时切除病变肠管，此时多需临时造口。

③全肠内营养的价值：在脓肿未充分引流、感染未有效控制前应先予全肠外营养。在感染控制、窦道形成后应及早实施全肠内营养。部分患者在全肠内营养 2 ~ 3 个月后不但可取得腹腔脓肿完全消退，且可取得病变肠管炎症活动性缓解甚至黏膜愈合而避免手术。对需要确定性手术患者，全肠内营养作为围手术期处理，既改善营养又减轻肠道 CD 炎症活动性，国内研究提出对这类患者一般予3 ~ 4 周全肠内营养，达到炎症指标复常即可行确定性手术治疗。

④腹腔脓肿消退后的后续治疗：下列情况应行确定性手术，包括合并狭窄或肠外瘘、腹腔脓肿或蜂窝积炎反复复发（常提示瘘管上皮化）。否则，可考虑给予后续肠腔 CD 的药物治疗。治疗既可在原已给予全肠内营养一段时间后（约 2 个月后）开始，亦可即开始给予。肠腔 CD 的治疗遵循前述一般原则，但以抗 TNF 制剂为佳。对蜂窝积炎，可在短期使用抗生素有效控制感染后即开始肠腔 CD 的药物治疗。

CD 合并腹腔脓肿的治疗流程见图 3-2-7。

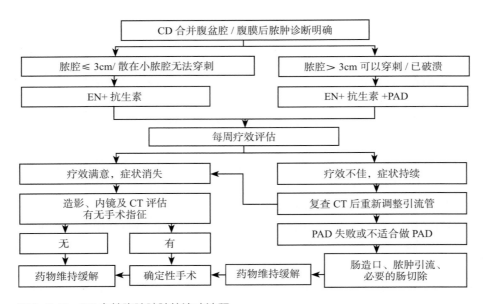

图3-2-7　CD合并腹腔脓肿的治疗流程

CD，克罗恩病；EN，肠内营养；PAD，经皮脓肿穿刺引流。

5）急性游离性肠穿孔：急性穿孔少见，应急诊手术治疗。不推荐单纯穿孔修补术，因为失败率高和并发症多。视情况行肠切除＋肠吻合，或肠切除＋临时造口术。

3. 下消化道大出血[66]　CD并发下消化道大出血比较少见，可发生于结肠或小肠。部分患者可以下消化道大出血为首发症状，亦可以反复发作下消化道大出血为唯一症状或主要症状，这类患者出血病变大多位于小肠。急诊回结肠镜为首选检查，对未发现出血病变者，以胶囊内镜和／或气囊辅助式小肠镜为首选。选择性肠系膜血管造影阳性率不高，检查虽可发现病变但常未见伴随活动性出血，因此确定CD出血部位常有困难。

大部分出血患者保守治疗出血停止。继续以常规肠道CD治疗可预防再出血，常用药物为激素与硫嘌呤类药物合用并以硫嘌呤类药物维持治疗，或抗TNF制剂，或沙利度胺。有关CD合并下消化道大出血药物治疗系统研究少有报道，对反复发作大出血者似乎抗TNF制剂或沙利度胺疗效较好。

内镜下见活动性出血者可试用钛夹止血，但因病变处炎症及纤维化，止血效果常不理想。大出血不止时可试用血管介入治疗，但常找不到明确的出血血管。持续或反复大出血保守治疗无效，危及生命者应及时手术，手术对明确的结肠出血或吻合口出血很有效。但对小肠出血，手术的顾虑是，肠壁广泛而弥散性出血，手术切除出血病变肠段或疑似出血来源肠段后再出血常见，此时有效的药物后续治疗尤为重要。

4. 癌变　CD累及结肠结肠癌风险增加，累及小肠癌变机会少但有可能发生。癌变是手术绝对指征，结肠的不典型增生遵循有关随访和手术的指引，详见有关章节。

（六）外科手术和术后复发的预防

1. 外科手术

（1）外科手术的指征：随着近年治疗CD的药物和手段的不断改善，CD的内科治疗疗效不断提高，CD的手术率有可能下降，起码需要手术的时间会推迟。因此，无并发症的CD应予积极的内科治疗，并且如前文所述，即使有并发症的CD在某些情况亦可予非手术治疗或宜先予非手术治疗后再行手术。但换一个角度看，随着外科医师概念的转变以及手术及围手术期处理水平的提高，外科手术不应被看作保守治疗确实无效时的一种最后手段，应视为CD治疗中的一项选择。对已有并发症的CD，无效或疗效不理想的长时间的药物治疗转换，既严重影响患者生活质量，又增加了手术并发症和术后复发的风险，此时外科手术应作为一个选项予以充分考虑[67]。概言之，内科医师应在CD治疗的全过程慎重评估手术的价值和风险，并与专业的外科医师密切配合，力求在最合适的时间施行最有效的手术。

CD 并发症如肠梗阻、肠瘘和 / 或腹腔脓肿、急性游离性肠穿孔、肠大出血、癌变或高度不典型增生，需要外科手术的情况详见上文并发症的治疗。对于所谓内科治疗无效时的手术指征属于非常个体化的问题，只能根据病情及用药过程的具体情况，由内、外科医师商讨，并结合患者意愿慎重考虑。

（2）围手术期处理——手术并发症的高危因素及其预防[68]：术后腹腔感染性并发症是 CD 常见术后并发症，其定义为术后 1 个月内并发的腹腔脓肿、肠吻合口瘘、肠外瘘和内瘘。其发生的高危因素主要有疾病活动度、术前营养状况、合并腹腔脓肿 / 感染、术前用药（术前使用相当于泼尼松 ≥ 20mg/d，≥ 6 周）。抗 TNF 制剂是否增加术后并发症目前尚无定论，一般认为术前 2 ~ 3 个月内尽量不使用，但已使用而急需手术者不必拖延手术。维多利珠单抗的影响临床经验积累尚少，新近一篇系统综述报道术前使用该药者术后感染性并发症并不高于术前使用抗 TNF 制剂或无使用生物制剂者[69]。

预防措施：CD 手术大多不需急诊手术，因此宜行择期手术，留出足够时间做好围手术期处理，以尽可能消除术后并发症的危险因素。

1）处理腹腔感染：见上文并发症的治疗。

2）营养支持：有条件者行全肠内营养一段合适时间（以炎症指标复常和 / 或营养指标明显改善为准）。其价值不单能改善营养状况，还可诱导活动期 CD 缓解，且可留有足够时间逐渐将高危因素的药物减量至停用。

3）逐步减少至停用糖皮质激素。

4）肠造口术的应用：对存在术后并发症危险因素却又没有充分时间进行围手术处理的患者，肠切除时慎行一期吻合术，行临时肠造口术可减少并发症。

（3）术式的选择：腹腔镜手术特别适用于原发性回盲部狭窄性病变的 CD 患者[70]。研究显示，肠侧 – 侧吻合术比端 – 端或端 – 侧吻合术的术后并发症发生率低[64, 68]。肠吻合推荐采用可吸收缝线或吻合器。结肠型 CD 的手术，全结直肠切除术加永久性小肠造口术的术后复发率尽管会低于局部结肠切除加结肠吻合术，但对于节段性结肠病变仍主张行局部切除以避免永久性造口；相反，对广泛性及远段病变者，考虑全结直肠切除术加永久性小肠造口术可能更适合[64]。IPAA 手术后复发率非常高，对确认不存在小肠病变及肛周病变者，如患者强烈要求，可慎重施行，但必须准备很好的预防术后复发的治疗计划[64]。

2. 术后复发的预防[64, 71] CD 术后复发率十分高，术后 1 年内内镜复发率达 30% ~ 90%，术后 5 年内手术复发率达 25%。术后复发的预防至今仍是未解的难题。

术后复发的定义：CD 术后复发是指手术完全切除肉眼可见病变的肠段并作肠吻合术后，在肠吻合口 CD 病变发生复发。按复发发生的严重程度及时间顺序可分为：①组织学复发：暂无公认的定义；②形态学复发：通过内镜或影像学发现肠道的新病损，但患者无明显临床症状。内镜下复发通常采用 Rutgeerts 评分（RS）评估吻合口病变严重程度[72]：i0，没有病损；i1，< 5 个阿弗他溃疡；i2，超过 5 个阿弗他溃疡，在各个病损之间仍有正常黏膜，或节段性大病损，或病损局限于回肠 – 结肠吻合口处（< 1cm）；i3，弥漫性阿弗他回肠炎伴弥漫性黏膜炎症；i4，弥漫性黏膜炎症并大溃疡、结节和 / 或狭窄（图 3-2-8）。≥ i2 视为内镜复发。近年有专家提出改良 Rutgeerts 评分（MRS）标准，将 i2 再分为 i2a 和 i2b，前者病损只局限在回结肠吻合口，后者病损在新回肠，伴或不伴吻合口病损，强调了内镜复发应以病变发生在吻合口近段之新回肠为准[73-74]。有回顾性研究显示，i2a 与内镜下病变进展及再手术率无显著相关性，而 i2b 则有显著相关性[75]。最近已有研究对 RS 和 MRS 标准的可信度进行了评估，认为两种评估方法都具有可接受的组间及组内可信度[76]。③临床复发：症状复发（一般指 CDAI > 150）并有内镜复发（RS ≥ i2）。应注意采用 CDAI 评估术后症状复发常受术后多

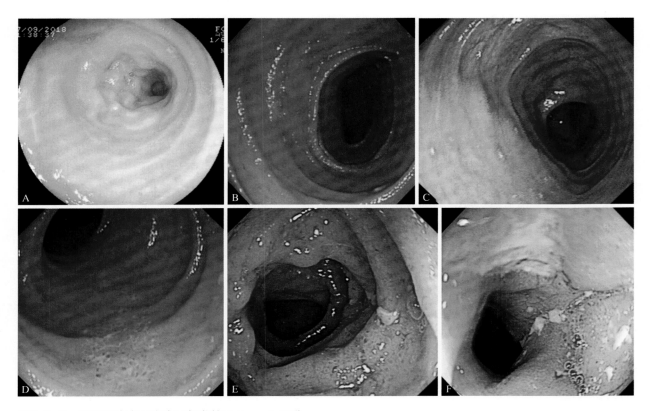

图3-2-8 克罗恩病术后吻合口复发的Rutgeerts评分

A. i0，没有病损；B. i1，＜5个阿弗他溃疡；C、D. i2，超过5个阿弗他溃疡，在各个病损之间仍有正常黏膜；E. i3，弥漫性阿弗他回肠炎伴弥漫性黏膜炎症；F. i4，弥漫性黏膜炎症并大溃疡、狭窄。

种因素影响，应注意排除，并结合炎症指标作出判断。④手术复发：因术后吻合口及邻近病变复发需再行手术。

术后复发的预防：

（1）吸烟者戒烟。

（2）预防术后复发的药物[71,74]：比较充分的证据显示，硫嘌呤类药物和抗TNF制剂有中等疗效。抗TNF制剂疗效可能优于硫嘌呤类药物，但尚需进一步研究，对复发非常高危特别是尚存在其他肠段未被切除病变的患者可以考虑首选该药。硝基咪唑类抗生素亦有一定疗效，但长期应用难耐受，可在术后早期应用作为后续用药的桥接，或用于对硫嘌呤类药物和抗TNF制剂不耐受或无条件使用的复发高危患者。美沙拉秦疗效不确定。

（3）术后复发的高危因素：研究尚不充分，目前比较认同的有吸烟、穿透行为、肛周病变、肠切除术史。有研究显示，近端切缘组织神经丛炎与复发高危有关。高危因素越多，术后复发风险越高。

（4）术后6～12个月常规内镜复查：根据内镜复发与否及其程度，给予或调整药物治疗。粪钙卫蛋白水平与MRS评分具有良好相关性，但因重叠多且目前尚无分度的界限值，因此可用于内镜检查的间隔期，如发现粪钙卫蛋白水平升高，提示宜及时内镜复查[77]。

（5）根据术后复发的高危因素＋内镜复查的分层治疗策略：①对复发低危患者，可考虑不予预防用药，在术后6个月内镜复查，如有内镜复发，予硫嘌呤类药物或抗TNF制剂。②对复发高危患者，术后（一般2～4周）即予硫嘌呤类药物或抗TNF制剂（可考虑术后即合用硝基咪唑类抗生素3个月）。术后6～12个月内镜复查，根据内镜复查情况，继续维持原治疗方案或调整治疗方案[78]。但是，复发低危与高危并无严格区别，因此对一些难以确定的患者术后亦可给予美沙拉秦或硫唑嘌呤。

（6）可能有效的其他措施：①在无激素治疗的缓解期进行手术可能减低术后复发率；②近年研究显示肠道病变周围肠系膜病变（肠系膜增厚和脂肪包绕）严重程度与手术复发相关，切除病变肠系膜可减少术后复发[79]；③新的生物制剂和低分子药物，如维多利珠单抗，是否有预防术后复发的疗效值得研究。

术后复发预防的流程见图3-2-9。

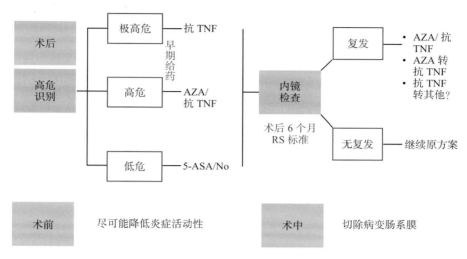

图3-2-9 预防术后复发的流程

RS，Rutgeerts 评分。

（七）内镜治疗[80]

近年来IBD的内镜治疗有了长足进展，逐渐成为药物治疗与外科手术治疗的桥梁，某些情况下甚至取代外科手术。内镜治疗的适应证包括狭窄、瘘/脓肿、结肠黏膜不典型增生，术后急、慢性瘘或梗阻。治疗方式包括球囊扩张、狭窄切开术、支架放置、瘘口钳夹、脓肿切开引流、ESD、肛瘘瘘管切开或注射、窦道切开引流等。适应证的把握和技术的开展很大程度取决于各医院的条件及内镜治疗水平。有些情况内镜治疗大大避免了手术创伤及其并发症，值得我国医师学习和推广。

（八）肛瘘的处理[2,64,81]

CD患者1/4~1/3伴发肛瘘，一项以人群为基础的研究报道，CD患者20年肛瘘累积发生率为26%。CD肛瘘（perianal fistulizing Crohn's disease，pfCD）对患者生活质量影响大，治疗常困难，愈合后复发率高

1. **pfCD的诊断和分类** pfCD可无症状，无须治疗，继续观察。有症状者表现为肛周的肛瘘外口渗液（常为粪液或有粪臭），有肛周局部疼痛及压痛者常提示肛周脓肿形成。

（1）盆腔MRI：对肛瘘诊断准确率高，有助分型，可用于疗效评估，应作为肛瘘诊断的常规检查（图3-2-10）。需要进行肛瘘手术的患者，结合麻醉下直肠指检（examination under anaesthesia，EUA）可最大限度提高肛瘘解剖结构诊断的准确性。肛门直肠超声内镜检查能较好识别内口及显示括约肌间瘘管，必要时可用。

（2）结肠镜检查：因为直肠乙状结肠活动性炎症密切影响肛瘘治疗的疗效，故结肠镜检查亦应列为常规。

（3）pfCD的分型：美国胃肠病学会（AGA）提出将pfCD分为简单性肛瘘和复杂性肛瘘（表3-2-8），有助于指导治疗及预后估计。事实上，pfCD大部分为复杂性肛瘘。

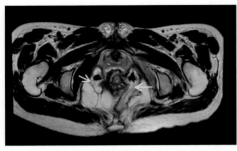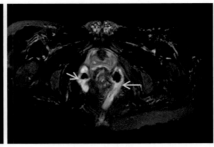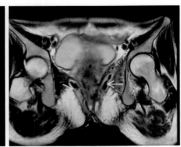

图3-2-10　克罗恩病复杂性肛瘘肛管MRI所见：多条粗大瘘管，内含脓液

表3-2-8　简单性肛瘘与复杂性肛瘘的特征

项目	简单性肛瘘	复杂性肛瘘
内口位置	低位（齿状线下）	高位（齿状线上）
外　口	单个	可多个
波动感	无	可有
直肠阴道瘘	无	可有
肛门狭窄	无	可有

（4）pfCD疗效评估指标：临床上以肛周无疼痛且外口无渗液为临床缓解。临床研究可采用瘘管引流评估标准（fistula drainage assessment），即连续随访4周，轻柔指压1/2或以上数目的瘘管无渗液为应答，全部瘘管无渗液为愈合。结合肛周疾病活动指数（perianal disease activity index，PDAI）对pfCD的量化评分作为临床研究的评估标准则更为严格，详见参考文献2。

盆腔MRI复查更具客观性，能显示瘘管闭合及活动性炎症消退情况。盆腔MRI显示的瘘管愈合往往滞后于临床缓解，达到盆腔MRI瘘管愈合者远期肛瘘复发率减少。

2. pfCD的治疗　治疗目标是缓解症状、瘘管愈合、防治肛瘘复发、改善患者生活质量。

（1）药物治疗：①环丙沙星和/或硝基咪唑类抗菌药，常作为初始治疗。②抗TNF制剂被认为是pfCD的一线治疗药物，在充分引流、感染得到有效控制后使用，以诱导缓解，对有临床应答者继续维持治疗。与免疫抑制剂合用，有可能提高疗效。③硫嘌呤类药物对促进瘘管闭合及维持缓解可能有效，可考虑应用。④积极治疗肠道特别是直肠CD，直肠CD如不能达到黏膜愈合，肛瘘几乎难以缓解，即使暂时缓解，亦极易复发。

（2）手术治疗：①肛周脓肿尽早切开充分引流。②引流性挂线适合肛周脓肿，亦常用于不伴肛周脓肿的复杂性肛瘘（特别是炎症明显或单纯药物治疗疗效不佳者），目的是保持引流通畅。施行引流挂线手术应通过术前盆腔MRI并结合术中麻醉下探查明确瘘管及脓肿的解剖位置，尽可能彻底搔刮或切除括约肌外侧间隙的瘘管/脓腔的感染性肉芽组织，才行挂线。挂线的移除时间以抗TNF制剂诱导缓解疗程结束（用药第6周），且局部红肿痛消退、按压瘘管外口无明显分泌物为宜。③确定性手术必须在确认肠道炎症得到控制后（内镜下溃疡愈合、CDAI正常、炎症指标复常），肛瘘外口无明显分泌物亦无新发瘘管/脓肿（并有盆腔MRI证实），方能视情况而定。④直肠切除术加永久性造口是对难治性pfCD的最后治疗手段。

（3）其他：近年一项多中心随机研究报道间充质干细胞局部注射对CD复杂性肛瘘有效。

目前公认内外科联合治疗是比较理想的治疗策略，尤其是对有并发症的复杂性肛瘘患者。

（九）肠外表现的治疗[82]

CD发生肠外表现高达30%，少部分患者可在CD症状发生前出现。肠外表现严重影响患者生活质量，有些肠外表现如原发性硬化性胆管炎和静脉血栓形成可以致死。绝大多数肠外表现与肠道疾病活动性平行；与肠道疾病活动性不平行的肠外表现主要有强直性脊柱炎、葡萄膜炎、原发性硬化性胆管炎、坏疽性脓皮病。

1. 口腔病变　口腔溃疡是 CD 最常见肠外表现，表现为口腔大小不一、深浅不一的溃疡，可伴唇、颊红肿，偶见假息肉形成。与 CD 疾病活动性显著相关，主要是控制 CD 活动性，必要时辅以局部治疗。

2. 关节病　主要是脊柱关节炎（spondyloarthritis，SpA）。SpA 必须与单纯关节痛区别开来，后者常为药物不良反应（如嘌呤类药物使用期间或激素撤离）。SpA 分为外周关节病和中轴关节病，前者更常见，以女性及结肠型 CD 多见，而后者似无性别和病型差异。外周关节病分两型：Ⅰ型为急性少数关节炎（< 5 个关节），主要累及大关节，通常与 CD 活动相关，持续时间较短（< 10 周）；Ⅱ型为多数关节炎，累及多数外周关节（> 5 个关节），与 CD 活动性无关，可持续数月至数年。CD 相关的外周关节炎通常为非侵蚀性，故影像学检查无关节变形。中轴性关节炎中以骶髂关节炎常见，只有少数发展为典型强直性脊柱炎。对持续数月的炎症性腰痛患者，即使 X 线片阴性，亦应行 MRI 检查，该检查对骶髂关节炎诊断的敏感性和特异性高。HLA-B27 的敏感性在诊断 CD 相关的中轴性关节炎远低于自发性强直性脊柱炎，故不推荐作为 CD 相关的中轴性关节炎的诊断依据。

Ⅰ型外周性关节炎的治疗以控制肠道 CD 活动性为主，可短期予 NSAID 或激素缓解症状，对激素无效患者及早予抗 TNF 制剂。中轴性关节炎宜与风湿科医师共同商讨，早期抗 TNF 制剂治疗值得考虑。

3. 肝、胆病变

（1）原发性硬化性胆管炎（PSC）：PSC 在 CD 比 UC 少见，我国报道更少。PSC 与疾病活动性不平行，预后不良，患者存活期短于不伴 IBD 的 PSC，是胆管癌和结肠癌的高危因素。在 CD 患者，肝功能检查异常者常见，多由包括药物在内的多种因素引起，如出现淤胆型肝功能异常，在排除各种可能情况后，应考虑到 PSC，MRCP 有很高诊断价值。仍不能排除 PSC 而疑为小胆管型 PSC 者可行肝活检。疑有自身免疫性肝炎并存者肝活检有重要诊断价值。

目前无药物治疗能改变 PSC 的自然病程。自确诊 PSC 起每隔 1~2 年行结肠镜复查以早期发现结肠癌变。

（2）其他肝损害：非酒精性脂肪肝、药物性肝病既与疾病有关，亦与其他多种因素有关。少见的 IBD 相关肝损害报道有肝淀粉样变和肉芽肿性肝炎，但注意排除由其他疾病引起者。

4. 眼部病变　以巩膜外层炎常见，适当眼部局部治疗可自愈，但要与巩膜内层炎和葡萄膜炎鉴别，后者眼部症状明显，诊断和治疗需要转眼科专科。葡萄膜炎与疾病活动性无关。

5. 皮肤病变

（1）结节性红斑：常见。表现为隆起的红色或紫红色皮下结节，大小为 1~5cm 直径，好发于四肢伸侧（图 3-2-11A），特别是小腿胫前。与疾病活动性密切相关，故关键是控制 CD 活动性，激素常有良效，顽固者可予抗 TNF 制剂。

（2）坏疽性脓皮病：可发生于全身皮肤，在造口周围皮肤常见。表现为皮肤红斑迅速发展为火山口样深溃疡，周边红色或紫红色，底披无菌性脓苔，大小为 2~20cm（图 3-2-11B）。该病可与 CD 活动性平行，亦可不平行。部分患者有在同一部位反复复发倾向。本病属严重皮肤病，需尽快控制。糖皮质激素为一线治疗药物。环孢素或他克莫司为二线药物。近年证实抗 TNF 制剂有良效，故对激素治疗不能取得迅速应答者宜即改用抗 TNF 制剂。

（3）Sweet 综合征：是一种中性粒细胞性皮肤病，皮疹特殊形状及活检可资诊断。这是新近报道的一种少见的 IBD 肠外表现，认为与疾病活动性相关，诊断和治疗应与皮肤科共同商讨。

6. 代谢性骨病　骨质减少及骨质疏松常见。严重后果为引起骨折，其中椎骨骨折常最早发生。相关因素包括疾病慢性炎症、营养缺乏、糖皮质激素使用、广泛小肠病变或切除、吸烟、活动减少等。CTE 检查时可发现骨质情况，骨密度测定提供准确诊断并可定量。

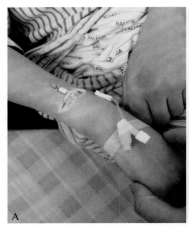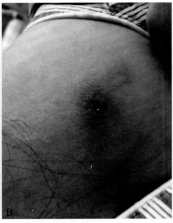

图3-2-11 克罗恩病肠外表现
A.皮肤结节性红斑；B.脓皮病。

激素治疗期间或有骨密度减少者应常规补充钙剂和维生素 D。已发生骨折者加二膦酸盐治疗。

7. 静脉血栓栓塞症（venous thromboembolism，VTE）[83] IBD 是 VTE 发生的独立危险因素。发生 VTE 显著增加 IBD 的病死率。中、重度活动性 IBD 住院患者增加 VTE 发生的风险。

处理原则：① VTE 风险筛查：应对中、重度活动性 CD 住院患者进行 VTE 的风险评估。② VTE 诊断：我国共识推荐根据风险评估结合 D- 二聚体检查结果，对 VTE 作进一步检查，检查方法主要是症状体征结合血管彩超，必要时血管造影。③ VTE 预防性治疗：我国未对中、重度活动性 CD 患者是否常规进行 VTE 预防性治疗达成共识，但提出对风险筛查结果提示风险极高患者应考虑预防性治疗。明确提出对重度 UC、IBD 患者接受腹、盆腔手术者的围手术期、拟剖宫产的围产期应予预防性治疗。④预防治疗方法：药物抗凝和机械抗凝，前者常用低分子量肝素、低剂量普通肝素或磺达肝癸钠。⑤已发生 VTE 时处理参照有关规范，由多学科联合治疗。

（十）在研中的一些新疗法

1. 粪菌移植（FMT） 已证实肠道微生态紊乱在 IBD 发病中起重要作用，因此认为肠道微生态的调控有望为 IBD 治疗提供一种新方法。目前已有不少报道 FMT 治疗 UC 的研究，也有少数治疗 CD 的研究，研究结果尽管不一致，但似乎提示其可能是有前途的治疗方法。但是目前 FMT 仍应限制在临床研究，尚不能推荐应用于日常临床。理由是目前 FMT 有效性的证据尚不充分，而安全性特别是长期安全性尚有待进一步研究，实际应用中许多关键问题未解决[84]。期望最终能找到合适的方法，在合适的时机，用于合适的患者，以取得理想的疗效。特别要强调，FMT 的实施必须建立一套规范的制度和准入机制，以确保实施的安全性[85]。

2. 干细胞移植 间充质干细胞局部应用治疗 CD 肛瘘疗效已如上述，但全身应用治疗肠腔 CD 的疗效却未得到证实。自体造血干细胞治疗的疗效研究结果不一致，安全性亦是重要问题[64]，新近报道[86]，通过治疗方案的改善，可以用于其他治疗手段非常有限的难治性 CD。

【特殊人群 CD 的治疗】

（一）妊娠期 CD 患者的管理[87]

IBD 患者在疾病缓解期的生育力及妊娠结局与普通人群相当。但疾病活动、疾病并发症及药物使用等因素会造成患者及婴儿的影响，执行下列措施有助避免这些影响。

1. 妊娠前 ①在疾病活动期受孕者，疾病持续活动甚至加重的风险增加，妊娠不良结局风险增加，因此，对计划妊娠患者应尽量优化治疗，力求在达到无激素临床缓解，最好是达到黏膜愈合时开始妊娠。②妊娠前用药：停用甲氨蝶呤 3～6 个月：停用沙利度胺至少 6 个月；原已使用硫嘌呤类药物者可继续使用。

2. 妊娠期 ①妊娠期维持用药：可继续使用原剂量硫嘌呤类药物（但不建议加用或增加剂量）；可继续使用抗 TNF 制剂（宜在妊娠第 24 周、确有必要时第 32 周末次使用后停用，产后再重新使用）。维多利珠单抗和乌司奴单抗尚无经验。②活动性复发时用药：糖皮质激素、抗 TNF 制剂可用。不建议初次使用硫嘌呤类药物。治疗肛瘘不可用甲硝唑或环丙沙星，改用其他抗生素。③预防静脉血栓栓塞：因活动期住院或计划剖宫产患者，要评估血栓栓塞高危因素，考虑低分子量肝素预防性治疗。④影像和内镜检查：尽量避免 CT 检查；确因病情需要可慎行结肠镜检查，麻醉用药尽量避免苯二氮䓬类药物。

3. 分娩方式 剖宫产与阴道分娩的选择基于产科考虑，根据病史和现状综合评估，由产科、内科、外科医师结合患者意愿共同决定。有活动性肛周病变或直肠受累者推荐剖宫产。

4. 哺乳期 服用大剂量糖皮质激素（＞40mg/d）宜在服用 4 小时后才哺乳。使用硫嘌呤类药物者，谨慎选择母乳喂养，倾向人工喂养。妊娠期接受抗 TNF 制剂治疗者，婴儿接种活疫苗应至少推迟至出生后 6 个月。

（二）儿童 CD 的治疗[88]

近年我国儿童 CD 发病明显增加，发病高峰年龄为 9～17 岁。儿童 CD 的诊断和治疗总体与成人相似，但有一定特殊性。例如：①极早发型 IBD（very early onset IBD），指 6 岁以下儿童发病的 IBD，包含新生儿和婴幼儿，诊断困难，病情重、预后差，常发现基因突变，常规治疗往往疗效不佳，造血干细胞移植可能有效；②早期症状不典型，生长发育障碍常见；③结肠型 CD 比成人常见；④临床上用儿童克罗恩病活动指数（pediatric Crohn's disease activity index，PCDAI）评估疾病活动性；⑤全肠内营养是儿童 CD 活动期诱导缓解的一线治疗方案之一；⑥沙利度胺治疗难治性 CD，儿童的耐受性比成人好。

（三）老年性 CD 的治疗[89]

老年性 CD 一般指 60 岁或以上发病的 CD，近年西方国家老年性 IBD（包括 UC 和 CD）呈明显上升趋势，我国老年性 IBD（包括 UC 和 CD）也见逐渐增加，应引起注意。目前有限资料显示，老年性 CD 的诊断和治疗总的来说与普通成人 CD 虽有一定差异，但差异不明显。其中最大的差异是年龄因素所致的全身机能和免疫低下以及多种共存病，这些差异导致药物不良反应和术后并发症风险的增加。因此，药物选择上要注意效益风险比，治疗过程要密切监测；在药物治疗与手术治疗间作决定时要全面分析、权衡利弊，做好手术并发症的防治。有关老年性 CD 的研究尚在起步阶段，今后应加强研究。

【IBD 的健康管理】

IBD 是一种慢性进展性致残性疾病，病程全过程病情复杂多变，处理上需要专业性很强的多学科合作，患者的疾病全过程需要密切随访和健康管理。为此，我国制定了"中国炎症性肠病诊疗质控评估体系"[90]，为我国各医疗机构 IBD 中心的建设和管理提供可操作性的评价指标，形成行业的标准操作流程。建议我国医疗机构参照执行。

（胡品津）

参考文献

［1］中华医学会消化病学分会炎症性肠病学组. 炎症性肠病诊断与治疗的共识意见（2018 年·北京）［J］. 中华炎性肠病杂志，2018，2（3）：173-190.

［2］克罗恩病肛瘘共识专家组. 克罗恩病肛瘘诊断与治疗的专家共识意见［J］. 中华炎性肠病杂志，2019，3（2）：105-110.

［3］COSNES J, CATTAN S, BLAIN A, et al. Long-term evolution of disease behavior of Crohn's disease [J]. Inflamm Bowel Dis, 2002, 8(4): 244-250.

［4］ SOLBERG I C, VATN M H, HØIE O, et al. Clinical course in Crohn's disease: results of a Norwegian population-based ten-year follow-up study [J]. Clin Gastroenterol Hepatol, 2007, 5: 1430-1438.

［5］ BURISCH J, KIUDELIS G, KUPCINSKAS L, et al. Natural disease course of Crohn's disease during the first 5 years after diagnosis in a European population-based inception cohort: an Epi-IBD study [J]. Gut, 2019, 68(3): 423-433.

［6］ KIM H J, HANN H J, HONG S N, et al. Incidence and natural course of inflammatory bowel disease in Korea, 2006—2012: a nationwide population-based study [J]. Inflamm Bowel Dis, 2015, 21(3): 623-630.

［7］ GOMOLLÓN F, DIGNASS A, ANNESE V, et al. 3rd European evidence-based consensus on the diagnosis and management of Crohn's disease 2016: Part 1: diagnosis and medical management [J]. J Crohns Colitis, 2017, 11(1): 3-25.

［8］ MUMOLO M G, BERTANI L, CECCARELLI L, et al. From bench to bedside: fecal calprotectin in inflammatory bowel diseases clinical setting [J]. World J Gastroenterol, 2018, 24(33): 3681-3694.

［9］ ANNESEA V, DAPERNOB M, RUTTER M D, et al. European evidence based consensus for endoscopy in inflammatory bowel disease [J]. J Crohns Colitis, 2013, 7: 982-1018.

［10］ 何瑶, 陈瑜君, 杨红, 等. 回结肠克罗恩病与肠结核临床及内镜特征比较 [J]. 中华消化内镜杂志, 2012, 29（6）: 325-328.

［11］ PENNAZIO M, SPADA C, ELIAKIM R, et al. Small-bowel capsule endoscopy and device-assisted enteroscopy for diagnosis and treatment of small bowel disorders: European Society of Gastrointestinal Endoscopy (ESGE) Clinical Guideline [J]. Endoscopy, 2015, 47: 352-376.

［12］ 黎苗, 高翔, 赵俊章, 等. 克罗恩病上消化道病变的临床、内镜及病理特征分析 [J]. 中华炎性肠病杂志, 2018, 2（4）: 279-283.

［13］ BRUINING D H, ZIMMERMANN E M, LOFTUS E V Jr, et al. Consensus recommendations for evaluation, interpretation, and utilization of computed tomography and magnetic resonance enterography in patients with small bowel Crohn's disease [J]. Gastroenterol, 2018, 154: 1172-1194.

［14］ MACONI G, NYLUND K, RIPOLLES T, et al. EFSUMB recommendations and clinical guidelines for intestinal ultrasound (GIUS) in inflammatory bowel diseases [J]. Ultraschall Med, 2018, 39(3): 304-317.

［15］ ALLOCCA M, FIORINO G, BONIFACIO C, et al. Comparative accuracy of bowel ultrasound versus magnetic resonance enterography in combination with colonoscopy in assessing Crohn's disease and guiding clinical decision-making [J]. J Crohns Colitis, 2018, 12(11): 1280-1287.

［16］ 中华医学会病理学分会消化病理学组筹备组, 中华医学会消化病学分会炎症性肠病学组. 中国炎症性肠病组织病理诊断共识意见 [J]. 中华病理学杂志, 2014, 43（4）: 268-274.

［17］ GECSE K B, VERMEIRE S. Differential diagnosis of inflammatory bowel disease: imitations and complications [J]. Lancet Gastroenterol Hepatol, 2018, 3: 644-653.

［18］ JUNG Y, HWANGBO Y, YOON S M, et al. Predictive factors for differentiating between Crohn's disease and intestinal tuberculosis in Koreans [J]. Am J Gastroenterol, 2016, 111: 1156-1164.

［19］ MAO R, LIAO W D, HE Y, et al. Crohn's disease from intestinal tuberculosis: A potential diagnostic algorithm computed tomographic enterography adds value to colonoscopy in differentiating [J]. Endoscopy, 2015, 47: 322-329.

［20］ HE Y, ZHU Z, CHEN Y, et al. Development and validation of a novel diagnostic nomogram to differentiate between intestinal tuberculosis and Crohn's disease: A 6-year prospective multicenter study [J]. Am J Gastroenterol, 2019, 114 (3): 490-499.

［21］ 高翔, 何瑶, 陈瑜君, 等. 试验性抗结核治疗鉴别肠结核与克罗恩病的临床与内镜分析 [J]. 中华消化内镜杂志, 2011, 28（8）: 446-451.

［22］CAO J, LIU W J, XU X Y, et al. Endoscopic findings and clinicopathologic characteristics of colonic schistosomiasis: a report of 46 cases [J]. World J Gastroenterol, 2010, 16(6): 723-727.

［23］KIM D H, CHEON J H. Intestinal Behcet's Disease: A true inflammatory bowel disease or merely an intestinal complication of systemic vasculitis? [J]. Yonsei Med J, 2016, 57(1): 22-32.

［24］SUN Z, ZHOU H, SONG G, et al. Intestinal T-cell lymphomas: A retrospective analysis of 68 cases in China [J]. World J Gastroenterol, 2014, 20: 296-302.

［25］UHLIG H H, SCHWERD T, KOLETZKO S, et al. The diagnostic approach to monogenic very early onset inflammatory bowel disease [J]. Gastroenterology, 2014, 147: 990-1007.

［26］SATSANGI J, SILVERBERG M S, VERMEIRE S, et al. The Montreal classification of inflammatory bowel disease: controversies, consensus, and implications [J]. Gut, 2006, 55(6): 749-753.

［27］LAZAREV M, HUANG C, BITTON A, et al. Relationship between proximal Crohn's disease location and disease behavior and surgery: a cross-sectional study of the IBD Genetics Consortium [J]. Am J Gastroenterol, 2013, 108(1): 106-112.

［28］LEVINE A, GRIFFITHS A, MARKOWITZ J, et al. Pediatric modification of the Montreal classification for inflammatory bowel disease: the Paris classification [J]. Inflamm Bowel Dis, 2011, 17(6): 1314-1321.

［29］HARVEY R F, BRADSHAW J M. A simple index of Crohn's-disease activity [J]. Lancet, 1980, 1: 514.

［30］BEST W R, BECKTEL J M, SINGLETON J W, et al. Development of a Crohn's disease activity index. National Cooperative Crohn's Disease Study [J]. Gastroenterology, 1976, 70(3): 439-444.

［31］JONES J, LOFTUS E V, PANACCIONE R, et al. Relationships between disease activity and serum and fecal biomarkers in patients with Crohn's disease [J]. Clin Gastroenterol Hepatol, 2008, 6: 1218-1224.

［32］MARY J Y, MODIGLIANI R. Development and validation of an endoscopic index of the severity for Crohn's disease：a prospective multicentre study. Groupe d'Etudes Thérapeutiques des Affections Inflammatoires du Tube Digestif (GETAID) [J]. Gut, 1989, 30: 983-989.

［33］DAPERNO M, D'HAENS G, VAN ASSCHE G, et al. Development and validation of a new, simplified endoscopic activity score for Crohn's disease: the SES-CD [J]. Gastrointest Endosc, 2004, 60: 505-512.

［34］SIPPONEN T, NUUTINEN H, TURUNEN U, et al. Endoscopic evaluation of Crohn's disease activity: comparison of the CDEIS and the SES-CD [J]. Inflamm Bowel Dis, 2010, 16: 2131-2136.

［35］ORDÁS I, RIMOLA J, ALFARO I, et al. Development and validation of a simplified magnetic resonance index of activity for Crohn's disease [J]. Gastroenterology, 2019, 157(2): 432-439.

［36］PEYRIN-BIROULET L, PANÉS J, SANDBORN W J, et al. Defining disease severity in inflammatory bowel diseases: Current and Future Directions [J]. Clin Gastroenterol Hepatol, 2016, 14(3): 348-354.

［37］周薇，尤黎明，李瑜元，等. 中文版炎症性肠病问卷的信度和效度研究［J］. 国际护理学杂志，2006，25（8）：620-622.

［38］PEYRIN-BIROULET L, CIEZA A, SANDBORN W J, et al. Development of the first disability index for inflammatory bowel disease based on the international classification of functioning, disability and health [J]. Gut, 2012, 61: 241-247.

［39］PARIENTE B, MARY J Y, DANESE S, et al. Development of the Lémann index to assess digestive tract damage in patients with Crohn's disease. Gastroenterology, 2015, 148: 52-63.

［40］NEURATH MF, TRAVIS SP. Mucosal healing in inflammatory bowel diseases: a systematic review [J]. Gut, 2012, 61: 1619-1635.

［41］HIRSCHMANN S, NEURATH M F. Top-down approach to biological therapy of Crohn's disease [J]. Expert Opin Biol Ther, 2017, 17: 285-293.

［42］KHANNA R, BRESSLER B, LEVESQUE B G, et al. Early combined immunosuppression for the management of

Crohn's disease（REACT）: a cluster randomised controlled trial [J]. Lancet, 2015, 386: 1825-1834.

［43］PEYRIN-BIROULET L, SANDBORN W, SANDS B E, et al. Selecting therapeutic targets in inflammatory bowel disease（STRIDE）: Determining therapeutic goals for treat-to-target [J]. Am J Gastroenterol, 2015, 110:1324-1338.

［44］COLOMBEL J F, D'HAENS G, LEE W J, et al. Outcomes and strategies to support a treat-to-target approach in inflammatory bowel disease: A systematic review [J]. J Crohns Colitis, 2020, 14(2): 254-266.

［45］DOHERTY G, KATSANOS K H, BURISCH J, et al. European Crohn's and Colitis Organisation Topical Review on Treatment Withdrawal ['Exit Strategies'] in Inflammatory Bowel Disease [J]. J Crohns Colitis, 2018, 12(1): 17-31.

［46］中华医学会消化病学分会炎症性肠病学组. 中国炎症性肠病治疗药物监测专家共识意见［J］. 中华炎性肠病杂志, 2018, 2（4）: 253-259.

［47］中华医学会消化病学分会炎症性肠病学组. 抗肿瘤坏死因子 -α 单克隆抗体治疗炎症性肠病的专家共识（2017）［J］. 中华炎性肠病杂志, 2017, 1（3）: 150-154.

［48］STIDHAM R W, LEE T C, HIGGINS P D, et al. Systematic review with network meta-analysis: the efficacy of anti-TNF agents for the treatment of Crohn's disease [J]. Aliment Pharmacol Ther, 2014; 39: 1349-1362.

［49］DULAI P S, SIEGEL C A, COLOMBEL J F, et al. Systematic review: Monotherapy with antitumour necrosis factor α agents versus combination therapy with an immunosuppressive for IBD [J]. Gut, 2014, 63: 1843-1853.

［50］ARGOLLO M, FIORINO G, PEYRIN-BIROULET L, et al. Vedolizumab for the treatment of Crohn's disease [J]. Expert Rev Clin Immunol, 2018, 14(3): 179-189.

［51］ENGEL T, UNGAR B, YUNG D E, et al. Vedolizumab in IBD-lessons from real-world experience; A systematic review and pooled analysis [J]. J Crohns Colitis, 2018, 12(2): 245-257.

［52］NG S C, HILMI I N, BLAKE A, et al. Low frequency of opportunistic infections in patients receiving vedolizumab in clinical trials and post-marketing setting [J]. Inflamm Bowel Dis, 2018, 24(11): 2431-2441.

［53］KOTZE P G, MA C, ALMUTAIRDI A, et al. Clinical utility of ustekinumab in Crohn's disease [J]. J Inflamm Res, 2018, 11: 35-47.

［54］胡品津. 生物制剂治疗成人炎症性肠病: 合理选择和转换［J］.中华炎性肠病杂志, 2022, 6（2）: 97-105.

［55］LAZZERINI M, MARTELOSSI S, MAGAZZÙ G, at al. Effect of thalidomide on clinical remission in children and adolescents with refractory Crohn disease: A randomized clinical trial [J]. JAMA, 2013, 310(20): 2164-2173.

［56］徐舒, 祖晓满, 冯瑞, 等. 沙利度胺治疗难治性克罗恩病的长期疗效及安全性分析［J］. 中华内科杂志, 2020, 59（6）: 445-450.

［57］中华医学会消化病学分会炎症性肠病学组, 中华医学会肠外与肠内营养学分会胃肠病与营养协作组. 炎症性肠病营养支持治疗专家共识（第 2 版）［J］. 中华炎性肠病杂志, 2018, 2（3）: 154-172.

［58］DIGNASS A U, GASCHE C, BETTENWORTH D, et al. European consensus on the diagnosis and management of iron deficiency and anaemia in inflammatory bowel diseases [J]. J Crohns Colitis, 2015: 211-222.

［59］RIEDER F, FIOCCHI C, ROGLER G. Mechanisms, management, and treatment of fibrosis in patients with inflammatory bowel diseases [J]. Gastroenterology, 2017, 152(2): 340-350.

［60］RIEDER F, LATELLA G, MAGRO F, et al. European Crohn's and Colitis Organisation topical review on prediction, diagnosis and management of fibrostenosing Crohn's disease [J]. J Crohns Colitis, 2016, 10(8): 873-885.

［61］RIEDER F, BETTENWORTH D, MA C, et al. An expert consensus to standardize definitions, diagnosis and treatment targets for anti-fibrotic stricture therapies in Crohn's disease [J]. Aliment Pharmacol Ther, 2018, 48(3):

347-357.

［62］李雪华，陈瑜君，谢晓燕，等. 狭窄型克罗恩病的影像学诊断进展［J］. 中华炎性肠病杂志，2018，2（1）：12-15.

［63］HIRTEN R P, SHAH S, SACHAR D B, et al. The Management of intestinal penetrating Crohn's disease [J]. Inflamm Bowel Dis, 2018, 24(4): 752-765.

［64］GIONCHETTI P, DIGNASS A, DANESE S, et al. 3rd European evidence-based consensus on the diagnosis and management of Crohn's disease 2016: Part 2: Surgical management and special situations [J]. J Crohns Colitis, 2017, 11(2): 135-149.

［65］龚剑峰，朱维铭. 克罗恩病合并腹腔脓肿多学科合作治疗策略和临床路径［J］. 中华炎性肠病杂志，2017，1（2）：81-85.

［66］陈白莉，高翔，陈旻湖，等. 克罗恩病并发急性下消化道大出血13例临床分析［J］. 中华消化杂志，2008，28（6）：381-384.

［67］BEMELMAN W A, S-ECCO collaborators. Evolving role of IBD surgery [J]. J Crohns Colitis, 2018, 12(8): 1005-1007.

［68］中国炎性肠病临床研究协作组. 炎性肠病术后并发症危险因素及预防的专家意见（2014·广州）［J］. 中华胃肠外科杂志，2015，18（4）：388-394.

［69］LAW C C Y, NARULA A, LIGHTNER A L, et al. Systematic review and meta-analysis: preoperative vedolizumab treatment and postoperative complications in patients with inflammatory bowel disease [J]. J Crohns Colitis, 2018, 12(5): 538-545.

［70］NEUMANN P A, RIJCKEN E. Minimally invasive surgery for inflammatory bowel disease: Review of current developments and future perspectives [J]. World J Gastrointest Pharmacol Ther, 2016, 7(2): 217-226.

［71］NGUYEN G C, LOFTUS E V Jr, HIRANO I, et al. American Gastroenterological Association Institute Guideline on the Management of Crohn's Disease After Surgical Resection [J]. Gastroenterology, 2017, 152(1): 271-275.

［72］RUTGEERTS P, GEBOES K, VANTRAPPEN G, et al. Predictability of the postoperative course of Crohn's disease [J]. Gastroenterology, 1990, 99: 956-963.

［73］GECSE K, LOWENBERG M, BOSSUYT P, et al. Sa1198 Agreement among experts in the endoscopic evaluation of postoperative recurrence in Crohn's disease using the Rutgeerts Score [J]. Gastroenterology, 2014, 146: S-227.

［74］REGUEIRO M, VELAYOS F, GREER J B, et al. American Gastroenterological Association Institute Technical Review on the Management of Crohn's Disease After Surgical Resection [J]. Gastroenterology, 2017, 152: 277-295.

［75］OLLECH J E, AHARONI-GOLAN M, WEISSHOF R, et al. Differential risk of disease progression between isolated anastomotic ulcers and mild ileal recurrence after ileocolonic resection in patients with Crohn's disease [J]. Gastrointest Endosc, 2019, 90(2): 269-275.

［76］MA C, GECSE K B, DUIJVESTEIN M, et al. Reliability of endoscopic evaluation of postoperative recurrent Crohn's disease [J]. Clin Gastroenterol Hepatol, 2020, 18(9): 2139-2141.e2.

［77］LOPES S, ANDRADE P, AFONSO J, et al. Correlation between calprotectin and modified Rutgeerts score [J]. Inflamm Bowel Dis, 2016, 22(9): 2173-2181.

［78］American Gastroenterological Association. American Gastroenterological Institute Guideline on the Management of Crohn's Disease After Surgical Resection: Clinical Decision Support Tool [J]. Gastroenterology, 2017, 152(1): 276.

［79］COFFEY C J, KIERNAN M G, SAHEBALLY S M, et al. Inclusion of the mesentery in ileocolic resection for Crohn's disease is associated with reduced surgical recurrence [J]. J Crohns Colitis, 2018, 12(10): 1139-1150.

［80］SHEN B, KOCHHAR G, NAVANEETHAN U, et al. Role of interventional inflammatory bowel disease in the era of biologic therapy: a position statement from the Global Interventional IBD Group [J]. Gastrointest Endosc, 2019, 89(2): 215-237.

[81] GECSE K B, BEMELMAN W, KAMM M A, et al. A global consensus on the classification, diagnosis and multidisciplinary treatment of perianal fistulising Crohn's disease [J]. Gut, 2014, 63(9): 1381-1392.

[82] HARBORD M, ANNESE V, VAVRICKA S R, et al. The First European Evidence-based Consensus on Extra-intestinal Manifestations in Inflammatory Bowel Disease [J]. J Crohns Colitis, 2016, 10(3): 239-254.

[83] 中华医学会消化病学分会炎症性肠病学组. 中国住院炎症性肠病患者静脉血栓栓塞症防治的专家共识意见 [J]. 中华炎性肠病杂志, 2018, 2（2）: 75-82.

[84] BASSO P J, CÂMARA N O S, SALES-CAMPOS H. Microbial-Based Therapies in the treatment of inflammatory bowel disease - An overview of human studies [J]. Front Pharmacol, 2019, 9: 1571.

[85] CAMMAROTA G, IANIRO G, TILG H, et al. European consensus conference on faecal microbiota transplantation in clinical practice [J]. Gut, 2017, 66(4): 569-580.

[86] JAUREGUI-AMEZAGA A, ROVIRA M, MARIN P, et al. Improving safety of autologous haematopoietic stem cell transplantation in patients with Crohn's disease [J]. Gut, 2016, 65: 1456-1462.

[87] 中华医学会消化病学分会炎症性肠病学组. 炎症性肠病妊娠期管理的专家共识意见 [J]. 中华炎性肠病杂志, 2019, 3（4）: 284-295.

[88] 中华医学会儿科学分会消化学组, 中华医学会儿科学分会临床营养学组. 儿童炎症性肠病诊断和治疗专家共识 [J]. 中华儿科杂志, 2019, 57（7）: 501-507.

[89] 胡品津. 老年性炎症性肠病的诊治 [J]. 中华炎性肠病杂志, 2019, 3（2）: 120-123.

[90] 中华医学会消化病学分会炎症性肠病学组. 中国炎症性肠病诊疗质控评估体系 [J]. 中华炎性肠病杂志, 2018, 2（4）: 260-261.

溃疡性结肠炎相关的小肠病变

溃疡性结肠炎（ulcerative colitis，UC）病变局限于大肠，呈连续性、弥漫性分布。病变范围从肛端直肠开始，逆行向近段发展，可累及全结肠。UC 是一种典型的大肠疾病，故不在本书的讨论范围，可参阅其他有关专著和共识意见。UC 结肠切除如行回肠贮袋肛管吻合术，术后的贮袋炎应属小肠病变，是 UC 诊疗内容中的一个重要部分，并已有大量研究，故另起一节讨论。近年研究发现，UC 病变可发生在结肠外的其他部位消化道：对早已熟悉的倒灌性回肠炎近年有了新认识；UC 结肠切除术后发生的全小肠炎；UC 相关的胃、十二指肠、小肠炎。本文就这 3 种 UC 相关的疾病状态讨论如下：

一、倒灌性回肠炎

倒灌性回肠炎（backwash ileitis）是指 UC 累及回肠末段的炎症性病变。既往认为其发生机制是因近段盲肠或回盲瓣病变严重到一定程度时，会引起回肠和盲肠连接部功能障碍，而导致结肠内容物反流至末段回肠，最终引起该部位的炎症。近年的研究改变了对该病发病机制的认识，亦逐步加深了对该病临床意义的了解。

【发病机制】

目前多数意见质疑"倒灌"的假说，认为应将 UC 发生的回肠末段炎症视为 UC 的一种结肠外的特殊表现或是 UC 的一种亚型，宜将"倒灌性回肠炎"更名为"溃疡性结肠炎相关的回肠炎（UC-associated ileitis）"[1]。支持这一观点的研究证据包括：①回顾分析既往描述的严重回盲部病变导致的所谓倒灌性回肠炎，不少病例其实是应诊断为 CD 或感染或药物相关的其他疾病[1]。②近年研究发现存在回肠炎的 UC，相当部分回盲部病变并不严重甚至无病变。Goldstein 等[2] 对 200 例接受回肠贮袋肛管吻合术（ileal pouch-anal anastomosis，IPAA）的 UC 连续病例的结肠和末段回肠的病理组织学进行了研究，并采用严格的评分标准，结果发现，尽管这些病例绝大多数是全结肠炎，但在有回肠炎患者中，部分盲肠和回盲瓣仅有轻度病变，更有意思的是在 4 例评分为严重回肠炎（溃疡形成）的患者中有 1 例为未累及升结肠的广泛结肠炎、1 例仅为直肠炎。再者，回肠炎的炎症分布以回末全段连续分布或近端较重居多。作者认为这些证据提示"倒灌"学说不能解释这种 UC 回末炎症的发病机制。Hamilton 等[3] 近年一项对 UC 和健康人进行结肠镜大肠癌筛查的前瞻性对照研究发现，组织学末段回肠炎见于 22% UC 患者（显著高于健康对照的 4%），有回肠炎的 UC 患者中绝大部分回盲瓣的盲肠侧无或仅有非活动性或轻度活动性炎症，无一例见回盲瓣口扩张或变形。该研究进一步质疑"倒灌"学说。③近年已认识到 UC 病变并不一定局限在结肠，UC 相关胃、十二指肠、全小肠病变的报道越来越多。

因此，有理由将"倒灌性"回肠炎改名为 UC 相关的回肠炎。

【诊断】

确诊的 UC 患者结肠镜检查时见回肠末段散在或弥漫红斑、糜烂或浅溃疡（图 3-2-12A）。组织学所见与 UC 结肠病变相似，可见黏膜固有层炎症浸润和绒毛结构改变（绒毛变纯、小凹变形或萎缩），最突出的表现为活动性炎症，表现为中性粒细胞浸润、隐窝炎、隐窝脓肿（图 3-2-12B）。可有糜烂、溃疡。黏膜上皮可有变性、增生、幽门腺化生等改变。倒灌性回肠炎的诊断主要是组织学的诊断[2-3]，内镜下可无异常发现[2-4]。诊断要特别注意与 CD 鉴别及排除药物或感染因素。

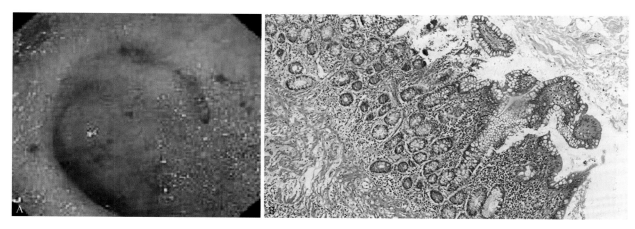

图3-2-12 倒灌回肠炎
A. 结肠镜见末段回肠散布小的红斑；B. 手术标本组织病理学见回末黏膜表面局部糜烂、绒毛变钝，黏膜固有层中性粒细胞浸润。

【倒灌性回肠炎的临床意义】

组织学上的倒灌性回肠炎在 UC 的检出率，据设计严格的较大宗病例报道为 17% ~ 22%[2-3]，在儿童 UC 为 16%[4]。全结肠炎是倒灌性回肠炎发生的高危因素，与结肠炎严重程度的关系尚无定论[2-4]。对倒灌性回肠炎，临床上关心的问题主要是：

1. 与 CD 鉴别　UC 主要累及结肠，虽然报道约 1/4 UC 存在末段回肠炎，但凡见到累及回肠的病变，必应考虑与 CD 鉴别。已确诊 UC 并有 UC 典型内镜、病理组织学改变以及典型临床过程，结合上述末段回肠组织检病理所见，鉴别一般不难。对初诊的 UC 如有末段回肠病变，要认真鉴别。主要通过末段回肠的内镜表现及活检病理组织学所见进行鉴别。原则上应常规行全小肠检查（CTE 或胶囊内镜）[5]，大部分成人 CD 累及小肠时均呈节段分布。随访在鉴别诊断中起重要作用。

2. 对回肠贮袋肛管吻合术（IPAA）预后的影响　关于倒灌性回肠炎对 IPAA 术预后的影响，虽然已有不少研究，但报道结果不一[2, 6-7]，既可能与倒灌性回肠炎或储袋炎诊断标准不一有关，亦可能与某些研究未能彻底排除 CD 有关[1]。但较多报道认为倒灌性回肠炎并不影响 IPAA 的预后[2, 7]。

3．与结直肠癌发生率的关系　有关倒灌性回肠炎与结直肠癌发生的关系，报道结果不一，与研究诊断标准、研究设计均有关。先前的小样本研究提示并不增加结直肠癌发生率[2]。但随后一项590 例 UC 结直肠切除术的研究发现，全结肠炎伴倒灌性回肠炎组的结直肠癌发生率显著高于全结肠炎不伴倒灌性回肠炎组和左半结肠炎组（分别为 29.0%、9.0%、1.8%，$P < 0.001$）[8]。相似结果见于其他一些研究，但要得出明确的结论，尚需更多研究。

倒灌性回肠炎是否作为 UC 的一个亚型而具有一般 UC 不同的临床过程和结局，尚待今后进一步研究才能得以明了。

二、溃疡性结肠炎相关的结肠切除术后全小肠炎

2004 年，Rubenstein 等[9]首先报道和总结 UC 患者发生十二指肠炎、十二指肠空肠炎、十二指肠回肠炎和全小肠炎的病例，并将这类疾病命名为 UC 相关小肠炎（UC-associated enteritis），报道的12 例患者中 8 例发生在结肠切除术后。其后陆续有 UC 结肠切除术后发生全小肠炎的病例报道，有研究者称之为溃疡性结肠炎相关全小肠炎（UC-related pan-enteritis）[10]。目前已认识到 UC 相关的结肠外其他部位消化道病变，除公认的倒灌性回肠炎和 IPAA 术后的储袋炎外，还可累及胃、十二指肠、空肠和回肠，可发生在无手术史或有肠切除史的 UC 患者中（见下文三）。但有一种特殊情况，即发生于 UC 结肠切除术后的全小肠炎，其特点是均发生在结肠切除术后，均为全小肠炎伴或不伴胃和十二指肠炎，临床常呈急性起病，病情多严重，如不及时处理，可因并发大出血或穿孔而危及生命。因此，笔者认为把这类疾病命名为溃疡性结肠炎相关的结肠切除术后全小肠炎（UC-related post-colectomy pan-enteritis）更为合适，以区别于无肠切除术史的 UC 伴发的胃、十二指肠和小肠炎。迄今为止搜集到中、英文文献报道本病共 69 例（表 3-2-9）。日本和我国报道较多，我国 2019—2020年间报道 4 例，发病在 2016—2018 年间[11, 12]。

表 3-2-9　UC 相关结肠切除术后全小肠炎文献[12]

作者	发表年份	例数	广泛结肠型	发病距结肠切除术时间
Rubenstein	2004	8	NA	6 例 < 1 个月，2 例分别 6、9 个月
Gooding	2008	1	1	112 天
Corporaal	2009	42	33（8NA）	34 < 1 个月，7 例 < 1 年，8 例 NA
Hoentjen	2013	5	5	3 个月、4 个月、27 个月、25 年，1 例 NA
Uchino	2014	7	7	4 例 < 1 个月，3 例分别 46 天、390 天、480 天
Ruch	2014	1	1	3 个月
Feuerstein	2014	1	1	< 1 个月
Yang	2019	1	1	结肠次全切 12 个月，IPAA Ⅱ期手术 1 个月
唐健	2020	3	3	10 天、2 周、2 个月

【病因和发病机制】

根据病例报道的描述，基本上都排除了感染、缺血和药物因素；术前是否存在倒灌性回肠炎或结肠外其他消化道病变报道中多未关注。从大多数起病急骤、病情严重，多在造口期发病，治愈后造口可回纳，回纳后多不复发。另外，从小肠病变的范围广泛及程度严重，伴炎症指标 CRP 增高，以及对免疫抑制剂如糖皮质激素和英夫利西有迅速而良好的反应推测，本病更像是一种免疫介导的急性炎症反应，但具体机制未明。患者发病距手术时间可短至 10 余天至 1 个月，有些长达 1 年或以上，其对发病机制有何提示尚需关注。有一点很明确，几乎所有患者术前均为全结肠型，但也是全结肠型患者最多接受手术治疗，因此如无大样本对照研究，很难推断两者之因果关系。

【临床表现】

该病的发病年龄和性别亦是 UC 的常见发病年龄和性别，故无特殊提示。发病距结肠切除术的时间大多 < 3 个月，不少可短至 10 余天至 1 个月，个别可在 1 年或更长时间，现有的资料未能显示发病距手术时间长短与临床表现、对治疗反应及自然病程的关系。报道的病例大多数是拟行 Ⅱ 期或 Ⅲ 期 IPAA 手术，故发病时多带有回肠造口。患者绝大多数起病急骤，可在起病初期先有腹胀、腹痛和食欲减退、恶心、呕吐等前驱症状。然后出现造口液排量增加（造口回纳者表现为腹泻），可以是逐渐增加，也可以突发增加，量多达 1.5 ~ 4L/d，在造口液排量增加的过程中出现血性液体，出血会逐渐增加，可并发大出血。常伴发热，偶有并发肠穿孔[11-13]。

【实验室和其他检查】

（一）实验室检查

CRP 和 ESR 升高，外周血白细胞多有轻中度升高。肠出血者血红蛋白有不同程度下降。应常规行粪便细菌培养和艰难梭菌检查以排除感染。

（二）小肠的检查

1. CTE 检查　全小肠壁弥漫性增厚和强化（图 3-2-13A）。

2. 肠镜检查　造口者从造口进镜观察小肠并取活检。造口已回纳者行胶囊内镜和 / 或气囊辅助式小肠镜检查。镜下见小肠病变呈连续性和弥漫性分布，黏膜广泛充血水肿，表面颗粒状，散布糜烂、溃疡（多为浅小溃疡），黏膜脆性增加或自发性出血（图 3-2-13B）。

3. 胃镜检查　应常规进行。部分患者可见胃和 / 或十二指肠片状充血、水肿和糜烂，可有大小不等的溃疡。

（三）病理组织学检查

活检见小肠黏膜固有层急、慢性炎性细胞浸润，隐窝炎、隐窝脓肿，黏膜糜烂、溃疡，绒毛变钝或萎缩，隐窝结构改变等（图 3-2-13C）。严重者黏膜下层可有明显炎症浸润。无上皮样肉芽肿。

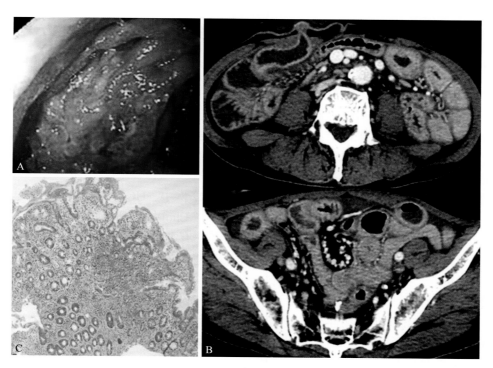

图3-2-13　溃疡性结肠炎相关的结肠切除术后全小肠炎

A. 经造口肠镜见小肠黏膜广泛充血水肿及溃疡形成；B. CTE 显示全小肠壁弥漫性增厚和强化；C. 造口端小肠活检组织病理学见小肠黏膜内弥漫性淋巴细胞、浆细胞浸润，及中性粒细胞浸润，黏膜糜烂，绒毛变钝。

【诊断和鉴别诊断】

满足下列条件可诊断[12]：①明确 UC 诊断的患者在接受结肠切除术后（一般在 0.5～3 个月内，但少数可更长）；②在病情已恢复或逐渐恢复的过程中发生急性或亚急性的腹痛、呕吐、造口排液量增加伴血性液体等临床表现（造口回纳者表现为腹泻、血便）；③小肠检查见全小肠病变（CTE 或胶囊内镜），内镜见小肠连续性、弥漫性充血水肿、糜烂或溃疡、脆性增加或出血；④活检见小肠黏膜固有层慢性活动性炎性细胞浸润，隐窝炎、隐窝脓肿，绒毛结构改变，无上皮样肉芽肿；⑤排除感染、缺血和 CD，长期随访无 CD 表现。

应注意，本病病情凶险危及生命，但由于其罕见，一般医师往往认识不足而延误诊断，对接受结肠切除术的 UC 患者在恢复过程中回肠造口出现不明原因的排出量增加伴出血时，应高度警惕本病，强调早诊早治。

【治疗】

1. **诱导缓解**　报道诱导缓解有效的药物有糖皮质激素、英夫利西、他克莫司等。静脉用糖皮质激素可在 24 小时后使症状明显改善[10,12]。部分无效患者，改用英夫利西有效[12,14]；也有报道改用他克莫司有效[15]。作者认为，对病情严重者，尤其是合并大出血或造口流量过大造成严重脱水者，宜参照急性重症 UC 的治疗策略，立即入院复苏治疗，同时静脉滴注糖皮质激素（甲泼尼龙 60mg/d）。短期内无效视病情即转换英夫利西或他克莫司或环孢素，仍无效者或情况危急者手术治疗。对药物治疗有效者，症状缓解后逐渐减量至停用。

2. **关于造口可否还纳**　复习文献并结合本文作者的经验，足够疗程药物治疗取得完全临床缓解，并经检查证实小肠内镜下及组织学病变消失者，造口可回纳，回纳后多不复发[11-12]。

3. **关于维持治疗**　关于药物足够疗程诱导完全缓解后是否需要维持治疗的问题尚在探讨。复习文献并结合本文作者的经验[10,12,14]，建议：对于拟行 Ⅱ 期或 Ⅲ 期 IPAA 手术仍有回肠造口者，足够疗程药物诱导治疗取得完全临床缓解，并经检查证实小肠内镜下及组织学病变消失者，可以停药，并视患者情况完成 Ⅱ 期或 Ⅲ 期手术回纳造口。对造口已回纳者，取得缓解后仍应考虑以硫嘌呤类药物维持治疗，尤其是对激素依赖者。疗程视情况而定。鉴于未知因素太多，目前临床上只能是边探索边总结经验。

三、溃疡性结肠炎相关的胃、十二指肠病变

早于 20 世纪 60—70 年代就有学者分别报道 UC 相关的十二指肠病变和胃部病变，其后又有报道相关的小肠病变。2010 年，Hisabe 等对大样本 UC 患者进行了胃镜下胃和十二指肠病变的分析[16]；新近 Choi 等又对症状性 UC 相关的十二指肠炎作了文献搜集和分析[17]。本文主要依据这两篇比较系统的报道对 UC 相关的胃、十二指肠病变作简单介绍。

【发病情况】

Hisabe 报道，在确诊 UC 并进行胃镜检查和活检的 322 例中，UC 相关的胃、十二指肠病变检出率为 4.7%（15/322），平均年龄为 34.1 岁，男女比例相等。Choi 搜集到 2000 年以来英文文献病例报道症状性 UC 相关的十二指肠炎 8 篇共 11 例。我国近年亦有个案报道[18-19]。UC 相关的胃十二指肠病变可能被低估，因为可能有不少无或上消化道症状较轻患者未行胃镜检查，且上消化道病变可随结肠病变控制而好转。

【诊断】

Hisabe 将这些病变统称为溃疡性结肠炎相关的溃疡性胃十二指肠病变（ulcerative gastroduodenal lesion associated with ulcerative colitis），并提出诊断标准如下：①胃和 / 或十二指肠内镜下见与 UC 相似的表现，包括黏膜呈颗粒状、糜烂、脆性增加，出血、溃疡，病变呈连续性和弥漫性分布（图 3-2-14）；②病理组织学所见与结肠 UC 相似的表现，包括黏膜固有层弥漫性急慢性炎性细胞浸润、隐窝炎、隐窝脓肿，腺体结构改变（图 3-2-15）；③病变不为 PPI 抑酸剂治疗而改变，但可随着结肠 UC 控制而改善；④排除 CD、幽门螺杆菌感染和服用药物特别是 NSAID。

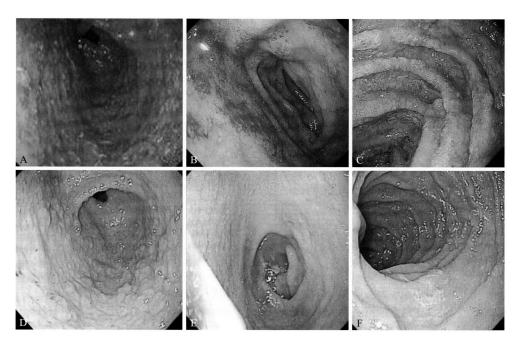

图3-2-14　溃疡性结肠炎相关的胃十二指肠病变

治疗前，胃窦（A）、十二指肠球部（B）、降段（C）黏膜弥漫粗糙，呈细颗粒样，纤维素渗出及糜烂，质脆；甲波尼龙治疗后，胃窦（D）、十二指肠球部（E）、降段（F）病变明显好转，仍有黏膜表面粗糙呈细颗粒样改变。

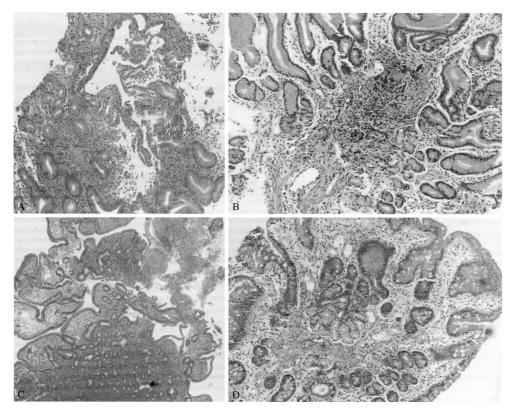

图3-2-15　溃疡性结肠炎相关的胃十二指肠病变

A. 治疗前胃窦，黏膜慢性活动性炎，中性粒细胞浸润胃小凹，溃疡，胃小凹变形；B. 甲波尼松龙治疗后胃窦，活动性炎症改善，黏膜慢性炎为主，胃小凹变形；C. 治疗前十二指肠降段，黏膜慢性活动性炎，中性粒细胞浸润黏膜上皮及腺体，溃疡；D. 甲波尼龙治疗后十二指肠降段，活动性炎症改善，黏膜慢性炎为主，十二指肠绒毛变钝，腺体减少、变形。

【高危因素】

Hisabe 报道的 15 例中均与全结肠炎或结肠切除术有关。其中 6 例有结肠切除术史（距手术平均时间为 5.8 年），占有结肠手术史患者的 7.4%（6/81）；9 例无结肠切除术史但均为全结肠型，占无结肠切除术史全结肠型患者的 6.2%（9/146）。发生上消化道病变组全结肠炎和结肠切除术史与无上消化道病变组比较有显著性差异（$P < 0.0045$）。根据该研究并结合 Choi 收集的病例报告，可以比较肯定全结肠型和 / 或结肠切除术史是 UC 相关的胃十二指肠病变发生的高危因素。倒灌性回肠炎可能是发病的危险因素[17]。

【临床意义】

1. 临床表现和自然病程 可有上腹痛、恶心、呕吐等上消化道症状，但除上节所述的 UC 相关的结肠切除术后全小肠炎患者外（两种情况应视为不同概念已如前述），尚未见报道并发大出血、梗阻、穿孔者。不少患者无消化道症状或症状轻微，或与结肠症状重叠而被忽略。该病变最大特点是随结肠 UC 控制而症状改善及病变减轻或愈合。这一自然病程与 CD 十二指肠病变常难于治愈和易合并梗阻或穿透不同。但仍需更大宗病例研究证实。

2. 鉴别诊断的价值 由于对本病认识不足，对初诊病例常致诊断延误，或误诊为 CD。本病与幽门螺杆菌感染或 NSAID 相关的溃疡，从内镜、病理及治疗效果等方面进行鉴别并不难。

3. 与 IPAA 手术后储袋炎的关系 Hisabe 的研究显示，伴有上消化道病变者储袋炎的发生率显著高于无上消化道病变者（66.7% vs. 9.3%，$P < 0.0001$）。

4. 治疗 目前的报道显示，治疗与结肠 UC 治疗相同，结肠 UC 治疗有效可使上消化道病变改善；结肠 UC 治疗无效者，上消化道病变治疗亦无效。因此，无须另加其他治疗。PPI 作为联合用药无可非议，但单独使用疗效不佳。

【附】UC 相关的小肠炎

关于 UC 相关的小肠炎报道少，认识也多有局限。Calabbese 一项对慢性难治性储袋炎前瞻性单盲的小样本研究报道[20]，用胶囊内镜进行小肠检查，15 例慢性难治性储袋炎患者中 100% 有小肠病变，所见包括红斑、糜烂、阿弗他溃疡、卵石征、深或瘘管性溃疡。而作为对照的无储袋炎 8 例患者中仅有 3 例（27%）见空肠局部红斑。这些病例先前手术标本已确诊 UC，尽管还有待随访确定排除 CD，但结果提示对难治性储袋炎者应通过胶囊内镜行小肠检查。其后另一项用胶囊内镜对 UC 患者进行小肠检查的报道[21]，30 例中，20 例无结肠切除史的活动性 UC，8 例（40%）有明确小肠病变，其中 7 例为全结肠型（有小肠病变的 UC 全结肠型比率显著高于无小肠病变者，$P = 0.03$）；10 例有结肠切除史者，3 例（30%）有明确小肠病变，其中 2 例有储袋炎，而无小肠病变的 7 例中均无储袋炎。该研究提示 UC 相关的小肠炎与活动性全结肠型相关。目前尚不清楚，这些胶囊内镜发现的 UC 相关的小肠炎，在临床上对 UC 或储袋炎治疗有何指导价值。是否对这种情况，要考虑更积极的治疗，比如及早使用生物制剂，尚待进一步研究。

（胡品津）

参考文献

[1] PATIL D T, ODZE R D. Backwash Is Hogwash: The clinical significance of ileitis in ulcerative colitis [J]. Am J Gastroenterol, 2017, 112: 1211-1214.

[2] HASKELL H, ANDREWS C W, REDDY S I, et al. Pathologic features and clinical significance of "backwash" ileitis in ulcerative colitis [J]. Am J Surg Pathol, 2005, 29: 1472-1481.

[3] HAMILTON M J, MAKRAUER F M, GOLDEN K, et al. Prospective evaluation of terminal ileitis in a

surveillance population of patients with ulcerative colitis [J]. Inflamm Bowel Dis, 2016, 22: 2448-2455.

[4] NAJARIAN R M, ASHWORTH L A, WANG H H, et al. Microscopic/"Backwash" ileitis and its association with colonic disease in new onset pediatric ulcerative colitis [J]. J Pediatr Gastroenterol Nutr, 2019, 68(6): 835-840.

[5] 中华医学会消化病学分会炎症性肠病学组. 炎症性肠病诊断与治疗的共识意见（2018 年·北京）[J]. 中华炎性肠病杂志，2018，2：173-190.

[6] OKITA Y, ARAKI T, TANAKA K, et al. Predictive factors for development of chronic pouchitis after ileal pouch-anal anastomosis in ulcerative colitis [J]. Digestion, 2013, 88: 101-109.

[7] ARROSSI A V, KARIV Y, BRONNER M P, et al. Backwash ileitis does not affect pouch outcome in patients with ulcerative colitis with restorative proctocolectomy [J]. Clin Gastroenterol Hepatol, 2011, 9: 981-988.

[8] HEUSCHEN U A, HINZ U, ALLEMEYER E H, et al. Backwash ileitis is strongly associated with colorectal carcinoma in ulcerative colitis [J]. Gastroenterology, 2001, 120: 841-847.

[9] RUBENSTEIN J, SHERIF A, APPELMAN H, et al. Ulcerative colitis associated enteritis：is ulcerative colitis always confined to the colon? [J]. J Clin Gastroenterol, 2004, 38: 46-51.

[10] HOENTJEN F, HANAUER S B, HART J, et al. Long-term treatment of patients with a history of ulcerative colitis who develop gastritis and pan-enteritis after colectomy [J]. J Clin Gastroenterol, 2013, 47: 52-57.

[11] YANG Y, LIU Y, ZHENG W, et al. A literature review and case report of severe and refractory post-colectomyenteritis [J]. BMC Gastroentero, 2019, 19(1): 61.

[12] 唐健，叶玲娜，高翔，等. 溃疡性结肠炎相关全小肠炎 3 例报道并文献复习 [J]. 中华炎性肠病杂志，2020，4（1）：35-39.

[13] CORPORAAL S, KARRENBELD A, VAN DER LINDE K, et al. Diffuse enteritis after colectomy for ulcerative colitis: two case reports and review of the literature [J]. Eur J Gastroenterol Hepatol, 2009, 21: 710-715.

[14] UCHINO M, MATSUOKA H, BANDO T, et al. Clinical features and treatment of ulcerative colitis-related severe gastroduodenitis and enteritis with massive bleeding after colectomy [J]. Int J Colorectal Dis, 2014, 29:239-245.

[15] RUSH B, BERGER L, ROSENFELD G, et al. Tacrolimus therapy for ulcerative colitis-associated post-colectomy enteritis [J]. ACG Case Rep J, 2014, (1): 33-35.

[16] HISABE T, MATSUI T, MIYAOKA M, et al. Diagnosis and Clinical Course of Ulcerative Gastroduodenal Lesion Associated With Ulcerative Colitis: Possible Relationship With Pouchitis [J]. Dig Endosc, 2010, 22(4): 268-274.

[17] CHOI Y S, KIM J K, KIM W J, et al. Remission of diffuse ulcerative duodenitis in a patient with ulcerative colitis after Infliximab therapy: a case study and review of the literature [J]. Intest Res, 2019, 17: 273-277.

[18] LI M, LIU Y, CUI J, et al. Ulcerative colitis with mucosal lesions in duodenum: Two case reports [J]. Medicine (Baltimore), 2019, 98(14): e15035.

[19] YANG Y, LI C Q, CHEN W J, et al. Gastroduodenitis associated with ulcerative colitis: A case report [J]. World J Clin Cases, 2020, 8(17): 3847-3852.

[20] CALABRESE C, FABBRI A, GIONCHETTI P, et al. Controlled study using wireless capsule endoscopy for the evaluation of the small intestine in chronic refractory pouchitis [J]. Aliment Pharmacol Ther, 2007, 25: 1311-1316.

[21] HISABE T, NINOMIYA K, MATSUI T, et al. Small bowel lesions detected with wireless capsule endoscopy in patients with active ulcerative colitis and with post-proctocolectomy [J]. Dig Endos, 2011, 23: 302-309.

储袋炎

结直肠切除、回肠储袋 - 肛管吻合术（ileal pouch-anal anastomosis，IPAA）是对有手术指征的溃疡性结肠炎（ulcerative colitis，UC）、家族性腺瘤性息肉病（familial adenomatous polyposis，FAP）患者的推荐术式，可部分保存肠道的完整性，满足患者的心理需求并提高生活质量。储袋炎（pouchitis）是指结直肠切除、IPAA 术后回肠储袋发生的急性或慢性非特异性炎症，是 IPAA 术后最常见的并发症。

【流行病学】

综合西方国家报道，UC 患者行 IPAA 术后 10 年和 30 年储袋炎发生率分别达 50% 和 80%[1]。一项美国 3 707 例 IPAA 术后（包括 2 959 例 UC）的队列研究显示，平均随访时间 84 个月中储袋炎和慢性储袋炎发生率分别为 33.9% 和 15.9%[2]。瑞典一项以人群为基础的研究显示，1993—2012 年 20 年间 IPAA 术后储袋炎的累积发生率为 33%[3]。亚洲的相关报道不多，日本最近报道 UC 患者 IPAA 术后 10 年的储袋炎和慢性储袋炎发生率分别为 30% 和 20%[4]，韩国和印度有小宗病例报道，总的来说似乎略低于西方国家[4]。FAP 患者储袋炎发生率低于 UC 患者，但近年研究提示其 10 年的发生率亦可达 20%[2,5]。UC 患者 IPAA 术后储袋炎发生时间多在术后 1 年内发生[6]，之后随时间累积而增高，多数患者会有 1 次至多次复发，10%~20% 发展为慢性储袋炎[2]。

【发病机制和危险因素】

（一）发病机制

储袋炎的发病机制仍不明确。解剖结构的改变、储袋微生态环境变化、患者的免疫状态和遗传易感性、术后局部缺血等均是潜在的发病机制。

1. 微生态改变　很多研究支持储袋微生态环境变化导致储袋炎的发生，如储袋炎通常发生在造口还纳后，而造口状态下的储袋通常无明显炎症表现（转流性肠炎除外）；又如抗生素治疗可有效控制储袋炎症状。研究发现，储袋炎患者存在肠道菌群结构改变，如保护性菌（梭菌科）比例降低，乳杆菌减少，需氧菌如产气荚膜梭状芽孢杆菌和硫酸盐还原菌增加[7]。新近的研究提示，饮食特别是水果摄入可通过改变肠道菌群结构而降低储袋炎的发生[8]。除了共生菌的变化外，一些特定的病原体也可导致储袋炎，已报道的病原体有难辨梭菌、弯曲杆菌属、巨细胞病毒等。

2. 免疫反应　储袋微生物群与宿主固有免疫和获得性免疫系统之间的相互作用，在储袋炎的发病机制中起着重要作用。固有黏膜免疫反应与储袋炎的发生机制相关性更高，获得性黏膜免疫反应可能是非特异性炎症级联途径激活后的表象[9]。储袋炎患者的黏膜屏障功能下降，肠道通透性增高，研究发现 UC 患者回肠储袋的紧密连接蛋白表达异常，有炎症和无炎症的储袋黏膜树突细胞表达肠道归巢标志物、Toll 样受体（TLR）存在差异[10]。

3. 遗传因素　目前为止，有少数研究发现储袋炎的发生具有遗传易感性。白介素 -1 受体拮抗剂基因等位基因 2、肿瘤坏死因子（TNF）等位基因 2、TLR1 和 NOD2/CARD15 多态性与储袋炎相关。TLR9-1237C 和 CD14-260T 等位基因携带者更常发生储袋炎的慢性复发[10]。日本学者发现 IL-1B（rs1143627）TT 基因型是日本 UC 患者 IPAA 术后发生储袋炎的预测因素[11]。

（二）危险因素

表 3-2-10 列出研究报道与 IPAA 术后发生储袋炎相关的危险因素[10]。

表 3-2-10　IPAA 术后发生储袋炎的危险因素

术前	术中	术后
原发性硬化性胆管炎（PSC）	手工丝线缝合吻合口	NSAID 使用
倒灌性回肠炎	吻合口距离齿状线 < 0.5cm	血小板增多
全 / 广泛性结肠炎	S 形储袋	缺铁性贫血
肠外表现		UC 相关胃、十二指肠病变
UC 疾病活动度		
激素依赖		
共存自身免疫性疾病		
第一代直系亲属 IBD 病史		
易感基因		

【临床表现和辅助检查】

1. 临床表现 储袋炎的典型临床表现是腹泻或便次较基础水平增多，常伴有里急后重或大便失禁、下腹部不适或痉挛痛，严重时可出现黏液血便、发热、体重下降。上述症状对于储袋炎的诊断并不特异，症状的严重程度与储袋内镜下或组织学表现的严重程度也不完全平行。症状可呈急性发作、间歇性，也可呈慢性反复性或持续性存在，常对患者的生活质量造成不良影响。

2. 内镜表现 储袋内镜检查对于储袋炎的诊断最有意义，并有助鉴别诊断。可判断储袋黏膜炎症的部位、范围、性质和严重程度，可了解是否存在解剖结构异常如狭窄、窦道、瘘管，可发现肿瘤等并发症。储袋内镜检查首先应评估储袋的结构（图3-2-16），包括储袋出口、储袋体部、输出袢、J形储袋的末端、储袋入口和输入袢，储袋吻合线以及储袋肛管移行部（封套）。储袋炎内镜下通常表现为储袋黏膜弥漫性充血、水肿、颗粒样改变、质脆、自发性出血、糜烂和溃疡形成（图3-2-17）。储袋内镜检查过程中，需同时注意是否存在输入袢回肠及封套的病变。自身免疫相关储袋炎如PSC相关或IgG4相关储袋炎，常表现为储袋体部弥漫性炎症并同时存在输入袢回肠炎。

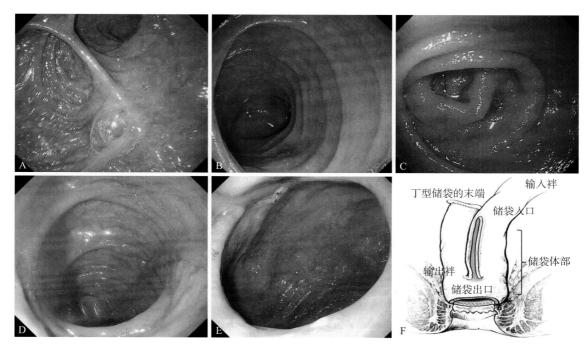

图3-2-16 储袋内镜下所见储袋结构
A. 储袋体部；B. 储袋输出袢；C. 输入袢；D. 储袋体部；E. 储袋肛管吻合口；F. 储袋示意图。

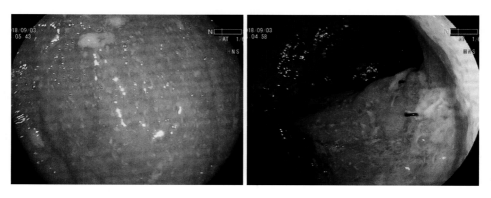

图3-2-17 储袋炎的储袋内镜检查
储袋体部广泛充血、水肿、糜烂。

3. 组织病理学 储袋内镜下活检样本的组织病理学检查，对储袋炎有辅助诊断价值，有助鉴别诊断，可作为判断储袋炎症程度的其中一项参数。由于储袋解剖结构的变化，储袋黏膜存在组织病理学的"生理性"炎症反应，是回肠黏膜对于储袋构建后微生态环境变化的适应性或反应性变化。"正常"储袋黏膜病理存在绒毛钝缩、隐窝细胞增生、轻度的急性和慢性炎细胞浸润的特点，同时存在结肠化生表现。储袋炎典型病理表现可见更加明显的绒毛短缩，急性/慢性炎细胞浸润，隐窝炎、隐窝脓肿和溃疡。特异性的组织病理学表现有助于鉴别诊断，如肉芽肿（提示储袋克罗恩病可能）、巨细胞病毒包涵体（提示 CMV 感染）、不典型增生或癌变、缺血性表现等。

4. 实验室检查 实验室检查评估应包括病原学检查，如粪培养、粪艰难梭菌毒素测定、血清 CMV-DNA 等；血清学检查 pANCA、IgG4 及必要时的自身抗体检查。

5. 影像学检查 储袋造影和/或盆腔 MR 有助了解储袋出口狭窄、窦道、瘘管、脓肿等病变，CTE/MRE 可评价储袋近端小肠病变。

【诊断、鉴别诊断和病情评估】

储袋炎的诊断需依据临床表现、储袋内镜、组织病理学、储袋影像等综合判断，其中储袋内镜检查所见最为重要。

（一）鉴别诊断

1. 特发性储袋炎与继发性储袋炎的鉴别 继发性储袋炎是有明确病因可查的储袋炎，治疗上有相应特异性，因此应注意鉴别。继发性储袋炎主要包括：

（1）感染性储袋炎：常见感染病原体为艰难梭菌和巨细胞病毒，少见的有弯曲菌、沙门菌和念珠菌等。相应病原学检查可资鉴别。

（2）NSAID 相关储袋炎：NSAID 可诱发或加重储袋炎，NSAID 服用史及停药病情缓解可资鉴别。

（3）缺血性储袋炎：缺血性储袋炎储袋镜下表现为炎症不对称分布以及炎症和非炎症部位有清晰分界，常呈炎症和溃疡局限于储袋远端并沿缝合线分布，或呈炎症和溃疡仅累及一侧储袋而不涉及另一侧。缺血性储袋炎抗生素治疗效果往往不佳[12]。

（4）原发性硬化性胆管炎相关储袋炎：合并原发性硬化性胆管炎患者患储袋炎的风险显著高于普通 UC 患者，储袋镜下可见除了储袋内弥漫性的炎症外，还常伴有输入袢较长一段肠管的炎症，因此，任何有明显储袋前回肠炎症的患者都应该评估是否存在原发性硬化性胆管炎[13]。其他免疫相关的储袋炎（如 Ig4 相关储袋炎）有类似改变。

2. 储袋克罗恩病 虽然在术前诊断为 UC 的患者中，有可能术后病理会诊断为 CD，但这种情况为少数，绝大多数储袋 CD 是术后数月至数年内新发的。储袋症状的发病时间是区分储袋 CD 与储袋相关并发症的关键因素。储袋 CD 一般出现于 IPAA 术后 6~12 个月以后，而储袋相关并发症在术后早期就会出现相应症状。储袋镜是诊断储袋 CD 的关键，在未使用 NASID 的情况下，内镜下出现黏膜溃疡、瘘管和狭窄累及输入袢或其近段其他部位小肠即应该考虑储袋 CD 的可能。组织活检病理出现肉芽肿是储袋 CD 的特征性表现，但这种典型的表现仅见于 10%~12% 的储袋 CD 患者。此外，CTE/MRE 能帮助发现储袋近端小肠的病变。

3. 封套炎 封套炎是 IPAA 术后直肠残余黏膜的 UC 复发所造成，其症状与储袋炎类似，但出血更为常见。封套炎的诊断需要通过内镜确诊直肠残余黏膜的炎症改变以区别储袋炎，但两者又经常同时存在。大部分的封套炎抗生素治疗无效，但可通过局部 5-ASA 或糖皮质激素治疗得到缓解。

4. 储袋解剖结构异常 如储袋漏、窦道、瘘管、脓肿等，其临床表现也与储袋炎相近，鉴别诊断有赖于储袋内镜、储袋造影以及盆腔 MRI 或 CT 的检查。麻醉下外科医师针对储袋的进一步检查对于明确储袋局部解剖异常更有意义。

5. 储袋易激惹综合征 储袋易激惹综合征是 IPAA 术后患者发生的储袋功能异常，临床表现与储袋炎类似，便次增多，但无便血，储袋内镜、储袋影像、组织病理学检查均未发现有诊断意义的异常。

（二）储袋炎的分类

储袋炎可依据病因、病程、症状发作模式、对抗生素的治疗反应等进行分类（表 3-2-11）[1]。分类有助指导治疗和估计预后。

表 3-2-11　储袋炎的分类

分类	描述
基于病因的分类	
特发性	无明确病原体或诱发因素
继发性	有明确病因可查：感染（如艰难梭菌、CMV 等）、NSAID、缺血、PSC 相关或其他自身性免疫疾病相关、储袋出口梗阻等
基于病程分类	
急性	病程不超过 4 周（抗生素 2~4 周疗程有效）
慢性	病程 4 周以上
基于症状发作模式	
偶发	发作 < 4 次 / 年
频发	发作 ≥ 4 次 / 年
持续	慢性持续存在
基于抗生素治疗反应	
抗生素有效	偶发，抗生素治疗（疗程 2~4 周）有效
抗生素依赖	频发或慢性持续，需要长期抗生素治疗维持症状缓解
抗生素抵抗	抗生素治疗 4 周无效

（三）储袋炎严重程度的评估

储袋炎的严重程度可通过储袋炎疾病活动指数（PDAI）判断（表 3-2-12）[14]。PDAI 综合了临床症状、内镜表现、组织病理学多方面特征进行评分，评分 ≥ 7 分（总分 18 分）提示存在活动性储袋炎。PDAI 评分主要用于临床研究。

表 3-2-12　储袋炎疾病活动指数

标准	分值	标准	分值
临床表现		频繁	2
1. 排便频率		4. 发热	
同术前排便频率	0	无	0
增加 1~2 次 /d	1	有	2
增加 3 次 /d 或以上	2	**内镜炎症表现**	
2. 直肠出血		水肿	1
无或少	0	颗粒	1
每天	1	质地脆	1
3. 排便窘迫或腹部绞痛		失去血管形态	1
无	0	黏液渗出	1
偶尔有	1	溃疡	1

续表

标准	分值	标准	分值
组织学中性粒细胞浸润		低倍视野下溃疡范围	
轻度	1	< 25%	1
中度 + 隐窝脓肿	2	25% ~ 50%	2
重度 + 隐窝脓肿	3	> 50%	3

【治疗】

储袋炎治疗需根据急性、慢性病程，以及对治疗药物反应选择治疗方案[1]。

（一）急性储袋炎的治疗

治疗目标为取得临床缓解，恢复基础储袋功能。

1. 抗生素　抗生素是治疗急性储袋炎的首选药物。甲硝唑［15 ~ 20mg/（kg·d）］或环丙沙星（1 000mg/d）为一线药物，其中环丙沙星疗效较优、不良反应较少，故最为常用，疗程 2 周。利福昔明（400mg、3 次 /d）或阿莫西林 - 克拉维酸或替硝唑为二线抗生素，用于对甲硝唑和环丙沙星不耐受或无效者。

对于环丙沙星或甲硝唑单药治疗未获完全缓解者，可两药合用将疗程延至 4 周。亦有报道环丙沙星与利福昔明合用有效的报道。如果患者完成一个充分疗程抗生素治疗后，在短于 3 个月内复发，可以再次使用该抗生素 2 周，继将剂量减半再持续 2 周。

2. 其他　甲硝唑栓剂、口服或局部应用 5-ASA 制剂、高剂量 De Simone 配方（旧称 VSL#3，一种含乳酸菌的专门配方）的疗效有小样本研究报道。

（二）抗生素依赖的慢性储装炎（CADP）的治疗

慢性储袋炎的治疗目标是诱导和维持临床缓解，黏膜愈合的价值尚有待进一步研究。

慢性储袋炎治疗前必须首先排除继发性储袋炎和储袋 CD。

抗生素依赖的慢性储袋炎的治疗可视情况选择长期抗生素维持治疗或非抗生素维持治疗两大类方法。

1. 长期抗生素维持治疗　有关的临床研究证据有限，主要是经验性。一项开放性研究显示，利福昔明维持治疗 12 个月的临床缓解率为 58%[15]。环丙沙星和甲硝唑亦常经验性用于临床。为避免细菌耐药性和抗生素不良反应，可采用交替使用不同抗生素疗法，或以该药最低有效剂量维持。

2. 非抗生素维持治疗

（1）益生菌：一项小样本随机对照研究显示，对经环丙沙星联合甲硝砸治疗 4 周取得临床缓解的慢性储袋炎患者，12 个月维持缓解率高剂量 De Simone 配方（VSL#3）为 85%，安慰剂为 6%（$P < 0.000 1$）[16]。其他类型益生菌的系统性研究不多，报道结果不一。对于抗生素依赖的慢性储袋炎可以尝试在充分抗生素治疗取得缓解后，使用益生菌维持治疗。

（2）5- 氨基水杨酸（5-ASA）：口服和 / 或局部 5- 氨基水杨酸维持治疗的疗效没有临床研究证据支持，但可经验性试用。

（3）生物制剂和免疫抑制剂：对于上述治疗无效或希望避免长期应用抗生素时，可以考虑。

（三）抗生素抵抗的慢性储袋炎（CARP）的治疗

1. 糖皮质激素　口服或局部糖皮质激素应用。长期使用全身作用糖皮质激素不良反应明显，可选择口服布地奈德或布地奈德泡沫剂灌肠。一项治疗抗生素抵抗的慢性储袋炎小样本的观察性研究显示，口服布地奈德（9mg/d）8 周，缓解率为 75%[17]。推荐口服布地奈德 9mg/d 疗程 8 周，如能取得缓解，继以 6mg/d 维持。长期维持出现全身不良反应，可试用 5-ASA 或免疫抑制剂（如硫嘌呤类药物）维持。

2．生物制剂　生物制剂治疗慢性储袋炎已有不少观察性研究的报道。一项荟萃分析显示，抗TNF制剂（英夫利西或阿达木）治疗难治性储袋炎12个月临床缓解率为37%[18]。一项美国多中心回顾性研究报道，维多利珠单抗治疗难治性储袋炎6个月的临床反应率为51.9%[19]。乌司奴单抗的疗效近年亦已有小样本报道。对于慢性储袋炎，特别是抗生素抵抗、激素无效或依赖的患者，应考虑生物制剂治疗。

3．其他　饮食通过影响肠道功能，特别是影响储袋微生态构成，与储袋炎的发生、发展和改善有密切关系。近年有不少研究关注饮食疗法对改善储袋炎临床症状的作用及其作用机制，如有报道水果和蔬菜所含的膳食纤维可作为益生元，调整肠道微生态，从而改善症状[8, 20]。饮食调整作为一种健康、易行的辅助疗法，值得进一步研究。

【预后和转归】

急性储袋炎对抗生素治疗反应良好，大约40%仅发作1次，但60%患者至少会复发1次，10%～20%的急性储袋炎会发展为慢性储袋炎，慢性抗生素抵抗储袋炎是储袋功能丧失、需要行永久性分流、储袋切除的主要原因[6]。慢性储袋炎有发生储袋癌变的风险，高危因素包括：IPAA术前存在UC癌变、慢性储袋炎或直肠残端封套炎、合并硬化性胆管炎、结肠切除时存在倒灌性回肠炎、一级亲属有结直肠癌家族史等[21]。储袋癌大多发生在肛管移行带或直肠残端，具有高危因素的患者，需定期行储袋内镜检查监测。

（李　玥）

参考文献

[1]　QUINN K P, RAFFALS L E. An Update on the Medical Management of Inflammatory Pouch Complications [J]. Am J Gastroenterol, 2020, 115(9): 1439-1450.

[2]　FAZIO V W, KIRAN R P, REMZI F H, et al. Ileal pouch anal anastomosis: analysis of outcome and quality of life in 3707 patients [J]. Ann Surg, 2013, 257: 679-685.

[3]　DAFNIS G. Early and late surgical outcomes of ileal pouch-anal anastomosis within a defined population in Sweden [J]. Eur J Gastroenterol Hepatol, 2016, 28(7): 842-849.

[4]　HATA K, ISHIHARA S, NOZAWA H, et al. Pouchitis after ileal pouch-anal anastomosis in ulcerative colitis: Diagnosis, management, risk factors, and incidence [J]. Dig Endosc, 2017, 29(1): 26-34.

[5]　QUINN K P, LIGHTNER A L, PENDEGRAFT R S, et al. Pouchitis Is a Common Complication in Patients With Familial Adenomatous Polyposis Following Ileal Pouch-Anal Anastomosis [J]. Clin Gastroenterol Hepatol, 2016, 14(9): 1296-1301.

[6]　HURST R D, MOLINARI M, CHUNG T P, et al. Prospective study of the incidence, timing and treatment of pouchitis in 104 consecutive patients after restorative proctocolectomy [J]. Arch Surg, 1996, 131(5): 497-500.

[7]　RESHEF L, KOVACS A, OFER A, et al. Pouch inflammation is associated with a decrease in specific bacterial taxa [J]. Gastroenterology, 2015, 149: 718-727.

[8]　GODNY L, MAHARSHAK N, RESHEF L, et al. Fruit consumption is associated with alterations in microbial composition and lower rates of pouchitis [J]. J Crohns Colitis, 2019, 13(10): 1265-1272.

[9]　LANDY J, AL-HASSI H O, RONDE E, et al. Innate immune factors in the development and maintenance of pouchitis [J]. Inflamm Bowel Dis, 2014, 20: 1942-1949.

[10]　SCHIEFFER K M, WILLIAMS E D, YOCHUM G S, et al. Review article: the pathogenesis of pouchitis [J]. Aliment Pharmacol Ther, 2016, 44(8): 817-835.

[11]　OKADA S, HATA K, SHINAGAWA T, et al. A polymorphism in interleukin-1β gene is associated with the development of pouchitis in Japanese patients with ulcerative colitis [J]. Digestion, 2019, 31: 1-10.

［12］SHEN B, PLESEC T P, REMER E, et al. Asymmetric endoscopic inflammation of the ileal pouch: a sign of ischemic pouchitis? [J]. Inflamm Bowel Dis, 2010, 16: 836-846.

［13］SHEN B, BENNETT A E, NAVANEETHAN U, et al. Primary sclerosing cholangitis is associated with endoscopic and histologic inflammation of the distal afferent limb in patients with ileal pouch-anal anastomosis [J]. Inflamm Bowel Dis, 2011, 17: 1890-1900.

［14］SANDBORN W J, TREMAINE W J, BATTS K P, et al. Pouchitis after ileal pouch-anal anastomosis: a Pouchitis Disease Activity Index [J]. Mayo Clin Proc, 1994, 69: 409-415.

［15］SHEN B, REMZI F H, LOPEZ A R, et al. Rifaximin for maintenance therapy in antibiotic-dependent pouchitis [J]. BMC Gastroenterol, 2008, 8: 26.

［16］MIMURA T, RIZZELLO F, HELWIG U, et al. Once daily high dose probiotic therapy(VSL#3)for maintaining remission in recurrent or refractory pouchitis [J]. Gut, 2004, 53: 108-114.

［17］GIONCHETTI P, RIZZELLO F, POGGIOLI G, et al. Oral budesonide in the treatment of chronic refractory pouchitis [J]. Aliment Pharmacol Ther, 2007, 25: 1231-1236.

［18］HUGUET M, PEREIRA B, GOUTTE M, et al. Systematic review with meta-analysis: Anti-TNF therapy in refractory pouchitis and Crohn's disease-like complications of the pouch after ilealpouch-analanastomosis following colectomy for ulcerative colitis [J]. Inflamm Bowel Dis, 2018, 24: 261-268.

［19］GREGORY M, WEAVER K N, HOVERSTEN P, et al. Efficacy of Vedolizumab for Refractory Pouchitis of the Ileo-anal Pouch: Results From a Multicenter US Cohort [J]. Inflamm Bowel Dis, 2019, 25(9): 1569-1576.

［20］ARDALAN Z S, YAO C K, SPARROW M P, et al. Review article: the impact of diet on ileoanal pouch function and on the pathogenesis of pouchitis [J]. Aliment Pharmacol Ther, 2020, 52(8): 1323-1340.

［21］KARIV R, REMZI F H, LIAN L, et al. Preoperative colorectal neoplasia increases risk for pouch neoplasia in patients with restorative proctocolectomy [J]. Gastroenterology, 2010, 139(3): 806-812.

第 2 节　肠 白 塞 病

白塞病（Behcet's disease）亦有中文译名为贝赫切特病，是一种原因未明的慢性系统性炎症性疾病，临床主要表现为复发性口腔溃疡、外生殖器溃疡、眼炎和皮肤损害，也可累及血管、关节、神经、消化道、肺、肾等多部位。2012 年，Chapel Hill 国际共识将该病归类为可变性血管炎（variable vessel vasculitis）[1]。除血管炎因素外，本病还可能与中性粒细胞高反应及其他自身免疫反应有关。肠白塞病（intestinal Behcet's disease）通常指以消化道症状为突出表现，并有消化道病变（主要是溃疡）客观证据的白塞病。

白塞病的发病率具明显地域性差异，沿着古丝绸之路（从东亚沿途直至中东和地中海）的国家发病率高，而北欧和北美罕见。报道的患病率以土耳其最高［（20～420）/10 万］，其次是伊朗（80/10 万），中国、日本、韩国在（10～15）/10 万[2]。任何年龄均可发病，好发于 16～40 岁，我国和日本的平均发病年龄在 30～35 岁。男女比例各国报道不一，但大致相等[2]。白塞病肠道受累的发生率各国报道差别较大（3%～16%），而以东亚国家报道较常见，我国一项单中心报道，611 例白塞病中明确有消化道病变者占 10.5%，有消化道病变者发病中位年龄比整体白塞病患者大 7 岁，男女无明显差异[3]。

【病因和发病机制】

尚不清楚，推测为环境和某些微生物作用于遗传易感者而引起的免疫功能紊乱。遗传方面与 HLA-B51 关系较密切。其他研究发现某些微生物热休克蛋白与人类线粒体中的热休克蛋白有显著同源性，后者在白塞病免疫反应过程中起重要作用。免疫反应以 Th1 和 Th17 细胞介导的免疫异常为主。中性粒细胞功能亢进及免疫紊乱，最终导致血管内皮细胞损伤和组织器官损害。

【临床表现】

1. **白塞病的临床表现**[2] 任何年龄均可发病，好发于 16~40 岁，平均发病年龄在 30~35 岁，男女比例大致相等。慢性起病，病程呈反复复发迁延。本病最常以复发性口腔溃疡为首发症状，外阴溃疡、皮损及眼病为常见伴发症状，可有其他多系统受累。活动期患者可有发热、疲乏、体重下降等全身症状。可有家族史，但不常见。白塞病的各系统病变发生率和临床表现见表 3-2-13。

表 3-2-13 白塞病的各系统病变发生率和临床表现

病变部位	发生率*	临床表现
口腔溃疡	>95%	复发性痛性口腔溃疡
外生殖器溃疡	75%	男性在阴囊、阴茎、龟头，女性在大、小阴唇，肛周，个别在宫颈，愈合后可留瘢痕，呈复发性
皮肤损害	70%	1. 假性毛囊炎、结节性红斑 2. 皮肤针刺反应**（阳性率约 40%）
眼部损害	35%	葡萄膜炎、视网膜血管炎（可致失明）
关节损害	40%	单个或多个关节痛、关节炎（绝大多数为非破坏性）
神经系统损害	6%	以中枢神经系统的实质损害最常见（预后不良），其次为外周神经炎
大血管损害	7%	动脉瘤（可破裂大出血）、静脉炎及血栓形成
心脏损害	罕见	冠心病、心内膜炎、心包炎
肺损害	罕见	肺血管炎、纤维化或栓塞
肾损害	罕见	肾小球肾炎或肾病综合征
附睾炎	少见	单侧或双侧，可呈反复复发
消化道损害	10%	详见下文

注：*发生率各国差异较大，表中数字为综合我国报道的测算。
**皮肤针刺试验：20 号无菌针头在前臂屈侧中央皮肤斜行刺入 0.5cm 捻转后退出，24~48 小时后局部出现直径＞2mm 的毛囊炎小红点或脓疱疹为阳性。静脉穿刺或皮肤破损处出现的类似皮损有同样诊断价值。

2. **肠白塞病的特殊临床表现**[3-5] 肠白塞病的肠道表现大多在口腔溃疡初现 3~6 年后出现。腹痛最常见，其次为消化道出血（血便或黑便）和腹泻。体检可有局部压痛，可扪及腹部包块。部分白塞病累及肠道可以无肠道症状[6]，此类患者的临床经过，目前尚无长期随访的报道。常见并发症为游离穿孔、瘘（多为内瘘）、腹腔脓肿、肠狭窄，消化道大出血较少见。食管受累者可有胸骨后痛和吞咽困难，食管白塞病对激素治疗反应好，并发症较少见。

肠白塞病起病隐匿，病程迁延，复发与缓解交替，相当部分患者最终因并发症而需手术治疗。术后复发高，部分患者因再次并发症需二次手术治疗。

【实验室检查和其他检查】

主要讨论肠白塞病的相关检查。

（一）实验室检查[7]

CRP 和 ESR 可反映炎症活动及其程度。粪钙卫蛋白在反映肠道炎症活动性、黏膜愈合和术后复发的价值是否更优，值得进一步研究。

目前尚无肠白塞病的特异性标志物。HLA-B51 等位基因（HLA-B*5101）在白塞病时频率显著增高，但其在白塞病辅助诊断中的价值尚待进一步研究[4]。抗酿酒酵母菌抗体（ASCA）和抗 α- 烯醇酶抗体在肠白塞病中的阳性率显著升高，初步研究显示这些血清标志物可能与肠白塞病不良预后有关[4,7]。

（二）内镜检查

虽然肠白塞病可以累及全消化道，但在东亚国家报道中，累及部位 90% 为回盲部（包括末段回肠、回盲瓣和盲肠），其次为升结肠，直肠、肛管罕见[3,5,8]。关于其余小肠病变的报道不多，早年有胶囊内镜检查可发现全小肠特别是回肠散在红斑、糜烂及浅溃疡的报道[9-10]，但至今仍未见小肠其他部位病变的临床经过的研究报道[5]。食管白塞病各家报道不一，一项韩国的单中心报道，在 129 例有上消化道症状接受胃镜检查的白塞病患者中，食管病变的检出率为 4.7%[11]；国内一项 37 例肠白塞病患者接受胃镜检查时，食管病变检出率为 37.8%（14/37）[3]，检出率的差异可能主要与胃镜检查的病例选择有关，存在食管病变者约半数同时存在肠道病变。白塞病累及胃和十二指肠罕见。

1. 结肠镜检查[8]　是诊断肠白塞病的首选检查。肠白塞病典型的内镜特征为：位于回盲部、溃疡数目 < 5 个、互相分离不融合、卵圆形、底部平且边缘清晰。位于回盲部孤立的所谓火山口样溃疡（volcano type ulceration）表现为边界清晰的深大穿透性溃疡、周边呈结节样隆起伴粗大的皱襞或假息肉覆盖（图 3-2-18），常提示病情重、手术率高。亦可见地图样溃疡、不规则浅溃疡、阿弗他溃疡、黏膜红肿、糜烂、结节样改变等非特异性改变。病变一般呈单个或多个集中在回盲部，少数可分散在 2 至数个肠段，极少数可呈弥漫性[12]。

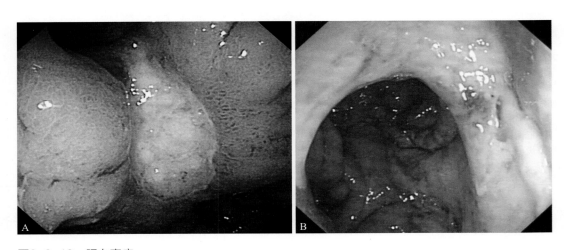

图3-2-18　肠白塞病

A. 回盲瓣上的深大溃疡，边缘清晰，周边隆起伴粗大的皱襞；B. 术后吻合口复发的环周深大溃疡，边缘清晰。

2. 胃镜检查　可发现食管、胃、十二指肠白塞病的病变。食管病变较多见，一般为位于食管中段的单个或多个边界清晰的数目、大小不等、深浅不一的溃疡。有上消化道症状者应行胃镜检查。胃镜检查是否应作为肠白塞病的常规检查，目前意见尚未统一。

3. 小肠胶囊内镜检查　诊断不确定者，必要时可考虑，有助鉴别诊断。

（三）CT/MR 小肠成像（CTE/MRE）

可考虑作为常规检查。回盲部局限性炎性及溃疡改变有助肠白塞病的诊断。克罗恩病常同时见小肠多节段改变，有助两者鉴别。CTE/MRE 并有助发现肠白塞病狭窄、瘘、腹腔脓肿等并发症。

（四）组织病理学检查[4]

组织病理学不能作为肠白塞病的诊断标准。手术标本可见溃疡及其周围残存的集合淋巴结（Peyer patches）[13]，如见到肠管或系膜内小血管呈纤维素样坏死和炎症细胞浸润等血管炎改变（图 3-2-19），则支持肠白塞病的诊断，但这类病变发生率不高。未见非干酪样坏死性上皮样肉芽肿可与克罗恩病鉴别，但在克罗恩病时上皮样肉芽肿的检出率也仅有 30% 左右。活检标本多为坏死、渗出和急慢性炎症细胞浸润，缺乏特异性，只供鉴别诊断参考。

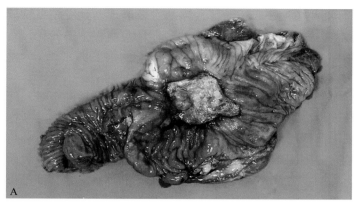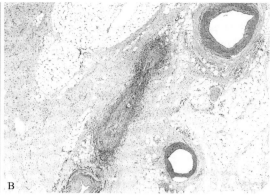

图3-2-19　肠白塞病

A.手术标本大体所见，火山口样溃疡；B.组织病理学见肠系膜内小血管呈纤维素样坏死和炎症细胞浸润的血管炎改变。

【诊断和鉴别诊断】

（一）白塞病的诊断

白塞病诊断无"金标准"，主要依靠临床诊断，虽然诊断标准很多，目前国内外应用比较广泛的主要是1990年国际白塞病研究小组（ISGBD）标准和1987年日本白塞病研究委员会修订标准（表3-2-14，表3-2-15）。

表3-2-14　1990年国际白塞病研究小组（ISGBD）标准[14]

复发性口腔溃疡	小或大的口疮样溃疡或疱疹样溃疡，一年内至少有3次发作
加上下列2项或2项以上：	
复发性外阴溃疡	口疮样溃疡或瘢痕
眼部病变	前葡萄膜炎、后葡萄膜炎，或晶状体栅状改变，或视网膜血管炎
皮肤病变	结节性红斑，假性毛囊炎，或丘疹脓疱性皮损，或痤疮样结节（无激素服用史，青春期后出现）
针刺试验阳性	24～48小时观察反应

表3-2-15　1987年日本白塞病研究委员会修订的标准[15,16]

临床表现	诊断
Ⅰ 主要表现	Ⅰ 完全型：4个主要表现
1. 复发性口疮样溃疡	Ⅱ 不完全型：
2. 皮肤病变　结节性红斑，皮下血栓性静脉炎、毛囊炎或痤疮样皮损，皮肤过敏反应（针刺试验阳性）	3个主要表现，或
	2个主要表现+2个次要表现，或
3. 眼部病变　虹膜睫状体炎，脉络膜视网膜炎或视网膜-葡萄膜炎，确定的脉络膜视网膜炎或视网膜-葡萄膜炎病史	典型眼部病变+1个主要表现，或
	2个次要表现在病程中相继出现
4. 外阴溃疡	
Ⅱ 次要表现	
1. 关节炎不伴变形及强直	
2. 以回盲部病变为特征的消化道病变	
3. 附睾炎	
4. 血管病变	
5. 中枢神经系统症状	

1990 年国际白塞病研究小组（ISGBD）标准简单明了，反映了白塞病主要表现，具有较高特异性。1987 年日本白塞病研究委员会修订的标准考虑了白塞病临床表现的多样性及病程中的变化，有助早期诊断及避免漏诊，并强调应用时，必须综合分析，长期随访，仔细与其他疾病鉴别[8,16]。

（二）肠白塞病的诊断

当系统表现符合白塞病的诊断标准，并伴有肠道症状及肠道典型病变时，肠白塞病诊断不难。问题是，部分有肠道病变的患者，白塞病的系统表现尚未充分表达，以致未能满足现行白塞病的诊断标准，此时会延误肠白塞病的诊断。另外，克罗恩病的肠外表现与白塞病的系统表现，以及克罗恩病与肠白塞病的内镜下表现有不少重叠，两者鉴别有时颇困难。肠白塞病病情进展可以发生严重并发症而致残，必须得到及早诊断和相应处理。为此，韩国学者首先提出肠白塞病新的诊断标准，该标准已得到日本学者的认同，在我国亦逐渐被接受。

1. 肠白塞病的诊断标准[8]   根据系统性白塞病的诊断标准（1987 年日本白塞病研究委员会标准）、肠白塞病的内镜下典型表现、复发性口腔溃疡 3 大要素的关系制定的诊断流程见图 3-2-20。

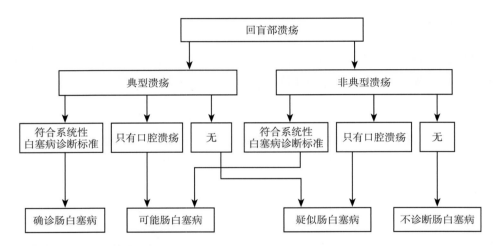

图3-2-20   肠白塞病的诊断

"可能肠白塞病"和"疑似肠白塞病"患者通过随访（1 年以上），如出现新的系统性临床表现达到白塞病诊断标准；或自然病程符合肠白塞病表现，且不出现克罗恩病的特征性改变（如组织病理学发现上皮样肉芽肿或发生肛瘘），可确诊为肠白塞病。

研究显示，"确诊""可能"和"疑似"病例，最终确诊为肠白塞病分别为 100%、73.1% 和 66.7%。该诊断标准的优势在于：①对于"可能"或"疑似"病例，有早期提示肠白塞病的可能，及时给予相应处理，并加强随访；②对不能满足系统性白塞病诊断标准患者，特别是内镜下有典型溃疡者，经过长期随访和仔细鉴别诊断后，可作出肠白塞病的诊断。

需与肠白塞病鉴别的疾病主要有克罗恩病、肠结核、肠淋巴瘤、药物性肠病、感染性肠病等。

2. 肠白塞病与克罗恩病的鉴别诊断及其临床意义   有学者认为两者有时几乎无法鉴别，且两者发病机制有很多相似之处，临床过程及治疗亦无明显差异。但中日韩多数学者持不同观点。两者鉴别要点[4]：①肠白塞病时口腔溃疡、外阴溃疡和 / 或眼部病变共同存在更常见；②内镜下肠白塞病可具有典型溃疡表现；③肠白塞病极少累及直肠肛管，极少发生肛瘘；④肠白塞病组织病理学检查无非干酪性上皮样肉芽肿，部分患者可见肠壁及系膜小血管炎改变。

由于目前对肠白塞病的系统研究尚不够深入，临床上基本不熟悉其自然病程，以及与克罗恩病有区别的药物治疗策略[5]。但已注意到火山口样溃疡是肠白塞病的常见类型，手术率很高[17]，且术后复发快、复发率高、再手术率高[18]。诊断与鉴别肠白塞病，有助于对该病发病机制的深入研究，以及对治疗策略的进一步规范[4]。

【临床评估】

疾病活动性评估用于判断疾病活动性严重程度、预测预后及评价治疗反应。疾病活动性评估应包括临床表现、实验室炎症指标及内镜下表现等多项参数。目前国内临床上基本参照克罗恩病的评估方法，并结合白塞病系统表现进行评估。但日韩已有专门针对肠白塞病评估标准的初步研究，可供参考，兹简介如下：

1. 肠白塞病疾病活动性的临床指标　韩国 IBD 研究学组于 2001 年发表了肠白塞病活动指数（disease activity index for intestinal Behcet's disease，DAIBD）的临床评估标准（表 3-2-16）[19]。该研究称与克罗恩病活动指数（Crohn's disease activity index，CDAI）比较，DAIBD 使用更方便，与医师总体评估（physician's global assessment）相关性更好。但至今对该标准的后续验证研究尚少。必须注意，与克罗恩病不同，白塞病肠道受累只是白塞病疾病谱的一部分，肠道病变活动度低并不一定与其他部位病变活动度一致，因此评估肠白塞病活动性的同时还要结合白塞病系统表现的评估[16]。

表 3-2-16　肠白塞病活动指数（DAIBD）

一般状况		腹部压痛	
好	0	无	0
一般	10	轻	10
差	20	中－重	20
很差	30		
极差	40		
发热		腹部包块	
< 38℃	0	无	0
> 38℃	10	有	10
腹痛（1周内）		肠外表现 [a]	5/ 项
无	0		
轻	20		
中	40		
重	80		
腹泻（1周内水泻次数）		肠道并发症 [b]	10/ 项
0	0		
1～7	10		
8～21	20		
22～35	30		
> 36	40		

注：[a] 口腔溃疡、外阴溃疡、眼部病变、皮损、关节痛每项记 5 分；血管病变、中枢神经损害每项记 15 分。[b] 瘘、穿孔、脓肿、肠梗阻。

≤ 19 分为缓解，20～39 分为轻度，40～74 分为中度，≥ 75 分为重度。

2. 实验室炎症指标　与克罗恩病活动性评估相似，CRP 和 ESR 是炎症活动重要参考指标。粪钙卫蛋白在评估肠道炎症具有优势，但在肠白塞病应用中的临界值尚缺乏深入研究。

3. 内镜评估　肠白塞病内镜下的严重程度评估尚未有类似克罗恩病内镜严重程度指数（Crohn's disease endoscopic index of severity，CDEIS）等的评分标准，以肠白塞的内镜下特征，似乎亦不宜参照克罗恩病的内镜评分标准。近年有研究试图从内镜下相关参数进行评估[20]：部位（回盲部、其他部位），分布（局限、弥漫），溃疡数目（单个、2～5 个、> 5 个），溃疡深度（阿弗他、浅、深），溃疡形状（卵圆形、地图样、火山口样），溃疡大小（< 5mm、5～10mm、10～20mm、> 20mm），溃疡边缘（清晰、隆起、结节样隆起、周边红肿）。多元回归分析显示，只有溃疡数目多少及火山口样溃疡与肠白塞病活动指数呈显著相关。另有研究报道火山口样溃疡与激素治疗无效及与高手术率相关[17]，火山口样溃疡与术后高复发率和再手术率相关[18]。从目前资料来看，深大的溃疡（主要表现为火山口样溃疡）的存在，是内镜下肠白塞病程度严重的相对可靠指标。

【治疗】

已发表的白塞病治疗的推荐意见中，没有包括肠白塞病治疗的具有证据支持的相关内容[21]。日本于 2014 年发表的肠白塞病诊断和治疗的第 2 版共识意见，同样没有证据支持度评价，只采用专家投票的制式，可供参考[22]。因此，目前肠白塞病的治疗主要是在借鉴克罗恩病治疗的基础上的经验性治疗，近年少数较大样本的回顾性研究和小样本的观察性研究结果可供参考[23]。

（一）治疗目标

改善肠道及肠外症状和改善生活质量，维持缓解，防治并发症[22]。肠外其他系统病变的治疗参见相关国际性推荐意见[21]。

因无共识，提出下列问题，供讨论和进一步研究：①临床缓解的定义：临床缓解可借用 CDAI 或参照 DAIBD，亦有用医师的总体评估；②是否套用克罗恩病的深度缓解和达标治疗的概念，即同时达到临床缓解、炎症指标（CRP）恢复和黏膜愈合，作为肠白塞病的治疗目标，目前虽无充分证据支持，但理论上是合理的。在一项包括 80 例肠白塞病、平均随访期 10.5 个月的回顾性研究中，黏膜愈合定义为肠道溃疡完全消失，多元回归分析显示黏膜愈合和硫唑嘌呤维持治疗分别是低临床复发率的独立因素[24]。

（二）活动期的药物治疗

1. 常用药物

（1）5-ASA：适用于轻度患者。美沙拉秦 3g/d 或柳氮磺吡啶 4g/d，疗程一般 3 个月。无随机对照研究，各家报道结果不一致。伴关节炎者柳氮磺吡啶可能同时有关节炎治疗作用。

（2）糖皮质激素：适用于中、重度患者，尤其适用于有肠道合并症或有其他系统病变者。可参考克罗恩病使用方法。虽然无随机对照研究，但观察性研究证明，激素具有诱导临床缓解及肠道病变改善甚至愈合的疗效[23-24]。临床上普遍认同该药为首选药物[22-23]。

（3）硫嘌呤类药物：适用于激素抵抗或激素无效患者。可参考克罗恩病使用方法。

（4）抗 TNF 制剂（英夫利西或阿达木单抗）：适用于对激素和/或硫嘌呤类药物治疗无效者。使用方法参照克罗恩病的治疗。虽无随机对照研究证据，但已有不少观察性研究肯定其诱导临床缓解和黏膜愈合的疗效，并为日本共识所推荐[22]。

关于早期使用抗 TNF 制剂：由于抗 TNF 制剂已被认同为治疗肠白塞病疗效比较可靠的药物，借鉴克罗恩病的治疗理念，对具有预后不良因素的肠白塞病患者早期使用抗 TNF 制剂也有可能取得更好的疗效。目前对肠白塞病患者不良预后的预测因素研究不多，肠镜下见火山口样溃疡已被多个研究证实为手术率增加的高危因素[17-18]。因此，对中重度肠白塞病患者特别是内镜下见深大溃疡者，可考虑早期使用抗 TNF 制剂。要注意，这些观点目前缺乏证据支持，尚有待研究。

2. 其他药物　相关药物临床研究报道更少，仅积累了一定临床经验。

（1）沙利度胺：不少个案报道或小样本观察性研究证明其疗效。该药在难治性克罗恩病的疗效已有随机对照研究证实。故可试用于上述疗法无效的难治性肠白塞病。各家报道的使用剂量不一，以克罗恩病的治疗经验，100mg/d 可能是比较合适的剂量，较少或更大剂量的疗效需要进一步研究。

（2）甲氨蝶呤：适用于对硫嘌呤类药物不能耐受者。其疗效有个案和小样本病例报道。

（3）其他：环孢素（同时对眼部病变有效，但累及中枢神经系统者忌用）、他克莫司、环磷酰胺、秋水仙碱、静脉滴注高剂量丙种球蛋白等均有少数报道。

（三）药物诱导缓解后的药物维持治疗[22]

在诱导疾病缓解后应常规予药物维持治疗，特别是在中、重度患者。

1. 用 5-ASA 诱导缓解者，继续以 5-ASA 维持治疗。

2．用激素诱导缓解者，可以 5-ASA 或硫嘌呤类药物维持治疗[22]。根据克罗恩病维持治疗经验，以及关于硫嘌呤类药物维持治疗在肠白塞病有效性的少数报道[24]，有理由认为硫嘌呤类药物会发挥较好疗效。不能耐受硫嘌呤类药物者，可试用甲氨蝶呤、沙利度胺或他克莫司。

3．用抗 TNF 制剂诱导缓解者，继续用该药规则维持治疗。使用方法与克罗恩病相同。在新近发表的一项使用阿达木单抗治疗难治性肠白塞病的研究中，15 例完成 100 周的临床随访，在 52 周和 100 周时，明显缓解率分别为 60% 和 40%；完全缓解（症状消失及肠镜下溃疡消失）率分别为 20% 和 15%[25]。

（四）手术治疗[22]

1．手术指征

（1）游离穿孔、消化道大出血保守治疗无效、完全性肠梗阻短期保守治疗不能缓解等，均是绝对指征，且为急诊手术。

（2）腹腔脓肿可参考克罗恩病治疗方法，先予抗生素及穿刺引流，再考虑是否行延期手术；不完全性肠梗阻可先行保守治疗及全肠内营养待肠梗阻缓解后，视肠道狭窄情况行择期手术。

（3）积极药物治疗无效、严重影响生活质量是相对手术指征。肠白塞病术后复发率及再手术率高，故手术治疗应慎重。

2．术后复发的高危因素及术后复发的预防　有关肠白塞病术后复发的研究不多，但目前报道显示术后复发率及再手术率相当高。一项 72 例术后患者平均随访 79.6 个月的研究显示，术后复发率（定义为内镜复发伴或不伴临床复发）和再手术率分别为 58.3% 和 30.6%，累计术后复发率 2 年和 5 年分别为 29.2% 和 47.2%，累计术后再手术率 2 年和 5 年分别为 12.5% 和 22.2%。火山口样溃疡、手术病理标本见肠穿孔及 CRP 升高是术后复发的独立高危因素[18]。

预防术后复发的报道更少，硫唑嘌呤可能有一定效果[26]。沙利度胺和抗 TNF 制剂治疗肠白塞病有效，但目前没有这类药物预防术后复发的报道。

鉴于该病高术后复发率，本文作者建议：术后应常规予硫嘌呤类药物预防，定期肠镜复查，发现内镜下复发即予更积极的治疗。具体的预防策略和药物，有待于临床研究的结果来解答。

【展望】

肠白塞病与克罗恩病在免疫发病机制和临床表现有许多相似之处，因此，可很大程度上借鉴回结肠型克罗恩病的治疗方法和经验。但是，肠白塞病在临床过程和治疗选择上，是否有其自身的特点？较多的研究显示，以消化道为突出症状收治在消化科的肠白塞病患者，大多表现为内镜下回盲部孤立的深大溃疡（常表现为火山口样溃疡）[3,17]。这类患者手术干预率高，术后复发率高，术后复发的再手术率高。另外，近年越来越多研究显示，抗 TNF 制剂（如阿达木单抗）在诱导和维持肠白塞病临床缓解和黏膜愈合方面有比较确切的疗效。因此，充分研究肠白塞病的自然病程及预后不良的预测因素，以及研究黏膜愈合[27]对其自然病程的影响，对认识抗 TNF 制剂的早期应用及达标治疗的价值有重要意义。目前对肠白塞病术后复发预防的研究几近空白，进一步深入研究术后复发的高危因素，以及抗 TNF 制剂对高危复发者的预防作用，将有助制定肠白塞病术后复发预防的策略。诚然，期望通过进一步研究，发掘出针对肠白塞病的特定药物是更理想的结果。肠白塞病在东亚国家尤为常见，但毕竟总患病率不高，以往的研究大多是回顾性研究或小样本观察性研究，希望今后能有多中心、大样本、高质量的研究结果，来指导未来的临床实践。

（胡品津）

参考文献

［1］ JENNETTE J C, FALK R J, BACON P A, et al. 2012 revised International Chapel Hill Consensus Conference Nomenclature of Vasculitis [J]. Arthritis Rheum, 2013, 65: 1-11.

［2］ DAVATCHI F, CHAMS-DAVATCHI C, SHAMS H, et al. Behcet's disease: epidemiology, clinical manifestations, and diagnosis [J]. Expert Rev Clin Immunol, 2017, 13: 57-65.

［3］ 尹建宝，岳鸿丽，白静，等. 肠白塞病64例临床分析［J］. 中华风湿病学杂志，2014，18：515-519.

［4］ KIM D H, CHEON J H. Intestinal Behçet's Disease: A true inflammatory bowel disease or merely an intestinal complication of systemic vasculitis? [J]. Yonsei Med J, 2016, 57: 22-32.

［5］ JUNG Y S, CHEON J H, PARK S J, et al. Long-term clinical outcomes of Crohn's disease and intestinal Behcet's disease [J]. Inflamm Bowel Dis, 2013, 19: 99-105.

［6］ ZOU J, SHEN Y, JI D N, et al. Endoscopic findings of gastrointestinal involvement in Chinese patients with Behcet's disease [J]. World J Gastroenterol, 2014, 20: 17171-17178.

［7］ LEE H J, CHEON J H. Optimal diagnosis and disease activity monitoring of intestinal Behçet's disease [J]. Intest Res, 2017, 15: 311-317.

［8］ CHEON J H, KIM E S, SHIN S J, et al. Development and validation of novel diagnostic criteria for intestinal Behçet's disease in Korean patients with ileocolonic ulcers [J]. Am J Gastroenterol, 2009, 104: 2492-2499.

［9］ HAMDULAY S S, CHEENT K, GHOSH C, et al. Wireless capsule endoscopy in the investigation of intestinal Behçet's syndrome [J]. Rheumatology (Oxford), 2008, 47: 1231-1234.

［10］ NEVES F S, FYLYK S N, LAGE L V, et al. Behçet's disease: clinical value of the video capsule endoscopy for small intestine examination [J]. Rheumatol Int, 2009, 29: 601-603.

［11］ YI S W, CHEON J H, KIM J H, et al. The prevalence and clinical characteristics of esophageal involvement in patients with Behcet's Disease: A single center experience in Korea [J]. J Korean Med Sci, 2009, 24: 52-56.

［12］ LEE C R, KIM W H, CHO Y S, et al. Colonoscopic findings in intestinal Behçet's disease [J]. Inflamm Bowel Dis, 2001, 7: 243-249.

［13］ TAKADA Y, FUJITA Y, IGARASHI M, et al. Intestinal Behçet's disease—pathognomonic changes in intramucosal lymphoid tissues and effect of a "rest cure" on intestinal lesions [J]. J Gastroenterol, 1997, 32: 598-604.

［14］ Criteria for diagnosis of Behcet's disease. International Study Group for Behçet's Disease [J]. Lancet, 1990, 335: 1078-1080.

［15］ MIZUSHIMA Y. Recent research into Behcet's disease in Japan [J]. Int J Tissue React, 1988, 10: 59-65.

［16］ LEE S. diagnostic criteria of Behcet's disease; problem and suggestion [J]. Yonsei Med J, 1997, 38(6): 365-369.

［17］ KIM J S, LIM S H, CHOI I J, et al. Prediction of the clinical course of Behcet's colitis according to macroscopic classification by colonoscopy [J]. Endoscopy, 2000, 32(8): 635-640.

［18］ JUNG Y S, YOON J Y, LEE J H, et al. Prognostic factors and long-term clinical outcomes for surgical patients with intestinal Behcet's Disease [J]. Inflamm Bowel Dis, 2011, 17: 1594-1602.

［19］ CHEON J H, HAN D S, PARK J Y, et al. Development, validation, and responsiveness of a novel disease activity index for intestinal Behcet's disease [J]. Inflamm Bowel Dis, 2011, 17: 605-613.

［20］ LEE H J, KIM Y N, JANG H W, et al. Correlations between endoscopic and clinical disease activity indices in intestinal Behcet's disease [J]. World J Gastroenterol, 2012, 18: 5771-5778.

［21］ HATEMI G, SILMAN A, BANG D, et al. EULAR recommendations for the management of Behcet disease [J]. Ann Rheum Dis, 2008, 67: 1656-1662.

［22］ HISAMATSU T, UENO F, MATSUMOTO T, et al. The 2nd edition of consensus statements for the diagnosis and management of intestinal Behcet's disease: indication of anti-TNFα monoclonal antibodies [J]. J Gastroenterol, 2014, 49(1): 156-162.

［23］ PARK Y E, CHEON J H. Updated treatment strategies for intestinal Behçet's disease [J]. Korean J Intern Med, 2018, 33: 1-19.

[24] YIM S M, KIM D H, LEE H Y, et al. Mucosal healing predicts the long-term prognosis of intestinal Behcet's Disease [J]. Dig Dis Sci, 2018, 33: 1-19.

[25] INOUE N, KOBAYASHI K, NAGANUMA M, et al. Long-term safety and efficacy of adalimumab for intestinal Behcet's disease in the open label study following a phase 3 clinical trial [J]. Intest Res, 2017, 15: 395-401.

[26] LEE H W, CHEON J H, LEE H J, et al. Postoperative effects of thiopurines in patients with intestinal Behcet's disease [J]. Dig Dis Sci, 2015, 60: 3721-3727.

[27] GONG L, ZHANG YL, SUN LX, et al. Mucosal healing in intestinal Behcet's disease: A systematic review and meta-analysis. J Dig Dis,. 2021, 22(2): 83-90.

第 3 节　嗜酸性粒细胞性胃肠炎

嗜酸性粒细胞性胃肠病（eosinophilic gastrointestinal disorders，EGIDs）是一种病因未明的以胃肠道嗜酸性粒细胞异常浸润为特征的胃肠道疾病，诊断必须排除已知的继发病因，因累及胃肠道不同部位及层次而有相应的临床表现[1]。目前将 EGIDs 分为病变局限在食管和病变分布在胃、小肠和大肠（伴或不伴食管受累）两大类。前者称嗜酸性粒细胞性食管炎（eosinophilic esophagitis，EoE），该病在西方国家发病率较高，研究比较充分，就其定义、诊断标准及治疗策略已有国际共识[2]。后者习惯上称为嗜酸性粒细胞性胃肠炎（eosinophilic gastroenteritis，EGE），属本文讨论的范围。嗜酸性粒细胞性胃肠炎根据累及不同部位又可再分为嗜酸性粒细胞性胃肠炎（eosinophilic gastroenteritis，EGE）和嗜酸性粒细胞性结肠炎（eosinophilic colitis，EC）（表 3-2-17）[1,3]，亦有细分为嗜酸性粒细胞性胃炎（eosinophilic gastritis，EG）、嗜酸性粒细胞性胃肠炎（eosinophilic gastroenteritis，EGE）和嗜酸性粒细胞性结肠炎（eosinophilic colitis，EC）[4]。事实上，嗜酸性粒细胞性胃肠炎常同时累及食管、胃、小肠和结肠中 2 个或 2 个以上部位[1]。

嗜酸性粒细胞性胃肠炎属少见病，在欧美，嗜酸性粒细胞性食管炎的患病率比嗜酸性粒细胞性胃肠炎高很多。美国 2014 年一项报道，嗜酸性粒细胞性食管炎患病率为 57/10 万。而美国 2016 年报道一项基于人群的研究，嗜酸性粒细胞性胃炎、嗜酸性粒细胞性胃肠炎和嗜酸性粒细胞性结肠炎的患病率分别为 6.3/10 万、8.4/10 万和 3.3/10 万[4]；另一项 2017 年报道基于人群的研究，嗜酸性粒细胞性胃肠炎和嗜酸性粒细胞性结肠炎的患病率分别为 5.1/10 万和 2.1/10 万[3]。男女发病无显著差异，儿童胃肠型多于成人，而结肠型则成人常见[3,4]。尚无东亚国家嗜酸性粒细胞性胃肠炎的流行病学数据，根据文献搜索，发病可能不低于欧美，但与欧美相反，嗜酸性粒细胞性胃肠炎发病的比例远高于嗜酸性粒细胞性食管炎。日本一项基于全国 1 078 所教学医院在 2004—2009 年诊治病例的调查，共有 144 例嗜酸性粒细胞性胃肠炎和 26 例嗜酸性粒细胞性食管炎，前者为后者的 5.5 倍多[5]。我国见有嗜酸性粒细胞性胃肠炎的个案报道和小样本系列病例报道[6-7]，但极少见嗜酸性粒细胞性食管炎的报道。东西方的差异究竟是真实情况的反映，还是源于对疾病诊断和认识的差异，尚需进一步研究。新近美国一项多中心研究报道嗜酸性粒细胞性胃肠炎的发病率近年有逐渐增加趋势[8]，东亚国家是否也会有增加，或因认识提高而发现更多病例，目前尚不得而知[7]。

表 3-2-17　原发性嗜酸性粒细胞性胃肠病分类

嗜酸性粒细胞性食管炎（EoE）	非 EoE 嗜酸性粒细胞性胃肠炎	
	嗜酸性粒细胞性胃肠炎（EGE）	嗜酸性粒细胞性结肠炎（EC）
食管黏膜嗜酸性粒细胞浸润，不累及其他胃肠道	主要为胃和 / 或小肠嗜酸性粒细胞浸润	主要为结肠嗜酸性粒细胞浸润

嗜酸性粒细胞性食管炎（EoE）	非 EoE 嗜酸性粒细胞性胃肠炎	
	嗜酸性粒细胞性胃肠炎（EGE）	嗜酸性粒细胞性结肠炎（EC）
主要临床表现：	主要临床表现：	主要临床表现：
吞咽困难	腹痛	腹泻
胸痛	腹胀	便血
	呕吐	
	腹泻	

【病因和发病机制】

尚不十分清楚。嗜酸性粒细胞作为一类免疫细胞广泛存在于包括胃肠道在内的各种组织器官中，其胞质内颗粒含有多种嗜酸性阳离子蛋白。当被激活时，嗜酸性粒细胞分泌含有阳离子蛋白的颗粒，既可破坏蠕虫和细菌的外膜，也能破坏人体正常细胞的细胞膜，并作为炎症因子激活免疫炎症反应系统。嗜酸性粒细胞的激活有很多途径，诸如寄生虫等病原体感染、外部致敏性抗原和机体非特异性损伤等。嗜酸性粒细胞导致胃肠道损害的作用途径，主要是其颗粒内阳离子蛋白启动了炎症因子的毒性作用及诱导 IgE 的分泌。迟发型 Th2 的适应性反应和 IgE 介导的直接反应是本病的主要炎症反应过程[1]。

【临床表现】

嗜酸性粒细胞性胃肠炎是儿童与成人共患性疾病[3-4]。成人可发生于任何年龄，以中年更常见，无明显性别差异[3-7]。部分患者有过敏体质，如花粉或某些食物过敏、过敏性鼻炎、皮肤过敏或过敏性哮喘病史。本病的临床表现多样而缺乏特异性。临床表现与病变分布的部位和深度有关，目前仍认同 Klein 提出的[9] 根据消化管壁受累的层次将本病分成 3 种类型：

1. 黏膜型　病变主要局限在黏膜层。临床主要表现为腹痛、腹泻、恶心、呕吐，可有缺铁性贫血、体重下降，严重者甚至表现为吸收不良综合征或蛋白丢失性肠病。病变累及结肠者以腹泻、便血为突出表现。

2. 肌层型　病变主要累及肌层，可导致肠管狭窄。临床主要表现为腹痛、呕吐。最终可并发幽门梗阻[10]或肠梗阻[11]，并出现相关典型症状。部分患者因病变处肠蠕动减弱，可表现为假性肠梗阻[12]。无论何种梗阻，患者对激素治疗大多反应良好，从而避免手术，故应注意与其他病因鉴别。

3. 浆膜型　病变主要累及浆膜层。临床主要表现为腹痛、腹胀，体检发现相对较轻的腹膜炎体征和腹水。该型常伴明显外周血嗜酸性粒细胞计数的增高，糖皮质激素治疗的疗效特别好[13]。

黏膜型、肌层型和浆膜型的比例各家报道不一，Talley 早年报道的 40 例患者中，其比例分别为57.5%、30% 和 12.5%[13]；2011 年法国一项 43 例报道分别为 44%、12% 和 49%[14]；我国协和医院40 例报道分别为 67.5%、12.5% 和 20%[6]。总的来说，肌层型较少，是否与检查手段有关尚待研究。3 型分类只是基于以某层表现为主，部分患者可同时累及 2 层或全层[14]。

自然病程：总体预后良好，大多数患者对激素治疗反应良好而迅速。前述的法国平均随访期为13 年的研究显示[14]，44% 患者一次性发作后再无发作，36% 患者病程中表现为多次的发作与缓解交替，21% 患者呈持续慢性病程。其中，黏膜型呈持续慢性病程最常见，肌层型较易反复，浆膜型复发较少且未见持续慢性病程者。我国尚缺长期随访研究，但有复发病例报道[6]。目前对嗜酸性粒细胞性胃肠炎的长期随访研究很少，与预后相关因素知之更少。

【实验室检查和其他检查】

针对嗜酸性粒细胞性胃肠炎的检查主要有[1,15]：

（一）实验室检查

1. 外周血嗜酸性粒细胞增高见于多数患者。在发作时一过性升高，缓解期多复常。升高程度不一，但与病情严重程度无必然相关性，浆膜型升高最明显。部分患者可无升高，故不能以此作为本病的诊断或排除标准。

2. 约半数患者有血清 IgE 升高。

3. 腹水患者的腹腔穿刺液检查，腹水为渗出液，白细胞含量明显增加，绝大多数为多形核，沉渣涂片瑞氏染色见绝大多数为嗜酸性粒细胞。

4. 过敏原筛查　除非是对特定致敏原有即时症状者（包括肠道、皮肤、鼻炎或哮喘），一般过敏原筛查试验仅供参考。

5. 大便隐血试验可阳性或阴性。CRP 和 ERS 多不升高亦可轻度升高。

6. 其他　可有缺铁性贫血、低蛋白血症等继发表现。

（二）内镜检查

1. 胃镜及结肠镜检查和活检　是诊断黏膜型嗜酸性粒细胞性胃肠炎的首选检查。胃镜检查应为常规检查，研究显示[14]70% 患者有 2 个或以上消化道部位的病变，同时累及结肠常见，因此建议同时行结肠镜检查[1, 14]。内镜下所见无特异性，表现为黏膜充血水肿、糜烂，偶有浅小溃疡，少部分可见弥漫结节样息肉或多处簇状小息肉，近半数患者可为肉眼观大致正常的黏膜[6, 7, 14]。因为病变分散分布，肉眼观正常黏膜亦可存在病变，故应在胃、十二指肠、回末和结肠等明显病变处及正常黏膜处行多点活检，但具体活检方法至今尚无共识[16]。

2. 胶囊内镜和气囊辅助小肠镜　疑为本病，但胃镜和结肠镜检查无法确定诊断或无法解释症状时，行胶囊内镜及小肠镜检查加活检，或直接行气囊辅助小肠镜检查并活检[17]。

（三）放射影像学检查

对肌层型，或黏膜型或浆膜型同时累及肌层的患者，CTE/MRE 可显示肠壁增厚、肠腔狭窄、腹水等[1]。对单纯肌层型特别是病变局限于小肠某一节段者，很难在术前确诊，对高度怀疑本病者，通过小肠镜下深活检、腹腔镜下行小肠全层活检作诊断，据称可避免手术。患者一般对糖皮质激素治疗有良效[11]，但目前没有比较手术治疗和药物治疗对预后影响的报道。

（四）经腹肠道超声检查

发现肠壁炎性增厚病变，有助治疗后随访。

（五）病理组织学检查[18-19]

病理组织学检查是诊断嗜酸性粒细胞性胃肠炎的必备条件，主要表现为胃肠道黏膜和 / 或肌层异常增多的嗜酸性粒细胞浸润。除食管外，胃肠道黏膜正常情况下有一定数量的嗜酸性粒细胞，其数量因部位而异，从胃至回盲部逐渐增加，又从升结肠至直肠逐渐减少。胃肠道黏膜嗜酸性粒细胞的正常数量亦可能存在地域差异。除食管嗜酸性粒细胞异常浸润已有共识外，目前仍无胃肠道嗜酸性粒细胞异常浸润的共识，各家研究报道嗜酸性粒细胞增高的正常值范围和诊断界限值差异很大[18]。不少研究采用每个消化道部位取 5 块活检，计算 5 个高倍镜（×400）嗜酸性粒细胞数目。以胃窦＞30 个 /HP、小肠＞50 个 /HP、结肠＞60 个 /HP 作为诊断参考值，事实上除胃的诊断界限值有较多研究外[18]，其他部位很难参考，因此在相关研究时应有对照组作为正常参考值。在临床工作中，嗜酸性粒细胞浸润增加的诊断，仅在见到黏膜固有层成片嗜酸性粒细胞浸润时比较有把握，结合上皮内嗜酸性粒细胞浸润、嗜酸性粒细胞隐窝炎、嗜酸性粒细胞浸润黏膜肌和黏膜下层、嗜酸性粒细胞环绕胃小凹、嗜酸性粒细胞脱颗粒改变、反应性胃肠上皮改变等伴随病理改变时，方有助于提高诊断把握度（图 3-2-21）[14, 18-19]。病理诊断还应该综合临床表现进行分析。浆膜型病例如腹水检查见以嗜酸性粒细胞为主的渗出液即可诊断。肌层型病理诊断往往需要手术标本。

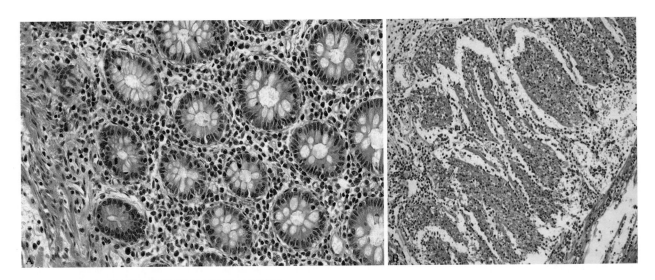

图3-2-21　嗜酸性粒细胞性胃肠炎组织病理所见
A. 黏膜固有层以嗜酸性粒细胞浸润为主；B. 肠壁肌层大量嗜酸性粒细胞浸润。

【诊断和鉴别诊断】

嗜酸性粒细胞性胃肠炎的诊断标准[13]：①有消化系统症状；②活检证实存在胃肠道1个或多个部位嗜酸性粒细胞浸润增加（标准见上文病理组织学检查）；③无胃肠道以外其他器官嗜酸性粒细胞浸润；④排除其他引起胃肠道嗜酸性粒细胞浸润增加和外周血嗜酸性粒细胞增高的疾病（表3-2-18）[18]。约70%患者有不同程度外周血嗜酸性粒细胞计数增加，有支持诊断价值，但阴性结果不能排除诊断。需注意，独立的嗜酸性粒细胞性食管炎不归在嗜酸性粒细胞性胃肠炎的范畴[2]。

表3-2-18　与原发性嗜酸性粒细胞性胃肠炎鉴别的疾病（继发性胃肠道嗜酸性粒细胞浸润）

疾病种类	常见疾病	临床表现/检查方法
寄生虫感染（主要是蠕虫）	钩虫、蛔虫、蛲虫、华支睾吸虫、血吸虫、绦虫、鞭虫、粪类圆线虫、旋毛虫、异尖线虫、肝片形吸虫、蓝氏贾第鞭毛虫（属原虫）	腹痛、腹泻/流行病学调查，粪便查虫卵或幼虫，血清免疫学检查，十二指肠液检查（如华支睾吸虫、肝片形吸虫），内镜下黏膜活检（如血吸虫、粪类圆线虫、异尖线虫）
其他感染	1. 幽门螺杆菌感染 2. 胃肠蛙类真菌病（gastrointestinal basidiobolomycosis）	1. 胃黏膜可有轻度嗜酸性粒细胞浸润增加/根除治疗数月后浸润减少 2. 腹痛，肠道肿块/黏膜活检见菌丝
药物	NSAID、抗血小板药、卡马西平、奥氮平、利福平、麦考酚酯、硫嘌呤类药物、他克莫司、金剂等	偶可有胃肠道嗜酸性粒细胞浸润增加/用药史和停药相关性分析
特发性高嗜酸性粒细胞综合征（idiopathic hypereosinophilic syndrome，特发性HES）	属原因未明的慢性骨髓增生性疾病	诊断标准：①外周血嗜酸性粒细胞增多≥1.5×10^9/L，至少6个月；②除外反应性和继发性嗜酸性粒细胞增多症；③除外髓系肿瘤和系统性肥大细胞增生症、免疫表型异常的T细胞群疾病；④具有因嗜酸性粒细胞增多所产生的多器官组织损害/血液学相关检查

续表

疾病种类	常见疾病	临床表现/检查方法
血液肿瘤	1. 髓系和淋系肿瘤伴嗜酸性粒细胞增多伴 PDGFRA、PDGFRB 或 FGFR1 异常 2. 异常表型的克隆性 T 淋巴细胞 3. 慢性嗜酸性粒细胞白血病，非特指（CEL，NOS）	相关表现伴外周血嗜酸性粒细胞增高，可有胃肠道嗜酸性粒细胞浸润增加/血液学相关检查
血管炎	变应性肉芽肿性多血管炎（Churg-Strauss 综合征）	相关表现伴外周血嗜酸性粒细胞增高，可有胃肠道嗜酸性粒细胞浸润增加/风湿性疾病相关检查
结缔组织病	系统性红斑狼疮、类风湿关节炎、系统性硬化症、皮肌炎、干燥综合征等	相关表现，可有胃肠道嗜酸性粒细胞浸润增加/风湿性疾病相关检查
实体恶性肿瘤		相关表现，可有胃肠道嗜酸性粒细胞浸润增加/相关检查
炎症性肠病（IBD）		腹痛、腹泻，可见胃肠道嗜酸性粒细胞浸润增加/临床、内镜、放射影像和病理鉴别
乳糜泻		腹痛、腹泻，可见胃肠道嗜酸性粒细胞浸润增加/去麦胶饮食症状改善，血清免疫学检查和病理鉴别
移植物抗宿主病		可发生外周血嗜酸性粒细胞增高，胃肠道嗜酸性粒细胞浸润增加/病史和病理
放射性肠炎		胃肠道嗜酸性粒细胞浸润增加/病史和病理
炎症性纤维样息肉		胃肠道嗜酸性粒细胞浸润增加/内镜下形态及术后病理

关于漏诊和过度诊断：如前文所述，胃肠道黏膜嗜酸性粒细胞浸润增加的诊断阈值很难把握，对于一些胃肠黏膜外观正常或只有轻度非特异性改变，尤其是不伴随外周血嗜酸性粒细胞增高的病例，可能会被视为功能性胃肠病而漏诊，而症状迁延或反复的嗜酸性粒细胞性胃肠炎是有可能通过针对性治疗而得到缓解的[1,7]。但反过来，仅靠局部黏膜活检发现嗜酸性粒细胞浸润增加而作出诊断，很可能造成过度诊断和过度治疗。通过研究嗜酸性粒细胞性胃肠炎内镜检查所见和活检要求、病理组织学诊断准确性、相关检查和治疗随访结果，提出嗜酸性粒细胞性胃肠炎的合理诊断流程，是今后进一步关注的方向。

【治疗】

嗜酸性粒细胞性胃肠炎总的来说预后良好，但不同个体、不同病变部位和不同累及肠道层次的患者对治疗反应及自然病程会有不同。部分患者可以自愈（特别是表现为腹水的浆膜型）；不少患者一次治疗后不再复发或再次复发间隔时间很长；少部分则频繁复发；少部分呈激素依赖或无效。因此，要根据治疗反应及疾病过程调整治疗策略。目前尚无预测预后因素的相关研究，也缺乏药物随机对照研究的报道，临床上以经验性治疗为主[1,20]。

1. 饮食调整 少数有明确特定食物或药物过敏者，应嘱避免。尝试排除某些食物如贝壳类水产品、牛奶、豆类等，对少数患者可能有效。对病情严重特别是影响生长发育的儿童，一定时间内可予要素饮食。

2. 糖皮质激素 是目前最常用也是疗效最确切的药物，大部分患者在短期内获得症状缓解和外周血嗜酸性粒细胞计数复常。剂量为泼尼松 $0.5 \sim 1mg/（kg \cdot d）$，一般 2 周后开始逐步减量，总疗程 $6 \sim 8$ 周。停药后短期内复发或减量至 $10 \sim 15mg/d$ 时症状复发者称为激素依赖，此类患者约占 20%，此时可予小剂量泼尼松继续维持治疗一段时间。对于需要长时间维持者，应考虑激素不良反应，可换用其他药物维持治疗。

布地奈德系统性不良反应较少，少样本和个案报道其有效[20]，尤适用于回盲部病变者。开始剂量 9mg/d，逐步减量至 6～3mg/d 维持治疗。

3. 硫嘌呤类药物　用于激素依赖或无效者，使用方法及注意事项参考炎症性肠病的应用。报道不多，结果不一致。

4. 抗过敏药　孟鲁司特（顺尔宁）是一种白三烯受体拮抗剂，对多种嗜酸性粒细胞性疾病有效。已有不少报道该药在嗜酸性粒细胞性胃肠炎诱导和维持缓解的疗效[20]，剂量为 5～10mg/d。肥大细胞稳定剂色甘酸钠、二代抗组胺药酮替芬的疗效以往有报道，但疗效不一。

5. 生物制剂　抗 IL-5 单抗美泊利单抗（mepolizumab）、抗 IgE 单抗奥马珠单抗（omalizumab）、抗 TNF-α 药物英夫利西单抗和阿达木单抗的疗效有初步报道。整合素拮抗剂维多利珠单抗（vedolizumab）具肠道特异性、不良反应少，在本病中的治疗效果近年受到关注[21-22]。这类药物在对激素治疗无效或依赖的难治性患者可考虑试用。

6. 手术治疗　发生严重并发症如穿孔、肠套叠、保守治疗不能缓解的肠梗阻需手术治疗。因本病对激素治疗往往反应良好，对已确诊为本病并发的幽门梗阻或肠梗阻，宜先行更积极的药物治疗（如静脉使用糖皮质激素），患者有可能避免手术。有报道约半数患者术后症状仍持续或复发，故仍要继续药物治疗。但事实上相关报道很少，患者术后处理宜视情况而定，术后病程及相应处理策略还有待进一步研究。

（胡品津）

参考文献

［1］ PINETON DE CHAMBRUN G, DUFOUR G, TASSY B, et al. Diagnosis, natural history and treatment of eosinophilic enteritis: a review [J]. Curr Gastroenterol Rep, 2018, 20(8): 37.

［2］ DELLON E S, LIACOURAS C A, MOLINA-INFANTE J, et al. Updated International Consensus Diagnostic Criteria for Eosinophilic Esophagitis: Proceedings of the AGREE Conference [J]. Gastroenterology, 2018, 155(4): 1022-1033.

［3］ MANSOOR E, SALEH M A, COOPER G S. Prevalence of eosinophilic gastroenteritis and colitis in a population-based study, from 2012 to 2017 [J]. Clin Gastroenterol Hepatol, 2017, 15(11): 1733-1741.

［4］ JENSEN E T, MARTIN C F, KAPPELMAN M D, et al. Prevalence of eosinophilic gastritis, gastroenteritis, and colitis: estimates from a national administrative database [J]. J Pediatr Gastroenterol Nutr, 2016, 62(1): 36-42.

［5］ KINOSHITA Y, FURUTA K, ISHIMAURA N, et al. Clinical characteristics of Japanese patients with eosinophilic esophagitis and eosinophilic gastroenteritis [J]. J Gastroenterol, 2013, 48(3): 333-339.

［6］ 温小恒, 佟建丽, 孙钢, 等. 嗜酸细胞性胃肠炎的临床诊治 [J]. 胃肠病学和肝病学杂志, 2014, 23（8）: 882-884.

［7］ ABASSA K K, LIN X Y, XUAN J Y, et al. Diagnosis of eosinophilic gastroenteritis is easily missed [J]. World J Gastroenterol, 2017, 23(19): 3556-3564.

［8］ PESEK R D, REED C C, MUIR A B, et al. Increasing rates of diagnosis, substantial co-occurrence, and variable treatment patterns of eosinophilic gastritis, gastroenteritis, and colitis based on 10-year data across a multicenter consortium [J]. Am J Gastroenterol, 2019, 114(6): 984-994.

［9］ KLEIN N C, HARGROVE R L, SLEISENGER M H, et al. Eosinophilic gastroenteritis [J]. Medicine (Baltimore), 1970, 49: 299-319.

［10］ NAVAB F, KLEINMAN M S, ALGAZY K, et al. Endoscopic diagnosis of eosinophilic gastritis [J]. Gastrointestinal Endoscopy, 1972, 19(2): 67-69.

［11］ UENISHI T, SAKATA C, TANAKA S, et al. Eosinophilic enteritis presenting as acute intestinal obstruction: a case report and review of the literature [J]. Dig Surg, 2003, 20: 326-329.

［12］SCHAPPI M G, SMITH V V, MILLA P J, et al. Eosinophilic myenteric ganglionitis is associated with functional intestinal obstruction [J]. Gut, 2003, 52: 752-755.

［13］TALLEY N J, SHORTER R G, PHILLIPS S F, et al. Eosinophilic gastroenteritis: a clinicopathological study of patients with disease of the mucosa, muscle layer, and subserosal tissues [J]. Gut, 1990, 31(1): 54-58.

［14］PINETON DE CHAMBRUN G, GONZALEZ F, CANVA J Y, et al. Natural history of eosinophilic gastroenteritis [J]. Clin Gastroenterol Hepatol, 2011, 9(11): 950-956.

［15］KHAN S E. Eosinophilic gastroenteritis [J]. Best Pract Res Clin Gastroenterol, 2005, 19(2): 177-198.

［16］DELLON E S, COLLINS M H, BONIS P A, et al. Substantial variability in biopsy practice patterns among gastroenterologists for suspected eosinophilic gastrointestinal disorders [J]. Clin Gastroenterol Hepatol, 2016, 14(12): 1842-1844.

［17］NGUYEN N, KRAMER R E, FRIEDLANDER J A. Videocapsule endoscopy identifies small bowel lesions in patients with eosinophilic enteritis [J]. Clin Gastroenterol Hepatol, 2018, 16(6): e64-e65.

［18］CONNER J R, KIRSCH R. The pathology and causes of tissue eosinophilia in the gastrointestinal tract [J]. Histopathology, 2017, 71: 177-199.

［19］HURRELL J M, GENTA R M, MELTON S D. Histopathologic diagnosis of eosinophilic conditions in the gastrointestinal tract [J]. Adv Anat Pathol, 2011, 18: 335-348.

［20］ABOU RACHED A, EL HAJJ W. Eosinophilic gastroenteritis: Approach to diagnosis and management [J]. World J Gastrointest Pharmacol Ther, 2016, 7(4): 513-523.

［21］KIM H P, REED C C, HERFARTH H H, et al. Vedolizumab treatment may reduce steroid burden and improve histology in patients with eosinophilic gastroenteritis [J]. Clin Gastroenterol Hepatol, 2018, 16(12): 1992-1994.

［22］GRANDINETTI T, BIEDERMANN L, BUSSMANN C, et al. Eosinophilic gastroenteritis: clinical manifestation, natural course, and evaluation of treatment with corticosteroids and Vedolizumab [J]. Dig Dis Sci, 2019, 64(8): 2231-2241.

第 4 节　自身免疫性肠病

　　自身免疫性肠病（autoimmune enteropathy，AIE）是一种少见的，由免疫介导损伤所引起的小肠黏膜萎缩性疾病，临床上以顽固性腹泻为特点，严格饮食限制不能改善症状，而对免疫抑制剂治疗常有反应。本病好发于婴幼儿（最常见于 6 月龄以内），亦偶见成人发病。该病的发病情况报道很少，早年意大利的调查报道该病占婴儿顽固性腹泻的 25%[1]，欧洲的调查报道占婴幼儿顽固性腹泻的 29%[2]。成人发病国外仅见于小样本系列报道[3]和个案报道[4]，我国近年亦有小样本系列报道及个案报道[5-6]。本文主要讨论成人 AIE。

【发病机制】

　　AIE 可能代表一组具有共同组织学改变的免疫异常的异质性疾病。T 细胞免疫调节异常可能在发病中起重要作用。

　　两种婴幼儿发病的 AIE 研究对免疫调节异常在 AIE 发病的作用有重要提示。IPEX（immune dysregulation, polyendocrinopathy, enteropathy，X-linked）综合征与位于 X 染色体上的 *FOXP3* 突变相关。*FOXP3* 基因编码的蛋白主要在 CD4$^+$/CD25$^+$ 表达，是调节 T 细胞发育和功能的关键转录因子，在机体维持对自身组织的耐受性中发挥重要作用。*FOXP3* 基因突变可导致调节 T 细胞功能缺失，进而激活自身免疫反应[7]。APECED（autoimmune polyendocrinopathy candidiasis ectodermal dystrophy）综合征与位于 21q22.3 染色体的 *AIRE* 基因突变相关。该基因编码的转录因子参与胸腺 T 细胞发育过程的负性选择，其突变导致循环中出现自身反应性 T 细胞[8-9]。两病的共同特点都是发病与 T 细胞免疫调节异常引起的自身免疫反应相关。其他形式的 AIE 发病机制尚未阐明，CD4+/CD25+ 调节 T 细胞缺乏和功能下降可能与发病相关[10]。体液免疫是否参与发病尚不清楚，尽管可在大多数 AIE 患者中检出抗肠上皮细胞抗体和抗杯状细胞抗体，但这些抗体并非该病特异性改变，研究也未发现这些抗体与疾病过程、组织学严重程度以及治疗反应有明显相关性，因此不排除其为继发性表现[3]。AIE虽然主要累及小肠但亦常同时累及大肠和胃肠道其他部位，可与多种自身免疫性疾病共存，可检出多种自身抗体，有学者提出可将本病视为一种全身性自身免疫性肠病（generalized autoimmune gut disorder）[3, 11-12]。

【临床表现】

成人 AIE 的发病年龄，国外一项 15 例的系列报道为 37～76 岁（平均 55 岁）[3]，国内一项 5 例的系列报道为 22～60 岁（平均 42 岁）[6]。性别似无明显差异。本病均以慢性顽固性大量水样泻为首发症状，便量可达数千毫升，无黏液脓血便，禁食和禁水试验无效。伴体重下降和吸收不良。可有其他消化道症状如恶心、呕吐，但少有腹痛。国外报道可伴有肠外多器官组织的损害，包括内分泌、肾、肺、肝、胰、血液和肌肉骨骼系统等，亦可伴发或继发于胸腺瘤[4]。由于黏膜、皮肤屏障破坏及营养障碍，易合并各种感染。

【实验室和其他检查】

（一）实验室检查

1. 一般实验室检查　无特异性。粪便常规中红白细胞一般少见，隐血试验可阴性或阳性，常有脂肪泻表现，即苏丹Ⅲ染色阳性。不同程度贫血及低蛋白血症，伴水、电解质紊乱。炎症指标如 C 反应蛋白和血沉正常或轻度升高。

2. 血清免疫学检查　国外报道，本病抗肠上皮细胞抗体（AEA）和抗杯状细胞抗体（AGA）的检出率高[3]。AGA 亦可见于乳糜泻[13]和 IBD[14]。目前两种抗体尚无公认的检测方法（常用间接免疫荧光法）。这两种抗体检测可作为本病的辅助指标，两者或两者之一阳性有助于本病诊断，但阴性不排除本病诊断。

本病患者可伴有其他自身免疫性疾病，故亦常可检测到多种其他自身抗体。常有血 IgA 水平下降。

（二）内镜检查

小肠内镜检查（胶囊内镜和 / 或气囊辅助式小肠镜）可发现小肠病变。主要病变为小肠黏膜萎缩性改变，表现为正常绒毛状结构消失黏膜变薄、粗糙，可呈龟裂状、马赛克状或颗粒状，也可见黏膜红肿、散在点片状糜烂或阿弗他溃疡（图 3-2-22）。病变可累及全小肠，但以近段小肠明显。

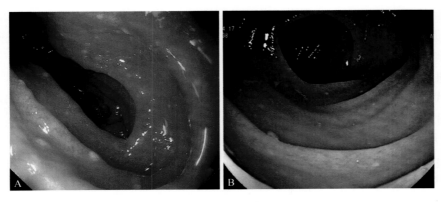

图3-2-22　自身免疫性肠病内镜所见
A. 十二指肠充血、水肿、散在糜烂；B. 空肠绒毛萎缩，散在糜烂。

　　胃镜和结肠镜主要作为初筛检查，并可排除其他疾病。胃镜检查可达十二指肠降段，大多数病例可发现本病在十二指肠的病变，在十二指肠多点活检如能作出病理诊断可避免小肠镜检查。本病多累及全消化道，因此胃镜和结肠镜检查时应常规取活检[12]。

　　（三）病理组织学检查[12]

　　小肠病理组织学表现是本病诊断的主要依据。典型改变为绒毛变钝、萎缩；上皮内淋巴细胞浸润，以隐窝多而表面上皮较少；隐窝上皮底部见凋亡小体，杯状细胞和帕内特细胞减少；黏膜固有层多量淋巴细胞和浆细胞浸润，可有中性粒细胞浸润增加、隐窝炎和隐窝脓肿（图3-2-23）。非典型病例可表现为乳糜泻样改变（表面上皮内浸润淋巴细胞＞40个/100个肠上皮细胞）、移植物抗宿主病样改变（隐窝上皮内凋亡小体＞1个/10个隐窝，而炎症浸润不明显）及非典型改变，此时要综合分析并结合临床。

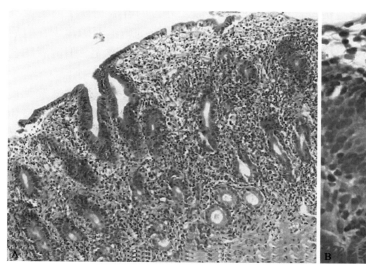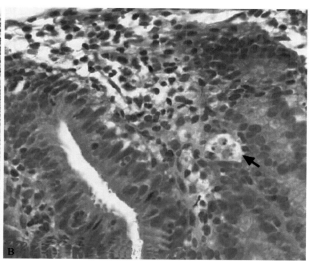

图3-2-23　自身免疫性肠病病理组织学所见

十二指肠黏膜活检：A. 绒毛变钝、萎缩；上皮内淋巴细胞浸润，杯状细胞和帕内特细胞缺失（×40）。B. 隐窝凋亡小体增加（×400）。

　　结肠病变可见于半数病例。主要表现为黏膜固有层的慢性活动性炎，隐窝上皮细胞凋亡亦不少见。少数病例有上皮内淋巴细胞浸润增加的类似淋巴细胞性结肠炎改变，少数有轻度隐窝结构改变。结肠病变并不一定与小肠病变所见一致。

　　大多数患者有胃黏膜病变。以非特异性慢性胃炎多见，亦见慢性活动性胃炎。腺体上皮细胞凋亡亦不少见。个别患者可发生自身免疫性胃炎。

　　少数患者可检出嗜酸性粒细胞性食管炎，但究竟是本病小肠外表现还是重叠的两个疾病尚难定论。

【诊断和鉴别诊断】

（一）诊断

　　临床上对于慢性顽固性大量水样泻而不伴黏液脓血便、禁食和禁水试验无效、伴吸收不良者，内镜下见十二指肠绒毛萎缩性改变，结合胶囊内镜（必要时小肠镜）见小肠绒毛萎缩性改变时，要考虑本病。小肠黏膜活检（胃镜检查时可在十二指肠取活检，必要时通过小肠镜取活检）病理组织学典型改变是诊断的主要依据。本病属罕见病，故必须仔细与其他引起顽固性腹泻的疾病，特别是可引起小肠绒毛萎缩的疾病作鉴别。结合胃镜和结肠镜下胃黏膜和结肠黏膜活检有助鉴别诊断。有条件可行抗肠上皮细胞抗体和抗杯状细胞抗体检测，对诊断有一定帮助。

Akram 等于 2007 年提出成人自身免疫性肠病的诊断标准[3]，其后经修订为[15]：①成年发病的慢性腹泻（＞6 周），对禁食无效；②吸收不良；③特异性小肠黏膜组织学改变，包括小肠绒毛部分或完全变钝、深部隐窝上皮淋巴细胞浸润增多、隐窝凋亡小体增多、表面上皮淋巴细胞浸润不明显；④排除其他原因引起的绒毛萎缩如乳糜泻、难治性乳糜泻和淋巴瘤等；⑤抗肠上皮细胞抗体和/或抗杯状细胞抗体阳性。①~④项为必需条件，⑤项支持诊断，但检查阴性不能排除诊断。

（二）鉴别诊断

本病属罕见病，故必须仔细与其他引起顽固性严重腹泻的疾病，可引小肠绒毛萎缩的疾病作鉴别（参见第三篇第七章第 2 节表 3-7-2）[15-16]。在西方国家乳糜泻常见，故被列为首要鉴别疾病；但在我国，引起小肠绒毛萎缩的疾病目前报道不多，且对其认识有限，故相互间的鉴别更需仔细。

1. 乳糜泻　乳糜泻去麦胶饮食腹泻症状及小肠黏膜病变可明显改善。血清学 IgA 抗组织转谷氨酰胺酶抗体（anti-tTG IgA）和/或 IgA 抗肌内膜抗体（anti-EmA IgA）阳性，可检测到 HLA-DQ2 和/或 DQ8 易感基因。乳糜泻小肠黏膜活检与自身免疫性肠病有许多相似之处，两者区别在于前者上皮内淋巴细胞增多以表面上皮多（表面上皮浸润淋巴细胞＞40 个/100 个肠上皮细胞）而隐窝少，但后者则相反；自身免疫性肠病多见隐窝凋亡小体及隐窝杯状细胞减少，而乳糜泻少见或无。但两者均会有不典型组织学表现，需密切结合临床和实验室检查作出鉴别。

要特别注意与难治性乳糜泻鉴别，因少部分乳糜泻患者可表现为对去麦胶饮食原发或继发无反应。难治性乳糜泻应严格按照其诊断标准作出诊断（第三篇第七章第 2 节）[17]。还要注意，自身免疫性肠病可与乳糜泻两病共存，表现为对去麦胶饮食无效，具备乳糜泻的血清学和易感基因特征，又有两病组织学的混合特征，此时如检测抗肠上皮抗体和抗杯状细胞抗体阳性，并同时作胃和结肠活检发现病变，强烈提示两病共存[3, 12]。

2. 热带口炎性腹泻　热带口炎性腹泻因具与乳糜泻的临床表现及病理组织学特点，故亦要与自身免疫性肠炎鉴别。本病具有热带地区发展中国家发病的地域分布，对去麦胶饮食无效但对抗生素有效等特点。

3. Whipple 病　Whipple 病亦是一种罕见的小肠绒毛萎缩性疾病。小肠黏膜固有层见大量泡沫状巨噬细胞浸润并 PSA 染色阳性，抗生素（特别是静脉注射第三代头孢菌素）有效可资鉴别。

4. 普通变异型免疫缺陷（CVID）　CVID 因可合并肠道感染或同时合并自身免疫性肠病[3, 12]，故可表现为与自身免疫性肠病相似的慢性顽固性腹泻和吸收不良症状，以及相似的黏膜病理组织学改变。但黏膜固有层浆细胞缺如为 CVID 最显著特征。实验室检查有明显免疫球蛋白水平下降（IgG 伴 IgA 和/或 IgM）是必备诊断条件。自身免疫性肠病诊断中应注意 CVID 的存在，因有涉及过度免疫抑制剂应用而增加严重感染不良反应的危险。

5. 寄生虫感染　蓝氏贾第鞭毛虫或粪类圆线虫肠黏膜侵袭性感染可引起小肠绒毛萎缩性病变，临床表现为慢性严重腹泻。我国已有不少报道（见第三篇第一章第 1 节），特别好发于有免疫缺陷病者。粪便检查或小肠活检见到病原体可确诊。

6. 药物性肠病　麦考酚酸酯和奥美沙坦可引起小肠绒毛萎缩性改变和慢性腹泻[16]。与用药史的关系可资鉴别。

7. 小肠 T 细胞性淋巴瘤　腹泻症状相似，活检未获得肿瘤细胞证据时可引起混淆，应予注意。

【治疗和预后】

一般治疗：纠正水电解质平衡，补充营养、维生素及微量元素。严重营养不良患者病情控制前需作全肠外营养。

自身免疫性肠病应予以免疫抑药物治疗[3, 12]。最常用的药物是糖皮质激素，据较大宗的系列病例回顾性报道，约半数患者有效。对激素依赖、激素无效者可加用硫嘌呤类药物或他克莫司。有个案报道应用抗 TNF 制剂有效。对治疗有效者可以硫嘌呤类药物、他克莫司或低剂量糖皮质激素维持治疗。

　　新近报道采用"拆封口服法"的布地奈德对诱导和维持缓解有较理想疗效[15]。目前市售的布地奈德为回肠控释胶囊，主要局部作用于远段小肠和近段结肠。具体用法为布地奈德胶囊（3mg/粒）每天 3 次，早晨 1 次，将胶囊打开，倒出胶囊内颗粒，在口腔内嚼碎后再吞服，有助于该药与上段小肠接触；中午 1 次，将胶囊打开，倒出胶囊内颗粒吞服而不经口腔咀嚼，有助于该药与中段小肠接触；晚上 1 次直接吞服胶囊，让其与远段小肠与近段结肠接触。报道中，仅有 24% 病例对全身作用糖皮质激素有效，对全身作用糖皮质激素或其他免疫抑制剂无效者，改用上述布地奈德治疗方法，有 85% 有效（完全缓解 50%，部分缓解 35%）。口服布地奈德因不良反应少，适用于较长时间维持治疗。

　　由于缺乏大宗病例的系统研究，亦缺乏长期随访，故目前尚无疗效确定的理想药物及治疗方案。对治疗无反应的重症患者，易死于严重的合并感染及全身衰竭。

（胡品津）

参考文献

［1］　CATASSI C, FABIANI E, SPAGNUOLO M I, et al. The Working Group of the Italian Society of Pediatric Gastroenterology and Hepatology (SIGEP). Severe and protracted diarrhea: results of the 3-year SIGEP multicenter survey [J]. J Ped Gastroenterol Nutr, 1999, 29: 63-68.

［2］　GOULET O J, BROUSSE N, CANIONI D, et al. Syndrome of intractable diarrhea with persistent villous atrophy in early childhood: a clinicopathological survey of 47 cases [J]. J Pediatr Gastroenterol Nutr, 1998, 26: 151-161.

［3］　AKRAM S, MURRAY J A, PARDI D S, et al. Adult autoimmune enteropathy: Mayo Clinic Rochester Experience [J]. Clin Gastroenterol Hepatol, 2007, 5: 1282-1245.

［4］　MONTALTO M, D'ONOFRIO F, SANTORO L, et al. Autoimmune enteropathy in children and adults [J]. Scand J Gastroenterol, 2009, 44: 1029-1036.

［5］　赖玉梅，叶菊香，张燕，等. 广泛累及小肠和结肠的成人自身免疫性肠病一例并文献复习［J］. 中华病理学杂志，2015，44（1）：32-36.

［6］　阮戈冲，张晟瑜，周炜洵，等. 中国成人自身免疫性肠病的临床特点分析［J］. 基础医学与临床，2019，39（8）：1183-1187.

［7］　MOES N, RIEUX-LAUCAT F, BEGUE B, et al. Reduced expression of FOXP3 and regulatory T-cell function in severe forms of early-onset autoimmune enteropathy [J]. Gastroenterology, 2010, 139: 770-778.

［8］　KISAND K, PETERSON P. Autoimmune polyendocrinopathy candidiasis ectodermal dystrophy [J]. J Clin Immunol, 2015, 35: 463-478.

［9］　PASSOS G A, SPECK-HERNANDEZ C A, ASSIS A F, et al. Update on Aire and thymic negative selection [J]. Immunology, 2018, 153: 10-20.

［10］　SAKAGUCHI S. Naturally arising Foxp3-expressing $CD25^+$ $CD4^+$ regulatory T cells in immunological tolerance to self and non-self [J]. Nat Immunol, 2005, 6: 345-352.

［11］　LEÓN F, OLIVENCIA P, RODRIGUEZ-PENA R, et al. Clinical and immunological features of adult-onset generalized autoimmune gut disorder [J]. Am J Gastroenterol, 2004, 99: 1563-1571.

［12］　MASIA R, PEYTON S, LAUWERS G Y, et al. Gastrointestinal biopsy findings of autoimmune enteropathy: a review of 25 cases [J]. Am J Surg Pathol, 2014, 38: 1319-1329.

［13］　BIAGI F, BIANCHI P I, TROTTA L, et al. Anti-goblet cell antibodies for the diagnosis of autoimmune enteropathy [J]. Am J Gastroenterol, 2009, 104: 3112-3116.

［14］　HIBI T, OHARA M, KOBAYASHI K, et al. Enzyme linked immunosorbent assay (ELISA) and immunoprecipitation studies on anti-goblet cell antibody using a mucin producing cell line in patients with inflammatory bowel disease [J]. Gut, 1994, 35: 224-230.

［15］SHARMA A, CHOUNG R S, WANG X J, et al. Features of adult autoimmune enteropathy compared with refractory celiac disease [J]. Clin Gastroenterol Hepatol, 2018, 16: 877-883.

［16］MURRAY J A, RUBIO-TAPIA A. Diarrhea due to small bowel diseases [J]. Best Pract Res Clin Gastroenterol, 2012, 26: 581-600.

［17］RUBIO-TAPIA A, KELLY D G, LAHR B D, et al. Clinical staging and survival in refractory celiac disease: a single center experience [J]. Gastroenterology, 2009, 136: 99-107.

第三章　放射性小肠炎

放射性肠炎（radiation enteritis）是指因盆腔或腹部恶性肿瘤接受放疗后引起的小肠和结肠的放射性损伤。直肠的放射性损伤则另列，称为放射性直肠炎（radiation proctitis）[1]。根据起病时间及病程变化，以 3 个月为急、慢性分界，可分为急性放射性肠炎和慢性放射性肠炎。急性放射性肠炎最为常见，通常发生在放疗期间，主要表现为腹痛、腹泻、肠梗阻等胃肠道症状，多数在 3 个月内恢复，症状呈一过性、自愈性特点。但也有相当一部分放射性肠炎会继续进展，持续 3 个月以上，称为慢性放射性肠炎。慢性放射性肠炎通常发生于放疗结束后 12 ~ 24 个月至 6 年，晚者也可在放疗结束后数十年出现[2]。本文重点讨论以小肠损伤为主要表现的慢性放射性肠炎，并称为放射性小肠炎。

【流行病学】

放疗是治疗盆腔恶性肿瘤的最有效手段之一。随着治疗技术和药物的进步，盆腔恶性肿瘤生存率的提升，放射性肠炎尤其是慢性放射性肠炎的发病率在逐年升高，目前认为慢性放射性肠炎的发病率可达到约 20%[2]。实际上，其发病率极有可能被低估，因为不是每个放射性肠炎的患者都会及时就诊。中山大学附属第六医院放射性肠病专科 2013—2018 年共收治慢性放射性肠炎患者 728 例，其中 14.8% 的患者为慢性放射性小肠炎。

【发病机制和病理特征】

放射线作用于小肠数小时内即可出现组织学改变。急性放射性小肠炎的病理改变表现为：肠黏膜充血水肿、血管通透性增加，2 ~ 4 周后黏膜炎症细胞浸润、隐窝脓肿形成、大量上皮细胞凋亡，导致营养吸收不良及代谢异常。慢性放射性肠炎的病理学改变主要表现为进行性的闭塞性动脉内膜炎和肠壁间质纤维化。损伤肠壁出现进行性血管炎，导致终末小动脉和小动脉闭塞，同时微静脉和小静脉因管腔被泡沫细胞和纤维斑阻塞而发生闭塞，而弹性纤维和蛋白原性血栓将更小的脉管阻塞，病理进展造成肠壁缺血、黏膜溃疡坏死、出血，进展可导致穿孔、瘘、腹腔脓肿。损伤肠壁呈现出进行性纤维化是放射性小肠炎另一重要特征（图 3-3-1），进展可导致肠管狭窄和肠梗阻[3-4]。放射性小肠炎的发病机制和病理特征示意如图 3-3-2。

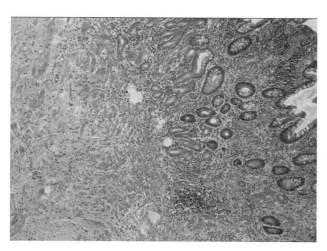

图3-3-1　放射性小肠炎病理改变
黏膜下广泛纤维化，伴黏膜炎症细胞浸润、隐窝分支变形。

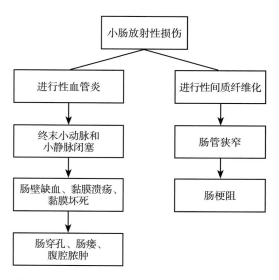

图3-3-2　放射性小肠炎发病机制

【临床表现】

放射性小肠炎的症状具有多样性、非特异性。某一个临床症状可由多种病理生理学改变共同作用导致。急性放射性小肠炎的临床表现几乎涵盖所有可能出现的消化道症状和体征，多以腹泻为主要表现。慢性放射性小肠炎主要表现为肠功能障碍（腹泻、腹痛、腹胀、恶心、呕吐等），肠梗阻和肠瘘，消化道大出血相对少见。患者常合并有贫血及不同程度的营养不良[2,5]。中山大学附属第六医院放射性肠病专科对 108 例慢性放射性小肠炎患者进行营养风险筛查发现 69.4% 的患者存在营养风险，其中 66.7% 患者具有明显的营养不良。

【辅助检查】

（一）放射影像学检查

放射影像学检查是慢性放射性小肠炎诊断的一线检查手段。CTE/MRE 检查有助于评估肠管纤维化的严重程度和判断梗阻位置，可了解是否存在肠瘘和腹腔脓肿，可排除肿瘤复发及腹腔其他病变（图 3-3-3）。全消化道造影检查可见肠管呈现节段性僵硬及黏膜皱襞消失，较重病例可见弥漫性纤维化和狭窄，可发现瘘管。

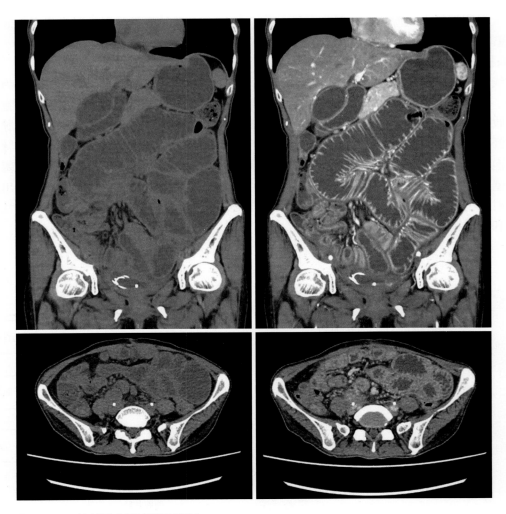

图3-3-3　放射性小肠炎CTE所见

盆腔肠管肠壁弥漫性稍增厚，强化明显，盆腔右侧部分小肠管腔纤细，提示放射性炎性改变；其以上空肠、十二指肠明显扩张积液，提示不完全性肠梗阻。

（二）内镜检查

结肠镜检查可作为慢性放射性肠炎的常规检查，尤适用有腹泻、血便患者。有上消化道症状（如恶心、呕吐、上腹痛等）者可行胃镜检查。结肠镜和胃镜检查可分别窥见末端回肠和十二指肠降段。小肠内镜检查是慢性放射性小肠炎的二线检查，适用于疑诊慢性放射性小肠炎而放射影像学检查阴性或诊断不确定者，尤其是有腹痛、腹泻、体重下降、消化道出血或贫血而结肠镜未见出血灶的患者。无梗阻症状并经放射影像学检查证实无狭窄者可行胶囊内镜检查，不宜行胶囊内镜检查或胶囊内镜发现异常需确定性质者可行气囊辅助式小肠镜检查。内镜主要表现为毛细血管扩张、黏膜充血、糜烂、溃疡、萎缩、狭窄等（图3-3-4）。

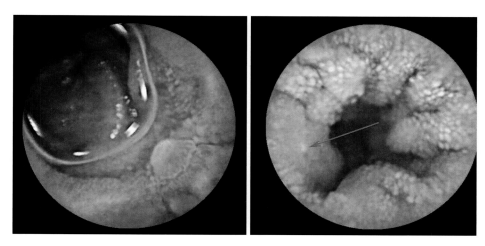

图3-3-4　胶囊内镜显示绒毛红肿、糜烂，萎缩至消失（箭头），小肠淋巴管扩张表现

（三）小肠吸收功能检查

慢性放射性小肠炎发生的腹泻和吸收功能障碍可能还涉及其他机制或病因，最常见的小肠细菌过度生长可通过葡萄糖或乳果糖氢和甲烷呼气试验识别，胆汁酸吸收功能试验有助识别胆汁酸性腹泻，粪弹力蛋白酶-1测定有助识别合并胰外分泌功能不足（参见第二篇第二章）。

【诊断和鉴别诊断】

急性放射性小肠炎的诊断主要依据放疗病史和临床症状，接受盆腔或腹部放疗的患者，出现恶心、呕吐、腹泻等胃肠道不适症状，应考虑急性放射性小肠炎可能。

慢性放射性小肠炎因其症状的多样性及非特异性，诊断难度增加，临床上往往迁延至晚期出现肠梗阻、肠瘘等并发症才确诊，因此应重视慢性放射性小肠炎的早期诊断。对盆腔或腹部放疗史患者出现腹痛、腹胀、腹泻、贫血、体重下降等症状时，应警惕慢性放射性小肠炎的可能性，进行有关辅助检查。诊断步骤一般为常规胃镜、结肠镜检查和放射影像学检查，必要时辅以胶囊内镜和/或气囊辅助式小肠镜检查。根据检查结果，在排除其他疾病的基础上作出诊断。

慢性放射性小肠炎的鉴别诊断：主要与原发肿瘤复发、转移及手术后腹腔粘连造成的肠梗阻鉴别，还要与可引起类似症状的其他小肠疾病鉴别。要注意确诊的慢性放射性小肠炎其症状可能还有其他机制参与，如小肠细菌过度生长、胆汁酸性腹泻、合并胰外分泌功能不足等，可通过相应的小肠吸收功能检查进行识别。

【病情评估】

在明确诊断后，应对其病情的严重程度作出评估，以确定相应的治疗策略。

1. 临床症状评估　RTOG/EORTC（European Organisation for Research and Treatment of Cancer-Radiation Therapy Oncology Group）评分标准[6]是由 Herrmann 等于 1987 年首次提出的，是目前临床

方面公认的放射反应评分标准（表3-3-1），该评分将放疗后可能出现的临床症状按其严重程度进行分级，评价临床病变程度，对放射性肠炎患者进行准确的病变程度评估及选择相应治疗策略有重要作用。

表3-3-1　放射治疗后反应评分标准（RTOG/EORTC）

分级	描述
0级	无变化
1级	轻微腹泻/轻微痉挛/每天大便5次/轻微直肠渗液或出血
2级	中度腹泻/中度痉挛/每天大便>5次/过多直肠渗液或间歇出血
3级	需外科处理的阻塞或出血
4级	坏死/穿孔/窦道

2. 营养状况评估　放射性小肠炎患者治疗全程中出现营养不良的风险较高。由于多次放化疗、既往手术和肿瘤负荷的影响、肠道吸收功能下降、心理压力大造成的食欲下降，患者易出现营养不良，而发生肠梗阻、肠瘘、消化道出血等并发症的患者营养不良的风险更大[7]。因此，入院时常规进行营养评估很有必要，可为后续的营养治疗提供依据。常用的营养评估指标为体重指数（body mass index，BMI），进一步筛查评估的常用量表为NRS2002、PG-SGA和CONUT，有条件的中心也可以加行人体成分分析检查。

【治疗】

（一）非手术治疗

由于慢性放射性肠炎多具有不可逆转的肠壁缺血和纤维化特征，一旦诊断明确，治疗的首要目标是控制症状，尽可能通过非手术治疗改善患者的生活质量。当前对于放射性肠炎的非手术治疗已经取得了一定的进展，但这些研究证据大部分局限于非对照研究或是小样本的对照研究。

1. 饮食调整　慢性放射性小肠炎患者建议低纤维素、低脂、高热量及高蛋白饮食，可限制乳糖摄入[8]。已有证据表明高纤维饮食会使患者的腹泻症状加重甚至出现急腹症（肠梗阻），低纤维饮食可改善放疗引起的腹泻。因此，在饮食结构上推荐低纤维膳食，尤其是针对合并放射性直肠损伤的患者，低纤维饮食可避免坚硬粪便反复摩擦加重直肠黏膜损伤。低脂饮食会减轻肠道不适症状。高蛋白、高热量饮食可提供必要的能量，改善患者营养状态。对于一些存在小肠细菌过多生长的患者，可能出现乳糖耐受不良，避免乳糖的摄入会减少腹泻和腹胀的发生。

2. 营养支持　原则上营养不良或有营养风险的住院患者均应行营养支持治疗。对于可耐受肠内营养的患者，营养治疗应首选肠内途径，对于可经口进食患者优先选择口服途径。口服营养补充（oral nutritional supplements，ONS）是以增加口服营养摄入为目的，将能够提供多种宏量营养素和微量营养素的营养液体、半固体或粉剂等制剂加入饮品和食物中经口服用。ONS对于放射性肠炎治疗前的营养改善和治疗后预防贫血都有积极的作用，建议全程使用[9]。

早期患者多有严重的腹泻，甚至有消化道出血，通过肠外营养让肠道休息，能在短期内缓解患者的临床症状及改善营养状况。但长期的肠外营养不利于肠道黏膜的修复和屏障功能的维护，因此当症状得到控制后，营养支持方式应从肠外逐渐向肠内过渡。对于反复发作的慢性不全性肠梗阻以及肠瘘的患者，如暂无手术指征，应选择ONS以维持营养状况，建议肠内营养选择等渗、低渣配方以减少大便容积和对肠黏膜的刺激。对于并发肠梗阻等并发症、需要接受手术治疗的患者，营养支持可增强患者对手术的耐受力，减少术后并发症的发生，改善患者的生存质量，延长生存期。对于肠道功能衰竭的患者，可应用完全肠外营养使肠道休息。当单纯口服营养补充无法满足日常需要量，需肠外营养维持正常代谢时，可考虑行长期肠外营养支持。

3. 药物治疗

（1）止泻药物：腹泻是放射性肠炎的主要临床表现，止泻药物在放射治疗引起的腹泻中发挥着重要作用。洛哌丁胺（易蒙停）作为一线止泻药在放疗诱发的腹泻治疗中已经使用了40年，洛哌丁胺可以明显降低肠道蠕动的频率，减缓肠道运输速度，提高胆盐吸收率，但腹胀和恶心会影响洛哌丁胺的使用。对合并肠狭窄和肠梗阻的患者应当避免使用止泻药物。止泻药物尽管可以改善临床症状，但并不能解除病因，停止药物后，腹泻症状多会复发。水溶性膳食纤维亦有较好的止泻作用，无不良副作用，可长期服用。

（2）抗炎类药物：5-氨基水杨酸（5-ASA）类药物治疗本病已有较长历史，主要用于放射性结肠炎和直肠炎，但疗效不确切。

（3）益生菌和抗生素：放射治疗可破坏肠腔内部正常微生态结构，导致肠道菌群失调。可试用益生菌，但其疗效尚未肯定。小肠细菌过度生长在慢性放射性肠炎患者很常见。如存在，可予抗生素治疗（见第三篇第十一章第6节）。

（4）考来烯胺：对于因胆盐吸收不良造成的胆盐性腹泻，考来烯胺可通过吸附胆汁酸从而达到止泻目的。由于其胃肠道反应较重，超过2/3的患者在服药一段时间后会自行停药，因此，临床上不推荐考来烯胺作为治疗慢性放射性肠炎并发腹泻的单一治疗药物。

（5）生长抑素类似物：生长抑素类似物（奥曲肽）可试用于洛哌丁胺无效的难治性腹泻。

（6）肠黏膜保护剂：硫糖铝作为常用的肠黏膜保护剂，被广泛用于治疗放射性肠炎。硫糖铝在胃酸的作用下能解离为氢氧化铝和硫酸蔗糖离子，后者可聚合成一种黏着性糊剂，与溃疡面上带阳性电荷的蛋白质或坏死组织相结合，形成保护膜。同时可刺激局部前列腺素的合成和释放，改善溃疡局部血流，起到保护黏膜和促进溃疡愈合的作用。有报道局部用药对放射性直乙结肠炎效果显著[10]。

（7）抗氧化剂：电离辐射对胃肠道黏膜的细胞毒效应是由氧自由基介导，己酮可可碱和维生素E可以中和氧自由基，减少电离辐射对胃肠道黏膜的细胞毒效应，从而治疗放射引起的肠壁纤维化。但有关己酮可可碱和维生素E的疗效仅见于一些小样本的回顾性研究，认为它们可以减轻慢性放射性肠炎的症状，降低放疗毒性标准评分。随机对照试验中发现这两种药物联合应用，并不能明显改善慢性放射性肠炎的症状，反而出现更为严重的胃肠道反应[11]。因此，目前仍期待更多临床试验来评估其临床疗效。

（8）细胞保护剂：阿米福汀是一种抗辐射细胞保护剂，其辐射防护机制是清除放射所致的自由基和提供修复DNA损伤所需的氢。此药物必须经由正常细胞碱性磷酸酶作用脱去磷酸之后才能转换成有细胞保护作用的代谢产物WR-1065，由于癌细胞碱性磷酸酶较正常细胞低得多，且癌细胞内血流情况及偏酸性环境亦不利于碱性磷酸酶发挥作用。阿米福汀脉注射后，正常细胞内浓度可比癌细胞高出10倍，因此阿米福汀对正常细胞具有选择性保护作用，但必须于化疗或放疗前15~30分钟给予[12]。

4. 高压氧治疗　放射损伤后组织兴奋性减低，细胞分裂增殖能力下降，血管弹性差，组织细胞缺氧，生存期缩短。高压氧舱治疗（hyperbaric oxygen chambers，HBO）可改善放射性肠炎因血管内皮损伤导致的组织缺血、缺氧、微循环障碍，提高血氧分压和血氧含量，加速溃疡愈合，促进组织修复[13]。

目前对于放射性小肠炎的非手术治疗尚无特异、有效的方案，应根据患者的临床表现来选择合适的治疗方案。放疗前应用细胞保护剂可有效预防放射性肠炎的发生；对症状顽固者应用高压氧、口服抗氧化剂/益生菌或者肠外营养支持治疗，可减轻肠道炎症、加速肠黏膜的再生、促进肠功能恢复。如保守治疗不佳，应考虑联合外科手术治疗。

（二）手术治疗

随着肿瘤综合治疗水平的提高，肿瘤患者的生存期得以延长，慢性放射性小肠炎远期并发症的发生率也逐渐升高。患者在后期往往因远期并发症而被迫施行手术治疗。根据后期放射治疗后反应评分标准，3、4级的肠损伤需要手术治疗，包括肠道梗阻、穿孔、肠瘘以及内科治疗不能控制的出血。

1. 围手术期准备   慢性放射性小肠炎患者往往合并营养不良、机体内环境紊乱、全身免疫力低下等并发症，故应在手术前纠正营养不良、感染和电解质紊乱，增强手术耐受力，减少术后并发症。慢性放射性肠炎的病变范围可能多处发生，多见于回肠末端、乙状结肠两处，术前应完善各项影像学检查及内镜检查明确放射损伤范围，为手术方案的制订提供依据。

2. 慢性放射性小肠炎手术方案   慢性放射性肠炎的外科治疗有肠切除吻合、肠道转流以及肠造口等术式。由于放射性肠管损伤的不可逆性，外科手术切除病变肠管是最理想的治疗措施，其治疗的总体原则为肠切除和消化道重建手术。各种术式有其优缺点，手术方案的选择必须依据患者全身条件、肠管损伤情况以及术者的经验而决定。

（1）合并肠梗阻的外科治疗：由于回肠末端的解剖位置相对固定，肠管游离度小，容易受到长时间照射，故并发肠道梗阻以回肠末端继发狭窄梗阻多见。病变肠管切除吻合是并发小肠梗阻的主要手术方式，根据患者全身及肠道情况选择行一期切除吻合或肠造口＋二期肠吻合术。在吻合口部位的选择上，应尽量避离放射损伤部位。选择两段健康的肠管或一端肠管健康、另一端肠管轻微放射损伤进行吻合是安全的；如果吻合口两端肠管均有放射损伤，术后吻合口瘘发生率甚高[14]。因此，一般选择空肠或回肠与升结肠或横结肠吻合（图3-3-5）。在吻合方式上，侧侧吻合因保留了更多的吻合口血供，且吻合口径大，相比于端端或端侧吻合更为安全、有效。

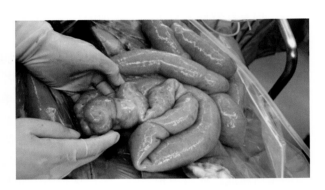

图3-3-5   慢性放射性小肠炎合并肠梗阻术中所见
放射性损伤小肠肠管肠壁色泽苍白、质地僵硬、局部缩窄，近端肠管梗阻扩张。

对于全身情况不能耐受手术创伤打击或梗阻近端肠管明显扩张水肿的患者，可选择肠造口术，恢复肠内营养，待全身情况好转后，再行Ⅱ期肠吻合术[15]。对合并乙状结肠、直肠梗阻患者，因病变位置相对固定，放射损伤重，周围组织血供差，组织愈合能力弱，可考虑选择永久性肠造口术。行肠造口术时，也应注意造口的肠管无放射损伤，同时造口处腹壁应无放射损伤，以避免术后肠造口发生坏疽、狭窄、脱落、出血等并发症。

短路手术也是常用的手术方式，既往认为其操作简单，吻合口瘘发生率低。近年来随着手术技术的提高以及对放射损伤的充分认识，目前普遍认为吻合部位选择恰当，一期肠切除吻合后瘘发生率并不比短路手术高[14]，而且短路手术并未消除病变肠管，仍然存在病损肠管出血、穿孔（瘘）、梗阻、感染及盲袢综合征的危险，往往需要再次手术。

（2）合并肠瘘的外科治疗：肠瘘以回肠瘘最多见，其次为直肠阴道瘘、小肠阴道瘘、直肠膀胱瘘、小肠膀胱瘘等。手术治疗的目的是恢复患者肠道营养，保证人体的营养需求。理想的手术方式是将病变小肠段切除并行消化道重建。但是，由于肠管放射性损伤，确定性切除和重建手术失败率高，控制性手术往往是更稳妥的选择。在切除肠瘘所在的部位时，当粘连瘢痕过多而无法分离行肠段切除吻合时，亦可采用瘘口修补、肠浆肌层覆盖加强的方法。旷置肠瘘的旁路手术操作简单，术中损伤少，手术成功率高，适用于腹腔粘连紧密、无法分离及复杂性瘘而不宜对瘘口处广泛分离的患者。对于小肠阴道瘘或直肠阴道瘘，亦推荐选用旁路手术。但旁路手术并未消除病变肠管，仍然存在病损肠管出血、穿孔（瘘）、梗阻、感染及盲袢综合征的危险。因此，行旁路手术时，应尽量切除病变肠管，缩短旷置肠袢，尽可能消除旁路手术的弊端。也有人主张二期再切除旷置的肠袢。

对于肠膀胱瘘，由于放射损伤及消化液刺激、腐蚀及感染，造成膀胱瘢痕样挛缩，膀胱储尿功能降低，频繁小便（石化膀胱），瘘口往往较大或有多种破损成为复杂瘘，单纯缝合、肠代膀胱等难以实施，膀胱功能难修复，多采用永久性膀胱造口。

（3）合并肠穿孔外科治疗：肠穿孔多属于急诊手术，患者入院后一般情况都较差，手术目的在于迅速控制腹腔感染，挽救生命，为二次手术重建消化道连续性创造条件。手术方式以腹腔冲洗引流、穿孔近端肠造口术为主（图3-3-6）。对于生命体征稳定者，如果术中能迅速定位单发穿孔部位，且该段肠管方便切除，并可以争取到至少一端未受放射性损伤的肠管吻合，可考虑一次完成确定性手术。对于穿孔位置较高，行近端肠造口者，应考虑到术后消化液大量丢失可能，术中可行远端肠管造口插管，便于术后消化液回输。

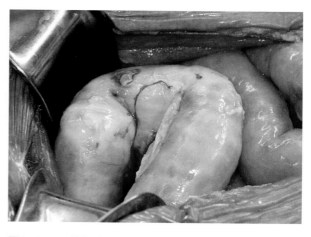

图3-3-6　放射性小肠炎合并肠穿孔术中图片
放射性损伤小肠肠管肠壁色泽苍白、质地僵硬、局部肠管破溃消化液外漏，周围脓肿形成。

（4）合并肠出血的外科治疗：这类患者在术前应尽可能尝试保守治疗，改善一般状况，再行手术。理想的手术方式是切除出血肠段，行一期肠吻合，恢复肠道连续性。但由于出血部位多在直肠，且损伤重，周围组织愈合能力差，肠吻合术后吻合口瘘高发，且有再出血风险，一般采用近端肠造口，转流粪便，减少消化液对出血部位的刺激，同时术中尽量切除出血肠段，降低术后再出血风险。

对于急性期患者，主要表现为急性期改变，病变范围尚不明确，除非急诊情况，一般不宜手术，以非手术治疗为主，待慢性病变范围明确后再行手术。

急诊手术或者对于重度营养不良、放射性损伤范围广泛导致腹腔粘连严重的患者，由于手术难度大、术后并发症风险高，应按照损伤控制原则，先行造口或短路手术，改善患者一般情况后再考虑行病变肠管切除及消化道重建。

有关放射性肠炎的外科治疗目前仍存有争议，由于手术难度大，并发症发生率高，病死率高，手术治疗慢性放射性肠炎是外科医师的一个重大挑战。有学者认为应尽可能避免外科治疗，然而多家临床中心的研究资料表明，外科手术在放射性肠炎治疗中发挥了重要作用，手术治疗的患者生活质量与生存期均优于保守治疗。对于慢性放射性肠炎的外科治疗，严格的手术适应证把握、完善的围手术期处理及合理的术式选择，是手术治疗成功的关键。

3. 手术并发症的预防与处理

（1）吻合口瘘：吻合口瘘是慢性放射性小肠炎常见的术后并发症，发生率可达30%[16]。危险因素包括高血压、低血小板、术中大量出血、ASA分级（American Association of Anesthesiologists' score）高、残留病变肠管等[17]。因此，充分切除病变肠管是预防术后吻合口瘘的最重要措施，充分的围手术准备和良好的手术时机选择能降低吻合口瘘的发生率[7]。

（2）短肠综合征：短肠综合征是慢性放射性小肠炎术后主要的远期并发症，主要由小肠广泛切除或小肠短路手术后保留肠段过少造成。改进外科手术方式是预防短肠综合征的根本方法。关于短肠综合征的治疗详见第三篇第十三章。

【预防】

明确放射性肠炎发生发展的相关危险因素，对于放射性肠炎的预防具有重要指导作用。许多因素被认为与放射性肠炎发生可能有相关性，大致可分为患者与治疗两方面因素：

1. 患者因素　包括年龄、体表面积、吸烟史、腹腔手术史及是否合并基础疾病（糖尿病、高血压、炎性肠病、痔等）。既往腹腔手术后粘连使肠管固定而接受了过量的射线照射，老年及糖尿病患者的一般情况较差、组织愈合能力不佳等，均与疾病发生有关。

2. 治疗相关因素　包括放疗的方式、剂量、剂量分割、小肠照射野及是否联合化疗等。其中，放疗的剂量被认为是最重要的影响因素之一。文献报道，当直肠受量＞50Gy时，直肠损伤发生率将明显增加；剂量-体积直方图的研究显示，剂量≥60Gy与远期直肠毒性的发生显著相关，而当剂量≤45Gy时则无明显相关。放疗技术的差异可影响到放射性肠炎的发生，如扩大野和前后对穿野相比三或四野盆腔照射更易导致慢性放射性肠炎的发生。剂量分割与频率对慢性放射性肠炎的发生也有影响。放射治疗一般有两种方式，标准的方式是长程低剂量多分割放疗；另一种是短程大剂量低分割放疗。多数研究认为短程、大剂量低分割放疗的消化道毒性反应更高[18]。但也有持相反意见者，Bujko等在一项含300例患者的随机性研究中将术前低分割放疗（5Gy×5）与常规分割（1.8Gy×28）联合化疗相比，并没有见到远期消化道毒性反应的差异。联合氟尿嘧啶、放线菌素D及多柔比星等的同期化疗虽能增加放射治疗的效果，但亦会增加放射性肠炎发生的危险性。目前认为放疗联合化疗与单纯放疗相比可增加急性放疗反应的发生，但是否增加慢性放射性肠炎的发生尚不明确[19]。在一项包含733例T₃₋₄期直肠癌患者的前瞻对照性研究中（FFCD 9203），作者将放疗联合化疗与单纯放疗者相比后发现，联合化疗组急性期消化道毒性反应从2.2%增加至13.5%。最近的EORTC研究中，联合化疗患者同样使腹泻增加，但远期消化道毒性并无明显增加。另外，放疗期间的急性直肠毒性反应被认为与慢性放射性肠炎的发生有显著相关，荷兰的一项研究也认为该因素为慢性放射性反应的独立危险因素。

放射性肠炎的病程发展具有不可控性，为了减少该病发生，可采取以下措施：①首先应通过详细病史采集，在制订放疗计划的初期即判断患者是否存在放射性肠炎的高危因素，对高危患者控制总体放射剂量，制订个体化放疗计划，加强局部器官的保护；②观察患者放疗期间是否存在急性放射性损伤的表现，对出现急性放射性肠炎的患者进行及时的抗氧化、抗纤维化治疗；③对高危患者放疗后进行密切的随访，早期发现慢性放射性肠炎的征兆；④严格控制血糖，增强体质，改善营养状态。

（马腾辉　王　磊）

参考文献

[1] 中国医师协会外科医师分会，中华医学会外科学分会结直肠外科学组. 中国放射性直肠炎诊治专家共识（2018版）[J]. 中华炎性肠病杂志（中英文），2019，3（1）：5-20.

[2] THEIS V S, SRIPADAM R, RAMANI V, et al. Chronic radiation enteritis [J]. Clin Oncol (R Coll Radiol), 2010, 22(1): 70-83.

[3] MACNAUGHTON W K. Review article: new insights into the pathogenesis of radiation-induced intestinal dysfunction [J]. Aliment Pharmacol Ther, 2000, 14(5): 523-528.

[4] STRUP-PERROT C, MATHÉ D, LINARD C, et al. Global gene expression profiles reveal an increase in mRNA levels of collagens, MMPs, and TIMPs in late radiation enteritis [J]. Am J Physiol Gastrointest Liver Physiol, 2004, 287(4): G875-G885.

[5] ANDREYEV H J N, VLAVIANOS P, BLAKE P, et al. Gastrointestinal symptoms after pelvic radiotherapy: role for the gastroenterologist? [J]. Int J Radiat Oncol Biol Phys, 2005, 62(5): 1464-1471.

[6] HERRMANN T, KNORR A, DORNER K. The RTOG/EORTC classification criteria for early and late radiation reactions [J]. Radiobiol Radiother(Berl), 1987, 28(4): 519-528.

[7] ZHU W, GONG J, LI Y, et al. A retrospective study of surgical treatment of chronic radiation enteritis [J]. J Surg Oncol, 2012, 105(7): 632-636.

[8] MCGOUGH C, BALDWIN C, FROST G, et al. Role of nutritional intervention in patients treated with radiotherapy for pelvic malignancy [J]. Br J Cancer, 2004, 90(12): 2278-2287.

[9] HENSON C C, BURDEN S, DAVIDSON S E, et al. Nutritional interventions for reducing gastrointestinal toxicity in adults undergoing radical pelvic radiotherapy [J]. Cochrane Database Syst Rev, 2013, 26(11): CD009896.

[10] KOCHHAR R, SRIRAM P V, SHARMA S C, et al. Natural history of late radiation proctosigmoiditis treated with topical sucralfate suspension [J]. Dig Dis Sci, 1999, 44(5): 973-978.

[11] VENKITARAMAN R, PRICE A, COFFEY J, et al. Pentoxifylline to treat radiation proctitis: a small and inconclusive randomised trial [J]. Clin Oncol (R Coll Radiol), 2008, 20(4): 288-292.

[12] ATHANASSIOU H, ANTONADOU D, COLIARAKIS N, et al. Protective effect of amifostine during fractionated radiotherapy in patients with pelvic carcinomas: results of a randomized trial [J]. Int J Radiat Oncol Biol Phys, 2003, 56(4): 1154-1160.

[13] OSCARSSON N, ARNELL P, LODDING P, et al. Hyperbaric oxygen treatment in radiation-induced cystitis and proctitis: a prospective cohort study on patient-perceived quality of recovery [J]. Int J Radiat Oncol Biol Phys, 2013, 87(4): 670-675.

[14] MEISSNER K. Late radiogenic small bowel damage: guidelines for the general surgeon [J]. Dig Surg, 1999, 16(3):169-174.

[15] 李顾楠，程康文，赵振国，等. 分期回肠造口与还纳手术治疗慢性放射性肠损伤 21 例 [J]. 中华胃肠外科杂志，2018，21（7）：772-778.

[16] LEFEVRE J H, AMIOT A, JOLY F, et al. Risk of recurrence after surgery for chronic radiation enteritis [J]. Br J Surg, 2011, 98(12): 1792-1797.

[17] LI N, ZHU W, GONG J, et al. Ileal or ileocecal resection for chronic radiation enteritis with small bowel obstruction: outcome and risk factors [J]. Am J Surg, 2013, 206(5): 739-747.

[18] MICHALSKI J M, GAY H, JACKSON A, et al. Radiation dose-volume effects in radiation-induced rectal injury [J]. Int J Radiat Oncol Biol Phys, 2010, 76(3 Suppl): S123-S129.

[19] BUJKO K, NOWACKI M P, NASIEROWSKA-GUTTMEJER A, et al. Long-term results of a randomized trial comparing preoperative short-course radiotherapy with preoperative conventionally fractionated chemoradiation for rectal cancer [J]. Br J Surg, 2006, 93(10): 1215-1223.

第四章　小　肠　肿　瘤

第 1 节　小肠良性肿瘤

概述

小肠是消化道中面积最大的器官，其长度在活体中为 3 ~ 5m，小肠黏膜面积占消化道总面积的 90% 以上，但在消化道肿瘤中，小肠肿瘤，不论良性还是恶性肿瘤，均是少见疾病。小肠肿瘤占整个消化道肿瘤的 3% ~ 5%，恶性肿瘤仅占消化道恶性肿瘤的 1% ~ 3%；小肠肿瘤中，恶性肿瘤是良性的 2 ~ 3 倍。小肠肿瘤的平均发病年龄在 50 岁，男性多于女性，为（1.5 ~ 2.0）：1[1]。在肿瘤类别统计中，各家报道不尽相同，这主要取决于是否把十二指肠肿瘤（尤其是乳头部肿瘤）归入到小肠肿瘤之中。如果将十二指肠肿瘤归入，则腺瘤、腺癌的比例会明显增高，如仅以空回肠肿瘤统计，则小肠间质瘤、淋巴瘤、腺癌和神经内分泌肿瘤依次占据恶性肿瘤前列[2]。

小肠肿瘤的分类目前尚不十分清晰，主要原因是部分息肉疾病与肿瘤分类之间存在彼此交叉[3]。在讨论小肠肿瘤性疾病时，需要同时关注这两个分类（表 3-4-1，表 3-4-2）。近年来，由于诊断技术的发展和疾病发生分子机制研究上的突破，部分疾病的认识有了很大的提高，疾病分类、治疗和预后都有了明显的改变，例如，将类癌、胃泌素瘤等统一在神经内分泌肿瘤（neuro-endocrinal tumors，NETs）项下；发现胃肠间质瘤是与平滑肌瘤完全不同的独立疾病等。

表 3-4-1　肠息肉的组织学分类

肿瘤性	非肿瘤性
腺瘤	错构瘤性
腺管状	Peutz-Jeghers 综合征
绒毛状	幼年性息肉综合征
混合性	Cronkhite-Canada 综合征
腺瘤病	炎症性
家族性结肠腺瘤病（FAP）	炎症性息肉及假息肉病
Gardner 综合征	血吸虫卵性息肉
Turcot 综合征	炎症性纤维增生性息肉
	增生性
	增生性息肉
	黏膜肥大性赘生物

表 3-4-2　小肠肿瘤的分类

	良性	恶性
上皮性		
腺体	腺瘤	腺癌
	管状、绒毛状、混合型	腺癌：其他
	腺瘤病	腺瘤病恶变
内分泌细胞	神经内分泌瘤（高分化）	神经内分泌瘤（低分化、未分化）
		神经内分泌癌：其他

续表

	良性	恶性
非上皮性		
脂肪来源	脂肪瘤	脂肪肉瘤
纤维来源	纤维瘤	纤维肉瘤
平滑肌来源	平滑肌瘤	平滑肌肉瘤
间叶来源		间质瘤
血管来源	血管瘤	血管肉瘤
淋巴管来源	淋巴管瘤	淋巴管肉瘤
淋巴细胞来源	淋巴细胞增生性肠病	淋巴瘤；其他
其他		Kaposi 肉瘤；转移癌

小肠良性肿瘤

小肠良性肿瘤约 15% 位于十二指肠，其余几乎均匀分布于空肠和回肠。其中约 1/3 属于腺瘤，其次为平滑肌瘤、脂肪瘤和血管瘤，另有少见的神经纤维瘤、纤维肌瘤、纤维瘤和黏液瘤等。近年来发现很多原诊断为平滑肌瘤的肿瘤，实为间质瘤，而间质瘤具有恶性潜能，故已将其归入恶性肿瘤分类中[4]。因此，各肿瘤间的构成比发生了相应的变化[5-8]。

一、各类小肠良性肿瘤的相关特征

1. 腺瘤　小肠肿瘤中最常见的类型，多数位于十二指肠和空肠，可单发与多发；十二指肠部腺瘤可来源于 Brunner 腺、十二指肠乳头。十二指肠部的腺瘤多数为亚蒂或无蒂，为半球状或分叶状；空肠、回肠部腺瘤多数为有蒂或亚蒂。腺瘤大小多数在 1~3cm（图 3-4-1），病理上多为管状腺瘤、绒毛状腺瘤，少部分为混合型腺瘤。

2. 平滑肌瘤　可见于空肠或回肠，十二指肠部位相对较少；球形或椭圆形隆起，大小在毫米与厘米之间，可向肠腔内生长或腔外生长。外观上无法与间质瘤相鉴别。

3. 脂肪瘤　由小肠黏膜下或浆膜下脂肪组织增生而成，大部分来自黏膜下层。回肠多于空肠，常为分叶状，向肠腔内膨出，单发多见，生长缓慢（图 3-4-2）。

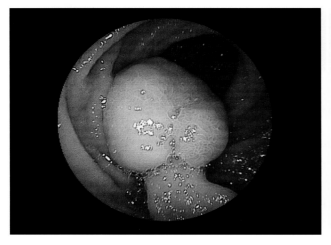

图3-4-1　小肠单发管状腺瘤
空肠长蒂腺瘤，可移动，头端上皮呈分叶状、直径 1.5cm，表面腺管结构。

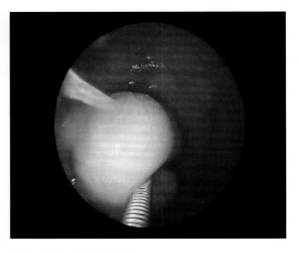

图3-4-2　小肠脂肪瘤
内镜下可见息肉样隆起，表面光滑，色略黄，质地柔软，可活动。

4. 血管瘤　包括乳头状血管瘤和海绵状血管瘤。前者为动脉来源，向腔内凸起，半球样，边界较清，大小多为 1～2cm（图 3-4-3A），少数较大。海绵状血管瘤可来源于动脉或静脉，形态多数不规则或地图样，略隆起高出黏膜面，大小约数厘米（图 3-4-3B）。

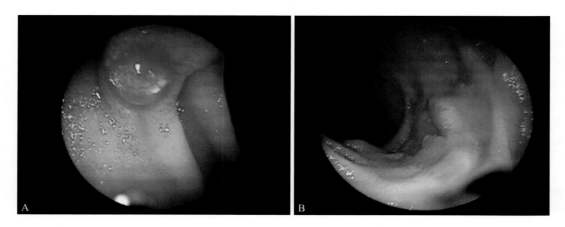

图3-4-3　小肠动脉瘤
A. 乳头状动脉瘤：乳头样突出于表面，半圆形，表面暗红色并常有搏动感，大小不等；B. 海绵状动脉瘤：表面略隆起，呈鲜红色，不规则地图样，边界清晰，搏动不明显，大小多为数厘米。

5. 淋巴管瘤　较为少见。多数发生在十二指肠、空肠和末端回肠部位。病理组织学上分为毛细淋巴管瘤、海绵状淋巴管瘤和囊状淋巴管瘤三种。前两者可多发，海绵状淋巴管瘤可大小不等，囊状淋巴管瘤多单发，最大可达 10cm 以上（图 3-4-4）。

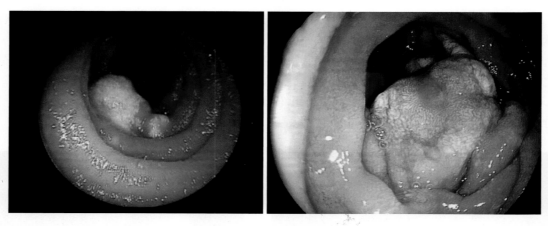

图3-4-4　小肠淋巴管瘤
不规则隆起，扩张的淋巴管突出于表面，呈白色颗粒样改变，形态可为点状、圆形、椭圆或地图样，质地软。

二、小肠良性肿瘤的临床表现

良性肿瘤早中期很少出现明显和特征性的临床表现，即使有消化道症状，包括腹部隐痛、腹胀不适等，也很难归咎于肿瘤本身。肿瘤多数为偶然或行检查时被同时检出。当肿瘤增大至数厘米以上时，可隐约触及腹块、持续性腹痛，或间歇发生肠套叠、不完全性肠梗阻等表现；血管瘤增大或肿瘤表面有溃破时，出现消化道出血，出血性状与程度因肿瘤性质和出血速度不同而各异，严重者可导致循环不稳定、休克；少量缓慢失血者多表现为缺铁性贫血、大便隐血阳性。肠道穿孔、小肠吸收不良等少见。淋巴管瘤多发时，可有腹泻和蛋白丢失性肠病表现。

三、影像学检查

对于有一定大小的小肠良性肿瘤，小肠 CT 常作为首选检查方法，对于 2cm 以上的占位性病灶，小肠 CT 通常有较好的检出率和病因诊断率[9]。小肠 MR 对于判断肿瘤的性质和来源有一定帮助。CTA 对血管瘤有较高的敏感性和准确性。对于上皮来源的肿瘤，可考虑胶囊内镜和气囊辅助式小肠镜检查。气囊辅助式小肠镜可依据 CT 或 MR 的检查结果或提示，选择不同的进镜方式（经口或经肛）。胶囊内镜对小肠淋巴管瘤检出和诊断有优势，内镜下可见黏膜面有多发雪花样白点或白片改变，大小不等，同时可了解其分布范围。

四、临床处理

对于单发无症状小肠良性肿瘤，是否需要内镜或手术治疗，尚需根据肿瘤性质与来源、瘤体大小和有无临床症状等因素来决定。对于有症状的小肠良性肿瘤，内镜或手术切除是主要的治疗手段。对疑似多发性肿瘤者，必要时可行术中内镜检查，帮助诊断与定位，以免遗漏病灶。

小肠错构瘤

一、Peutz-Jeghers 综合征

Peutz-Jeghers 综合征（Peutz-Jeghers syndrome）最早由 Peutz 和 Jeghers 报道，并于 1954 年得到命名。以皮肤、特殊部位黏膜色素斑和消化道多发性息肉为表现的遗传性疾病，亦称黑斑息肉综合征。约 40% 有家族史。

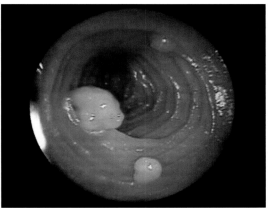

研究表明，此病的发生与染色体 19p 的丝氨酸-丝氨酸基因（*LKB1/STK Ⅱ*）突变有关，属于常染色体显性遗传，并具有遗传异质性。皮肤和黏膜色素斑源自真皮内黑色素细胞数增加，而发生黑色素沉着；消化道息肉多为错构瘤。错构瘤虽非肿瘤，但仍具有肿瘤样增殖特征，恶变率约为 2%。

本病以儿童和青少年多发。典型表现为皮肤和黏膜特定部位出现色素斑，同时有胃肠道多发性息肉。色素斑为棕褐色或黑色，主要位于面部、颊黏膜、口唇周边、手指或脚趾、手掌面与足底等，阴唇、龟头部位也可存在；形态为小圆形、椭圆或不规则，边界较清，不高于皮肤或黏膜面，口唇（尤其是下唇）相对明显。色素斑点始见于婴儿期，后逐渐明显，青春期到高峰，成年后部分有消退现象。息肉可发生于全消化道，但以小肠居多，大小不等，多数 < 1cm，蒂部长短不齐（图 3-4-5）。多发时可造成腹痛、腹泻、肠套叠、小肠梗阻、贫血等。部分患者的其他部位上皮也可出现错构瘤性息肉，如口鼻、子宫内膜、膀胱、食管等[10]。

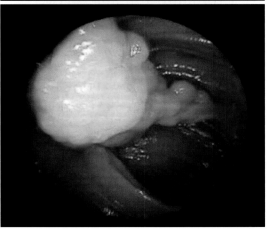

图3-4-5 Peutz-Jeghers综合征
小肠多发性息肉增生，大小从毫米至厘米不等，部分为亚蒂或长蒂样特征。

本病凭借特殊部位色素沉着、胃肠道多发性息肉、病理活检确认为错构瘤即可明确诊断。诊断的同时，应行小肠 CT 或胶囊内镜（小肠 CT 未提示有梗阻者）检查，了解小肠内息肉分布、数量和大小等。

临床治疗主要是对息肉及并发症的处理，对于皮肤黏膜黑斑临床上无特效治疗方法。息肉较小、无症状时不需特别处理，定期随访；较大息肉可行内镜下切除治疗；有频繁肠套叠或反复梗阻者应行外科手术干预。

本病大多数患者预后良好，但近年研究显示本病癌变危险性显著增加，包括胃肠道及肠外脏器（乳腺、女性生殖系、睾丸、胰腺、肺等），其中以胃肠道及乳腺癌变最常见，因此需密切随访[10]。

二、幼年性息肉综合征

幼年性息肉（juvenile polyps，JP）是肠道错构瘤性息肉，是儿童最常见的息肉类型[11-12]。临床上，幼年性息肉患者当符合下列标准之一时，可诊断为幼年性息肉综合征（juvenile polyposis syndrome，JPS）：结直肠息肉在 5 个或以上；结直肠以外消化道见幼年性息肉；任何数目的幼年性息肉伴有 JP 家族史[13]。JPS 为少见的常染色体显性遗传性疾病，发病率在 1/16 万 ~ 1/10 万，以学龄前、学龄儿童常见，少数可见于青少年或成人。与单纯的幼年性息肉不同，JPS 有 60% 患者可检出 SMAD4 或 BMPR1A 基因突变；JPS 终生癌变风险达 38% ~ 68%，而 JP 癌变风险很低[13]。

JPS 初发时临床可无症状，常见症状为直肠出血，息肉数目多、体积大、分布广者可有严重消化道出血，也可有腹泻、腹痛、营养不良等症状。婴儿型 JPS 为 JPS 的一种特殊亚型，常与 BMPR1A 和 PTEN 基因突变有关，表现为严重的消化道症状，可因严重腹泻、出血、蛋白丢失肠病、肠套叠而致死[13]。JPS 内镜检查见大小不等、数目不等、有蒂或亚蒂的球形息肉，主要分布在直肠和远段结肠，约 1/3 见于近段结肠，少数可见于小肠或胃。息肉病理组织学呈错构瘤 / 癌表现。

JPS 诊断标准见上文。对有症状患者应行结肠镜检查和基因检测，视必要性行胃镜或 / 及小肠镜检查；对有家族史的无症状儿童建议到 12 ~ 15 岁时行结肠镜检查和基因检测[13]。注意是否合并先天性畸形或肠外表现，如杵状指（趾）、肥大性骨关节病、脑积水、唇裂、腭裂、隐睾、先天性心脏病、小肠旋转不良、梅克尔憩室等。

JPS 无特效药物治疗和预防。根据胃肠道息肉情况，行内镜下息肉切除术。根据息肉负荷，制订个体化内镜随访方案。对由于息肉负荷量大无法依靠内镜下切除并有保守治疗无法控制的出血或低蛋白血症者，可考虑肠管切除。成人癌变危险性增高，应安排定期内随访[13]。

三、Cronkhite-Canada 综合征

Cronkhite-Canada 综合征（Cronkhite-Canada syndrome）为一种获得性胃肠道错构瘤性质的息肉病，同时伴发皮肤色素沉着、脱发、指（趾）甲萎缩等症状。本病病因不明。部分患者可能有诱因，近年有研究认为可能与自身免疫相关。

消化道息肉可位于除食管外的全消化道，绝大多数同时累及胃和结肠，大小在数毫米到数厘米不等，胃内息肉多为有蒂，而结肠内息肉基本为无蒂息肉，息肉表面有明显充血糜烂、水肿和腺体扩张（图 3-4-6）。息肉长期存在时，10% 以上可有腺瘤样变，进而发生癌变。几乎所有患者都伴有外胚层变化，表现为指（趾）甲萎缩、毛发枯萎脱落（头发、眉毛、腋毛、阴毛等）和皮肤普遍色素沉着和棕褐色色素斑（发生顺序为上肢、下肢、面部与躯干）（图 3-4-7）[14]。

本病少见，国内亦有散发报道。相对多见于男性，中年以上发病为主。临床上早期多有腹泻、消瘦、体重减轻、营养不良、贫血和低蛋白血症等，同时有外胚层异常等症状如上述。病程延续可有乏力、水肿、恶心、味觉缺失、消化道出血等。蛋白严重丢失、严重营养不良可继发免疫功能障碍、各种感染、败血症、心力衰竭等，并最终导致死亡。

治疗上除了对症支持、营养治疗、积极抗感染外，中等以上剂量皮质激素在部分患者中能有效控

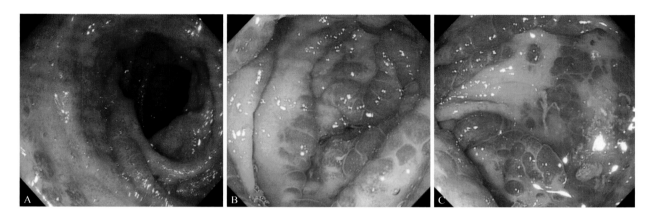

图3-4-6　Cronkhite-Canada综合征内镜所见

胃十二指肠（A）和结肠（B、C）见多发息肉样改变，大小从毫米到厘米不等，结肠部位多为无蒂息肉，表面腺体增生间裂，头部明显充血和水肿。

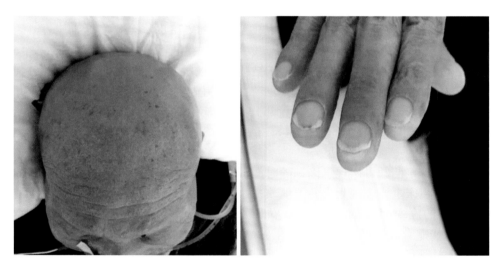

图3-4-7　Cronkhite-Canada综合征

手指和脚趾指甲萎缩。

制疾病发展、缓解症状，同时息肉也会部分缩小甚至消失。内镜下息肉有恶变者，需及时行内镜下或手术切除，并需长期随访。

四、Cowden 综合征

Cowden 综合征（Cowden syndrome）又名多发性错构瘤综合征，是一种以胃肠道多发性息肉伴面部丘疹、口腔黏膜乳头状瘤以及肢端角化为特征的常染色体显性遗传性疾病。本病于 1963 年最早报道，Cowden 为患者家族之姓，而非通常的发现者或报道者。

本病息肉可见于整个消化道，尤其是乙状结肠和直肠，布满息肉，大小从数毫米到数厘米不等，息肉病理组织学改变为错构瘤，以幼年性息肉为主，但可同时伴有神经节瘤、固有膜内脂肪组织或淋巴滤泡、黏膜下脂肪瘤等一种或以上病理组织学改变[15]。消化道息肉伴面部多发性丘疹（毛腺瘤）、手足末端角化、口腔黏膜乳头状瘤；小脑发育不良性神经节细胞瘤（adult Lhermitte-Duclos disease）为本症特征性改变。本病具有高癌症发生风险，好发器官依次为乳腺、甲状腺、肾、子宫内膜和结直肠[16]。本病诊断依靠临床综合分析，并参考基因检测和家族史[15]。本病 PTEN 胚系基因突变率高，Bannayan-Riley-Ruvalcaba 综合征（以巨头、生殖器色斑病和肠息肉病为特征）和小脑发育不良性神经节细胞瘤亦常有 PTEN 突变，三种疾病有症状重叠和高癌症发生率，故有学者提出将这三种疾病统称为 PTEN 错构瘤综合征（*PTEN* hamartoma tumor syndrome，PHTS），应注意这些疾病的异同[17]。

胃肠道息肉多为良性，但可恶变，以内镜随访和镜下切除治疗为主，必要时行手术干预；其他系统伴发疾病也以对症和姑息处理为原则。当合并有乳腺癌、甲状腺癌或其他恶性肿瘤时，应积极治疗。

肠道腺瘤性疾病

一、家族性腺瘤性息肉病

家族性腺瘤性息肉病（familial adenomatous polyposis，FAP）为 *APC* 基因种系突变导致的青少年时期发病、以结肠为主的常染色体显性遗传病[18]。*APC* 基因为抑癌基因，位于 5q21，开放读码框为 8 538bp，含 15 个外显子，编码 2 843 个氨基酸的蛋白，具有肿瘤抑制作用，同时调控细胞的增殖、分化、移动和凋亡，上述基因突变后，相关的抑制与调控功能丧失，导致腺瘤生成。*APC* 基因突变的部位与临床表现密切相关。经典的 *APC* 基因突变发生于 169 和 1 393 编码区；当发生在 463 ~ 1 387 时，常会同时发生先天性视网膜色素上皮增生；发生在 1 445 ~ 1 578 时，会伴发纤维瘤。

息肉在结肠内分布具有弥漫性密集状特征，成百上千，甚至可上万，大小多数在 1cm 以内，无蒂或呈半球状，少数可为数厘米长蒂，并有远端结肠重，近段相对轻的特点。病理上可为管状、绒毛状或混合型腺瘤。FAP 发生癌变时，可多处同步发生。胃内腺瘤仅占少部分，多位于胃底，为胃底腺息肉，非肿瘤性；而胃窦腺瘤则易恶变。大部分 FAP 患者会出现十二指肠乳头附近的腺瘤性息肉，5% ~ 10% 会癌变；小肠腺瘤性息肉的发生率为 30% 左右，空回肠无差别，恶变概率可能较少，但尚待进一步研究[19]。

大多数患者在青少年期即可出现息肉，随时间推移，息肉逐渐增多，从息肉出现到临床症状的平均时间为 8 ~ 10 年。临床主要表现为大便习惯改变、腹泻、便血、贫血、肠梗阻。临床统计显示，患者在 20 岁左右腺瘤的癌变率为 5% ~ 8%；50 岁时可达 95%，平均的大肠癌诊断年龄为 40 岁。由于 *APC* 基因在体内的普遍存在，肠道外器官发生肿瘤的概率同样较高，包括甲状腺、肝胆系统、肾上腺等。相关的肠外表现有：长骨肿瘤、皮样囊肿、先天性视网膜色素上皮增生症、先天性缺齿、肠系膜纤维瘤等。

临床上相关肠道症状和肠外表现、内镜下结肠多发密集腺瘤性病灶、家族史和 *APC* 基因测定等，是诊断本病的主要证据。同时对确诊患者的相关家族成员有必要进行遗传学检查。对于有基因突变者，提早开展内镜筛查和随访。

FAP 有多种变异型，其中 Gardner 综合征和 Turcot 综合征即被认为是 FAP 的变异类型。前者是结肠息肉病合并骨瘤、皮样囊状和皮肤纤维瘤；而后者则是结肠息肉病合并中枢神经系统胶质母细胞瘤。

FAP 确诊后即应行密切规律内镜随访，多点活检，判断是否存在恶变和异型增生。由于腺瘤众多，且恶变为多灶平行出现，一旦确定有恶变（或为高危腺瘤、重度异型增生），即行全结肠切除联合回肠储袋手术。舒林酸或部分非甾体抗炎药是否有预防癌变作用，目前尚无统一意见。胃内息肉可依据不同部位和病理结果，行相应的内镜下治疗；小肠存在息肉者，应每 1 ~ 3 年行小肠内镜检查，发现腺瘤者可行内镜下摘除术或腹腔镜肠段切除术。

腺瘤未癌变者或原位癌全结肠切除者，术后 30 年的生存率约为 70%。肠道外肿瘤是影响生存率的重要因素，FAP 确诊者需定期行全身检查，一旦发现肠外肿瘤，即行相关治疗。

二、Gardner 综合征

Gardner 综合征（Gardner syndrome）在 1951 年由 Gardner 最先报道，是一种肠道腺瘤性疾病合并骨瘤、软组织肿瘤的遗传性疾病，其发生与 *APC* 基因突变有关，被认为是 FAP 的一种变异型，为常染色体显性遗传[18]。

消化道方面主要表现为肠道多发性腺瘤，结肠为主，胃、十二指肠和小肠均可累及。息肉大小不等，多数在数毫米左右，数量成百甚至上千。青年期开始发病，消化道出血、腹痛、腹泻和贫血、消瘦常见。肠外表现为骨瘤、多发软组织疾病或肿瘤。骨瘤多数早于消化道症状，常为良性。软组织疾病或肿瘤可有多发性皮脂囊状或上皮样囊状、纤维瘤、平滑肌瘤、脂肪瘤。临床诊断凭借肠道多发腺瘤、骨肿瘤和软组织肿瘤三联症即可成立；确诊依靠基因检测。

消化道腺瘤以内镜随访和病理结果而定，可行内镜下切除、肠段切除、全结肠切除等。骨肿瘤和软组织肿瘤也以对症处理或手术切除为主。本病的预后取决于肠道腺瘤是否恶变和手术的及时性。

三、Turcot 综合征

Turcot 综合征（Turcot syndrome）由加拿大外科医师 Turcot 最先报道，是一种肠道腺瘤病合并中枢神经系统恶性肿瘤为特征的常染色体显性遗传疾病，也称胶质瘤–息肉病综合征。此病的大部分遗传特征可能与 *APC* 基因突变有关，故被认为是 FAP 的一个变异型；但是有一小部分患者与结肠腺瘤病不同，为常染色体隐性遗传[18]。

本病的主要表现是消化系症状和中枢神经系统症状。结肠为主的多发性腺瘤可引起腹痛、腹泻、便血等。息肉数量多数在 100 个以内，但多数直径在数厘米，常并发肠梗阻和恶变[11]。息肉同时可发生于胃和小肠。中枢神经系统肿瘤常导致头痛、恶心、呕吐、复视或视力障碍；肿瘤多数出现在大脑两侧，也可位于小脑、脑干或脊髓等部位。此外，可并发全身的皮肤色素沉着、脂肪瘤、甲状腺癌、卵巢肿瘤。

诊断主要依据结肠多发性腺瘤病、中枢神经系统胶质瘤和家族史三联症来确定。结肠腺瘤一旦确认恶变，即需行病灶或结肠切除术。中枢神经系统肿瘤的性质、数量、部位与大小等决定手术的可切除性和最终预后。本病 5 年存活率低于 5%。

（钟　捷）

参考文献

［1］ HATZARAS I, PALESTY J A, ABIR F, et al. Small-bowel tumors: epidemiologic and clinical characteristics of 1260 cases from the Connecticut Tumor Registry [J]. Arch Surg, 2007, 142: 229-235.

［2］ BILIMORIA K Y, BENTREM D J, WAYNE J D, et al. Small bowel cancer in the United States: changes in epidemiology, treatment, and survival over the last 20 years [J]. Ann Surg, 2009, 249: 63-71.

［3］ JEMAL A, SIEGEL R, WARD E, et al. Cancer Statistics 2009 [J]. Cancer J Clin, 2009, 59: 225-249.

［4］ PAN S Y, MORRISON H. Epidemiology of cancer of the small intestine [J]. World J Gastrointest Oncol, 2011, 3: 33-42.

［5］ 莫剑忠，江石湖. 消化道肿瘤［M］// 萧树东. 江绍基胃肠病学. 上海：上海科学技术出版社，2014：126-130.

［6］ 潘国宗. 中华医学百科全书·临床医学·消化病学［M］. 北京：中国协和医科大学出版社，2014：318-323.

［7］ 林果为，王吉耀，葛均波. 实用内科学［M］. 15 版. 北京：人民卫生出版社，2017.

［8］ BRESALIER R S, BLECHACZ B. Tumors of the small intestine [M] // FELMAN M, FRIEDMAN L S, BRANDT L J. Sleisenger and Fordtran's Gastrointestinal and Liver Disease. 10th ed. USA, Philadelphia: Saunders Elsevier, 2016: 2196-2212.

［9］ SOYER P, AOUT M, HOEFFEL C, et al. Helical CT-enteroclysis in the detection of small-bowel tumours: a meta-analysis [J]. Eur Radiol, 2013, 23: 388-399.

［10］ VAN LIER M G F, WAGNER A, MATHUS-VLIEGEN E M H, et al. High cancer risk in Peutz-Jeghers syndrome:

a systematic review and surveillance recommendations [J]. Am J Gastroenterol, 2010, 105(6): 1258-1264.

［11］HOOD B, BIGLER S, BISHOP P, et al. Juvenile polyps and juvenile polyp syndromes in children: a clinical and endoscopic survey [J]. Clin Pediatr, 2011, 50(10): 910-915.

［12］李娜，陶玉荣，谢惠，等. 幼年性息肉及幼年性息肉综合征患儿临床及内镜特征分析［J］. 胃肠病学和肝病学杂志，2020，29（10）：1142-1144.

［13］COHEN S, HYER W, MAS E, et al. Management of Juvenile Polyposis Syndrome in Children and Adolescents: A Position Paper From the ESPGHAN Polyposis Working Group [J]. J Pediatr Gastroenterol Nutr, 2019, 68(3): 453-462.

［14］WU Z Y, SANG L X, CHANG B. Cronkhite-Canada syndrome: from clinical features to treatment [J]. Gastroenterol Rep, 2020, 8(5): 333-342.

［15］SHACO-LEVY R, JASPERSON K W, MARTIN K, et al. Gastrointestinal Polyposis in Cowden Syndrome [J]. J Clin Gastroenterol, 2017, 51(7): 60-67.

［16］MESTER J, ENG C. Cowden syndrome: recognizing and managing a not-so-rare hereditary cancer syndrome [J]. J Surg Oncol, 2015, 111(1): 125-130.

［17］PILARSKI R, BURT R, KOHLMAN W, et al. Cowden syndrome and the PTEN hamartoma tumor syndrome: systematic review and revised diagnostic criteria [J]. J Natl Cancer Inst, 2013, 105(21): 1607-1616.

［18］GALIATSATOS P, FOULKES W D. Familial adenomatous polyposis [J]. Am J Gastroenterol, 2006, 101(2): 385-398.

［19］KOORNSTRA J J. Small bowel endoscopy in familial adenomatous polyposis and Lynch syndrome [J]. Best Pract Res Clin Gastroenterol, 2012, 26: 359-368.

［20］何裕隆，黄美近，蔡世荣，等. 家族性腺瘤性息肉病六家系临床分析［J］. 中华胃肠外科杂志，2003，6（2）：102-104.

第 2 节 小肠腺癌

【流行病学】

小肠恶性肿瘤属于相对少见病，但发病率总体呈上升趋势。据统计，美国 2019 年小肠恶性肿瘤的新发病人数为 10 590 人，年死亡人数为 1 330 人[1]。小肠腺癌（small bowel adenocarcinoma）在消化道恶性肿瘤中占 1%～3%，其发病率各国不尽相同，为（0.12～1.45）/10 万，北美、西欧和大洋洲高于亚洲和中南美洲。以小肠恶性肿瘤发生率而言，神经内分泌肿瘤最多、略高于小肠腺癌，再其次为间质瘤和淋巴瘤[2]。小肠恶性肿瘤最常见于十二指肠部位，约占 50%，其次为空肠 30%，最低是回肠 20%；腺癌的发生率呈现同样分布，十二指肠为 49%～58%，空肠为 19%～29%，回肠为 10%～15%，不同肠段中各种肿瘤具体分布情况（表 3-4-3）。不同部位的各种小肠恶性肿瘤的发生率存在差异，可能与肠道各段的生理作用、细胞组成和肠道内环境有关[3]。

表 3-4-3 不同肠段各种主要恶性肿瘤的发生率

肿瘤类别	十二指肠	空肠	回肠
腺癌	59%	42%	15%
神经内分泌肿瘤	16%	15%	57%
间质瘤／肉瘤	6%	16%	7%
淋巴瘤	10%	22%	17%
其他	9%	5%	4%

小肠腺癌平均诊断年龄为 58 ~ 65 岁，53% ~ 62% 为男性。根据世界卫生组织小肠腺癌组织学分级的统计数据，诊断时分化良好者（G1）为 2% ~ 32%，中分化（G2）占 35% ~ 53%，低分化（G3）占 21.3% ~ 47%，未分化（G4）占 1.5% ~ 16%[4]。小肠腺癌诊断时分化不良者明显高于结肠腺癌，提示小肠腺癌本身恶性程度更高，确诊时中晚期患者比例更多。小肠腺癌诊断时的大小平均为 4.0 ~ 4.4cm，70% 以上已有局部浸润[5]。

【发病机制与分子生物学改变】

小肠腺癌的发生率相对较低，其可能原因如下：①小肠上皮更新较快，平均时间为 4 ~ 7 天，快速上皮更新可减少遗传突变的累积；②肠道内丰富的 IgA 对异常或异型细胞有良好的识别性；③肠壁内淋巴组织丰富，抗原刺激巨噬细胞或集合淋巴丛内的 B 和 T 淋巴细胞，有助于免疫监视；④胆盐经细菌分解后形成去氧胆酸，是结肠肿瘤的促发剂，而在小肠内浓度甚低；⑤小肠为通道性器官，各种致癌物不易长久停留，每日各种大量的消化液对其有明显的稀释作用[6]。同样，十二指肠壶腹部腺癌与高浓度胆盐和胰液有一定关系。小肠腺癌患者中腺瘤的检出率仅为 9% ~ 15%，明显低于结肠癌时的结肠腺瘤发生率。小肠腺瘤恶变与腺瘤的性质（绒毛状或管状绒毛状）、数量、大小（＞ 1cm）、高度异型增生和累及壶腹部等因素有关[7]。

除了流行病学差异外，小肠与大肠腺瘤生长在病理机制上，都与相同的基因突变有关，包括 *KRAS*、*p53*、*APC*、*PIK3C*、*ERBB2*、*FBXW7* 和 *18q* 等位基因等，都在腺瘤 - 腺癌转化过程发挥一定作用[6-7]。各种分子异常和基因突变频率在小肠腺癌发生的作用详见表 3-4-4。

表 3-4-4　小肠腺癌时各种分子异常及发生频率表

研究者	患者数	p53	KRAS	dMMR	APC	β-catenin	ERBB2/HER2	BRAF
Xia 等	71	—	31%	8.5%	—	—	—	0
Alvi 等	28	54%	42%	21%	7.1%	—	10%	3.5%
Laforest 等	83	41%	43%	21%	13.2%	—	8.4%	6.0%
Aparicio 等	63	42%	43%	23%	—	20%	3.2%	2.5%
Overman 等	54	—	—	35%	—	—	1.7%	—
Zhang 等	26	54%	—	8%	31%	19%	—	—

由于小肠腺癌总体发生率不高，致病因素分析很困难；可能的饮食风险因素包括吸烟、饮酒、红肉摄入、高糖等。部分疾病状态对小肠腺癌的发生有一定影响，常见的有家族性腺瘤病（FAP）、Lynch 综合征、Peutz-Jeghers 综合征、Gardner 综合征、克罗恩病、乳糜泻、囊性纤维化、消化性溃疡、溃疡性结肠炎等[8]。上述疾病见于 12% ~ 20% 的小肠腺癌中。相关消化系统疾病与小肠腺癌的风险详见表 3-4-5[9]。

表 3-4-5　肠道疾病与小肠腺癌发生风险关系表

疾病名	基因缺陷/关联	群体发生率	相对风险（95%CI）	终生风险	腺癌诊断年龄
FAP	*APC*	（2.3 ~ 3.2）/10 万	330（132 ~ 681）	3% ~ 5%	44
Lynch 综合征	*MSH2*、*MSH6*、*MLH1*、*PMS2*	1/370	291（71 ~ 681）	1% ~ 4%	46 ~ 51
Peutz-Jeghers 综合征	*STK11*	（0.5 ~ 4）/10 万	500（220 ~ 1 306）	1.7% ~ 13%	37 ~ 42
幼年息肉综合征	*BMPR1A*、*SMADA*	< 1/10 万	未明确	未明确	54
克罗恩病	多位点	201/10 万	30 ~ 60（15 ~ 609）	0.2% ~ 2.2%	30 ~ 40
乳糜泻	*HLA-DQ2*、*HLA-DQ8*	1/100	60 ~ 80（7 ~ 240）	< 1%	未明确

【临床表现】

小肠腺癌起病和发展过程都很隐匿，早中期缺乏特异性表现，当肿瘤增大到一定程度后，方会产生相关症状[10]。早期各种非特异症状包括腹部隐痛、腹胀、消化不良、恶心、乏力、大便习惯改变、消瘦、虚弱等；持续性腹痛、消化道出血（包括粪便隐血多次阳性）并非早期症状。慢性失血性贫血会引起乏力、苍白、心悸、运动后气急等表现。疾病进展后，十二指肠腺癌者可出现梗阻、黄疸、出血或胆管炎等症状；空回肠腺癌者可有不全性肠梗阻、顽固性恶心/呕吐、腹块、排气排便减少，少数可出现腹水、穿孔、腹膜炎症状。

早期的非特异性症状与众多消化系疾病常有重叠，或者同时存在，造成延误诊断，如消化性溃疡、急慢性胆系疾病、肠易激综合征、慢性阑尾炎、结肠憩室炎、炎症性肠病等。

【实验室检查】

疾病早期实验室指标常无特别变化，进展期或出现并发症时方有相应的实验室结果异常，如贫血、肝功能异常、大便隐血阳性等。进展期小肠腺癌中癌胚抗原（CEA）异常者达到20%～50%，CA19-9升高者为29.2%～44.4%，这两项检查常作为手术或化疗后疾病预后的预测指标[11]。

【影像学检查】

小肠腺癌在早期无特异性症状时期检出率很低，多为检查时偶然发现，如常规上消化道内镜检查时，在十二指肠降部或乳头周围发现增生性病灶等。当肿瘤增大到2cm以上，并出现相关症状时，影像学的检查阳性率会相对增高。

小肠钡餐或钡灌检查曾是小肠疾病检查的常规方法，既往报道其在小肠肿瘤诊断中的敏感性约为60%，但该技术本身有一定的局限性，如钡剂导入时间长、无法连续动态观察、肠内造影剂充盈质量不佳、远端小肠检出率低、射线暴露量多、操作时间长等，而检查最终提供的信息量和诊断阳性率和准确度都低于小肠CT或小肠MR，故临床上有被替代趋势[12]。

小肠CT是怀疑小肠腺癌的首选性检查，对隆起性生长或伴有部分梗阻者检查的阳性率相对更高，同时可了解病变部位和性质、肠壁浸润和周围淋巴结转移等情况（图3-4-8）。小肠CT对小肠恶性肿瘤的整体敏感性达到85%～95%，特异性为90%～96%。小肠MR的敏感性和特异性与小肠CT接近，但对病变来源的判断能力强于小肠CT[13]。因病变部位特殊性、肠道内对比剂充盈程度等因素影响，两者对十二指肠水平段、十二指肠悬韧带附近、回肠下段部位的肿瘤的检出率会下降，需特别留意观察。

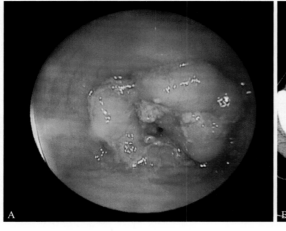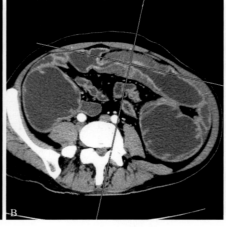

图3-4-8　小肠腺癌

A. 小肠内镜检查：小肠内可见环周增殖性病灶，几近堵塞肠腔，病灶呈缩窄性，四周上皮增殖，质地坚硬；B. CTE检查提示病灶累及肠腔四周，增殖缩窄，管腔明显缩小，肠壁层次消失，管壁僵硬，浆膜尚未突破。

胶囊内镜是小肠疾病检查的常用手段，对多发、弥漫性黏膜面病变有较高的检出率，对早期小肠腺癌的阳性率相对不高，文献报道的胶囊内镜对单病灶（包括小肠单发腺瘤、血管瘤、憩室、间质瘤等）的阳性率仅为 25%~45%[14]，而对已有报警症状者，胶囊内镜阳性率虽会提高，但胶囊的潴留率也相应升高。

气囊辅助式小肠内镜是小肠腺癌的确诊性检查（图3-4-9），在小肠 CT 后行小肠内镜检查的阳性率会更高[15]，除了行病理活检以外，可为后续手术治疗提供更精确的定位和疾病特征等信息。

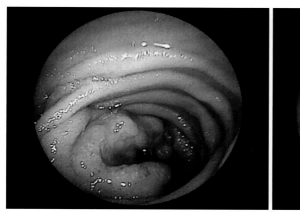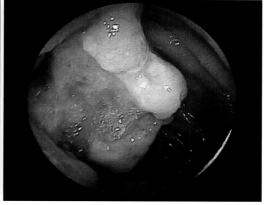

图3-4-9 小肠腺癌内镜检查
小肠内可见增殖性病灶，占 1/2 以上肠腔，导致管腔部分狭窄；病灶周边为增殖上皮，边缘不规则，中央为凹陷性溃疡，质地硬。

对壶腹部腺癌患者，超声内镜评估对判断病变浸润深度有很高价值，对于仅限于黏膜层的病变，内镜下切除是避免大范围创伤性手术切除的有效选择。

【治疗】

1. 外科手术治疗 普通的十二指肠腺癌，即十二指肠第一、三、四段部位癌肿，与壶腹部腺癌虽然部位相邻，但来源和预后截然不同[16]。对非壶腹部癌肿基本以节段切除为主，外加淋巴结清扫，而壶腹部癌则多行 Whipple 手术和淋巴结清扫术。淋巴结清扫在 12 个以上。空回肠部腺癌手术范围相对宽裕，淋巴结清扫同样重要，并关系到未来复发和预后。十二指肠部位尤其是壶腹部，结构特殊，周围血管丰富，且部分节段处于后腹膜，切缘阳性和淋巴结残留、微小病灶转移的概率相对更大。

小肠淋巴回流的首个脏器是肝脏，当肝内有单结节转移灶时，尚可考虑行部分肝脏切除术。手术后复发主要是源自肠外浸润灶、转移的淋巴结和远处脏器，而非吻合口[17]。

腹膜转移在局部进展和瘤体破裂穿孔的小肠腺癌中并非少见，瘤体减负手术和腹腔内化疗是否有益，尚存争议[18]。对Ⅳ期小肠腺癌的患者，不推荐行外科手术切除，各种姑息手术或介入治疗仍可考虑。

2. 内科治疗 有鉴于小肠腺癌诊断和手术时，相当部分患者都处于中晚期，在过去的 10~20 年间，小肠腺癌术后的各种辅助治疗也明显增多。小肠腺癌的总体数量相对较少，开展规模性的前瞻性药物研究有不少难度，所以很多研究结果都来自回顾性分析。目前化疗的对象主要是术后病理提示腺癌分化不良者、淋巴结转移者、切缘阳性和 T4 期远处转移患者[19]。欧洲的研究显示以 5-FU 或吉西他滨为核心的化疗药物，壶腹部腺癌的术后无疾病生存率（PFS）平均可达 23 个月和 29 个月，而无药物治疗者为 19.5 个月[20]。十二指肠腺癌患者尤其是切缘阳性、淋巴结无法切除者，放疗常作为辅助治疗。而放疗联合化疗并未显示出疗效增强优势。

对于无法切除的转移性小肠腺癌患者，一线化疗药物以 5-FU 或卡培他滨单药、联合方案为主，并可联用奥沙利铂（CAPOX 方案：卡培他滨＋奥沙利铂）；另一常用的一线方案为 FOLFOX（亚叶酸钙＋氟尿嘧啶＋奥沙利铂）。上述方案的临床反应率为 45%～50%，疾病进展时间为 7～8 个月和 9～11 个月[21]。二线化疗推荐 FOLFIRI 方案（亚叶酸钙＋氟尿嘧啶＋伊立替康），治疗反应率为 20%～25%，平均无进展生存时间是 3.2～5.6 个月[22]。由于化疗药物的毒性反应和耐受性，大多数患者可完成 5～9 个周期的治疗。后续治疗方案需根据个体耐受情况、肿瘤进展程度、基因突变类型等因素，作出个体化选择[23]。在小肠腺癌中，*EGFR*、*HER2* 和 *BRAF* 的突变率很低，对应靶向药物的疗效并不理想；针对免疫检查点的药物是否能发挥治疗作用尚不得而知。

关于小肠腺癌，目前尚缺乏统一的共识意见来规范化疗疗程、监测间期等问题，临床上也基本参照结直肠癌的治疗模式进行治疗和随访。小肠腺癌在术后 2 年内的复发率最高，此期限内应实施严格的随访计划。

【预后】

整体预后不佳，5 年生存率低于 30%。

（钟　捷）

参考文献

［1］ PEDERSEN K, RAGHAV K, OVERMAN M J. Small bowel adenocarcinoma: etiology, presentation, and molecular alternations [J]. JNCCN, 2019, 17: 1135-1141.

［2］ SIEGEL R L, MILLER K D, JEMAL A. Cancer statistics, 2016 [J]. CA Cancer J Clin, 2016, 66: 7-30.

［3］ LECH G, KORCZ W, KOWALCZYK E, et al. Primary small bowel adenocarcinoma: current view on clinical features, risk and prognostic factors, treatment and outcome [J]. Scand J Gastroenterol, 2017, 52(11): 1194-1202.

［4］ CHEN E Y, VACCARO G N. Small bowel adenocarcinoma [J]. Clin Colon Rectal Surg, 2018, 31: 267-277.

［5］ ZAAIMI Y, APARICIO T, LAURENT-PUIG P, et al. Advanced small bowel adenocarcinoma: molecular characteristics and therapeutic perspectives [J]. Clin Res Hepatol Gastroenterol, 2016, 40: 154-160.

［6］ DE BREE E, ROVERS K, STAMATIOU D, et al. The evolving management of small bowel adenocarcinoma [J]. Acta Oncologica, 2018, 57(6): 712-722.

［7］ ROVERS K P, DE BREE E, YONEMURA Y, et al. Treatment of peritoneal metastases from small bowel adenocarcinoma [J]. Int J Hyperthermia, 2017, 33: 571-578.

［8］ CROSS A J, HOLLENBECK A R, PARK Y. A large prospective study of risk factors for adenocarcinomas and malignant carcinoid tumors of the small intestine [J]. Cancer Causes Control, 2013, 24: 1737-1746.

［9］ SHENOY S. Genetic risks and familiar associations of small bowel carcinoma [J]. World J Gastrointest Oncol, 2016, 8: 509-519.

［10］ SYNGAL S, BRAND R E, CHURCH J M, et al. American college of Gastroenterology. ACG clinical guideline: genetic testing and management of hereditary gastrointestinal cancer syndromes [J]. Am J Gastroenterol, 2015, 110: 223-262.

［11］ YOUNG J I, MONGOUE-TCHOKOTE S, WIEGHARD N, et al. Treatment and survival of small-bowel adenocarcinoma in the United States: a comparison with colon cancer [J]. Dis Colon Rectum, 2016, 59: 306-315.

［12］ MASSELLI G, GUALDI G. CT and MR enterography in evaluating small bowel diseases: when to use which modality? [J]. Abdom Imaging, 2013, 38: 249-259.

［13］ APARICIO T, ZAANAN A, MARY F, et al. Small bowel adenocarcinoma [J]. Gastroenterol Clin North Am, 2016, 45: 447-457.

［14］ HAKIM F A, ALEXANDER J A, HUPRICH J E, et al. CT-enterography may identify small bowel tumors not detected by capsule endoscopy: eight years experience at Mayo Clinic Rochester [J]. Dig Dis Sci, 2011, 56: 2914-2919.

［15］ PENNAZIO M, SPADA C, ELIAKIM R, et al. Small-bowel capsule endoscopy and device-assisted enteroscopy for diagnosis and treatment of small bowel disorders: European Society of Gastrointestinal Endoscopy (ESGE) Clinical Guideline [J]. Endoscopy, 2015, 47: 352-376.

［16］ AGARWAL S, MCCARRON E C, GIBBS J F, et al. Surgical management and outcome in primary adenocarcinoma of small bowel [J]. Ann Surg Oncol, 2007, 14: 2263-2269.

［17］ ECKER B L, MCMILLAN M T, DATTA J, et al. Lymph node evaluation and survival after curative-intent resection of duodenal adenocarcinoma: a matched cohort study [J]. Eur J Cancer, 2016, 69: 135-141.

［18］ LIU Y, ISHIBASHI H, TAKESHITA K, et al. Cytoreductive surgery and hyperthermic intraperitoneal chemotherapy for peritoneal dissemination from small bowel malignancy: results from a single specialized center [J]. Ann Surg Oncol, 2016, 23: 1625-1631.

［19］ ZAANAN A, COSTES L, GAUTHIER M, et al. Chemotherapy of advanced small-bowel adenocarcinoma: a multicenter AGEO study [J]. Ann Oncol, 2010, 21: 1786-1793.

［20］ NEOPTOLEMOS J P, MOORE M J, COX T F, et al. European Study Group for Pancreatic Cancer. Effect of adjuvant chemotherapy with fluorouracil plus folic acid or gemcitabine vs observation on survival in patients with resected periampullary adenocarcinoma: ESPAC-3 periampullary cancer randomized trial [J]. JAMA, 2012, 308: 147-156.

［21］ XIANG X J, LIU Y W, ZHANG L, et al. A phase Ⅱ study of modified FOLFOX as first-line chemotherapy in advanced small bowel adenocarcinoma [J]. Anticancer Drugs, 2012, 23: 561-566.

［22］ ZAANAN A, GAUTHIER M, MALKA D, et al. Second-line chemotherapy with fluorouracil,leucovorin, and irinotecan (FOLFIRI regimen) in patients with advanced small bowel adenocarcinoma after failure of first-line platinum-based chemotherapy: a multicenter AGEO study [J]. Cancer, 2011, 117: 1422-1428.

［23］ AYDIN D, SENDUR M A, KEFELI U, et al. Evaluation of prognostic factors and adjuvant chemotherapy who underwent curative resection [J]. Clin Colorectal Cancer, 2017, 16(3): 220-227.

第3节 原发性胃肠淋巴瘤

胃肠道淋巴瘤是一组异质性较高的疾病，病灶可单一或多发于消化道不同部位，病理类型具有多样性。胃肠道淋巴瘤分原发性和继发性两大类。原发性胃肠道淋巴瘤（primary gastrointestinal lymphoma，PGIL）是指淋巴瘤起源于胃肠黏膜固有层或黏膜下层的淋巴组织，需符合如下标准：①无全身浅表淋巴结增大；②无纵隔淋巴结增大；③外周血白细胞计数正常；④无肝脾增大；⑤除胃肠局部淋巴结增大外未见其他部位病灶。而继发性胃肠道淋巴瘤是指全身性淋巴瘤侵及胃肠道。相对于消化道各种其他肿瘤，原发性胃肠道淋巴瘤相对少见，起病隐匿且临床特异性不强，疾病的早期诊断率和对临床特征、转归的认识均有待提高。本节重点讨论发生于小肠的原发性胃肠淋巴瘤。

【流行病学】

PGIL是临床上较为少见的消化系统肿瘤，占胃肠道恶性肿瘤的1%～4%。疾病发病率为（2.10～2.97）/10万。PGIL按病灶发生部位可分为食管淋巴瘤、胃淋巴瘤、小肠淋巴瘤、结肠淋巴瘤以及消化道多灶性淋巴瘤。国内大多数研究认为胃淋巴瘤在PGIL中最为多见，小肠淋巴瘤或结肠淋巴瘤发生率次之。国内一项对1 010例PGIL回顾性分析研究显示，胃淋巴瘤占总患者的52%，结肠淋巴瘤占19%，回盲部淋巴瘤为9%，小肠淋巴瘤为17%，食管淋巴瘤为4%，多灶性淋巴瘤为3%[1]。然而，在全球不同地区这一比例不尽一致，在中亚、非洲和环太平洋地区患者中最多见的PGIL亚型是小肠淋巴瘤。土耳其的一项研究发现，小肠淋巴瘤是PGIL中最常见的类型，其比率高达50%[2]。来自伊朗南部的相关研究报告也指出，当地小肠淋巴瘤比率高达31.8%[3]。推测造成这种差异的原因可能与遗传背景、生活环境以及医疗机构诊断能力差异等因素相关。

【临床表现与诊断】

小肠属于深部器官，小肠淋巴瘤早期症状都很隐匿。部分患者因粪便隐血阳性而追踪发现小肠淋巴瘤病灶；部分则因其他脏器证实淋巴瘤，在全面评估时发现小肠受累。大部分患者则在疾病进展出现临床症状时，包括腹痛、消化道出血、消瘦、发热等才引起重视；少部分患者因发生肠道并发症如穿孔、梗阻、消化道大出血等接受手术治疗后，方明确诊断。小肠淋巴瘤的临床症状特征性差，对于各种消化道症状对症处理后无法缓解、相关症状无法用已知疾病解释者，需考虑小肠病变的可能，并行内镜或小肠 CT 等检查。根据检查结果，对疑似小肠占位性病变 / 小肠淋巴瘤的患者，行气囊辅助式小肠镜检查或者 CT 引导下细针穿刺活检，获取组织标本作病理学检查。

病理学检查是小肠淋巴瘤诊断和分类的唯一标准。由于小肠淋巴瘤大多发生于黏膜下层，内镜下需行多处、多块活检，以提高病理检查的阳性率；对于一次内镜检查病理阴性者，需重复内镜检查及镜下活检，或行大块组织剥离术。气囊辅助式小肠镜临床开展不十分普遍、镜下活检标本总体偏小，临床上通过小肠内镜诊断小肠淋巴瘤的比例并不很高；半数以上的原发性小肠淋巴瘤需最终通过手术标本病理才明确诊断。

（一）内镜表现与病理特点

小肠淋巴瘤好发于空肠上中部和回肠下段，与这些部位淋巴组织更丰富相关[4]；病理类型中最多见的是弥漫大 B 细胞淋巴瘤和 MALT 淋巴瘤，其余病理类型包括外周 T 细胞淋巴瘤、NK/T 细胞淋巴瘤、肠病相关性 T 细胞淋巴瘤、Burkitt 淋巴瘤、滤泡性淋巴瘤、套细胞淋巴瘤等。总体来说，B 细胞淋巴瘤是大部分地区 PGIL 中最常见的类别，亚洲地区肠道 T 细胞和 NK/T 细胞淋巴瘤占比较欧美地区高。上海交通大学医学院附属瑞金医院对 81 例小肠淋巴瘤病理亚型占比分析如下：弥漫大 B 细胞淋巴瘤占 77.8%（63/81），MALT 淋巴瘤占 11.1%（9/81），外周 T 细胞淋巴瘤占 6.2%（5/81），NK/T 细胞淋巴瘤占 2.4%（2/81），肠病相关性 T 细胞淋巴瘤占 1.2%（1/81），滤泡性淋巴瘤占 1.2%（1/81）。

目前诊断小肠淋巴瘤的主要内镜工具是气囊辅助式小肠镜。由于病变更多见于空肠上段和回肠中下段，经口或经肛小肠镜检查，均能到达病变部位，影响内镜病理阳性率的主要因素是活检部位、数量和标本大小。以治疗型小肠内镜取材时组织标本相对更大。小肠内镜操作的根本目的在于获取组织标本，而非行全小肠检查，对于病变范围的评估，小肠 CT 或 PET-CT 更具优势。

1. 小肠 B 细胞淋巴瘤　小肠 B 细胞淋巴瘤主要包括弥漫大 B 细胞淋巴瘤、MALT 淋巴瘤、套细胞淋巴瘤、滤泡性淋巴瘤。其中 MALT 淋巴瘤和滤泡性淋巴瘤的预后相对较好，而弥漫大 B 细胞淋巴瘤则进展较快。各亚型的特点见表 3-4-6[5]。

表 3-4-6　B 细胞淋巴瘤各亚型与特点

分类	特点
1. 弥漫大 B 细胞淋巴瘤	为最常见的小肠淋巴瘤类型，占小肠淋巴瘤的 58%；内镜下表现多样，可为溃疡型、隆起型、弥漫浸润型和混合型（图 3-4-10~图 3-4-12）。疾病进展时易发生肠梗阻或穿孔
2. MALT 淋巴瘤	好发于十二指肠，可能与幽门螺杆菌感染相关；内镜表现为多发糜烂灶或结节样增生；小肠其他部位的 MALT 淋巴瘤少见，有时可与弥漫大 B 细胞淋巴瘤共同存在
3. 套细胞淋巴瘤	属少见型小肠淋巴瘤，其典型内镜表现是"淋巴瘤性息肉样增生"，即肠道内表现为密集分布的大小约数毫米至数厘米间的均一性息肉样增生（图 3-4-13）
4. 滤泡性淋巴瘤	属少见型小肠淋巴瘤，好发于十二指肠或末端回肠，亦可同时多灶性起病；"淋巴瘤性息肉样增生"是其最多见的内镜表现，其次为溃疡。该亚型预后良好（图 3-4-14~图 3-4-16）

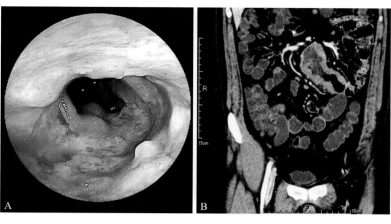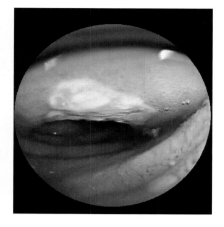

图3-4-10 弥漫大B细胞淋巴瘤
A. 内镜下见小肠弥漫性受累，正常黏膜结构消失，上皮不规则增生和环周表浅溃疡；B. CTE中可见节段性病变，肠壁正常结构和层次消失，肠腔扩张，肠壁僵硬。

图3-4-11 弥漫大B细胞淋巴瘤
回肠下段团块样隆起型病灶，中央表浅溃疡。

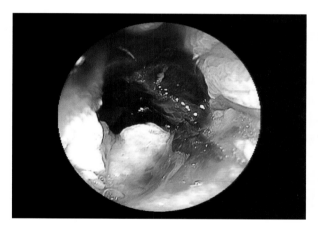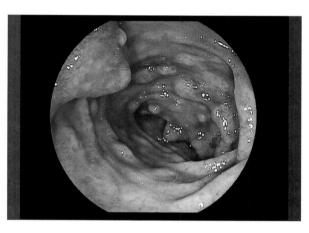

图3-4-12 弥漫大B细胞淋巴瘤
十二指肠降段溃疡增生性病灶，上皮呈不规则结节增生，黏膜脆，自发性出血。

图3-4-13 末端回肠息肉样增生，0.3~1.0cm，病理为套细胞淋巴瘤

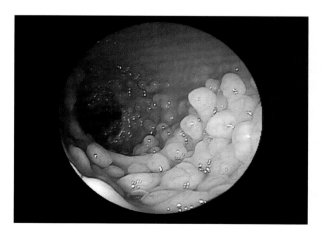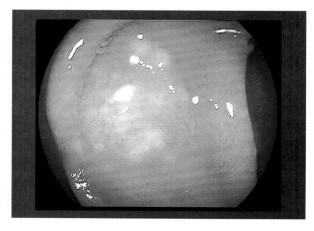

图3-4-14 末端回肠淋巴滤泡团簇样增生，0.3~1.0cm，可彼此融合，病理为滤泡性淋巴瘤

图3-4-15 十二指肠降段见白色结节样增生，略高出黏膜表面，与周围有色泽上差别；病理为高侵袭性滤泡性淋巴瘤

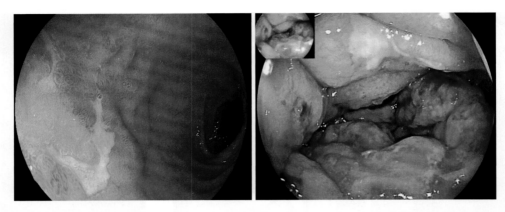

图3-4-16   同时累及十二指肠球部和降结肠的溃疡型、溃疡浸润型病变，病理为滤泡性淋巴瘤

2. 小肠 T 细胞和 NK 细胞淋巴瘤   小肠 T 细胞和 NK 细胞淋巴瘤较为少见，约占总体 PGIL 的 5%。但各地区差异明显，欧美国家 T 细胞淋巴瘤比例仅为 1.3%，而东方国家中则高达 7% ~ 15%[6]。T 细胞和 NK 细胞淋巴瘤最突出的内镜改变是各种形态多变的溃疡性改变，与感染、缺血和自身免疫性肠道溃疡鉴别困难。2008 年 WHO 分类将 T 细胞和 NK 细胞淋巴瘤分类如下：①肠病相关性 T 细胞淋巴瘤（enteropathy-associated T-cell lymphomas，EATL）；②外周 T 细胞淋巴瘤（peripheral T-cell lymphomas，PTCL）和结外 NK/T 细胞淋巴瘤（extranodal NK/T cell lymphomas，ENKTL）；③成人 T 细胞白血病 / 淋巴瘤（adult T-cell leukemia/lymphoma，ATLL），其各自特点见表 3-4-7[6]。

原发性胃肠结外 NK/T 细胞淋巴瘤在我国报道似有增加趋势[7]，此型淋巴瘤临床表现和内镜下所见（图 3-4-17）易与克罗恩病、肠结核或结缔组织病肠道累及混淆，应特别注意鉴别。

表 3-4-7   T 细胞和 NK 细胞淋巴瘤分类与特点

分类	特点
1. 肠病相关性 T 细胞淋巴瘤	临床表现为发热和腹泻，十二指肠和空肠最为多见。内镜下形态不具特异性，表现为多发糜烂和溃疡，其中可见增厚或结节状黏膜，狭窄和肿块相对少见。可分为 Ⅰ 型和 Ⅱ 型 Ⅰ 型：继发于乳糜泻，表现为腹痛、小肠穿孔和梗阻；可见巨大肿块及坏死，其旁小肠黏膜可见萎缩 Ⅱ 型：非继发于乳糜泻，病灶处可见肿块及萎缩小肠黏膜。预后差，诊断后中位生存期为 7 ~ 10 个月
2. 外周 T 细胞淋巴瘤和结外 NK/T 细胞淋巴瘤	此型在南美和亚洲较为多见。内镜下以弥漫不规则多发溃疡多见，也可为多发结节或肿块样。病灶易引发穿孔或出血。此型与 EBV 感染关系颇为密切（图 3-4-17）
3. 成人 T 细胞白血病 / 淋巴瘤	与 HTLV-1 病毒感染相关，疾病进展较快，内镜下表现为不同形态的溃疡，在十二指肠处有时可见黄白色息肉状改变

（二）小肠影像学特征

CT 小肠成像（CTE）对小肠淋巴瘤的诊断有一定价值，并可指导气囊辅助式小肠镜检查。小肠淋巴瘤在 CTE 中的典型表现为：肠壁浸润增厚伴肠系膜淋巴结增大，呈单发或多节段分布；病变的肠壁"动脉瘤样"扩张、层次消失，肠壁可增厚达数厘米，肠腔缩小，病灶边界较光滑，肠腔周围存在脂肪层（图 3-4-18）。也可表现为肠腔内分叶状息肉样软组织肿块，肠道周围及肠系膜、后腹膜淋巴结肿大，呈夹心面包征（图 3-4-19）。必要时，结合 PEC-CT 对鉴别诊断有一定帮助。

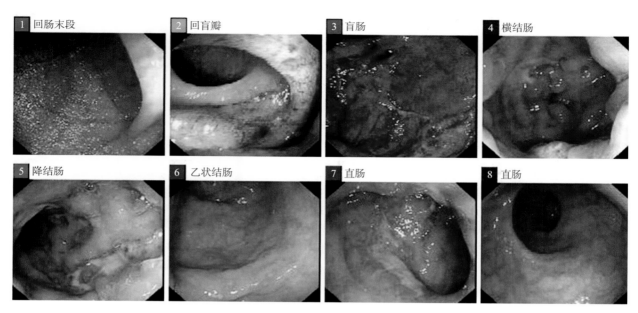

图3-4-17 结外NK/T细胞淋巴瘤内镜所见

弥漫不规则多发溃疡及多发结节或肿块，呈全肠道多节段分布。

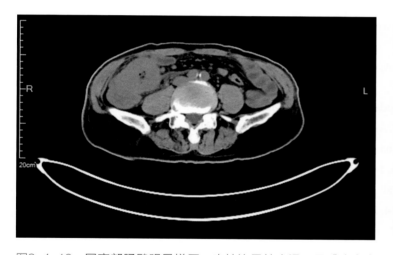

图3-4-18 回盲部肠壁明显增厚，病灶边界较光滑，呈"动脉瘤样"扩张

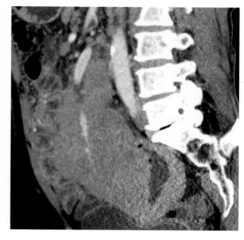

图3-4-19 门静脉期矢状面重建图像，显示肿大融合淋巴结影，包绕肠系膜血管，形成典型的夹心面包征

　　小肠 T 细胞淋巴瘤和 B 细胞淋巴瘤在小肠影像学检查中存在一定差别，由于 B 细胞淋巴瘤为黏膜下层的病变，在影像上主要表现为外生性肿块及环形肿块；而 T 细胞淋巴瘤为黏膜层病变，影像上特征为肠壁局部增厚、溃疡及肠腔狭窄（图 3-4-20），且容易发生肠道穿孔。就不同分型而言，B 细胞淋巴瘤在影像学上更具特异性，而 T 细胞淋巴瘤的内镜溃疡与增殖特征更明显[8]。

　　【治疗与预后】

　　小肠淋巴瘤的治疗方案由其病理类型决定。侵袭性淋巴瘤的治疗仍然以化疗为主，弥漫性大 B 细胞淋巴瘤以利妥昔单抗（R）联合环磷酰胺、多柔比星、长春新碱和泼尼松（CHOP）的 R-CHOP 为基础的免疫化疗方案；套细胞淋巴瘤的治疗方案以利妥昔单抗和阿糖胞苷为主；T 细胞淋巴瘤以

CHOP 方案为主；NK 细胞淋巴瘤以含门冬酰胺酶的化疗方案作为基础。惰性淋巴瘤，如滤泡性淋巴瘤、MALT 淋巴瘤等，近年来更倾向于无化疗的观察随访理念。除了传统的利妥昔单抗联合 CHOP 或环磷酰胺、长春新碱和泼尼松（CVP）化疗仍用于临床之外，利妥昔单抗联合苯达莫司汀或来那度胺等低毒、高效的治疗方案正逐步替代传统化疗。

　　手术除了对小肠淋巴瘤具有明确诊断作用外，是否能改善预后尚存争议。部分研究认为手术切除小肠中受累病灶后再予以化疗，不仅可预防如穿孔等并发症，同时对延长生存期有帮助。但亦有研究认为，手术并不能改善小肠淋巴瘤患者的生存期[9]。总体而言，小肠淋巴瘤的预后与其病理分型密切相关，T 细胞和 NK 细胞淋巴瘤预后差，而 MALT 淋巴瘤和滤泡性淋巴瘤预后相对较好。

（顾于蓓　许彭鹏　钟　捷）

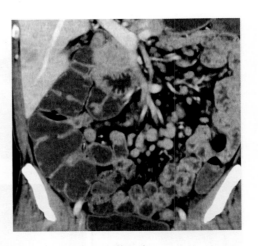

图3-4-20　T细胞淋巴瘤

门静脉期冠状面重建图像，显示长段回肠黏膜皱襞增厚、粗大，与空肠黏膜皱襞相仿，即为回肠黏膜"空肠化"改变；多发淋巴结肿大。

参考文献

［1］　DING W S, ZHAO S, WANG J C, et al. Gastrointestinal lymphoma in southwest China: subtype distribution of 1,010 cases using the WHO (2008) Classification in a single institution [J]. Acta Haematologica, 2015, 23(7): 21-28.

［2］　NILGUN Y, MEHMET T, MEHMET N A, et al. Evaluation of 22 primary gastrointestinal lymphoma patients [J]. Eurp J Med, 2016, 18(4): 212-217.

［3］　BITA G, MARZIEH K J. Primary extranodal gastrointestinal lymphoma: a single center experience from southern Iran-report of changing epidemiology [J]. Arch Iran Med, 2014, 17(9): 638-641.

［4］　GE Z, LIU Z, HU X. Anatomic distribution, clinical features, and survival data of 87 cases primary gastrointestinal lymphoma [J]. World J Surg Oncol, 2016, 14(1): 85-89.

［5］　VETRO C, ROMANO A, AMICO I, et al. Endoscopic features of gastrointestinal lymphomas: from diagnosis to follow-up [J]. World J Gastroenterol, 2014, 20(36): 2993-3005.

［6］　VETRO C, BONANNO G, GIULIETTI G, et al. Rare gastrointestinal lymphomas: The endoscopic investigation [J]. World J Gastrointest Endosc, 2015, 7(10): 928-935.

［7］　李亚妮，王小娟，梁树辉，等. 肠道结外鼻型 NK/T 细胞淋巴瘤临床特点及预后 [J]. 现代肿瘤医学，2017，25（1）：86-90.

［8］　张雪凤. 原发性小肠淋巴瘤影像诊断及进展 [J]. 癌症进展，2013，11（3）：202-206.

［9］　CHEUNG M C, HOUSRI N, OGILVIE M P, et al. Surgery does not adversely affect survival in primary gastrointestinal lymphoma [J]. J Surg Oncol, 2009, 100(1): 59-64.

第 4 节 小肠间质瘤

胃肠间质瘤概述

一、胃肠间质瘤概念的演变与现代定义

胃肠间质瘤（gastrointestinal stromal tumor，GIST）在经历了上百年的混淆、误诊后，终于在 20 世纪末随着组织病理学和分子生物学技术的发展，人们才彻底理解了它作为一个独立性疾病的本质和相关特征。此后，GIST 的诊断日趋规范。基于基因突变而选择的靶向药物治疗模式，开创了消化道实体肿瘤治疗的另一个新理念，并取得了可喜的临床效果。

医学史上第一篇胃平滑肌瘤的报道见于 1762 年；近百年以后，德国著名病理学家 Virchow 报道了第一例胃恶性平滑肌瘤。此后相关病例报道一直未曾间断。1940 年，Golden 和 Stout 在对众多病理学标本研究分析的基础上，仍认为这类肿瘤起源于消化道平滑肌，并采用平滑肌瘤和恶性平滑肌瘤来指代疾病的良恶性。1983 年，美国病理学家 Mazur 和 Clark 在对 28 例胃平滑肌瘤和平滑肌肉瘤的标本进行深入研究时，并没有发现其具有平滑肌以及神经细胞的特征，为此提出来这类所谓源于平滑肌的肿瘤，可能源自间叶组织，并首称其为"胃间质瘤"。

在 1998 年前后，病理学家 Kindblom 和 Hirota 分别发现 Gist 中存在 *C-kit* 基因功能获得性突变和蛋白产物（CD117）表达[1]，这在 Gist 研究中具有里程碑意义。它不但首次证实了 GIST 是一个独立的肿瘤性疾病，而且发现了其与平滑肌和神经源性肿瘤的鉴别指标，同时清楚地阐明了疾病的病因和分子病理机制。随着研究的进一步深入，2003 年 Heinrich 等最先报道了在野生型 *C-kit* 基因的 Gist 中存在 *PDGFR-α* 基因的突变[2]，这同样是发病机制研究上的又一重要进展。分子遗传学研究证实 *PDGFR-α* 基因与 *C-kit* 基因属于结构相似、功能相近的紧密连锁基因，两者均与 Gist 的发生和发展密切关联。有 *C-kit* 基因突变者都无 *PDGFR-α* 基因突变，反之亦然。根据基因突变的特征，GIST 可被分为三种类型：*C-kit* 突变型、*PDGFR-α* 突变型、*C-kit* 和 *PDGFR-α* 野生型。

至此，GIST 的定义为：组织学上富于梭形细胞、上皮样细胞，偶为多形性细胞，以束状或弥漫片状排列的，绝大多数免疫表型上表达 *C-kit* 基因蛋白产物（CD117），由 *C-kit* 或 *PDGFR-α* 基因突变驱动的、源自幼稚间充质细胞向 Cajal 间质细胞分化的间叶性肿瘤[3]。

二、间质瘤的分子生物学特征

有关 GIST 分子遗传学特征目前已基本清晰：*C-kit* 基因位于人染色体 4q11～q21 位点，cDNA 全长共 5 230bp，含 21 个外显子，蛋白编码一个跨膜Ⅲ型生长因子受体，受体蛋白分子量约 145kD，由胞外配体结合结构域、单个跨膜结构域和胞内酪氨酸激酶结构域组成。*PDGFR-α* 基因定位于 4q11～q12，cDNA 全长 6 552bp，含 23 个外显子，蛋白共含 1 063 个氨基酸残基，属于Ⅲ型跨膜生长因子受体家族成员，与 *PDGFR-β* 同源性，其中酪氨酸激酶Ⅰ、Ⅱ结构域同源分别为 85% 和 75%[4]。

在散发性（非家族性）GIST 中，*C-kit* 的主要突变集中在 11 号外显子（占 62%～75%，膜旁结构域），少部分病例发生于 9 号外显子（占 5%～15%，细胞外结构域）、13 号外显子（酪氨酸激酶Ⅰ）和 17 号外显子（酪氨酸激酶Ⅱ）。突变类型包括缺失、插入、缺失－插入、点突变、重复、倒置。9 号外显子突变主要见于小肠 GIST。在 *PDGFR-α* 基因突变者中，突变主要见于 12、14 和 18 号外显子。*PDGFR-α* 基因突变多数见于胃 GIST，其中 18 号外显子突变占 90%，其次为 12 号外显子（占 6%～9%），14 号外显子突变甚少见。

三、GIST 的病理学与免疫组化特征

GIST 可发生于消化道的黏膜肌层，但多数位于固有肌层，极少位于浆膜下或腹腔内。多数病灶

有相对清晰的边界，外观上为结节样或多结节样。内镜下切除标本直径多在数毫米至 2 ~ 3cm，手术标本可大至 10 ~ 20cm。切面呈现灰白色或灰红色，质地软，可见出血、囊性变、坏死等；腹腔内病灶可出现纤维性假性包膜，部分有多结节聚集。构成 GIST 形态有三种，即梭形细胞（50% ~ 70%）、上皮样细胞（20% ~ 40%）和混合型（10%）。小肠型 GIST 中常见类神经鞘样的栅栏状结构；上皮样细胞多见于胃和大网膜 GIST。瘤细胞核的异型性在不同病例、不同部位不完全一致。细胞间质变化多样，可有玻璃样变性、黏液样变性、炎性细胞浸润、出血或凝固性坏死。高侵袭性肿瘤内血管均异常丰富[5]。经过分子靶向药物（如伊马替尼）治疗以后 GIST 在形态上会出现明显变化，不同的肿瘤结节、一个结节内不同区域的变化不尽相同。在大体结构上，可以出现明显液化或出血以及中央区域囊性变，镜下仍可见少量存活的肿瘤细胞，以分散、小灶方式存在，容易忽略。在免疫组化方面，CD117 表达阳性率为 90% ~ 100%，大部分呈包膜和胞质弥漫强阳性，部分为点状，但 CD117 染色强度和数量与 *C-kit* 基因突变或对药物反应间无关联。5% 的 GIST 不表达 CD117，以上皮型或含上皮混合型的胃和大网膜 GIST 为主。其中，约 70% 的 GIST 表达 CD34；反映平滑肌分化的 α-SMA、calponin、h-caldesmon 阳性率为 20% ~ 40%；S-100 蛋白、desmin 阳性率为 0 ~ 10%；*PDGFR-α* 突变者的 DOG1 表达可阳性。鉴于 CD117 在免疫组化中的特殊性，通常建议在 CD117 阴性的病例，行 *C-Kit* 和 *PDGFR-α* 基因突变检测，以提高 GIST 的诊断可靠性[6]。

　　C-Kit 和 *PDGFR-α* 基因突变检测不仅有利于 GIST 的诊断，尚可通过对突变部位与形式分析以预测或评价靶向药物（尤其是酪氨酸激酶抑制剂伊马替尼）治疗的敏感性，了解 GIST 的生物学行为[7]。*C-Kit* 和 *PDGFR-α* 基因突变主要发生在跨膜区（*C-Kit* 外显子 11、9 和 *PDGFR-α* 外显子 12）和激酶区（*C-Kit* 外显子 13、14、17 和 *PDGFR-α* 外显子 14、18）。总体而言，多数原发性突变对伊马替尼治疗很敏感，所谓的药物抵抗通常发生于继发性突变者。有关突变类型与药物疗效的关系，以外显子 11 和 9 突变者占比最多，研究也更为全面和深入。其中 *C-Kit* 基因外显子 11 突变对伊马替尼反应最敏感，外显子 9 突变者其次，相关研究发现对外显子 9 突变者提高治疗剂量可提升疗效。其他基因突变类别由于患者数量少，所获结果不尽一致。由于 GIST 患者可在靶向药物治疗后，出现原突变部位或其他部位的其他外显子的二次突变，使治疗反应呈多样化结果[7]。

四、GIST 的流行病学

　　GIST 的发病率在世界各国的研究中有一定差别，基本在（0.68 ~ 1.96）/10 万，平均值为 1.45/10 万，患病率为 12.9/10 万。由于很多 GIST 患者处于无症状状态，未行相关检查而漏诊；另外，统计学中的部分数据来自尸检结果。通常认为，上述发病率和患病率数据低于实际情况。发病年龄多数在 60 岁以上，男女比例接近 1 : 1。GIST 可发生于胃肠道任何部位，以及腹腔和后腹膜，其发生频率依次为胃（60% ~ 70%）、小肠（20% ~ 25%）、结直肠（5% ~ 10%）、胃肠道外（< 5%）和食管（2% ~ 4%）。

　　研究发现，几乎所有的 GIST 都有恶性潜能，肿瘤的恶性潜能与其所在的部位无关[8]。Fletcher 等研究后认为，起源于间叶细胞的间质瘤其恶性潜能与上皮性实体肿瘤不完全相同，肿瘤大小与核分裂指数是评估恶性程度的可靠指标，据此提出了所谓的胃肠间质瘤的 Fletcher 风险评估标准，并为以后各种标准的制定打下了基础。Miettinen 等的研究发现，虽然 Fletcher 评估标准能反映 GIST 恶性潜能的一般规律，但是在很多情况下会有例外表现，小肠 GIST 与胃、结肠部位的肿瘤特征和生物学行为也不完全相同，其恶性潜能更高，转移和复发概率更大。为此，提出了更为细化精准的 Miettinen 风险评估标准，重点评估胃和小肠 GIST 的恶性潜能。出于临床便捷实用与完整全面两个方面的兼顾，目前国内专家共识推荐改良 NIH 标准（表 3-4-8），用于间质瘤临床复发风险评估[9]。近年来发现小 GIST（特指直径 < 2cm 的 GIST），尽管临床上呈良性或惰性表现，但确有很少数病例具侵袭性行为，尤其是核分裂象 > 5 个 /50HPF 者；而小肠小 GIST 恶性潜在风险更高，主张一经发现应尽早切除。

表 3-4-8 胃肠间质瘤风险评估标准表（改良 NIH 标准）

危险度分级	肿瘤大小 /cm	核分裂象 /（个·50HPF⁻¹）	原发部位
极低	≤ 2	≤ 5	任何
低	2.1～5.0	≤ 5	任何
中等	2.1～5.0	6～10	胃
	≤ 2	6～10	任何
	5.1～10	≤ 5	胃
高	任何	任何	肿瘤破裂
	＞ 10	任何	任何
	任何	＞ 10	任何
	＞ 5	＞ 5	任何
	＞ 2 且 ≤ 5	＞ 5	非胃原发
	＞ 5 且 ≤ 10	≤ 5	非胃原发

小肠间质瘤的诊断和治疗

【临床表现】

小肠间质瘤（小肠 GIST）的临床表现取决于它的部位、大小和是否有并发症。当肿瘤位于空回肠、大小在 3cm 以下，表面无破溃或慢性失血、无梗阻或压迫邻近器官、无远处转移时，通常无特异性表现，临床早期诊断率很低[10]。少部分小肠 GIST 因其他原因行内镜或影像学等检查时偶然发现。

1. 腹部非特异症状 疾病早期常无或仅有轻微非特异症状，包括腹胀、隐痛、阵发性痉挛、肠鸣等。疼痛的性质、部位与瘤体位置与大小有一定关系。肠壁的实体肿瘤通常会造成肠管牵拉、压迫、蠕动不规则，疼痛位置可不固定。当肿瘤增大或穿透浆膜时，会与邻近组织发生粘连，此时疼痛会转变为持续性，且部位固定。

2. 腹部肿块 小肠 GIST 多为腔内外膨胀性生长，当肿瘤增大或与周围组织发生粘连时，或发生肠套叠时，腹部可触及圆形或椭圆形包块，表面常比较光滑，而肿块的移动度可有一定变异性。

3. 消化道出血 消化道出血是小肠 GIST 最常见的表现，半数以上的小肠 GIST 最终会发生消化道出血[11]。出血的方式可是隐血阳性、黑便、暗红色血便或鲜血便；出血多数呈间断性，颜色和方式与出血部位、速度有关，重症者可造成循环不稳定或休克。部分患者因偶然一次出血未予重视，而导致诊断延误。出血的基本原因系由肿瘤表面组织血供不足而形成溃疡、肿瘤增殖速度过快引起瘤中心缺血、坏死后囊性化，并与肠腔相联通后所致。

4. 其他表现 部分小肠 GIST 增大明显但无消化道出血，尤其是向腔外生长者，瘤体可粘连或压迫邻近肠管，或引起肠腔扭转、套叠等，继而造成不全性肠梗阻。极少数患者因瘤体巨大，遭受挤压或外力碰撞后出现肿瘤破裂，导致腹腔内出血或肿瘤播散。慢性失血性贫血可伴发头晕、乏力、心悸、食欲降低、消瘦；部分有低热；十二指肠乳头附近 GIST 如压迫胆总管、胰腺会引起黄疸、胰腺炎等。

【实验室和其他检查】

（一）实验室检查

常规的实验室检查对小肠 GIST 本身无诊断价值。当肿瘤并发消化道出血、肝脏转移、肠梗阻时，相关的实验室检查有辅助评判作用。

（二）放射影像学检查

1. CT 小肠成像（CTE） 相比于普通增强 CT，CTE 在小肠 GIST 诊断、部位及与肠壁关系、血管供应、邻近脏器关联性、有无淋巴结与脏器转移等判断上更有优势。小肠 GIST 多数为结节或块状生长，根据肿瘤与肠壁的关系可将其分为腔内型、壁内型、腔外型和双向型。总体而言，瘤体边界清晰，多为分叶状，增强后显示血供丰富伴明显强化，且绝大多数为周边强化模式，均匀强化仅占10%（图3-4-21A）。这与瘤体内肿瘤细胞周围生长活跃，中央多有出血、坏死、囊性变、黏液变等改变相一致，上述特征与上皮来源的癌症明显不同。增强扫描时可清楚地观察到肿瘤和周围肠壁黏膜的完整程度，有助于判断肿瘤表面有无溃疡形成。CT血管造影（CTA）能立体而直观显示出肿瘤的血供分支，以及与周围血管的关系（图3-4-21B），对判断肿瘤部位和侵犯范围有帮助，可协助术前手术方案制订[12]。CTE对小肠型间质瘤的诊断准确性可高达86%，阳性率为82%～91%，是所有单项检查方法中，临床价值最大的手段。但应注意，当肿瘤较小，尤其当上段空肠充盈欠佳时，会漏诊。

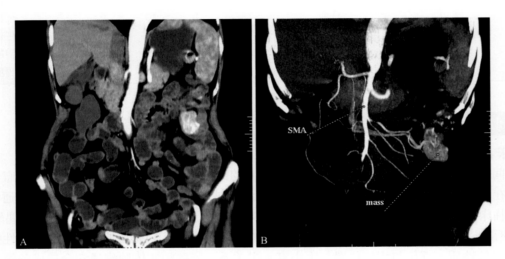

图3-4-21　肠壁型小肠间质瘤

A. CTE见空肠有强化病灶，边缘尚整齐，瘤体内密度不均；B. CTA可见占位性病灶有丰富的血管供应。

　　肝脏是小肠间质瘤最常见的转移部位。在门静脉期，转移性病灶可表现为低密度结节伴环周强化，典型者可表现为牛眼征；动脉期时，可有富血供的高密度结节。肠系膜转移结节在复发病例中甚为常见，其CT特征与其他转移灶相似。当病灶较小或远离原发病变部位时，系膜处转移灶易被遗漏与忽视。小肠GIST网膜转移比系膜少见，形成"网膜饼"的概率相对小。

　　小肠GIST淋巴结转移较少见，为3%～12%；并发腹水也相对少见。远处转移如肺、脑、骨骼转移不常见。

　　2. 磁共振造影术（MRI）　除了同样可得到CT关于GIST的各种形态学数据外，MRI尚能获得更多的序列对比信息，在反映肿瘤内部出血、坏死、囊性变等方面更有价值，对组织成分的鉴别能力上也优于CT[13]。MRI中肿瘤实体部分可表现为T_1W1低信号，T_2W1高信号，增强扫描后强化显著。瘤体内出血区域依据出血时间长短，在T_1W1和T_2W1图像中由高信号向低信号变化。MRI T_1W1反相位成像时，相邻脂肪间隙一侧会显示线样无信号区，凭借此特征有助于判断肿瘤来源于胃肠道抑或邻近实质性脏器。MRI的无辐射优点，可便于进行连续多期增强观察。

　　3. 插管式小肠造影术　对于小肠GIST，口服钡剂造影术已无法达到诊断要求；插管式小肠钡灌造影术仍有一定准确性和阳性率，但因操作过程相对烦琐、射线暴露量大，检查所获信息已完全被小肠CT所覆盖和超越，临床使用明显萎缩。现仅在怀疑病灶位于十二指肠水平部、十二指肠悬韧带或空肠上端时，才会采用此方法。将小肠造影管插至十二指肠水平段起始部，逐渐注入造影剂后观察肠管黏膜、管腔和是否存在占位性病变，并了解病变的确切位置，为手术治疗提供依据。

　　4. PET-CT　结合了占位性病变检出和功能代谢活跃度测定的PET-CT技术，在小肠间质瘤的检出、定位、代谢功能测定等方面具有独特优势，同时还能帮助确定病灶数量、有无腹腔种植或转移，虽然作为二线的检查手段，但其诊断、疾病分期、复发判断和早期疗效评估方面的价值，得到充分肯定[14]。对于病变直径＜2cm、代谢不活跃（分裂指数低下）、肠壁型伴坏死、肿瘤明显液化者，有一定的假阴性率。

（三）内镜检查

1. 气囊辅助式小肠内镜　由于小肠GIST多数在空回肠，常规的上消化道内镜和全结肠镜都无法抵达，仅小肠内镜具有检出和诊断能力。气囊辅助式小肠镜有经口和经肛两种不同进镜方式，多数情况下，对于疑似小肠疾病（包括间质瘤）的患者，首选或作为筛选性检查的是小肠CT或小肠MR，并根据结果提示，决定小肠镜的进镜方式。由于小肠GIST多发生于空肠、回肠上端，经口进镜的阳性率会相对较高。小肠GIST在内镜下表现为半球形或椭圆形隆起，大小约有数厘米，表面光滑，中央可有凹陷性溃疡（图3-4-22）；部分可有肠腔狭窄或肠管扭转。浆膜侧或腔外生长型肿瘤，仅见球形隆起和腔内压迫，表面常无溃疡[15]。采用治疗型小肠内镜操作时，由于内镜钳道相对较大，可行小探头超声检查，与其他黏膜下来源疾病作鉴别；并可用注射针在病灶附近行黏膜下注射标记物定位。

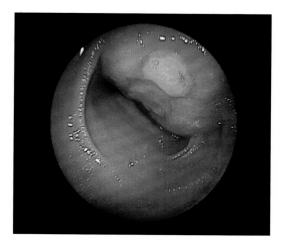

图3-4-22　肠壁型小肠间质瘤小肠镜所见
肠壁部分圆形隆起，表面光滑，中央有浅溃疡，周边隆起部黏膜光整，肠腔部分狭窄。

对于小肠CT明确发现占位性病变、倾向于GIST诊断者，如已具备外科手术或探查指征时，小肠内镜检查并非绝对必需。部分小肠GIST为腔外生长型，小肠内镜常无法在黏膜面有异常发现。

2. 胶囊内镜检查　对于不明原因消化道出血患者，如不伴有小肠梗阻相关症状、小肠CT未提示肠腔狭窄征象，胶囊内镜也是临床的一个检查选项。由于小肠GIST通常是单发病灶，胶囊内镜的检出率明显低于多发病灶，据文献报道，小肠GIST的胶囊内镜检查阳性率约为30%[16]，明显低于小肠CT。典型者可发现隆起性病灶伴有溃疡或出血等征象。但单纯隆起的特征，有时很难与邻近脏器或肠管外来压迫等表现作鉴别。无法注气和停留观察是胶囊内镜本身的技术局限。

（四）活检与穿刺

小肠GIST大多数发生于固有肌层，常规的内镜活检（尤其是诊断型小肠镜）因取材深度有限，常无法取到肿瘤组织；对于临床判断有手术指征的患者，术前病理诊断并非绝对必需。术中快速冷冻病理可基本了解病变性质，并指导手术方式与范围。对于需要根据病理和基因检测结果行术前化疗（新辅助治疗）的患者或需要与其他肿物鉴别诊断（如淋巴瘤）时，可在小肠内镜下、腹部CT或超声引导下行穿刺术。经腔内穿刺造成肿瘤种植的风险明显低于经皮穿刺术。对于靶向药物治疗中的肿瘤复发患者，对新生病灶的穿刺除了明确复发外，尚可判断肿瘤组织中是否存在二次突变[9]。

【诊断与鉴别诊断】

小肠GIST早期症状隐匿，多因不明原因消化道出血（隐性或显性）、腹部包块、腹痛等症状，通过放射影像学和/或小肠内镜检查被发现，经手术切除行病理组织学检查而获确诊。

检出小肠GIST的常规顺序是：以CTE作为常规筛查，必要时（如未发现或未肯定病变时、需要活检者）辅以气囊辅助式小肠镜检查。这一检查方式还能提供肿瘤位置和大小等信息，有助于手术方式的选择。因小肠GIST常以不明原因消化道出血就诊，常会选择胶囊内镜作病因检查的方法，但胶囊内镜对小肠GIST检出率和确信度不高，且即使检出病变，仍要进行上述检查作为术前确认和评估。

胃肠间质瘤风险评估：确诊小肠GIST后，必须进行胃肠间质瘤风险评估，以指导治疗。

鉴别诊断：内镜下需与小肠黏膜下其他性质的肿物进行鉴别，如平滑肌瘤、神经内分泌肿瘤等。病理组织学检查宜常规作 CD117 和 DOG-1 免疫组化标记，并视结果必要时行 KIT/PDGFR-α 基因检测以助鉴别及指导靶向药物治疗[9]。

【治疗】

小肠 GIST 的治疗以综合治疗为主，包括手术、靶向药物治疗、介入治疗、全身支持治疗。

（一）外科手术治疗

外科手术切除术属于所有 GIST 的根除性治疗。手术方式包括腹腔镜手术、开腹手术两种。目前而言，病灶大小并不是唯一影响手术方法选择的因素，而是与病变部位、是否需要联合脏器切除等多重因素有关。对于中等大小、移动度良好的小肠 GIST，腹腔镜具有创伤小、恢复快、瘤体接触少、不挤压等诸多优点。小肠 GIST 切除时，常规不行淋巴结清扫[17]。因各种原因无法切除者，可先行靶向药物降级治疗，然后行手术切除。对无法完全切除的肿瘤、多处复发或转移、压迫与粘连邻近器官或大血管并产生相关症状者，可行姑息性切除治疗。已行靶向药物治疗的患者，如条件允许，应在停药 3~7 天后手术[18]。

（二）药物治疗

目前已经明确，常规的各种化疗药物对 GIST 无效；对 GIST 有治疗作用的是若干种小分子靶向药物。药物治疗的适应证包括：手术无法完全切除患者的姑息性治疗、手术后中高危者预防复发的辅助治疗、先药物降级 - 继手术切除 - 再术后药物的新辅助治疗。药物治疗前标本的基因检测结果，对药物方案选择、疗效和预后判断有重要意义，目前已常规开展。基因分型指导下的靶向药物治疗是肿瘤治疗中的一个里程碑，由于 GIST 分子病理机制相对明确和单纯，为高选择性的靶向药物提供药理基础。不同基因型的 GIST 对不同药物的反应不完全相同，C-kit 基因外显子 11 突变对伊马替尼（imatinib）常规剂量 400mg/d 的反应最好[19]；而外显子 9 突变者的反应相对不佳，但加大剂量至 600mg/d 甚至 800mg/d 时，仍可使部分患者（30% 以上）获益[20]。C-kit 外显子 13、14、17、18 突变多为继发性，伊马替尼对其很不敏感。而舒尼替尼和瑞戈非尼则分别对外显子 13、14 和 17、18 突变者更为敏感。PDGFR-α 基因 18 外显子 D842V 突变时，虽对大多数药物均耐药，但近期仍发现少部分药物对其有治疗作用。

1. 不可切除患者的姑息治疗　不可切除 GIST 包括 2 种临床状态：初发的不可切除和复发后不可切除。此类患者的一线治疗药物是酪氨酸激酶抑制剂伊马替尼 400mg/d，一次顿服，长期或终身服用，用药早期每 3~6 个月作影像学评估（采用 Choi 影像学评判标准）。5 年总生存率（overall survivals，OS）超过 50%。治疗过程中出现疾病进展，可考虑将剂量提升到 600mg/d 或 800mg/d[21]。起始治疗剂量用 400mg/d 还是 600mg/d，在疾病无进展生存率（progress-free survival，PFS）和 OS 上无差别。相比起始剂量的大小，总生存率似乎与 kit 突变位点和药物应用时间长短关系更密切。

伊马替尼停药可导致疾病进展或复发，在一项伊马替尼维持治疗研究中，经过 1 年维持治疗稳定的患者，继续维持治疗 2 年与停药 2 年患者的 PFS 分别为 80% 和 16%[22]。停药复发的患者对再次启用伊马替尼仍有良好反应，停药后即刻复发或进展患者对药物再治疗的反应要差于延迟进展者。大多数患者对伊马替尼的耐受性尚好，但不良反应种类较多，此与酪氨酸激酶在体内分布广泛有关，程度以轻中度为主，包括水钠潴留、皮疹、乏力、腹痛、腹泻、毛发色泽改变、恶心等。服药早期较明显，数周后逐渐减轻和耐受。不良反应程度与药物剂量有一定关系。

对伊马替尼的耐药分为原发性耐药和继发性耐药，原发性耐药占 10%~15%，继发性耐药多数出现在治疗后 2~3 年。当伊马替尼无效时，对多种酪氨酸激酶及 PDGFR、VEGFR1、2、3 都有抑制作用的舒尼替尼（sunitinib），是公认的二线药物[19]。舒尼替尼对各种突变或无突变的野生型 GIST 均有作用。在伊马替尼失效后的相关研究中，50mg/d 的舒尼替尼与安慰剂相比，其平均 PFS 为 27.3 周，而后者仅 6.4 周。目前关于舒尼替尼的用法已基本达成一致，与原先推荐的 50mg/d、用 4 周停 2 周方法相比，连续每天口服 37.5mg，不仅 PFS 和 OS 等指标上有优势，且药物不良反应率更低，患者更易耐受。由于药理作用机制不同，舒尼替尼对血液、心血管、甲状腺等系统或脏器的影响更明显，相关的实验室和临床监测需要更加严密，并及时作出对应处理。

目前已经获批治疗 GIST 的三线药物是瑞戈非尼（regorafenib）[23]。瑞戈非尼在上述二药失效后能获得的中位 PFS 是 4.8 个月，OS 则与对照组无差别。目前在 NCCN 的指南中，对于伊马替尼、舒尼替尼、瑞戈非尼治疗后仍出现进展的晚期 GIST 患者，推荐试用药物包括帕唑帕尼（多靶点血管抑制剂）、重新使用伊马替尼、索拉非尼、达沙替尼以及尼洛替尼，或者使用对症支持治疗。

2. 中高危患者的术后辅助治疗　　目前获批作为 GIST 术后预防复发的辅助治疗药物，仅有伊马替尼。而推荐对象为病理确认的中高危患者，这是由于中高危患者，尤其是小肠 GIST，术后 2 年内的复发风险较高；对于术中出现肿瘤破裂者，其复发率为 100%。在肿瘤 R0 切除后以伊马替尼或安慰剂使用一年的辅助治疗研究中（ACOSOG Z9001），中危患者 2 年时 PFS 为 98%，安慰剂组为 76%；高危患者的 2 年 PFS 为 77%，安慰剂组则仅为 41%，均存在明显的统计学差异，这也是术后行辅助治疗的依据[24]。关于辅助治疗的疗程目前尚无统一意见。在伊马替尼 400mg/d 作为辅助治疗药物的研究中，维持 3 年或 1 年者的 5 年 PFS 分别为 65.6% 和 47.9%。提示维持的时间越长，未来复发的风险越低[25]。有观点认为，伊马替尼的辅助治疗可能是推迟了复发，而非减少复发。对无复发迹象或证据的患者，推荐服药 3～5 年。临床上需要根据患者不同情况，作出个体化选择，同时需有长期随访观察的数据来支撑未来的推荐意见。

3. 新辅助治疗　　新辅助治疗也称术前靶向治疗，其目的是希望通过药物治疗后缩小肿瘤体积、降低手术风险、保存邻近脏器功能，提高完整切除率，力争获得 R0 切除效果。其临床适应证包括：①局限性 GIST 体积巨大；②处于可切除临界状态，但风险较大；③肿瘤部位特殊（胃 - 食管连接部、十二指肠、低位直肠等）；④预计需要行联合脏器切除；⑤局部进展期和孤立性复发或转移病灶。目前关于新辅助治疗的疗效尚缺乏大样本可评估的数据。关于新辅助治疗的时间虽然缺乏统一意见，大多数医师倾向于治疗 6～12 个月，以期达到最大治疗反应，时间再长反而会影响手术时机[26]。另有部分报道显示，平均 7 个月的新辅助治疗，可使瘤体最大直径缩小 20%～34%，瘤体缩小 60%～83%。新辅助治疗通常首选伊马替尼，治疗前基因监测结果对药物选择重要参考价值。

（三）其他治疗

GIST 的其他治疗包括内镜下切除治疗、介入治疗和完全支持治疗等。

对于食管、胃、十二指肠直径＜2cm 的 GIST，国内有内镜下挖除、隧道方式切除的报道，由于部分 GIST 瘤体包膜不清，此类内镜下治疗能否做到 R0 切除、长期安全性究竟如何等，均未得到充分证实[27]。小肠 GIST 几无从黏膜面行摘除的可能性，且操作破损包膜造成肿瘤播散的风险极大。

介入治疗是任何实体肿瘤都有可能实施的治疗手段，只是介入其中的介质和药物各不相同。GIST 对于常规的化疗药物不敏感，所以介入治疗以选择血管闭塞剂为主，以期待通过阻断肿瘤的血供，导致瘤体内细胞坏死达到治疗目的。然而多数 GIST 血管供应丰富，且为多支血管供养，介入治疗仅能阻断部分血供。另外，阻断血供后肿瘤的坏死以区域性为主，瘤壁周边常有肿瘤细胞残留，故其疗效维持时间相对有限[28]。

完全支持治疗同样是一种有效的姑息治疗手段，由于肿瘤生长速度相对缓慢，很多患者在支持治疗时获得症状缓解和营养状况改善，并有可能使疾病得到阶段性稳定，能为后续治疗争取时间和机会。

【预后】

与其他实体肿瘤和上皮性肿瘤相比，作为间叶起源的 GIST 预后相对较好。另外，因分子病理机制研究较为透彻，对应靶向药物的及时和长期应用，其中长期生存率都明显高于其他实体肿瘤，即使对于不可切除 GIST，综合治疗后的 5 年 OS 仍在 50% 以上。随着各种新型靶向药物的问世，以及免疫治疗开展和其他抗肿瘤手段的多重联合，GIST 的总体疗效仍会有较大的提升空间。

（钟　捷）

参考文献

［1］ HIROTA S, ISOZAKI K, MORIYAMA Y, et al. Gain-of-function mutations of C-kit in human gastrointestinal stromal tumors [J]. Science, 1998, 279: 577-580.

［2］ HEINRICH M C, CORELESS C L, DUENSING A, et al. PDGFRA activating mutation in gastrointestinal stromal tumors [J]. Science, 2003, 299: 708-710.

［3］ FLETCHER C D, BERMAN J J, CORELESS C, et al. Diagnosis of gastrointestinal stromal tumors: A consensus approach [J]. Hum Pathol, 2002, 33: 459-465.

［4］ MIETTINEN M, SOBIN L H, LASOLA J, et al. Gastrointestinal stromal tumors of the stomach. A clinicopathologic, immunohistochemical, and molecular genetic study of 765 cases with long-term follow-up [J]. Am J Surg Pathol, 2005, 29: 52-68.

［5］ CORELESS C L, FLETCHER J A, HEINRICH M C, et al. Biology of gastrointestinal stromal tumors [J]. J Clin Oncol, 2004, 22: 3813-3825.

［6］ MIETTINEN M, WANG Z F, LASOTA J, et al. DOG-1 antibody in the differential diagnosis of gastrointestinal stromal tumors: a study of 1840 cases [J]. Am J Surg Pathol, 2009, 33: 1401-1408.

［7］ 曹晖，汪明. 基因突变检测在胃肠间质瘤诊断和治疗中的应用及其价值［J］. 中华胃肠外科杂志，2013，16（3）: 208-211.

［8］ JOENSUU H. Risk stratification of patients diagnosed with gastrointestinal stromal tumors [J]. Hum Pathol, 2008, 39: 1411-1419.

［9］ 中国临床肿瘤学会胃肠间质瘤专家委员会. 中国胃肠间质瘤诊断治疗共识（2017 年版）［J］. 肿瘤综合治疗电子杂志，2018，4（1）: 31-43.

［10］ DUFFAUD F, SALAS S, HUYNH T, et al. Recent advances in the management of gastrointestinal stromal tumors [J]. Med Rep, 2010, 11: 2-8.

［11］ TORRES M, MATTA E, CHINEA B, et al. Malignant tumors of the small intestine [J]. J Clin Gastroenterol, 2003, 37: 372-380.

［12］ CHOI H, CHARNSANGAVEJ C, FARIA S C, et al. Correlation of computed tomography and positron emission tomography in patients with metastatic gastrointestinal stromal tumor treated at a single institution with imatinib mesylate: proposal of new computed tomography response criteria [J]. J Clin Oncol, 2007, 25: 1753-1759.

［13］ MASSELLI G, GUALDI G. CT and MR enterography in evaluating small bowel diseases: when to use which modality? [J]. Abdom Imaging, 2013, 38: 249-259.

［14］ JOENSUU H, HOHENBERGER P, CORLESS C L. Gastrointestinal stromal tumor [J]. Lancet, 2013, 382: 973-983.

［15］ HSU C M, CHIU C T, SU M Y, et al. The outcome assessment of double-balloon enteroscopy for diagnosis and managing patients with obscure gastrointestinal bleeding [J]. Dig Dis Sci, 2007, 52: 162-166.

［16］ LEPILEUR L, DRAY X, ANTONIETTI M, et al. Factors associated with diagnosis of obscure gastrointestinal bleeding by video capsule enteroscopy [J]. Clin Gastroenterol Hepatol, 2012, 10: 1376-1380.

［17］ 中国医师协会外科医师分会胃肠道间质瘤诊疗专业委员会，中华医学会外科学分会胃肠外科学组. 胃肠间质瘤规范化外科治疗中国专家共识（2018 版）［J］. 中国实用外科杂志，2018，38: 965-973.

［18］ LI J, YE Y, WANG J, et al. Chinese consensus guidelines for diagnosis and management of gastrointestinal stromal tumor [J]. Chin J Cancer Res, 2017, 29(4): 281-293.

［19］ DEMETRI G D, VAN OOSTEROM A T, GARRETT C R, et al. Efficacy and safety of sunitinib in patients with advanced gastrointestinal stromal tumor after failure of imatinib: a randomized controlled trial [J]. Lancet, 2006, 368(9544): 1329-1338.

［20］NISHIDA T, GOTO O, RAUT C P, et al. Diagnostic and treatment strategy for small gastrointestinal stromal tumors [J]. Cancer, 2016, 122(20): 3110-3118.

［21］BLANKE C D, RANKIN C, DEMETRI G D, et al. Phase Ⅲ randomized, intergroup trial assessing imatinib mesylate at two dose levels in patients with unresectable or metastatic gastrointestinal stromal tumors expressing the kit receptor tyrosine kinase: S0033 [J]. J Clin Oncol, 2008, 26: 626-632.

［22］VERWEIJ J, CASALI P G, ZALBER J, et al. Progress-free survival in gastrointestinal stromal tumors with high-dose imatimib: randomized trial [J]. Lancet, 2004, 364: 1127-1134.

［23］YEH C N, CHEN M H, CHEN Y Y, et al. A phase Ⅱ trial of regorafenib in patients with metastatic and/or a unresectable gastrointestinal stromal tumor harboring secondary mutation of exon 17 [J]. Oncotarget, 2017, 8(27): 44121-44130.

［24］DEMATTEO R P, BALLMAN K V, ANTOESCU C R, et al. Adjuvant imatinib mesylate after resection of localized, primary gastrointestinal stromal tumor: a randomized, double-blind, placebo-controlled trial [J]. Lancet, 2009, 373(9669): 1097-1104.

［25］JOENSUU H, ERIKSSON M, SUNDBY H K, et al. One vs three years of adjuvant imatinib for operable gastrointestinal stromal tumor: a randomized trial [J]. JAMA, 2012, 307: 1265-1272.

［26］SANFORD M, SCOTT L J. Imatinib: as adjuvant therapy for gastrointestinal stromal tumor [J]. Drugs, 2010, 70: 1963-1972.

［27］BERTUCCI F, FINETTI P, MAMESIER E, et al. PDL1 expression is an independent prognostic factor in localized GIST [J]. Oncoimmunology, 2015, 4(5): e1002729.

［28］FLOROU V, WILKY B A, TRENT J C, et al. Latest advances in adult gastrointestinal stromal tumors [J]. Future Oncol, 2017, 13(24): 2183-2193.

第 5 节　小肠神经内分泌肿瘤

　　神经内分泌肿瘤（neuroendocrine neoplasms，NENs）是一类起源于干细胞且具有神经内分泌标志物、能够产生生物活性胺和 / 或多肽激素的肿瘤。发生于胃肠道和胰腺的 NENs，称为胃肠胰神经内分泌肿瘤（gastroentero-pancreatic neuroendocrine neoplasms，GEP-NENs），是 NENs 好发部位。其中，发生于小肠的 GEP-NENs 则称为小肠神经内分泌肿瘤（small intestinal neuroendocrine neoplasms，SI-NENs）。根据肿瘤是否分泌功能性激素及患者是否合并相关临床表现，可将 SI-NENs 分为功能性神经内分泌肿瘤和非功能性神经内分泌肿瘤。由于小肠不同部位神经内分泌肿瘤特点不同，根据肿瘤的部位，分为十二指肠神经内分泌肿瘤、空回肠内分泌肿瘤、阑尾神经内分泌肿瘤等。本节主要讨论小肠神经内分泌肿瘤（SI-NENs）。

【流行病学】

　　神经内分泌肿瘤最早于 1907 年被德国病理学家 Siegfried Oberndorfer 作为小肠类癌陈述，但同期很多病理学家则将其视为小肠畸形、异位胰腺组织或腺肌瘤。1914 年，Masson 证实小肠类癌具有内分泌功能。随着认识不断深入，目前认为 NENs 起源于肽能神经元和神经内分泌细胞，临床表现多样，可表现为惰性、缓慢生长的类良性肿瘤，也可表现为快速进展、高转移性的恶性肿瘤，NENs 是发生于全身多种器官和组织的一种异质性肿瘤。

　　近几十年随着内镜技术的广泛应用及疾病认识的提高，NENs 发病率呈逐渐上升趋势。NENs 发病率存在地域和人种的差异，美国 SEER 数据库显示，NENs 发病率约为 7/10 万，其中 SI-NEN 约为 1.3/10 万。在中国人群中，以胰腺 NENs 最为常见（31.5%），其次为直肠 NENs（29.6%）、胃 NENs（27.0%）和 SI-NENs（5.6%）[1-2]。

【临床表现】

由于类型、部位及是否分泌功能性激素等差异，SI-NENs 临床表现多样。功能性 SI-NENs 临床症状与分泌的激素类别相关（表 3-4-9）。多数无功能 SI-NENs 临床表现不典型，包括食欲缺乏、腹痛、腹胀、早饱、不全肠梗阻、黑便、体重下降等，部分患者无明显临床症状。

表 3-4-9　功能性 GEP-NENs 常见类型和临床表现

肿瘤类型	发病率 /（10 万$^{-1}$·年$^{-1}$）	分泌激素	主要症状
胰岛素瘤	1～32	胰岛素	低血糖、昏迷、精神神经症状
胰高血糖素瘤	0.01～0.1	胰高血糖素	坏死松解性游走性红斑、糖耐量受损、体重下降
胃泌素瘤	0.5～21.5	胃泌素	腹泻、上腹痛、难治性消化道溃疡
VIP 瘤	0.05～0.2	VIP	水样腹泻、低钾血症、脱水
生长抑素瘤	罕见	生长抑素	糖尿病、胆石症、腹泻
ACTH 瘤	罕见	ACTH	库欣病症状
GRH 瘤	未知	GRH	肢端肥大症；巨人症
MEN1	2～3	与受累腺体相关	高钙血症、肾结石、低血糖、移行性坏死性红斑、闭经、溢乳等

注：VIP，血管活性肠肽（vasoactive intestinal peptide）；ACTH，促肾上腺皮质激素（adrenocorticotropic hormone）；GRH，生长激素（growth hormone）；MEN1，多发性内分泌瘤 1 型（multiple endocrine neoplasia type 1）。

1. 十二指肠 NENs　十二指肠 NENs 占十二指肠原发肿瘤的 1%～3%[3]。虽然近 90% 十二指肠 NENs 分泌消化肽 / 胺，但大部分患者无明显临床症状，在行内镜检查时发现。其余近 10% 患者可出现 Zollinger-Ellison 综合征、类癌综合征等症状[4]。壶腹周围 NENs 易合并胆道梗阻性黄疸，也可有腹痛、呕吐、腹泻、胰腺炎和消化道出血等症状。

2. 空回肠 NENs　空回肠 NENs 多见于 50～60 岁人群，西方国家发病率为（0.3～1.1）/10 万，无明显性别差异，通常在寻找转移性肿瘤原发灶或体检时偶然发现[3]。主要临床表现与实体瘤本身有关，包括腹痛、乏力、体重下降、恶心、呕吐等，随着肿瘤体积增大，部分患者可出现肠梗阻表现，极少数患者可有黄疸、消化道出血、不明原因发热等症状。消化道症状与小肠动力障碍、肠梗阻、肠系膜缺血等相关，或与分泌性腹泻和肠道细菌过度生长相关。另外，肿瘤激素分泌所导致的内脏反应性纤维化也可加重肠梗阻、肠系膜缺血，或因合并腹膜后纤维化继发肾盂积水。

20%～30% 功能性空回肠 NENs 出现类癌综合征，合并肝转移者尤为多见，临床表现为面部潮红、分泌性腹泻、间断性支气管喘鸣、右心瓣膜纤维化、类癌心脏病等。麻醉、手术或侵入性操作可诱发激素大量分泌，造成类癌危象，临床上常表现为突然出现严重全身皮肤潮红、低血压 / 高血压、严重腹泻并伴有腹痛、重度支气管痉挛、心律失常甚至昏迷等。

3. 阑尾 NENs　阑尾 NENs 占消化道 NENs 10% 左右，占阑尾肿瘤 50% 以上，好发年龄为 40～50 岁[3]。绝大多数阑尾 NENs 恶性度极低，且 70% 的肿瘤位于阑尾尖部，大多数患者无明显临床症状，多在因其他原因行阑尾切除术后病理诊断中发现，进展期阑尾 NENs 患者可出现局部肿瘤压迫表现，极少数患者有类癌综合征。阑尾杯状细胞类癌、小管状类癌及混合性腺神经内分泌癌（mixed adenoneuroendocrine carcinoma，MANEC）病理分级通常较高，少部分患者诊断时已有远处器官转移。

【实验室检查和其他检查】

（一）实验室检查[5-6]

1. 非特异性循环标志物　铬粒素 A（chromogranin A，CgA）是目前 NENs 中最常用、最具临床意义的肿瘤标志物，可协助肿瘤诊断、评估肿瘤负荷和治疗疗效。CgA 诊断 NENs 的特异度和敏感度为 60%~90%。若患者合并自身免疫性疾病、肾功能不全、心力衰竭或服用 PPI，血清 CgA 可能假阳性升高。铬粒素 B（chromogranin B，CgB）结构与 CgA 类似，检测水平受肾功能不全和 PPI 使用影响较小。

神经元特异性烯醇化酶（neuron-specific enolase，NSE）是 NENs 通用标志物，30%~50% 患者中存在 NSE 升高，对肿瘤的病情监测、疗效评估具有一定意义。NSE 明显升高多提示高病理级别肿瘤。

2. 特异性循环标志物 合并类癌综合征的患者肿瘤细胞释放大量 5- 羟色胺，进一步代谢生成 5- 羟吲哚乙酸（5-hydroxyindole acetic acid，5-HIAA）。24 小时尿中 5-HIAA 测定是诊断类癌综合征的重要依据。根据诊断界值不同，5-HIAA 诊断类癌综合征敏感度为 68%~98%，特异度为 52%~89%。功能性 GEP-NENs 可分泌特定功能性激素，如胃泌素、胰高血糖素、血管活性肠肽、生长抑素等。临床怀疑功能性 NENs，可以通过检测相应功能性激素协助诊断。

3. 新型生物学标志物 脑肠肽 O 酰基转移酶（ghrelin-O-acyltransferase，GOAT）是脑肠肽家族一员，参与调控多种激素分泌、β 细胞存活、胃肠蠕动和食欲等。Martinez 等研究发现，消化道 NENs 患者肿瘤组织异常高表达 GOAT，并且 GOAT 高表达提示肿瘤负荷较重，预后不佳[7]。

NENs 患者血清中 miR-96、miR-182、miR-196a、miR-200a、miR-21-5p 等表达水平明显升高。通过定量 PCR 等技术检测特定 miRNA 系列可能有助于早期诊断 NENs。

（二）内镜检查

SI-NENs 临床表现不典型，随着消化内镜广泛使用，SI-NENs 发病率呈逐渐升高趋势。SI-NENs 内镜表现具有异质性，可单发或多发。内镜下表现为黏膜下半球型隆起、结节状隆起、息肉样病变或广基无蒂结节，表面黏膜完整，无明显破溃、糜烂，病灶容易推动。神经内分泌癌（neuroendocrine carcinoma，NEC）多边界不清，病灶表面伴有糜烂或渗血，也可为溃疡灶，溃疡基底部污秽、出血、高低不平，病灶质地偏脆，触之易出血（图 3-4-23）。随病情进展，肿瘤病灶可侵袭超过黏膜下层，因为对于直径＞1cm 的 SI-NENs 建议行超声内镜评估肿瘤浸润深度及有无周围脏器及淋巴结受累。若行内镜下组织活检，建议活检时至少取到黏膜下层组织。

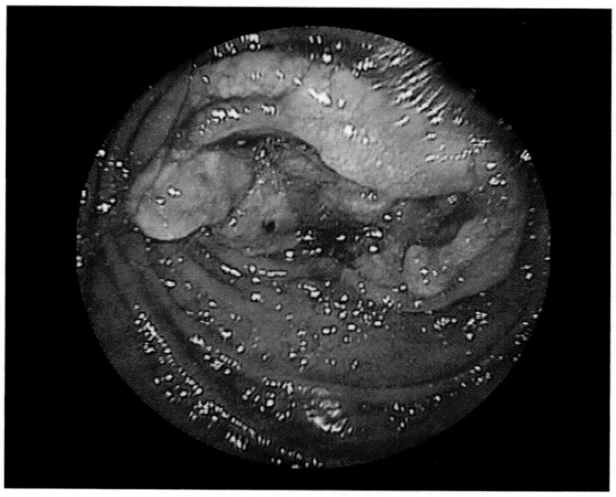

图 3-4-23　小肠神经内分泌肿瘤（VIP 瘤 G2）
内镜下形态多样，多与肿瘤性质和恶性程度有关，可呈上皮增殖性改变，致使肠腔狭窄，形态不规则，质地中等偏硬。

（三）放射影像学检查

1. 解剖影像学 增强 CT 是 NENs 诊断和随诊评估的重要手段之一，诊断的敏感度和特异度分别为 82% 和 89%。但增强 CT 在诊断肝外病灶特别是骨转移灶方面作用有限。

与增强 CT 相比，MRI 在诊断 NENs 骨、肝脏和脑转移灶方面敏感性较高。增强 MRI 诊断 NENs 的敏感度为 70%~79%，特异度高达 98%~100%。对于怀疑肝转移者，可行腹部超声协助评估肿瘤数目、大小和有无周围血管及淋巴结转移，指导肿瘤分期。

2. 功能影像学 由于大部分 NENs 病灶较小，最大径多＜1cm，传统解剖影像学存在局限性，可联合功能影像学检查协助肿瘤定位。

生长抑素受体显像（^{111}In- 喷曲肽）诊断 NENs 的敏感度为 60%~80%，特异度为 92%~100%。感染、肉芽肿性疾病或合并其他生长抑素受体阳性肿瘤，如淋巴瘤、肾细胞癌或黑色素瘤，可能出现假阳性。

^{68}Ga-DOTATATE、^{68}Ga-DOTATOC 或 ^{68}Ga-DOTANOC 标记 PET-CT 对 NENs 检出的敏感度和特异

度均高于 90%，明显优于生长抑素受体显像。^{18}F- 氟代脱氧葡萄糖（^{18}F-fluorodeoxyglucose，^{18}F-FDG）PET/CT 与肿瘤细胞增殖水平和葡萄糖代谢能力相关，适用于侵袭性或恶性程度较高 NENs 的检出。

（四）组织病理学检查

2010 年世界卫生组织（WHO）根据病理分化程度，将 GE-NENs 分为神经内分泌瘤（neuroendocrine tumor，NET）、神经内分泌癌（neuroendocrine carcinoma，NEC）以及 MANEC，MANEC 是指兼有腺管形成的经典型腺癌和神经内分泌肿瘤形态特点的上皮性肿瘤，每种成分至少各占肿瘤的 30%，均为恶性。根据肿瘤组织增殖活性将胃肠胰神经内分泌肿瘤分为 3 级（表 3-4-10）。NENs 病理学诊断需满足：①具有典型 NENs 形态特点，如肿瘤细胞排列成腺管样、小梁样、梁索状或巢状，细胞形态一致，胞内含有颗粒；神经内分泌癌形态特点与恶性肿瘤相似，癌细胞可呈巢团样或弥漫性分布，肿瘤内可见坏死组织。②表达 NENs 相关标志物，如 CgA、NSE 等，部分功能性 NENs 表达相应标志物，如肠血管活性肽、胃泌素、胰高糖素等。

表 3-4-10 GEP-NENs 病理分级标准（WHO，2010 年）

分级	核分裂象数 /（个·10HPF^{-1}）	Ki-67 指数
G1，低级别	< 2	≤ 2%
G2，中级别	2 ~ 20	3% ~ 20%
G3，高级别	> 20	> 20%

注：10HPF=2mm^2；若核分裂象数与 Ki-67 阳性指数所对应的分级不一致，此时应采用分级更高的结果。

【诊断与鉴别诊断】

1. 诊断　SI-NENs 诊断主要依赖典型病理学特点。对于功能性 NENs 的诊断，除了有实体肿瘤的证据外，还应包括非特异性肿瘤标志物测定（CgA 和 NSE 等）和相关的激素水平测定，如促胃液素、胰高血糖素等，结合临床表现、影像学及病理学等检查最终确诊。

2. 鉴别诊断　SI-NENs 主要与小肠息肉及小肠其他类型原发肿瘤相鉴别。SI-NENs 与小肠淋巴瘤、小肠腺癌、部分间质瘤等，在内镜下难以区分，需依赖组织病理学和免疫组化作鉴别诊断。

【治疗】

（一）手术治疗

1. 十二指肠 NENs　十二指肠 NENs 诊断时很少合并远处转移，大部分可行根治性切除，其具体手术方式根据肿瘤大小、部位及分期有所不同。直径 < 1cm 且局限于黏膜下层的非壶腹区肿瘤，推荐内镜下切除；壶腹区肿瘤建议外科手术局部切除和局部淋巴结清扫。对于直径在 1 ~ 2cm 的肿瘤，其具体治疗方式尚有争议，其中壶腹区肿瘤建议行胰十二指肠切除术。对于肿瘤直径 > 2cm/ 伴有淋巴结转移 / 术后切缘阳性 / 肿瘤分期 T$_2$ 及以上的患者，推荐扩大根治手术[8-9]。

2. 空回肠 NENs　任何空回肠 NENs 都应首先考虑根治性手术及区域淋巴结清扫，即使肿瘤为多发。手术方式应遵循小肠恶性肿瘤手术原则，但末端回肠 NENs 患者为实现 R0 病灶切除，有时需同时行右半结肠切除术[8]。

3. 阑尾 NENs　对于直径在 1cm 以下的阑尾 NENs，单纯的阑尾切除术多可以达到根治目的。若肿瘤直径 1 ~ 2cm、病理分级为 G2 级、肿瘤侵犯阑尾系膜或位于阑尾根部时，需考虑右半结肠切除术。若肿瘤直径在 2cm 以上或者病理确诊为 G3 的 NENs 时，应行右半结肠切除术[8]。

4. 转移性 NENs　对于已有远处转移的 NENs，是否采取手术治疗及采取何种手术方式主要从肿瘤原发灶及转移灶是否可切除、有无肝外转移、消化道并发症（如机械性肠梗阻、消化道出血等）、肿瘤病理分级、是否有激素分泌功能等多重因素考虑。若为 G1 或 G2 级 NENs，且仅有肝转移时，可考虑行根治性手术切除；若为 G3 级合并肝外转移，则不推荐手术治疗。对于功能性 NENs，因为原发灶和转移灶均会有异常激素分泌，并引起相应临床症状，推荐积极减瘤治疗，减瘤方式包括外科局部手术、射频消融、肝动脉栓塞术等。

（二）药物治疗

SI-NENs 的药物治疗主要包括生物治疗、靶向治疗和化疗。

1. 生物治疗　用于 SI-NENs 的生物治疗药物包括生长抑素类似物（somatostatin analogue，SSA）和干扰素。PROMID 研究证实，长效奥曲肽治疗明显延长中肠 NENs 患者无进展生存时间（PFS）[10]。干扰素 -α 具有诱导细胞周期停滞和细胞凋亡、抑制新生血管生长作用，但药物使用后可引发流感样症状、血小板减少、粒细胞缺乏等不良反应，不推荐作为 NENs 的一线治疗药物。临床有类癌综合征的 SI-NENs 患者，如果 SSA 单药治疗效果欠佳，可考虑 SSA 联合干扰素 α 治疗。长期使用 SSA 治疗，部分患者可能出现恶心、呕吐、脂肪泻、增加罹患胆石症风险等，其不良反应主要与 SSA 抑制胃肠道蠕动及抑制胰腺外分泌功能有关。口服色氨酸羟化酶抑制剂可抑制体内 5- 羟色胺合成，该药在欧美已获批用于难治性类癌综合征引起的腹泻症状。

2. 靶向治疗　目前获批用于治疗 SI-NENs 的靶向药物为 mTORC1 抑制剂依维莫司（everolimus），作为晚期 SI-NENs 的二线治疗药物，治疗无功能非胰腺神经内分泌肿瘤的客观缓解率（ORR）为 2%，疾病控制率为 82.4%，主要作用为延缓疾病进展，在诱导肿瘤缓解方面效果不明显[11]。舒尼替尼是一种能抑制酪氨酸激酶和 VEGF 多个受体的小分子药物，在治疗晚期进展性胰腺 NENs 方面有良好作用，但尚无临床证据证实舒尼替尼对 SI-NENs 有效。贝伐珠单抗可以选择性与 VEGF 结合并阻断其生物活性，未来可否用于 SI-NENs 治疗有待进一步研究。

3. 化疗　目前晚期神经内分泌癌的化疗方案有替莫唑胺单药或联合卡培他滨以及以铂类为基础的化疗方案（铂类联合依托泊苷或铂类联合伊立替康），前者主要适用于 G2 级或生长抑素受体表达阴性患者，而铂类为基础的化疗方案是 G3 级 NENs/NEC 患者的一线方案[12-13]。

（三）核素治疗

如果生长抑素受体显像（somatostatin receptor imaging，SSRI）提示病灶有放射性摄取，放射性核素肽受体介导治疗（peptide receptor radionuclide therapy，PRRT）可以作为一种治疗选择。PRRT 利用放射性核素标记的 SSA，杀伤表达生长抑素受体（somatostatin receptor，SSTR）的肿瘤细胞，因顾忌该治疗可能导致骨髓抑制等严重并发症，现多用于一线药物治疗失败后的 NEC 患者[12-13]。

【预后与转归】

在肠道 NENs 中，SI-NENs 患者 5 年生存率为 50%～60%，其预后相对好于淋巴瘤、腺癌及肉瘤等小肠其他原发性肿瘤；SI-NENs 预后与肿瘤分期和病理分级密切相关。

空回肠 NENs Ⅰ～Ⅲ a 期 5 年生存率为 70%～80%，Ⅳ 期为 35%～80%；根据病理分级，G1、G2 和 G3 级空回肠 NENs 的 5 年生存率分别为 93.8%、83% 和 50%。在局限性阑尾 NEN 患者，当肿瘤＜1cm、浸润深度在浆膜下 / 浸润阑尾系膜＜3mm、切缘阴性时，术后 5 年生存率可达 95%～100%[14]。

（徐天铭）

参考文献

［1］ DASARI A, SHEN C, HALPERIN D, et al. Trends in the incidence, prevalence, and survival outcomes in patients with neuroendocrine tumors in the United States [J]. JAMA Oncol, 2017, 3(10): 1335-1342.

［2］ FAN J H, ZHANG Y Q, SHI S S, et al. A nation-wide retrospective epidemiological study of gastroentero-pancreatic neuroendocrine neoplasms in China [J]. Oncotarget, 2017, 8(42): 71699-71708.

［3］ NIEDERLE B, PAPE U F, COSTA F, et al. ENETS Consensus Guidelines Update for Neuroendocrine Neoplasms of the Jejunum and Ileum [J]. Neuroendocrinology, 2016, 103: 125-138.

［4］ REHFELD J F, FRIIS-HANSEN L, GOETZE J P, et al. The biology of cholecystokinin and gastrin peptides [J].

Curr Top Med Chem, 2007, 7(12): 1154-1165.

［5］ HOFLAND J, ZANDEE W T, DE HERDER W W. Role of biomarker tests for diagnosis of neuroendocrine tumors [J]. Nat Rev Endocrinol, 2018, 14(11): 656-669.

［6］ OBERG K, COUVELARD A, DELLEFAVE G, et al. ENETS Consensus Guidelines for Standard of Care in Neuroendocrine Tumors: Biochemical Markers [J]. Neuroendocrinology, 2017, 105(3): 201-211.

［7］ HERRERA-MARTÍNEZ A D, GAHETE M D, SÁNCHEZ-SÁNCHEZ R, et al. Ghrelin-O-Acyltransferase (GOAT) enzyme as a novel potential biomarker in gastroentero-pancreatic neuroendocrine tumors [J]. Clin Transl Gastroenterol, 2018, 9(10): 196-205.

［8］ PARTELLI S, BARTSCH D K, CAPDEVILA J, et al. ENETS Consensus Guidelines for Standard of Care in Neuroendocrine Tumors: Surgery for Small Intestinal and Pancreatic Neuroendocrine Tumors [J]. Neuroendocrinology, 2017, 105(2): 25-29.

［9］ 中国临床肿瘤学会神经内分泌肿瘤专家委员会. 中国胃肠胰神经内分泌肿瘤专家共识（2016 年版）［J］. 临床肿瘤学杂志，2016，21（10）：927-946.

［10］ RINKE A, WITTENBERG M, SCHADE-BRITTINGER C, et al. Placebo-Controlled, Double-Blind, Prospective, Randomized Study on the Effect of Octreotide LAR in the Control of Tumor Growth in Patients with Metastatic Neuroendocrine Midgut Tumors (PROMID): Results of Long-Term Survival [J]. Neuroendocrinology, 2017, 104(1): 26-32.

［11］ YAO J C, FAZIO N, SINGH S, et al. Everolimus for the treatment of advanced, non-functional neuroendocrine tumors of the lung or gastrointestinal tract (RADIANT-4): a randomized, placebo-controlled, phase 3 study [J]. Lancet, 2016, 387(10022): 968-977.

［12］ GARCIA-CARBONERO R, SORBYE H, BAUDIN E, et al. ENETS Consensus Guidelines for High-grade Gastroentero-pancreatic Neuroendocrine Tumors and Neuroendocrine Carcinomas [J]. Neuroendocrinology, 2016, 103: 186-194.

［13］ ORONSKY B, MA P C, MORGENSZTERN D, et al. Nothing but NET: a review of neuroendocrine tumors and carcinomas [J]. Neoplasia, 2017, 19(12): 991-1002.

［14］ PAPE U F, NIEDERLE B, COSTA F, et al. ENETS Consensus guidelines for neuroendocrine neoplasms of the appendix (excluding goblet cell carcinomas) [J]. Neuroendocrinology, 2016, 103(2): 144-152.

第五章　小肠血管淋巴管疾病

第1节　肠系膜缺血

肠系膜缺血（mesenteric ischemia）是指肠道血流减少至不能满足肠道最低代谢需要，进一步发展可导致肠壁梗死、炎症和坏疽，本病最常见于肠系膜血管阻塞。根据发病机制和临床表现的不同，可将肠系膜缺血分为急性肠系膜缺血、慢性肠系膜缺血和结肠缺血[1]。

急性肠系膜缺血

急性肠系膜缺血（acute mesenteric ischemia，AMI）由肠系膜急性缺血引起，起病急骤，病情进展迅速，病死率高。本病不常见，瑞士报道1970—1982年间基于尸检调查的AMI发病率为12/10万；而基于登记调查，美国报道1995和2010年的发病率分别为8.4/（10万·年）和6.7/（10万·年）、芬兰报道2009—2013年的发病率为7.3/（10万·年）[2-3]，我国未有相关报道。值得强调的是，AMI患病率增加具有明显的年龄趋势，芬兰的一项研究显示，75岁及以上急腹症患者中AMI患病的比例高于急性阑尾炎和腹主动脉瘤破裂[3]。AMI病死率一直高居在50%以上[4]，及早识别、及早诊断、及早进行有效治疗是挽救AMI患者生命的根本。近年来，CT血管成像诊断技术及血管介入治疗技术的发展提高了AMI的诊治水平。

【病因和发病机制】

（一）肠系膜的血流供应

肠道的动脉血供来自腹腔动脉（CA）、肠系膜上动脉（SMA）和肠系膜下动脉（IMA）。腹腔动脉血流供应从食管到十二指肠的Vater壶腹部；肠系膜上动脉血流供应十二指肠的Vater壶腹部、全小肠、右半结肠和至脾曲部的横结肠（图3-5-1A）；肠系膜下动脉血流供应从脾曲开始的左半结肠到直肠（图3-5-1B）；直肠血供同时来自肠系膜下动脉的分支直肠上动脉和来自体循环的直肠下动脉和骶中动脉。各动脉分布区域存在内脏与体循环间丰富的侧支循环。肠道静脉血回流到门静脉，其中，胃通过脾静脉、小肠和右半结肠通过肠系膜上静脉、其余结肠通过肠系膜下静脉回流。门静脉系与体循环静脉系之间亦有广泛侧支循环。

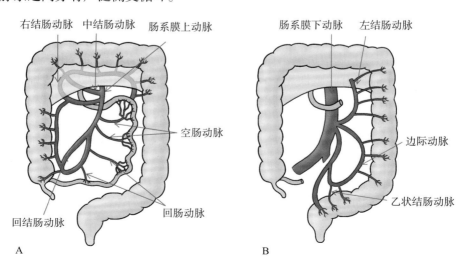

图3-5-1　肠系膜的血流供应
A.肠系膜上动脉血流供应；B.肠系膜下动脉血流供应。

（二）急性肠系膜缺血的病因[2]

1. 肠系膜动脉栓塞　最常见，约占 AMI 的 50%。栓子主要来源于心脏，常见于房颤、心肌梗死、心力衰竭、各种心瓣膜病和细菌性心内膜。栓子亦可由动脉粥样硬化斑块脱落而来。近年发现主动脉血管腔内修复术并发肠系膜动脉栓塞并非少见。因肠系膜上动脉由腹主动脉呈锐角发出，为栓塞创造了有利的解剖条件，故肠系膜上动脉栓塞尤为常见。

2. 肠系膜动脉血栓形成　约占 AMI 的 30%，为 AMI 的第二常见病因，近年这一比例有增加趋势，主要发生在原有动脉粥样硬化基础上。患者多有动脉粥样硬化的危险因素，如高龄、高血压、高血脂、糖尿病等。因动脉阻塞的急慢和范围不同，此类患者临床表现个体差异很大，这有别于肠系膜动脉栓塞。慢性肠系膜缺血可急性发作发展为 AMI。此外，少数肠系膜动脉血栓形成可发生于其他肠系膜血管疾病如夹层动脉瘤、纤维肌性发育不良、血管炎或直接创伤等。

3. 肠系膜静脉血栓形成（mesenteric veinous thrombosis，MVT）　占 AMI 的 5% ~ 15%。主要是肠系膜上静脉（伴或不伴门静脉）血栓形成。静脉回流障碍导致肠壁瘀血水肿引发动脉痉挛，进一步发展为肠透壁损伤。静脉血栓形成见于有易发危险因素者，如引起血液高凝状态的先天性或获得性血液病、腹腔脏器炎症（如炎症性肠病、胰腺炎、胆道感染等）或恶性肿瘤或创伤、口服避孕药等，亦见于肝硬化及门静脉高压症。部分患者有其他静脉血栓病史。少数无明显诱因者称为原发性或特发性肠系膜静脉血栓形成[5]。

4. 非阻塞性肠系膜缺血（non-occlusive mesenteric ischemia，NOMI）　占 AMI 的 5% ~ 15%。此类型无肠系膜血管阻塞，而是由肠系膜血流急性减少所致。见于各种病因的心力衰竭、脓毒血症、休克、大手术、血液透析等引起血容量不足状态，或使用血管收缩剂、腹腔间隔综合征等直接导致脏器缺血。系统循环血流不足，血流重分配，可发生肠系膜动脉痉挛，反复间歇性缺血和再灌注最终导致肠壁严重损伤。

（三）急性肠系膜缺血的病理生理过程[6]

各种病因导致肠系膜动脉血供急性减少，侧支循环开放不足以维持肠道最低代谢需要，则导致急性肠系膜缺血。缺血早期即可发生内脏痛。随着缺血延续及再灌注的损伤，梗死最早发生于肠的黏膜层和黏膜下层，继而发生透壁性梗死、炎症和坏疽。肠黏膜屏障损害所致的细菌移位，以及继发炎症反应过程，最终导致脓毒血症和多器官功能衰竭，死亡率极高。

【临床表现】

因肠系膜血管缺血的病因、部位、范围不同，临床表现的轻重、缓急有一定差异[2,7-10]。

大多急骤起病，早期表现为脐周和中上腹剧烈绞痛，典型者表现为剧烈腹痛而仅伴轻微或无腹部相应体征，即所谓"病征分离"。多伴有恶心、呕吐和腹泻，为早期胃肠蠕动增强所致。部分患者起病早期即有大便隐血试验阳性。病情进展迅速，8 ~ 24 小时即进入肠坏死期，由于感觉神经的受体破坏，患者可在起病 3 ~ 6 小时内有间歇性无痛期。不少患者起病时腹痛症状及病情进展并不典型，急性肠系膜动脉血栓形成患者，如果发生在动脉粥样硬化已有广泛侧支循环形成的基础上，或急性肠系膜静脉血栓形成患者，起病及进展可以较慢、早期腹痛较轻，但多伴有逐渐加重的腹胀和呕吐；非阻塞性肠系膜缺血患者，多发生在处于神志不清或手术麻醉后的严重疾病状态，腹部症状被原发病掩盖，直至进入肠坏死阶段出现明显腹胀及难以纠正的酸中毒才被发现。

病情进展出现便血、呕咖啡色或血性内容物，体检可有腹部压痛、腹胀、肠鸣减弱。出现腹膜炎体征提示已进入透壁性肠坏死期，此时多有发热，腹水穿刺常为血性。

病情进一步发展可出现脓毒血症和多器官功能衰竭。

【实验室检查】

常规血细胞、生化、肝肾功等检查有助于了解 AMI 所导致的水、电解质和酸碱平衡失调和合并感染等状况。

目前尚无公认的有助于 AMI 早期诊断的特异性血清标志物[1,11]。反映低灌注的 L- 乳酸、反映肌损伤的乳酸脱氢酶（LDH）和肌酐激酶（CK）、反映坏死的降钙素原、肠道细菌发酵的 D- 乳酸等在 AMI 与其他急腹症鉴别中并无特异性。反映纤溶的 D- 二聚体阴性时有排除 AMI 的较高价值，但缺乏特异性，可作为 AMI 鉴别诊断的常规检测。肠道脂肪酸结合蛋白（I-FABP）是提示肠道上皮细胞死亡的特异性标志物，近年一项荟萃分析显示血清 I-FABP 诊断 AMI 的敏感性和特异性分别为 80% 和 85%。但该检测方法耗时且未有统一的界限值，该指标只能反映肠黏膜损伤，并不能特指缺血，对 AMI 的早期诊断价值尚待进一步研究。

【影像学检查】

腹部 X 线片只作为急腹症鉴别的筛查，对 AMI 无诊断价值。多普勒超声检测近段肠系膜血管血流及肠壁形态有一定价值，但受肠积气等多因素影响，且高度依赖操作者技能，宜用于 AMI 血管重建术后的随访。CT 血管造影和数字减影血管造影是主要的影像学诊断检查。

1. CT 血管造影 CT 血管造影（computed tomographic angiography，CTA）是目前 AMI 影像学诊断的首选[1-2, 12-13]。

CTA 技术：应用多排螺旋 CT 造影剂增强，行 3 期（平扫、动脉期、门静脉期）扫描，结合扫描后重建和重组技术建立血管的二维和三维图像。口服低密度对比剂有助肠壁显影，但常受肠梗阻及患者耐受性限制。AMI 患者就诊时实验室检查常提示有肾功能损害，要区分是病前存在还是本次疾病继发，对后者在复苏治疗后可谨慎使用造影剂增强，特别是对 CT 平扫诊断不明而高度怀疑 AMI 者，因为 CTA 对早诊早治极重要[2]。

AMI 的 CTA 征象：CTA 能显示肠系膜血管病变和肠道受累情况以及这些病变的程度和范围，并能排除其他急腹症。AMI 的 CTA 征象见表 3-5-1，特异征象与非特异征象结合，并综合临床资料可提高诊断率。

表 3-5-1 AMI 的 CTA 征象

特异性
- SMA 栓塞（在无基础病变动脉上的椭圆形凝块）（图 3-5-2A）
- SMA 血栓形成（在有钙化病变动脉上的椭圆形凝块）（图 3-5-2B）
- 肠系膜静脉血栓形成（伴肠系膜水肿包绕）（图 3-5-2C）
- 节段性肠壁不强化或强化减弱（见第二篇第四章图 2-4-16）
- 肠壁积气（图 3-5-2D）
- 门静脉内气体（见第二篇第四章图 2-4-30）

非特异性
- SMA 钙化阻塞或狭窄＞ 70%，同时有腹腔动脉和 / 或肠系膜下动脉严重阻塞（2~3 条动脉病变）
- 肠壁强化增加
- 肠壁增厚（水肿、出血）
- 肠管扩张（肠麻痹、透壁性坏死）
- 肠系膜脂肪模糊
- 腹水
- 腹腔游离气体
- 腹腔实体器官梗死（同时发生栓塞或低灌注）

CTA 的诊断准确性：荟萃分析显示，CTA 对疑诊 AMI 患者的诊断准确性达 89%～100%，具很高的敏感性和特异性[2, 14]。需要指出的是，这些研究是基于疑诊 AMI 患者，而在日常临床工作中，AMI 常仅作为急腹症鉴别诊断，当临床医师未提出疑诊 AMI 时，放射科医师可能会忽视一些不显著

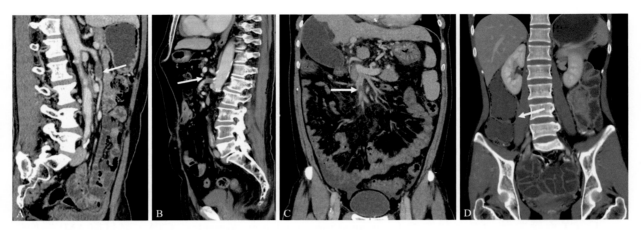

图3-5-2 急性肠系膜缺血CTA征象

A.肠系膜上动脉栓塞；B.肠系膜上动脉血栓形成，发生在钙化病变的基础上；C.肠系膜上静脉血栓形成；D.肠壁积气。

的征象。有回顾性研究显示[15]，送检时临床医师已提出 AMI 疑诊时，CTA 诊断准确率为 97%，而未提出 AMI 疑诊时的 CTA 诊断准确率为 81%（*P*=0.04）。另外，单凭 CTA 作出 NOMI 诊断有时较困难，需结合临床，必要时需行数字减影血管造影确诊。

总的来说，CTA 对临床疑诊 AMI 患者有很高的诊断准确性，由于是非创伤性且简便易行，可在急诊短时间完成，并能同时了解受累肠道病变情况、排除其他病因急腹症、发现腹部共存病，因此已公认将 CTA 列为目前 AMI 诊断的首选影像学检查。

磁共振血管造影（MRA）的诊断意义与 CTA 相似，并可了解血流情况，但常规临床使用不便且耗时，因此不作为 AMI 诊断的常规检查。

2. 数字减影血管造影[1, 12] 数字减影血管造影（digital subtraction angiography，DSA）通过插入导管注射造影剂行选择性肠系膜动脉造影，能清楚显示血管腔内病变及血流情况。DSA 以往被作为 AMI 诊断的"金标准"，现在仍被作为确诊的参照标准。因属侵入性及耗时，技术已趋完善的 CTA 已取代 DSA，作为诊断 AMI 影像学的首选检查方法。而 DSA 多应用于拟行血管腔内血管重建术时，兼备诊断和治疗能力（图 3-5-3）。在 CTA 诊断有困难，如动脉广泛钙化、因支架造成伪影、NOMI 诊断不确定等情况下，DSA 可作为辅助诊断手段。DSA 对正中弓状韧带综合征（median arcuate ligament syndrome，MALS）引起的 AMI 有重要诊断价值。

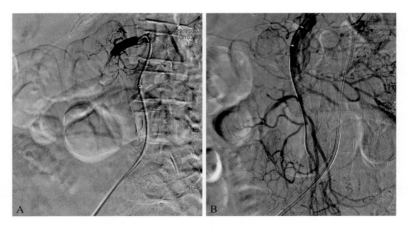

图3-5-3 肠系膜上动脉栓塞治疗前后DSA征象

A.DSA造影显示肠系膜上动脉突然截断；B.经过介入抽栓、溶栓治疗后，血栓基本消失，远端血流明显好转。

【诊断和鉴别诊断】

发病高危因素和临床表现提示本病，根据 CTA 征象可作出诊断。必要时，可辅以 DSA 确立诊断。病情危重需立即手术者，剖腹探查可诊断。

AMI 的早期诊断：AMI 病死率一直居高不下的主要原因是未能及早诊断，以至错失及早改善肠缺血、避免发生不可逆肠坏死的时机。大量报道显示，症状发生 24 小时后才接受干预治疗者死亡率显著增高，起病 12 小时内是接受干预治疗的最佳时机[1]。提高早诊水平的要点包括：①认识 AMI 的早期临床表现，急性发作的剧烈腹痛，而仅伴轻微或无腹部相应体征（所谓"病征分离"）是动脉阻塞性 AMI 早期的相对特异性症状[1]，常伴恶心、呕吐、腹泻和大便隐血试验阳性。但亦要注意部分患者可表现为起病较缓、腹痛较轻。②注意调查发病高危因素，如：肠系膜动脉栓塞常见于原有心房纤颤或心瓣膜病等；肠系膜动脉血栓形成常有动脉粥样硬化及其危险因素，特别是有餐后发作性腹绞痛、畏食、体重下降的慢性肠系膜缺血表现；肠系膜静脉血栓形成常见于有血栓易发的危险因素，可有其他静脉血栓形成史；NOMI 常见于严重疾病状态患者出现不能解释的病情加重特别是伴有腹胀及肠鸣减弱。对临床表现不典型，或病情已发展至肠坏死阶段，难以与其他急腹症鉴别者，发病诱因的调查具有重要提示作用。③对疑诊 AMI 患者立即进行 CTA 检查。表 3-5-2 列出 4 个类型 AMI 的高危因素、临床特点和 CTA 所见。

表 3-5-2　4 个类型 AMI 的高危因素、临床表现和 CTA 所见

	动脉栓塞	动脉血栓形成	静脉血栓形成	NOMI
高危因素	房颤、心肌梗死、心力衰竭、各种心瓣膜病、细菌性心内膜炎、主动脉腔内手术	动脉粥样硬化（高龄、高血压、高血脂、糖尿病）、夹层动脉瘤、肌纤维发育不良、血管炎	导致血液高凝状态的先天性或获得性血液病、腹腔脏器的炎症或恶性肿瘤或创伤、口服避孕药、妊娠、肝硬化及门静脉高压症	血容量不足状态（心力衰竭、脓毒血症、休克、大手术、血液透析等）使用血管收缩剂、腹腔间隔综合征
相关既往病史		餐后腹痛、畏食	其他深静脉血栓	
腹痛发作	急	急，可较慢	常为渐进	急或渐进
腹痛程度	重	重	可模糊	常无法表达
病程进展	快	快，可较慢	常为渐进	快或渐进
CTA 特征	无基础病变动脉上的椭圆形凝块	有钙化病变动脉上的椭圆形凝块	肠系膜静脉血栓形成	动脉主干变小、分支不显影
预后（死亡）	差	差	较好	差

肠管坏死的诊断：AMI 发展到肠管坏死是开腹外科手术的绝对指征。腹膜炎体征是可靠指标。但当患者处于严重疾病状态、使用了麻醉药或止痛药，或年老等情况影响了患者的表述及体征时，则易被忽略。白细胞明显升高、血液浓缩、代谢性酸中毒、酶学和 D- 二聚体逐步升高等实验室指标有参考价值。如腹腔穿刺见血性腹水多可诊断。对 CTA 检查所显示的肠坏死征象进行综合分析，对诊断有重要价值。

鉴别诊断：与其他急腹症如肠梗阻、胃肠道穿孔、急性胆道感染、急性胰腺炎、急性阑尾炎等，以及引起急性腹痛的心、肺、胸膜等疾病鉴别。

【治疗】

（一）一般治疗[1]

在对水电解质酸碱平衡、血流动力学、各脏器功能及生命体征严密监测下进行复苏治疗。

1. 禁食。

2. 吸氧。

3. 补充血容量，维持水、电解质平衡，纠正酸中毒。

4. 早期使用广谱抗生素 目的是预防由于肠黏膜屏障损伤引起的肠道细菌移位。

5. 静脉用低分子量肝素抗凝治疗。

6. 避免使用血管收缩药物。确有需要使用者，在充分补充血容量基础上，可适当使用收缩内脏血管作用较弱的血管收缩药物（如低剂量多巴胺、多巴酚丁胺、甲氰吡酮）。避免使用地高辛或其他强心苷来控制房颤或房扑。

（二）AMI 的特异性治疗 [1, 5, 9-10, 16-17]

治疗目的：尽快解除受累血管阻塞／缺血、恢复血供，如有肠坏死，则尽快切除坏死肠段。

治疗手段：解除受累血管阻塞／缺血的手段分为血管腔内治疗（endovascular therapy，EVT）和开放式血管外科手术治疗两大类；坏死肠段处理遵循损伤控制外科（damage control surgery）原则。

治疗策略：根据 AMI 的不同类型、是否有肠坏死及患者总体状态制定。

1. 阻塞性 AMI（栓塞和血栓）的治疗

（1）解除动脉阻塞的治疗：

1）血管腔内治疗：

①导管血栓吸取术：适用于 SMA 栓塞。会并发远段分支动脉栓塞，但一般不会引起肠坏死。

②球囊血管成形术：通过导管球囊扩张阻塞狭窄的动脉。适用于 SMA 血栓形成。易发生再狭窄，一般与其他血管腔内治疗技术联合应用。

③置管溶栓术：导管置入阻塞狭窄的动脉内，采用缓慢滴入、脉冲或栓子内注入等方法注入尿激酶、链激酶或重组组织型纤溶酶原激活剂，维持 24 ~ 72 小时。适用于临床较轻的早期栓塞或血栓，一般与其他血管腔内治疗技术联合应用。有出血倾向者禁忌。

④支架置入术：适用于 SMA 血栓形成，血管再通的疗效佳，但技术要求较高，有一定的置入失败率。远期会发生支架堵塞。

血管腔内治疗 AMI 是近年发展起来的新技术，具有创伤小、恢复快的优点，适用于无肠坏死的早期，特别适用于有严重共存病外科手术高风险患者。有报道认为，其疗效与开腹血管外科手术疗效相近，更有提出可考虑将血管腔内治疗作为无肠坏死的 AMI 早期治疗的一线手段 [16-18]，但对于有广泛钙化的动脉粥样硬化或动脉阻塞段太长的患者，血管腔内治疗会有困难。血管腔内治疗最大的缺点是无法同时了解肠道情况。因此，在应用血管腔内治疗时要特别注意：一是确认无肠坏死；二是密切监测治疗效果，治疗后症状无改善者尽快转开腹手术。

2）开腹血管重建手术：

①切开取栓术：适用于动脉栓塞，手术难度不大。

②动脉内膜切除血管成形术：适用于动脉血栓形成。

③肠系膜动脉血管旁路术：髂动脉或肾下主动脉与肠系膜上动脉建立旁路，搭桥可采用人工血管或自身血管。适用于动脉血栓形成。

④术中肠系膜动脉逆行支架置入：肠系膜动脉血管旁路术难度较大而耗时，在危重患者采用术中逆行支架置入快捷、疗效佳、并发症少，但必须在杂交手术室完成相关操作。

（2）坏死肠段的处理：有疑似或确定肠坏死征象时，立即开腹同时行血管重建手术和坏死肠段切除术。手术在肠系膜根部利多卡因封闭、局部持续温盐水热敷下进行。手术要轻柔，避免拉破坏死肠管和挤压血栓脱落。

坏死肠段的识别和处理：在完成血管重建，并在肠系膜根部行神经阻滞、局部动脉注入罂粟碱和温盐水热敷后，观察肠管仍呈暗紫或紫黑色、缺乏弹性和蠕动，则为不可逆性坏死，此段即予切除，估计切除后不影响肠管功能者切缘可适当放宽，因切除不足易造成再次坏死、吻合口瘘。

损伤控制外科原则：下列情况宜行二次手术：①术者无法确定临界缺血肠段；②患者血流动力学不稳定，特别是已发生脓毒血症、休克者；③腹腔污染；④广泛肠管切除；⑤腹腔间隔综合征。此时应将肠管封闭后留在腹部，不关腹，薄膜覆盖切口将腹腔与空气隔绝。转 ICU 监测处理，至全身状况稳定。一般在术后 24～48 小时，不超过 3 天，行二次手术，如出现坏死肠段再予切除，视腹部情况和全身状况，行肠吻合术，或肠双腔造口术。无上述情况者可行一期坏死肠段切除术加肠吻合确定性手术。

2. 肠系膜静脉血栓形成的治疗　遵循"分步治疗"原则如下：

一经确诊即开始使用普通肝素或低分子量肝素作抗凝治疗，根据凝血指标监测调整用量，在整个住院期间治疗维持。全身抗凝治疗对轻症患者可能有效。

全身抗凝治疗无效或恶化，而尚未有明显肠坏死（包括只有轻中度和局限的腹膜炎征象）患者即予血管腔内治疗。导管的插入途径：经颈内静脉肝内门静脉或经皮经肝，前者常用，后者用于门静脉主干及主要分支显影模糊或经颈静脉失败时。血管腔内治疗技术包括置管溶栓（一般用溶栓剂如尿激酶与抗凝剂如磺达肝癸钠或阿加曲班）、球囊血管成形术、支架置入术，各种治疗技术视静脉阻塞部位和范围而定。近年有用肠系膜上动脉置管间接溶栓治疗，创伤性小，但疗效稍差。对血栓广泛者可同时行门静脉和肠系膜上动脉置管溶栓[10]。

有肠坏死征象者需开腹手术，坏死肠段处理遵循损伤控制外科原则如前述。由于肠系膜静脉的解剖问题，仅对局限的大块血栓采用血栓切除术。术中可置导管供术后溶栓。

置管溶栓在肠系膜动脉可达 7 天、在静脉可达 14 天。溶栓效果需定期监测。后续予华法林维持抗凝治疗，维持时间视病因而定。因血栓复发率很高，需定期多普勒超声结合其他检查进行监测。

急性肠系膜上静脉血栓形成合并迟发肠狭窄：这一临床现象国内外曾有多篇病例个案报道，近年国内有 36 例的较大宗报道[19]。这些病例有急性病史，未接受或仅接受过不规范全身抗凝或血管内置管溶栓治疗，腹痛症状减轻后在 1 个月至 1 年内逐渐发生餐后腹胀、腹痛，进而发展为肠梗阻。大多数患者最终需要手术切除狭窄肠段。

3. NOMI 的治疗　针对 NOMI 的病因治疗是根本。肠系膜上动脉内置管灌注血管扩张剂如罂粟碱可能有一定作用。有肠坏死者遵循损伤控制外科原则进行处理如前述。由于 NOMI 早期难于发现，患者又多有严重基础病，故预后差。

AMI 的诊断和治疗涉及多学科协作，提高对本病的认识，改善医院设备、提高诊疗技术、加强研究，可望提高疗效、改善预后。

慢性肠系膜缺血

慢性肠系膜缺血（chronic mesenteric ischemia，CMI）是指肠系膜供血不足引起的慢性反复发作的腹部症状。主要表现为餐后腹痛、畏食、体重下降。绝大多数由动脉粥样硬化引起。在老年人肠系膜动脉狭窄相当常见，但与动脉粥样硬化引起的心脑血管病高发病率不同，临床上 CMI 罕见，这是因为在肠系膜动脉狭窄慢性发生、发展过程中，肠系膜循环中广泛侧支循环形成的强大代偿机制。CMI 好发于老年女性，女性发病率为男性的 3 倍[20]。

【病因和发病机制】

引起 CMI 最常见的病因是肠系膜动脉粥样硬化，少见的包括纤维肌性发育不良、血管炎和正中弓状韧带综合征等[20]。

胃肠供血不足程度取决于肠系膜血管阻塞的范围和程度以及侧支循环的代偿状态，狭窄血管数越多，发生 CMI 的概率越高，腹腔动脉及肠系膜上动脉狭窄发生 CMI 的概率要高。空腹状态下狭窄的肠系膜动脉供血尚能满足胃肠的生理需求，进食后，胃肠的运动和分泌功能活跃，此时肠系膜动脉供血需要大大增加，当狭窄的动脉供血不能满足需求时，便会发生餐后腹痛症状。

关于非阻塞性肠系膜缺血（NOMI）引起的 CMI[20]：据报道有一类患者表现为 CMI 症状，但无肠系膜动脉狭窄的客观证据，而作肠缺血功能检查则有阳性发现，主要见于住院的重危患者。门诊患者则大多数为腹型偏头痛，少数为剧烈运动的运动员、心和／或肺功能衰竭患者，偶有 IBS 患者。发病原因主要与肠系膜血管痉挛导致一过性供血不足有关。

【临床表现】

CMI 的典型临床表现是餐后腹痛，见于 90% 以上患者。常为全腹痛，常在进餐完后即发作，持续 0.5 ~ 2 小时，短暂的腹痛或持续超过 4 ~ 6 小时者少见，有些患者可在运动或紧张状态时发生腹痛。因进食引起腹痛，患者会畏食，或将平常饮食改为少食多餐。由于进食减少，长病程患者多出现明显的体重下降。病情进展至严重血管阻塞时，表现为严重而持续时间更长的腹痛，可伴腹胀、食欲减退、腹泻，这类患者更易在慢性肠系膜缺血的基础上发生急性肠系膜缺血（acute-on-chronic mesenteric ischemia）[20]。

【影像学检查】

（一）肠系膜血管阻塞的检查[20]

了解具体阻塞的动脉（腹腔动脉、肠系膜上动脉或下动脉），阻塞部位、程度和范围，阻塞的病因（如动脉粥样硬化、压迫等），侧支循环情况等。

1. 血管彩色多普勒[21] 血管彩色多普勒技术在专业的超声科医师操作下，诊断 CMI 已具有很高准确性，可作为 CMI 的筛选检查，并可作为血管腔内治疗后随访。

2. CT 血管造影（CTA） 目前已将 CTA 作为肠系膜血管疾病诊断的标准。不适宜行 CTA 检查者可行 MRA 检查，但后者准确性略低。

3. 数字减影血管造影（DAS） 主要在需要通过血管途径治疗时应用。

（二）肠缺血的功能检查[22]

证实有血管阻塞并不代表患者有 CMI，尤其是当只有单一动脉阻塞或症状不典型时，如有同存的肠缺血客观依据，则对确诊有重要价值。肠缺血的功能检查理论上很理想，但检查方法尚处于初步应用阶段，诊断准确性亦有待提高。

1. 胃肠 CO_2 张力测定（PCO_2 tonometry） 胃肠黏膜 PCO_2 在缺血时升高，检测胃肠 PCO_2 可反映胃肠道是否缺血，可进行运动诱发试验以及 24 小时监测。该方法的诊断价值已得到认可，但设备只限于少数专门中心。

2. 可见光光谱分析（visible light spectroscopy，VLS） 应用光导纤维分光光度计检测黏膜毛细血管血红蛋白氧饱和度，以反映胃肠供血情况。通过胃镜检查时插入光纤进行测量，方便易行。但特异性差，难进行诱发试验。

【诊断和鉴别诊断】

诊断依据：老年人，特别是女性，具有特征性餐后腹痛、畏食、体重下降的典型症状，血管检查证实存在广泛的（至少 2 条）肠系膜血管明显狭窄（＞ 70%），肠缺血功能检查阳性，并排除可引起腹痛的其他疾病。

由于肠缺血功能检查尚未广泛开展且欠成熟，如有典型症状，并有广泛肠系膜动脉显著狭窄证据者，在排除其他相似疾病基础上可作出诊断。研究显示，91% CMI 患者存在至少 2 条动脉狭窄，55% 存在全部 3 条动脉（腹腔动脉、肠系膜上动脉和肠系膜下动脉）狭窄[23]。对于仅有 1 条动脉狭窄者，CMI 诊断应很慎重，否则会造成过度治疗。加强对肠缺血功能检查的研究，对这类患者的诊断尤为重要[20]。

由于 CMI 少见，不为临床医师熟悉，故漏诊率很高。研究显示，从症状发生至确诊的平均时间为 20 ~ 25 个月；AMI 患者中有 25% ~ 84% 发病前已有 CMI 的症状[20]。因此，病史询问中应特别注意腹痛的特征和导致体重下降的原因。餐后腹痛、腹胀亦常见于功能性消化不良或肠易激综合征。消化性溃疡、慢性胰腺疾病、炎症性肠病等亦可引起腹痛，特别是同时伴有动脉粥样硬化的老年人更应注意鉴别。

【治疗】

治疗的目标是缓解症状以改善生活质量，预防复发，防止在慢性动脉狭窄发展的基础上发生急性肠系膜缺血。

（一）一般治疗和药物治疗

1. 戒烟　吸烟除加重动脉粥样硬化外，还会通过减少肠系膜血流和减少毛细血管氧的释放而加重肠缺血。

2. 肠系膜血管重建手术前的治疗　将饮食量限制在不诱发症状或尽可能减轻症状的水平，主要是热量和脂肪摄入的限制，可通过少食多餐维持。如营养状况差，可适当予肠外营养支持；注意纠正维生素和微量元素缺乏。质子泵抑制剂通过抑制胃液分泌，可减少胃肠的能量需要，从而降低对肠系膜供血的需求。除某些类型的 NOMI 患者外，没有足够证据支持血管扩张剂的疗效。

3. 抗血小板药物　由动脉粥样硬化引起的 CMI 或接受血管支架置入者需要终身服用抗血小板药物。

4. 与动脉粥样硬化相关疾病的治疗　高脂血症、高血压、糖尿病等应予相关治疗，以有效控制病情，减缓动脉粥样硬化的发展。

（二）血管重建术

血管重建术是治疗 CMI 的主要手段。

1. 血管重建术的指征[20]

（1）有 CMI 临床表现，有多条动脉（至少 2 条）狭窄者，应进行血管重建。

（2）有 CMI 临床表现，只有 1 条动脉狭窄者，是否进行血管重建术应慎重。如肠缺血功能检查（PCO$_2$ tonometry）阳性者倾向于手术。如无法进行肠缺血功能检查时，只有在患者有典型 CMI 临床表现并彻底排除其他引起腹痛的疾病后才考虑手术，并应告知术后未能取得缓解的可能性。对正中弓状韧带综合征与 CMI 的关系亦要慎重判断。据报道，对高度选择的患者，术后取得持续缓解率为85%。不接受手术者按上述保守治疗，并严密随访。

（3）只有肠系膜动脉狭窄而无 CMI 症状患者，不行手术。按上述保守治疗，并严密随访。

（4）慢性 NOMI 的治疗：住院危重患者主要是治疗原发病，恢复有效血容量，改善外周循环灌注。腹型偏头痛用血管扩张剂如硝酸盐类药物、酮色林（ketanserin）、多沙唑嗪（doxazosin）等。

2. 血管重建术的术式选择　包括血管腔内治疗和传统开放手术，两者比较，前者损伤较少，围手术期病死率和并发症发生率较低，术后恢复较快，但复发率较高；后者疗效确实，因此术后复发率较少[24]。由于血管腔内治疗技术的进步，对复发者还可再次治疗，近年已倾向于将其作为大多数 CMI 患者血管重建术的首选方法，特别是对一般状况差、预期寿命短的高龄患者。而开放手术主要用于血管腔内治疗有困难（如广泛钙化和高度狭窄、狭窄段过长、解剖位置难于到达等），或血管重建手术后多次复发，特别适用于基础疾病较少、预期寿命较长的患者[24-25]。

3. 血管重建[26]

（1）血管腔内治疗：主要有血管成形术和支架置入术，多数情况需两者联合。覆膜支架优于裸支架，前者长期通畅率更高。

（2）传统开放手术：主要有肠系膜动脉内膜剥脱术和肠系膜动脉旁路术，后者分为顺行性旁路术和逆行性旁路术，方式视血管病变情况及解剖位置而定。

结肠缺血

结肠缺血（colon ischemia）又称缺血性结肠炎（ischemic colitis），专指累及结肠的缺血性疾病，是最常见的缺血性肠病。近年美国一项人群为基础的研究报道，1976—2009 年间总发病率为 16.3/（10 万·年），1976—1980 年间的 6.1/（10 万·年）增加至 2005—2009 年间的 22.9/（10 万·年）[27]。

成人可发生于任何年龄，50 岁之后发病率随年龄增加而增加，女性多于男性。病因多种多样，但多为一过性缺血及再灌注损害，难以找到明确病因及血管解剖学的阻塞或狭窄。能找到明确病因的常为低血压、心排血量不足造成的非阻塞性动脉灌流不足或肠系膜动脉血栓形成或栓塞，少见的为结肠腔内阻塞（如内疝或肿瘤）或肠外压迫（如腹腔肿瘤、肠系膜硬化症、腹茧症）、系统性疾病的血管炎或罕见的阻塞性血管病变。发病的高危因素包括慢性心血管疾病、糖尿病、慢性阻塞性肺疾病、慢性肾脏病，原发性或继发性血凝障碍、血管或腹部手术、药物史，肠易激综合征、长跑、肠镜检查等。依靠临床表现（急性发作、肠痉挛及轻 – 中度腹痛、便意、腹泻，尤其是起病 24 小时内出现血便）、CTE 及肠镜检查，结合活检见梗死及空壳细胞、黏膜及黏膜下出血及毛细血管纤维性血栓形成符合缺血性肠炎改变，诊断一般不难。一般无须行 CTA 或 DSA 检查，因为患者出现症状时肠血流多已恢复正常。临床上根据病变损害的恢复，可分为可逆性和不可逆性，前者常见，包括结肠、黏膜出血、水肿、炎症和溃疡；后者可发展为坏疽、暴发性结肠炎、狭窄和慢性缺血性结肠炎。病变绝大多数呈节段性分布，以脾曲和乙状结肠多见，全结肠累和 / 或直肠累及少见[28]。

孤立性右半结肠缺血：结肠缺血为结肠疾病，不属本书讨论范围。但结肠缺血有一种特殊类型称为孤立性右半结肠缺血（isolated right-colon ischemia，IRCI），定义为缺血病变只局限于右半结肠，而不伴有其他部位结肠受累。IRCI 的临床表现、预后和处理有别于一般结肠缺血，且可累及小肠[28-29]。右半结肠（从回盲部到脾曲）血液由肠系膜上动脉供应，而肠系膜上动脉同时供应小肠，因此认为 IRCI 可能为急性肠系膜缺血的一种特殊表现。IRCI 临床表现为腹痛多见而明显血便少见，容易漏诊。病情重者，可能已经同时存在或即将发生急性肠系膜缺血。研究证明其住院时间、手术率、死亡率均显著高于其他类型结肠缺血。发病常与低血容量状态或脓毒血症、心房纤颤、血液透析相关。遇到这类病例，诊断上推荐常规行 CTA 检查，对于 CTA 检查阴性者宜考虑 DSA，以进一步了解肠系膜上动脉情况[28]。治疗上与一般结肠缺血着重保守治疗不同，应参照急性肠系膜缺血的治疗策略，强调及早诊断、及早治疗，常要考虑急诊手术。研究显示[29]，虽然 IRCI 的死亡率比一般结肠缺血高，但术后死亡率两组并无显著差异，突显了早诊、早干预的重要性。

引起肠缺血的罕见原发性血管疾病

本节讨论部分引起肠道缺血的罕见原发性阻塞性血管病变。

一、纤维肌性发育不良

纤维肌性发育不良（fibromuscular dysplasia，FMD）在最新的欧洲共识中定义为[30]：一种特发性、节段性、非动脉粥样硬化及非炎症性的动脉壁肌组织的疾病，可导致中、小动脉发生狭窄。临床上可以无症状或有症状。诊断必须充分排除其他相似的各种血管疾病和检查时的动脉痉挛和伪影。本病为罕见病，于 1938 年最早提出，1971 年由 Harrison 和 McCormark 提出其病理组织学分类，直至近 10 多年来才受到足够重视。全美国 13 个医疗中心，2009—2018 年，登记近 2 000 例；欧洲从 2015 年底起联合 17 个国家的 30 个医疗中心（包括中国和日本），共登记 609 例。80% ～ 90% 为女性，就诊平均年龄为 45 ～ 53 岁。

【病因和发病机制】

未明。可能与遗传基因有关，但至今未找到相关特异性基因，家庭聚集性仅见于 1.9% ～ 7.3% 病例。可能有关联的环境因素主要为吸烟和雌激素水平。

【分类和继发病变】

最新的欧洲共识提出将 FMD 分为局灶性 FMD（focal FMD）和多灶性 FMD（multifocal FMD），前者为局限于任何一处动脉的灶性病变；后者为一段动脉呈狭窄与扩张交替式的多灶性病变（所谓串珠状征），病灶多分布在动脉的中段和远段。多灶性 FMD 最常见，约占 70%。病变可以累及 2 条及以上动脉，称为多血管 FMD，占 30%~50%。这一分类方法主要是基于放射影像学检查。以往提出按病理组织学所见，根据动脉管壁不同部位以及增生的纤维和肌组织成分不同进行分类，分为内膜、中层和外层[31]，中层可再细分为中层纤维增生、中层邻近纤维增生和中层增生，其中中层纤维增生为最常见类型。血管腔内治疗技术的发展致使近年已少有手术切除，因此共识推荐不再使用病理组织学分类法。FMD 主要是一种血管狭窄性疾病，但可并发动脉瘤、动脉夹层和动脉扭曲，各种病变均可引起相应临床症状。应注意，单凭继发病变而未见局灶或多灶 FMD 狭窄不能诊断 FMD。如见 1 条血管有 FMD 狭窄病变，其他部位血管有继发性病变，可诊断为多血管 FMD。

【临床表现】

因病变部位、分布及其严重程度和继发病变各异而不同。可终生无症状。常见病变部位及其相关症状见表 3-5-3。呈多部位病变者可同时出现多部位相关症状。

表 3-5-3　FMD 的病变部位和相关症状

病变部位	检出率*（检出人数/受检人数）	临床表现
肾	91.9%（509/554）	高血压（<30 岁女性、恶性进展性、药物抵抗），尿常规异常，腹部血管杂音
脑血管（颅外和颅内）	58.6%（217/370）	严重和/或慢性偏头痛，搏动性耳鸣，脑卒中或小脑卒中，颈血管杂音
肠系膜	20.9%（92/441）	慢性腹痛（餐后发作），畏食，体重下降，腹部血管杂音
下肢	25.0%（47/188）	肢痛
上肢	3.0%（11/370）	肢痛
主动脉**	4.7%（10/211）	
冠状动脉	23.5%（4/17）	心肌梗死（继发于自发性冠状动脉夹层）
接受血管腔内治疗	55.5%（338/609）	
家族史	2.8%（17/603）	

注：*数据来自欧洲/国际登记 609 例报告［平均确诊年龄 45.8（4~84）岁，女性 83.3%］[30]；**主动脉瘤伴其他部位动脉 FMD。

【诊断和鉴别诊断】

临床表现提示，CTA/MRA 见典型征象，并彻底排除其他病因引起的血管病变[30]。有些病例，FMD 可与动脉粥样硬化共存，鉴别时尤须注意。建议第一次检查时宜行全身血管检查，以发现可能同时存在的其他部位血管病变。彩色超声多普勒可助诊断，更适用于随访。血管造影主要用于血管腔内治疗，或需进一步明确诊断或明确病变解剖结构。

【治疗】

无症状或症状轻微者保守治疗及随访。保守治疗包括：一般治疗（戒烟，忌用避孕药或性激素替代治疗）；服用抗凝剂以预防血栓形成；适当限制颈部、腰部、腹部受力运动；对症治疗（由相关专科医师决定）。血管腔内手术需多学科团队合作决定和实施。

【肠系膜 FMD】

肠系膜 FMD 不如肾和颅动脉 FMD 常见，不少无肠道症状患者是在全身血管检查中发现[30]。Ko 等收集了文献报道的 39 例有症状肠系膜 FMD 进行分析[32]，以女性多见，平均就诊年龄为 45.2 岁（19~78 岁）。主要症状是腹痛（62%），其他依次为高血压、腹泻、恶心、呕吐、头痛。有 20% 死于严重肠缺血。59% 接受开腹手术，23% 接受血管腔内手术治疗。正如本节"慢性肠系膜缺血"中所述，肠系膜 FMD 是慢性肠系膜缺血的少见病因。在严重的慢性肠系膜缺血基础上可发生急性肠系膜缺血[33]。因此，应重视肠系膜 FMD 的诊断和鉴别诊断，当肠系膜 FMD 有明确相关症状特别是累及多条肠系膜动脉时，应及早进行血管重建术，有条件尽可能选择血管腔内治疗。轻症行保守治疗者应密切随访。

二、节段性动脉中层溶解

节段性动脉中层溶解（segmental arterial mediolysis，SAM）是一种病因未明的非动脉粥样硬化、非炎症性血管疾病。以动脉壁中层变性溶解为特征，常导致动脉夹层、动脉瘤、阻塞或狭窄[34]。于1976年由Slavin和Gonzalez-Vitale提出并命名为节段性中层溶解性动脉炎（segmental mediolysis arteritis），后因证实本病无论是临床和组织学上，均不存在真正的炎症而改成现名。本病罕见，但因部分患者可出现急性肠系膜缺血或腹腔大出血等严重并发症而受到关注。美国报道的发病率为1/（10万·年）。目前尚无本病诊断和治疗的共识意见，Skeik等报道的143例系统分析可供参考[34]。

【临床表现】

成人发病可见于任何年龄，而以中年多见；男性略多于女性。病变最常累及主动脉腹腔各分支，以肠系膜上动脉最常见，继依次为肝动脉、腹腔动脉、脾动脉和肠系膜下动脉。多数患者累及多条动脉或一条动脉的多节段。以腹痛最为常见，可有恶心、呕吐。动脉慢性阻塞可出现慢性肠系膜缺血症状，亦可发生急性肠系膜缺血。并发动脉瘤或动脉夹层破裂时，可发生急性腹腔大出血或腹膜后大出血，亦可发生急性消化道大出血。无症状或轻微症状者不易获得确诊。

累及肾动脉或脑动脉的发生率各家报道不一[35]，可出现相关症状。

【检查方法】

目前以CTA/MRA为首选，急症需要血管介入治疗者则行DSA。放射影像学的特点为[36]：多累及主动脉的主要腹腔分支，而且常累及多条动脉或一条动脉的多节段；动脉夹层和/或动脉瘤，动脉狭窄或闭塞，偶可见串珠样改变；夹层动脉瘤具有诊断相对特征性。因为SMA是一个病理学的定义，因此病理组织学诊断仍然是本病诊断的"金标准"。开腹手术或血管腔内治疗有条件时应取活检[34,36]。病理组织学特征为动脉壁中层的变性溶解，进而动脉瘤及夹层在空隙中形成，将动脉中层与外膜隔开。

【诊断和鉴别诊断】

病理组织学特征已如前述。在无病理组织学检查时，可参考如下标准诊断[34,36]：①放射影像学显示肠系膜动脉（一般为多条或一条多节段）、肾动脉夹层和/或动脉瘤伴或不伴器官梗死；②炎症指标（ESR、CRP）正常和自身抗体阴性；③充分排除各种系统性血管炎和结缔组织病、动脉粥样硬化、胃肠道孤立性血管炎和FMD。SAM的鉴别诊断疾病及鉴别要点可参考相关文献[34]。其中SAM与FMD鉴别最困难，鉴别要点见表3-5-4。

表3-5-4 SAM与FMD鉴别诊断要点[34]

特点	SAM	FMD
性别	67%男性	80%~90%女性
病史	常为自发	常有顽固性高血压史，少数有家族史
发病	可为急性且严重：严重腹痛、腹腔大出血	起病渐缓：高血压、头痛、耳鸣、腹痛；体检腹部血管杂音
受累动脉		
主动脉腹腔分支	>50%	（肠系膜动脉）20%
肾动脉	26%	66%~75%
颅脑动脉	13%	73%~80%
放射影像学特征		

续表

特点	SAM		FMD	
动脉瘤	76%		22%～28%	
夹层	60%		17%～22%	
破裂	45%		无报道	
闭塞	17%		无报道	
串珠状	15%		＞90%	
串珠状形态差异	不规则		较规则	
病理组织学	动脉中层液泡样变性		动脉壁纤维化或纤维肌化	

【治疗】

1. 手术指征　腹腔或腹膜后大出血、消化道大出血、急性肠系膜缺血、慢性肠系膜缺血（症状明显并确认明显血管狭窄）。视病情，手术方式包括开腹手术（器官切除术和/或血管重建术）或血管腔内治疗（弹簧圈栓塞、支架置入）。

2. 保守治疗　抗血小板和/或抗凝药物。视病情予降压药及其他对症治疗。

本病因时会来势凶险，以往报道病死率较高（22%～26%），但近年随着诊断及治疗手段提高，最新统计仅为 7%[34]。

三、小肠结肠淋巴细胞性静脉炎

小肠结肠淋巴细胞性静脉炎（enterocolic lymphocytic phlebitis，ELP）是一种病因不明的肠壁和肠系膜静脉炎，不累及动脉、无系统性血管炎证据[37-38]。是缺血性肠病的一种罕见病因，最早于1989 年由 Saraga 等描述。一项包括 34 例的分析显示[38]，男女比例分别为 47% 和 53%，平均年龄为 63 岁，79% 超过 50 岁，最年轻为 25 岁。临床常因肠梗死急腹症而紧急手术。部分患者可有持续数周或更长的前驱症状，表现为腹痛、恶心、呕吐、腹泻、血便，少数可扪及类似肿瘤的腹部包块。CTE 见肠壁增厚水肿，肠镜下类似缺血性肠炎或克罗恩病。有报道血管造影见病变部位动脉增多和突起的动脉而缺乏静脉引流，可与克罗恩病鉴别。

确诊需要手术标本病理组织学检查。病变可见于全肠道，呈单段或 2 个节段分布。上述 34 例分析显示，17 例单独在结肠（其中 9 例在右半结肠），6 例累及右半结肠和末段回肠，10 例仅累及小肠，1 例累及胃和十二指肠。大体所见大多数为肠梗死，部分见肠壁增厚、伴溃疡形成或肿块隆起[38]。组织学见急、慢性肠缺血病理表现，如肠壁梗死，或黏膜下水肿、溃疡及炎性肉芽肿、纤维增生、含血黄素的巨噬细胞等。并伴随肠壁特别是黏膜下广泛的静脉炎和静脉腔内新鲜的或机化的血栓，病变静脉以直径＜2mm 小静脉为主，不见动脉受累。静脉炎的典型改变为血管壁广泛淋巴细胞浸润，伴静脉壁被密集的淋巴细胞环绕呈袖口样，淋巴细胞为 B 和 T 细胞，而以 T 细胞明显。这种特征性静脉炎改变见于所有病例的病变肠壁，甚至正常外观的切缘和病变相关的肠系膜小静脉。其他1 种或多种改变可与静脉炎共存，包括坏死性静脉炎、肉芽肿性静脉炎、纤维肌内膜增生[37-38]。根据这些观察，目前一般认为以往所报道的肉芽肿性静脉炎、坏死性静脉炎、肠系膜炎症性静脉闭塞病（mesenteric inflammatory veno-occlusive disease）均可统一在 ELP 名下，而特发性肠系膜静脉肌内膜增生症可能是 ELP 的后期表现[37]。本病要与各种系统性血管炎和结缔组织病的血管炎鉴别，临床上后者多侵犯动脉，部位广泛，有其他全身系统表现可助鉴别，病理组织学的差别可明确诊断。

表现为急性肠缺血、肠坏死者要及早诊断和及早切除受累肠段。表现为亚急性或慢性缺血性肠病者，注意排除克罗恩病或其他病因肠病，高度怀疑缺血性肠病而符合手术条件者宜尽早手术治疗。手术治疗既有助确诊，又可有效治疗。据目前报道，手术切除病变肠段后极少有复发者[37-38]。关于药物保守治疗报道很少，对轻症患者的疗效及预后尚有待研究。

四、特发性肠系膜静脉肌内膜增生

特发性肠系膜静脉肌内膜增生（idiopathic myointimal hyperplasia of mesenteric veins，IMHMV）是一种由肠系膜静脉非血栓性闭塞或狭窄病变引起的肠缺血疾病[39]。本病罕见，我国有个案报道[40-41]。一般认为特发性肠系膜静脉肌内膜增生是一种独立的疾病，因为本病有肠系膜和肠壁静脉肌内膜增生而不伴有静脉炎的独特病理组织学表现，且有自身临床过程的特点。但亦有报道小肠结肠淋巴细胞性静脉炎部分病例，可同时存在静脉肌内膜增生表现，有学者认为这种情况宜诊断为小肠结肠淋巴细胞性静脉炎伴肌内膜增生，以与真正的特发性肠系膜静脉肌内膜增生区分开来[42]。

本病较多发生于 60 岁以上老年男性，据搜索到报道的资料，年龄分布于 25~83 岁[40,43]。临床主要表现为腹痛、腹泻、血便，手术前一般症状已持续数月，少数可更长，呈顽固性和进展性。亦有患者呈急性或亚急性，因肠穿孔或肠梗阻行急诊手术。病变多在直肠近段延至乙状结肠，亦可见于升结肠、全结肠、空肠和回肠。肠镜下见黏膜红肿、脆性增加、多发溃疡，可有肠腔狭窄。CT 或 CTE 见受累肠型增厚、强化等非特异性炎症改变，可有肠狭窄改变。

诊断和鉴别诊断：术前诊断十分困难。本病的临床表现和内镜及放射影像学所见，易被误诊为炎症性肠病而接受激素治疗[43]，或仅被诊断为原因未明的缺血性结肠炎。有条件行肠镜检查者，取活检如见到黏膜下玻璃样变性和纤维化等提示肠缺血的改变，可见动脉化毛细血管，而未见炎症性肠病改变，有助与炎症性肠病鉴别[43]。顽固性的缺血性肠病属手术指征。手术标本病理诊断是确诊本病的唯一标准。肠壁内及肠系膜见小及中等大小静脉管壁增厚、肌内膜增生、管腔狭窄；动脉无明显病变。免疫组化显示，静脉内增生的肌内膜平滑肌肌动蛋白呈阳性（图 3-5-4）[39,41]。

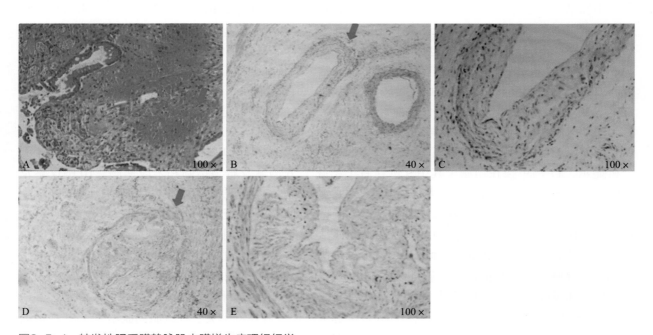

图3-5-4　特发性肠系膜静脉肌内膜增生病理组织学
A. 小肠黏膜炎症、灶性出血；B、C. 肠壁内静脉管壁肌内膜增生；D. 肠壁内静脉管壁肌内膜增生、管腔狭窄；E. 免疫组织化学染色肠壁内静脉壁增生的肌内膜平滑肌肌动蛋白染色（+）。

治疗：有穿孔等并发症者急诊手术切除受累肠段。表现为亚急性或慢性缺血性肠病者，注意排除克罗恩病或其他病因肠病，高度怀疑缺血性肠病而符合手术条件者宜尽早手术治疗。手术治疗既有助确诊又可有效治疗。据目前报道手术切除病变肠段后极少有复发者[39-40,43]。

五、特发性肠系膜静脉硬化症

特发性肠系膜静脉硬化症（idiopathic mesenteric phlebosclerosis）是另外一种由肠系膜静脉非血栓性闭塞或狭窄引起的缺血性肠病。由于至今报道本病只累及结肠，故本书不作详述，仅简介如下：

本病的病理学基础是肠系膜和肠壁静脉的硬化性改变导致静脉闭塞或狭窄。特征性病理组织学改变为[44]：①小的肠系膜静脉及其肠壁分支血管壁纤维化增厚伴钙化（甚至骨化）；②肠黏膜下明显纤维化；③肠黏膜内血管周围胶原沉积；④肠壁（主要是黏膜下层）小血管壁内见泡沫状巨噬细胞。

本病罕见，主要见于东亚国家报道，我国近来陆续有个案及小样本报道[45]。病因未明，国内报道部分病例有栀子苷类中草药服药史。病变以盲肠和升结肠多见。见于 30~86 岁，女性较多见。临床表现为慢性或反复发作右腹痛，腹泻，粪隐血试验阳性，偶有血便，可发展至肠梗阻。X 线片显示沿结肠壁的线性钙化灶，CT 见病变肠段肠壁增厚，沿结肠壁的线性钙化灶，并可见周围血管钙化（图 3-5-5），门静脉正常（排除继发性静脉硬化）。结肠镜见肠黏膜充血、水肿，呈紫红色，可见溃疡，可见肠壁僵硬，严重者见肠狭窄。活检如见静脉壁纤维增厚及肠黏膜血管周围胶原沉积，有提示本病的价值。所报道的病例多数症状明显，发展至肠狭窄，故手术切除肠段多见。否则，可保守治疗，有报道症状可自发缓解。

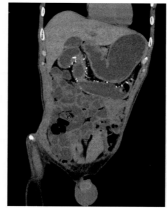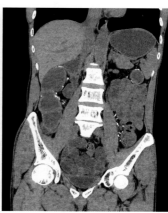

图 3-5-5　特发性肠系膜静脉硬化症 CT 征
病变肠段肠壁增厚，沿结肠壁的线性钙化灶。

【附】缺血性肠病的病因

缺血性肠病肠道缺血源于肠道的动脉供血不足或静脉引流不畅，由多种原因引起，兹将这些病因列举如表 3-5-5。肠缺血可发生于小肠、结肠和两者兼有。临床上可表现为急性肠梗死，亦可为亚急性或慢性缺血性肠病，并可继发肠梗阻或肠穿孔。

表 3-5-5　缺血性肠病的病因

动脉因素			静脉因素	
血管阻塞		非阻塞	血管阻塞	血管外压
血管本身	血管外压			
栓塞（来自心脏栓子或动脉粥样硬化斑块脱落）	肠扭转，肠套叠，肠粘连	有效血容量不足状态（休克、心力衰竭、血液透析、大手术、严重创伤）	血栓形成（先天性或获得性高凝状态，某些血液病如真性红细胞增多症，腹腔脏器炎症如炎症性肠病、胰腺炎等，恶性肿瘤，大手术或严重创伤）	同动脉因素
血栓形成（动脉粥样硬化，夹层动脉瘤，腹腔手术或外伤）	腹腔炎症肿块或肿瘤压迫	血管收缩剂	门静脉高压	
系统性血管炎或全身疾病的血管炎	正中弓状韧带综合征		系统性血管炎或全身疾病的血管炎	
慢性放射性损伤			小肠结肠淋巴细胞性静脉炎	

续表

动脉因素			静脉因素	
血管阻塞		非阻塞	血管阻塞	血管外压
血管本身	血管外压			
肌纤维发育不良			特发性肠系膜静脉肌内膜增生	
节段性动脉中层溶解			特发性肠系膜静脉硬化症	
某些感染或药物，其他			某些感染或药物，其他	

（胡品津）

参考文献

[1] TILSED J V T, CASAMASSIMA A, KURIHARA H, et al. ESTES guidelines: acute mesenteric ischaemia [J]. Eur J Trauma Emerg Surg, 2016, 42(2): 253-270.

[2] KÄRKKÄINEN J M, ACOSTA S. Acute mesenteric ischemia (part I) - Incidence, etiologies, and how to improve early diagnosis [J]. Best Pract Res Clin Gastroenterol, 2017, 31(1): 15-25.

[3] KÄRKKÄINEN J M, LEHTIMÄKI T T, MANNINEN H, et al. Acute Mesenteric Ischemia Is a More Common Cause than Expected of Acute Abdomen in the Elderly [J]. J Gastrointest Surg, 2015, 19: 1407-1414.

[4] SCHOOTS I G, KOFFEMAN G I, LEGEMATE D A, et al. Systematic review of survival after acute mesenteric ischaemia according to disease aetiology [J]. Br J Surg, 2004, 91: 17-27.

[5] KUMAR S, SARR M G, KAMATH P S. Mesenteric venous thrombosis [J]. N Engl J Med, 2001, 345: 1683-1688.

[6] CORCOS O, NUZZO A. Gastro-intestinal vascular emergencies [J]. Best Pract Res Clin Gastroenterol, 2013, 27: 709-725.

[7] CUDNIK M T, DARBHA S, JONES J, et al. The Diagnosis of Acute Mesenteric Ischemia: A Systematic Review and Meta-analysis [J]. Acad Emerg Med, 2013, 20(11): 1088-1100.

[8] 庄艳，杜杰，郑松柏，等. 国内急性肠系膜上动脉缺血 874 例临床荟萃分析 [J]. 中国老年学杂志，2011，31（12）：2211-2213.

[9] 张昭，李国逊，王西墨，等. 急性肠系膜缺血性疾病 42 例临床分析 [J]. 中华外科杂志，2012，50（12）：1068-1071.

[10] YANG S, FAN X, DING W, et al. Multidisciplinary stepwise management strategy for acute superior mesenteric venous thrombosis: an intestinal stroke center experience [J]. Thromb Res, 2015, 135: 36-45.

[11] DERIKX J P, SCHELLEKENS D H, ACOSTA S. Serological markers for human intestinal ischemia: A systematic review [J]. Best Pract Res Clin Gastroenterol, 2017, 31(1): 69-74.

[12] VAN DIJK L J D, VAN PETERSEN A S, MOELKER A. Vascular imaging of the mesenteric vasculature [J]. Best Pract Res Clin Gastroenterol, 2017, 31: 3-14.

[13] 强金伟，李若坤，冯琴，等. 多排螺旋 CT 肠系膜血管造影诊断急性肠缺血 [J]. 中华普通外科杂志，2010，25（1）：24-27.

[14] MENKE J. Diagnostic accuracy of multidetector CT in acute mesenteric ischemia: systematic review and meta-analysis [J]. Radiology, 2010, 256: 93-101.

[15] LEHTIMAKI T T, KARKKAINEN J M, SAARI P. Detecting acute mesenteric ischemia in CT of the acute abdomen is dependent on clinical suspicion: review of 95 consecutive patients [J]. Eur J Radiol, 2015, 84: 2444-2453.

［16］KÄRKKÄINEN J M, ACOSTA S. Acute mesenteric ischemia (Part II) - Vascular and endovascular surgical approaches [J]. Best Pract Res Clin Gastroenterol, 2017, 31: 27-38.

［17］FIDELMAN N, ABURAHMA A F, CASH B D, et al. ACR Appropriateness Criteria_Radiologic Management of Mesenteric Ischemia [J]. J Am Coll Radiol, 2017, 14:S266-S271.

［18］BJORCK M, ORR N, ENDEAN E D. Debate: whether an endovascular-first strategy is the optimal approach for treating acute mesenteric ischemia [J]. J Vasc Surg, 2015, 62: 767-772.

［19］孙世龙，丁威威，王士凯，等. 肠系膜上静脉血栓远期并发缺血性肠病的诊断与治疗 [J]. 中华消化外科杂志，2018，17（9）：924-928.

［20］KOLKMAN J J, GEELKERKEN R H. Diagnosis and Treatment of Chronic Mesenteric Ischemia: An Update [J]. Best Pract Res Clin Gastroenterol, 2017, 31: 49-57.

［21］REVZIN M V, PELLERITO J S, NEZAMI N, et al. The Radiologist's Guide to Duplex Ultrasound Assessment of Chronic Mesenteric Ischemia [J]. Abdom Radiol (NY), 2020, 45: 2960-2979.

［22］VAN NOORD D, KOLKMAN J J. Functional testing in the diagnosis of chronic mesenteric ischemia [J]. Best Pract Res Clin Gastroenterol, 2017, 31: 59-68.

［23］MOAWAD J, GEWERTZ B L. Chronic mesenteric ischemia: clinical presentation and diagnosis [J]. Surg Clin North Am, 1997, 77: 357-370.

［24］PECORARO F, RANCIC Z, LACHAT M, et al. Chronic Mesenteric Ischemia: Critical Review and Guidelines for Management [J]. Ann Vasc Surg, 2013, 27: 113-122.

［25］BLAUW J, BULUT T, EENHOORN P, et al. Chronic Mesenteric Ischemia: When and How to Intervene on Patients With celiac/SMA Stenosis [J]. J Cardiovasc Surg (Torino), 2017, 58: 321-328.

［26］常光其，陈逸钿. 慢性肠系膜动脉缺血的治疗 [J]. 中华血管外科杂志，2016，1（3）：137-139.

［27］YADAV S, DAVE M, EDAKKANAMBETH VARAYIL J, et al. A population-based study of incidence, risk factors, clinical spectrum, and outcomes of ischemic colitis [J]. Clin Gastroenterol Hepatol, 2015, 13(4): 731-738.e1-6.

［28］BRANDT L J, FEUERSTADT P, LONGSTRETH G F, et al. ACG clinical guideline: epidemiology, risk factors, patterns of presentation, diagnosis, and management of colon ischemia (CI) [J]. Am J Gastroenterol, 2015, 110(1): 18-44.

［29］SOTIRIADIS J, BRANDT L J, BEHIN D S, et al. Ischemic colitis has a worse prognosis when isolated to the right side of the colon [J]. Am J Gastroenterol, 2007, 102: 2247-2252.

［30］GORNIK H L, PERSU A, ADLAM D, et al. First International Consensus on the diagnosis and management of fibromuscular dysplasia [J]. Vasc Med, 2019, 24(5): 475.

［31］HARRISON E G Jr, MCCORMACK L J. Pathologic classification of renal arterial disease in renovascular hypertension [J]. Mayo Clin Proc, 1971, 46: 161-167.

［32］KO M, KAMIMURA K, OGAWA K, et al. Diagnosis and management of fibromuscular dysplasia and segmental arterial mediolysis in gastroenterology field: A mini-review [J]. World J Gastroenterol, 2018, 24: 3637-3649.

［33］GUILL C K, BENAVIDES D C, REES C, et al. Fatal mesenteric fibromuscular dysplasia: a case report and review of the literature [J]. Arch Intern Med, 2004, 164: 1148-1153.

［34］SKEIK N, OLSON S L, HARI G, et al. Segmental arterial mediolysis (SAM): Systematic review and analysis of 143 cases [J]. Vasc Med, 2019, 24: 549-563.

［35］NAIDU S G, MENIAS C O, OKLU R, et al. Segmental arterial mediolysis: Abdominal imaging of and disease course in 111 patients [J]. AJR Am J Roentgenol, 2018, 210: 899-905.

［36］ALHALABI K, MENIAS C, HINES R, et al. Imaging and clinical findings in segmental arterial mediolysis (SAM) [J]. Abdom Radiol (NY), 2017, 42: 602-611.

［37］SARAGA E, BOUZOURENNE H. Enterocolic (lymphocytic) phlebitis: a rare cause of intestinal ischemic necrosis: a series of six patients and review of the literature [J]. Am J Surg Pathol, 2000, 24: 824-829.

[38] NGO N, CHANG F. Enterocolic lymphocytic phlebitis: clinicopathologic features and review of the literature [J]. Arch Pathol Lab Med, 2007, 131: 1130-1134.

[39] GENTA R M, HAGGITT R C. Idiopathic myointimal hyperplasia of mesenteric veins [J]. Gastroenterology, 1991, 101: 533-539.

[40] SONG S J, SHROFF S G. Idiopathic myointimal hyperplasia of mesenteric veins of the ileum and colon in a patient with Crohn'S disease: a case report and brief review of the literature [J]. Case Rep Pathol, 2017, 2017: 6793031.

[41] 唐健，刘晓凡，黄艳，等. 特发性肠系膜静脉肌内膜增生症一例 [J]. 中华消化杂志，2019，39（5）：350-351.

[42] NAKAYA M, HASHIMOTO H, NAGATA R, et al. Enterocolic lymphocytic phlebitis with marked myointimal hyperplasia and perivenous concentric fibrosis [J]. Cardiovasc Pathol, 2019, 40: 68-71.

[43] YANTISS R K, CUI I, PANARELLI N C, et al. Idiopathic myointimal hyperplasia of mesenteric veins: An uncommon cause of ischemic colitis with distinct mucosal features [J]. Am J Surg Pathol, 2017, 41: 1657-1665.

[44] IWASHITA A, YAO T, SCHLEMPER R J, et al. Mesenteric phlebosclerosis: a new disease entity causing ischemic colitis [J]. Dis Colon Rectum, 2003, 46: 209-220.

[45] GUO F, ZHOU Y F, ZHANG F, et a1. Idiopathic mesenteric phlebosclemsis associated with long-term use of medical liquor:two case reports and 1iterature review [J]. World J Gastroenterol, 2014, 20: 5561-5566.

第 2 节 小肠血管病变

胃肠道血管病变（gastrointestinal vascular lesions）一般指胃肠道的血管结构性异常，有别于血管的炎症性病变（如血管炎）和血管阻塞性病变（如肠系膜缺血），可以是先天性的，也可以是获得性的[1]。临床上以隐性或显性出血为主要表现。这类疾病命名和分类相当混乱，至今尚未达成共识。这是因为内镜、放射影像和病理观察的角度不同，目前尚未进行系统性研究和整合。理论上，合适的分类应该基于病理组织学和病理生理学的原则。本文参考目前比较通用的分类[1-4]，主要从消化科医师临床工作的角度对可累及小肠的胃肠血管病变分类如下：①血管发育不良；② Dieulafoy 病变；③动静脉畸形 / 血管瘤；④与综合征相关的小肠血管病变。

小肠血管发育不良

胃肠道血管发育不良（gastrointestinal angiodysplasia，GIAD）的命名十分混乱，出现在文献中的胃肠道血管扩张（angiectasia 或 vascular ectasia）、毛细血管扩张（telangiectasia）或血管畸形（vascular malformation）可能指的是该病、可能部分不是该病、也可能不是该病[4-7]。内镜下表现为黏膜表面平坦或平坦隆起的、小的、轮廓不规则的鲜红色斑。组织学上，黏膜层的小血管及毛细血管和黏膜下层的静脉呈扩张扭曲，受累的血管仅有薄层内皮被覆，缺乏平滑肌层[5]。临床上，以隐性或显性胃肠出血为主要表现。小肠血管发育不良（small bowel angiodysplasia，SBA）是指发生在小肠的 GIAD。GIAD 可以累及全消化道，而以累及右半结肠为多见，累及小肠的 GIAD 的部位，我国报道近段小肠与远段小肠相似[8]，而西方国家报道以空肠较多见[9]。不明原因消化道出血约占所有胃肠道出血的 5%，国外报道其中 40%～60% 是由 SBA 引起的[5]，我国报道 40% 左右是由 SBA 引起的[10-11]。

【病因和发病机制】

GIAD 的病因和发病机制尚未明确，主要有 2 种假说，即"机械理论"和"血管生成理论"[12]。

"机械理论"是基于既往观察 GIAD 好发于老年人的右半结肠而设想的。Boley 曾提出，血管发育不良的病理基础是由于老年人消化道张力增高引起黏膜下静脉进入固有肌层的压力增大，使黏膜下静脉血管扩张、迂曲，并导致毛细血管的扩张和前括约肌功能丧失，从而使小动静脉相通。由于右半结肠的肠壁最薄，肠壁张力大，肌收缩力强，更容易压迫静脉下血管，形成血管发育不良，所以 GIAD 好发于右半结肠。"机械理论"在早期未发现血管发育不良可累及小肠时，对结肠血管发育不良的解释似乎是可接受的，但是随着小肠血管发育不良检出率增高，目前这个理论似乎不能解释小肠血管发育不良的发生。由于缺氧、炎症或其他病因导致血管生成级联反应的发生，打破血管生成因子和抗血管生成因子的平衡，引起血管发育不良，称为"血管生成理论"。早在 20 世纪 90 年代 Junquera 就发现血管内皮生长因子（VEGF）和其他血管生长因子参与了血管发育不良的形成，他们在结肠血管发育不良的黏膜发现了 VEGF 的高表达。VEGF 是血管生成早期的核心因子，与血管性血友病因子（vWF）和整合素等多种血管生成因子存在相互作用。2015 年，Holleran 的团队提出 GIAD 与血管生成素途径存在关联，他们发现在 GIAD 患者的血清和肠道黏膜中都存在血管生成素 2（Ang-2）高表达的现象。Ang-2 由内皮细胞产生，是血管生成素家族中的一员，各种血管生成因素的刺激导致其过度释放可造成异常血管的生成。目前有多个研究表明，GIAD 与主动脉瓣膜狭窄、先天性或获得性血管性血友病和慢性肾衰竭等疾病存在关联，均增加了 GIAD 的发病率和出血率，可能与导致血管生成因子异常表达相关。而有研究显示，治疗 GIAD 的药物沙利度胺和生长抑素类似物可能通过下调 VEGF 而起作用，新近用于治疗遗传性毛细血管扩张症的贝伐单抗（bevacizumab）是以 VEGF 为靶点的拮抗剂。因此，缺氧等特定病因导致血管生成因子的异常表达与 GIAD 发生关系密切，但具体的发生机制仍有待进一步研究。

【临床表现】

SBA 好发于 60 岁以上老年人，无明显性别差异。大部分 SBA 患者仅在内镜检查中发现病变，并无消化道症状。部分患者以无痛性消化道出血和小细胞低色素性贫血为主要表现。消化道出血的形式多样，可从大便隐血阳性的慢性失血至黑便、血便等急性失血，多以慢性失血为主。多数患者出血呈现自限性，但不少患者会间断再出血[4-5, 13]。目前尚无再出血高危因素的预测模型，有研究报道[12]多肠段病变和合并心瓣膜病变是再出血的独立危险因素，后者可能与抗血小板和/或抗凝药物使用有关。

研究显示下列疾病与 SBA 的发生有关[4]：①主动脉瓣狭窄，Heyde 综合征是指与主动脉瓣狭窄相关的出血性 GIAD；②心力衰竭晚期安装左心室辅助器；③慢性肾衰竭；④血管性血友病。发病机制尚未阐明，认为主要是各种因素引起血管生成因子的异常表达有关，已如前述。

【SBA 的检查方法】

（一）消化内镜检查[4-5]

消化内镜检查是诊断 SBA 的主要手段，包括胶囊内镜和气囊辅助式小肠镜。SBA 内镜下表现为黏膜表面平坦或平坦隆起的、轮廓不规则的鲜红色斑。大小从 1mm 至数毫米不等（一般 < 10mm）（图 3-5-6）。可单发或多发，多灶性病变见于半数患者，虽然多数患者多灶性病变为互相邻近，但少数患者病变可发生在多个不同肠段[5, 13]。

与其他各种检查手段相比，胶囊内镜对不明原因消化道出

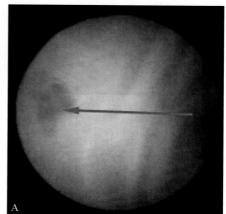
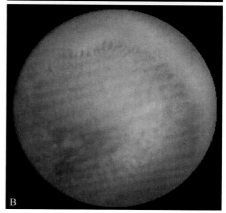

图3-5-6　小肠血管发育不良胶囊内镜检查所见

黏膜表面平坦或平坦隆起的、轮廓不规则的鲜红色斑，远观（A）；近观（B）。

血的病变检出率最高，且为非侵入性检查，故被列为 SBA 的首选检查方法。特别适用于隐性出血，或活动性出血停止后立即施行。气囊辅助式小肠镜不但能够准确定位病变，还可以对病变进行活检和进行内镜下止血治疗，宜在胶囊内镜检查发现病变后进行。对胶囊内镜检查阴性者，可在再次出血时重复胶囊内镜检查；至于是否即行气囊辅助式小肠镜检查，则视病情及医师的经验而定。

（二）放射影像学检查[4-5]

SBA 主要的影像学检查包括：CT 血管成像（CT angiography，CTA）、CT 小肠成像（CT enterography，CTE）、数字减影血管造影（DSA）和放射性核素扫描。影像学检查具有诊断和出血定位作用，主要用于有活动性出血的患者。在选择和解释上述影像学检查结果时，要考虑出血的速度以及 SBA 出血间歇性的特点。

1. CTA　在急性小肠大出血期间，胶囊内镜检查受限，而传统的 DSA 技术具侵入性，且由于活动性大出血的间歇性常导致检查呈假阴性。目前的倾向是对于不明原因消化道出血诊断，CTA 技术已逐步取代 DSA。当出血量 ≥ 0.3ml/min 时，即可应用 CTA 检查。CTA 检查具有快速、无创的优点。研究证明，该检查在检测病变方面具有相当高的敏感性和特异性，通过观察造影剂外溢对出血部位的定位（图 3-5-7）几乎可达到 100%，可以迅速为下一步的治疗计划提供依据[14-16]。因此，CTA 在有条件的医院可考虑作为 SBA 活动性出血而不宜行小肠内镜检查时的优先选择。

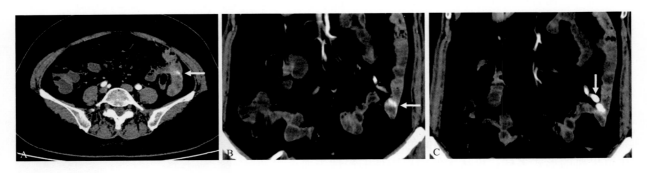

图3-5-7　小肠血管畸形CTA

图片显示第三组小肠血管畸形，动脉期明显强化（A、B，箭头），并可见粗大的回流静脉（C，箭头）。

2. CTE　改良的多层螺旋扫描 CTE 对小肠血管病变的诊断价值近年受到注意[17]，其优点是能显示病变形态，并能通过造影剂在不同时相显示的情况区分血管发育不良、动脉病变和静脉病变。SBA 表现为黏膜局部的点状或圆形区域的强化，或小肠壁黏膜内的簇状血管团。病变在肠期强化最强，延迟期呈缓慢消退，动脉期见输入动脉及引流静脉同时强化少见，这有别于动脉病变或动静脉畸形。因为要饮用大量对比剂，故该检查宜于隐性出血或活动性出血停止后进行。该检查需要多层切面和拍摄造影剂注射后的各个时相，诊断 SBA 的敏感性低于胶囊内镜，而对血管瘤的诊断价值甚大，可作为胶囊内镜检查的一种补充，且更适用于小肠出血性疾病的鉴别诊断。

3. DSA　出血量 > 0.5 ~ 1.0ml/min 时，DSA 才可显示造影剂外溢。由于 DSA 为侵入性检查，且检查结果受出血量及出血间歇性的影响致假阴性率很高[16]，目前主要应用于发生难以控制和 / 或血流动力学不稳定的急性大出血患，需要紧急作出诊断并及时治疗者。SBA 表现为局部畸形血管改变及造影剂外溢。发现出血部位后，即可行血管栓塞介入治疗（图 3-5-8）。

4. 放射性核素扫描　活动性出血量 > 0.1ml/min 时，^{99m} 锝元素标记的红细胞在出血部位溢出形成浓染区，从而发现出血部位。该检查不能准确定位，诊断价值不及胶囊内镜，可在一些特殊情况下作为辅助诊断应用。

【诊断和鉴别诊断】

症状性 SBA 的诊断主要根据临床表现和实验室检查（小细胞低色素性贫血和粪便隐血阳性），在

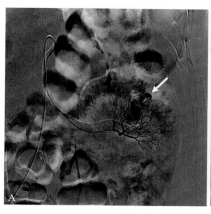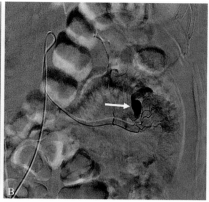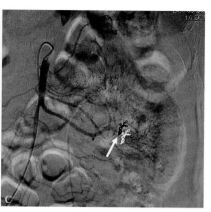

图3-5-8 小肠血管畸形DSA治疗前、后
DSA 动脉期可见结节状明显异常强化的血管（A，箭头），静脉期可见粗大的回流静脉（B，箭头）。采用微弹簧圈栓塞后再次造影，畸形血管未见显影（C，箭头）。

上消化道内镜和结肠镜检查排除上消化道及结肠出血的基础上，通过内镜和／或影像学检查发现 SBA 病变，并判明出血源于所见病变而确诊。诊断时 SBA 检查方法的选择可参考第四篇第一章图 4-1-1 小肠源性出血的诊治流程。

鉴别诊断：SBA 注意与 Dieulafoy 病变、血管瘤、遗传性毛细血管扩张等疾病鉴别。

【治疗】

治疗目的是控制出血、预防再出血和纠正贫血。治疗方案的选择基于病变的大小、数量、部位，出血的严重程度，患者的状况和共存病等方面综合考虑。无症状而出血风险低，检查时偶然发现的 SAB，无须治疗。隐性出血合并轻度贫血的患者，视情况也可以选择补充铁剂并继续观察[4-5]。

（一）内镜治疗

气囊辅助式小肠镜下治疗具有有效、安全、方便、创伤小且可反复多次进行的优势，是最常用的方法。

氩离子凝固术（argon plasma coagulation，APC）是目前首选的方法。通过氩离子传输高频电流对组织产生一定的热凝固效应，达到对病变部位的治疗目的。APC 是一种非接触性电凝，凝固深度较浅，治疗 SBA 发生穿孔等并发症的概率很低。对于 SBA 一般选用 0.6L/min 的流出量和 40W 的功率即可获得较好的治疗效果。既往研究已证明 APC 治疗结肠型 GIAD 的疗效是确切的，术后 1 年和 2 年的再出血率分别为 2% 和 10%[18-19]，但系统分析的结果显示 APC 术后再出血率高达 42%[20]。Pinhole 等报道 APC 治疗 SBA 后 1、2、3、4、5 年再出血率分别为 32%、38%、46%、54% 和 63%[21]。APC 治疗 SBA 再出血风险高的原因可能有：①小肠长度长且存在皱襞，易遗漏病变；②小肠病变多呈多部位，难以治愈所有发现的病变；③新发病变出血。虽然 APC 治疗 SBA 的显性复发率高，但多数研究显示其仍能显著提高患者的血红蛋白水平和减少输血的需求，提示治疗后出血量有所减少。再出血时可以重复 APC 治疗。重复治疗前应注意患者是否存在再出血的高危因素如多灶性病变、心瓣膜病或肝、肾慢性疾病，抗血小板或抗凝药物使用史等，并予相应处理。

内镜下热凝、电凝和激光光凝固对胃和结肠型 GIAD 均有较好的治疗效果，但治疗 SBA 仅有少量的病例报道，其再出血率与 APC 相似。内镜下金属夹止血术和套扎术等机械方法有少量病例报道其有效性，可用于孤立或相对较大的病灶。在安全性方面，上述治疗手段目前尚未有确切的报道。

（二）血管造影及栓塞[5]

肠系膜血管介入栓塞一般作为内镜治疗失败的抢救治疗措施，或用于不能耐受内镜治疗的病例，且要求病变部位较局限，出血速度＞ 0.5ml/min。一般使用的栓塞材料是可生物降解的明胶海绵和弹簧钢圈。介入栓塞治疗出血性 GIAD 的有效率高达 80% ~ 90%，并发症的发生率为 5% ~ 9%，严重并发症的发生率 < 2%，并发症主要包括血肿、血栓形成、动脉瘤和肠坏死等。然而目前缺乏介入栓塞治疗 SBA 的大宗研究报道，对其有效性和安全性尚无确实数据。

（三）手术治疗[5]

SBA 常累及多个部位，一般不选择手术治疗。手术治疗仅适用于常规方法不能控制出血并危及生命的患者。手术治疗前尽量采用内镜、血管造影或血管成像明确出血部位，若术前无法明确定位的患者，则可采用术中肠镜或高选择性肠系膜血管快速注射亚甲蓝染料寻找出血部位。

（四）药物治疗[4-5]

药物治疗适用于：①内镜治疗不能完全控制的慢性出血者；②不能耐受内镜治疗或内镜治疗风险大而出血不严重者，特别是有多种共存病而只有隐性出血的老年人；③短期内反复再出血或内镜治疗后估计再出血风险大（例如未完全处理的广泛分布的多发病灶）。

1. 激素 20 世纪 90 年代，雌激素联合或不联合孕酮曾用于 GIAD 的治疗，早期证据等级较低的研究报道其可减少出血发作的频率和需要输血的次数，但存在较多不良反应，包括血栓形成、体重增加和子宫内膜癌风险增加。但近期一项高证据等级的随机对照研究中，炔雌醇联合炔诺酮组随访 1 ~ 3 年的治疗效果并未优于安慰剂组[22]。目前已不推荐激素疗法用于 GIAD 治疗。

2. 生长抑素类似物 生长抑素类似物治疗 GIAD 的作用机制可能与通过下调 VEGF 来抑制血管生成，增加血管阻力、减少内脏血流，增强血小板凝集等相关。多项小样本研究显示奥曲肽具有减少出血或止血和减少再出血率的效果[5]。近年一项长效奥曲肽治疗难治性 SBA 报道，止血完全、部分和无反应的比率分别为 70%、20%、10%，平均随访 8.8 个月，70% 患者无须输血治疗[23]。报道的剂量为，奥曲肽 50 ~ 100μg/12h、皮下注射；长效奥曲肽 10 ~ 20mg/ 月、肌内注射。一般耐受性好，长期使用需特别关注胆石症等不良事件。兰乐肽（lanreotide）被认为是一种不良反应少、较易耐受的长效奥曲肽，新近一项回顾性报道应用该药治疗 SBA，平均疗程为 19 个月，具有显著减少出血和预防再出血效果，而疗程中有 17% 使用者因胆石症而停药[24]。生长抑素类似物治疗 GIAD 的经验尚不成熟，目前尚无随机对照的前瞻性研究报道，对药物种类的选择、使用剂量和疗程亦未确定。

3. 沙利度胺 沙利度胺治疗 GIAD 的作用机制可能主要是通过抑制 VEGF 表达来抑制血管生成。早前已有不少小样本的研究报道沙利度胺治疗 GIAD 的有效性[5]。我国一项开放性、随机、平行对照研究结果[25]显示，沙利度胺能有效治疗难治性胃肠道血管病变出血（大部分是 GIAD 病例），有效率和止血率沙利度胺（100mg/d）组显著高于安慰剂（口服铁剂 400mg/d）组（71.4% vs. 3.7%，46.4% vs. 0）。其后该研究组扩大病例数进一步报道，沙利度胺给药 4 个月，随访 1 年，仅有 20% 患者发生再出血，其中 11 例再出血患者（11/13）再次接受第 2 个疗程沙利度胺有效[26]。沙利度胺治疗 GIAD 有效性的证据比较充分，但该药的不良反应，尤其是在有多种共存病存在的老年患者中应用受到限制。沙利度胺外周神经损害的不良反应呈剂量依赖性，采用缩短疗程（如少于 4 个月），再出血时再重复使用的治疗策略有可能减少严重不良反应。

4. 氨甲环酸 氨甲环酸通过抑制纤维蛋白溶解酶的活性来减少血栓溶解，从而发挥止血作用。有难治性 GIAD 出血病例中成功使用氨基甲酸作为抢救治疗的个案报道[27]，但其可诱导血栓栓塞等并发症。目前不常规推荐用于治疗 SBA，若其他治疗手段均无法控制且危及生命的情况下，可考虑作为一种补救治疗。

5. 贝伐单抗 贝伐单抗是一种新型抗血管生成的生物制剂，通过下调 VEGF 而抑制血管生成，在治疗遗传性毛细血管扩张症中具有一定的疗效。国外个案报道贝伐单抗可成功治疗难治性 SBA，并可显著改善患者的血红蛋白水平、减少输血次数和减少病变部位[29]。目前贝伐单抗治疗 SBA 的有效性及安全性仍需更多的临床研究来验证。

总的来说，对 SBA 出血的治疗，内镜治疗止血效果好，少数治疗无效或不宜内镜治疗的急性大出血危及生命者，可考虑血管造影介入治疗或手术治疗。治疗后再出血率高是 SBA 治疗的难点，药物治疗可能减少再出血率和再出血量，但目前的药物治疗无论是疗效及安全性均不理想，同时缺乏足够的系统研究。SBA 常呈慢性迁延或反复出血状态，要注意铁剂补充纠正贫血。

小肠 Dieulafoy 病变

Dieulafoy 病变（Dieulafoy's lesion，DL）是消化道黏膜下的一种动脉畸形性疾病[29]，主要特征为黏膜下层扭曲增粗（1~3mm）的恒动脉从黏膜缺损突出，黏膜缺损周围组织学正常而无溃疡等病变，动脉本身除内膜下纤维化外无动脉粥样硬化、血管炎、动脉瘤等改变。突出黏膜的动脉破裂，可引起急性消化道大出血。本病病因未明。DL 大多数位于胃部（71%~74%），尤其是距食管胃连接部6cm 内的胃小弯侧，其次在十二指肠（14%~15%），结直肠和小肠少见。据报道，DL 占所有非曲张上消化道出血病因的 5% 左右。澳大利亚一项多中心回顾性研究报道[30]，小肠 DL 占不明原因消化道出血病因的 3.5%。

【诊断】

较大宗病例报道小肠 DL 多发生于 60 岁以上老年人[30]，亦可见于青壮年[4,30]。绝大多数表现为急性消化道大出血[4,30]。

胶囊内镜或气囊辅助式小肠镜是首选检查方法。Dy 等建议内镜下 DL 的诊断标准为[31]：①在小的（< 3mm）黏膜缺损或周围黏膜正常处见到活动性动脉喷血或搏动性出血；②在小的（< 3mm）黏膜缺损或周围黏膜正常处见到膨出的血管（伴或不伴活动性出血）；③见到新鲜而致密的血凝块紧密黏附在小的黏膜缺损或外观正常的黏膜上。小肠 DL 大多位于空肠，如首选气囊辅助式小肠镜检查，可先从口径入镜。因为 DL 出血的间歇性及病灶细小，内镜检查容易漏诊，不少病例常需要重复内镜检查才能明确诊断，较大宗病例报道，获得确诊平均需要 1.5 次小肠镜检查[30]。对无法确定诊断者可采用血管影像学检查已如本节"小肠血管发育不良"中所述。对不适宜小肠镜检查而血流动力学不稳定、大出血危及生命者，可即予血管造影检查，并同时行血管栓塞治疗。

【治疗】

首选气囊辅助式小肠镜下止血，止血方法包括注射、电或热凝固和机械止血，目前大多推荐两种止血方法结合，其中一种宜包括金属夹止血，据报道多可取得确定止血效果[4,30]。少有小肠多灶性DL 的报道，提示初次止血成功对预防再出血至关重要，再出血尤其是短期再发大出血者，往往提示内镜治疗无效，后续可选择血管造影血管栓塞或手术治疗。

总之，小肠 DL 不断有病例报道，因容易漏诊，不少病例常需重复小肠镜检查，内镜下包括金属夹在内的联合止血治疗往往可取得理想止血效果。

小肠动静脉畸形或动静脉血管瘤

狭义的动静脉畸形（arteriovenous malformation，AVM）[2,4]是指病理组织学上，局限性肠壁增厚，肠壁（主要是黏膜下层）见大量扩张及扭曲的血管，血管壁增厚但厚薄不一（提示起源于较大的动脉和静脉），病变的动、静脉不需要通过毛细血管床而直接相通。这有别于属毛细血管和静脉病变的血管发育不良，亦有别于属动脉病变的 Dieulafoy 病变，本病属动脉和静脉病变。诚如前述，临床上大多数血管病变都通过内镜下治疗治愈，而无法获得准确病理学证据，因此长期将血管发育不良、血管扩张、毛细血管扩张、血管畸形等血管病变命名混为一谈而造成命名的混乱。另外，有时亦很难明确界定动静脉畸形和良性血管瘤。放射影像学见到局部血管畸形，统称为动静脉畸形，但病理学上更倚重血管类型进行分类，如常用的 Boyle 和 Lack 分类[2]。WHO 关于血管源性肿瘤分类，明确指出动静脉畸形与动静脉血管瘤（arteriovenous hemangioma）为同义词[32]。因此，本文为有别于其他血管病变，根据病理组学命名动静脉畸形（AVM）/动静脉血管瘤，并单独列为一节进行讨论。其他类型血管瘤如海绵状血管瘤、毛细血管瘤等详见第三篇第四章第 1 节。

小肠 AVM 少见，因多为先天性，故症状性 AVM 多见于青年人。临床常表现为急性消化道大出血，可危及生命。少数血管瘤体积大者，可引起肠梗阻。表现为不明原因消化道出血者，胶囊内镜为首选检查。视情况继以气囊辅助式小肠镜检查。小肠镜下可见平坦或隆起的出血斑，或红色或紫红色的息肉样或肿块样隆起，伴活动性出血者多呈搏动性出血[4]。小肠镜能发现病变，判断动脉出血，但常不能确定病变性质（如小的病变可能归为血管扩张，大的病变无法确定为哪一种类型的血管瘤）。可根据情况选择 CTE、CTA 或 DSA 等放射影像学检查，可见：①病变处动脉扩张、扭曲、局灶性聚集；②引流静脉扩张、扭曲，灌注充盈相提前出现，与动脉充盈同时存在，形成所谓的"双轨征"（rail road sign）；③造影剂外溢。放射影像学检查可以作出动静脉畸形的诊断。

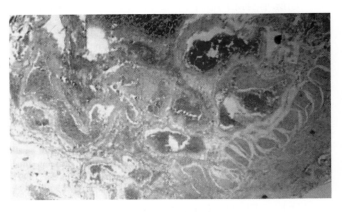

图3-5-9　小肠动静脉畸形手术病理标本
显微镜下见黏膜下大量扩张及扭曲的血管，血管壁厚薄不一，血栓形成。

除了小的病变可能通过内镜下金属夹止血或血管造影血管栓塞止血外，大多数 AVM 患者需要手术治疗[33]。为有助手术时确认病灶，行气囊辅助式小肠镜检查时应在病变部位放置金属夹或注射染色剂标记（纳米碳），或在 DSA 检查时在病变血管置入金属标记物或固定留置导管。手术标本根据上述病理组织学特征可作出动静脉血管瘤的诊断（图 3-5-9）。

与综合征相关的小肠血管病变

一、遗传性出血性毛细血管扩张症

遗传性出血性毛细血管扩张症（hereditary hemorrhagic telangiectasia，HHT）是一种常染色体显性遗传性血管发育异常的疾病，也称为 Osler-Rendu-Weber 综合征。临床表现为多处皮肤黏膜毛细血管扩张，并发鼻出血、消化道出血和缺铁性贫血，可发生脑、肺、肝等器官动静脉畸形（AVM）并导致这些器官的损害。HHT 分布于世界各地，据估计世界范围的患病率为（1~2）/10 万，但认为实际患病率被低估[34-35]。我国目前尚缺乏 HHT 流行病学资料，但已有不少病例报道。约 1/4 的 HHT 患者发生消化道出血，内镜下所见与血管发育不良相似，应注意鉴别。本文重点讨论 HHT 发生消化道出血的诊断和治疗。

【病因和发病机制】

HHT 是常染色体显性遗传病，受累者常表现为杂合突变，纯合突变通常是致命的，但临床上仍有 20% 患者无阳性家族史，不排除自发性突变。目前，HHT 的发生主要与两条染色体上的基因位点突变有关：①位于 9 号染色体的 Endoglin（ENG）基因突变引起的 HHT-1 型；②位于 12 号染色体的活化素受体样激酶 1（ALK1）基因突变引起的 HHT-2 型。此外，有研究发现位于 18 号染色体 q21 的基因 MADH4（MAD homolog 4）突变可引起幼年性息肉病伴毛细血管扩张综合征（JP-HHT syndrome）。ENG 基因和 ALK1 基因突变导致了主要在血管内皮表面表达的转化生长因子 β（TGF-β）家族受体蛋白的突变，影响了 TGF-β 介导的信号通路的正常传导，从而引起血管壁弹力纤维及平滑肌缺乏，管壁完整性受损，导致毛细血管扩张、动静脉畸形[36]。

【诊断】

HHT 的临床表现随着年龄增加而增加，例如，鼻出血症状发生在 10 岁前约占 50%，20 岁后

80%～95%终将出现鼻出血症状；手、面和口腔出现毛细血管扩张与鼻出血出现的趋势相似，但总的出现年龄推后5～30年。消化道出血发生高峰年龄在50岁。

（一）HHT消化道病变的临床表现与相关检查[37]

HHT的消化道病变很常见，内镜下表现为多灶性、大小不等的、形态不规则的、平坦或平坦隆起红斑或毛细血管网，少数呈红色息肉样或肿块样改变（图3-5-10），伴或不伴活动性出血。半数患者病变多于10个，绝大多数患者多于5个[38]。最常累及胃、十二指肠，次为小肠（主要是上段空肠），结肠较少见，偶见于食管[39]，多数报道有小肠病变者绝大多数同时有胃部病变[38,40]。约1/4有消化道病变者可并发出血，多在50岁后发生。可为隐性出血伴缺铁性贫血，亦可为活动性显性出血。对消化道出血患者，应先行胃镜及结肠镜检查，未发现病变者行胶囊内镜检查。有人认为即使见到胃部病变，仍有必要行胶囊内镜检查，因大多数患者同时存在小肠病变，了解病变在全消化道中分布，有利于制订治疗方案[38-39]。小肠病变有活动性出血，应行气囊辅助式小肠镜检查，并内镜止血治疗。

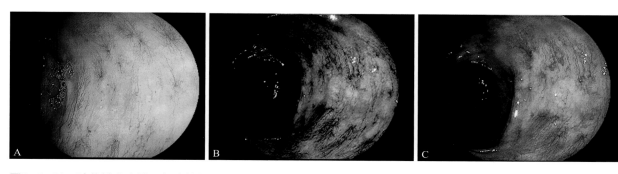

图3-5-10　遗传性出血性毛细血管扩张症小肠镜所见

病变肠道内多个微小血管扩张，呈蜘蛛样，暗红色，大小约数毫米（A）；电子染色模式下观察微小血管扩张，黏膜内血管显露更加清晰、明显（B、C）。

要注意，携带SMAD4的HHT患者可与青少年息肉病（JP）共存，即JP-HHT综合征，既可发生消化道出血，亦会增加癌变风险[41]。

（二）HHT的其他临床表现与相关检查[36]

黏膜的毛细血管扩张或脑的AVM表现为血管破裂出血，内脏的AVM主要表现为动静脉分流引起的并发症。

1. 鼻黏膜毛细血管扩张　反复自发性鼻出血是HHT最常见及最早出现的症状。

2. 皮肤黏膜毛细血管扩张　常在特殊部位（唇、口腔、手指）表现为蜘蛛状红斑或红色条纹状，压之褪色（图3-5-11）。

3. 肺AVM　常见，但不一定有症状。常见表现为偏头痛、气促、低氧血症及杵状指。当气泡、栓子或细菌通过肺动静脉分流进入脑部，可引起一过性脑缺血发作、脑卒中或脑脓肿。心脏超声造影作为筛查，高分辨率胸部CT确定病变及检测其大小。

4. 肝AVM　常见，但多无症状。少数可发生

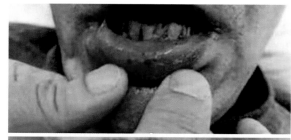
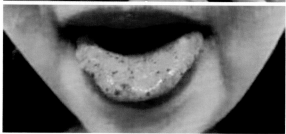

图3-5-11　遗传性出血性毛细血管扩张症口腔黏膜表现

在口唇和舌苔上见扩张的点状血管。

门静脉高压、肝硬化、胆道坏死。少数严重肝动静脉分流伴或不伴肺动静脉分流者，表现为高输出性心力衰竭。肝 AVM 通过腹部 B 超和 / 或腹部 CT 检出。

5. 脑和脊髓 AVM　脑 AVM 见于约 10% 患者，脑出血常发生在青年期。脊髓 AVM 少见，表现为瘫痪或背痛，常发生在 10 岁以下。早期行头颅 / 脊髓 MRI 检查。

6. 基因检测　对 *ENG* 基因、*ALK1* 基因及 *MADH4* 基因的检测，可明确临床确诊 HHT 家系中的致病基因突变，对未达到临床诊断标准的 HHT 有辅助诊断价值。

（三）HHT 的诊断标准

内镜下见到消化道的血管扩张性病变，特别是多灶性病变，应注意 HHT。如符合下列 Curaçao 标准者，可诊断为 HHT 所引起的消化道病变。

HHT 临床诊断的 Curaçao 标准[42]：①鼻出血（反复的自发性鼻出血）；②毛细血管扩张（位于嘴唇、口腔、手指或鼻腔等多个特征性部位）；③内脏损害（胃肠道的毛细血管扩张，肺、肝、脑或脊髓的动静脉畸形）；④家族史（一级亲属根据以上标准被诊断为 HHT）。符合 3 条及以上标准，诊断明确；只符合 2 条标准，诊断可能；不足 2 条标准，诊断可能性很少。如不能够充分排除 HHT 的诊断，特别是年轻患者，可行致病基因的筛查以明确诊断。

【治疗】

（一）消化道出血的治疗[36]

1. 内镜治疗　如诊断为消化道血管病变引起的消化道出血，应予内镜下治疗。治疗方法与小肠血管发育不良相同（详见"小肠血管发育不良"部分）。治疗后再出血，可视情况重复内镜下治疗。无法控制的急性大出血少见，若发生并危及生命，可考虑 DSA 血管栓塞治疗或手术治疗。

2. 药物治疗　HHT 患者消化道血管病变多呈消化道广泛性、多灶性分布，内镜治疗后多会反复再出血或呈慢性持续小量出血，因此多需要药物长期治疗。可能有效的药物有：

（1）抗纤维蛋白溶解药物：常用药物为氨基己酸和氨甲环酸。氨基己酸 650～1 300mg/ 次、一天 3 次口服。氨甲环酸 500～2 000mg/ 次、每 4～8 小时口服。其他抗纤溶药物不推荐使用。有高凝状态或有血栓形成风险或血栓形成史者禁用（用药前应常规筛查肺 AVM）。

（2）激素治疗：雌激素和孕酮曾是主要治疗药物，但因疗效不确定及不良反应，近年已少用。

（3）抗血管生成药物：

1）沙利度胺：使用与小肠血管发育不良相同（详见"小肠血管发育不良"部分）。

2）贝伐单抗（bevacizumab）：是一种抗 VEGF 单克隆抗体，可能是治疗 HHT 比较有前景的药物。已往报道只是回顾性小样本研究或个案报道[36]。新近一项[43]包括 34 例因鼻出血和 / 或消化道出血所致中至重度贫血 HHT 患者，接受贝伐单抗治疗的队列研究，平均随访时间为 17.6 个月。结果显示，鼻出血严重指数和红细胞输注需求显著低于治疗前。有 1 例出现因一过性肾衰竭所致的高血压危象。多数报道的贝伐单抗剂量为 5～10mg/kg，每 2～4 周 1 次，6 次为一个周期。关于贝伐单抗治疗 HHT 的疗效、安全性、剂量及给药途径，目前已有不少研究在进行中。

3. 纠正缺铁性贫血　由于目前治疗 HHT 所致鼻出血或消化道出血的手段有限，疗效欠佳，患者大多处于长期反复出血并由此导致持续缺铁性贫血状态。故目前 HHT 鼻出血或消化道出血的治疗，其实是出血多少补多少的被动手段，以保证患者的生活质量。根据血红蛋白和血清铁水平，轻度贫血口服铁剂，重者静脉补铁，必要时输注红细胞。

（二）内脏动静脉分流并发症的治疗

需多学科联合治疗，参见参考文献 36 及有关专著。

（三）脑 AVM 的治疗

早期检查、早期治疗以预防脑出血。

二、蓝色橡皮疱痣综合征

蓝色橡皮疱痣综合征（blue rubber bled nevus syndrome，BRBNS）是以皮肤和内脏等多处静脉畸形为表现的临床综合征。1860 年，Gascoyens 首次报道该病。直至 1958 年，Bean 将一系列类似疾病总结为 BRBNS，故在临床上也称为 Bean 综合征。BRBNS 因胚胎发育分化过程中组织结构错位或发育不全所致，其本质是弥漫性复杂的静脉畸形。在消化内科就诊的患者中，BRBNS 多表现为消化道出血或缺铁性贫血。在临床诊疗中往往需要病变涉及脏器的相关多学科协作[44-45]。

BRBNS 是一种罕见疾病，根据文献资料统计，不同国家患者所占比例不同，高加索人种中较为常见，在黑人种族中罕见。我国已有不少病例报道[46-47]。文献报道中，BRBNS 女性与男性发生比无显著差异。BRBNS 的皮肤表现通常在出生后或儿童时期即可出现，但其内脏血管累及往往是在患者成年以后，病变数目和大小随年龄增长而增多和增大。

【病因和发病机制】

BRBNS 发病机制尚不明确。该病多为散发性，个别患者有家族史，属常染色体显性遗传，与 9 号染色体短臂的基因突变相关。研究发现，c-kit 主要存在于病变血管内，提示干细胞因子 /c-kit 信号通道可能参与静脉畸形的持续增长。

【诊断】

1. BRBNS 的消化道表现和检查　BRBNS 可累及从口腔到肛门的整个消化道，以小肠最为常见。我国 34 例临床特征分析显示，其消化道分布依次为胃（64.7%）、小肠（64.7%）、结直肠（58.8%）和食管（29.4%）[46]。临床上表现为反复出血及贫血，多数患者因隐匿性消化道缓慢出血导致渐进性加重的贫血，出现急性消化道大出血者相对较少见。肠道病变除出血外，还可并发肠套叠、肠扭转和肠坏死，表现为急性发作的严重腹痛。

内镜检查是发现消化道病变主要手段，鉴于该病的全消化道分布，宜通过胃镜、结肠镜和胶囊内镜和 / 或气囊辅助式小肠镜进行全消化道检查，强调不要遗漏小肠检查。内镜下所见病变呈蓝色或紫蓝色隆起，大小为 0.2 ~ 2cm，数目不一，可位于黏膜下或突入肠腔内，形态呈血疱样、乳头状、结节状、肿块状无蒂或有蒂（图 3-5-12）。超声内镜检查有助于治疗选择。CTE 检查有助于发现小肠病变及血管畸形。急性大出血危及生命时须尽快诊断，方法包括 DSA 或 CTA。

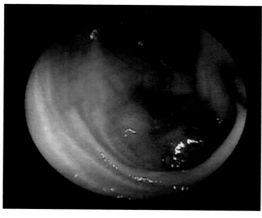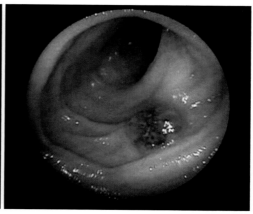

图3-5-12　蓝色橡皮疱痣综合征小肠镜所见

回肠中下段肠腔内见多个半圆形隆起，部分可不规则，大小从数毫米到 10 ~ 15cm，色泽青紫或暗蓝，表面可有暗红色征，提示血管壁薄易出血。

2. BRBNS 的其他表现和检查　几乎所有患者均有皮损，本病以皮肤见蓝色橡皮奶头状皮损而得名，皮损表现多样化，可呈蓝黑色斑疹、丘疹或结节，压之呈苍白色；或呈蓝黑色乳头状结节，压之有橡皮样感，即加压缩小、压力解除后立即恢复（图 3-5-13）；或呈较大海绵状血管瘤样改变。皮损可有轻度疼痛或压痛。大小不等，数目可多达数百个，可全身分布，以躯干及上肢多见。皮损通常在出生后或儿童时期即可以出现，病变数目和大小随年龄增长而增多、增大，不能自行萎缩。

其他组织器官的血管病变，包括肝、脑、心脏、脾、虹膜、结膜、眼眶、视网膜、甲状腺、腮腺、肺、膀胱、肌肉、骨骼等，可因压迫或破裂出现相应症状。这些病变可通过 B 超、CT、MRI 检查发现。

3. BRBNS 的诊断　诊断根据皮肤的特征性病变，伴或不伴消化道出血，可累及其他组织器官。一般无须病理组织学检查，病理常见成团扩张、畸形的不规则血管腔，管腔内壁被覆单层内皮细胞，部分大血管腔隙内皮细胞增生，形成乳头状结构突向管腔。

BRBNS 需与遗传性出血性毛细血管扩张症、黑斑 - 息肉综合征、消化道多发动静脉畸形 / 动静脉瘤等疾病鉴别。

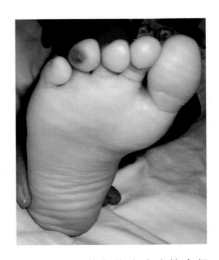

图3-5-13　蓝色橡皮疱痣综合征皮损

与图 3-5-12 为同一患者，右脚第 4 趾掌面紫大疱。

【治疗】

（一）BRBNS 合并消化道出血的治疗

1. 内镜治疗　根据病变部位、大小和范围，行内镜下硬化剂或组织胶注射、套扎术等。病变数目多的可分批进行。

2. 手术治疗　对反复或持续大出血者慎重考虑手术治疗，楔形切除病变或切除病变肠段。手术只限于局部大病变或较短肠段内密集分布、不宜内镜治疗或内镜治疗无效者。因 BRBNS 病变范围广泛，且术后复发率高，手术只能是不得已的选择。

3. 药物治疗　内镜或手术治疗后再出血率高，或患者消化道广泛病变呈慢性轻中度出血状态，此时需要药物长期治疗。可能有效的药物有糖皮质激素、长春新碱、干扰素、沙利度胺、奥曲肽等，但疗效均不确定。近年报道西罗莫司有比较好的效果[48-49]，值得进一步研究。

4. 纠正缺铁性贫血　与 HHT 相似，目前治疗 BRBNS 所致消化道出血的手段有限，疗效欠佳，患者大多处于长期反复出血及由此导致持续缺铁性贫血状态。针对消化道出血的治疗主要为"出血多少补多少"的被动手段，以保证患者的生活质量。根据血红蛋白和血清铁水平，轻度贫血口服铁剂，重者静脉补铁，必要时输注红细胞。

（二）BRBNS 其他病变的治疗

皮肤病变除非出于整形的原因，否则不需治疗。其他脏器因病变出血或压迫，若保守治疗无效，可考虑外科手术。

（高　翔　胡品津）

参考文献

［1］REGULA J, WRONSKA E, PACHLEWSKI J. Vascular lesions of the gastrointestinal tract [J]. Best Pract Res Clin Gastroenterol, 2008, 22(2): 313-328.

［2］蒋莉莉，刘卫平，陈代云. 小肠血管瘤及血管畸形［J］. 中华病理学杂志，2004，33（6）：565-568.

［3］YANO T, YAMAMOTO H, SUNADA K, et al. Endoscopic classification of vascular lesions of the small intestine (with videos) [J]. Gastrointest Endosc, 2008, 67(1): 169-172.

［4］SAKAI E, OHATA K, NAKAJIMA A, et al. Diagnosis and therapeutic strategies for small bowel vascular lesions [J]. World J Gastroenterol, 25(22): 2720-2733.

［5］ BECQ A, RAHMI G, PERROD G, et al. Hemorrhagic angiodysplasia of the digestive tract: pathogenesis, diagnosis, and management [J]. Gastrointest Endosc, 2017, 86(5): 792-806.

［6］ BRANDT L J. Terminology for vascular lesions of the GI tract [J]. Gastrointest Endosc, 2018, 87(6): 1595-1596.

［7］ BECQ A, RAHMI G, PERROD G, et al. Response [J]. Gastrointest Endosc, 2018, 87(6): 1596.

［8］ CHEN L H, CHEN W G, CAO H J, et al. Double-balloon enteroscopy for obscure gastrointestinal bleeding: a single center experience in China [J]. World J Gastroenterol, 2010, 16(13): 1655-1659.

［9］ BOLLINGER E, RAINES D, SAITTA P. Distribution of bleeding gastrointestinal angioectasias in a Western population [J]. World J Gastroenterol, 2012, 18(43): 6235-6239.

［10］ 许卫兵, 邹晓平, 徐肇敏, 等. 胶囊内镜诊断小肠血管发育不良40例［J］. 中华消化内镜杂志, 2006, 23（6）: 441-442.

［11］ 陈硕, 陈幼祥, 舒徐, 等. 小肠出血207例临床分析［J］. 南昌大学学报（医学版）, 2017, 57（1）: 63-65.

［12］ HOLLERAN G, MCNAMARA D. An overview of angiodysplasia: management and patient prospects [J]. Expert Rev Gastroenterol Hepatol, 2018, 12(9): 863-872.

［13］ HOLLERAN G, HALL B, ZGAGA L, et al. The natural history of small bowel angiodysplasia [J]. Scand J Gastroenterol, 2016, 51: 393-399.

［14］ WU L M, XU J R, YIN Y, et al. Usefulness of CT angiography in diagnosing acute gastrointestinal bleeding: A meta-analysis [J]. World J Gastroenterol, 2010, 16(31): 3957-3963.

［15］ REN J Z, ZHANG M F, RONG A M, et al. Lower gastrointestinal bleeding: Role of 64-row computed tomographic angiography in diagnosis and therapeutic planning [J]. World J Gastroenterol, 2015, 21(13): 4030-4037.

［16］ 李晓光, 金征宇, 孙昊, 等. 多层螺旋CT与DSA检出与定位急性消化道出血的前瞻性对照研究［J］. 中国医学影像学杂志, 2009, 17（3）: 175-179.

［17］ HUPRICH J E, BARLOW J M, HANSEL S L. Multiphase CT enterography evaluation of small-bowel vascular lesions [J]. Am J Roentgenol, 2013, 201(1): 65-72.

［18］ OLMOS J A, MARCOLONGO M, POGORELSKY V, et al. Long-term outcome of argon plasma ablation therapy for bleeding in 100 consecutive patients with colonic angiodysplasia [J]. Dis Colon Rectum, 2006, 49(10): 1507-1516.

［19］ OLMOS J A, MARCOLONGO M, POGORELSKY V, et al. Argon plasma coagulation for prevention of recurrent bleeding from GI angiodysplasias [J]. Gastrointest Endosc, 2004, 60(6): 881-886.

［20］ ROMAGNUOLO J, BROCK A S, RANNEY N. Is endoscopic therapy effective for angioectasia in obscure gastrointestinal bleeding?: A systematic review of the literature [J]. J Clin Gastroenterol, 2015, 49(10): 823-830.

［21］ PINHO R, PONTE A, RODRIGUES A, et al. Long-term rebleeding risk following endoscopic therapy of small-bowel vascular lesions with device-assisted enteroscopy [J]. Eur J Gastroenterol Hepatol, 2016, 28(4): 479-485.

［22］ JUNQUERA F, FEU F, PAPO M, et al. A multicenter, randomized, clinical trial of hormonal therapy in the prevention of rebleeding from gastrointestinal angiodysplasia [J]. Gastroenterology, 2001, 121(5): 1073-1079.

［23］ HOLLERAN G, HALL B, BRESLIN N, et al. Long-acting somatostatin analogues provide significant beneficial effect in patients with refractory small bowel angiodysplasia: results from a proof of concept open label mono-centre trial [J]. United Eur Gastroenterol J, 2016, 4(1): 70-76.

［24］ CHETCUTI ZAMMIT S, SANDERS D S, SIDHU R. Lanreotide in the management of small bowel angioectasias: Seven-year data from a tertiary centre [J]. Scand J Gastroenterol, 2017, 52(9): 962-968.

［25］ GE Z Z, CHEN H M, GAO Y J, et al. Efficacy of thalidomide for refractory gastrointestinal bleeding from vascular malformation [J]. Gastroenterology, 2011, 141(5): 1629-1637.

［26］ CHEN H, FU S, FENG N, et al. Bleeding recurrence in patients with gastrointestinal vascular malformation after thalidomide [J]. Medicine (Baltimore), 2016, 95(33): e4606.

［27］ GROOTEMAN K V, EJM V G, DRENTH J P H. Tranexamic acid in treatment-resistant chronic transfusion-dependent gastrointestinal angiodysplasia bleeding [J]. BMJ Case Rep, 2017, 2017: bcr2017221832.

［28］ MARLU R, BARTHELON J, DURAND A, et al. Long-term therapy with bevacizumab in a patient with Glanzmann's thrombasthenia and recurrent digestive bleeding due to gastrointestinal angiodysplastic lesions [J]. Am J Gastroenterol, 2015, 110(2): 352-353.

［29］ NGUYEN D C, JACKSON C S. The Dieulafoy's lesion an update on evaluation, diagnosis, and management [J]. J Clin Gastroenterol, 2015, 49(7): 541-549.

［30］ DULIC-LAKOVIC E, DULIC M, HUBNER D, et al. Bleeding Dieulafoy lesions of the small bowel-a systematic study on the epidemiology and efficacy of enteroscopic treatment [J]. Gastrointest Endosc, 2011, 74(3): 573-580.

［31］ DY N M, GOSTOUT C J, BALM R K. Bleeding from the endoscopically-identified Dieulafoy lesion of the proximal small intestine and colon [J]. Am J Gastroenterol, 1995, 90(1): 108-111.

［32］ FLETCHER C D, KRISHMAN K U, MERTENS F. Tumours of soft tissue and bone [M]. Lyon: IAPCP Press, 2002: 155-175.

［33］ DEFREYNE L, VERSTRAETEN V, DE POTTER C, et al. Jejunal arteriovenous malformation, diagnosed by angiography and treated by embolization and catheter-guided surgery: case report and review of literature [J]. Abdom Imaging, 1998, 23(2): 127-131.

［34］ GROSSE S D, BOULET S L, GRANT A M, et al. The use of US health insurance data for surveillance of rare disorders: hereditary hemorrhagic telangiectasia [J]. Genet Med, 2014, 16(1): 33-39.

［35］ DAKEISHI M, SHIOYA T, WADA Y, et al. Genetic epidemiology of hereditary hemorrhagic telangiectasia in a local community in the northern part of Japan [J]. Hum Mutat, 2002, 19(2): 140-148.

［36］ KRITHARIS A, AL-SAMKARI H, KUTER D J. Hereditary hemorrhagic telangiectasia: diagnosis and management from the hematologist's perspective [J]. Haematologica, 2018, 103(9): 1433-1443.

［37］ JACKSON S B, VILLANO N P, BENHAMMOU J N, et al. Gastrointestinal Manifestations of Hereditary Hemorrhagic Telangiectasia (HHT): A Systematic Review of the Literature [J]. Dig Dis Sci, 2017, 62(10): 2623-2630.

［38］ CHAMBERLAIN S M, PATEL J, BALART J C, et al. Evaluation of patients with hereditary hemorrhagic telangiectasia with video capsule endoscopy: a single-center prospective study [J]. Endoscopy, 2007, 39(6): 516-520.

［39］ LONGACRE A V, GROSS C P, GALLITELLI M, et al. Diagnosis and management of gastrointestinal bleeding in patients with hereditary hemorrhagic telangiectasia [J]. Am J Gastroenterol, 2003, 98(1): 59-65.

［40］ INGROSSO M, SABBÀ C, PISANI A, et al. Evidence of small-bowel involvement in hereditary hemorrhagic telangiectasia: A capsule-endoscopic study [J]. Endoscopy, 2004, 36(12): 1074-1079.

［41］ SCHWENTER F, FAUGHNAN M E, GRADINGER A B, et al. Juvenile polyposis, hereditary hemorrhagic telangiectasia, and early onset colorectal cancer in patients with SMAD4 mutation [J]. J Gastroenterol, 2012, 47(7): 795-804.

［42］ SHOVLIN C L, GUTTMACHER A E, BUSCARINI E, et al. Diagnostic criteria for hereditary hemorrhagic telangiectasia (Rendu-Osler-Weber syndrome) [J]. Am J Med Genet, 2000, 91(1): 66-67.

［43］ IYER V N, APALA D R, PANNU B S, et al. Intravenous Bevacizumab for refractory hereditary hemorrhagic telangiectasia-related epistaxis and gastrointestinal bleeding [J]. Mayo Clin Proc, 2018, 93(2): 155-166.

［44］ JIN X L, WANG Z H, XIAO X B, et al. Blue rubber bleb nevus syndrome: a case report and literature review [J]. World J Gastroenterol, 2014, 20(45): 17254-17259.

［45］ 肖欣，吴广利. 蓝色橡皮泡痣综合征的研究进展 [J]. 中华临床医师杂志（电子版），2016，10（2）：275-278.

［46］王艳芝，杨云生，蔡逢春，等. 蓝色橡皮大疱痣综合征 34 例临床分析［J］. 中华消化杂志，2012，32（11）：723-726.

［47］CHEN W, CHEN H, SHAN G, et al. Blue rubber bleb nevus syndrome: our experience and new endoscopic management [J]. Medicine (Baltimore), 2017, 96(33): e7792.

［48］YUKSEKKAVA H, OZBEK O, KESER M, et al. Blue rubber bleb nevus syndrome: successful treatment with sirolimus [J]. Pediatrics, 2012, 129(4): e1080-e1084.

［49］ISOLDI S, BELSHA D, YEOP I, et al. Diagnosis and management of children with Blue Rubber Bleb Nevus Syndrome: A multi-center case series [J]. Dig Liver Dis, 2019, 51(11): 1537-1546.

第 3 节　门静脉高压性小肠病

各种病因（最常见为肝硬化）引起的门静脉高压主要表现为脾大、腹水和食管胃底静脉曲张。食管胃底静脉曲张破裂大出血是门静脉高压最常见并发症。门静脉高压的特殊表现门静脉高压性胃病（portal hypertensive gastropathy）和门静脉高压性结肠病（portal hypertensive colopathy）早有研究[1]。近年来，由于胶囊内镜、气囊辅助式小肠镜等小肠检查技术的发展，门静脉高压相关的小肠病变逐渐被认识，并被命名为门静脉高压性小肠病（portal hypertensive enteropathy，PHE）。De Palma 最早用胶囊内镜研究肝硬化门静脉高压时的小肠改变，发现小肠病变与门静脉高压性胃病和门静脉高压性结肠病密切相关，提示 PHE 是门静脉高压造成整个胃肠道病变中的一种局部表现[2]。此外，发现 PHE 与严重的（2 度以上）食管静脉曲张和重度肝硬化肝功能失代偿（Child-Pugh C 级）密切相关。其后对 PHE 的内镜表现、临床意义及治疗作了进一步研究[3]。

【PHE 的内镜所见】

一般建议[4]将 PHE 内镜表现分为：非血管病变（充血、水肿、绒毛萎缩）和血管性改变（血管发育不良样改变、静脉扩张显露、静脉曲张）。少数病例可见黏膜表面呈鲱鱼子样或马赛克改变，极少数可见息肉样改变。

【PHE 的临床意义】

胶囊内镜对门静脉高压患者的调查显示，PHE 的检出率为 40%～82%。其中，血管发育不良病变占 24.3%～55.7%，静脉曲张占 8.1%～38.9%，息肉样病变占 0.3%[3]。据报道，小肠静脉曲张占所有异位静脉曲张（Ⅱ型胃底静脉曲张、小肠和大肠静脉曲张、脐静脉曲张等）的 12%～35%[3]。这些血管病变有可能引起小肠的隐性出血或显性出血，甚至急性大出血。小肠静脉曲张大出血占全部门静脉高压静脉曲张大出血的 5% 左右。

伴有门静脉高压临床表现患者，当出现隐性出血（缺铁性贫血和粪便隐血试验阳性）或显性出血（黑便或血便），不伴呕血（十二指肠静脉曲张破裂可有呕血），胃镜及全结肠镜未发现活动性出血时，要考虑 PHE。胶囊内镜和 / 或气囊辅助式小肠镜检查见到 PHE 病变出血可明确诊断。

【治疗】

小肠静脉曲张大出血时，紧急复苏治疗、密切监护、及时应用奥曲肽或特利升压素减少内脏血流、静脉用广谱抗生素预防感染，均与食管胃底静脉曲张破裂大出血处理相同。

病变的机械止血取决于病变性质、出血严重程度、病变部位、患者全身状况及医院的条件。血管发育不良的渗血，可通过小肠镜下氩离子凝固术止血。息肉样病变出血可行内镜下电灼切除。

小肠静脉曲张破裂的处理如下[3,5]：

1. 内镜下曲张静脉注射组织胶闭塞或结扎　适用于内镜可到达的较小曲张静脉治疗。报道认为，组织胶闭塞止血成功率及再出血率优于静脉结扎。对大的曲张静脉出血静脉结扎要慎用，因易并发结扎后大出血。

2. TIPS　适用于大的曲张静脉出血和 / 或内镜难以到达者。止血效果较确切，再出血率较低，美国肝病学会（AASLD）推荐为异位曲张静脉出血的常用疗法。但对于重度肝功能失代偿有肝性脑病者，或肝静脉萎缩者应用受限。

3. 经皮经肝或经皮经颈静脉穿刺弹簧圈栓塞　大的曲张静脉出血和 / 或内镜难以到达而未行或无法行 TIPS 者，特别是一般状况差者，可考虑应用本方法。止血成功率尚可，但再出血率高。该治疗亦可作为组织胶注射或结扎治疗失败后，或 TIPS 失败后的补充治疗。

4. 逆行球囊静脉闭塞术（balloon-occluded retrograde transvenous obliteration，BRTO）　该方法主要在日本应用，据报道疗效佳。但技术要求高，且有解剖学上要求。

5. 外科手术　视情况开腹行曲张静脉结扎术、门体分流术或小肠切除术。适用于上述治疗失败者。

已止血后血流动力学稳定者，予长期应用非选择性 β 受体阻滞剂预防复发。定期内镜复查曲张静脉闭塞情况。

（胡品津）

参考文献

［1］ ROCKEY D C. An Update: Portal hypertensive gastropathy and colopathy [J]. Clin Liver Dis, 2019, 23: 643-658.

［2］ DE PALMA G D, REGA M, MASONE S, et al. Mucosal abnormalities of the small bowel in patients with cirrhosis and portal hypertension: a capsule endoscopy study [J]. Gastrointest Endosc, 2005, 62: 529-534.

［3］ MEKAROONKAMOL P, COHEN R, CHAWLA S. Portal hypertensive enteropathy [J]. World J Hepatol, 2015, 7: 127-138.

［4］ KODAMA M, UTO H, NUMATA M, et al. Endoscopic characterization of the small bowel in patients with portal hypertension evaluated by double balloon endoscopy [J]. J Gastroenterol, 2008, 43: 589-596.

［5］ HELMY A, AL KAHTANI K, AL FADDA M. Updates in the pathogenesis, diagnosis and management of ectopic varices [J]. Hepatol Int, 2008, 2: 322-334.

第 4 节　原发性小肠淋巴管扩张症

肠淋巴管扩张症（intestinal lymphangiectasia）是指肠道淋巴管压力增加所导致的一种蛋白丢失性肠病。分为继发性和原发性两大类。继发性由各种导致肠道淋巴管压力增加的疾病引起（详见第三篇第十二章第 2 节）。原发性小肠淋巴管扩张症（primary intestinal lymphangiectasia，PIL）是一种少见的先天性小肠淋巴管发育不良性疾病，在 1961 年 Waldmann 等首先报道，故又名 Waldmann 病。本文讨论 PIL[1]。

PIL 的患病率尚无报道。PIL 以儿童常见，尤以 3 岁前发病较多，但亦可见于青少年及成人。首都医科大学附属北京儿童医院郭姝等[2]回顾分析该院 2007—2015 年收治的 47 例小肠淋巴管扩张症，继发性只有 4 例，其余 43 例为 PIL，PIL 的平均发病年龄为 5 月龄（0.1 月龄至 14 岁），无明显性别差异。Alshikho 等[3]检索到 178 例肠淋巴管扩张症的报道，年龄分布从少于 1 岁至 60 岁以上，其中 > 15 岁者占 63%，但该文未对原发性和继发性进行统计。2011 年蒋晓芸等[4]收集了 1988—2010 年国内文献，共报道肠淋巴管扩张症 56 例，无明显性别差异，18 ~ 60 岁占 66%；其中，除 7 例为继发性外，余皆为 PIL（占 87.5%）。由此可见，PIL 成人发病并不少见，是与延迟诊断有关，还是由于缺乏随访未能排除继发病因有关，尚无法确定，但可推测应有相当部分 PIL 在成人发病。我国报道成人蛋白丢失性肠病的病因中，PIL 是继系统性红斑狼疮之后，排第 2 位的病因[5]。

【病因和发病机制】

PIL 的发病主要是小肠淋巴管先天畸形或发育不良造成了淋巴回流受阻，淋巴管内压力升高，肠淋巴管扩张，最终导致淋巴液漏入肠腔。但淋巴管发育不良的发生机制尚不清楚。近年对调控淋巴管内皮细胞的生长、迁移和存活相关的分子生物学机制有了一定认识，*VEGFR3*、*PROX1*、*FOXC2*、*SOX18* 等是其分子调控的重要基因，这些基因的异常可能与 PIL 相关[1]。其中，对涉及血管内皮生长因子（vascular endothelial growth factor，VEGF）-C 和 D 及其受体 VEGFR3 的相互作用机制有较深入研究[6]。已知有 5 个基因综合征 Von Recklinghausen、Turner、Noonan、Klippel-Trenaunay、Hennekam 存在肠淋巴管扩张[1]，黄甲综合征及自身免疫性多腺体病 I 型也可能与 PIL 相关[7]。*CCBE1* 基因突变已被证实是 Hennekam 综合征发生淋巴管扩张症的致病基因[8]。总的来说，PIL 可能是一种涉及淋巴管上皮发育不良的先天性基因缺陷性疾病，但该病的家族史却少见报道。

【临床表现】

PIL 轻者可无症状[9]，大多表现为典型的蛋白丢失性肠病的症状。主要表现为渐进性加重的凹陷性水肿，以双下肢最为常见，严重者可以出现颜面部、会阴部、阴囊水肿。可有多浆膜腔如胸腔、腹腔、心包积液。少数腹水可呈乳糜性。

淋巴性水肿少见，表现为非凹陷性水肿，多位于足踝及小腿，少数可扩散到其他部位。

其他症状主要是由于低蛋白血症及淋巴回流障碍导致的一些胃肠道及全身非特异症状，如腹泻、呕吐、腹痛、生长发育迟缓、体重下降、贫血等。可发生吸收不良综合征而导致脂溶性维生素缺乏（如低钙抽搐、骨质疏松），这些表现常见于儿童。

皮肤多形囊泡、迁延性坏死松解性游走性红斑、肠梗阻、复发性溶血尿毒症综合征等亦有报道[1]。

PIL 患者存在低免疫球蛋白及低淋巴细胞血症，免疫力会下降。我国报道儿童患者的感染率很高[2]，但成人患者中报道的化脓性感染及机会感染却并不多[1,5]。

PIL 与淋巴瘤发生的关系尚不清楚，确有报道 PIL 患者中少数会发生淋巴瘤，但绝大多数出现在发病后很长时间甚至数十年之后，故两者的必然关系尚有待进一步研究[1]。

【实验室和其他检查】

（一）蛋白丢失性肠病相关的实验室和其他检查

一般实验室检查包括血清总蛋白、白蛋白、免疫球蛋白、铜蓝蛋白水平下降，外周血淋巴细胞计数减少。蛋白丢失性肠病的特异性检查包括 α_1- 抗胰蛋白酶清除率升高和 / 或 ^{99m}Tc 人白蛋白闪烁扫描显示标记核素漏入肠腔（详见第三篇第十二章第 2 节）。

（二）内镜检查和活检

内镜检查和活检是确定存在肠淋巴管扩张症的重要依据。

1. 内镜检查　内镜下见十二指肠和 / 或小肠黏膜粗糙水肿、绒毛增粗呈黄白色颗粒样结节，可见乳糜样液体覆盖（图 3-5-14，图 3-5-15）[10]。一般情况下通过胃镜到达十二指肠降段或结肠镜到达回肠末段，即可发现上述典型病变并取活检确诊。此时，如能结合胶囊内镜检查发现小肠典型病变有助确诊。如十二指肠未发现典型病变和 / 或活检未取到典型病理结果，应在胶囊内镜检查后行气囊辅助式小肠镜检查并活检。

2. 病理组织学检查　活检或手术标本见黏膜层、黏膜下层、浆膜层淋巴管扩张。多呈中 - 重度扩张（图 3-5-16）。一般情况下，PIL 肠黏膜无明显炎症细胞浸润，小肠绒毛萎缩少见。需要注意的是，PIL 的病变不一定是连续的，在内镜下多点、多段的活检很重要。轻症或缓解期患者病理下的表现可不典型，此时，高脂饮食可能再次诱发出相对典型的内镜和病理改变以助诊断。

3. 淋巴管系统的影像学检查　^{99m}Tc 人白蛋白核素显像只能确定患者有白蛋白从肠道丢失，由于肠道丢失白蛋白的原因很多，并不能证明是由肠淋巴管扩张引起。淋巴管显像可确认淋巴液漏入肠腔，还可以了解从下肢、盆腔、腹部及胸部，最终由胸导管入口回流入血的淋巴管系统的解剖学改变。

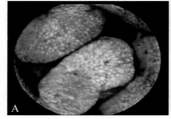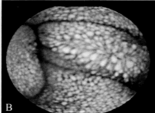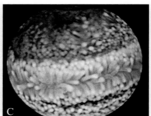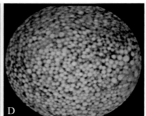

图3-5-14　小肠淋巴管扩张
胶囊内镜见绒毛增粗呈黄白色颗粒样结节（A. 空肠上段；B. 空肠下段；C、D. 回肠）。

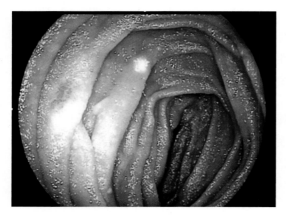

图3-5-15　小肠淋巴管扩张
胃镜检查见十二指肠降段绒毛增粗呈黄白色颗粒样，淋巴液外渗。

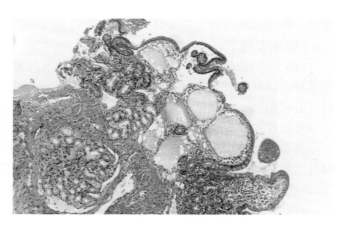

图3-5-16　小肠淋巴管扩张
活检见黏膜内淋巴管明显扩张。

（1）^{99m}Tc 右旋糖酐淋巴管核素显像：在趾间皮下注射 ^{99m}Tc 右旋糖酐经由淋巴循环吸收后观察标记核素自淋巴液中漏入肠腔有助肠淋巴管扩张诊断，通过淋巴液显影的走向，一定程度有助于推测淋巴管系统解剖异常的部位。但该检查显影干扰大，准确性受限[2, 11]。

（2）直接淋巴管造影[12]：行足淋巴管穿刺，注入碘化油。DSA 机间断动态记录对比剂整个流向过程。可发现盆腔、腹、胸淋巴回流缓慢，淋巴管扩张，淋巴液反流，瘘管，胸导管出口功能障碍或反流。

（3）CT 淋巴管成像[12]：在完成直接淋巴管造影 20 分钟至 2 小时内行 CT 扫描。除常规 CT 可见的肠管和腹腔病变外，还可观察到淋巴管扩张及分布，瘘管、淋巴管瘤样病变，胸导管末段出口功能障碍及反流。

以上 2 种方法结合，能比较理想分析淋巴管系统解剖异常，有助对手术指征的把握及术式选择；这些方法专业性强、技术要求高，实际临床工作中能完成整个淋巴管系统显像的成功率不高（越靠头侧显示率越低）。

4. 常规腹部 B 超和 / 或 CTE 检查　可见蛋白丢失性肠病的非特异性表现，如小肠黏膜的肿胀增厚、浆膜腔积液、淋巴结肿大等。对继发性肠淋巴管扩张的病因诊断有一定帮助。

【诊断与鉴别诊断】
PIL 的诊断：①存在蛋白丢失性肠病的临床表现和实验室检查证据；②内镜检查及活检有肠淋巴管扩张症的典型表现，或手术标本病理组织学有肠淋巴管扩张症的典型表现；③排除继发性肠淋巴管扩张症。

对无症状或症状轻微患者，如内镜检查及活检有肠淋巴管扩张症的典型表现，可初步诊断并随访。对存在蛋白丢失性肠病的临床表现和实验室检查证据，而内镜活检未见肠淋巴管扩张症的典型表现，又高度疑诊 PIL 者，重复全小肠内镜检查并多段、多点活检，必要时结合淋巴管系统的影像学检查。

鉴别诊断：首先要排除引起蛋白丢失性肠病的其他病因，然后要排除引起肠淋巴管扩张的继发病因（详见第三篇第十二章第 2 节）。这些病因有各自病史、临床特点及相关检查以资鉴别。

【治疗】

1. 饮食疗法　饮食治疗是 PIL 的基本治疗，也是目前唯一疗效比较确切的疗法。方法为低脂饮食，饮食中加入中链三酰甘油（MCT）。其治疗的原理是通过减少脂肪的摄入，避免淋巴管内因为转运脂肪引起的压力增高，从而减少淋巴液渗漏并导致蛋白丢失。MCT 由于可以直接分解成甘油和中链脂肪酸由小肠毛细血管直接吸收入血，而不用经过淋巴循环，故可以有效增加脂肪酸的摄入同时避免淋巴管内压力升高。饮食疗法对于 PIL 患者通常都有一定疗效，国内、外报道饮食治疗后 1 个月至数月后大部分患者取得临床症状及实验室指标的改善[1-2]。大多数患者不能痊愈，必须终生维持。对于少数低脂饮食疗法仍不能控制病情的患者，可试用要素肠内营养[13]。必要时需要全肠外营养。

2. 药物治疗　药物治疗仅见于个案或少样本报道，结果也不一致，这些药物包括奥曲肽、抗纤维蛋白溶酶药物、普萘洛尔等[1,3]。近年有依维莫司治疗 PIL 有效的报道[14]。

低蛋白血症、水肿严重者，可短期内静脉输注白蛋白，用以提高胶体渗透压，改善症状。

3. 手术治疗　手术治疗 PIL 的适应证较为有限，除非病灶局限，手术方法可能根除病灶时可以考虑。淋巴管静脉分流术（常为胸导管 - 颈静脉分流）可通过打开淋巴入血的通路来减轻淋巴管内压力、减少淋巴液漏出，国内有成功病例的报道[2,15]，但具体适应证如何掌握、术后并发症及长期疗效尚少见报道。术后仍要坚持低脂结合 MCT 饮食。

4. 淋巴性水肿的特殊护理和治疗　淋巴性水肿不但令患者活动受限且易并发蜂窝织炎，需要长期采用促进淋巴回流措施（如弹力袜等）、保持清洁护理和密切监测。

【预后】

PIL 的预后尚不明确，患者需要长期监测，保持饮食疗法控制病情，必要时需要白蛋白、球蛋白的补充治疗。难于控制的严重浆膜腔积液可能与预后不良有关。

（唐　健　胡品津）

参考文献

［1］ VIGNES S, BELLANGER J. Primary Intestinal Lymphangiectasia (Waldmann's Disease) [J]. Orphanet J Rare Dis, 2008, 22(3): 5.

［2］ 郭姝，宋琳，官德秀，等. 儿童小肠淋巴管扩张症 47 例临床分析［J］. 中华儿科杂志，2017，55（12）：937-941.

［3］ ALSHIKHO M J, TALAS J M, NOURELDINE S I, et al. Intestinal lymphangiectasia: insights on management and literature review [J]. Am J Case Rep, 2016, 21(17): 512-522.

［4］ 蒋晓芸，戎兰，孙大裕. 国内 56 例小肠淋巴管扩张症荟萃分析［J］. 中华消化杂志，2011，31（9）：625-627.

［5］ 朱丽明，孙钢，钱家鸣，等. 蛋白丢失性肠病 61 例临床分析［J］. 中华内科杂志，2011，50（3）：209-211.

［6］ HOKARI R, KITAGAWA N, WATANABE C, et al. Changes in regulatory molecules for lymphangiogenesis in intestinal lymphangiectasia with enteric protein loss [J]. J Gastroenterol Hepatol, 2008, 23 (7 Pt 2): e88-e95.

［7］ MAKHARIA G K, TANDON N, STEPHEN N J, et al. Primary intestinal lymphangiectasia as a component of autoimmune polyglandular syndrome type I: a report of 2 cases [J]. Indian J Gastroenterol, 2007, 26(6): 293-295.

［8］ ALDERS M, MENDOLA A, ADÈS L, et al. Evaluation of clinical manifestations in patients with severe lymphedema with and without CCBE1 mutations [J]. Mol Syndromol, 2013, 4(3): 107-113.

［9］ KIM J H, BAK Y T, KIM J S, et al. Clinical significance of duodenal lymphangiectasia incidentally found during routine upper gastrointestinal endoscopy [J]. Endoscopy, 2009, 41(6): 510-515.

［10］ OH T G, CHUNG J W, KIM H M, et al. Primary intestinal lymphangiectasia diagnosed by capsule endoscopy and double balloon enteroscopy [J]. World J Gastrointest Endosc, 2011, 3(11): 235-240.

［11］ 文哲, 童冠圣, 刘勇, 等. 对比 $^{99}Tc^m$-DX 与 $^{99}Tc^m$-HSA 显像诊断小肠淋巴管扩张症 ［J］. 中国医学影像技术, 2014, 30（5）: 772-775.

［12］ 董健, 沈文彬, 信建峰, 等. 联合应用 CT 淋巴管成像与直接淋巴管造影诊断原发性小肠淋巴管扩张症的价值 ［J］. 中华放射学杂志, 2017, 51（5）: 362-365.

［13］ AOYAGI K, IIDA M, MATSUMOTO T, et al. Enteral nutrition as a primary therapy for intestinal lymphangiectasia: value of elemental diet and polymeric diet compared with total parenteral nutrition [J]. Dig Dis Sci, 2005, 50(8): 1467-1470.

［14］ OZEKI M, HORI T, KANDA K, et al. Everolimus for primary intestinal lymphangiectasia with protein-losing enteropathy [J]. Pediatrics, 2016, 137(3): e20152562.

［15］ 朱继领, 刘秋英. 手术治疗小肠淋巴管扩张症五例分析 ［J］. 中华普通外科手术学杂志, 2010, 4（1）: 94-95.

第六章　药物性小肠损伤

第1节　概　　述

很多药物有胃肠道不良反应，胃肠道不良反应是药物所有不良反应中最常见的表现。大多数药物胃肠道不良反应仅为症状性，但亦可有器质性改变。症状和器质性病变可轻可重。病变可累及食管、胃、小肠和大肠；可局限在某一部位，亦可同时累及多个部位[1]，本文主要讨论有病理大体和/或组织学改变的药物性小肠损伤（可同时累及大肠和/或胃）。引起药物性小肠损伤（drug-induced small bowel injury）的主要药物见表3-6-1[2]。药物性小肠损伤主要临床表现为腹泻和/或消化道出血，可伴有腹痛、恶心和呕吐等其他胃肠道症状，少数严重者可发生肠穿孔、大出血、肠梗阻、巨结肠等并发症。各种药物的发病机制、病理改变及临床过程可有不同，兹分别讨论如下：

表3-6-1　引起药物性小肠损伤的主要药物

药物	备注
非甾体抗炎药	详见本章第2节
肿瘤化疗药物	
免疫检查点抑制剂	详见本章第3节
抗生素	
血管紧张素Ⅱ拮抗剂（如奥美沙坦）	
免疫抑制剂（如吗替麦考酚酯）	
其他：阿仑膦酸钠 　　聚磺苯乙烯钠阳离子交换树脂 　　秋水仙碱	
引起肠道缺血性损伤药物	详见表3-6-2

表3-6-2　引起肠道缺血性损伤药物

诱发血栓形成	雌激素、孕酮、口服避孕药
诱发血管炎	青霉素和合成青霉素类、多西霉素、芦丁
诱发血管痉挛/降低有效血容量	血管收缩药物、利尿剂、聚磺苯乙烯钠散

【各种药物引起的肠道损伤】

（一）肿瘤化疗药物

1. 作用机制　增加细胞坏死、自噬、凋亡。
2. 临床表现　腹泻为主，可伴其他胃肠道症状，严重者可发生溃疡穿孔。
3. 内镜所见　肠黏膜红肿、糜烂、溃疡。
4. 病理组织学　黏膜表面糜烂、溃疡。小肠绒毛变钝、萎缩，隐窝和腺体凋谢，上皮细胞变小，上皮细胞坏死，可见凋亡小体。紫杉醇和秋水仙碱抑制有丝分裂，可见大量核分裂象，尤其是环状有丝分裂。可呈类异型增生表现。

（二）抗生素

1. 间接作用　干扰正常肠道微生态，导致肠道感染，最常见为艰难梭菌感染引起的假膜性肠炎。
2. 直接作用　①青霉素或合成青霉素类药物可引起过敏性血管炎，进而导致肠缺血性损伤；

②多西霉素可引起肠黏膜血管变性，进而导致肠缺血性损伤。

（三）血管紧张素Ⅱ拮抗剂（以奥美沙坦为代表，同类药物亦可发生）

1. 作用机制 尚未清楚，有研究提示与 HLA-DQ 单倍体遗传易感有关，可能涉及免疫调节异常。

2. 临床表现 慢性非血性腹泻和吸收不良综合征酷似乳糜泻。好发于 70～80 岁高血压患者，发病可发生在服药 1 个月～10 年或以上。

3. 内镜所见 可无异常或见肠绒毛萎缩、糜烂和溃疡。

4. 病理组织学 绒毛变钝、萎缩，黏膜固有层淋巴细胞和浆细胞浸润，上皮细胞内淋巴细胞浸润酷似乳糜泻改变。

与乳糜泻鉴别要点包括发病年龄、服药史、去麦胶饮食无效、乳糜泻相关血清抗体阴性。

（四）免疫抑制剂

1. 作用机制 以吗替麦考酚酯为代表，该药常用于器官移植后预防免疫排斥反应，主要作用于黄嘌呤单核苷酸脱氢酶，从而抑制嘌呤合成，达到抑制 B 和 T 淋巴细胞增生。这一作用同样发生在肠黏膜柱状上皮，因而增加肠损伤的易感性。

2. 临床表现 水泻为主要表现，可有其他胃肠道症状，严重者可出现吸收不良综合征或肠出血。

3. 内镜所见 肠黏膜红肿，糜烂，阿弗他或大小不一的溃疡。

4. 病理组织学 上皮细胞凋亡增加是其特征性改变，伴有退行性隐窝和隐窝扭曲，固有膜内急、慢性炎症细胞浸润。

本病病理组织学上有时不易与移植物抗宿主病（GVHD）的肠道损伤鉴别，有认为本病固有层内嗜酸性粒细胞密度更高而内分泌细胞聚集更少有助鉴别。鉴别应密切结合临床，实体器官移植发生 GVHD 概率很低，而造血干细胞移植 GVHD 常发生于早期，多伴皮肤改变。还要注意，吗替麦考酚酯引起的肠道损伤，易合并肠道 CMV 感染，并可发展为系统性 CMV 感染。

（五）其他

阿仑膦酸钠用于治疗骨质疏松，其吸收程度差，可通过直接接触造成消化道损伤，虽以食管损伤最常见，但亦可引起胃和十二指肠损伤，表现为糜烂和溃疡及相应症状。聚磺苯乙烯钠散是一种阳离子交换树脂，用于治疗肾功能不全高钾血症，该药所致消化道损伤主要是其载体山梨醇，后者可通过直接接触导致缺血性胃肠黏膜损伤，可发生于全胃肠道任何部位。临床呈缺血性肠病表现，可发生肠出血、梗阻、穿孔的并发症。秋水仙碱用于痛风、风湿性疾病和肿瘤等疾病的治疗，其对消化道损伤作用与肿瘤化疗药物相似，该药抑制有丝分裂现象明显。

（六）缺血性结肠炎和相关诱发药物

诱发缺血性结肠炎的相关药物如表 3-6-2 所述，缺血性结肠炎见第三篇第五章第 1 节。

【诊断和鉴别诊断】

药物性小肠损伤（可同时或单独累及结肠）常以腹泻为主要症状，可伴有其他胃肠道症状，但无诊断特异性。不同药物损伤可表现为不同类型的病理组织学改变，主要包括毒性–感染、假膜性肠炎、缺血性肠病、显微镜下结肠炎等病理模式，其中由化疗和免疫抑制剂引起的病理组织学变化常可见上皮细胞凋亡增加[3]，但除抑制有丝分裂药物（如秋水仙碱和紫杉醇）外，均无诊断特异性。因此，诊断必须建立在病史、临床表现、内镜检查（必要时加放射影像学检查）和病理组织学的综合分析，并排除其他相似疾病的基础上。其中，用药史至为关键，必须熟识引起药物性肠病的主要药物及其发病规律。

鉴别诊断：下列疾病临床表现、内镜所见及病理组织学改变与药物性肠病很相似，必须进行认真鉴别。需要鉴别的主要疾病包括：感染性肠炎、缺血性肠炎、炎症性肠病、移植物抗宿主病、乳糜泻、放射性肠炎、各种结缔组织病的肠道累及等。鉴别要点在各种药物性肠病中已有强调。

【治疗】

1. 停用可疑药物 要注意不同药物停用后相关肠病的恢复时间不同。

2. 对症及支持治疗 腹泻、腹痛、恶心、呕吐症状视情况，予相应对症药物治疗。全身状况视情况，予补液及营养支持。

3. 特定治疗 大多数药物性肠病无特效治疗。部分有特定治疗，由抗生素引起的艰难梭菌感染予甲硝唑或口服万古霉素治疗；由药物引起的过敏反应性血管炎肠病可考虑适当使用糖皮质激素；关于非甾体抗炎药肠病和免疫检查点抑制剂导致的小肠结肠病的特定治疗，分别详见本章第 2 节和第 3 节。

4. 手术治疗 并发肠穿孔、肠梗阻、保守治疗无效的大出血、中毒性巨结肠需外科手术治疗。

（梁 洁 胡品津）

参考文献

[1] CHASSANY O, MICHAUX A, BERGMANN J F. Drug-Induced Diarrhoea [J]. Drug Saf, 2000, 22(1): 53-72.

[2] KWAK H A, HART J. The Many Faces of Medication-Related Injury in the Gastrointestinal Tract [J]. Surg Pathol Clin, 2017, 10(4): 887-908.

[3] PARFITT J R, DRIMAN D K. Pathological effects of drugs on the gastrointestinal tract: a review [J]. Hum Pathol, 2007, 38(4): 527-536.

第 2 节 非甾体抗炎药小肠病

非甾体抗炎药（nonsteroid anti-inflammatory drug，NSAID）是一类临床上常用的具有抗炎、解热、镇痛作用的药物，在风湿性疾病、疼痛性退行性疾病等多种疾病中广泛应用，其中阿司匹林更是被广泛应用于预防和治疗心脑血管疾病。NSAID 最常见的不良反应上消化道 NSAID 溃疡出血已得到高度重视，其预防和处理国内外均有共识[1-3]。近 20 年来，随着胶囊内镜和小肠镜应用的发展，发现 NSAID 所致的肠道（指 Trietz 韧带以远）损伤并不少见，称为非甾体抗炎药小肠病（NSAID enteropathy）。目前，对 NSAID 肠道损伤的认识尚有限，预防和处理更是未解的难题，故应予重视。

【流行病学】

早期一项志愿者研究发现，口服双氯芬酸 75mg、2 次 /d 与奥美拉唑 20mg、2 次 /d 合用，连服 14 天，胶囊内镜显示 68% 患者小肠出现新病变[4]。一项比较长期服用非选择性 NSAID 与选择性 COX-2 抑制剂的研究显示，胶囊内镜小肠病变检出率分别为 62% 和 50%[5]。志愿者短期服用低剂量阿司匹林的多个研究显示胶囊内镜小肠病变检出率达 50%~60%，对长期服用低剂量阿司匹林患者的多项研究报道小肠病变检出率甚至更高，不同剂型阿司匹林对小肠损伤是否不同尚无定论[6]。NSAID 和低剂量阿司匹林所致的症状性下消化道损伤亦已有报道。一项对萘普生和罗非昔布治疗类风湿关节炎多中心随机对照研究的事后分析显示，下消化道严重事件发生率分别为 0.89/100 患者·年和 0.41/100 患者·年（分别占全消化道严重事件发生率的 42.7% 和 39.4%），均显著高于对照组[7]。病例对照研究显示，NSIAD 及低剂量阿司匹林均显著增加下消化道出血的风险[8]。以人群为基础的登记研究显示，长期服用低剂量阿司匹林发生下消化道出血的风险是非服用者的 3 倍[9]。然而，新近日本一项对全国胶囊内镜资料库的分析显示，NSIAD 及低剂量阿司匹林虽然显著增加小肠病变，但并不增加下消化道显性出血发生率[10]，提示 NSAID 和低剂量阿司匹林与下消化道显性出血的关系仍待进一步研究。

【发病机制】

NSAID 小肠损伤发病机制有别于 NSAID 胃十二指肠损害，涉及更复杂的多方面机制[11]。

前列腺素通过促进胃肠黏膜黏液、碳酸氢钠分泌，调控胃肠道血流和胃肠黏膜上皮细胞再生等作用，在维持胃肠黏膜完整性方面起重要作用。传统观点认为，NSAID 通过抑制 COX-1 而抑制了前列腺素这一重要生理作用。但近年研究发现，只有当 COX-1 和 COX-2 同时受抑制，才能导致小肠损害[12]。有临床研究显示，非选择性 NSAID 与选择性 COX-2 抑制剂引起的小肠损害无差异可视为佐证[7]。

NSAID 引起的小肠损害与药物的肝肠循环有关[13]。临床研究显示，肠溶阿司匹林引起的回肠损害比普通阿司匹林多见可视为佐证。

近年研究发现，肠道微生态改变在 NSAID 小肠损害起重要作用。研究发现，NSAID 诱导小肠损害的动物模型存在回肠以革兰氏阴性菌为主的微生态失衡[14]。在无菌动物中，NSAID 不能诱导小肠损害。一些抗生素、益生菌防治 NSAID 小肠损害的动物实验和临床研究为其佐证。

Bjarnason 提出的 NSAID 小肠损害发病机制 3 重打击假说[15]：首先是 NSAID 的直接局部作用和 COX 抑制作用导致肠黏膜细胞的线粒体损害。第二阶段是最重要的步骤，此阶段主要表现为肠道通透性的增加。最后阶段是肠腔内容物包括胆汁、蛋白水解酶、细菌和毒素通过受损的肠黏膜屏障进而导致炎症损害。

【临床表现】

内镜下 NSAID 相关的小肠病变发生率虽然很高，但常无明显临床症状，而服用 NSAID 时发生的非特异性消化道症状与小肠病变的关系很难确定。目前比较确定的 NSAID 小肠损伤的并发症包括：

1. 小肠出血与缺铁性贫血[16]　NSAID 小肠出血表现为肠道显性出血或隐性出血（大便隐血试验阳性），并伴有缺铁性贫血（定义为血红蛋白下降 > 2g/dl 或血细胞比容下降 > 10%）。上消化道内镜及结肠镜未发现上消化道（食管、胃、十二指肠）和结直肠可引起出血的病变。胶囊内镜和 / 或小肠镜发现小肠糜烂、溃疡或活动性出血。诊断应排除 NSAID 引起的上消化道和结肠出血，并排除可致小肠出血的其他病因。

2. 小肠隔膜病[16-17]　与长期（> 6 个月）使用 NSAID 相关，不常见，据报道占 NSAID 小肠损害的 2%。小肠内出现薄的隔膜样的环形膜，可为多发，发生于回肠多于空肠，可发展为隔膜样环周狭窄，进一步发展可致肠梗阻，严重者可致肠穿孔。胶囊内镜检查易发生滞留，小肠镜和 CTE 有助诊断，诊断困难者需手术探查。病理对诊断和鉴别诊断有重要价值。

3. 蛋白丢失性肠病　为 NSAID 小肠损害的少见并发症，见于个案报道[18-20]。小肠检查可见溃疡、狭窄、隔膜样病变等。蛋白从肠道丢失的原因可能与黏膜破损、肠腔压力升高及小肠细菌过度生长等因素有关。临床主要表现为低蛋白血症与水肿，停药后或解除狭窄后症状可缓解。

4. 其他　有报道 NSAID 可诱发憩室炎和憩室出血[21]，可诱发缓解期 IBD 活动复发[22]，确实的临床意义尚有待研究。

【实验室和其他检查】

（一）实验室检查

1. 一般常规检查　可表现为贫血、低蛋白血症、大便隐血阳性等。

2. 肠道炎症的间接检查[16]　应用 111 铟标记白细胞闪烁显像和 111 铟标记的粪便排泄检查，发现约 2/3 的 NSAID 使用者存在肠道通透性增高及肠道炎症，但难于广泛应用且检测费用高，其临床应用价值有限。测定粪便钙卫蛋白是反映肠道炎症的一种简易方法，但对 NSAID 肠病无诊断特异性。

（二）内镜检查

胶囊内镜[16, 23]和气囊辅助式小肠镜[24]可发现 NSAID 肠病的小肠病变，这些病变包括：小肠黏膜片状充血红斑、糜烂和阿弗他样、浅表圆形、深凿样、环形及不规则形等各种形态和深度不同的溃疡，多底覆洁净的白苔，周边黏膜规整（图 3-6-1A），慢性病变也可表现为瘢痕及周围黏膜呈结节样增生。小肠隔膜病表现为薄的隔膜样的环形膜、肠腔环形狭窄，有时在顶端可见边界清楚的浅表溃疡（图 3-6-1B，图 3-6-2）。NSAID 肠病的小肠病变分布常为多灶性，可见于各个肠段而以回肠较为好发。上述病变均非 NSAID 肠病所特有。

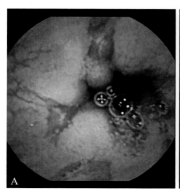
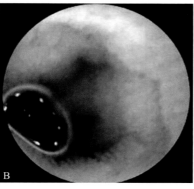

图3-6-1 NSAID小肠病胶囊内镜检查
A.肠黏膜表面不规则浅小溃疡；B.肠腔狭窄，狭窄近端肠黏膜环周糜烂。

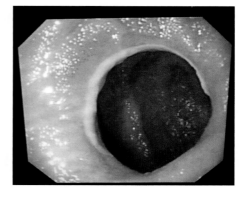

图3-6-2 NSAID小肠病小肠镜检查
环形隔膜、肠腔环形狭窄，隔膜近端环形浅溃疡。

（三）CT 小肠成像 /MR 小肠成像（CTE/MRE）[25]

小肠隔膜病的诊断，因胶囊内镜易发生滞留，小肠镜常难通过狭窄段，故其诊断及病变评估以 CTE/MRE 最有价值。所见影像学征象包括：肠腔狭窄（常为多灶性和短节段），狭窄为对称性，可伴近段肠腔轻度扩张，病变部位可见肠壁增厚和强化。小肠隔膜病与克罗恩病影像学不同处在于：后者病变节段长、肠壁病变不对称（系膜缘重）、伴肠系膜边缘脂肪增厚及血管梳征明显、常累及回肠末段。

（四）组织学检查[26]

NSAID 相关的小肠损伤组织学改变并无明显特异性，表现为肠黏膜反应性改变，可伴糜烂或溃疡，但通常没有大量慢性炎症细胞浸润，且炎症浸润以嗜酸性粒细胞浸润为主，部分患者也可出现绒毛变钝（图 3-6-3）。隔膜样狭窄组织学上可表现为黏膜和黏膜下层的薄皱褶，其间是厚度不等的胶原纤维束，垂直于黏膜固有层，伴数量不等的平滑肌、神经节细胞和血管，衬覆隔膜的黏膜呈钝绒毛、炎症或顶端糜烂（图 3-6-4）。

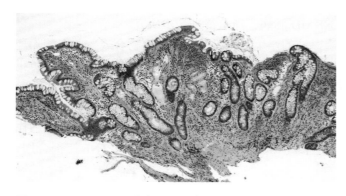

图3-6-3 NSAID所致末段回肠慢性溃疡，伴明显幽门腺化生
（引自：肖书渊，姜支农，刘秀丽. 炎症性肠病病理鉴别诊断［M］. 杭州：浙江大学出版社，2018.）

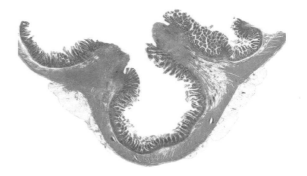

图3-6-4 隔膜样狭窄病理改变
正常的小肠环状黏膜皱襞因炎性纤维化而增厚。
（引自：肖书渊，姜支农，刘秀丽. 炎症性肠病病理鉴别诊断［M］. 杭州：浙江大学出版社，2018.）

【诊断与鉴别诊断】

NSAID 小肠病诊断包括下列几个要素：①服用 NSAID 的病史，要注意询问患者是否有服用药店自购的非处方药，要询问服药种类、剂量及时间；②胶囊内镜或气囊辅助式小肠镜见小肠黏膜充血、糜烂、溃疡、隔膜样狭窄等病变；③排除其他病因小肠疾病；④停用 NSAID 后，症状和 / 或内镜下病变改善。

NSAID 小肠病临床上可表现为无症状，非特异性轻度消化道症状，或明显症状（显性或隐性下消化道出血、缺铁性贫血、低蛋白血症和营养不良、肠梗阻症状、肠穿孔症状等）。对有明显症状者应常规行胃镜和结肠镜检查，在排除上消化道及结肠病变基础上，常规行胶囊内镜检查，必要时辅以气囊辅助式小肠镜检查，怀疑小肠隔膜病先行 CTE 检查，诊断有困难而有手术指征者则需通过手术探查作出诊断。

鉴别诊断需要排除感染性肠炎（空肠弯曲菌、耶尔森菌、结核等）、克罗恩病、乳糜泻、缺血性肠炎、放射性肠炎、血管炎相关疾病、淋巴瘤、损伤（误吞牙签或骨头）、其他药物性肠病（如化疗、免疫抑制剂、肠溶性钾盐）等。要特别注意与克罗恩病鉴别，临床上会因忽略 NSAID 服用史而将 NSAID 小肠病误诊为克罗恩病。

【预防和治疗】

（一）预防和治疗 NSAID 肠病的药物

1. 选择性 COX-2 抑制剂对小肠损害是否少于非选择性 NSAID 尚无定论[16]　已经肯定 COX-2 抑制剂对胃十二指肠损害明显少于非选择性 NSAID。但是，对小肠损害的研究结果不一致。因此，对选择性与非选择性 NSAID 的应用主要基于上消化道危险因素和心血管危险因素去考虑。

2. 质子泵抑制剂（PPI）和 H_2 受体拮抗剂（H_2RA）对 NSAID 小肠损害无预防和治疗作用[16]　已确认 PPI 对胃十二指肠 NSAID 溃疡及其并发症的预防和治疗有明确作用，高剂量 H_2RA 有一定作用。但是，无证据显示 PPI 和 H_2RA 对 NSAID 小肠损害有预防和治疗作用。有研究报道，PPI 与 COX-2 抑制剂合用引起的小肠损害显著高于安慰剂与 COX-2 抑制剂合用[27]。因此，PPI 的应用只基于胃十二指肠 NSAID 溃疡的预防和治疗考虑。

3. 预防和治疗 NSAID 肠病药物的研究　至今未有肯定的预防和治疗 NSAID 肠病的药物推荐[16]。兹将近年的相关研究简介如下：

（1）米索前列醇（misoprostol）：先前曾有多个小样本研究提示米索前列醇预防和治疗 NSAID 肠病的作用[16]。新近一项米索前列醇治疗阿司匹林所致伴有出血的小肠溃疡的随机双盲对照研究显示，在治疗期间所有患者继续服用阿司匹林（100mg/d），经米索前列醇（200μg，4 次 /d）8 周疗程，小肠溃疡愈合率，米索前列醇组与安慰剂组分别为 28.6% 和 9.5%（P=0.026）[28]。该研究为米索前列醇治疗阿司匹林所致的小肠出血性溃疡提供比较有力的证据，至于延长治疗时间是否可提高治愈率，米索前列醇治疗作用是否亦适用于其他非阿司匹林 NSAID 肠病，尚有待进一步研究。

（2）瑞巴派特：瑞巴派特通过增加肠杯状细胞黏液的产生和刺激前列腺素生物合成，并有清除羟自由基产生抑制过氧化物酶活性化作用。多个小样本、健康志愿者的研究提示，瑞巴派特可以防止阿司匹林或双氯芬酸的小肠黏膜损伤[29]。瑞巴派特不良反应比米索前列醇少，其预防和治疗 NSAID 肠病的临床价值尚待进一步研究。

（3）其他[16]：替普瑞酮作为黏膜保护剂可能对 NSAID 肠病有预防作用。调整肠道微生态作用的益生菌、利福昔明亦有研究报道。有报道，治疗类风湿关节炎时，NSAID 与抗 TNF 制剂合用，NSAID 肠病减少。

（二）NSAID 肠病的预防策略

NSAID 所致胃十二指肠损害的高危因素已经清楚[1-3]，NSAID 所致小肠损害的高危因素近年有分析[30]，后者的高危因素基本上已被前者所包括（表 3-6-3）。NSAID 使用时，需要同时考虑避免其胃十二指肠和小肠损害，考虑主要基于患者 NSAID 胃十二指肠和小肠损害高危因素的存在情况。

因为考虑到 NSAID 所致胃十二指肠损害更为常见，且 NSAID 所致小肠损害的预防策略目前尚未形成，故目前在 NSAID 使用时主要依据胃十二指肠损害高危因素进行选择（表 3-6-4）。对 NSAID 所致小肠损害的预防重点放在临床监测，一旦发现相关症状，即行相应检查作出诊断并予相应治疗。

表 3-6-3　NSAID 胃十二指肠损害和小肠损害的高危因素

胃十二指肠损害的高危因素	小肠损害的高危因素
溃疡并发症病史	年龄＞ 65 岁
年龄＞ 65 岁	严重共存病
高剂量 NSAID	某些 NSAID：双氯芬酸、昔康类
无并发症的溃疡病史	合用抗血小板药（包括低剂量阿司匹林）
合用：NSAID、阿司匹林（包括低剂量）、抗血小板药物、糖皮质激素	
幽门螺杆菌感染	

表 3-6-4　NSAID 胃十二指肠和心血管不良反应预防策略

	胃十二指肠低危（无高危因素）	胃十二指肠中危（1 ~ 2 个高危因素）	胃十二指肠高危（溃疡并发症病史 / 或＞ 2 个高危因素）
心血管低危	NSAID	NSAID+PPI	COX-2 抑制剂 +PPI 或替代治疗
心血管高危（＋阿司匹林）	萘普生 +PPI	萘普生 +PPI	替代治疗或 COX-2 抑制剂

注：要同时根除幽门螺杆菌感染。

（三）NSAID 肠病的治疗

1. 小肠出血与缺铁性贫血

（1）停用 NSAID。

（2）药物治疗：可考虑米索前列醇，剂量为 200μg、每日 4 次，疗程不少于 8 周，视胶囊内镜复查病变愈合情况而定。

（3）大出血或反复出血不止者视情况行内镜治疗、介入治疗或手术治疗。

（4）补铁或输血。

（5）出血控制后如病情需要，继续使用阿司匹林或 NSAID，可视情况选用米索前列醇或上述所提及药物同服预防复发，同时予严密监测。

2. 小肠隔膜病

（1）停用 NSAID。

（2）有肠梗阻者禁食和胃肠减压。

（3）视情况行内镜下球囊扩张、针刀电切或手术（可术中结合内镜治疗）。

3. 蛋白丢失性肠病

（1）停用 NSAID。

（2）对症治疗，主要是输注白蛋白。

（3）有报道内镜治疗或手术治疗解除隔膜梗阻，蛋白丢失性肠病可缓解[18, 20]。

NSAID 肠病已受到重视，从胶囊内镜检查发现的肠道病变来看检出率颇高，但有实际临床意义的事件的发病情况尚待进一步调查。预防和治疗至今仍是难题，需待进一步研究才能达成共识。

（邱春华　王玉芳）

参考文献

［1］　SUNG J J, CHAN F K, CHEN M, et al. Asia-Pacific Working Group consensus on non-variceal upper gastrointestinal bleeding [J]. Gut, 2011, 60(9): 1170-1177.

［2］　BHATT D L, SCHEIMAN J, ABRAHAM N S, et al. ACCF/ACG/AHA 2008 expert consensus document on reducing the gastrointestinal risks of antiplatelet therapy and NSAID use: a report of the American College of Cardiology Foundation Task Force on Clinical Expert Consensus Documents [J]. Circulation, 2008, 118(18): 1894-1909.

［3］　国家风湿病数据中心，中国系统性红斑狼疮研究协作组. 非甾体消炎药相关消化道溃疡与溃疡并发症的预防与治疗规范建议［J］. 中华内科杂志，2017，56：81-85.

［4］　MAIDEN L, THJODLEIFSSON B, THEODORS A, et al. A quantitative analysis of NSAID-induced small bowel pathology by capsule enteroscopy [J]. Gastroenterology, 2005, 128: 1172-1178.

［5］　MAIDEN L, THJODLEIFSSON B, SEIGAL A, et al. Long-term effects of nonsteroidal anti-inflammatory drugs and cyclooxygenase-2 selective agents on the small bowel: a cross-sectional capsule enteroscopy study [J]. Clin Gastroenterol Hepatol, 2007, 5(9): 1040-1045.

［6］　ENDO H, SAKAI E, KATO T, et al. Small bowel injury in low-dose aspirin users [J]. J Gastroenterol, 2015, 50: 378-386.

［7］　LAINE L, CONNORS L G, REICIN A, et al. Serious Lower Gastrointestinal Clinical Events With Nonselective NSAID or Coxib Use [J]. Gastroenterology, 2003, 124: 288-292.

［8］　LANAS A, CARRERA-LASFUENTES P, ARGUEDAS Y, et al. Risk of upper and lower gastrointestinal bleeding in patients taking nonsteroidal anti-inflammatory drugs, antiplatelet agents, or anticoagulants [J]. Clin Gastroenterol Hepatol, 2015, 13: 906-912.e2.

［9］　CHEN W C, LIN K H, HUANG Y T, et al. The risk of lower gastrointestinal bleeding in low-dose aspirin users [J]. Aliment Pharmacol Ther, 2017, 45: 1542-1550.

［10］　NIIKURA R, YAMADA A, MAKI K, et al. Associations between drugs and small-bowel mucosal bleeding: Multicenter capsule-endoscopy study [J]. Dig Endosc, 2018, 30(1): 79-89.

［11］　WALLACE J L. NSAID gastropathy and enteropathy: distinct pathogenesis likely necessitates distinct prevention strategies [J]. Br J Pharmacol, 2012, 165(1): 67-74.

［12］　SIGTHORSSON G, SIMPSON R J, WALLEY M, et al. COX-1 and 2, intestinal integrity, and pathogenesis of nonsteroidal anti-inflammatory drug enteropathy in mice [J]. Gastroenterology, 2002, 122: 1913-1923.

［13］　REUTER B K, DAVIES N M, WALLACE J L. Nonsteroidal anti-inflammatory drug enteropathy in rats: role of permeability, bacteria, and enterohepatic circulation [J]. Gastroenterology, 1997, 112: 109-117.

［14］　HAGIWARA M, KATAOKA K, ARIMOCHI H, et al. Role of unbalanced growth of gram negative bacteria in ileal ulcer formation in rats treated with a nonsteroidal anti-inflammatory drug [J]. J Med Invest, 2004, 51: 43-51.

［15］　BJARNASON I, HAYLLAR J, MACPHERSON A J, et al. Side effects of nonsteroidal anti-inflammatory drugs on the small and large intestine in humans [J]. Gastroenterology, 1993, 104: 1832-1847.

［16］　SRINIVASAN A, DE CRUZ P. Review article: a practical approach to the clinical management of NSAID enteropathy [J]. Scand J Gastroenterol, 2017, 52(9): 941-947.

［17］　COOLSEN M, LEEDHAM S J, GUY R J. Non-steroidal anti-inflammatory drug-induced diaphragm disease: an uncommon cause of small bowel obstruction [J]. Ann R Coll Surg Engl, 2016, 98(8): e189-e191.

［18］　KAMATA Y, IWAMOTO M, NARA H, et al. A case of rheumatoid arthritis with protein losing enteropathy induced by multiple diaphragmatic strictures of the small intestine: successful treatment by bougieing under double-balloon enteroscopy [J]. Gut, 2006, 55(9): 1372.

[19] ZARDAWI I M, PREMATILAKE S. NSAID-associated protein losing enteropathy with fatal outcome [J]. Pathology, 2012, 44(5): 489-492.

[20] VINSARD D G, STARK M E, LEWIS J T, et al. Nonsteroidal anti-inflammatory drug-induced protein-losing enteropathy: a great masquerade of Crohn's disease [J]. Gastrointest Endosc, 2017, 86(6): 1180-1181.

[21] STRATE L L, LIU Y L, HUANG E S, et al. Use of aspirin or nonsteroidal anti-inflammatory drugs increases risk for diverticulitis and diverticular bleeding [J]. Gastroenterology, 2011, 140: 1427-1433.

[22] TAKEUCHI K, SMALE S, PREMCHAND P, et al. Prevalence and mechanism of nonsteroidal anti-inflammatory drug-induced clinical relapse in patients with inflammatory bowel disease [J]. Clin Gastroenterol Hepatol, 2006, 4: 196-202.

[23] TACHECI I, BRADNA P, DOUDA T, et al. NSAID-induced enteropathy in rheumatoid arthritis patients with chronic occult gastrointestinal bleeding: a prospective capsule endoscopy study [J]. Gastroenterol Res Pract, 2013, 2013: 1-10.

[24] MATSUMOTO T, KUDO T, ESAKI M, et al. Prevalence of non-steroidal anti-inflammatory drug-induced enteropathy determined by double-balloon endoscopy: a Japanese multicenter study [J]. Scand J Gastroenterol, 2008, 43(4): 490-496.

[25] FLICEK K T, HARA A K, PETRIS G D, et al. Diaphragm disease of the small bowel: a retrospective review of CT findings [J]. Am J Roentgenol, 2014, 202:W140-W145.

[26] 肖书渊，姜支农，刘秀丽. 炎症性肠病病理鉴别诊断［M］. 杭州：浙江大学出版社，2018.

[27] WASHIO E, ESAKI M, MAEHATA Y, et al. Proton pump inhibitors increase incidence of nonsteroidal anti-inflammatory drug-induced small bowel injury: a randomized, placebo-controlled trial [J]. Clin Gastroenterol Hepatol, 2016, 14: 809-815.e1.

[28] KYAW M H, OTANI K, CHING J Y L, et al. Misoprostol Heals Small Bowel Ulcers in Aspirin Users With Small Bowel Bleeding [J]. Gastroenterology, 2018, 155(4): 1090-1097.e1

[29] ZHANG S, QING Q, BAI Y, et al. Rebamipide helps defend against nonsteroidal anti-inflammatory drugs induced gastroenteropathy: a systematic review and meta-analysis [J]. Dig Dis Sci, 2013, 58: 1991-2000.

[30] ISHIHARA M, OHMIYA N, NAKAMURA M, et al. Risk factors of symptomatic NSAID-induced small intestinal injury and diaphragm disease [J]. Aliment Pharmacol Ther, 2014, 40: 538-547.

第 3 节　免疫检查点抑制剂导致的小肠结肠炎

　　肿瘤的免疫治疗是肿瘤治疗的又一次突破性进展，近年上市的免疫检查点抑制剂（immune checkpoint inhibitor，ICPI）已广泛用于黑色素瘤、非小细胞肺癌、肝癌、胃癌、霍奇金病、头颈部鳞状细胞癌、泌尿道上皮癌等恶性肿瘤的治疗。ICPI 通过抑制负性免疫调控机制，激活 T 细胞，从而发挥对肿瘤细胞的杀伤作用，但却由此诱导免疫相关的不良反应（immune-related adverse events，irAEs）。irAEs 主要见于皮肤、肝脏、胃肠道、内分泌系统，其他少见的还包括肾脏、神经系统和眼。由于 ICPI 作用机制不同于化疗和靶向治疗药物，故 irAEs 是一个全新的领域，对 irAEs 的管理近年已有多个国际指南[1]。胃肠道不良反应是 irAEs 中最常见的不良反应，常以腹泻为主要表现，病变最常累及结肠，亦可累及小肠和上消化道，习惯上称为免疫检查点抑制剂导致的小肠结肠炎（immune checkpoint inhibitor-induced enterocolitis）[2]，是本文讨论的重点。

　　【发病机制】

　　正常人体免疫 T 细胞通过共刺激和共抑制因子的共同调节，发挥正性和负性调节机制。免疫检查点（immune checkpoint）在免疫负性调节中发挥重要作用，保证免疫调节维持在适当范围内。在肿瘤的发生、发展机制中，共刺激因子使免疫系统识别并攻击肿瘤，但因肿瘤微环境可通过多种机制使免疫活性细胞活性降低甚至失活，从而介导肿瘤的免疫逃逸。其中一个重要机制就是肿瘤微环境中的免疫细胞上调免疫检查点，导致抗肿瘤的 T 细胞失能。目前研究比较深入的免疫检查点主要有细胞毒 T 淋巴细胞相关抗原 4（cytotoxic T lymphocyte-associated antigen-4，CTLA-4）和程序性细胞死亡蛋白 -1（programmed cell death protein-1，PD-1）及其配体 PD-L1（programmed death-ligand 1）。T 细胞表面的 CD28 受体是主要的共刺激因子，其与抗原呈递细胞（antigen presenting cells，APCs）上的 CD80 和 CD86 配体结合，放大 T 细胞受体（T cell receptor，TCR）的信号通道，提高 T 细胞活性。而 CTLA-4 和 PD-1 则进行免疫活性的负性调节。CTLA-4 的表达由效应淋巴细胞，特别是 CD4+ T 细胞诱导，其与 CD80 和 CD86 的亲和力远高于 CD28，因此可竞争性结合 CD80 和 CD86，达到抑制 CD28 共刺激因子的作用，从而降低 T 细胞活性。研究显示，在肿瘤组织中存在的 CD4+ 细胞具有高度表达 CTLA-4 能力，从而介导肿瘤的免疫逃逸。PD-1 受体表达于 T 细胞等免疫细胞表面，与 PD-L1 和 PD-L2 配体结合，通过募集酪氨酸磷酸酶 SHP2 等机制，进而导致 TCR 信号通路上多个关键分子的去磷酸化，从而降低 T 细胞活性。在肿瘤组织的微环境中，肿瘤细胞高表达 PD-L1 和 PD-L2，与 PD-1 结合，亦会介导肿瘤的免疫逃逸。因此，免疫检查点抑制剂的作用就是阻断免疫检查点与其配体的结合，从而打破免疫耐受，增强免疫细胞活性，促进肿瘤细胞的清除。然而，由于肿瘤和正常细胞存在类似的抗原，当 T 细胞被活化后，正常组织也同时受到攻击，从而有可能导致正常组织的自身免疫相关炎症反应，这便是 irAEs 发生的基础。由于抗 CTLA-4 抗体与抗 PD-1/PD-L1 抗体作用的靶点不同，各自发生的 irAEs 的发生率、发生部位及严重程度可有一定不同[3]。

【发病率和风险因素】

目前已批准上市的免疫检查点抑制剂有 3 类 7 种，包括抗 CTLA-4 抗体（ipilimumab、tremelimumab）、抗 PD-1 抗体（pembrolizumab、nivolumab）和抗 PD-L1 抗体（atezolizumab、durvalumab、avelumab）。据系统回顾估算[2]，胃肠道免疫相关损伤发生率为：腹泻发生率抗 CTLA-4 抗体为 35%～40%，抗 PD-1 抗体为 11%～17%，抗 CTLA-4 抗体和抗 PD-1 抗体联合治疗为 32%；结肠炎发生率抗 CTLA-4 抗体为 8.4%～11.3%，抗 PD-1 抗体为 0.3%～3.4%，抗 CTLA-4 抗体和抗 PD-1 抗体联合治疗为 14%[2]。该类药物在我国上市较晚，有关系统报道尚少，北京协和医学院肿瘤医院报道 20 例肿瘤患者使用 PD-1/PD-L1 抗体发生 irAEs 者 6 例（30%），其中 1 例为免疫性胃肠损伤[4]。

免疫相关的胃肠道不良反应发生的高危因素可能包括药物种类（联合＞抗 CTLA-4 抗体＞抗 PD-1 抗体）、抗 CTLA-4 抗体的剂量、抗 CTLA-4 抗体与 NSAID 合用、原有自身免疫性疾病或炎症性肠病、肠道菌群。发生高危相关的血清标志物、遗传易感基因尚在研究中[2]。

【临床表现】

主要症状是不同程度的腹泻，发生率在 90% 或以上，其他胃肠道症状依次为腹痛、恶心、呕吐、便血。部分患者可有发热。腹泻可伴或不伴有结肠炎。少见病变还有小肠炎、上消化道炎症、显微镜下结肠炎、假性肠梗阻（肠神经病变）。严重的结肠炎可并发肠穿孔（发生率约 1%）。可同时伴有其他组织器官的 irAEs。

不同的 ICPI 临床表现大体相似，但抗 CTLA-4 抗体与抗 PD-1/PD-L1 抗体比较，免疫相关胃肠道损伤发生率较高、症状出现较早（前者在用药后 1～30 周、平均 5 周，后者在用药后 2～4 个月）、症状较重[2]。

评估病情的严重程度有助指导治疗和预后评估，可参考美国国家癌症研究所对不良事件的常用术语标准进行分级（表 3-6-5）[5]。

表3-6-5　胃肠道不良反应分级

不良反应	分级			
	1	2	3	4
腹泻	比基线每天增加少于4次大便；造口量较基线轻度增加	每天比基线增加4~6次大便；与基线相比，造口量适度增加	每天比基线增加≥7次；失禁；有住院指征；造口量较基线期显著增加；日常活动受限	出现危及生命的状况；需要紧急干预（如血流动力学异常）
结肠炎	症状不典型或无症状；仅为临床诊断或随访；无须干预	腹痛；或者黏液血便	严重或持续的腹痛；排便习惯改变；发热；肠梗阻，需要干预治疗；腹膜体征	出现危及生命的情况；需要紧急干预（如穿孔、出血、缺血、坏死、巨结肠中毒）

【实验室和其他检查】

1. 实验室检查　全面的实验室检查包括相关的鉴别诊断（肠道病原微生物感染、艰难梭菌感染、CMV 感染等）、反映肠道炎症活动（全血细胞检查、ESR、CRP、粪钙卫蛋白）、判别有无与免疫相关胃肠损伤共存的其他 irAEs（如免疫相关肝损伤的肝功能检查）、了解基础病（原发肿瘤）及免疫相关胃肠损伤所造成后果（如血清白蛋白、肌酐等），以及可能需要转换英夫利西治疗前的筛查（如γ- 干扰素释放试验、病毒性肝炎血清标志物）。

2. 内镜检查　2~4 度腹泻应常规行结肠镜检查。结肠镜有助免疫相关肠道损伤的诊断及病变严重程度评估，亦有助与肿瘤转移性复发及其他肠道疾病鉴别。病变最常见于直乙结肠，少部分病变仅位于近段结肠，甚至在回肠末段。病变的严重程度不一定与腹泻严重程度相关[6]，相当部分由抗PD-1 抗体引起的腹泻患者肠镜下肉眼观肠黏膜正常，但活检会发现肠黏膜炎症改变[7]。肠镜下病变严重程度常与便血程度相关，且严重病变（Mayo 2~3 分）常提示病情严重且激素疗程欠佳。

结肠镜下所见呈多样性，表现为黏膜下血管纹理模糊或消失、红斑、糜烂、溃疡、自发性出血等变化（图 3-6-5）。病变范围不等，病变可呈弥漫性分布或呈片状散在分布。少部分患者胃镜下可见

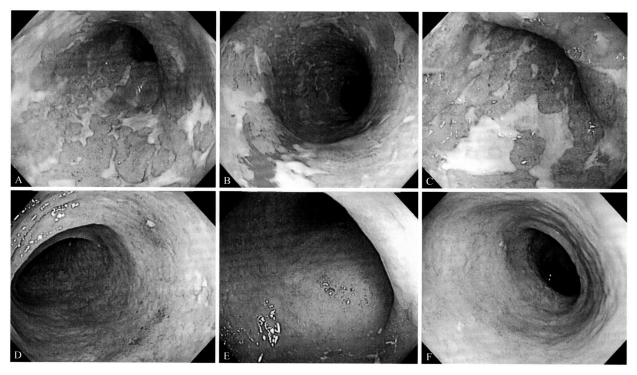

图3-6-5　抗PD-1单抗肠镜下所见

A～C. 直肠至乙状结肠弥漫性充血水肿、散布糜烂和浅溃疡、局部出血；D～F. 降结肠片状红斑和点状糜烂。

胃、十二指肠红斑、糜烂或溃疡。

3. 腹部CT　CT或CTE可见肠系膜血管扩张、结肠壁增厚和强化、肠管扩张，病变呈连续性或节段性。对严重结肠炎宜行CT检查，尤其是有穿孔或巨结肠者。CT检查并有助于鉴别诊断。但CT检查阴性并不能排除本病。

4. 病理组织学检查　通常表现为黏膜固有层的急性炎症改变，可见中性粒细胞浸润、隐窝炎和隐窝脓肿，亦可见上皮内淋巴细胞浸润。部分患者见隐窝上皮细胞凋亡。炎症分布多为弥漫性，少数为灶性。慢性期（停用ICPI数月后或肠炎复发）可出现类似IBD样改变，表现为黏膜固有层和/或黏膜下层单个核细胞浸润、隐窝结构改变，少数患者可见肉芽肿。免疫组化显示抗CTLA-4单抗相关肠炎的肠黏膜内以CD4$^+$T细胞为主，抗PD-1单抗相关肠炎以CD8$^+$T细胞为主。免疫相关胃肠道损伤亦可只表现为显微镜下结肠炎改变。有上消化道病变者，十二指肠黏膜可见绒毛变钝、萎缩，黏膜固有层急性和慢性炎症细胞浸润，部分病例可见腺体上皮细胞淋巴细胞浸润[2]。

【诊断和鉴别诊断】

肿瘤患者接受ICPI治疗一段时间后（一般在使用抗CTLA-4抗体1个月后、抗PD-1/PD-L1抗体2~4个月后）出现腹泻，伴或不伴其他胃肠道症状，在充分排除其他相似胃肠道疾病后，可予诊断。结肠镜检查及活检有助诊断。CT有助发现并发症。诊断成立后，要对腹泻和结肠炎的严重程度进行评估以指导治疗。

鉴别诊断：各种感染性腹泻（包括艰难梭菌感染和CMV感染），大便找虫卵及寄生虫、细菌培养、艰难梭菌毒素检测、肠黏膜活检免疫组化检查CMV等有助鉴别。恶性肿瘤肠道转移，肠镜检查及活检和腹部CT有助鉴别。IBD，通过病史、肠镜及活检、CTE综合分析进行鉴别，注意原有IBD基础病，使用ICPI后可引起IBD复发。

【治疗】

（一）按病情严重程度进行分层治疗的策略[1-2]

1级：可以继续使用ICPI，低纤维清淡饮食和对症治疗，密切监测15天左右，如症状无好转，则按2级治疗。

2级：暂停用ICPI，口服糖皮质激素［泼尼松1mg/（kg·d）或其他相当剂量制剂］，如监测7天无效，按3级治疗。

3级：暂停用ICPI，口服糖皮质激素［泼尼松1~2mg/（kg·d）或其他相当剂量制剂］，如监测3~5天无效，改用或开始即予静脉用糖皮质激素［去甲泼尼松龙1mg/（kg·d）］。

4级：永久停用所有ICPI，静脉用糖皮质激素［去甲泼尼松龙1mg/（kg·d）］，如监测2~3天无效，改用英夫利西。

腹泻伴显微镜下结肠炎的治疗：英夫利西和维多利珠单抗的疗效尚未确立，因此激素治疗的疗效可观察较长时间，是否转换治疗视具体情况而定。

（二）糖皮质激素和生物制剂的使用

1. 糖皮质激素　40%~70%患者对糖皮质激素有效，取得临床缓解后激素逐渐减量，6~8周停用。对静脉用激素3~5天无反应者、激素减量过程中或激素停用后短期复发者，均应转换英夫利西治疗[1-2]。

2. 英夫利西和维多利珠单抗　转换为英夫利西治疗者大多有效。建议剂量为5mg/（kg·次），用药一般不超过3次（第0、2、6周给药），开始使用后尽快激素减量。对3、4级患者宜早期使用或尽早转换英夫利西，可参考内镜检查病变严重程度早期使用英夫利西[2]。近年有研究建议[8]：英夫利西继以维多利珠单抗或单用维多利珠单抗延长疗程并以黏膜愈合和组织愈合作为停药指标，认为该治疗方案可及早控制病情，减少复发。但维多利珠单抗的疗效尚在进一步研究中。

（三）粪菌移植

对激素和英夫利西治疗无效者，有报道粪菌移植有效[9]，值得进一步研究。

（四）并发症的手术治疗

免疫相关胃肠损伤发生肠穿孔、腹腔脓肿、巨结肠时，应急诊手术治疗，切除病变肠段并行回肠造口术。

（五）关于再次使用 ICPI

ICPI 导致的免疫相关胃肠损伤经治疗缓解后，再次使用 ICPI 可发生免疫相关胃肠损伤复发。再次使用抗 CTLA-4 抗体的复发率远高于再次使用抗 PD-1 抗体[10]，因此，在由抗 CTLA-4 抗体或联合治疗导致的 1～3 级免疫相关胃肠损伤经治疗后痊愈，如有必要，可以权衡利弊考虑使用抗 PD-1 抗体单药治疗。

一般认为，使用免疫抑制药物（激素或英夫利西）并不影响 ICPI 的抗肿瘤疗效[1-2]。

（王　伟　胡品津）

参考文献

［1］ BRAHMER J R, LACCHETTI C, SCHNEIDER B J, et al. Management of immune-related adverse events in patients treated with immune checkpoint inhibitor therapy: American society of clinical oncology clinical practice guideline [J]. J Clin Oncol, 2018, 36(17): 1714-1768.

［2］ COLLINS M, SOULARUE E, MARTHEY L, et al. Management of patients with immune checkpoint inhibitor-induced enterocolitis: A systematic review [J]. Clin Gastroenterol Hepatol, 2020, 18(6): 1393-1403.e1.

［3］ CURRY W T, LIM M. Immunomodulation: checkpoint blockade etc [J]. Neuro Oncol, 2015, 17 (Suppl 7): vii26-vii31.

［4］ 王雪，袁芃，岳健，等. 20 例晚期肿瘤患者免疫检查点抑制剂不良反应临床观察并文献复习 [J]. 肿瘤防治研究，2020，47（6）：427-431.

［5］ SOULARUE E, LEPAGE P, COLOMBEL J F, et al. Enterocolitis due to immune checkpoint inhibitors: a systematic review [J]. Gut, 2018, 67(11): 2056-2067.

［6］ GEUKES FOPPEN M H, ROZEMAN E A, VAN WILPE S, et al. Immune checkpoint inhibition-related colitis: symptoms, endoscopic features, histology and response to management [J]. ESMO Open, 2018, 3:e000278.

［7］ WANG D Y, MOORADIAN M J, KIM D, et al. Clinical characterization of colitis arising from anti-PD1 based therapy [J]. Oncoimmunology, 2019, 8:e1524695.

［8］ ABU-SBEIH H, ALI F S, WANG X, et al. Early introduction of selective immunosuppressive therapy associated with favorable clinical outcomes in patients with immune checkpoint inhibitor-induced colitis [J]. J Immunother Cancer, 2019, 7(1): 93.

［9］ WANG Y, WIESNOSKI D H, HELMINK B A, et al. Fecal microbiota transplantation for refractory immune checkpoint inhibitor-associated colitis [J]. Nat Med, 2018, 24(12): 1804-1808.

［10］ WEBER J S, HODI F S, WOLCHOK J D, et al. Safety profile of nivolumab monotherapy: A pooled analysis of patients with advanced melanoma [J]. Clin Oncol, 2017, 35(7): 785-792.

第七章 食物过敏相关小肠疾病

第 1 节 食物过敏性小肠疾病

食物过敏（food allergy）是指食物抗原（主要是蛋白质）所诱发的高敏反应，可累及多器官和系统，其中以皮肤、呼吸道和消化道受累最常见，重者出现喉头水肿、过敏性休克，甚至死亡。食物过敏相关消化道疾病（gastrointestinal food allergy）是指食物过敏引起的消化道损伤，以消化道症状为主要表现的一类疾病[1]。临床可表现为呕吐、腹痛、腹泻、腹胀、便秘、消化道出血等，婴幼儿可表现为拒食、易激惹、生长发育障碍等。食物过敏相关消化道疾病大多数是非 IgE 介导或混合介导，目前已较为肯定食物过敏引起的消化道疾病主要有口腔过敏综合征（oral allergy syndrome，OAS）、食物蛋白诱导的小肠结肠炎综合征（food protein-induced enterocolitis syndrome，FPIES）、食物蛋白诱导的直肠结肠炎（food protein-induced proctocolitis，FPIP）、食物蛋白诱导肠病（food protein-induced enteropathy，FPE）、乳糜泻（celiac disease, CD）、嗜酸性粒细胞性食管炎（eosinophilic esophagitis，EoE）、嗜酸性粒细胞性胃肠炎（eosinophilic gastroenteritis，EGE）等[1-3]。其中，累及小肠的疾病主要是 FPIES、FPE、乳糜泻和嗜酸性粒细胞性胃肠炎。乳糜泻和嗜酸性粒细胞性胃肠炎涉及的病因和发病机制更广泛，将在另外章节讨论。FPIES 和 FPE 多在婴儿期发病，如治疗恰当，至 3 ~ 4 岁多可自然缓解，因此属儿科范畴。FPIES 常由牛奶或含大豆的奶制品诱发，也可由固体辅食（致敏成分多样，可能主要是大米）诱发，多在婴儿期发病，绝大多数发病在 2 岁以内。本病呕吐、腹泻症状较重，常伴苍白、嗜睡、脱水、低血压，而不伴呼吸道和皮肤症状。如治疗恰当，多在 3 岁自然缓解，少数可持续到 4 岁[2, 4]。FPE 症状及小肠组织病理学与乳糜泻相似，但为婴儿起病，主要由牛奶或含大豆的奶制品诱发，起病前未进麦胶饮食及过敏食物激发试验可与乳糜泻鉴别，本病 3 岁后自然缓解[2-3]。近年有 FPIES 成人发病的少数报道，致敏食物常为贝壳类和鱼类水生动物[4]，但关于成人 FPIES 尚有待进一步研究。

成人食物过敏并不少见[5]，但无论是经典的 IgE 诱导型或非 IgE 诱导型、速发型或迟发型，当以消化道症状为主要表现时，都应注意与食物不耐受（food intolerance）进行鉴别。后者是泛指对食物的不良反应，可由各种非免疫介导的原因引起。图 3-7-1 列出这两大类疾病的各种疾病[3]。食物

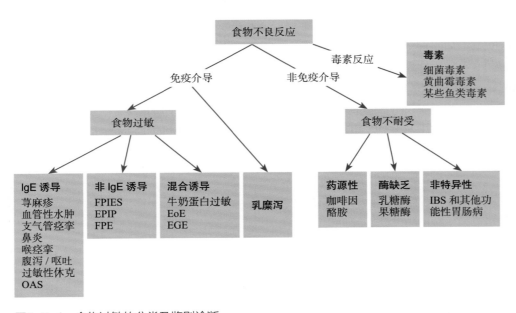

图3-7-1 食物过敏的分类及鉴别诊断

过敏的诊断要注意摄食史与症状发生的关系以及伴随的其他系统过敏症状，皮肤试验、特异性 IgE 测定、食物激发试验有助诊断，具体实施可参考文献[1]。在临床工作中，对成人食物过敏的诊断仍以详细的病史分析更为实用。治疗上，按过敏反应处理，并严格避免致敏食物。

（朱良如　胡品津）

参考文献

［1］ 中华医学会儿科学分会消化学组. 食物过敏相关消化道疾病诊断与管理专家共识［J］. 中华儿科杂志，2017，55（7）：487-492.

［2］ NOWAK-WĘGRZYN A, KATZ Y, MEHR S S, et al. Non-IgE-mediated gastrointestinal food allergy [J]. J Allergy Clin Immunol, 2015, 135(5): 1114-1124.

［3］ TURNBULL J L, ADAMS H N, GORARD D A. Review article: the diagnosis and management of food allergy and food intolerances [J]. Aliment Pharmacol Ther, 2015, 41(1): 3-25.

［4］ CAUBET J C, CIANFERONI A, GROETCH M, et al. Food protein-induced enterocolitis syndrome [J]. Clin Exp Allergy, 2019, 49(9): 1178-1190.

［5］ MAHDAVINIA M. Food Allergy in Adults: Presentations, Evaluation, and Treatment [J]. Med Clin North Am, 2020, 104(1): 145-155.

第 2 节　乳　糜　泻

乳糜泻（celiac disease，CD）是一种携带遗传易感基因的个体食入含有麦胶蛋白的食物（小麦、大麦和黑麦等）及其制品引发的自身免疫性疾病[1]，可累及小肠和其他器官，主要表现为小肠（尤其空肠）黏膜萎缩及营养吸收不良，禁食含麦胶类食物可缓解。

本病是白种人的常见病，流行病学资料显示美国和欧洲的患病率约为 1%[1-2]。本病有明显的地区差异和种族差异，例如，在欧洲德国的患病率显著低于瑞典和芬兰，在美国黑种人患病率显著低于白种人[1]。美国和北欧的流行病学研究还显示，本病近年有明显增加趋势[1]。亚洲的相关流行病学研究较少，一项系统分析显示中东和印度具有与欧美相近患病率，其中尤以以色列和印度为高[3]。东亚和东南亚的有关研究报道很少，日本报道的患病率很低[4]。我国以往少见本病报道，但近年开始有研究关注，本节在文末重点讨论我国对本病发病情况的研究现状，以引起我国医师对本病的重视。

【病因和发病机制】

乳糜泻是由遗传因素（易感基因）和环境因素（麦胶蛋白）共同引发的自身免疫性疾病[1]。

1. 遗传因素　目前认为 HLA-DQ2 和 HLA-DQ8 与乳糜泻发病密切相关。北欧血统的乳糜泻患者 95% 携带 HLA-DQ2，其余携带 HLA-DQ8。HLA-DQ2/8 阴性的乳糜泻患者 < 1%。HLA-DQ2 和 HLA-DQ8 基因携带者乳糜泻发病率为 2%～3%（普通人群为 1%），乳糜泻患者一级亲属患病风险约 10%。

2. 环境因素　摄入含麦胶蛋白类食物，如小麦、大麦和黑麦是乳糜泻发生的必要条件。麦胶蛋白包括麦醇溶蛋白和麦谷蛋白，两种蛋白均含丰富的谷氨酰胺（> 30%）和脯氨酸，谷氨酰胺可增强乳糜泻的毒性，脯氨酸较难被肠道消化而长时间存在于肠道中，增加脯氨酸及其肽段与肠道内的免疫物质接触的机会，触发免疫反应。麦胶蛋白中的麦醇溶蛋白是导致乳糜泻的主要抗原蛋白。根据电泳率的不同，麦醇溶蛋白包括 α/β、γ、ω 型，其中 α- 麦醇溶蛋白序列中所含的致乳糜泻毒性的肽段（或表位）最多。

除了麦胶外，小麦的某些其他成分也有致病作用，但其致病机制尚未明了。

3. 免疫因素　麦胶蛋白中丰富的谷氨酰胺和脯氨酸在肠道中不被完全分解所产生的具有免疫原性大肽段可触发先天性和特异性免疫应答。

麦胶蛋白中非免疫显性肽可刺激乳糜泻患者肠道产生大量 IL-15，后者刺激肠道 CD8$^+$ T 细胞和自然杀伤细胞（NK）增殖，产生 IFN-γ，增强细胞毒素功能；促进上皮内淋巴细胞表面表达自然杀伤细胞受体（NKG2D），同时诱导上皮细胞表达 NKG2D 的配体主要组织相容复合物 Ⅰ 类相关基因 A（*MICA*），NKG2D 识别 MICA，进而损伤表面表达 MICA 的肠上皮细胞，导致肠道通透性增加。

肠上皮细胞损伤导致肠道通透性增加，麦胶蛋白降解的肽段透过上皮屏障，与抗原呈递细胞表面的 HLA-DQ2 和 HLA-DQ8 亲和力增强，使得肽段易于被抗原呈递细胞呈递给 CD4$^+$ T 细胞，进一步引发特异性免疫应答。

【临床表现】

乳糜泻可见于儿童和成人。主要表现为小肠吸收不良，以及由营养物质（包括矿物质和维生素）缺乏引起的器官组织病变（如皮肤、骨骼、关节、肝脏、心脏、肾脏、血液系统、内分泌系统、神经系统等），可有其他自身免疫性疾病共存（如 1 型糖尿病、自身免疫性甲状腺疾病）。根据临床表现，乳糜泻分为 3 种亚型：

1. 典型乳糜泻　典型的乳糜泻患者有吸收不良的症状和体征，主要表现为慢性腹泻、体重减轻或生长发育障碍。

2. 非典型乳糜泻　表现为非特异性胃肠道症状，或仅有肠外表现而无腹泻。常见表现为不明原因的缺铁性贫血、腹痛、便秘、疲乏，也可表现为皮肤症状、周围神经病变、不明原因的慢性高转氨酶血症等。

3. 无症状（静息型）乳糜泻　存在肠绒毛萎缩，但并无临床症状。

西方国家近年的研究显示，很大部分乳糜泻患者早期表现为非典型症状而延误诊断，导致生活质量明显下降[5]，提示早期识别、早期筛查、早期治疗的重要性。无症状乳糜泻患者是在高危个体筛查或因各种原因行内镜检查和活检发现的，早期治疗有助病变恢复。

【实验室和其他检查】

（一）乳糜泻的特异性实验室检查[1]

1. 血清学检查　现有的血清学指标主要包括针对自身抗原的抗体和针对攻击因子（麦胶蛋白）的抗体，前者包括抗组织谷氨酰胺转移酶（anti-tissue transglutaminase，TTG）抗体、抗肌内膜抗体（anti-endomysial antibodies，EMA），后者包括脱氨基麦胶蛋白肽（deamidated gliadin peptides，DGP）抗体。IgA-TTG 抗体具高敏感性和高阴性预测值，列为乳糜泻的首选筛查方法。IgA-EMS 抗体的特异高，结合 IgA-TTG 抗体检测可提高诊断特异性，但检查费时且价昂，故在 TTG 抗体弱阳性者进行该项检测更合适。DGP 抗体特异性较低，可作为辅助检测。在 IgA 缺乏患者，上述 IgA 抗体会出现假阴性，故在检测上述抗体时要同时检测血总 IgA 浓度，IgA 浓度低时上述 3 种抗体还要同时检测 IgG 抗体。在西方国家临床实际工作中[6]，一般先常规检测 IgA-TTG 抗体和血总 IgA 浓度，如果 IgA-TTG 抗体阴性而 IgA 浓度低时，再加 IgG-TTG 抗体和 IgG-DGP 抗体检测。

2. HLA 检测　HLA-DQ2 和 HIA-DQ8 检测是排除乳糜泻常用的指标，如乳糜泻特异性抗体阴性但小肠近端活检标本阳性，建议进行 HLA-DQ2 和 HLA-DQ8 分析。该检查还有助于区分患者亲属中，哪些人不太可能患乳糜泻，哪些人需要进行监测。

（二）内镜检查和活检[7]

内镜检查及活检对成人乳糜泻有确诊价值，并有评估治疗效果的价值[6]。

1. 内镜检查　常规行胃镜检查，要到达十二指肠降段。乳糜泻患者肠黏膜内镜下改变包括黏膜皱褶减少或缺失，皱褶变平，黏膜呈扇贝状、结节状、马赛克图案、血管可见度增加等（图 3-7-2），但亦可外观正常。小肠内镜检查仅用于与其他小肠疾病鉴别或乳糜泻并发症需要了解小肠病变时。

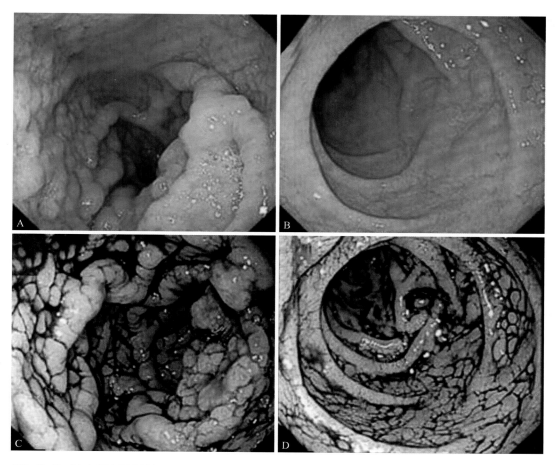

图3-7-2 乳糜泻内镜所见

A. 十二指肠球部的结节性黏膜；B. 十二指肠第二段马赛克征；C. 结节黏膜，靛胭脂红喷涂；D. 马赛克征，靛胭脂红喷涂。

2. 病理组织学检查 要求胃镜检查时在十二指肠球部和降段分别取2块和4块活检。

活检组织学改变包括绒毛萎缩、隐窝增生、固有层浆细胞炎性聚集、上皮损伤和上皮内淋巴细胞增多等（图3-7-3）。

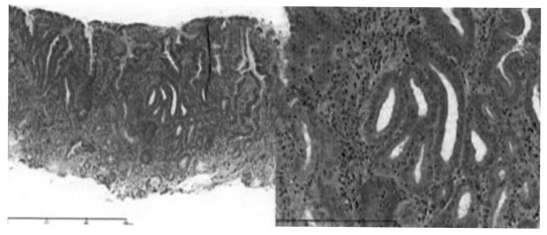

图3-7-3 乳糜泻组织病理学所见

绒毛萎缩，上皮内淋巴细胞增多，隐窝增生。

对乳糜泻肠黏膜受损程度的评估有多种分类法，目前多采用改良 Marsh 分类分期（表 3-7-1）[8]。

表 3-7-1   乳糜泻肠黏膜受损程度的改良 Marsh 分期

	0	1	2	3a	3b	3c
IEL*	< 40	> 40	> 40	> 40	> 40	> 40
隐窝深度	正常	正常	增加	增加	增加	增加
绒毛萎缩**	正常	正常	正常	轻度	显著	绒毛缺失

注：*IEL（上皮内淋巴细胞）：上皮内淋巴细胞数 /100 个上皮细胞。**绒毛萎缩：轻度为轻 - 中度绒毛变短、变钝；显著为仅剩短的幕状绒毛；绒毛缺失为绒毛缺失、肠黏膜表面平坦。

上皮内淋巴细胞增多是乳糜泻早期特征，也是本病最重要的特征之一；绒毛萎缩是严重乳糜泻的表现。要注意，上皮内淋巴细胞增多或绒毛萎缩均不是乳糜泻所特有的，必须与相似疾病鉴别（表 3-7-2）[9]。在临床研究中，为提高可靠性，在排除其他疾病基础上，一般以改良 Marsh 2 期及以上作为乳糜泻组织病理学诊断标准。

表 3-7-2   病理组织学上与乳糜泻鉴别的疾病

上皮内淋巴细胞增多不伴绒毛萎缩	绒毛萎缩伴或不伴上皮内淋巴细胞增多
幽门螺杆菌感染	感染
贾第鞭毛虫病	热带性口炎性腹泻
隐孢子虫病	小肠细菌过度生长
非甾体抗炎药肠损伤	贾第鞭毛虫病、隐孢子虫病
小肠细菌过度生长	结核
食物过敏	Whipple 病
自身免疫性疾病	获得性免疫缺陷综合征肠病
免疫缺陷	药物损伤
炎症性肠病	非甾体抗炎药
	血管紧张素 II 抑制剂
	吗替麦考酚酯
	化疗
	单克隆抗体
	自身免疫性肠病
	普通变异型免疫缺陷
	克罗恩病
	移植物抗宿主病
	嗜酸性粒细胞性肠炎
	胶原性乳糜泻
	恶性肿瘤
	T 细胞淋巴瘤
	系统性肥大细胞增多症

【诊断与鉴别诊断】

（一）诊断

成人乳糜泻的诊断依据为血清学特异抗体阳性，结合十二指肠活检符合乳糜泻所见，并排除其他相似疾病。图 3-7-4 概括西方国家提出的成人乳糜泻诊断流程[6]。诊断时要注意：

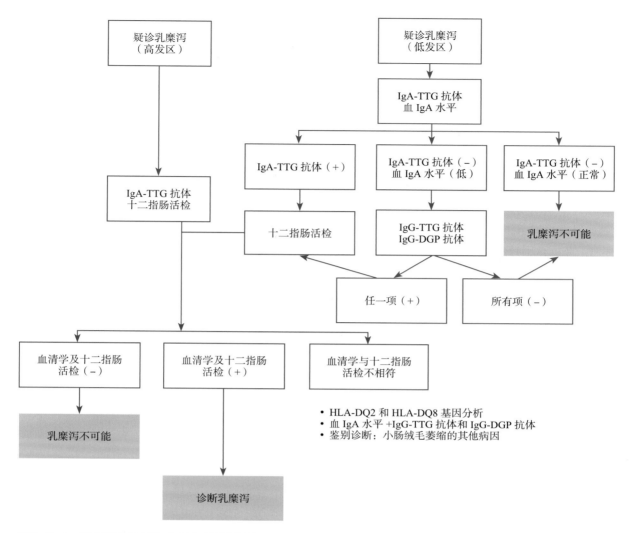

图3-7-4　西方国家提出的成人乳糜泻诊断流程

1. 关于临床表现的诊断提示价值　前文已提及，尽管慢性腹泻和小肠吸收不良是乳糜泻的典型临床表现，但在西方国家乳糜泻的非典型临床表现更常见，因此西方国家共识中提出了需要进行乳糜泻筛查的各种情况[10]。

2. 麦胶饮食激发试验　乳糜泻患者在无麦胶饮食期间血清学及活检可呈假阴性，所以检查时要确认受检者近期有进含麦胶饮食，否则要予麦胶饮食激发（一般进 3～10g 麦胶饮食 6 周）。

3. 血清学阴性的乳糜泻　少数乳糜泻患者可表现为有绒毛萎缩而血清学阴性，排除在无麦胶饮食期间检查和IgA缺乏导致检查结果阴性后，要注意排除免疫抑制剂使用史、免疫缺陷疾病共存、乳糜泻后期合并症（如肠T细胞淋巴瘤），但的确还有很少原因未明的血清学阴性乳糜泻患者[1,6]。此时特别需要与绒毛萎缩的其他疾病鉴别。HLA-DQ2 和 HIA-DQ8 检测，以及无麦胶饮食治疗反应有鉴别价值。

4. 无麦胶饮食治疗后症状改善不能作为乳糜泻诊断标准　无组织病理学检查证据者，无麦胶饮食治疗后症状改善不能作为乳糜泻诊断标准[1,6]，因为虽然绝大多数乳糜泻患者无麦胶饮食治疗后症状改善，但是无麦胶饮食治疗后症状改善见于多种疾病或状态，故不能以此作出乳糜泻的诊断。

（二）鉴别诊断

需与引起慢性腹泻和吸收不良的相关疾病鉴别；肠黏膜组织病理学改变需要鉴别的疾病见上文，

具体鉴别要点参见有关章节。我国乳糜泻属少见病，因此诊断标准要严格，并特别注意与相似疾病鉴别。

【治疗】

1. 饮食治疗　对乳糜泻患者实施终身无麦胶饮食（gluten-free diet，GFD）是目前唯一有效治疗。小麦、大麦、黑麦均含有麦胶蛋白，应予以避免。同时要注意一些隐匿的麦胶来源食物如水解植物蛋白、食用淀粉、麦芽类制品等。GFD 治疗后绝大多数患者在数天至数周后症状显著改善，其后逐渐出现血清学阴转和肠上皮炎症和结构改善。实施 GFD 必须注意：由营养师提供食谱，患者要有严格依从性，长期定期随访[1,6]。

2. 营养状况评估及相应治疗　特别注意贫血和骨质疏松，贫血患者补充铁剂、叶酸、维生素 B_{12}，骨质疏松患者补充钙剂和维生素 D。同时，长期无麦胶饮食也可导致镁、锌、铜等微量元素缺乏，要注意个体化治疗和补充（详见第三篇第十二章第 1 节）。

3. 非饮食治疗　随着乳糜泻的免疫发病机制逐步被认识，许多针对免疫发病机制的药物治疗正处于探索阶段，以作为替代或辅助治疗。有些新药物已经进入临床试验阶段，但目前还不能用于临床[1]。

4. 难治性乳糜泻　当诊断为乳糜泻的患者在接受 GFD 治疗后症状仍持续或反复发作，应首先排除下列因素：①误诊；②治疗不到位；③混杂因素，如 IBS、小肠细菌过度因素、食物不耐受、胰外分泌功能不足、显微镜下结肠炎等，还要注意一些共存的免疫性小肠疾病和肠 T 细胞淋巴瘤。排除以上因素的乳糜泻为真正的难治性乳糜泻，占乳糜泻的 1%～2%，腹泻和吸收不良症状重。难治性乳糜泻为分 I 型和 II 型。I 型小肠内皮浸润的淋巴细胞与未治疗的普通乳糜泻相同；II 型小肠内皮浸润的 T 淋巴细胞变异，表现为 CD3 阳性、CD8 阴性。II 型比 I 型对治疗反应差，常死于严重营养不良和脓毒血症，易发展为肠 T 细胞淋巴瘤。难治性乳糜泻的治疗除更严格的 GFD 治疗外，以营养支持（必要时全肠外营养）和腹泻对症治疗为主，可试用糖皮质激素和 / 或免疫抑制剂。II 型要密切监测发展为 T 细胞淋巴瘤[1,6]。

【我国乳糜泻发病情况的研究现状】

以往我国很少乳糜泻的病例报道，近年陆续有少数个案报道或小宗病例报道[11]，但因临床资料多不够完整而未引起足够重视。近年一项对 2016 年 3 月—2017 年 1 月间在新疆维吾尔自治区医院消化科住院的 2 277 例不同民族患者的研究[12]，设计较合理、诊断标准较严格、临床资料较完整。结果显示，符合乳糜泻诊断标准（抗 IgA-TTG 抗体和抗 IgA-EMA 抗体阳性及十二指肠黏膜活检 Marsh 2 级及以上）有 8 例（其中 7 例 Marsh 3 级），占 0.35%，全部 Marsh 3 级患者携带 HLA-DQ2.5 单倍体；具乳糜泻自身免疫性（抗 IgA-TTG 抗体和抗 IgA-EMA 抗体阳性）29 例，占 1.27%，农村显著高于城市。2016 年北京和睦家医院和北京协和医院报道不同国籍乳糜泻的病例中有 10 例中国人[13]。综合近年的报道，可以肯定我国有乳糜泻病例存在。问题是本病的发病率在我国是极低，还是由于我们对本病认识不足而被低估了？一项对江西省两所大学来自全国各地的 19 778 名学生的血清学调查[14]，乳糜泻自身免疫性（抗 IgA-TTG 抗体和抗 IgG-DGP 抗体阳性）者占 2.19%，并存在地区差异。乳糜泻的发病有两个基本条件，一是基因易感（HLA-DQ2 和 / 或 HLA-DQ8）；二是麦胶饮食。一项荟萃分析显示，我国人群 HLA-DQ2.5 和 HLA-DQ8 单倍体携带率为 3.4%，我国北方不少省份以小麦为主粮，国家统计数据显示我国小麦消耗量逐年快速增加[11]。另如前文所述，乳糜泻的非典型表现常见，因此可导致漏诊率很高。以此看来，乳糜泻的发病率在我国是否被低估了的问题很值得进一步研究，研究中还应注意不同民族（基因）、不同地区（饮食习惯）的差异。

（朱良如　胡品津）

参考文献

[1] LEBWOHL B, SANDERS D S, GREEN P H R. Coeliac disease [J]. Lancet, 2018, 391(10115): 70-81.

［2］ CHOUNG R S, LARSON S A, KHALEGHI S, et al. Prevalence and morbidity of undiagnosed celiac disease from a community-based study [J]. Gastroenterology, 2017, 152(4): 830-839.e5.

［3］ SINGH P, ARORA S, SINGH A, et al. Prevalence of celiac disease in Asia: A systematic review and meta-analysis [J]. J Gastroenterol Hepatol, 2016, 31(6): 1095-1101.

［4］ FUKUNAGA M, ISHIMURA N, FUKUYAMA C, et al. Celiac disease in non-clinical populations of Japan [J]. J Gastroenterol, 2018, 53(2): 208-214.

［5］ GRAY A M, PAPANICOLAS I N. Impact of symptoms on quality of life before and after diagnosis of coeliac disease: results from a UK population survey [J]. BMC Health Serv Res, 2010, 10: 105.

［6］ RUBIO-TAPIA A, HILL I D, KELLY C P, et al. ACG clinical guidelines: diagnosis and management of celiac disease [J]. Am J Gastroenterol, 2013, 108(5): 656-676.

［7］ ROBERT M E, CROWE S E, BURGART L, et al. Statement on best practices in the use of pathology as a diagnostic tool for celiac disease: A guide for clinicians and pathologists [J]. Am J Surg Pathol, 2018, 42(9): e44-e58.

［8］ OBERHUBER G, GRANDITSCH G, VOGELSANG H. the histopathology of coeliac disease: time for a standardized report scheme for pathologists [J]. Eur J Gastroenterol Hepatol, 1999, 11:1185-1194.

［9］ SMYRK T C. Practical Approach to the flattened duodenal biopsy [J]. Surg Pathol Clin, 2017, 10(4): 823-839.

［10］ DOWNEY L, HOUTEN R, MURCH S, et al. Recognition, assessment, and management of coeliac disease: summary of updated NICE guidance [J]. BMJ, 2015, 351: h4513.

［11］ YUAN J, GAO J, LI X, et al. The tip of the "celiac iceberg" in China: a systematic review and meta-analysis [J]. PLoS One, 2013, 8(12): e81151.

［12］ ZHOU C, GAO F, GAO J, et al. Prevalence of coeliac disease in Northwest China: heterogeneity across Northern Silk road ethnic populations [J]. Aliment Pharmacol Ther, 2020, 51(11): 1116-1129.

［13］ 耿伟, 乔旭柏, 纪开宇, 等. 不同人种乳糜泻患者临床特征的单中心临床分析 [J]. 中华内科杂志, 2016, 55 (8): 613-618.

［14］ YUAN J, ZHOU C, GAO J, et al. Prevalence of celiac disease autoimmunity among adolescents and young adults in China [J]. Clin Gastroenterol Hepatol, 2017, 15(10): 1572-1579.e1.

第八章 小肠结构异常性疾病

第1节 小肠憩室

十二指肠憩室

十二指肠憩室（duodenal diverticulum）是指发生于十二指肠部位（从球部到上升部）的各种原因引起的憩室，有先天和后天、腔内和腔外之分。十二指肠憩室是小肠最常见的憩室类别，具体发病率不详，但在相关内镜（十二指肠侧视镜）、影像学检查者中，检出率可达 20% 左右。十二指肠憩室以十二指肠降段居多，症状性憩室多见于 40 以上者[1-2]。

【病因和发病机制】

十二指肠憩室的形成主要与局部肠壁薄弱、腔内压力升高有关，另尚与局部结构异常、邻近脏器疾病等原因相关。腔外型憩室可因肠壁薄弱后外凸或肠外组织外牵引起。十二指肠球部憩室多数为假性憩室，由球部溃疡愈合后局部组织收缩、牵拉后部分肠壁外凸所致。降部憩室占大部分，主要是因为内侧壁有胆总管、胰管穿入，造成局部肠壁结构松弛或不完整，进而造成所谓的乳头旁或环乳头憩室，此类憩室多数位于乳头周围 2cm 范围内。十二指肠水平段憩室多数与肠外病变后牵拉、压迫有关，如急性胰腺炎、胰腺囊肿、胰腺或后腹膜占位等[1]。

腔内憩室与先天因素有关，起源于十二指肠第二段的囊性结构，部分或完全连于肠壁，有偏心开口，也称 Windsock 憩室。在胎儿早期，十二指肠上皮增生致使肠腔闭塞，正常再通即形成管道结构，如再通发生异常即可造成隔膜、蹼或囊袋改变，最终形成腔内憩室。

【临床表现】

多数患者可无任何症状。十二指肠球部憩室患者可因球部溃疡而有临床表现，如上腹部或剑突下疼痛、烧灼感、夜间痛、饥饿痛、泛酸、嗳气等。

十二指肠乳头周围憩室者可并发复发性急性胰腺炎、胆总管结石、急慢性胆管炎、憩室炎、出血、穿孔等疾病，并引发相关的临床表现。少部分可因食物潴留于憩室内造成憩室炎、憩室穿孔和腹腔脓肿等[2]。患者可经常有腹胀、隐痛、饱腹、放射痛、食欲不佳等非特异症状。乳头周围憩室可造成 Oddi 括约肌功能异常，造成胆汁排泌不畅和持续性不明原因上腹痛。

【诊断和鉴别诊断】

腔外型十二指肠憩室诊断并不困难，内镜检查（包括胃镜、十二指肠侧视镜）、吞钡造影、上腹部 CT 等均能发现和确诊。腔内型憩室需内镜（通常是小肠内镜）抵达病变部位，可发现偏侧的开口，注射造影剂透视下可发现囊袋样结构、狭窄等改变。

【治疗】

大多数腔外型十二指肠憩室无须特别处理。合并胆总管结石、胆管炎、急性胰腺炎的患者以内镜下处理为主。并发消化道出血可行镜下止血治疗（氩离子凝固止血、金属钛夹封闭血管等）或血管内介入止血术。

手术指征：十二指肠憩室发生严重并发症，如保守治疗无法控制的大出血、穿孔、梗阻等。影像学证实十二指肠憩室潴留明显、排空延迟可考虑手术，尤其是腔内型憩室合并食物潴留、感染、脓肿形成时，需行手术治疗。手术方式视憩室部位、大小、与邻近脏器关系、并发症及其程度而定，术式包括憩室切除术（适用于降段以外或十二指肠乳头对侧的降段），以及保留幽门的十二指肠旷置术、Billroth Ⅱ式胃大部切除加或不加胆肠 Roux-en-Y 吻合术。应强调，对乳头旁憩室，因乳头旁有胰腺、胰胆管存在、手术创伤大、并发症多，外科手术干预需十分慎重，术式的选择亦很重要。

空回肠憩室

小肠非梅克尔憩室多数发生于空肠，占80%以上，小部分发生于回肠。国外统计结果表明，0.5%~5%尸检者中可见空回肠憩室，平日多为无症状者，大多数为多发性，大小在数毫米到厘米不等；少部分为单个大憩室。且基本都位于肠系膜的邻近，推断为获得性憩室。

【病因与发生机制】

病因不明。由于空回肠的憩室都缺乏肌层，且位于肠系膜边缘，因此认为肠系膜处血管穿透肌层处为肠壁的薄弱部位，在小肠有长期动力异常或障碍时，局部薄弱的肠壁会缓慢而逐渐膨出，继而造成憩室[1,3]。另外，基础性全身疾病累及肠道时，如淀粉样变性、进行性系统性硬化症、局限性肠道硬皮病等，都可能造成肠壁厚薄不均，成为憩室发生的病理基础。

【临床表现】

多数空回肠憩室无特别临床症状或仅为非特异性症状。部分患者会有长期腹胀、嗳气、消化不良、腹部隐痛、腹泻等。憩室多发者可发生肠道细菌繁殖，并有顽固性腹泻、吸收不良综合征等表现。

憩室的并发症表现包括憩室炎、消化道出血、急慢性消化道穿孔、不完全性小肠梗阻等。

【诊断】

对于长期有消化道症状，临床对症处理无明显缓解或经常反复者，小肠CT或MR检查可作为筛选性检查，可在系膜侧见大小不等的憩室，并见局部炎症和强化的改变。相当部分的小肠憩室是在因其他原因行影像学检查时，偶然发现和诊断的（占40%左右）。插管式小肠钡剂造影可在小肠不同部位发现多发性、大小不等的憩室，检查敏感性和特异性良好[3]。当影像学检查疑似肠道多发性憩室时，且基本排除肠道梗阻的情况下，选择胶囊内镜可清晰地在小肠不同部位发现憩室，同时能了解整个小肠内憩室的大致数量、大小和分布；胶囊内镜为无创性检查，安全性良好，发生憩室潴留的概率并不很高。小肠内镜是小肠憩室的最可靠的确诊手段，为手术治疗提供精确定位（图3-8-1）。

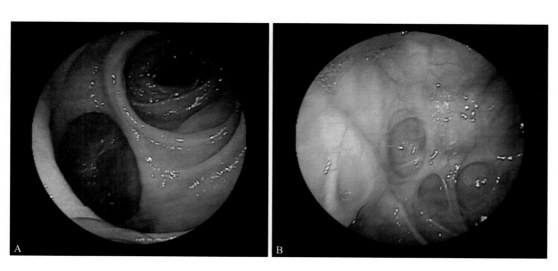

图3-8-1 空肠憩室

A. 气囊辅助内镜经口进镜，在空场中段见双管样结构，开口呈圆形，一侧开口通向远端空肠，另一侧开口内为囊袋样盲端结构；B. 底部见多个瘢痕改变，疑由长期食物残留炎症所致。

【治疗】

无症状或无明显并发症的空回肠憩室可仅作对症处理或观察。有并发症者需要手术切除，包括憩室引发穿孔、出血、大憩室造成肠管扭转梗阻、憩室内食物潴留继发感染等。

有内科基础疾病者，须继续针对原发病治疗。

梅克尔憩室

梅克尔憩室（Meckel diverticulum）是胃肠道最为常见的先天性结构畸形中的一种，国外报道其尸检发现率为 1%～2%。男性多于女性，比例为（2～4）∶1。因相关并发症而最终确诊为梅克尔憩室的患者中，发病有两个高峰年龄段，即 0～4 岁和 13～35 岁，中年患者少见，罕有老年。国外有大样本研究发现，75% 有症状梅克尔憩室者的年龄在 10 岁以上[2,4]。

本病最早由德国外科医师 Wilhelm Fabricius Hildanus 于 1598 年描述；1809 年，Johann Friedrich Meckel Jr 在对憩室解剖和胚胎学作了研究后，完整地阐述疾病发生机制和特征，本病最终被命名为"梅克尔憩室"。

【发病机制、病理和病理生理】

梅克尔憩室的形成主要与胚胎期卵黄管关闭不全相关。在胚胎发育的第 8 周，连接脐和小肠的卵黄管会自行闭合，如果脐侧退化闭合或残留呈条索样结构，小肠侧与肠腔仍保持贯通，则最终形成梅克尔憩室。梅克尔憩室患者与其他先天性畸形的发生，如兔唇、双角子宫、环形胰腺有一定关联。

大多数梅克尔憩室位于回肠中下段，距离回盲瓣 10～150com，平均 80～120cm，极少部分靠近空肠上中段；憩室形态各异，多数为条状、管状，部分呈宽开口锥形或指状，长度为 2～10cm。憩室大多位于肠系膜对侧，可有回肠壁的各种结构和正常回肠黏膜；半数以上患者在憩室开口或底部含有异位消化道黏膜，最常见为胃黏膜（其中可见有幽门螺杆菌感染），其次为胰腺腺泡、布氏腺、神经内分泌肿瘤、脂肪瘤和平滑肌肉瘤等[5]。另外，憩室内部可发生憩室炎、肠结石。憩室开口部溃疡形成可能与异位黏膜分泌的物质有关。对于无症状憩室（其他手术时发现梅克尔憩室而切除者），憩室内同样可包含上述异位组织，但其总体比例仅为 15%～18%，远低于有症状或并发症者。梅克尔憩室血供源自肠系膜上动脉的末端回肠支。

【临床表现】

大多数本病患者一生无任何症状。梅克尔憩室的并发症率，国外报道为 13%～20%。患者的临床表现取决于并发症的类别和程度。

1. 消化道出血　占有症状憩室的 40%～65%，多见于青少年和青壮年患者。消化道出血常突然发生，多无预兆，多表现为暗红色果酱样便，因出血数量和速度不同，也可呈黑便、鲜血便；出血常有一定自限性，程度严重者可有明显贫血貌、有效循环不足、失血性休克等表现。不少患者出血有间隔性，数年或数月发生一次，出血间歇期贫血较容易纠正[6]。

2. 肠梗阻　主要见于小儿患者。当憩室内翻时，常会引发腹痛、腹胀、呕吐、便少、消化道出血等症状。不全梗阻多因小肠扭转、憩室内异物积聚、肠套叠等引起[7]。肠套叠基本以小肠 - 小肠套叠为主，反复发作者可造成慢性梗阻。

3. 憩室炎　成年人相对多见，以慢性腹痛为主，伴有排便习惯变化。当憩室为小开口长条形时，肠内容物易落入其中，不易排出，继而造成憩室炎。疼痛的部位和特征常使其误为慢性阑尾炎。部分患者会因憩室炎症而穿孔，引起急性或亚急性腹膜炎。

4. 其他　偶见憩室内异物、结石嵌顿、憩室内肿瘤（腺上皮性肿瘤、神经内分泌肿瘤）[7]。

【实验室与其他检查】

（一）实验室检查

在无并发症或出血间歇期，常规检查可完全正常或仅可发现不同程度的贫血；憩室炎时会伴有白细胞升高。

（二）放射影像学检查

1. 腹部 X 线片　小肠梗阻时可见小肠内肠管积气、气液平；肠套叠时可见肠管重叠影。

2. 小肠钡剂造影　口服法小肠钡餐检查阳性率极低，临床已近弃用；插管法小肠造影术的阳性率同样不高，与小肠内造影剂重叠、憩室形态各异、病变部位低钡剂无法有效充盈等诸多因素有关，且患者接受射线剂量多，国内开展渐少。

3. CTE检查　对于肠壁结构异常、肠腔内占位等疾病有很高的诊断能力，但对于局限性结构异常，诸如梅克尔憩室的检出能力不尽如人意，总体检出率约为30%[8]，回肠内液体灌注不足、操作前病史询问不详、阅片经验欠缺是影响诊断的关键因素。

（三）小肠内镜检查

1. 小肠胶囊内镜　憩室类病变在胶囊内镜下有较明显的特征，但胶囊内镜对小肠单病灶的检出能力不高（20%～30%），梅克尔憩室位于回肠中下段，肠道准备不佳、憩室开口偏侧、肠道蠕动收缩等均会影响病变的检出[9]。在急性不明原因小肠出血时，胶囊内镜检查可判断出血的大致部位，对后续检查手段选择有提示作用。

2. 气囊辅助式小肠内镜　是诊断梅克尔憩室的"金标准"。由于憩室多数位于回盲瓣以上60～100cm回肠中下段，所以经肛小肠镜检查的阳性率很高[10]。因小肠呈盘曲式排列，有时憩室开口不易被发现，需要变换体位。通常憩室开口2～5cm大小，开口部或憩室内常见溃疡，数量不等，直径在0.5～1.5cm，内镜进入憩室可见盲端[11]（图3-8-2）。内镜退镜时估算其离回盲瓣距离相对准确，也可在病灶周围注射纳米碳为手术定位。

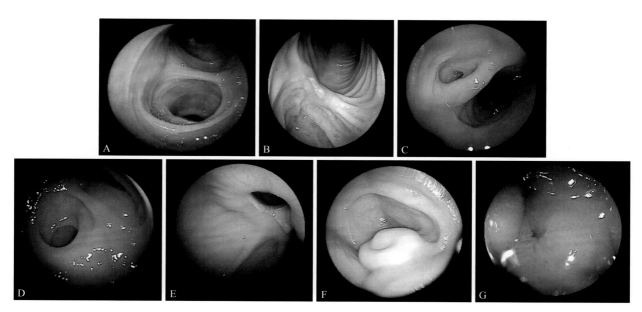

图3-8-2　Meckel憩室

气囊辅助内镜经肛进镜，多在回盲瓣近段60～100cm可见双管样结构（A、B），开口形态各异，部分开口较小（C），在适度充气和注水后开口显示明显（C、D），部分开口于侧壁（E），憩室开口处可见溃疡（B、E），部分短小憩室者底部可内翻突入肠腔内部（F），憩室底部有异位黏膜者，其上皮颜色与周围有差异的异位胃黏膜（G）。

（四）^{99m}Tc-标记放射性核素显像

憩室内异位胃黏膜对放射性核素标记锝有摄取和浓集作用，放射性核素显像阳性者需高度怀疑本病，检查阳性率为57%～82%[12]。肠套叠、回肠克罗恩病、输尿管梗阻、肠壁血管瘤、腹主动脉瘤可造成假阳性。检查前使用H_2受体拮抗剂、五肽胃泌素可减少假阴性。

（五）DSA

活动性小肠出血时，血管造影术对疾病有诊断价值，并可行急症止血术。对于儿童、年轻无痛性小肠出血者，梅克尔憩室是需要排除的疾病。操作及时性和无须肠道准备是DSA技术的两大优势。

【诊断与鉴别诊断】

大多数梅克尔憩室患者终生无任何症状。对于儿童、青少年或青壮年患者，出现右下腹疼痛、可变性包块、无痛性小肠源性出血、小肠梗阻、腹膜炎的患者需要考虑本病。放射影像或内镜检查能检出憩室并确诊。少部分患者在其他原因行腹部手术时发现本病。临床上需要鉴别的疾病包括急慢性阑尾炎、肠套叠/低位小肠梗阻、小肠克罗恩病、淋巴瘤、隐源性多发性溃疡狭窄性小肠炎（CMUSE）、右侧输尿管结石、右侧附件病变等。临床上对拟诊阑尾炎手术者，术中未见明显阑尾炎症者，需要常规探查回肠中下段，排除梅克尔憩室的存在。

【治疗】

无症状、无并发症的梅克尔憩室，可不予处理。对于有症状或并发症的患者，包括憩室感染、出血、梗阻、穿孔，手术切除憩室是唯一有效的根治性治疗。对在实施其他手术时发现梅克尔憩室是否需要切除，目前有不同意见。梅奥医学中心发表的 1 476 例梅克尔憩室手术结果分析发现，如果患者年龄＜ 50 岁、男性、憩室长度＞ 2cm、憩室内疑有异位组织或憩室炎时（依靠术者触摸式探查），可考虑手术切除，与上述特征符合越多，未来出现症状或并发症的概率常越大[7]。

（钟　捷）

参考文献

［1］ 丁晓东，范建高. 十二指肠憩室［M］// 莫剑忠，江石湖，萧树东. 江绍基胃肠病学. 上海：上海科学技术出版社，2014：703-706.

［2］ FEDMAN M. Sleisenger and Fordtran's gastroenterology and liver disease: pathophysiology diagnosis and management [M]. 9th ed. Oxford: Elsevier Saunders, 2010: 371-378, 1628-1630.

［3］ MAY A, NACHBAR L, ELL C. Double-balloon enteroscopy (push-and-pull enteroscopy) of the small bowel: feasibility and diagnostic and therapeutic yield in patients with suspected small bowel disease [J]. Gastrointest Endosc, 2005, 62: 62-70.

［4］ URS A N, MARTINELLI M, RAO P, et al. Diagnostic and therapeutic utility of double-balloon enteroscopy in children [J]. J Pediatr Gastroenterol Nutr, 2014, 58: 204-212.

［5］ UPPAL K, TUBBS R S, MATUSZ P, et al. Meckel's diverticulum: a review [J]. Clin Anat, 2011, 24:416-422.

［6］ STRATE L L, LOWER G I. Bleeding: epidemiology and diagnosis [J]. Gastroenterol Clin N Am, 2005, 34: 643-664.

［7］ PARK J J, WOLFF B G, TOLLEFSON M K, et al. Meckel diverticulum: the Mayo Clinic experience with 1476 patients (1950—2002) [J]. Ann Surg, 2005, 241: 529-533.

［8］ LEE S S, OH T S, KIM H J, et al. Obscure gastrointestinal bleeding: diagnostic performance of multidetector CT enterography [J]. Radiology, 2011, 259: 739-748.

［9］ LIMSRIVILAI J, SRISAJJAKUL S, PONGPRASOBCHAI S, et al. A prospective blinded comparison of video capsule endoscopy versus computed tomography enterography in potential small bowel bleeding: clinical utility of computed tomography enterography [J]. J Clin Gastroenterol, 2017, 51: 611-618.

［10］ YEN H H, CHEN Y Y, YANG C W, et al. Clinical impact of multidetector computed tomography before double-balloon enteroscopy for obscure gastrointestinal bleeding [J]. World J Gastroenterol, 2012, 18: 692-697.

［11］ FUKUSHIMA M, KAWANAMI C, INOUE S, et al. A case series of Meckel's diverticulum: usefulness of double-balloon enteroscopy for diagnosis [J]. BMC Gastroenterol, 2014, 14: 155-156.

［12］ SPOTTSWOOD S E, PFLUGER T, BARTOLD S P, et al. SNMMI and EANM practice guideline for Meckel diverticulum scintigraphy 2.0 [J]. J Nucl Med Technol, 2014, 42: 163-169.

第2节　小肠重复畸形

小肠重复畸形（duplication of the small intestine）是一种少见的先天性消化系统畸形，在小肠的近系膜侧出现的一种圆形或管形物，可以与小肠相通或不通，以回肠发病最多。重复畸形还可发生在消化道其他部位，包括食管、结肠、十二指肠、胃、直肠等。重复畸形的小肠可具有发育正常的组织结构，20%～25%的重复畸形管腔内含有异位的消化道黏膜、呼吸道黏膜或胰腺组织，以异位胃黏膜最多见[1]。回肠重复畸形是出现异位黏膜最常见的位置。

【病因】

目前认为，胚胎期脊索与原肠分离障碍是导致本病的主要原因。此学说由 Feler Stemberg 提出，即胚胎第3周脊索形成时，将要发育成神经管的外胚层与内胚层之间发生粘连，粘连处逐渐形成一根索带或管状物即为神经管－原肠。被粘连的内胚层受管状物牵拉形成憩室状突起，这个突起阻碍了正由胚胎尾端向头端发育的中胚层，迫使中胚层于粘连层处分离绕行经过突起的两旁，再汇合向头端发育[1-2]。随着胚胎消化道的发育，憩室状突起发展为各种类型的消化道重复畸形。

【小肠重复畸形的分类与形成机制】

小肠重复畸形可以分为4种类型[2]，各种畸形在形成机制上有所不同。

1. 肠管外囊肿型重复畸形　囊肿位于小肠系膜侧，与邻近肠管有共同血管及壁层，大部分与肠腔不通（图3-8-3）。囊肿大小不等，直径为1～10cm。囊肿增大到一定程度可压迫主肠管或诱发肠扭转。

2. 肠壁内囊肿型重复畸形　囊肿位于肠壁黏膜下层或肌层，呈圆形或椭圆形（图3-8-4），囊肿直径多数在4cm以内，容易诱发肠套叠。囊肿继续增大可堵塞肠腔造成肠梗阻[3]。

3. 憩室样管状重复畸形　畸形呈憩室样，一端开口于主肠管系膜侧肠腔，末端则从小肠系膜伸向腹腔任何部位（图3-8-5）。

4. 并列型管状重复畸形　肠管系膜侧与正常肠管伴行，常有一端开口在正常肠腔内（图3-8-6）。小肠重复开口在远端，内可含异位胃黏膜及胰腺组织。

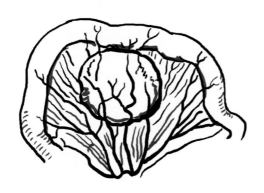

图3-8-3　肠管外囊肿型重复畸形

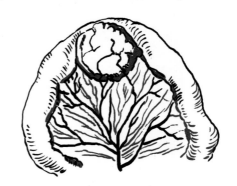

图3-8-4　肠壁内囊肿型重复畸形

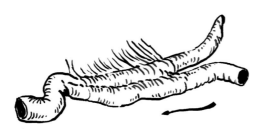

图3-8-5　憩室样管状重复畸形

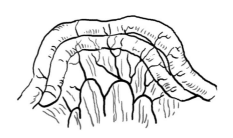

图3-8-6　并列型管状重复畸形

【临床表现】

小肠重复畸形因其所在部位、病理形态、范围大小、是否与肠道相通和有无并发症等因素，临床症状变异很大[3]。

1. 肠梗阻 常见于与主肠管不交通的囊肿型重复畸形，当肠壁内囊肿向肠腔突出，堵塞肠腔引起不同程度梗阻、囊肿－肠管套叠，进而引发肠扭转等并发症[4]。

2. 消化道出血 重复肠管内含有异位胃黏膜或胰腺组织，通过分泌的消化液导致溃疡和消化道出血。多数患者在便血前或出血间期无明显其他症状。

3. 腹部肿物及腹痛 大部分病例于腹部触及肿物，囊肿型畸形呈圆形或椭圆形，表面光滑具有囊性感，不伴压痛[4]。肿物界限清楚，有一定活动度。倘若囊肿破裂或穿孔，则导致腹膜炎。

【诊断】

婴幼儿出现反复腹痛、呕吐、腹部肿块及便血，或原因不明的肠梗阻时，尤其腹部触及囊性肿物时，都应考虑小肠重复畸形。较大重复畸形腹部 X 线片可显示密度均匀的囊肿阴影。钡餐或钡剂灌肠可直接显示钡剂充盈缺损或肠曲受压情况；B 超检查可显示重复畸形的位置、大小、与肠道的关系[5]。若有异位胃黏膜位于回肠或结肠的重复畸形，因分泌胃酸引起黏膜的损害，常伴便血，此时可用 ^{99m}Tc 核素扫描显示病灶部位。气囊辅助式小肠镜可见小肠呈双管腔（图 3-8-7）。

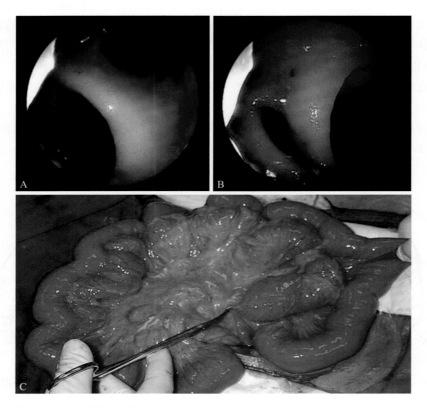

图3-8-7 小肠重复畸形

气囊辅助式小肠镜在间隔一定距离的小肠肠管内分别发现两个双管样结构（A、B），两个开口通常大小不一，较小一侧开口通常为重复的副肠管，内部同样可有小肠的基本结构；手术中可见主、副肠管呈平行排列，副肠管与主肠管相通，副肠管相对细小、薄软和不规则（C）。

【治疗】

手术是唯一治疗方法，无论有无症状的小肠重复畸形均应手术切除，以防并发症及成年后的癌变。具体手术指征为：①肠重复畸形引发肠套叠、肠扭转或肠梗阻者；②肠重复畸形并发消化道出血者；③重复畸形含有异位胃黏膜或胰腺组织，引发溃疡穿孔或囊肿破裂和弥漫性腹膜炎者；④腹部发现囊性肿物者；⑤其他腹部手术时发现小肠重复畸形，无切除反指征[6]。

术后并发症主要是肠-肠吻合口瘘、粘连性肠梗阻、过长畸形肠管切除后短肠综合征等。一旦出现并发症，需作相应处理。疾病的总体预后良好。

（郑长青）

参考文献

[1] 王果，冯杰雄. 小儿腹部外科学 [M]. 北京：人民卫生出版社，2011：236-248.
[2] 李正，王慧贞，吉士俊. 先天性畸形学 [M]. 北京：人民卫生出版社，2004：711-715.
[3] OLAJIDE A R, YISAU A A, ABDULRASEED N A, et al. Gastrointestinal duplications: Experience in seven children and a review of the literature [J]. Saudi J Gastroenterol, 2010, 16(2): 105-109.
[4] CHEN J J, LEE H C, YEUNG C Y, et al. Meta-analysis: the clinical features of the duodenal duplication cyst [J]. J Pediatr Surg, 2010, 45(8): 1598-1606.
[5] 潘恩源，陈丽英. 儿科影像诊断学 [M]. 北京：人民卫生出版社，2007：576-578.
[6] 冯振同，李龙. 腹腔镜诊治小儿胃肠重复畸形的临床应用 [J]. 中国微创外科杂志，2008，8（9）：798-799.

第3节　先天性肠旋转不良

先天性肠旋转不良（congenital intestinal malrotation）是胚胎期肠管发育过程中，中肠以肠系膜上动脉为轴心的正常旋转运动发生障碍，使肠道位置发生变异，肠系膜附着不全，导致十二指肠受压、中肠扭转等改变。本病是婴儿先天性肠梗阻的常见原因，尤以新生儿最常见。随年龄增加，发病逐渐减少。成人发病罕见。因此，本病主要属于小儿外科的疾病，本文仅作简要介绍，并重点介绍成人发病的报道。

【病因和发病机制】

正常胚胎发育，至第 6 周肠襻突入脐腔，中肠以肠系膜上动脉为轴心作逆时针 90° 旋转，约第 10 周返回腹腔并继续逆时针旋转 180°，最终形成头支在左、尾支在右的体位。盲肠突下降至右下腹时，中肠系膜与后腹膜融合，将十二指肠、盲肠和横结肠固定在腹腔后方（详见第一篇第二章第 2 节）。肠的胚胎发育过程发生障碍，则导致肠旋转不良的先天性畸形。

肠旋转不良可因为解剖结构的异常而造成如下常见后果[1]：

1. 十二指肠受压　由于 Ladd 索带（附着于右后腹壁至盲肠的宽广腹膜索带）压迫十二指肠第二部（降段），或位于十二指肠前方的盲肠直接压迫。这是本病引起新生儿胆汁性呕吐的最常见机制。

2. 中肠扭转　由于小肠系膜不是由左上至右下附着于后腹壁，而是凭借狭窄的肠系膜上动脉根部悬挂于后腹壁，此种悬吊式的结构，在小肠活动度大时，易发生以肠系膜上动脉为轴心的扭转。中肠扭转可发生肠梗阻乃至致命的并发症。

3. 空肠受压　由空肠上段膜状组织压迫造成。

此外，本病常见并存先天性畸形，如肠闭锁、巨结肠、梅克尔憩室等。

【临床表现】

本病可以无症状，也可在不同年龄段发生症状。主要临床表现是肠梗阻，可以急性发作，也可以慢性间歇性发作，大多数为高位肠梗阻[1]。经典的症状是新生儿期的胆汁性呕吐，大多由十二指肠受压引起，此时应立即考虑到本病的可能。应注意较轻的不完全梗阻，可只表现为不耐受喂食而无胆汁性呕吐。在儿童或成人由中肠扭转造成的肠梗阻可表现为急性发作的完全性肠梗阻，此时要注意，虽然有典型肠梗阻症状,但因梗阻位置高,腹胀可以不明显;也可表现为慢性间歇性不完全性肠梗阻,可呈间歇发作的腹绞痛、呕吐、便秘或腹泻。

并发症:中肠扭转造成的急性完全性肠梗阻,可以很快发展成绞窄性肠梗阻,表现为血便(或肛门指检带血)和明显腹膜刺激征,进一步发生肠坏死、穿孔,最终因脓毒血症、多脏器功能衰竭而致死。慢性间歇性不完全性肠梗阻,可因血运和淋巴回流受阻,发生肠出血、蛋白丢失性肠病、吸收不良综合征、营养不良和生长发育迟缓。

【诊断】

新生儿期诊断较易,新生儿排出正常胎粪,然后发生胆汁性呕吐而腹部体征不明显时,应立即考虑此病。儿童期诊断较困难,慢性间歇性腹痛、呕吐者应注意本病。影像学检查有助本病诊断,以 CT 诊断价值最大;对婴幼儿,消化道钡餐一般可满足诊断需要。

1. 腹部 X 线片　双泡征和 / 或远段肠段无积气。

2. 消化道钡餐和钡剂灌肠　见到肠管位置变异及梗阻部位,有重要辅助诊断价值。

3. CT 检查　CT 见中肠系膜血管的漩涡征(肠管及肠系膜上动脉分支紧紧盘绕肠系膜上动脉)(图 3-8-8)和换位征(肠系膜上动、静脉位置异常,即肠系膜静脉在肠系膜动脉的左侧或后方),对中肠扭转具有定性的诊断价值[2]。CTE 可见肠管位置变异及梗阻部位(图 3-8-9)。

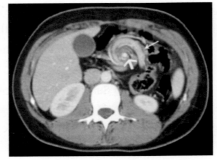

图3-8-8　先天性肠旋转不良CT所见
肠系膜上动脉为核心的漩涡征。

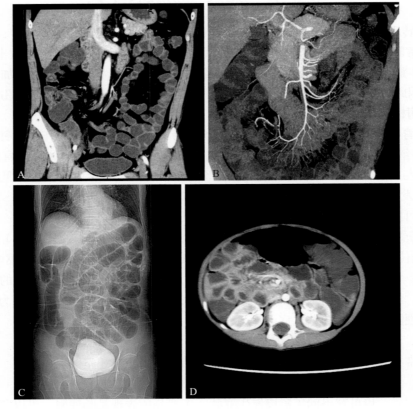

图3-8-9　小肠旋转不良CTE所见
整个肠管可偏向于一侧,而对侧空虚(A),CTA可发现小肠的主要供应血管肠系膜上动脉都开口和走向偏于一侧(B);冠状位(C)和横断面(D)均可发现整个或大部分小肠偏向一侧,而对侧腹腔内肠管缺如。

4. 多普勒超声　识别肠系膜上动、静脉位置，有辅助诊断价值，尤适用于儿童。

对已发生绞窄性肠梗阻者，应紧急手术探查。

【治疗】

症状性先天性肠旋转不良，如无手术禁忌证，均应考虑手术[1]。治疗肠旋转不良的标准术式是 Laad 手术，主要内容包括松解纤维束带、解除压迫、肠扭转复位和固定等。对存在肠缺血、坏死者，视情况处理缺血坏死肠段。对无症状的肠旋转不良，手术预防中肠扭转的价值尚不清楚。有研究显示，在儿童期发育至成人，多数无症状患者可以终生无症状。

【关于成人先天性肠旋转不良的特点】

症状性成人先天性肠旋转不良罕见，Neville 等新近报道的一项系统回顾中[3]，共搜集到 45 篇英文文献报道的 194 例患者。平均年龄为 38.9 岁（16～85 岁），男女比例相近。以急性小肠梗阻起病的占 16.5%，而绝大部分患者经历慢性、间歇性、非特异性症状，常见为腹痛、呕吐、便秘和进食不耐受。最常用的诊断方法为 CT 检查，诊断准确率达 97.5%。绝大部分接受手术治疗，术中发现中肠系膜基底部短和延迟手术，是中肠扭转和危及生命的肠缺血发生的高危因素。我国亦有多篇成人肠旋转不良的报道[4]，同样发现绝大多数患者在急性肠梗阻发作需紧急手术前，都有时长不等的腹痛、饱胀等非特异性症状，部分患者术中可见小肠广泛缺血、坏死，其中有术后因脓毒血症而死亡，或因切除坏死肠段过长而发生短肠综合征者。

分析国内外有关报道可见，成人肠旋转不良发病前大多有慢性间歇性的腹痛、饱胀等类似肠梗阻症状，但因该病少见，常易误诊，部分因延迟诊断而增加中肠扭转及其继发肠缺血、坏死的危险。对本病保持警惕，及时 CT 检查确诊，早期手术干预可大大改善预后。

（郑长青）

参考文献

［1］ LANGER J C. Intestinal Rotation Abnormalities and Midgut Volvulus [J]. Surg Clin North Am, 2017, 97(1): 147-159.

［2］ 刘肖，袁涛，全冠民. 成人肠旋转不良及 Ladd 带致中肠扭转与十二指肠梗阻：病例报告与文献复习［J］. 国际医学放射学杂志，2017，40（5）：581-585.

［3］ NEVILLE J J, GALLAGHER J, MITRA A, et al. Adult presentations of congenital midgut malrotation: A systematic review [J]. World J Surg, 2020, 44(6): 1771-1778.

［4］ 雷尚通，孙凯，吴承堂. 成人先天性肠旋转不良并肠扭转的诊治［J］. 中华胃肠外科杂志，2011，14（1）：51-52.

第九章　小肠动力障碍性疾病

第 1 节　慢性假性肠梗阻

慢性假性肠梗阻（chronic intestinal pseudo-obstruction，CIPO）是由各种因素引起的以肠道运动功能障碍为特征的临床综合征。临床上表现为慢性、复发性肠梗阻症状，但无肠道机械性梗阻的证据。本病少见，早期易漏诊，病情进展至后期常预后不良。目前尚无可靠的流行病学资料，一项日本全国调查报道本病患病率为（0.80～1.00）/10 万，发病率为（0.21～0.24）/10 万，因本病早期易漏诊，一般认为其发病情况会被低估[1]。本病可发生于儿童（包括新生儿）和成人。

【病因及发病机制】

正常胃肠道的运动是由脑和脊髓发出的外在神经系统、胃和肠壁内的神经丛（脑－肠轴系统）及局部释放的神经递质（如胺类和肽类）共同作用于胃肠道平滑肌。肠壁内 Cajal 间质细胞（ICC）是肠运动的起搏点。因此，凡累及这些通道的病变，均有可能导致 CIPO 的发生。

引起 CIPO 的病因分类见表 3-9-1[1-2]。这些病因可以通过各种机制，最终引起胃肠道如下 1 种或多种病变，从而导致胃肠道动力功能的严重障碍而致 CIPO 发病：肌病（myopathy），指平滑肌受损；神经病（neuropathy），指肠壁内神经和 / 或外部自主神经受损（包括炎症性损伤或退行性变）；间质细胞病（mesenchymopathy），指 Cajal 间质细胞受损。

表 3-9-1　CIPO 的病因分类

原发性（特发性）	继发性	遗传性（家族性）
病因不明	神经疾病（包括线粒体病、先天性巨结肠）	常染色体显性遗传
	肌萎缩	SOX10 基因突变
	代谢 / 内分泌疾病	常染色体隐性遗传
	嗜神经病毒感染	RAD21 基因突变
	结缔组织病	SGOL1 基因突变
	副肿瘤综合征	TYMP 基因突变
	放射性肠炎	POLG 基因突变
	药物	X 连锁遗传
	其他（淀粉样变、乳糜泻、炎症性肠病等）	FLNA 基因突变
		L1CAM 基因突变

特发性 CIPO 多见于儿童（特别是新生儿）和 20～40 岁成人。继发性 CIPO 多见于成人，约占成人 CIPO 的半数[1]。兹重点介绍一些较常见的引起继发性 CIPO 的病因及其发病机制。

1. 结缔组织病　系统性硬化症、皮肌炎和系统性红斑狼疮等均可能通过免疫复合物的沉积及炎症细胞的局部浸润，改变肠道神经、平滑肌细胞，甚至 ICC 的功能。有研究认为，SLE 通过肠道的小血管炎导致肠道平滑肌的纤维化及慢性间质化，导致肠道平滑肌受损而发生运动功能障碍[3]。SLE 是我国常见病，北京协和医院报道 2003—2014 年间 85 例 SLE 相关的 CIPO[4]，占就诊 SLE 的 1.96%；这些 SLE-CIPO 患者中，57.6% 以 CIPO 为首发症状，误诊率为 78%，住院病死率为 7.1%。伴肾盂输尿管扩张和胆总管异常扩张与预后不良相关。报道强调，尽早发现 CIPO，并及早积极治疗 SLE，有可能改善 CIPO 预后。

2. 神经病变　作为神经系统变性综合征的多系统萎缩（multiple system atrophy，MSA），其中包括帕金森综合征的纹状体黑质变性（MSA-P）、小脑性共济失调的 MSA（MSA-C）、自主神经功能衰竭的 Shy-Drager 综合征等均可出现支配肠道的神经通路受损[2]。

小儿先天性巨结肠因结肠缺乏神经节细胞，导致结肠持续痉挛。

线粒体病是遗传缺陷引起的线粒体代谢酶缺陷，致使 ATP 合成障碍、能量来源不足导致的一组异质性疾病，常见的有线粒体肌病和线粒体肌脑病，少数可累及脑肠神经轴表现为 CIPO。

3. 代谢/内分泌疾病　糖尿病发生 CIPO 可能通过影响钙信号传递改变、线粒体功能障碍、自由基生成等导致神经元变性和丢失，继而引发神经病变导致胃肠道运动功能受损。研究提示，糖尿病相对胰岛素不足和 IGF-1 缺乏可导致胃肠道平滑肌的干细胞因子减少，从而导致 Cajal 间质细胞网络受损。

甲状腺功能不全、甲状旁腺功能不全、甲状旁腺功能亢进亦可通过不同机制引起 CIPO。

4. 感染性疾病　Chagas 病又名美洲锥虫病，由克鲁斯锥虫感染引起，主要流行于中、南美洲，是感染性疾病引起 CIPO 的代表。本病慢性期部分患者发展为消化道型，外来神经系统及胃肠壁内的神经受损，出现食管和/或结肠扩张。

不少嗜神经性病毒可能与 CIPO 发病有关，有报道 10 例特发性假性肠梗阻患者中，有 7 例在肠道肠肌间神经丛的神经胶质细胞中 JC 病毒蛋白（TAg 和 VP1）呈阳性表达[5]。

5. 副肿瘤综合征　小细胞肺癌、神经内分泌肿瘤、恶性胸腺瘤均可发生 CIPO，可能存在肿瘤异位表达的抗神经元核（anti-Hu）等抗体，免疫系统可针对其发起相应的 T 细胞应答，ENS 的黏膜下神经节及肠肌间神经节被炎症或免疫浸润后，破坏相关的肠道反射功能，导致动力障碍的发生。

6. 放疗和化疗　有报道 15 例妇科肿瘤放化疗后出现肠梗阻表现的患者，根据影像学、动力检查及外科手术病等证实患者的肠腔通畅，其中 6 例为特发性动力障碍，9 例为肠道浆膜层出现增厚的纤维。结果提示，假性肠梗阻可能与癌症的放化疗有一定的相关性[5]。

【临床表现】

1. 肠梗阻表现　本病与机械性肠梗阻症状相似，表现为腹痛、腹胀，恶心、呕吐，排便和排气减少或消失。体检发现腹膨隆、振水音、叩诊鼓音。但与机械性肠梗阻不同，听诊肠鸣音往往减弱至消失。因病变部位不同，症状可有一定不同，病变以食管为主者（如系统性硬化症）以吞咽困难为主，病变以结肠为主者则以便秘为主，病变以小肠为主者表现为典型肠梗阻症状。但受累的部位可随疾病时间延长而扩展。症状表现为反复发作的慢性、进展性过程，即随着病程延长，每次发作的症状加重、发作时间延长，发作间隔期缩短，可最终变成持续性。应注意，本病早期常因症状、体征较轻而持续时间短而被忽略，以致延误诊断，资料显示从症状开始到确诊可达数年。因病因及个体差异，病情有轻有重，严重者最终发展为需要长期全肠外营养。

2. 共存临床表现　膀胱功能失调、肾盂输尿管扩张、胆管扩张常见，代表内脏多处平滑肌功能受损，往往提示预后不良。

3. 并发症　因胃动力障碍发生早饱、餐后饱胀，因进食症状加重而畏食，肠梗阻本身导致吸收不良等因素均可导致吸收不良综合征。继发于肠梗阻的小肠细菌过度生长（详见第三篇第十一章第 6 节），因腹泻、脂肪泻进一步加重吸收功能不良。严重肠梗阻未及时处理，可发生肠穿孔。

4. 基础病　继发性 CIPO 有基础病的相应临床表现。

【实验室和其他检查】

（一）实验室检验

1. 排查继发性 CIPO 的病因　根据病史和临床表现，选择相应实验室检查。

2. 了解 CIPO 造成的临床后果　水、电解质、酸碱平衡，吸收不良综合征导致的营养缺乏状态（详见第三篇第十二章第 1 节）。

3. 是否存在小肠细菌过度生长　详见第三篇第十一章第 6 节。

（二）放射影像学检查

放射影像学检查是诊断本病的关键性检查。直立位腹部 X 线片发现肠袢扩张和肠气液平面，可明确肠梗阻的诊断，但不能区别假性肠梗阻与机械性肠梗阻。CT 检查了解肠腔外及肠腔内有无机械性梗阻征象，对两者鉴别有重要价值。CTE/MRE 在发作期患者多不能耐受，如确有需要行全消化道钡餐检查或 CTE/MRE，要做好抽吸滞留在肠道的造影剂的准备。有研究提示，电影 MRI（cine-MRI）可定量评估小肠动力，但尚需进一步验证[7]。脑与脊髓的 MRI 可用于排除中枢病变导致的 CIPO。

（三）内镜检查

主要用于机械性梗阻的病因学排除性检查，有时结合活检对继发性 CIPO 的病因如淀粉样变、乳糜泻等的诊断有价值。

（四）动力学检查

1. 闪烁成像　是评估胃、小肠、结肠传输情况的首选。如果医院未开展此项检查时，可行全消化道稀钡或泛影葡胺检查，通过服用后定时追踪拍摄肠道显影，估算肠传输情况。

2. 小肠胶囊内镜　也可用于检查小肠的传输情况，但要警惕胶囊内镜滞留。

3. 测压检查[1-2]　对于无已知基础疾病，但有胃肠动力异常者，均宜选择食管、胃、小肠、结肠、肛管直肠测压。振幅、协调性收缩和移行性运动复合波的异常提示动力异常，可一定程度区分肌病性与神经病性。对硬皮病高分辨率食管测压，对先天性巨结肠高分辨率肛门结肠测压有辅助诊断价值。

（五）组织学检查

对胃肠道神经肌肉病（gastrointestinal neuromuscular disease，GINMD），通过腹腔镜、天然孔道、内镜技术取厚层活检或吸取活检作组织学检查，相关技术、诊断标准、诊断价值及安全性等已有国际推荐[8]，但至今尚未得到普遍认同和应用[1]。

【诊断及鉴别诊断】

（一）CIPO 的诊断程序[2]

1. 存在肠梗阻　临床表现和放射影像学证据。

2. 排除机械性肠梗阻　放射影像学证据，必要时辅以内镜检查。

3. 判别有无继发性 CIPO 的病因　如有，是何病因；如无，属特发性（可能包括遗传性）。

4. CIPO 的特点　胃排空及肠传输时间，食管、胃、肠测压。考虑厚层活检。若有条件，则行基因检测（遗传性 CIPO）。

5. CIPO 的严重程度和并发症　共存膀胱功能失调、肾盂输尿管扩张、胆总管扩张（可辅以 B 超检查）；合并小肠细菌过度生长；吸收不良综合征。有腹部探查手术史的 CIPO 患者，还要注意合并粘连性肠梗阻。

（二）CIPO 的早期诊断

疾病早期症状、体征较轻而持续时间短，早期发作期放射影像学可能只见肠管扩张而无气液平面，可被忽略以致延误诊断，应予注意。

【治疗】

由可控制的疾病（如 SLE[4]）引起的继发性 CIPO，早期诊断、及早积极治疗原发病至关重要。

CIPO 本身的治疗主要是促进胃肠动力、胃肠减压和营养支持治疗，小肠移植是治疗的最终手段。

（一）促胃肠动力药

疗效不确定，可能因不同病因、不同个体、不同病期反应不同。可供选择的药物有：

1. 多巴胺受体拮抗剂　甲氧氯普胺（胃复安）、多潘立酮（吗丁啉），对上消化道效较好。甲氧氯普胺因可通过血 - 脑屏障导致锥体外系不良反应已少用。

2. 5-HT$_4$ 拮抗剂　西沙必利、替加色罗、普卢卡必利（prucalpride），对全消化道有作用。前两种因有增加心血管缺血事件危险已被停用，普卢卡必利因对 5-HT$_4$ 有更高选择性，可能较安全。莫沙必利未被禁用，亦可尝试。

3. 红霉素　对上消化道疗效较好。剂量比一般抗菌剂量少，静脉用或口服，前者效果较确定。

长期使用不良反应多。

4. 奥曲肽 诱导移行性运动复合波（MMC）Ⅲ相而刺激小肠动力，因对胃动力有抑制作用，不宜用于有胃瘫者，宜在睡前给药。报道剂量为 50μg、每晚睡前皮下注射。长期使用可发生高血糖、高血压、胆囊炎或胆结石的不良反应。

5. 抗胆碱酯酶抑制剂 例如新斯的明、吡斯的明（pyridostigmine），通过增加肠神经系统胆碱能突触传导而刺激全胃肠道动力。前者作用时间短，只适于急性发作短期使用，后者为长效制剂。不良反应为腹痛、流涎、呕吐和心动过缓。

上述药物可选择试用，亦可试联合、序贯使用。

（二）小肠细菌过度生长的治疗

应常规检查，如存在，予抗生素治疗，常用利福昔明，因其广谱而肠道吸收少，可循环使用，即用 1 周、停 1 周，以减少耐药（详见第三篇第十一章第 6 节）。

（三）关于糖皮质激素和免疫抑制剂的应用

对炎症性神经肌肉病变者，早期应用可能有效。

（四）胃肠减压

在肠梗阻发作期，胃肠减压不但可减轻腹胀、腹痛、呕吐等症状，还有利于胃肠动力的改善和恢复。传统的方法是放置鼻胃管或鼻小肠管（有胃瘫和/或上段小肠蠕动障碍者），结肠动力障碍者放置直肠排气管或肠镜下吸气。肠梗阻持续而严重者，以往有行回肠造口术或结肠造口术，但一般不主张，因前者可能发生无法控制的造口高流量，后者不一定能达到引流效果，事实上对严重小肠动力障碍者，或者根本上无法达到引流效果，再者手术后并发肠粘连会进一步加重 CIPO。需要长期经鼻置管减压者，如果患者难耐受，并有胃食管反流并发症，此时可考虑行胃镜下经皮胃造口术，在窦道形成后经皮经窦道经胃插入适当口径的小肠引流管，患者可根据自我感受调节引流量[9]。无胃瘫者可视病情适当经口进食，亦可经引流管给予营养液。

（五）营养支持

有水、电解质失衡者给予相应补充。

营养支持是 CIPO 最关键的治疗方法，对无法控制病情的特发性 CIPO 几乎是唯一的疗法。根据肠梗阻的程度及发展选择：清流饮食（避免高纤维、高脂、乳糖和果糖）、半肠内营养或全肠内营养（可经插入引流管给予如前述）、半肠外营养或全肠外营养。相当部分特发性 CIPO 患者需要终生全肠外营养，长期全肠外营养发生的并发症包括肝功能衰竭、胰腺炎、肾小球肾炎、血栓形成、败血症等，CIOP 的死亡原因常与长期全肠外营养所致的并发症相关[10]。

（六）小肠移植

小肠移植尽管近年有一定进展，但仍是目前实体器官移植中最不理想的手术（详见第五篇第三章），因此只能是 CIPO 治疗的最后的无奈选择。手术指征一般为全肠外营养发生严重并发症（如肝衰竭、反复败血症）而无法继续施行者。

（张志宏 胡品津）

参考文献

［1］ DOWNES T J, CHERUVU M S, KARUNARATNE T B, et al. Pathophysiology, diagnosis, and management of chronic intestinal pseudo-obstruction [J]. J Clin Gastroenterol, 2018, 52(6): 477-489.

［2］ EL-CHAMMAS K, SOOD M R. Chronic intestinal pseudo-obstruction [J]. Clin Colon Rectal Surg, 2018, 31(2): 99-107.

［3］ KHAIRULLAH S, JASMIN R, YAHYA F, et al. Chronic intestinal pseudo-obstruction: a rare first manifestation of systemic lupus erythematosus [J]. Lupus, 2013, 22(9): 957-960.

［4］ ZHANG L, XU D, YANG H, et al. Clinical features, morbidity, and risk factors of intestinal pseudo-obstruction in systemic lupus erythematosus: A retrospective case-control study [J]. J Rheumatol, 2016, 43(3): 559-564.

［5］ SELGRAD M, DE GIORGIO R, FINI L, et al. JC virus infects the enteric glia of patients with chronic idiopathic intestinal pseudo-obstruction [J]. Gut, 2009, 58(1): 25-32.

［6］ MARIANI A, CAMILLERI M, PETERSEN I A, et al. Audit of suspected chronic intestinal pseudo-obstruction in patients with gynecologic cancer [J]. Eur J Gynaecol Oncol, 2008, 29(6): 578-582.

［7］ OHKUBO H, KESSOKU T, FUYUKI A, et al. Assessment of small bowel motility in patients with chronic intestinal pseudo-obstruction using cine-MRI [J]. Am J Gastroenterol, 2013, 108:1130.

［8］ KNOWLES C H, DE GIORGIO R, KAPUR R P, et al. The London Classification of gastrointestinal neuromuscular pathology: report on behalf of the Gastro 2009 International Working Group [J]. Gut, 2010, 59(7): 882-887.

［9］ OHKUBO H, FUYUKI A, ARIMOTO J, et al. Efficacy of percutaneous endoscopic gastro-jejunostomy (PEG-J) decompression therapy for patients with chronic intestinal pseudo-obstruction (CIPO) [J]. Neurogastroenterol Motil, 2017, 29(12): e13127.

［10］ STANGHELLINI V, COGLIANDRO R F, DE GIORGIO R, et al. Natural history of chronic idiopathic intestinal pseudo-obstruction in adults: a single center study [J]. Clin Gastroenterol Hepatol, 2005, 3(5): 449-458.

第 2 节　肠易激综合征

根据罗马Ⅳ的诊断标准，肠易激综合征（irritable bowel syndrome，IBS）定义如下：反复发作的腹痛，近 3 个月内平均发作每周至少 1 日；并至少符合以下 2 项标准：症状与排便相关，伴排便频率的改变，伴粪便性状或外观的改变。

IBS 的患病率波动于 10%～15%[1]。其中，女性高于男性（14% *vs.* 9%），年轻患者的患病率较 50 岁以上的更高[2]。

【病因及发病机制】

IBS 的病因及病理生理学目前尚不清楚，很多因素参与其中，兹分述如下：

1. 内脏高敏感　内脏高敏感的可能原因：①内脏传入通路敏感性增加（痛觉过敏）。② IBS 患者中的肠道气囊扩张较对照者更易出现疼痛，提示传入信号被放大（即警觉过度）[3]。③自主神经系统和下丘脑 - 垂体 - 肾上腺轴功能的紊乱可能增强 IBS 患者的感觉异常。IBS 较对照组的皮质醇基础水平升高，对同等程度的刺激反应更为强烈[4]。④炎性介质如 5- 羟色胺、激肽等可激活胃肠道的相应受体，导致内脏痛觉过敏，而对应的药物治疗也被证实是有效的[5]。

2. 胃肠动力障碍　IBS 通常被认为是一种动力障碍性疾病，表现为肠道收缩频率增加和运动不规则。虽然目前尚无特异性异常运动模式可用于 IBS 的诊断，现有的动力检查结果也不能与 IBS 的症状完全联系起来。但目前的研究仍显示，便秘型 IBS 的结肠传输时间有所延长[6]；而腹泻型结肠运动则表现为推进性运动的频率增加[7]和高幅度的蠕动性收缩（high-amplitude propagating contraction，HAPC）[8]，后者很可能是导致 IBS 出现腹痛的原因。

IBS 除了腹泻与便秘外，常述的腹部两侧痛，即"肝脾曲综合征"，腹部 X 线片表现为肝脾曲的结肠段充气扩张，而钡灌肠并未显示局灶性病变，提示腹痛原因可能在于气体滞留于肝脾曲导致了肠扩张、痉挛及疼痛。这也从另一方面证实，IBS 存在的肠道动力障碍及不协调运动可能是其根本原因[9]。

3. 感染后 IBS　感染后 IBS 发生的风险波动范围为 3.7%～36%，发生风险取决于初始疾病的严重程度及病程长短[10]。侵袭性及产生细胞毒素的微生物发生风险较高，而病毒感染发生风险较低。细菌性胃肠道感染后 IBS 发生率可增加 6.4 倍，50% 以上病情可持续 5 年以上[11]。发病的危险因素包括发热时间长、年龄小、初始感染病程较长、使用抗生素、焦虑、抑郁等。

4. 肠道微生态改变　IBS患者的肠道内微生物的群落及数量均发生改变，微生态多样性减少，厚壁菌门的丰度增高，拟杆菌门下降。尽管目前研究认为，益生菌可能改善IBS的肠胃气胀等症状，但并未能使肠道菌群的失衡得以逆转。肠道微生态改变在IBS的机制的作用尚需进一步研究。

5. 饮食因素的影响　很多IBS患者认为自己对某些食物"过敏"。有研究显示，36%IBS患者在系统性剔除饮食干预后可能获益，继续相应的治疗15个月后仍有37%的患者获益[12]。碳水化合物中的可发酵寡糖、双糖、单糖及多醇（fermentable oligo-, di-, and monosaccharides and polyols, FODMAPs）进入远端小肠和结肠，可增加肠道通透性导致黏膜炎症，从而引发排气、疼痛、腹胀和排便习惯改变等症状，但限制相应的饮食因素可改善上述症状，说明饮食确实可能对IBS产生影响。尽管如此，饮食控制后食物IgG抗体和对照组比较并无差异，也需要进一步研究明确。此外，无绒毛萎缩的腹泻型IBS患者中，不仅血清IgG抗麦胶蛋白抗体及与乳糜泻相关的HLA-DQ2表达阳性，而且麸质对HLA-DQ2/8表达阳性患者排便的频率影响更大，提示乳糜泻与IBS之间可能存在一定程度的重叠。

6. 心理社会因素　IBS患者更易出现焦虑、抑郁、恐惧和躯体化症状，因此，心理社会因素可能是IBS发生的独立危险因素，早年的负性生活事件可能增加IBS的患病风险。

7. 社会学习与遗传易感性　目前研究提示，双胞胎的数据存在矛盾。IBS与特定基因之间的关联尚无定论。但是，IBS有一定的家族聚集倾向，其症状似乎更容易在患者亲属中出现，父母一方患有IBS是后代患病的独立预测因素，提示社会学习的影响比遗传学更加重要[13]。

8. 黏膜免疫系统的激活　研究显示，IBS患者的小肠及结肠黏膜肥大细胞、活化的淋巴细胞、巨噬细胞的数量均有增加，同时IBS患者活检组织的上清液中的肥大细胞释放的介质，如一氧化氮、组胺和蛋白酶等的介质，以及白介素、肿瘤坏死因子等炎性介质增多，可兴奋内脏神经元[14]，但健康对照则无类似情况，采用相应的治疗措施是否可改善IBS的症状尚需进一步研究。

【临床表现】

1. 慢性腹痛　是诊断IBS的必要条件，腹痛的部位以两胁为主，具有游走性等特点，情绪应激和进食可能影响腹痛的症状。腹痛常与排便相关，可在排便后缓解，但也可能加重。其强度、位置及性质在不同的个体中的差异也较大。

2. 排便习惯改变　包括排便频率和粪便性状（外观）的改变。

排便频率改变是指每日排便3次以上，或每周少于3次排便。粪便性状的改变，包括腹泻或便秘。腹泻表现为晨起或饭后频繁排少到中量的稀便，便前多伴有下腹绞痛、排便的急迫感，排便不尽或里急后重，50%的IBS患者诉有黏液便。便秘则表现为硬便、球状便，可伴里急后重。据Bristol大便量表分为4种亚型：①便秘型IBS；②腹泻型IBS；③混合型IBS；④未分型IBS（无法准确归类）。

【实验室检查】

主要是进行针对性的排除其他诊断的实验室检查，包括血常规、大便常规+OB+寄生虫，CRP，甲状腺功能，乳糜泻血清学抗体，粪钙卫蛋白等。存在警示特征者，应行内镜评估或者影像学检查（如腹部CT等）。

【诊断与鉴别诊断】

诊断需要根据罗马Ⅳ标准作为必要条件，针对性地进行排除器质性诊断的实验室检查及密切随访后综合作出。如出现以下警报征象，包括炎症性肠病（IBD）或结直肠癌的家族史、发病年龄>50岁、血便、夜间腹泻、进行性腹痛、不明原因体重减轻、缺铁性贫血、C反应蛋白升高或粪钙卫蛋白升高等，应警惕IBS的诊断正确与否。

以腹泻为主时需要鉴别：乳糜泻、显微镜结肠炎、乳糖不耐受，小肠细菌过度生长和IBD等。以便秘为主的患者，除了排除器质性疾病以外，还需鉴别排便协同失调或结肠传输缓慢等病变。

【治疗】

（一）生活方式的调整

1. 饮食方式的调整 目前推荐的低 FODMAP 膳食和去麦胶饮食对改善 IBS 的症状有一定效果。低 FODMAP 膳食是在初始治疗的 6~8 周内予以去除 FODMAP 的膳食，症状消除后，根据个体症状，逐渐添加富含可发酵碳水化合物的食物，同时确定不同个体对特定食物的耐受性。去麦胶饮食则通过减少患者的排便次数，降低小肠通透性，改善 IBS 的腹泻症状。但也有研究认为，去麦胶联合低 FODMAP 膳食并不能使患者的获益增加[15]。乳糖不耐受者应限制乳糖。同时避免肇事产气的食物，如豆类、洋葱、芹菜、小麦胚芽、酒精和咖啡因等。可溶性纤维如欧车前、卵叶车前果壳对 IBS 便秘的患者有益，但应避免不可溶性的麦麸纤维饮食，因其加重 IBS 患者的腹胀、排气增多等症状。

2. 体育锻炼 IBS 患者常伴发心理挫折及纤维肌痛等共病，运动则可改善上述症状，并使得患者总体健康获益。

（二）药物治疗

根据 IBS 的临床表现分为外周型和中枢型。外周型可分为便秘型（IBS-C）和腹泻型（IBS-D）。但当腹痛和腹泻并非 IBS 患者的主要症状，以内脏过度敏感、躯体化症状、认知障碍等焦虑状态为主时，可考虑使用神经递质类药物缓解症状。

1. IBS-C 的治疗 需根据症状的轻重，采用分级治疗的策略。

（1）药物首选治疗：缓泻剂如聚乙二醇。

一旦膳食治疗失败，首选药物治疗时，缓泻剂聚乙二醇（polyethylene glycol，PEG）应作为治疗药物首先尝试。其优点在于物美价廉，获得方便，不良反应少，安全性好。PEG 可改变粪便的性状、排便费力，增加排便频率、自发排便等症状，但腹痛及腹胀的缓解作用有限。

（2）二线治疗药物：促分泌剂（鲁比前列素或利那洛肽）。

首先，鲁比前列素通过激活 2 型氯离子通道，增加肠液分泌；其次，可刺激前列腺素 E_1 受体使得肠道平滑肌收缩，增加肠动力。较安慰剂组的总反应率更高（18% vs. 10%），最常见的不良事件是恶心（8% vs. 4%）与腹泻[16]。治疗剂量为 8μg、2 次/d，与食物同服可减轻恶心的发生。

利那洛肽和普卡那肽（plecanatide）属鸟苷酸环化酶激动剂，可刺激肠液分泌和肠内容物的传输，同时通过提高痛感阈值，减轻腹痛。与安慰剂组对比，利那洛肽组的症状明显改善（38% vs. 14%）。腹痛减轻 ≥ 30%，完全且自发的排便 ≥ 3 次/周，腹泻是其最常见的不良反应[17]。成人治疗剂量为 290μg/d，应在早餐前空腹至少 30 分钟。

2. IBS-D 的治疗 IBS-D 以粪便松散、排便频繁，但粪便的日总量正常为特征。

（1）初始治疗：阿片受体激动剂。

洛哌丁胺为外周 μ- 阿片受体激动剂。机制为：抑制肠蠕动、延长肠内容物的传输时间，增加水和离子的吸收，改善粪便性状，减少排便频率、排便急迫感，减轻腹痛强度，但可能出现夜间腹痛增加。餐前 45 分钟服用，每日剂量为 2~16mg。

艾沙度林是 μ- 阿片受体激动剂和 δ- 阿片受体拮抗剂的混合剂，生物利用度较哌罗丁胺低。禁用于无胆囊的患者及胰腺炎、重度肝损伤（Child-Pugh C 级）和酗酒者。可减轻腹痛且改善粪便性状（29% vs. 19%；33% vs. 20%），胰腺炎并发症的发生率为 0.3%[18]。

（2）二线药物治疗：胆汁酸螯合剂。

因胆汁酸通过刺激结肠的分泌和运动而引起腹泻，高达 50% IBS-D 患者有胆汁酸的吸收不良，故胆汁酸螯合剂可通过延长结肠传输时间导致粪便成型，从而改善 IBS-D 的症状。目前广泛应用的包括考来烯胺、考来替泊、考来维仑等。

（3）三线药物治疗：5-HT_3 受体拮抗剂。

5- 羟色胺 3（5-hydroxytryptamine-3，5-HT_3）受体拮抗剂仅用于病情严重、对所有其他常规治疗无效的女性患者。昂丹司琼可明显改善粪便性状、排便频率和排便急迫感，但腹痛效果欠佳。阿洛司琼因缺血性结肠炎和严重便秘并发症已撤出美国市场。

3. IBS 伴随腹痛和腹胀症状的治疗

（1）首选：解痉药。

IBS-D 治疗后仍有腹痛时，解痉药物应为首选。解痉药可选择性抑制胃肠平滑肌，减少刺激性结肠运动，可能对存在餐后腹痛、排气、腹胀和排便急迫感的患者有益，包括肠溶薄荷油和匹维溴铵均可能获益。

（2）常规治疗无效伴腹胀而无便秘者，可尝试利福昔明。

其他常规治疗包括低 FODMAP 膳食、解痉药和 TCA 等无效时，可尝试利福昔明。2015 年美国 FDA 已经批准利福昔明用于 IBS-D 的治疗。用药 4 周内使 IBS 的腹胀症状明显减轻（39.5% *vs.* 28.7%），其后随访 10 周症状仍持续改善，而其不良反应与安慰剂相似。对复发病例再次治疗的疗效仍高于安慰剂组[19]。

（3）不推荐常规进行益生菌治疗：虽然有研究表明益生菌可改善症状，但获益程度及最有效的益生菌菌种和菌株尚不确定。

（4）肥大细胞稳定剂：酮替芬可减轻腹痛和 IBS 的其他症状，对有内脏高敏感的患者有效，可提高疼痛阈值。

4. 神经递质类药物　以内脏过度敏感、躯体化症状、认知障碍等焦虑状态为主时，可考虑使用。

抗抑郁药三环类药物（TCA）可作为 IBS-D 的一线中枢调节药物[20]。通过抗胆碱能作用延长肠传输时间，减轻腹泻症状。如腹痛呈中至重度且持续存在，则也需要考虑使用 TCA。不良反应有嗜睡、口干、便秘、性功能障碍、心律失常等不良反应。治疗从小剂量开始，根据耐受和反应情况，2~4 周逐渐调整至有效剂量。TCA 如阿米替林的起始剂量为睡前 10~25mg，逐渐增至 25~75mg/d。

选择性 5- 羟色胺再摄取抑制剂（selective serotonin reuptake inhibitor，SSRI）或 5- 羟色胺和去甲肾上腺素再摄取抑制剂（serotonin and norepinephrine reuptake inhibitor，SNRI）用于便秘为主，同时存在焦虑状态[20]。但不同的 SSRI 有一定差异：西酞普兰增加结肠收缩，较少肠鸣，减轻腹痛、腹胀，独立于抑郁、焦虑；帕罗西丁可改善 IBS-C 的便秘，同时改善共病的抑郁；氟西丁可改善 IBS-C 的腹部不适症状。

SNRI 具有潜在的改善 IBS 腹痛的作用，较 TCA 的不良反应更少。不同 SNRI 的作用有差异，度洛西丁在较低剂量具有较强的抑制 IBS 的腹痛作用[21]。

苯二氮䓬类抗焦虑药应限于少于 2 周的应用，以减轻急性情境性焦虑。机制为激动 γ- 氨基丁酸（gamma aminobutyric acid，GABA）受体，从而减少脑 5- 羟色胺，降低疼痛阈值。

（三）行为治疗

可作为药物治疗的增效治疗，包括认知行为治疗、催眠治疗、音乐治疗等。IBS 伴有精神障碍者，可能从抗抑郁药治疗联合行为治疗中获益。

（四）粪便菌群移植

相对安慰剂组，粪便移植组中 IBS 患者的症状严重性评分改善更为明显（65% *vs.* 43%），但这种差异维持时间不到 12 个月[22]，安全性和疗效也有待更多研究证实。

【预后与转归】

对于存在反复或者难治性症状的 IBS 患者应仔细、重新进行评估，特别注意持续症状的类型、症状改变的程度、患者对药物治疗的依从性，以及是否出现任何警示特征。因 IBS 本身为良性疾病，尽管症状可能反复出现，但是预后良好，不影响患者的生存期，应向患者保证，减少抑郁 / 焦虑状态。

（张志宏　王玉芳）

参考文献

［1］ LOVELL R M, FORD A C. Global prevalence of and risk factors for irritable bowel syndrome: a meta-analysis [J]. Clin Gastroenterol Hepatol, 2012, 10: 712-721.

［2］ LOVELL R M, FORD A C. Effect of gender on prevalence of irritable bowel syndrome in the community: systematic review and meta-analysis [J]. Am J Gastroenterol, 2012, 107: 991.

［3］ NOZU T, KUDAIRA M, KITAMORI S, et al. Repetitive rectal painful distention induces rectal hypersensitivity in patients with irritable bowel syndrome [J]. J Gastroenterol, 2006, 41: 217.

［4］ CHANG L. The role of stress on physiologic responses and clinical symptoms in irritable bowel syndrome [J]. Gastroenterology, 2011, 140:761-765.

［5］ WILLERT R P, WOOLF C J, HOBSON A R, et al. The development and maintenance of human visceral pain hypersensitivity is dependent on the N-methyl-D-aspartate receptor [J]. Gastroenterology, 2004, 126: 683.

［6］ SERRA J, SALVIOLI B, AZPIROZ F, et al. Lipid-induced intestinal gas retention in irritable bowel syndrome [J]. Gastroenterology, 2002, 123: 700.

［7］ CHEY W Y, JIN H O, LEE M H, et al. Colonic motility abnormality in patients with irritable bowel syndrome exhibiting abdominal pain and diarrhea [J]. Am J Gastroenterol, 2001, 96: 1499.

［8］ MCKEE D P, QUIGLEY E M. Intestinal motility in irritable bowel syndrome: is IBS a motility disorder? Part 2. Motility of the small bowel,esophagus, stomach, and gall-bladder [J]. Dig Dis Sci, 1993, 38: 1773-1782.

［9］ MACHELLA T E, DWORKEN H J, BIEL F J. Observations on the splenic flexure syndrome [J]. Ann Intern Med, 1952, 37: 543.

［10］ WANG L H, FANG X C, PAN G Z. Bacillary dysentery as a causative factor of irritable bowel syndrome and its pathogenesis [J]. Gut, 2004, 53: 1096.

［11］ DROSSMAN D A. 罗马Ⅳ：功能性胃肠病肠-脑互动异常［M］. 方秀才，侯晓华，主译. 北京：科学出版社，2018.

［12］ NANDA R, JAMES R, SMITH H, et al. Food intolerance and the irritable bowel syndrome [J]. Gut, 1989, 30: 1099-1104.

［13］ LEVY R L, JONES K R, WHITEHEAD W E, et al. Irritable bowel syndrome in twins: heredity and social learning both contribute to etiology [J]. Gastroenterology, 2001, 121: 799.

［14］ DINAN T G, QUIGLEY E M, AHMED S M, et al. Hypothalamic-pituitary-gut axis dysregulation in irritable bowel syndrome: plasma cytokines as a potential biomarker? [J]. Gastroenterology, 2006, 130: 304.

［15］ BIESIEKIERSKI J R, PETERS S L, NEWNHAM E D, et al. No effects of gluten in patients with self-reported non-celiac gluten sensitivity after dietary reduction of fermentable poorly absorbed,short-chain carborhydrates [J]. Gastroenterology, 2013, 145: 320-328.

［16］ CHEY W D, DROSSMAN D A, JOHANSON J F, et al. Safety and patient outcomes with lubiprostone for up to 52 weeks in patients with irritable bowel syndrome with constipation [J]. Aliment Pharmacol Ther, 2012, 35: 587-599.

［17］ CHEY W D, LEMBO A J, LAVINS B J, et al. Linaclotide for irritable bowel syndrome with constipation: a 26-week, randomized, double-blind, placebo-controlled trial to evaluate efficacy and safety [J]. Am J Gastroenterol, 2012, 107: 1702.

［18］ LEMBO A J, LACY B E, ZUCKERMAN M J, et al. Eluxadoline for Irritable Bowel Syndrome with Diarrhea [J]. N Engl J Med, 2016, 374: 242.

［19］ MENEES S B, MANEERATTANNAPORN M, KIM H M, et al. The efficacy and safety of rifaximin for the irritable bowel syndrome: a systematic review and meta-analysis [J]. Am J Gastroenterol, 2012, 107(1): 28-35; quiz 36.

［20］DROSSMAN D A, TACK J, FORD A C, et al. Neuromodulators for Functional Gastrointestinal Disorders (Disorders of Gut-Brain Interaction): A Rome Foundation Working Team Report [J]. Gastroenterology, 2018, 154(4): 1140-1171.

［21］BRENNAN B P, FOGARTY K V, ROBERT J L, et al. Duloxetine in the treatment of irritable bowel syndrome: an openlabel pilot study [J]. Hum Psychopharmacol, 2009, 24: 423-428.

［22］JOHNSEN P H, HILPÜSCH F, CAVANAGH J P, et al. Faecal microbiota transplantation versus placebo for moderate-to-severe irritable bowel syndrome: a double-blind, randomised, placebo-controlled, parallel-group, single-centre trial [J]. Lancet Gastroenterol Hepatol, 2018, 3:17.

第十章 全身疾病累及小肠

第 1 节 结缔组织病的肠道受累

结缔组织病（connective tissue disease，CTD）是泛指结缔组织受累的疾病，这类疾病与体液免疫和细胞免疫失调有关，并可累及多个系统，包括皮肤、关节、肌肉、心、肾、造血系统、中枢神经系统、消化系统等。结缔组织病累及消化系统可涉及多种发病机制，可有口腔溃疡、腹痛、便秘、腹泻、假性肠梗阻、消化道出血、穿孔等临床表现。当结缔组织病患者以消化道症状首诊消化科，如不注意，易延误诊断，因而影响患者预后。在结缔组织疾病中，以系统性红斑狼疮、系统性血管炎及系统性硬化症最易出现消化系统受累[1-2]，本节将对这三个疾病小肠受累作重点阐述。

一、系统性红斑狼疮肠道受累

系统性红斑狼疮（systemic lupus erythematosus，SLE）是一种可引起多系统损害的自身免疫性疾病，其血清存在多种抗体，包括抗核抗体（ANA）、抗双链 DNA 抗体（dsDNA）及抗 Sm 抗体等。我国 SLE 的患病率约为 70.41/10 万[2]。据报道，超过 50% 的 SLE 患者在病程中出现消化道受累表现[3]，部分与药物不良反应、感染等相关，3.8%～18% 与 SLE 疾病有关。小肠是 SLE 受累的重要部位，其中最常见的三大病理生理表现为狼疮肠系膜血管炎（lupus mesenteric vasculitis，LMV）、蛋白丢失性肠病（protein-losing enteropathy，PLE）和假性肠梗阻（intestinal pseudo-obstruction，IPO）。据文献报道，LMV 全球发病率为 0.2%～9.7%，亚洲总体患病率为 2.2%～9.7%。Mok 等报道[4]中国 PLE 的患病率约为 3.2%。Gornisiewicz 等研究显示，PLE 多发生于严重的、多系统受累的 SLE 患者。李曌等[5]总结了 150 例 SLE 相关 IPO 患者中，约 53.3% 的患者以 IPO 为首发表现。

【病因及发病机制】

SLE 累及小肠的病因及发病机制尚不明确。目前研究认为 LMV 可能的诱因包括肠道感染导致肠道菌群紊乱、非甾体抗炎药、巨细胞病毒感染、嗜酸性粒细胞增多、磷酸二酯酶 -4 抑制剂、咖啡因、某些草药等。可能的机制为免疫复合物沉积引起血管炎，以及抗磷脂抗体引起肠血管内血栓形成，两种机制相互激活，进而加重血管炎及血栓形成[3]。PLE 可能的机制为肠道黏膜溃疡、非坏死性肠系膜或肠壁血管炎、血管内补体激活使毛细血管通透性增加、细胞因子或补体介导的免疫反应使血管或黏膜损伤、小肠淋巴管扩张等。IPO 可能的机制为自身抗体对肠道平滑肌产生免疫应答，肠道平滑肌受损，运动能力减弱。其他 SLE 引起肠道受累可能的机制还包括肠神经受损，导致内脏自主神经系统功能障碍，进一步引起肠道运动障碍；血管炎导致肠道平滑肌慢性缺血，进而导致肌肉损伤及运动能力减弱[6]。

【临床表现】

SLE 小肠受累的患者临床表现无特异性，可为腹痛、腹胀、恶心、呕吐、纳差等消化道症状。合并有 LMV 患者病情严重时，可出现肠坏死、肠穿孔、消化道出血等表现。值得注意的是，LMV 引起肠穿孔时，其腹部症状及体征可不典型。PLE 的患者常表现为低白蛋白血症的症状及体征，外周水肿（93.7%）、腹水（58.3%）、胸腔积液（54.1%）、心包积液（23.9%）[5]。部分患者可无胃肠道症状，在白蛋白低于 22g/L 而 24 小时尿蛋白＜0.8 时，需警惕 PLE 可能。合并 IPO 的患者除可有肠梗阻的症状及体征外，还可伴有肾盂输尿管扩张、胆管胰管扩张的三联症表现。

【实验室和其他检查】

（一）实验室检查

目前尚无 SLE 小肠受累特异性实验室检查，实验室检查主要以 SLE 相关检查为主，其中包括血常规、尿常规、便常规、24 小时尿蛋白等常规检查；肝肾功能等生化检查；血沉、超敏 C 反应蛋白等炎症指标检查；免疫球蛋白、补体等免疫学检查；ANA 谱、抗磷脂抗体等自身抗体检查。北京协和医院一项回顾性研究结果提示[7]，SLE 肠道受累的患者中，低白蛋白血症、补体 C_3 降低、CH_{50} 降低以及抗中性粒细胞胞质抗体（ANCA）阳性更多见。

（二）影像学检查

1. 腹部立位 X 线片　SLE 小肠受累患者可因肠梗阻出现小肠扩张、气液平等表现。

2. 腹部 CT　有重要辅助诊断价值。SLE 肠道受累表现为 LMV 时，CTE 常表现为局灶性、节段性或弥漫性肠壁增厚、肠壁异常强化（靶征）；肠系膜血管充血（梳齿征）以及肠系膜脂肪密度增加（图 3-10-1）。PLE 患者合并浆膜腔积液时出现相应的 CT 表现。IPO 患者除有肠道扩张、气液平等表现外，并发肾盂输尿管积水时，可有双侧肾盂输尿管扩张、膀胱容量减少等影像学改变[6]。

3. 经腹肠道超声　可有肠壁水肿、增厚等表现。

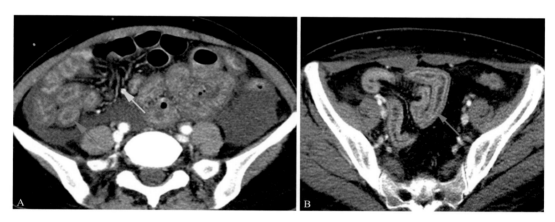

图3-10-1　SLE小肠受累CTE表现

A. 红色箭头示靶征，黄色箭头示肠系膜血管增粗；B. 箭头示肠壁增厚、肠壁异常强化。

（三）内镜

内镜下表现多为非特异性，部分可见黏膜溃疡、糜烂、水肿、出血等，少数患者内镜下无异常表现。结肠镜可观察全结肠及回肠末段，胃镜可观察十二指肠，并取活检。确有必要时可行气囊辅助式小肠镜检查。

（四）组织病理学

LMV 患者可见浆膜下血管纤维蛋白样坏死，管壁白细胞溶解；黏膜下水肿，单核细胞轻度弥漫性浸润；肌层小静脉周围血管内纤维蛋白血栓和出血。

PLE 患者可有肠内淋巴管萎缩、绒毛水肿以及非特异性炎症表现。

IPO 患者病理可出现固有肌层广泛的肌细胞坏死，炎性细胞浸润明显，肌层严重萎缩，活动性浆膜炎伴浆膜增厚和纤维化，很少或没有血管炎和血栓栓塞的证据。

由于内镜下活检深度有限，活检的阳性率较低[6]。

【诊断】

SLE 肠道受累诊断需基于 SLE 诊断，并结合肠道受累的症状体征及辅助检查，除外其他疾病时，方可作出诊断。

（一）SLE 的诊断

SLE 目前分类标准为 2012 年 SLICC 分类标准（表 3-10-1）。

表 3-10-1 SLE 的 2012 年 SLICC 分类标准

临床标准	免疫学标准
1. 急性或亚急性皮肤型狼疮	1. ANA 阳性
2. 慢性皮肤型狼疮	2. 抗 ds-DNA 抗体阳性（ELISA 方法需 2 次阳性）
3. 口鼻部溃疡	3. 抗 Sm 抗体阳性
4. 脱发	4. 抗磷脂抗体阳性 狼疮抗凝物阳性，或梅毒血清学实验
5. 关节炎	假阳性，或中高水平阳性的抗心磷脂抗体，或 β$_2$- 糖蛋
6. 浆膜炎 胸膜炎和心包炎	白Ⅰ阳性
7. 肾脏病变 24 小时尿蛋白 > 0.5g 或有红细胞管型	5. 补体降低 C$_3$、C$_4$ 或 CH$_{50}$
8. 神经病变 癫痫、精神病、多发性单神经炎、脊髓炎、	6. 直接抗人球蛋白实验（Coombs）阳性（无溶血性贫血）
外周或脑神经病变、急性精神错乱状态	
9. 溶血性贫血	
10. 至少一次白细胞减少（< 4×10^9/L）或淋巴细胞减少	
（< 1×10^9/L）	
11. 至少一次血小板减少（< 100×10^9/L）	

注：确诊标准为满足上述 4 项标准，包括至少 1 项临床标准和 1 项免疫学标准；或肾活检证实狼疮肾炎，同时 ANA 阳性或抗 ds-DNA 抗体阳性。

（二）肠道受累的诊断

1. LMV 临床类似急性或慢性肠系膜缺血表现（详见第三篇第五章第 1 节），因主要累及中、小血管，故 CT 血管造影常无阳性发现，但 CTE 见局灶性、节段性或弥漫性肠壁增厚、肠壁异常强化（靶征）和肠系膜血管充血（梳齿征）有辅助诊断价值。内镜及活检所见为非特异性。

2. PLE 诊断详见第三篇第十二章第 2 节。我国报道 SLE 是 PLE 的最常见病因。因 SLE 多伴蛋白尿，故需要鉴别 PLE 低蛋白血症的蛋白丢失是从肾脏还是从肠道丢失，部分 SLE 患者合并蛋白丢失性肠病时可无腹泻，在白蛋白低于 22g/L 而 24 小时尿蛋白 < 0.8 时，需警惕 PLE 可能。进一步行 α$_1$- 抗糜胰蛋白酶清除率等诊断 PLE 的相关检查有助鉴别。

3. PIO 诊断详见第三篇第九章第 1 节。我国报道 SLE 合并慢性假性肠梗阻（CPIO）的患者中有半数是以 CPIO 为首发症状就诊，故对 CPIO 患者应注意 SLE 及早作出诊断。

（三）鉴别诊断

SLE 肠道受累的临床表现及辅助检查大多非特异，因此，需与感染性肠炎、白塞病肠道受累、炎症性肠病、肠道淋巴瘤等诸多肠道受累疾病相鉴别。

1. 感染性肠炎 SLE 的患者由于本身自身免疫系统紊乱以及免疫抑制药物的使用，常易合并感染，故与感染性肠炎的鉴别诊断应该贯穿在整个病程中。感染性肠炎多急性起病，临床有发热、腹痛、腹泻，可水泻，亦可黏液脓血便等；病理多呈中性粒细胞浸润为主的急性炎症表现。另外，细菌性感染性肠炎大便培养阳性，对抗生素治疗有效。

2. 白塞病肠道受累 8.4%～27.5%[1] 患者可有肠道受累表现，临床表现为腹痛、腹泻、便血等症状，重症者可并发肠穿孔。典型肠白塞病累及部位多为回盲部及末端回肠，多表现为单发或多发的圆形或类圆形溃疡，边界清楚，但亦可全消化道受累。两者鉴别诊断除综合临床、内镜和影像检查进行分析外，主要凭借实验室检查，SLE 可检出 SLE 相关自身抗体，而白塞病目前尚无特异的自身抗体。

3. 炎症性肠病 炎症性肠病（IBD）为肠道慢性炎症性疾病，多反复发作，因常有关节炎等肠外表现，易与 SLE 肠道受累患者相混淆。但 IBD 患者常无血液系统、肾脏等受累表现，SLE 相关抗体大部分表现阴性。影像学和病理有助于两者的鉴别诊断，IBD 患者表现为系膜侧强化的影像学特点，以及非干酪型肉芽肿等病理特点。

4. 肠道淋巴瘤 肠道淋巴瘤表现多样，可类似于 SLE 肠道受累表现，除此之外，淋巴瘤可出现发热、贫血、血小板减少等血象变化等表现，有时较难与 SLE 相鉴别，诊断依赖于组织病理。研究表明，SLE 与淋巴瘤高风险相关，因此临床应仔细鉴别，积极除外淋巴瘤等恶性疾病。

SLE 表现为蛋白丢失性肠病或假性肠梗阻者，需与其他病因鉴别（分别参见第三篇第十二章第 2 节和第三篇第九章第 1 节）。

【治疗】

1. 一般治疗　LMV 的患者通常表现为缺血性改变，因此需予禁食、补液、肠外营养支持、维持水与电解质平衡等治疗。PLE 的患者可予输注白蛋白、营养支持治疗。支持治疗对 IPO 的患者同样重要。

2. 药物治疗　及时、积极治疗 SLE 是有效控制 LMV、PLE 和 IPO，阻止其疾病发展的关键。可以遵循 SLE 的治疗原则和方案，给予激素和免疫抑制剂治疗，通常使用大剂量甲泼尼龙静脉滴注或者冲击治疗，同时加用环磷酰胺治疗，首选静脉制剂。也可应用硫唑嘌呤、环孢素 A 等免疫抑制剂治疗。而针对肠道受累患者，有文献报道，奥曲肽可减少肠道微血管血流量，同时可与生长抑素受体结合，有一定的免疫调节作用，可用于治疗 PLE。在严重或持续低蛋白血症，尤其是抗磷脂抗体阳性的 PLE 者中，由于血栓栓塞风险较高，可考虑预防性应用华法林。IPO 患者可适当加用促动力药促进肠道蠕动，改善患者症状[8]。

3. 手术治疗　当 LMV 药物治疗无效时，需积极手术治疗切除缺血坏死肠段。Medina[9] 等研究发现，LMV 急腹症患者中，11 例患者在 48 小时后手术，结果显示有 10 例死亡，而在 24～48 小时内手术的 33 例患者均存活。对于 LMV 患者发生急腹症时，早期手术干预对预后有积极影响。

【预后与转归】

SLE 肠道受累的症状往往较重，且预后不良。LMV 预后取决于血管受累的程度，免疫抑制治疗的及时性和手术干预时机。文献报道，LMV 的死亡率可达 50%，早期识别并积极免疫治疗对改善 LMV 预后有积极影响。PLE 的患者对糖皮质激素反应较好，大部分预后较好，20%～30% 的患者会复发，复发后再次应用糖皮质激素反应仍较好。Mok 等研究[4]显示，低剂量泼尼松龙加硫唑嘌呤长期维持治疗可降低 PLE 复发率。文献报道 IPO 死亡率为 18%，早期诊断及恰当的治疗有助于改善患者的预后[6]。

二、系统性血管炎肠道受累

系统性血管炎（systemic vasculitis）是一组以血管壁或血管周围组织炎症和坏死为基本特征的疾病。系统性血管炎目前病因尚未明确，可能与遗传以及环境因素相关。2012 年国际 Chapel Hill 会议（Chapel Hill Consensus Conference，CHCC）对系统性血管炎进行命名并定义（表 3-10-2），不同血管炎流行病学及临床表现等存在差异[1,10]。本节仅讨论较常见的系统性血管炎肠道受累[11]。

表 3-10-2　系统性血管炎的分类*

大血管炎	小血管炎
巨细胞动脉炎	ANCA 相关性血管炎
大动脉炎	肉芽肿性多血管炎（韦格纳肉芽肿）
中血管炎	变应性肉芽肿性多血管炎（Churg Strauss 综合征）
结节性多动脉炎	显微镜下多血管炎
川崎病	免疫复合物性小血管炎
	IgA 性血管炎（过敏性紫癜）
	原发性冷球蛋白血症血管炎
	低补体血症性荨麻疹性血管炎（抗 C_{1q} 性血管炎）
	抗肾小球基底膜病

注：* 变异性血管炎、单器官血管炎、系统性疾病相关性血管炎未列入。

（一）大动脉炎肠道受累

大动脉炎好发于 20~30 岁青年女性，以日本、东南亚、印度、墨西哥多见。据 Terao[12] 等报道，2012 年日本人群中发病率 > 40/100 万。Hall 等报道北美发病率为（1~3）/100 万，远低于亚洲发病率。

1. 诊断 大动脉炎较少累及肠道，但一项 126 例患者的回顾性研究显示，大动脉炎肠道受累者中，16% 表现为腹痛，4% 有肠系膜缺血，14% 有腹部血管杂音[13]。约 25% 患者可见腹腔和/或肠系膜上动脉闭塞。

根据 1990 年美国风湿免疫性疾病学学会（American College of Rheumatology，ACR）分类标准：① 40 岁以下发病（尤其是女性）；②四肢间歇性运动障碍；③肱动脉搏动减弱或消失；④双臂收缩压差 > 1.33kPa（10mmHg）；⑤锁骨下或腹主动脉血管杂音；⑥相应部位动脉造影异常。凡符合上述 3 条或以上者大动脉炎诊断成立。符合大动脉炎诊断标准者，如 CTA 见腹腔和/或肠系膜上动脉病变，可确诊大动脉炎肠道受累，但需与其他病因所致的肠系膜缺血鉴别（详见第三篇第五章第 1 节）。

2. 治疗 原发病治疗以糖皮质激素为首选治疗药物。免疫抑制剂可考虑硫唑嘌呤、吗替麦考酚酯、环磷酰胺、甲氨蝶呤等，难治或重症病例可考虑托珠单抗治疗。对症状明显的腹腔/肠系膜上动脉狭窄者，需考虑手术或血管介入治疗，但术后再狭窄发生率较高[14]。

（二）结节性多动脉炎肠道受累

结节性多动脉炎是一种累及中小动脉全层、ANCA 阴性的坏死性血管炎。可累及多器官系统，以皮肤、肾、心、胃肠道和外周神经多见。目前研究表明，结节性动脉炎的发病率与乙型肝炎病毒（hepatitis B virus，HBV）感染呈正相关。与非 HBV 感染的结节性动脉炎相比，HBV 感染相关性结节性动脉炎肠道受累更常见，在发病后第 1 年，出血、穿孔、梗死等并发症发生率高，死亡率亦较高。

1. 诊断 结节性动脉炎好发于 50 岁中年男性。累及胃肠道时临床常表现为腹痛，少数病例内镜下可见肠道溃疡，以空肠多见。严重者并发肠穿孔、肠出血、肠梗死。

本病临床表现无特异性，早期诊断困难。对疑诊病例，尽早作血管造影和病理活检以助诊断。血管造影可见肠系膜的中、小动脉有微小动脉瘤形成和节段性狭窄；病理活检可见受累部位中、小动脉坏死性血管炎。诊断时，应排除其他结缔组织病的继发性血管炎。

2. 治疗 主要是治疗原发病。对于 HBV 阴性的结节性多动脉炎，推荐糖皮质激素联合环磷酰胺治疗。对于 HBV 阳性的结节性多动脉炎，在激素联合免疫抑制剂治疗的同时，积极抗病毒治疗。

（三）抗中性粒细胞胞质抗体相关性血管炎肠道受累

抗中性粒细胞胞质抗体相关性血管炎［antineutrophil cytoplasmic antibody（ANCA）-associated vasculitis，AAV］是一组主要累及小动脉、小静脉及毛细血管的系统性血管炎，主要包括肉芽肿性多血管炎、显微镜下多血管炎、嗜酸细胞性肉芽肿性多血管炎。免疫学检查呈 ANCA 阳性。多器官系统受累，最常见的是肾和肺，亦可累及消化道。任何年龄均可患病，但多见于 40~50 岁。

1. 肉芽肿性多血管炎（granulomatosis with polyangiitis，GPA） 本病以白种人最常见，而日本报道的发病率很低。好发于 55~65 岁人群，5%~11% 的患者有消化道症状。病变可累及全消化道，而以小肠和结肠最常见。小肠受累时可表现为反复发作的短暂腹痛，严重时可有肠道出血或肠穿孔；CT 表现多不典型，可有多灶性或弥漫性肠壁增厚、腹水等。内镜下可见糜烂、溃疡，典型溃疡为浅表或横行溃疡。病理组织学表现为肉芽肿改变或缺血性改变[11]。

2. 显微镜下多血管炎（microscopic polyangiitis，MPA） 与 GPA 相比，显微镜下多血管炎在亚洲人群中更为常见。5%~30% MPA 有消化道表现，包括腹痛、恶心、呕吐和腹泻，较少出现缺血性溃疡和肠穿孔等表现。

3. 嗜酸性肉芽肿性多血管炎（eosinophilic granulomatosis with polyangiitis，EGPA） 多数患者伴嗜酸性粒细胞增多症以及迟发性哮喘，只有 30%~40% 患者可检测到血清 ANCA 阳性，多为髓过氧化物酶（MPO）。平均诊断年龄为 34~54 岁。小肠受累时消化道症状通常无特异性，包括腹痛（91%）、腹泻（45%）、便血或黑便（19%~36%）、恶心和呕吐（18%）。严重时，可有肠梗死和穿孔。肠道症状和病变与肠系膜血管炎和/或肠黏膜嗜酸性粒细胞浸润有关。

诊断和鉴别诊断：AAV 无特异性诊断，需综合临床、ANCA 检测和病理活检作出诊断。累及肠道时，注意与克罗恩病鉴别，有 AAV 与克罗恩病共存的报道[11]。

治疗：主要是原发病的治疗，可予激素联合免疫抑制剂，严重或难治性肠道受累时可考虑利妥昔单抗治疗。若出现严重并发症，如出血、穿孔等，应在药物治疗基础上行手术治疗。

（四）IgA 血管炎

又名过敏性紫癜，详见本章第 4 节。

三、系统性硬化症肠道受累

系统性硬化症（systemic sclerosis，SSc）是一类可累及多个器官系统的结缔组织疾病。年发病率为（5～6）/10 万，好发于女性。目前发病机制尚未明确，普遍认为与微血管系统、自主神经系统及免疫系统改变相关。SSc 病变特征为结缔组织炎性浸润、胶原过度沉积、平滑肌萎缩以及血管病变。SSc 可累及全消化道，高达 90% 患者有消化道症状，约 40% 累及小肠，常见于病程较长的患者。有研究认为，胃肠道功能障碍的发生最开始表现为神经性损伤，逐渐进展至肌肉功能障碍，并最终发展为纤维化[15-16]。

【临床表现】

SSc 小肠受累时，可出现小肠运动障碍和平滑肌纤维化憩室，加之反复抗生素及 PPI 药物的使用，43% 患者可出现小肠细菌过度增生（SIBO），表现为腹胀、腹泻等不适，部分患者可因营养吸收障碍而致体重下降。假性肠梗阻、肠壁囊样积气可导致为腹痛、腹胀、恶心、呕吐、便秘等表现[17]。

【诊断】

目前 SSc 的诊断按照 2013 年美国风湿病学会（ACR）及欧洲抗风湿病联盟（EULAR）ACR/EULAR 分类标准（表 3-10-3）[18]，在诊断 SSc 的基础上，除外其他疾病引起的肠道表现后，即可作出诊断。

表 3-10-3　SSc 的 2013 年美国风湿病学会（ACR）及欧洲抗风湿病联盟（EULAR）分类标准

指标	子指标	权重
双手手指皮肤增厚并延伸至掌指关节（足以诊断的标准）		9
手指皮肤硬化（仅计最高分）	手指肿胀	2
	指硬化（掌指关节远端，近端指间关节近端）	4
指端病变（仅计最高分）	指端溃疡	2
	指端凹陷性瘢痕	3
毛细血管扩张	—	2
甲皱毛细血管异常		2
肺动脉高压或间质性肺病（最多计 2 分）	肺动脉高压	2
	间质性肺病	2
雷诺现象	—	3
SSc 相关自身抗体（最多计 3 分）	抗着丝点抗体	3
	抗拓扑异构酶Ⅰ（抗 Scl-70）	3
	抗 RNA 聚合酶Ⅲ	3

注：本分类标准不适用于下列情况，包括皮肤增厚未累及手指，或者有其他类硬皮病疾病作为病因可更合理解释。各项总分≥9 分的患者可诊断。

【治疗】

SSc 尚无有效治疗方法，由于疾病表现和器官受累变化范围较大，故一般为针对受累器官对症治疗。SSc 肠道受累的对症治疗和支持治疗包括：

1. 小肠细菌过度增生　详见第三篇第十一章第 6 节。
2. 胃肠动力障碍和假性肠梗阻　详见第三篇第九章第 1 节。
3. 肠壁囊样积气　详见第三篇第十章第 5 节。
4. 胃食管反流病　注意生活饮食习惯，必要时可考虑应用质子泵抑制剂或钾离子竞争性酸阻滞剂等。

（国明月　杨　红）

参考文献

［1］ 林果为，王吉耀，葛均波. 实用内科学［M］. 15 版. 北京：人民卫生出版社，2017.

［2］ KRONER P T, TOLAYMAT O A, BOWMAN A W, et al. Gastrointestinal Manifestations of Rheumatological Diseases [J]. Am J Gastroenterol, 2019, 114(9): 1441-1454.

［3］ BREWER B N, KAMEN D L. Gastrointestinal and Hepatic Disease in Systemic Lupus Erythematosus [J]. Rheum Dis Clin North Am, 2018, 44(1): 165-175.

［4］ MOK C C, YING K Y, MAK A, et al. Outcome of protein-losing gastroenteropathy in systemic lupus erythematosus treated with prednisolone and azathioprine [J]. Rheumatology (Oxford), 2006, 45(4): 425-429.

［5］ LI Z, XU D, WANG Z, et al. Gastrointestinal system involvement in systemic lupus erythematosus [J]. Lupus, 2017, 26(11): 1127-1138.

［6］ TIAN X P, ZHANG X. Gastrointestinal involvement in systemic lupus erythematosus: insight into pathogenesis, diagnosis and treatment [J]. World J Gastroenterol, 2010, 16(24): 2971-2977.

［7］ XU D, YANG H, LAI C C, et al. Clinical analysis of systemic lupus erythematosus with gastrointestinal manifestations [J]. Lupus, 2010, 19(7): 866-869.

［8］ DURCAN L, O'DWYER T, PETRI M. Management strategies and future directions for systemic lupus erythematosus in adults [J]. Lancet, 2019, 393(10188): 2332-2343.

［9］ MEDINA F, AYALA A, JARA L J, et al., Acute abdomen in systemic lupus erythematosus: the importance of early laparotomy [J]. Am J Med, 1997, 103(2): 100-105.

［10］ BERTI A, DEJACO C. Update on the epidemiology, risk factors, and outcomes of systemic vasculitides [J]. Best Pract Res Clin Rheumatol, 2018, 32(2): 271-294.

［11］ SOOWAMBER M, WEIZMAN A V, PAGNOUX C. Gastrointestinal aspects of vasculitides [J]. Nat Rev Gastroenterol Hepatol, 2017, 14(3): 185-194.

［12］ TERAO C, YOSHIFUJI H, MIMORI T. Recent advances in Takayasu arteritis [J]. Int J Rheum Dis, 2014, 17(3): 238-247.

［13］ SCHMIDT J, KERMANI T A, BACANI A K, et al. Diagnostic features, treatment, and outcomes of Takayasu arteritis in a US cohort of 126 patients [J]. Mayo Clin Proc, 2013, 88(8): 822-830.

［14］ MISRA D P, WAKHLU A, AGARWAL V, et al. Recent advances in the management of Takayasu arteritis [J]. Int J Rheum Dis, 2019, 22(Suppl 1): 60-68.

［15］ DENTON C P, KHANNA D. Systemic sclerosis [J]. Lancet, 2017, 390(10103): 1685-1699.

［16］ KUMAR S, SINGH J, RATTAN S,et al. Review article: pathogenesis and clinical manifestations of gastrointestinal involvement in systemic sclerosis [J]. Aliment Pharmacol Ther, 2017, 45(7): 883-898.

［17］ MCFARLANE I M, BHAMRA M S, KREPS A, et al. Gastrointestinal Manifestations of Systemic Sclerosis [J]. Rheumatology (Sunnyvale), 2018, 8(1): 235.

［18］ VAN DEN HOOGEN F, KHANNA D, FRANSEN J, et al. 2013 classification criteria for systemic sclerosis: an American College of Rheumatology/European League against Rheumatism collaborative initiative [J]. Arthritis Rheum, 2013, 65(11): 2737-2747.

第 2 节　原发性免疫缺陷病的肠道表现

免疫缺陷分为原发性和继发性。继发性免疫缺陷是由感染、肿瘤、药物或理化因子等引起的免疫系统受损，所导致的免疫功能缺陷（见第三篇第一章第 2 节）。原发性免疫缺陷（primary immunodeficiency diseases，PID）则是一类先天性遗传性的免疫功能缺陷疾病。2017 年国际免疫学联合会（IUIS）报道，已发现 354 种不同的 PID，其中已找到 344 个不同的基因缺陷[1]。沿用 2014 年 IUIS 对 PID 的分类，根据缺陷累及 T 细胞和 / 或 B 细胞，或其他免疫成分的缺陷，分为九大类，即联合免疫缺陷、综合征伴联合免疫缺陷、抗体缺陷为主的免疫缺陷、免疫调节异常性疾病、吞噬细胞数量和 / 或功能缺陷、固有免疫缺陷、自身炎症性疾病、补体缺陷、拟表型原发性免疫缺陷［2017 年改名为拟表型先天性缺陷（phenocopies of inborn errors of immunity）］[1-3]。PID 可以发生多器官组织的多种病变及临床表现，其中以呼吸系统为最常见，消化系统居第 2 位。据报道，约 1/3 PID 患者有消化系统表现。

一、PID 的肠道表现

不同疾病、不同个体、同一个体不同时期可以有不同表现，主要有如下几大类[4]：

1. 肠道感染　肠道感染是 PID 最常见的表现。感染的微生物可以是病毒、细菌、真菌或寄生虫。不同类型的免疫缺陷易感微生物有一定差别，如以抗体免疫缺陷为主的免疫缺陷常易感染细菌和寄生虫（如蓝氏贾第鞭毛虫），以细胞免疫缺陷为主的免疫缺陷易感染病毒和真菌。发生小肠细菌过度生长者不少见，尤好发于以抗体免疫缺为主的免疫缺陷患者。

临床最常见表现为腹泻，多为水泻，侵袭性感染可有血便，小肠细菌过度生长可有脂肪泻。多伴腹痛，严重或病程长者出现吸收不良综合征，儿童生长发育迟缓。

PID 合并的感染性腹泻常以复发性感染、慢性感染、严重感染、机会感染、抗微生物治疗效果不佳为特征。

2. 自身免疫和炎症性肠道疾病　PID 存在的免疫调节异常，可导致自身免疫或不受控制的炎症的发生。常见的有乳糜泻或乳糜泻样疾病、炎症性肠病（IBD）或 IBD 样疾病、自身免疫性肠病等肠道疾病。

临床常表现为顽固性腹泻和吸收不良综合征。实验室、内镜及病理组织学检查可见这类疾病的特征，但按这些疾病的常规治疗往往疗效欠佳。例如，普通变异型免疫缺陷合并乳糜泻时，短期去麦胶饮食常难奏效；极早发型 IBD（very-early-onset-IBD）必须常规行相关基因检测，因为这类 IBD 不少最终需要造血干细胞移植治疗。

3. 结节性淋巴组织样增生和恶性肿瘤　结节性淋巴组织样增生（nodular lymphoid hyperplasia）常见于抗体缺陷为主的 PID，属良性状态，多累及小肠，表现为 2 ~ 10mm 大小的多发结节增生，多无症状，但亦可有腹痛、腹泻、腹胀等表现，偶可发生肠梗阻。有报道结节性淋巴样增生可以发展为淋巴瘤。另外，有报道 PID 胃肠道恶性肿瘤发生的危险性增高。

4. 消化道结构缺陷　有报道先天性巨结肠、消化道闭锁等消化道结构缺陷见于一些 PID 疾病，但少见。

二、以肠道症状为突出表现的 PID

不同类型 PID 消化道症状和病变的发生率不同，消化道病变的表现亦可不同[5]。本文仅选择一些较大儿童和成人发病的、常以肠道症状为突出表现的、较常见的 PID 作扼要介绍。

1. 普通变异型免疫缺陷病　普通变异型免疫缺陷病（common variable immunodeficiency，CVID）是原因未明、以低丙种球蛋白血症为特征、主要影响抗体合成的一组异质性原发性免疫缺陷病。本病有别于其他原因已明确的各种先天性或获得性低丙种球蛋白血症，为此 2017 年欧洲免疫缺陷病协会特别提出了本病的诊断标准。本病的估算患病率为 1/（10 万～50 万），以白种人多见，而亚裔和黑种人较少见。本病是成人中最常见的原发性免疫缺陷病，多在 30 岁左右出现症状，约 20% 在 20 岁以前出现症状[6]。

本病发病机制未明。*TNFRSF13B* 和 *MSH5* 基因突变仅见于 5%～8% 病例，目前观点认为发病与多基因变异有关。发病主要是 B 淋巴细胞分化受阻，致抗体产生缺陷。T 细胞亦存在一定缺陷，致使辅助 B 细胞产生抗体的功能不全，T 细胞调节失调亦可能与自身免疫和炎症相关。

本病最常见的临床表现是急性复发性或慢性感染。最常累及部位为鼻窦、支气管和肺。欧洲免疫缺陷病协会提出了本病的诊断标准（表 3-10-4）[6]。由于没有明确的特定相关基因，确诊本病时必须认真排除其他各种已有明确病因的先天性和获得性低球蛋白血症。

表 3-10-4　普通变异型免疫缺陷病的诊断标准（欧洲免疫缺陷病协会，2017 年）

以下各项中至少 1 项：	诊断时年龄 > 4 岁（即使此前已有症状）
• 感染易感性增加	
• 自身免疫表现	
• 肉芽肿性疾病	
• 无法解释的多克隆淋巴组织增生	
• 有抗体缺陷家族史	
加上以下全部各项：	排除标准：
• 显著 IgG 下降伴 IgA 下降，伴或不伴 IgM 下降（<年龄特异正常值 -2SD，至少检测 2 次）	• 其他先天性和继发性低丙球蛋白血症 • 无显著 T 细胞缺陷证据
• 疫苗接种抗体反应差（和/或缺乏同族红细胞凝集素）	

CVID 的肠道表现：20%～60% 本病患者有消化道表现，部分患者可以消化道表现为首发症状[6-8]。消化道累及的部位可从食管直至结直肠。腹泻是 CVID 最常见的肠道表现，可呈复发性、慢性、顽固性，可进一步导致体重下降、蛋白丢失性肠病和吸收不良综合征。腹泻可由各种病原微生物感染引起，亦可由肠道非感染性病变如自身免疫性肠病、乳糜泻、炎症性肠病等引起，亦可由两者共存引起。内镜检查及活检可以发现这些并发症的相应表现，但病理组织学检查见固有膜内浆细胞缺如或极度减少是 CVID 并发这些疾病与原发性疾病的重要鉴别指标（图 3-10-2）。CVID 合并肠道结节性淋巴组织样增生、恶性肿瘤亦有报道。

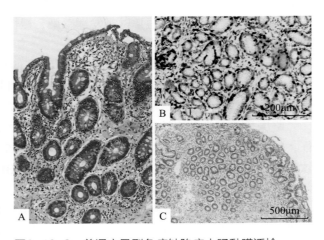

图 3-10-2　普通变异型免疫缺陷病小肠黏膜活检
A. HE 染色见绒毛萎缩、固有膜淋巴细胞浸润、隐窝上皮淋巴细胞浸润，但浆细胞缺如；B. CD3 染色显示上皮内浸润的为 T 细胞；C. CD38 染色显示浆细胞缺如。

2. 慢性肉芽肿病　慢性肉芽肿病（chronic granulomatous disease，CGD）属吞噬细胞缺陷类的原发性免疫缺陷病。因吞噬细胞 NADPH 氧化酶（NOX）缺陷，不能吞噬病原体。2/3 患者有 X- 连锁的 *CYBB* 突变，1/3 为 *NOX* 相关基因突变的常染色体隐性遗传。

本病少见，多在婴幼儿发病，临床特征为反复感染。由于预防性抗微生物药物的应用，近年本病早期控制有了很大改善。但是，达到 10 岁以上，80% 以上患者会出现消化道炎症性疾病，可累及全消化道而以结肠多见，绝大多数伴有肛周病变[5]。此时，内镜及病理组织学与克罗恩病非常相似，不同的是 CGD 黏膜缺乏中性粒细胞，并常见含有色素的巨噬细胞。儿童期反复感染史，以及硝基四唑氮蓝（NBT）试验有助 CGD 的诊断。

3. 选择性 IgA 缺陷　选择性 IgA 缺陷（selective IgA deficiency）是一种表现为血清中 IgG 和 IgM 正常，而仅有 IgA 水平明显下降的抗体缺陷性原发性免疫缺陷病。本病因 B 淋巴细胞发育分化的最终环节缺陷，不能进入到能转化为分泌 IgA 的浆细胞阶段。尚未明确与本病相关的基因缺陷。

本病在白种人中是最常见的原发性免疫缺陷病，但在亚裔发病率较低。多数患者无症状而无须治疗，亦可表现为感染易感，有些患者可表现为食物过敏症。本病胃肠道表现不常见，主要的肠道表现为：肠道感染易感；成人期乳糜泻发生率增加；亦有结节性淋巴组织样增生的报道[9]。

4. X- 连锁免疫调节异常、多内分泌腺病、肠病综合征　X- 连锁免疫调节异常、多内分泌腺病、肠病综合征（immune dysregulation, polyendocrinopathy, enteropathy, X-linked syndrome，IPEX syndrome）分类在免疫调节异常性疾病项下，为 X- 连锁隐性遗传，编码 T 细胞转录因子的 FOXP3 缺陷，外周血缺少 $CD4^+CD25^+FOXP3^+$ 调节性 T 细胞。主要表现为慢性腹泻和早年生长发育受阻，常伴早年发病的糖尿病、甲状腺炎等内分泌疾病。腹泻主要为自身免疫性肠病所致，多为顽固性，可伴严重的食物过敏[5]。

三、以肠道症状为突出表现的 PID 的诊断和治疗原则

（一）诊断原则

PID 肠道表现大多在 PID 的病程中出现，但亦可为 PID 的首发症状或突出症状；PID 最常见的肠道表现是腹泻，大多与肠道感染有关，但亦有不少是由自身免疫、炎症、肿瘤等的非感染性肠道病变所致。因此有肠道表现的 PID 的诊断应该包括：确立 PID 的诊断和明确肠道表现的病因诊断。对于消化科医师而言，下列诊断思路和流程可供参考：

1. 疑诊 PID[3]

（1）具有免疫缺陷警示作用的临床特征：①可高度怀疑为免疫缺陷的临床特征（慢性感染、无法解释的反复感染、不寻常病原微生物感染、难以彻底治愈或治疗应答很慢的感染）；②疑似免疫缺陷的临床特征（皮疹如湿疹或念珠菌感染、慢性腹泻、发育迟缓、肝脾大、反复发生脓疡、反复发生骨髓炎）；③与特异性免疫缺陷有关的临床特征（如共济失调、毛细血管扩张症、短臂侏儒症、原发性内分泌病、局部白化症、血小板减少症、湿疹、手足搐搦）。

对以腹泻为首发症状者，如发现肠道发生慢性感染、无法解释的反复感染、不寻常病原微生物感染、难以彻底治愈或治疗应答很慢的感染；内镜及病理组织学不典型的自身免疫性肠病、乳糜泻或炎症性肠病，且常规治疗疗效不佳时，要警惕免疫缺陷。如同时存在上述具有免疫缺陷警示作用的某些临床特征，特别是呼吸系统反复感染时更应警惕。婴幼儿期反复感染史可供参考。

（2）实验室筛查：血常规、血清免疫球蛋白水平、补体水平、流式细胞计数等检查异常。

2. 确诊 PID 并确定特定疾病　需要多学科团队协作，特别是儿科、遗传学、风湿科，根据专家的意见作进一步针对性检查，特别是免疫学和遗传学检查。

对某些疾病，如普通变异型免疫缺陷、慢性肉芽肿病等，根据前述临床、实验室、内镜及活检，消化科医师往往可作出初步判断。

3．确定肠道病变及其性质

（1）粪便病原微生物学的检查：各种病毒、细菌、真菌和寄生虫检查详见第三篇第一章。必要时，基于多重聚合酶链反应的诊断方法（multiplex polymerase chain reaction based-test）可供诊断参考。

（2）小肠细菌过度生长的检查：详见第三篇十一章第 6 节。

（3）炎症指标的实验室检查：CRP、ESR、粪钙卫蛋白。

（4）内镜检查和取活组织行病理组织学检查。

（5）CTE/MRE。

鉴别诊断：原发性免疫缺陷与继发性免疫缺陷鉴别；原发性免疫缺陷的特定疾病之间的鉴别；感染性与非感染性肠道病变的鉴别；原发性免疫缺陷的肠道病变与其他病因引起的相似肠道病变鉴别（例如小肠绒毛萎缩的各种疾病和各种小肠炎症性疾病）。

（二）治疗原则

1．治疗肠道感染 根据病原学检查结果予以相应抗微生物药物治疗，详见第三篇第一章。注意 PID 合并感染往往较难控制，故药物剂量要足，疗程要够长。小肠细菌过度生长的治疗详见第三篇十一章第 6 节。

2．肠道自身免疫性病变、炎症性肠道疾病的治疗 可予相应常规治疗。注意往往疗效欠佳，可考虑更积极的治疗。并发乳糜泻如对无麦胶饮食反应不佳，可适当使用激素或免疫抑制剂治疗。

3．免疫替代治疗 低丙种球蛋白血症患者应静脉输注丙种球蛋白。该治疗对于肠道感染的治疗以及对肠道自身免疫性病变、炎症性肠病的治疗可能亦有一定辅助作用。对慢性肉芽肿患者可予重组 γ- 干扰素。

4．免疫重建 视疾病不同，可采用不同的免疫重建方法。目前以造血干细胞移植技术较为成熟。

5．一般治疗 视病情予对症及支持治疗。注意选择性 IgA 缺陷患者由于血液有 IgA 抗体，应避免输血及其他血制品。

6．PID 合并胃肠道以外的其他组织器官病变需会同有关专家共同治疗。

（沈 骏 胡品津）

参考文献

［1］ PICARD C, GASPAR H B, AL-HERZ W, et al. International Union of Immunological Societies: 2017 Primary Immunodeficiency Diseases Committee Report on inborn errors of immunity [J]. J Clin Immunol, 2018, 38(1): 96-128.

［2］ PICARD C, AL-HERZ W, BOUSFIHA A, et al. Primary immunodeficiency diseases: an update on the classification from the International Union of Immunological Societies Expert Committee for primary immunodeficiency 2015 [J]. J Clin Immunol, 2015, 35(8): 696-726.

［3］ 王晓川. 原发性免疫缺陷病［M］// 林果为，王吉耀，葛均波. 实用内科学. 15 版. 北京：人民卫生出版社，2017：2566-2586.

［4］ SCHWIMMER D, GLOVER S. Primary immunodeficiency and the gut [J]. Gastroenterol Clin North Am, 2019, 48(2): 199-220.

［5］ HARTONO S, IPPOLITI M R, MASTROIANNI M, et al. Gastrointestinal disorders associated with primary immunodeficiency diseases [J]. Clin Rev Allergy Immunol, 2019, 57(2): 145-165.

［6］ ODETOLA O, ANANTHANARAYANAN V. Gastrointestinal presentations of common variable immunodeficiency: Hiding in plain sight [J]. Arch Pathol Lab Med, 2019, 143(4): 525-530.

［7］ PECORARO A, NAPPI L, CRESCENZI L, et al. Chronic diarrhea in common variable immunodeficiency: a case series and review of the literature [J]. J Clin Immunol, 2018, 38(1): 67-76.

［8］ 尤雯，游燕，刘爽，等. 普通变异型免疫缺陷病胃肠道受累患者的临床特点分析［J］. 胃肠病学和肝病学杂志，2020，29（11）：1266-1270.

［9］ SWAIN S, SELMI C, GERSHWIN M E, et al. The clinical implications of selective IgA deficiency [J]. J Transl Autoimmun, 2019, 2: 100025.

第3节 肠道淀粉样变性

淀粉样变性（amyloidosis）是蛋白质结构折叠异常导致不溶性淀粉样原纤维在细胞外组织沉积，这类淀粉样蛋白沉积物的特征是可被刚果红染色并在偏振光显微镜下呈现苹果绿双折射。淀粉样原纤维蛋白沉积物源自可溶性前体蛋白，这些前体蛋白经历了构象改变，变成不溶性蛋白沉积在组织、器官中，最终导致进展性的器官损害[1]。淀粉样变性是一组高度异质性的疾病，淀粉样原纤维物可沉积在皮肤、黏膜、脂肪、肌肉、关节、心脏、肾脏、消化道、肝、脾、胰腺、内分泌腺、神经系统等组织器官，并因此引起相应临床表现。本文重点讨论肠道淀粉样变性。

【分类和发病机制】

（一）淀粉样变性的分类

淀粉样变性可根据病因，分为获得性和遗传性；根据累及范围，分为局灶性（1个器官或部位）和系统性（超过1个器官或部位）；根据累及主要器官，分为心脏、肾脏、肝脏、神经、消化道淀粉样变性等。目前推荐的分类法根据淀粉样蛋白的性质进行分类，不同的淀粉样蛋白类型与病因、好发累及部位、治疗方法及治疗目标相关。目前已知的淀粉样蛋白有30多种，每种淀粉样变都有简称，由代表淀粉样变性的字母A和代表前体蛋白的缩写组成[1]。兹举例如下：

1. **AL型淀粉样变性** 是最常见类型，又称原发性淀粉样变性。前体蛋白为单克隆免疫球蛋白轻链。基础病为克隆性浆细胞病（通常为低级别的克隆浆细胞病，少数为多发性骨髓瘤，更少见为非霍奇金淋巴瘤）。最常累及心、肾，其次为肝、神经，也可累及消化道。

2. **AA型淀粉样变性** 是仅次于AL型的常见类型，又称继发性淀粉样变性。前体蛋白为血清淀粉样蛋白A（SAA）。基础病为持续性或复发性炎症性疾病，以结缔组织病特别是类风湿性关节炎最常见，也可见于炎症性肠病。有队列研究报道，0.9%的克罗恩病和0.07%的溃疡性结肠炎患者出现AA型淀粉样变性[2]。本型最常累及肾脏，可累及消化道。

3. **ATTR型淀粉样变性** 包括常染色体显性遗传引起的家族性多神经病，前体蛋白为变异甲状腺素转运蛋白；也包括前体蛋白为野生型甲状腺素转运蛋白的获得性淀粉样变性，以往称为老年性淀粉样变属此型。

4. **Aβ_2-M型淀粉样变性** 与长期血透相关，以往称为透析相关性淀粉样变，前体蛋白为β_2-微球蛋白。

5. **其他** 还有与基因突变相关的多种类型遗传性淀粉样变性，如AapoA1型、ALys型等。

（二）消化道淀粉样变性的发病机制

淀粉样蛋白沉积在靶器官，通过机械及细胞毒性机制，造成靶器官的损伤[3]。淀粉样变累及胃肠道时，淀粉样蛋白可沉积在消化道的黏膜固有层、黏膜肌及黏膜下层、固有肌层，引起胃肠黏膜损伤及胃肠动力障碍。胃肠道血管淀粉样蛋白沉积引起胃肠道缺血，可进一步加重胃肠黏膜损伤及胃肠动力障碍。淀粉样蛋白沉积引起的肠内源性神经系统和外源性自主神经病变，也可影响胃肠道功能。肠动力障碍可导致小肠细菌过度生长，常是腹泻的重要因素之一[3-4]。

消化道淀粉样变性最常见于AL型淀粉样变性，一项76例胃肠道淀粉样变性连续病例的回顾性研究报道，60例系统性淀粉样变性中83%为AL型，其余ALys型、wt-TTR型（老年性淀粉样变性）和基因突变ATTR型分别占8%、5%和3%[5]。另一项报道AA型居AL型之后，排第2位[6]。消化道淀粉样变性可累及从食管到直肠全消化道，不同类型的淀粉样变性好发累及部位以及淀粉样蛋白在胃肠壁各层的沉积主要部位可有不同[5-6]，如 AL 型以累及小肠常见，因此腹泻和体重下降要比其他型更常见[5]。

【临床表现】

症状性胃肠道淀粉样变性发生率明显低于心、肾淀粉样变性，在一项包含 2 334 例淀粉样变性患者的回顾性研究中，76 例（3.2%）存在经活检证实的胃肠道淀粉样蛋白沉积[5]。因胃肠道淀粉样变性常无明显症状而未行胃肠道常规活检刚果红染色，故发生率应有低估。

症状性胃肠道淀粉样变性好发于 60 岁以上老年，男性约占 60%[5-6]。胃肠道淀粉样变性大多为全身性受累的一部分，少数可局限于胃肠道，后者预后好[5]。胃肠道淀粉样变性多见于 AL 型患者已如前述，可能与此型最常见有关。

胃肠道淀粉样变性可无症状，常见的症状有反流、食欲缺乏、早饱、恶心、呕吐、便秘、腹泻、体重下降[4-5]。并发症包括：

1. 胃肠道出血 出血的原因与胃肠道黏膜病变、缺血、梗死等相关。

2. 吸收不良 可能因黏膜浸润、胰腺功能不全或小肠细菌过度生长而发生吸收不良，临床可表现为腹泻或脂肪泻、体重减轻、营养缺乏状态。

3. 蛋白丢失性胃肠病 机制未明，可能涉及黏膜损伤、黏膜通透性增加、淋巴管受压等因素。表现为腹泻、水肿、腹水、胸腔或心包积液，并有低白蛋白血症。

4. 慢性假性肠梗阻 胃肠动力异常与胃肠壁淀粉样蛋白浸润及神经肌肉受损有关。慢性假性肠梗阻相关表现见第三篇第九章第 1 节。

不同类型淀粉样变性主要临床表现可有一定差异，但多有重叠。

【实验室检查和其他检查】

1. 实验室检查 主要在于确证 M 蛋白的存在，常用方法包括血清蛋白电泳、血 / 尿免疫固定电泳、血清游离轻链比等。上述检查互为补充，其中一个阳性即可。

2. 放射影像学检查 淀粉样变性胃肠道受累患者影像学无特异性表现[7]。部分患者 CTE/MRE 可显示肠壁增厚。淀粉样蛋白浸润神经肌肉的患者可出现肠腔扩张（图 3-10-3）。

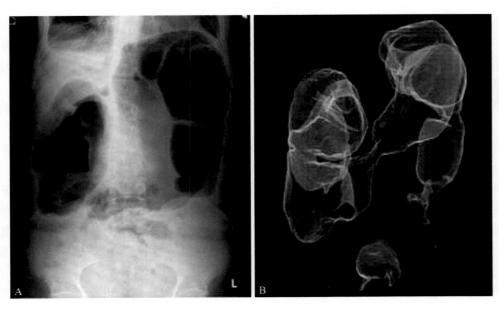

图3-10-3 淀粉样变消化道受累

A. 立位腹部 X 线片提示结肠明显扩张；B. CT 结肠重建提示全结肠扩张。

3. 内镜检查 淀粉样变性胃肠道受累患者的内镜表现特异性不强[8]。胃肠道黏膜可能有细颗粒状、蛇皮样、肿块样隆起外观，常呈紫蓝色且质脆，可有糜烂、溃疡、肠壁增厚（图3-10-4，图3-10-5）。极少数情况下，可出现淀粉样瘤，即由淀粉样物质沉积形成的肿瘤样物。目前认为，小肠淀粉样变性内镜下表现与具体淀粉样变类型相关。AA型患者空肠多见细颗粒样表现，而AL型则易见到肿块样隆起和环状襞增厚。这与AA型临床多表现为吸收不良、腹泻，而AL型以肠梗阻为突出表现相匹配。

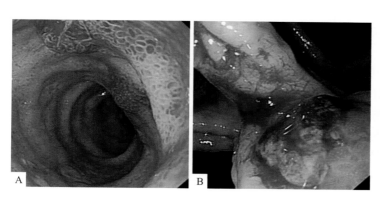

图3-10-4 淀粉样变消化道受累内镜所见
A. 回肠末段黏膜局部隆起，表面呈蛇片样紫红色，并见散在溃疡；
B. 升结肠肿块样隆起，隆起局部呈紫红色，质脆。

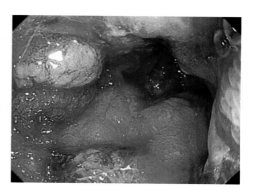

图3-10-5 淀粉样变消化道受累内镜所见
乙状结肠黏膜充血、水肿明显，有弥漫性接触性出血，伴血痂及血肿形成。

4. 病理学检查 在苏木精-伊红染色的活检切片中，淀粉样蛋白呈无定形粉红色蜡状物质，有典型的"开裂"假象。胃肠道内淀粉样蛋白常见于黏膜层和黏膜下层，在血管壁中最易识别（图3-10-6A）。临床上可通过以下两种方法来证实存在淀粉样原纤维[9]：一是在电子显微镜下的特征性外观；二是可被刚果红染色（图3-10-6），并在偏振光显微镜下呈现苹果绿双折射，亦可被硫磺素T染色并在偏振光显微镜下呈强烈的黄绿色荧光。

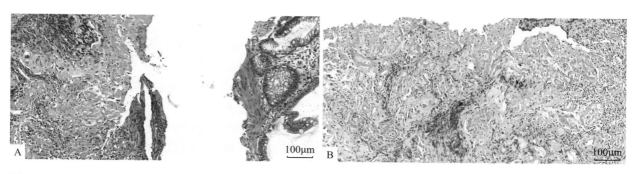

图3-10-6 淀粉样变消化道受累组织病理学所见
A. HE染色，肠黏膜内淀粉样蛋白呈无定形粉红色蜡状物质，有典型的"开裂"假象；B. 刚果红染色，淀粉样蛋白可被刚果红染色。

【诊断与鉴别诊断】

（一）肠道淀粉样变性的诊断

肠道组织标本病理组织学检查刚果红染色阳性可诊断肠道淀粉样变性。因内镜检查和/或活检禁忌者，其他部位组织标本病理组织学检查刚果红染色阳性，且肠道病变能排除其他病因亦可诊断肠道淀粉样变性。

肠道淀粉样变性的诊断程序：

1. 考虑肠道淀粉样变性的可能 胃肠道淀粉样变性临床可表现为各种消化道症状和并发症。由于肠道淀粉样变性少见，而刚果红染色不属病理组织学的常规检查，当淀粉样变性以肠道症状为首发或突出临床表现时，容易误诊。下列情况要考虑本病：存在与淀粉样变性相关的疾病如浆细胞病、慢性炎症性疾病和维持性透析的慢性肾衰竭等[10]；存在全身性淀粉样蛋白沉积的表现，如蛋白尿、肝脾大和碱性磷酸酶升高、限制型心肌病、神经病变、腕管综合征、巨舌、眼眶前紫癜、体位性低血压等[11]。

2. 常规筛查　①M蛋白检查，血清蛋白电泳和尿本－周蛋白检查作为初筛。进一步行血清、尿液免疫固定电泳检查确认。AL型患者M蛋白检查呈阳性。②肝、肾功能，凝血等实验室检查，腹部B超，心电图、超声心动图检查，可发现肠外其他器官淀粉样变性迹象。

3. 明确淀粉样变性诊断　常规胃镜、结肠镜检查，疑病变局限在小肠或CTE提示病变局限在小肠时行气囊辅助式小肠镜检查，并在病变处取活检。送病理检查时必须要求刚果红染色。对内镜检查和/或活检有禁忌者，可视情况在其他部位取活检，通常选择的部位有牙龈、舌、口腔黏膜、腹壁脂肪、直肠、十二指肠、骨髓等。腹壁脂肪抽吸活检，敏感度高而风险少[4]。有报道肾脏AA型淀粉样变十二指肠活检阳性率颇高[12]。组织标本病理组织学检查刚果红染色阳性可确诊淀粉样变性，高锰酸钾盐消除刚果红染色法可鉴别AA型与AL型（AA型可被消除，AL型则否）。

4. 淀粉样变性的分类及病因诊断　淀粉样变性确诊后，即应通过多学科合作确定淀粉样蛋白的类型和基础病因。

（二）鉴别诊断

肠道淀粉样变如以肠道症状为主要表现时，诊断比较困难，因为肠道淀粉样变的临床表现、内镜及放射影像所见、活检常规HE染色均无特异性。梅奥诊所早年报道的19例由原发性淀粉样变引起的吸收不良综合征，仅3例（16%）首次就诊即被疑淀粉样变，而有超过1/4的患者被误诊为炎症性肠病[13]。鉴别诊断宜从两个角度进行，一是相似的疾病如感染性肠炎、炎症性肠病、药物性肠病等未能满足其诊断标准；二是将肠淀粉样变列为需要鉴别诊断的疾病。根据前述的疑诊线索及常规筛查考虑到本病，活检送病理检查时加做刚果红染色。

【治疗】

包括胃肠道症状相关的对症治疗和针对淀粉样变性的基础病因的对因治疗。

（一）对症治疗

1. 若患者有恶心、呕吐或腹痛（通常由消化道动力异常所致），治疗包括饮食调整、补液支持，以及应用促动力药或止吐药治疗[14]。患者对流质或匀浆食物比较耐受，建议少食多餐。对于热量摄入低的患者，应给予高热量流质配方膳食。对重度消化道动力障碍者，若肠内营养联合促动力药/止吐药治疗失败，则可考虑肠外营养支持。低蛋白血症者输注人白蛋白。

2. 若患者有腹泻和腹胀感，并确诊为小肠细菌过度生长，可考虑经验性使用抗生素治疗（如喹诺酮类、甲硝唑或者利福昔明）。对蛋白丢失肠病所致严重腹泻和低白蛋白血症的患者，可考虑使用糖皮质激素[15]。

3. 若患者出现胃肠道出血，应予以吸氧、补液等支持治疗，适当补充血制品，根据临床情况，考虑停用抗凝药和抗血小板药。部分情况下，可尝试内镜或血管介入治疗。

（二）基础疾病的治疗

病因治疗可促使胃肠道淀粉样变性消退。

1. AL型　主要由血液专科治疗，大剂量马法兰＋地塞米松、骨髓干细胞移植和硼替佐米等是常用的临床一线方案，但整体预后都不甚理想[16]。

2. AA型　治疗基础感染或炎症性疾病可改善淀粉样物质沉积[17]，如使用英夫利西单抗治疗克罗恩病，不仅可改善原发病，还可降低血清淀粉样蛋白A在胃肠道内的沉积[18]。

3. 透析相关性　可考虑改变透析模式或考虑肾移植[19]。

4. 遗传性　近年来临床治疗中最大的进展是Coelho等首先使用小干扰RNA（siRNA，药品名

Patisiran，商品名 Onpattro）来抑制运甲状腺素蛋白（Transthyretin，TTR），从而治疗遗传性系统性淀粉样变性[20]。在一项纳入 225 名伴有多发性神经病变的 TTR 相关遗传性淀粉样变患者的三期临床试验（APOLLO trial）中，该药可明显改善患者神经和心肌功能[21]。2018 年，该药通过美国 FDA 认证，推荐用于 TTR 相关遗传性淀粉样变[22]。

【预后与转归】

尽管胃肠道并发症可使病情恶化，但其并不是常见死因。在 AL 型系统性淀粉样变性患者中，最常见的死因是心力衰竭、肝衰竭、肾衰竭和感染[23]。AL 型进展期系统性淀粉样变患者中位生存期仅为 4～6 个月。如果病变仅累及非重要脏器，预期中位生存期超过 5 年[24]。相比而言，AA 型患者预后较好，平均生存期为 133 个月，终末期肾病是其主要死亡原因[25]。其他类型的预后研究较少，尚无统一结论。

（柏小寅　杨　红　胡品津）

参考文献

［1］ WECHALEKAR A D, GILLMORE J D, HAWKINS P N. Systemic amyloidosis [J]. Lancet, 2016, 387:2641-2654.

［2］ MIYAOKA M, MATSUI T, HISABE T, et al. Clinical and endoscopic features of amyloidosis secondary to Crohn's disease: diagnostic value of duodenal observation and biopsy [J]. Dig Endosc, 2011, 23: 157-165.

［3］ MERLINI G, SELDIN D C, GERTZ M A. Amyloidosis: pathogenesis and new therapeutic options [J]. J Clin Oncol, 2011, 29: 1924-1933.

［4］ EBERT E C, NAGAR M. Gastrointestinal manifestations of amyloidosis [J]. Am J Gastroenterol, 2008, 103: 776-787.

［5］ COWAN A J, SKINNER M, SELDIN D C, et al. Amyloidosis of the gastrointestinal tract: a 13-year, single-center, referral experience [J]. Haematologica, 2013, 98: 141-146.

［6］ FREUDENTHALER S, HEGENBART U, SCHONLAND S, et al. Amyloid in biopsies of the gastrointestinal tract-a retrospective observational study on 542 patients [J]. Virchows Arch, 2016, 468: 569-577.

［7］ OZCAN H N, HALILOGLU M, SOKMENSUER C, et al. Imaging for abdominal involvement in amyloidosis [J]. Diagn Interv Radiol, 2017, 23: 282-285.

［8］ IIDA T, YAMANO H, NAKASE H. Systemic amyloidosis with gastrointestinal involvement: Diagnosis from endoscopic and histological views [J]. J Gastroenterol Hepatol, 2018, 33: 583-590.

［9］ MOLLEE P, RENAUT P, GOTTLIEB D, et al. How to diagnose amyloidosis [J]. Intern Med J, 2014, 44:7-17.

［10］ SATTIANAYAGAM P, HAWKINS P, GILLMORE J. Amyloid and the GI tract [J]. Expert Rev Gastroenterol Hepatol, 2009, 3: 615-630.

［11］ WANG C, LI Y, JIN Y, et al. Chronic diarrhea as the presenting feature of primary systemic AL amyloidosis: serendipity or delayed diagnosis? [J]. BMC Gastroenterol, 2013, 13: 71.

［12］ YILMAZ M, UNSAL A, SOKMEN M, et al. Duodenal biopsy for diagnosis of renal involvement in amyloidosis [J]. Clin Nephrol, 2012, 77: 114-118.

［13］ HAYMAN S R, LACY M Q, KYLE R A, et al. Primary systemic amyloidosis: a cause of malabsorption syndrome [J]. Am J Med, 2001, 111: 535-540.

［14］ PETTERSSON T, KONTTINEN Y T. Amyloidosis-recent developments [J]. Semin Arthritis Rheum, 2010, 39: 356-368.

［15］ SHIN J K, JUNG Y H, BAE M N, et al. Successful treatment of protein-losing enteropathy due to AA amyloidosis with octreotide in a patient with rheumatoid arthritis [J]. Mod Rheumatol, 2013, 23: 406-411.

［16］ GERTZ M A. Immunoglobulin light chain amyloidosis: 2016 update on diagnosis, prognosis, and treatment [J]. Am J Hematol, 2016, 91: 947-956.

［17］WESTERMARK G T, FANDRICH M, WESTERMARK P. AA amyloidosis: pathogenesis and targeted therapy [J]. Annu Rev Pathol, 2015, 10: 321-344.

［18］TADA Y, ISHIHARA S, ITO T, et al. Successful use of maintenance infliximab for nephropathy in a patient with secondary amyloidosis complicating Crohn's disease [J]. Intern Med, 2013, 52: 1899-1902.

［19］LABRIOLA L, JADOUL M. Dialysis-related amyloidosis: is it gone or should it be? [J]. Semin Dial, 2017, 30: 193-196.

［20］COELHO T, ADAMS D, SILVA A, et al. Safety and efficacy of RNAi therapy for transthyretin amyloidosis [J]. N Engl J Med, 2013, 369: 819-829.

［21］ADAMS D, GONZALEZ-DUARTE A, O'RIORDAN W D, et al. Patisiran, an RNAi therapeutic, for hereditary transthyretin amyloidosis [J]. N Engl J Med, 2018, 379: 11-21.

［22］WOOD H. FDA approves patisiran to treat hereditary transthyretin amyloidosis [J]. Nat Rev Neurol, 2018, 14: 570.

［23］KASTRITIS E, DIMOPOULOS M A. Prognosis and risk assessment in AL amyloidosis-there and back again [J]. Br J Haematol, 2017, 177: 343-345.

［24］WECHALEKAR A D, SCHONLAND S O, KASTRITIS E, et al. A European collaborative study of treatment outcomes in 346 patients with cardiac stage Ⅲ AL amyloidosis [J]. Blood, 2013, 121: 3420-3427.

［25］LACHMANN H J, GOODMAN H J, GILBERTSON J A, et al. Natural history and outcome in systemic AA amyloidosis [J]. N Engl J Med, 2007, 356: 2361-2371.

第 4 节　腹型过敏性紫癜

过敏性紫癜（allergic purpura，AP）又称为 Henoch-Schönlein 紫癜（Henoch-Schönlein purpura，HSP），属系统性血管炎分类中小血管炎中的 IgA 血管炎。小血管发生变态反应后，毛细血管脆性和通透性增加，血液外渗，产生皮肤紫癜，同时可累及胃肠道、肾脏、关节，甚至肺、脑等多个器官。HSP 患者中有消化道症状的所谓腹型过敏性紫癜（腹型 HSP）占本病的 2/3，大多数表现为腹痛，可伴有呕吐、消化道出血等。部分病例以消化道症状为首发，皮肤表现出现较晚，易被误诊。

【病因和发病机制】

研究发现，腹型 HSP 与无胃肠道症状 HSP 的诱因和发病机制无明显差别。

目前 HSP 的病因及发病机制仍未完全阐明。感染（细菌、病毒、寄生虫等）、食物（牛奶、鸡蛋、鱼虾等）、药物（抗生素类、磺胺类、解热镇痛药等）、遗传因素（*HLA* 基因、*ACE* 基因、*PAX2* 基因、血管内皮生长因子等）、恶性肿瘤、其他因素（花粉、虫咬、预防接种、精神因素）等均可诱发本病。近年来有研究认为，腹型 HSP 发病及反复发作可能与幽门螺杆菌（*Helicobacter pylori*，*H. pylori*，HP）感染有关，根治 HP 有利于腹型 HSP 的康复，但这一观点仍待证实。

发病机制主要是致敏因素诱发免疫反应介导的全身血管炎。消化道血管丰富，免疫复合物反应损害小血管，引起消化道黏膜、浆膜和腹膜的毛细血管炎，甚至坏死性小动脉炎，造成血管壁通渗性和脆性增高，促进血栓形成，导致胃肠黏膜下和浆膜下水肿、糜烂、出血及溃疡，因此引起腹痛、呕吐甚至消化道出血等症状[1]。体液免疫、细胞免疫、多种细胞因子与炎症介质等可能共同参与 HSP 的发生、发展[2]，其中以体液免疫异常为主，多为 IgA 所介导。IgA 分为 IgA1 和 IgA2，在 HSP 中起关键作用的是 IgA1。含 IgA1 的免疫复合物沉积在血管壁，并激活补体，损伤血管内皮细胞，因此也有称 HSP 为 IgA 血管炎。细胞免疫异常主要为 B 细胞高度活化，分泌大量 IgA、IgE 等，T 细胞功能紊乱，$CD4^+/CD8^+$ 比值下降，Th1/Th2 失衡。细胞因子 IL-6、IL-8、TNF-α 高表达也可能参与 HSP 发病。病理改变主要为全身性小血管炎。免疫荧光可见 IgA1（少量为 IgG 及 IgM）免疫复合物沉积。

【临床表现】

本病可在任何年龄发病，主要见于儿童，大多为 10 岁以下；成人发病则常见于青年[3]。男性多于女性。春、秋季节好发。起病前 1~3 周可有上呼吸道感染史，可有倦怠、乏力、低热、食欲缺乏等前驱症状。

1. 皮肤表现　几乎全部腹型 HSP 部会出现皮肤紫癜（图 3-10-7），常呈对称性分布，大小不等，分批出现，新旧皮疹可同时存在。皮疹分布以下肢伸侧及臀部多见，可波及上肢、躯干甚至全身，皮疹呈紫红色，略高出皮肤，直径为 2~10mm，可互相融合，可伴荨麻疹、多形性红斑及血管性水肿，偶有痒感。严重的紫癜可融合成大疱，发生中心出血性坏死。

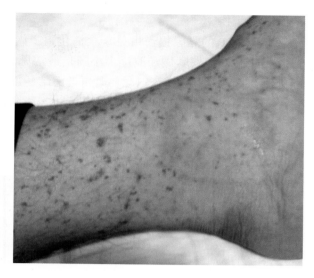

图 3-10-7　腹型过敏性紫癜的皮肤表现
下肢皮肤紫癜。

2. 消化道症状　10%~40% 的腹型 HSP 患者其消化道症状先于皮疹出现[3-5]。一项儿童腹型 HSP 研究发现，胃肠道症状可早于皮疹平均约 6.6 天前发生。消化道症状先于皮疹出现者易被误诊。

腹痛是最常见消化道症状，约占腹型 HSP 消化道症状的 58%[3-5]。腹痛起病较急，可突然发作，多位于脐周、下腹部或全腹部，呈阵发性痉挛性绞痛或持续性腹痛，腹部体征特点：压痛不明显，反跳痛明显，无腹肌紧张，腹痛严重程度与腹部体征不平行。皮疹出现时间、新旧程度与腹痛的发生不同步，可在腹痛发作数天之后，亦可在腹痛之前或与腹痛同时出现。腹痛可伴恶心、呕吐、腹泻、呕血或便血。消化道出血患者多表现为便血或黑便，或仅大便潜血阳性，少见消化道大出血。

肠道并发症：少见。儿童腹型 HSP 中肠穿孔发病率约为 0.38%。肠穿孔最常见的部位为小肠，主要为回肠，其次为空肠。肠套叠主要发生在儿童，成人很少发生，位置以回肠多见。肠穿孔与肠套叠可同时发生。

胰腺炎和无结石性胆囊炎：少见，主要与血管炎有关，可与皮疹同时发生，或在皮疹出现之前发作，大约 3/4 患者疾病呈自限性，预后较好[6]。此并发症多见于肝炎病毒感染或抗肝炎疫苗接种诱发的 HSP。

3. 其他伴随表现　关节症状和肾脏病变也是腹型 HSP 的常见临床表现[3]。关节症状表现为膝、踝等大关节游走性轻微痛至明显红、肿、热、痛，好转后不留关节畸形。肾脏病变表现为血尿、蛋白尿，多与消化道症状同时或稍后出现，并可在消化道症状缓解后持续，甚至加重，严重者可发生水肿、高血压。少见的伴随表现还有脑、肺病变。

【实验室和其他检查】

（一）实验室检查

腹型 HSP 无特异性实验室检查指标。

1. 血常规和骨髓象一般正常，血小板计数及出、凝血时间无异常。合并消化道出血时，可有红细胞计数及血红蛋白下降，大便潜血阳性。同时存在肾脏病变者有血尿和蛋白尿，偶有管型尿。

2. 部分患者呈毛细血管脆性试验阳性。

3. 有报道认为，腹型 HSP 患者的全血 WBC 和血清 CRP 水平明显高于单纯型 HSP。

4. 部分患者可出现血白蛋白降低，尤当尿蛋白正常时，提示可能有腹型 HSP 相关的蛋白丢失性肠病。肾脏病变严重者可有肌酐升高。

5. 免疫学　可出现 IgA、IgG、IgE 升高，主要是 IgA 升高。少部分患者可出现补体 C_3 和 C_4 水平降低。

（二）内镜检查

腹型 HSP 的黏膜损伤可见于全消化道。内镜下 HSP 主要表现为黏膜充血、糜烂、出血、瘀斑、血肿样隆起、多发糜烂和溃疡。小肠是最常见的受累部位[3]。对成人腹型 HSP，内镜检查有辅助诊断价值，宜先行胃镜检查，必要时再考虑结肠镜和其他内镜检查。

胃镜检查时最常发现的受累部位为十二指肠，主要为十二指肠降部（图 3-10-8），也是病变最严重的区域。研究认为，在典型皮疹出现之前，十二指肠降部的病变可作为早期识别腹型 HSP 的重要依据。

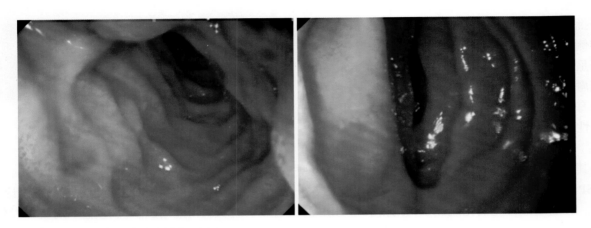

图3-10-8　腹型过敏性紫癜胃镜检查
胃镜可见十二指肠降段黏膜充血、水肿，可见血泡。

结肠镜检查最常发现的受累部位为末段回肠和直肠，尤以末段回肠病变为重（图 3-10-9）。
胶囊内镜可发现小肠病变，对诊断和鉴别诊断有困难者有一定价值。

（三）腹部 CT 检查

CT 发现病变部位主要在小肠，多为节段性分布，可见肠壁水肿增厚，为环周的、对称性的，可呈靶环征（图 3-10-10），肠系膜血管充盈时可呈梳状征，局部可见淋巴结肿大。部分肠管扩张、积液、积气，并见气液平面。可见腹腔积液[7]。部分患者可见胰腺增大、胆囊壁水肿增厚以及胆囊周围少量渗出[5]。

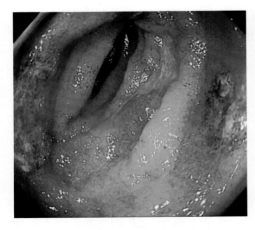

图3-10-9　腹型过敏性紫癜结肠镜检查
结肠镜见回肠末端黏膜充血、水肿，散布出血斑和血肿样隆起、血肿样隆起表面见多发糜烂及浅溃疡。

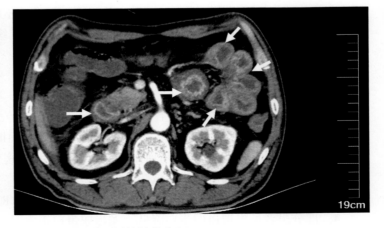

图3-10-10　腹型过敏性紫癜CT
CT 显示小肠肠壁广泛水肿增厚，呈靶环征（箭头）。

（四）腹部 B 超

用于有严重腹痛患儿，以排除肠套叠。

（五）病理学检查

皮肤活检或手术标本主要表现为小血管白细胞破碎性血管炎，可见较多中性粒细胞和淋巴细胞浸润，固有层出血及纤维蛋白沉积伴有红细胞淤积和核碎片。免疫荧光可见受累的血管壁 IgA 沉积。但内镜下黏膜活检取材有限，绝大多数只见黏膜固有层非特异性炎症细胞浸润等非特异性炎症改变[3]。

【诊断及鉴别诊断】

（一）诊断

2010 年欧洲抗风湿病联盟（EULAR）推荐的 HSP 诊断标准[8]为多发于下肢的皮肤紫癜（常为可触及紫癜且成批出现）或瘀点，不伴有血小板减少或凝血功能障碍，加上以下至少一条表现者：①急性发作的弥漫性腹痛；②组织学检查示伴 IgA 沉积的皮肤白细胞破碎性血管炎，或伴 IgA 沉积的增生性肾小球肾炎；③急性关节炎或关节痛；④肾脏受累表现为蛋白尿 > 0.3g/24h 或血尿、红细胞管型。

HSP 并发消化道症状者称为腹型 HSP。但要注意，部分腹型过敏性紫癜腹痛可发生在皮肤紫癜出现之前，易造成误诊。此时要对腹痛的临床特点、伴随表现（关节症状和 / 或肾脏病变的实验室检查）以及胃肠道的内镜检查所见进行综合分析，在排除其他疾病的基础上作出诊断。

（二）鉴别诊断

腹型 HSP 临床上多表现为腹痛和便血，故需与其他引起腹痛、便血的疾病相鉴别，常见的有：

1. 急性阑尾炎　典型的临床表现为发热、转移性右下腹痛，体征主要为右下腹压痛甚至出现腹膜刺激征象。大多数患者出现白细胞和中性粒细胞计数增高，腹部超声或 CT 检查可见肿大的阑尾或脓肿。

2. 嗜酸性粒细胞性胃肠炎　病变可累及整个消化道，以胃和小肠受累最常见。腹痛的部位、性质、腹部体征以及 CT 表现与腹型 HSP 表现极其相似，如无特征性的皮疹出现，很难与之相鉴别；但外周血嗜酸性粒细胞计数明显升高，内镜活检可见受累胃肠道黏膜局灶或弥漫性嗜酸性粒细胞大量浸润，可帮助鉴别。

3. 系统性红斑狼疮（SLE）　亦可表现为腹痛、便血，同时伴有关节、肾脏等多脏器受累，肠道 CT 表现与腹型 HSP 极其相似。但 SLE 患者病史通常较长，多为女性，相关的自身抗体检查阳性结果有助于鉴别。

4. 克罗恩病　临床上也表现为腹痛、腹泻、便血，CT 提示多节段的肠道受累、肠壁水肿增厚，故需与腹型 HSP 相鉴别；但 CD 往往病史长，病变部位多位于末端回肠和邻近结肠，可合并肛瘘、肛周脓肿等特征性的肠外表现；CT 可见肠壁水肿程度往往不如腹型 HSP 明显，病变偏于系膜缘等特征性表现；内镜下表现为节段性、非对称性分布的黏膜炎症、纵行溃疡、鹅卵石样外观、肠腔狭窄僵硬等改变。

【治疗】

腹型 HSP 具有自限性，对于轻微胃肠道症状的腹型 HSP 患者仅经一般支持性治疗也可缓解。

1. 一般治疗　卧床休息，必要时禁食。支持治疗和对症治疗。轻症者可予抗组胺类药物，改善血管通透性药物（芦丁、维生素 C）。

2. 糖皮质激素　激素能有效地减轻腹痛症状并减少腹痛持续时间，但激素的使用并不能降低持续性肾脏损伤的风险。对于中重度腹型 HSP 患者，可采用糖皮质激素治疗。推荐剂量为泼尼松 1 ~ 2mg/（kg·d），1 ~ 2 周后逐渐减量，一般总疗程为 2 ~ 4 周。对于严重的胃肠道受累，可考虑连续 3 天静脉滴注大剂量甲泼尼龙的冲击治疗[9]。

3. 其他　有报道，对于激素抵抗者静脉用丙种免疫球蛋白有效[10]。新近小样本研究报道，利妥昔单抗用于严重成人患者有效[11]。

4. 伴有肾脏病变的治疗　糖皮质激素不能改变肾脏病变的预后，因此，对这类患者如消化道症状缓解后，肾脏病变未改善，应转肾科行更积极的治疗，包括联合免疫抑制剂治疗及其他治疗方法。

5. 手术治疗　及早发现有无外科相关并发症，尤其对于应用激素后仍有持续性腹痛或再次出现腹痛加剧者应检查有无肠穿孔、肠套叠等并发症的可能，如发生，则要行手术治疗。

【预后与转归】

本病病程一般不超过8周，多数预后良好，少数合并肾型患者预后较差，可转归为慢性肾脏病。

（田　丰）

参考文献

［1］CHOONG C K, BEASLEY S W. Intra-abdominal manifestations of Henoch-Schönlein purpura [J]. J Paediatr Child Health, 1998, 34(5): 405-409.

［2］PARK S J, SUH J S, LEE J H, et al. Advances in our understanding of the pathogenesis of Henoch-Schönlein purpura and the implications for improving its diagnosis [J]. Expert Rev Clin Immunol, 2013, 9(12): 1223-1238.

［3］ZHANG Y, HUANG X L. Gastrointestinal involvement in Henoch-Schönlein purpura [J]. Scand J Gastroenterol, 2008, 43(9): 1038-1043.

［4］SAULSBURY F T. Henoch-Schönlein purpura [J]. Curr Opin Rheumatol, 2010, 22(5): 598-602.

［5］CHANG W L, YANG Y H, LIN Y T, et al. Gastrointestinal manifestation in Henoch-Schönlein purpura: a review of 261 patients [J]. Acta Padiatr, 2004, 93(11): 1427-1431.

［6］HELBLING R, LAVA S A, SIMONETTI G D, et al. Gallbladder and Pancreas in Henoch-Schönlein Purpura: Review of the Literature [J]. J Pediatr Gastroenterol Nutr, 2016, 62(3): 457-461.

［7］DHIR V, PINTO B, ANAKUTTI H P, et al. Henoch-Schönlein purpura: Hitting the 'target' on CT [J]. Arab J Gastroenterol, 2014, 15(1): 42-43.

［8］OZEN S, PISTORIO A, IUSAN S M, et al. EULAR/PRINTO/PRES criteria for Henoch-Schonlein purpura, childhood polyarteritis nodosa, childhood Wegener granulomatosis and childhood Takayasu arteritis: Ankara 2008. Part Ⅱ: Final classification criteria [J]. Ann Rheum Dis, 2010, 69(5): 798-806.

［9］OZEN S, MARKS S D, BROGAN P, et al. European consensus-based recommendations for diagnosis and treatment of immunoglobulin A vasculitis-the SHARE initiative [J]. Rheumatology (Oxford), 2019, 58(9): 1607-1616.

［10］LAMIREAU T, REBOUISSOUX L, HEHUNSTRE J P. Intravenous immunoglobulin therapy for severe digestive manifestations of Henoch-Schönlein purpura [J]. Acta Paediatr, 2001, 90(9): 1081-1082.

［11］MARITATI F, FENOGLIO R, PILLEBOUT E, et al. Brief Report: Rituximab for the Treatment of Adult-Onset IgA Vasculitis (Henoch-Schönlein) [J]. Arthritis Rheumatol, 2018, 70(1): 109-114.

第5节　内分泌、代谢性疾病的肠道表现

胃肠道在神经-内分泌-免疫系统网络的精密调控下维持正常的生理功能，发生内分泌疾病时，会影响该网络的对胃肠道的正常调控，进而影响胃肠的正常生理功能，出现胃肠道症状。胃肠动力受自主神经系统、肠神经系统和内分泌系统调节，因此内分泌疾病最常见的胃肠道功能改变是胃肠动力障碍，此外，通过各种机制可进一步影响胃肠道的分泌、消化和吸收功能[1]，并发生相应的临床表现。认识内分泌疾病的胃肠道表现的临床意义，一是当内分泌疾病以胃肠道症状为突出表现时，能及时识别基础病，及早诊断避免误诊；二是当确诊的内分泌疾病出现胃肠道症状时，能找到合理的解

释，并进行有针对性的处理。

不同内分泌疾病的胃肠道临床表现及其发生机制有所不同，兹对一些常见的内分泌疾病胃肠道临床表现及其发生机制，以及对这些临床表现的诊断和治疗简介如下：

一、糖尿病

胃肠道表现在糖尿病中常见，一项大样本调查显示糖尿病患者的消化道症状显著高于普通人群，症状与血糖控制不佳相关[2]。常见的表现为餐后饱胀、早饱、恶心、呕吐、腹胀、腹痛、腹泻、便秘、大便失禁等[3]。

胃肠道动力障碍是糖尿病消化道症状发生的基础。引起胃肠道动力障碍的机制，传统的观点认为主要是自主神经受损，但近年研究认为高血糖导致氧化应激对肠神经网（包括一氧化氮能神经元和Cajal 间质细胞）的损伤起到重要作用[4]。也有研究提示，胰岛素样生长因子 1 的减少可导致平滑肌萎缩。此外，胃肠道激素变化（如胃动素、缩胆囊素等）也可能参与发病。

诊断和治疗：

（一）胃轻瘫

1. 诊断 表现为早饱、餐后饱胀、餐后恶心、呕吐、上腹不适或痛。可在糖尿病本身病情恶化时出现，亦可呈周期性或慢性进展性。诊断首先要排除口服降糖药的消化道不良反应，并先停药观察。还需要排除胃、十二指肠及邻近脏器的器质性疾病。胃轻瘫的确诊依据胃排空试验和胃电图检查[5]，但难以在日常临床工作中普及，故仍多以临床判断为主。

2. 治疗 视病情，给予流质、半流或固体的胃排空快的饮食。可用促胃动力药，但疗效常不理想。症状明显的胃轻瘫是胰岛素应用指征，但由于进食后胃排空障碍影响胰岛素应用时间及量的估算，应很小心慢慢调整[5]。

（二）糖尿病肠病

1. 腹泻 不常见，出现时往往在糖尿病后期，常伴外周和自主神经病变。腹泻为糊状便或水样便，无脓血，大便常规无异常。偶有脂肪泻，与吸收不良有关，要注意有无合并小肠细菌过度生长和/或胰外分泌功能不全。夜间腹泻常较突出。糖尿病腹泻的诊断，首先要排除药物性腹泻，特别是口服降糖药如双胍类和葡萄糖苷酶抑制剂，以及因共存病服用的药物如他汀类所致。由于糖尿病合并小肠动力障碍，易导致小肠细菌过度生长，可通过乳果糖氢和甲烷呼气试验或抗生素治疗疗效鉴别。糖尿病可合并胰外分泌功能不足，如有怀疑，可行胰腺外分泌相关功能检查。还要排除可引起腹泻的其他器质性疾病。经排除后，可通过小肠传输功能检查加以证实[4]，但难以在日常临床工作中普及，故仍多以临床判断为主。

糖尿病腹泻可予洛哌丁胺对症治疗。疑似小肠细菌过度生长，可予利福昔明等广谱抗生素。顽固性腹泻很难治疗，可试用生长抑素类似物。症状明显的糖尿病腹泻是使用胰岛素的适应证。

2. 便秘 较常见，与肠传输减慢特别是结肠传输减慢有关，也可能与肛管直肠感觉阈值升高有关。不透 X 射线标记物检查结肠传输功能，以及肛管直肠测压有助诊断。可按功能性便秘处理。

3. 大便失禁 大便失禁尤其是夜间睡眠时大便失禁并不少见，与肛门括约肌功能损伤及肛管直肠感觉阈改变有关。肛管直肠测压有助诊断。无特效治疗。

4. 腹痛 复合因素导致，经排除诊断确定为功能性腹痛，且症状突出时，可试以抗抑郁药，并疼痛专科会诊。

二、甲状腺疾病

1. 甲状腺功能亢进症 甲状腺功能亢进症（以下简称甲亢）时血液循环甲状腺素过多，引起以神经、循环、消化等系统兴奋性增高和代谢亢进为主要表现的临床综合征。食欲亢进伴体重下降是甲亢的典型表现。甲亢常有轻 – 中度腹泻，属动力性腹泻，如果其他症状不明显时会漏诊。老年人以神志淡漠、厌食、腹泻为表现的淡漠型甲亢，易被漏诊。有报道，不明原因的严重呕吐和上腹痛可见于甲亢患者[6]。甲亢危象时，恶心、呕吐、腹泻是其中之重要临床表现之一。上述消化道症状在原发病控制后，往往随之消失。

2. 甲状腺功能减退症   甲状腺功能减退症（以下简称甲减）是由各种原因导致的低甲状腺素血症或甲状腺素抵抗而引起的全身低代谢综合征。多数患者有不同程度的非特异性消化不良症状，因为甲减多起病隐匿，进展缓慢，以消化道症状就诊者要警惕本病。可能与肠道的动力功能减低有关，便秘是本病最常见的消化道症状。小肠细菌过度生长常见，可表现为腹泻，但亦可仅表现为腹部不适和腹胀，要注意进行小肠细菌过度生长的有关检查或试用抗生素。偶见黏液性巨结肠和慢性假性肠梗阻。在甲状腺素替代治疗后，上述消化道症状可缓解。

自身免疫性甲状腺病是甲减的一大类病因，包括有桥本甲状腺炎、萎缩性甲状腺炎等。这类疾病可与其他自身免疫性胃肠道疾病共存，如恶性贫血、乳糜泻、炎症性肠病等[6]。

3. 甲状腺髓样癌   甲状腺髓样癌（medullary thyroid cancer）是起源于甲状腺 C 细胞或滤泡旁细胞的肿瘤，70%～80%属非遗传性或散发性，其余属遗传性。后者近半数可为多发性内分泌性肿瘤综合征（MEN2 型）的一部分而与甲状旁腺功能亢进及嗜铬细胞瘤共存。部分甲状腺髓样癌患者可发生腹泻，主要表现为分泌性腹泻。可能与肿瘤分泌多种促胃肠道分泌的介质如降钙素、前列腺素、VIP、5-羟色胺等有关[6]。手术根除治疗后症状好转，有转移者结合化疗及介入等治疗，亦可使症状改善。

三、甲状旁腺疾病

1. 原发性甲状旁腺功能亢进症   原发性甲状旁腺功能亢进症见于甲状旁腺腺瘤、增生或腺癌，偶见于家族性多发性内分泌腺瘤病（MEN）。甲状旁腺素增加，通过对骨和肾的作用，导致血钙升高。血钙升高可减低神经肌肉兴奋性，最常引起的消化道症状为便秘。由于高钙刺激促胃液素分泌，消化性溃疡在本病颇常见。近年血钙作为常规实验室检查，本病得以早期诊断、早期治疗，因而消化道并发症也就少见[7]。

2. 甲状旁腺功能减退症   甲状旁腺功能减退症病因复杂，甲状旁腺素分泌减少见于继发性（如手术误切）和原发性（可能与自身免疫相关）甲状旁腺功能减退症。少数患者可发生脂肪泻，可能在低钙血症时，进食后缩胆囊素分泌不足，进而影响胆囊的收缩和胰酶的分泌，致使脂肪吸收障碍。低脂和以中链甘油三酯代替长链脂肪饮食有对症治疗作用。补充维生素 D 及钙剂，有助病情缓解[7]。

原发性甲状旁腺功能减退症，可同时存在其他肠道自身免疫性疾病如乳糜泻。

四、原发性肾上腺皮质功能减退症

原发性肾上腺皮质功能减退症又名 Addison 病，由双侧肾上腺的绝大部分被毁所致，最常见病因为自身免疫相关。临床上表现为以皮质激素减少引起的综合征。胃肠道症状是本病的常见临床表现，如食欲缺乏（61%～100%）、恶心、呕吐（75%～86%）、腹痛（31%）、腹泻（6%～16%）等[8]。由于本病起病隐匿、发展缓慢，常易漏诊；当突然发生肾上腺危象表现有严重胃肠道症状时，又会不知所措。注意当伴随全身皮肤色素加深，毛发脱落，低血压、低血糖、低血钠，明显乏力、消瘦等时，要考虑本病。及时检查血、尿皮质醇、尿 17-羟基皮质醇，血 ACTH，有助诊断。糖皮质激素补充治疗可缓解症状。

五、胃肠胰神经内分泌肿瘤

功能性胃肠胰神经内分泌肿瘤如胃泌素瘤、血管活性肠肽瘤、类癌等可引起各种胃肠道症状，详见第三篇第四章第 5 节。

（杨　红　胡品津）

参考文献

［1］ CIOBANU L, DUMITRASCU D L. Gastrointestinal motility disorders in endocrine diseases [J]. Pol Arch Med Wewn, 2011, 121(4): 129-136.

［2］ BYTZER P, TALLEY N J, LEEMON M, et al. Prevalence of gastrointestinal symptoms associated with diabetes mellitus: a population-based survey of 15, 000 adults [J]. Arch Intern Med, 2001, 161(16): 1989-1996.

［3］ MAISEY A. A Practical Approach to Gastrointestinal Complications of Diabetes [J]. Diabetes Ther, 2016, 7(3): 379-386.

［4］ GOTFRIED J, PRIEST S, SCHEY R. Diabetes and the Small Intestine [J]. Curr Treat Options Gastroenterol, 2017, 15(4): 490-507.

［5］ BHARUCHA A E, KUDVA Y C, PRICHARD D O. Diabetic Gastroparesis [J]. Endocr Rev, 2019, 40(5): 1318-1352.

［6］ KYRIACOU A, MCLAUGHLIN J, SYED A A. Thyroid disorders and gastrointestinal and liver dysfunction: A state of the art review [J]. Eur J Intern Med, 2015, 26(8): 563-571.

［7］ EBERT E C. The parathyroids and the gut [J]. J Clin Gastroenterol, 2010, 44(7): 479-482.

［8］ BRANDÃO NETO R A, DE CARVALHO J F. Diagnosis and classification of Addison's disease (autoimmune adrenalitis) [J]. Autoimmun Rev, 2014, 13(4-5): 408-411.

第 6 节　肠壁囊样积气

肠壁囊样积气（pneumatosis cystoides intestinalis，PCI）又称肠气囊肿症，是指于消化道黏膜下和 / 或浆膜下出现充满气体的囊肿。PCI 可累及从食管至直肠的全部或部分消化道，但主要位于小肠和结肠，亦可发生于肠系膜、大网膜、肝胃韧带和其他部位，本病的确切发病率仍不明确，可见于新生儿到老年人任何年龄组，以 30 ~ 60 岁较多见，男女之比为（3 ~ 4）：1，在我国多发生于新疆维吾尔自治区、青海省等地[1-2]。因其临床少见且表现缺乏特异性，易造成漏诊和误诊。

【发病机制】

本病可根据病因分为特发性和继发性，特发性既往无基础疾病，无明确病因，约占 15.0%[3]，85% 为继发性，已知病因包括[1-4]：

1. 胃肠道狭窄　如幽门狭窄、消化性溃疡、肠梗阻、假性肠梗阻等。

2. 肠道其他疾病　肠系膜血管疾病、坏死性小肠结肠炎、炎症性肠病、憩室炎、阑尾炎、消化道肿瘤、Whipple 病。

3. 阻塞性肺疾病　如支气管哮喘等。

4. 自身免疫性疾病　如系统性硬化症、系统性红斑狼疮。

5. 医源性　消化道内镜检查后（不论有无活组织检查）、钡剂灌肠。

6. 各种感染　HIV 感染、其他病毒感染（巨细胞病毒、水痘 – 带状疱疹病毒、轮状病毒、腺病毒），白念珠菌感染、结核分枝杆菌感染。

7. 药物　化疗药、免疫抑制剂、糖皮质激素、乳果糖、α- 葡糖苷酶抑制剂等。

8. 其他　长期血液透析、接触三氯乙烯、创伤等。

发病机制有机械学说、细菌学说、肺源性学说、营养失调或化学反应学说。机械学说认为，各种原因导致的胃肠道内压力增加，当有黏膜有破损时，肠道气体可自破损处进入肠壁。进入肠壁内的气体迅速向肠壁内各方向扩散，或者通过淋巴管向肠壁内扩散，形成多发的气性囊肿。细菌学说认为，肠道细菌作用使肠腔内和肠壁内产生了过多的氢气，聚集形成 PCI，升结肠部位更常见[5]。此外，肺原学说认为，在慢性气道阻塞性疾病的人群中，肺气囊肿破裂后释放出的气体通过纵隔和腹膜后腔进入肠浆膜下层组织形成 PCI。

【临床表现】

PCI 本质上是影像学的描述名词，与多种不同病因相关，其临床表现也因此而具多样性，但特异性不强，从无症状的自限性到危及生命的急腹症都可存在，需要临床医师根据个体病例仔细甄别。继发性 PCI 可兼有原发病的临床表现。患者预后差别较大，可能与病因有关，大多数良性病因的 PCI 预后较好，多为自限性；肠系膜缺血、肠梗阻、肠坏死是导致 PCI 最危重的病因。有回顾性研究认为，小肠气囊肿或小肠和结肠广泛受累的肠气囊肿提示预后较差，应密切关注[6-7]。表 3-10-5 为提示存在生命风险的临床、实验室和影像学情况[5]。

约 3% 的 PCI 患者发生并发症，主要有肠扭转、肠梗阻、肠套叠、肠出血和肠穿孔。

表 3-10-5　PCI 中提示存在生命风险的临床、实验室和影像学情况

临床	实验室	影像学
年龄 ≥ 60 岁	血清乳酸增高（＞ 2.0～3.0mmol/L）	小肠气囊肿 广泛气囊肿（小肠和结肠均受累）
腹膜炎体征	血肌酐升高（＞ 1.5～2.0mg/dl）	肠系膜动脉或静脉阻塞
低血压		腹水
腹部肌紧张		门静脉 – 肠系膜静脉内气体

【影像学检查】

CT 是诊断 PCI 最敏感的影像学手段[6]，其区分腔内气体或黏膜下脂肪比 X 线更敏感，表现为肠壁内多发气体，呈气泡样或线状。一旦考虑气囊肿诊断，应观察是否存在肠缺血相应的表现，如肠壁增厚、肠管扩张、腹腔游离液体；肠气囊肿同时合并门静脉 – 肠系膜静脉气体，是肠缺血的特异性表现，诊断准确性为 100%；另需观察是否存在肠壁强化减弱、实体器官梗死、灌注缺失等特异性缺血改变。

【诊断和鉴别诊断】

PCI 临床少见且表现缺乏特异性，其诊断主要依赖影像学（主要是腹部 CT）。由于病因不同，导致预后差别较大。因此，PCI 诊断成立后，需进一步明确病因，合并肠缺血、肠梗阻、肠坏死属临床重症，PCI 伴门静脉内气体者，70% 为肠缺血状态[7]。

个别小肠 PCI 可于小肠镜或小肠胶囊内镜检查时发现，易误诊为多发性息肉病、小肠黏膜下肿瘤、淋巴瘤等，需结合患者临床症状及影像学检查进一步明确。

【治疗】

诊断 PCI 并明确病因，有助于确立治疗原则和方案。

对于无明显腹部症状和体征，仅有影像学表现的患者，以针对诱因或原发疾病治疗为主。解除诱因，如脱离洗涤剂、停用可疑药物；若为小肠镜发现，可行活组织检查，钳除气囊肿或注射针针刺排气、内镜下氩离子凝固或激光治疗等[6]。亦有报道高流量氧疗治疗[7]，推荐 2～3 个标准大气压，每天 2 次，每次 60～90 分钟的标准序贯治疗 30 天，但疗效尚不确切。

对于继发性气囊肿，主要针对原发疾病进行治疗，治愈原发病后，气囊肿会随之消失；合并感染时，采用肠道休息和抗生素治疗；对疑为肠缺血、肠梗阻、肠出血或腹膜炎者，应积极对症处理和密切观察，必要时手术切除治疗。

（陈　宁）

参考文献

［1］胡辉歌，陈靖，薛鲜敏，等. 合并黏膜固有层出血的肠壁囊样积气［J］. 中华消化杂志，2017，37（9）：633-636.

［2］刁红亮，乌尔班，阿布力米提，等. 肠气囊肿症六例报告并国内文献回顾分析［J］. 中华胃肠外科杂志，2007，10（1）：79-80.

［3］KHALIL P N, HUBER-WAGNER S, LADURNER R, et al. Natural history, clinical pattern, and surgical considerations of pneumatosis intestinalis [J]. Eur J Med Res, 2009, 14(6): 231-239.

［4］ARIKANOGLU Z, AYGEN E, CAMCI C, et al. Pneumatosis cystoides intestinalis: a single center experience [J]. World J Gastroenterol, 2012, 18(5): 453-457.

［5］TORRES U S, FORTES C D F M, SALVADORI P S, et al. Pneumatosis From Esophagus to Rectum: A Comprehensive Review Focusing on Clinico-Radiological Differentiation Between Benign and Life-Threatening Causes [J]. Semin Ultrasound CT MR, 2018, 39(2): 167-182.

［6］AZIRET M, ERDEM H, ULGEN Y, et al. The appearance of free-air in the abdomen with related pneumatosis cystoides intestinalis: three case reports and review of the literature [J]. Int J Surg Case Rep, 2014, 5(12): 909-913.

［7］KANCHERLA D, VATTIKUTI S, VIPPERLA K. Pneumatosis cystoides intestinalis: is surgery always indicated? [J]. Cleve Clin J Med, 2015, 82(3): 151-152.

第十一章 其他小肠疾病

第 1 节 隐源性多灶性溃疡性狭窄性小肠炎

隐源性多灶性溃疡性狭窄性小肠炎（cryptogenic multifocal ulcerous stenosing enteritis，CMUSE）是一类罕见的小肠疾病，以小肠多个短节段的环形狭窄和浅溃疡为特征，临床主要表现为腹痛、隐性小肠出血和肠梗阻，呈慢性、复发性病程。1964 年，法国 Debray 等首先报道并命名。日本学者于 1968 年报道 1 例患者与此病类似，但命名为慢性非特异性多发性溃疡性小肠病（chronic nonspecific multiple ulcers of the small intestine，CNSU）。目前多数学者认为两者为同一疾病[1]。自法国和日本分别报道该病后，Perlemuter 等报道 1965—1993 年近 30 年间于全法国住院者中收集到类似患者 12 例[2]；日本 Matsumoto 等报道 1964—2006 年的 40 多年间作者所在医院共收治 15 例此类患者[3]；韩国报道 2002—2015 年间于全国 7 个中心收治 36 例[4]；我国北京协和医院报道 2010—2015 年间该院共收治 10 例[5]；其余则见于分散的个案或数例报道[6]。由于以往小肠检查手段有限和认知不足，使该病诊断困难，其发病情况可能被低估，随着对该病认识的深入及诊断水平的提高，今后可能会发现更多病例。

【发病机制】

CMUSE 病因和发病机制尚未明确。早期，Perlemuter 等根据发现部分患者存在肠系膜血管异常及血清补体下降，认为 CMUSE 可能是一种非典型的血管炎病变[2]，但随后遭到质疑[7]。因为该病既无全身系统性炎症表现，亦无病理组织学炎症特征。有人提出肠道纤维组织过度增生可能源于胶原降解障碍，而胶原组织可以在低炎症水平甚至缺乏炎症反应时形成[7]，但这一假说不能解释浅溃疡的形成。遗传相关机制在 CMUSE 发病中的作用日益受到关注，有研究认为该类疾病属于常染色体隐性遗传疾病[8]。研究发现，*PLA2G4A* 突变与 CMUSE 相关，*PLA2G4A* 编码细胞质磷脂酶 A2-α（cPLA2α），后者起催化花生四烯酸从磷脂质释放，PLA2G4A 突变导致前列腺素产生减少[8]。2015 年日本学者在诊断为 CNSU 的部分患者中检测到编码前列腺素转运体的基因 *SCLO2A1*（solute carrier organic anion transporter family transporter family，member 2A1 gene）突变，该基因突变导致前列腺素 E2 摄取和清除障碍。日本学者将 *SLCO2A1* 基因突变诱导发生的小肠病变更名为 *SLCO2A1* 突变相关慢性肠病（chronic enteropathy associated with *SLCO2A1* gene，CEAS）[9-10]。

关于 CMUSE、CNSU 和 CEAS 是否为同一疾病：日本学者提出 CNSU 与 CMUSE 不同，理由是 CNSU 发病以男性为主，病变累及回肠多见，对激素和免疫抑制剂无效，大部分患者有 *SLCO2A1* 突变，并因而将 CNSU 改名为 CEAS。但事实上，扩大样本数量之后，CMUSE 与 CNSU 的性别比例、病变部位及激素疗效差别并不显著，关键是两者的常见临床表现、病变大体形态及组织学并无不同，至于基因突变，诊断为 CMUSE 的患者未必都进行过 *SLCO2A1* 突变检测，而 CNSU 患者中也有 30% 没有 *SLCO2A1* 突变。以目前的证据尚不足以将 CMUSE、CNSU 和 CEAS 视为不同疾病[1]，因此本文将有关诊断和治疗一概归入 CMUSE 论述。

【临床表现】

CMUSE 发病人群以青中年为主，但各年龄组均可发病，男女比例相近。该病呈慢性病程，具复发与缓解交替的特征，有报道因多次复发而行多次手术者。临床主要表现为间歇性慢性小肠出血和小肠狭窄引起的症状。前者表现为慢性缺铁性贫血和大便隐血试验阳性。后者表现为反复腹痛，可进一步发展为反复发作的不全性肠梗阻表现。也有少部分患者表现为显性出血（黑便、血便等）、腹泻、吸收不良综合征和蛋白丢失性肠病者。有报道发现少数患者存在关节痛、神经病变、慢性阻塞性肺疾病、雷诺现象等肠外表现。我国江勇等[6] 总结截至 2017 年 3 月国内外文献共 93 例 CMUSE 患者的临床特点，最常见的临床表现是腹痛（68.8%），其次是贫血（51.6%）、体重下降（49.5%）、低蛋白血症（36.6%）、消化道出血（19.4%）和发热（15.1%）。

【实验室和其他检查】

（一）实验室检查

CMUSE 无特异性的实验室检查。与其他肠道炎症性疾病不同的是，炎症性指标 C 反应蛋白、红细胞沉降率正常或仅轻度增高。少部分患者伴有中性粒细胞胞质抗体（ANCA）阳性、抗双链 DNA 抗体阳性。

在东亚人检出 *SLCO2A1* 基因突变有支持本病诊断价值。

（二）放射影像学检查

1. 立位腹部 X 线片　小肠狭窄致肠梗阻者出现气液平面。

2. 小肠造影　小肠多灶性狭窄，黏膜充盈缺损及近端肠腔扩张。

3. CT/MR 小肠成像（CTE/MRE）　表现为小肠短节段病变、黏膜层强化，可有肠壁增厚、肠腔狭窄，并伴有近端肠腔扩张。但 CMUSE 时，肠壁分层不明显，血管梳状征少见，这些特征可作为与小肠克罗恩病鉴别参考（图 3-11-1）。CTE/MRE 应列为 CMUSE 的必选检查，因其可显示该病小肠多发短段狭窄的特征，而气囊小肠镜会因不能通过狭窄段而未能发现这一特征。

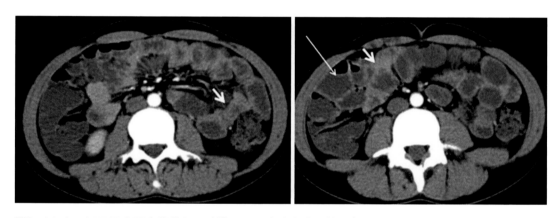

图3-11-1　CTE示小肠多发节段肠壁增厚、肠腔狭窄（短箭头），伴近端肠腔扩张（长箭头）

（三）小肠内镜检查

气囊辅助式小肠镜可以直视小肠病变并取活检，亦应列为 CMUSE 的必选检查。镜下见病变呈多灶性、跳跃式环形狭窄，环形狭窄类似于皱襞缩窄、部分呈蹼状，缩窄表面有环形浅溃疡，相邻缩窄之间黏膜形态正常，溃疡与周边正常黏膜分界清晰。单个狭窄长度较短（多为 0.5～2cm），狭窄之间的距离长短不一，数厘米到数十厘米不等，部分患者狭窄可在一个区段肠管内集中发生（图 3-11-2）。由于 CMUSE 常有小肠狭窄，故对疑诊患者或有肠梗阻表现者进行胶囊内镜检查需要非常慎重，据报道，发生胶囊内镜滞留率达 40%～60%。

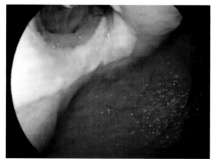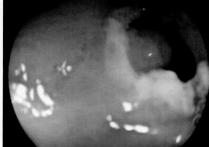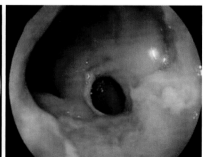

图3-11-2　小肠镜示近段回肠短节段内多发环形溃疡并狭窄

（四）病理组织学检查

组织学改变为局限于黏膜及黏膜下层的浅表溃疡，轻中度非特异性炎症，黏膜下纤维化（图3-11-3）。部分病例可见小静脉壁增厚、血栓形成或静脉内膜炎。

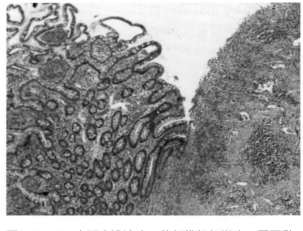

图3-11-3　小肠表浅溃疡，伴纤维组织增生，周围黏膜显轻度慢性炎

【诊断和鉴别诊断】

（一）诊断

有持续不明原因隐性消化道出血或反复腹痛、不全肠梗阻表现者，经小肠内镜（气囊辅助式小肠镜和/或小肠胶囊内镜）和/或放射影像学检查，结合活检病理可作出临床诊断，手术肠切除标本大体外观及病理组织学所见有助确诊，诊断时需排除其他小肠溃疡性疾病。

CMUSE的诊断尚无统一标准。

1. CMUSE诊断要点（Perlemuter等，2001）[2]

（1）不明原因的小肠狭窄和梗阻。

（2）病理显示黏膜层和黏膜下层浅表溃疡。

（3）慢性病程，反复发作，尤其术后易复发。

（4）ESR和CRP等炎症指标正常。

（5）激素治疗有效。

（6）除外其他小肠溃疡性疾病。

2. CNSU诊断标准（Yao，2004）[3]

（1）消化道持续隐性失血（肠道病变恢复期及术后除外）。

（2）经手术大体标本、病理、影像学及内镜证实病变存在以下特点：①溃疡呈环形或线性分布；②与周围正常黏膜分界明显；③形态为地图形或线形；④多发，溃疡之间距离<4cm；⑤浸润深度未达到肌层；⑥瘢痕性溃疡可认为是具有上述特点的溃疡经肠道休息而进入愈合阶段。

前一诊断标准重视临床表现，后一诊断标准更强调本病的形态学特征，但未提及鉴别诊断特别是NSAID肠病的鉴别诊断，均有局限，供参考。此外，也可综合CMUSE的诊断的要点（表3-11-1）[1]以提高诊断可靠性。

表3-11-1　CMUSE的诊断要点

1. 病史及临床表现
慢性病程，多呈复发与缓解交替
慢性隐性小肠出血
慢性缺铁性贫血
反复发作性小肠梗阻
显性消化道出血、腹泻及吸收不良少见
2. 系统性炎症指标（CRP和ESR）正常或轻度升高
3. 只累及小肠（不累及结肠、食管和胃）
4. 无肠外表现
5. 小肠影像学
CTE显示小肠多发短段环形狭窄；肠壁分层不明显，缺乏梳状征
气囊辅助式小肠镜见多处跳跃式环形狭窄，短节段或呈蹼形，表面多有环形或线形浅溃疡，溃疡与周围正常黏膜分界明显

续表

6. 病理组织学
非特异性炎症、未达肌层的浅溃疡、黏膜下纤维化
无透壁性炎症、无上皮样肉芽肿

7. 无药物使用史（特别是 NSAID 使用史）

8. 部分患者可有 *SLCO2A1* 和 / 或 *PLA2G4A* 基因突变

（二）鉴别诊断

1. 克罗恩病（Crohn disease，CD） 小肠型 CD 与 CMUSE 在临床表现、内镜表现、影像学表现等方面常有重叠，但以下临床特点有助鉴别：CD 为穿透性病变容易出现瘘管。两者在影像学上均可出现肠壁增厚、异常强化等征象，但 CMUSE 表现为环形狭窄和短节段病变，CD 表现为肠系膜侧黏膜强化。病理组织学检查，CMUSE 的溃疡表浅，仅累及黏膜和黏膜下层，而 CD 表现全层炎、裂隙样溃疡和上皮样肉芽肿形成。根据日本报道，CMUSE 从不累及回肠末段，而小肠型 CD 累及回肠末段常见[3]。

2. 非甾体抗炎药肠病（NSAID enteropathy） NSAID 肠病表现为小肠多发浅溃疡，尤其是服用阿司匹林引发的溃疡呈环形和隔膜时与 CMUSE 很难鉴别，所以在诊断 CMUSE 时必须先仔细询问 NSAID 服用史，对有 NSAID 服用史者必须至少停药 1~3 个月后，方可复查鉴别。

3. 非肉芽肿性溃疡性空回肠炎（non-granulomatous ulcerative jejunoileitis，NGUJI） NGUJI 为罕见病，Jeffries 等于 1968 年首先报道[12]。目前认为，该病是难治性乳糜泻的一种特殊类型。该病虽然有类似 CMUSE 的小肠多发溃疡，但组织学特征却以乳糜泻表现的空肠和近段回肠绒毛萎缩及上皮内淋巴细胞为背景，临床主要表现为腹泻、吸收不良综合征和蛋白丢失性肠病，而罕有肠梗阻和出血。可有乳糜泻血清学抗体阳性，但对去麦胶饮食无效。小肠镜检查结合活检病理可与 CMUSE 鉴别。

4. 其他 CMUSE 还需与肠结核及其他慢性感染性小肠炎、小肠淋巴瘤等引起小肠溃疡和狭窄性疾病相鉴别。

【治疗】

由于发病机制不明，本病治疗目前还是难题，尚无有效的药物治疗，外科手术复发率高。所幸本病呈复发与缓解交替的长病程，其间少有大出血和穿孔等急性致命性并发症，因此肠内营养和补铁剂等支持治疗成为本病最常用的治疗方法。

1. 药物治疗 缺乏有效治疗药物。通常会试用糖皮质激素，部分患者会出现激素依赖或激素无效[1,4]。激素依赖或无效者可考虑联合应用免疫抑制剂（如硫唑嘌呤、甲氨蝶呤），但据报道大多疗效不佳[1,4]。有个案报道抗肿瘤坏死因子单抗对本病有效[11]。

2. 肠狭窄的治疗 狭窄明显者可行内镜下气囊扩张或针刀切开治疗。对保守治疗无效或频繁发作的肠梗阻，则考虑行肠段切除手术。

3. 营养治疗与补铁 属常规治疗，兼具支持治疗及肠道休息作用。营养治疗视肠梗阻情况予肠内或肠外营养。

4. 其他 近年研究发现该病发生的基因突变皆与前列腺素生成有关，前列腺素类似物（米索前列醇）、促进上皮修复类药物（谷氨酰胺）是否有治疗作用值得研究。

（陈轩馥 杨 红）

参考文献

[1] SINGH A. Cryptogenic Multifocal Ulcerating Stenosing Enteropathy (CMUSE) and/or Chronic Non-specific

Multiple Ulcers of the Small Intestine (CNSU) and Non-granulomatous Ulcerating Jejunoileitis (NGUJI) [J]. Curr Gastroenterol Rep, 2019, 21(10): 53.

［2］PERLEMUTER G, GUILLEVIN L, LEGMAN P, et al. Cryptogenetic multifocal ulcerous stenosing enteritis: an atypical type of vasculitis or a disease mimicking vasculitis [J]. Gut, 2001, 48(3): 333-338.

［3］MATSUMOTO T, IIDA M, MATSUI T, et al. Chronic nonspecific multiple ulcers of the small intestine: a proposal of the entity from Japanese gastroenterologists to Western enteroscopists [J]. Gastrointest Endosc, 2007, 66 (3 Suppl): S99-S107.

［4］HWANG J, KIM J S, KIM A Y, et al. Cryptogenic multifocal ulcerous stenosing enteritis: radiologic features and clinical behavior [J]. World J Gastroenterol, 2017, 23: 4615-4623.

［5］吴东，陈丹，刘炜，等．隐源性多灶性溃疡性狭窄性小肠炎 10 例临床特点分析［J］．中华消化杂志，2017，37（2）：79-83.

［6］江勇，卢思琪，韩涛，等．隐源性多灶性溃疡性狭窄性小肠炎临床特点的汇总分析［J］．中华炎性肠病杂志，2018，2（1）：41-45.

［7］KOHOUTOVÁ D, BURES J, TYCOVÁ V, et al. Severe cryptogenic multifocal ulcerous stenosing enteritis. A report of three cases and review of the literature [J]. Acta Medica (Hradec Kralove), 2010, 53(53): 25–29.

［8］BROOKE M A, LONGHURST H J, PLAGNOL V, et al. Cryptogenic multifocal ulcerating stenosing enteritis associated with homozygous deletion mutations in cytosolic phospholipase A2-α [J]. Gut, 2014, 63: 96-104.

［9］UMENO J, HISAMATSU T, ESAKI M, et al. A hereditary enteropathy caused by mutations in the SLCO2A1 gene, encoding a prostaglandin transporter [J]. PLoS Genet, 2015, 11(11): e1005581.

［10］UMENO J, ESAKI M, HIRANO A, et al. Clinical features of chronic enteropathy associated with SLCO2A1 gene: a new entity clinically distinct from Crohn's disease [J]. J Gastroenterol, 2018, 53(8): 907-915.

［11］DE SCHEPPER H, MACKEN E, VAN MARCK V, et al. Infliximab induces remission in cryptogenic multifocal ulcerous stenosing enteritis: First case [J]. World J Gastroenterol, 2013, 19(10): 1661.

［12］JEFFRIES G H, STEINBERG H, SLEISENGER M H, et al. Chronic ulcerative (non granulomatous) jejunitis [J]. Am J Med, 1968, 44: 47-59.

第 2 节　腹　茧　症

腹茧症（abdominal cocoon，AC）又称硬化性包裹性腹膜炎（sclerosing encapsulating peritonitis，SEP），是一种少见的腹膜病变，其特点是腹腔部分或全部脏器被一层灰白色、形似蚕茧的质韧纤维膜包裹[1]。腹茧症分为原发性和继发性两大类。目前将发病原因未明、无腹腔手术史、腹膜透析史、特定药物使用史等明确病因的腹茧症定义为原发性腹茧症，于 1978 年由新加坡学者 Foo 等首次系统描述并命名[2]。原发性腹茧症是肠梗阻的少见病因之一，由于认识不足常易误诊，影响合理治疗。

目前尚无系统的原发性腹茧症流行病学资料。一项纳入 2000—2014 年英文文献的系统分析报道共 193 例，男女比例约 2∶1，发病平均年龄为 34.7 岁（7～87 岁），以中国报道例数最多（占 53.88%），次为印度，再次为土耳其[1]。一般认为原发性腹茧症多见于热带和亚热带地区。我国有搜集 1997—2005 年间中文文献报道腹茧症共 203 例[3]，其后仍不断有大宗[4]或小样本病例及个案报道[5]，可见本病在我国并非罕见。

【病因和发病机制】

腹茧症分为原发性和继发性两大类[1]。

1. 继发性腹茧症　最常见为长期腹膜透析，近年因透析液及透析技术改进，发病有减少。在结核病流行区结核亦是常见病因[6]。腹部手术史、腹部外伤、腹腔化疗、腹腔分流术、腹腔异物等理化因素刺激可引起腹茧症。少见的还有肝硬化、结缔组织病、腹腔肿瘤等。亦有报道长期服用 β 受体阻滞剂可降低环磷酸腺苷（cAMP）和环磷酸鸟苷（cGMP）比例，导致胶原过度生成和腹腔纤维蛋白渗出并机化，可诱发本病。

2. 原发性腹茧症　排除上述继发因素的腹茧症称为原发性腹茧症，是一种特定的腹膜疾病，病因和发病机制未明。曾认为可能与女性患者生殖道炎症逆行感染、月经血沿输卵管逆流，引起化学性腹膜炎渗出机化有关，但随着男性患者的增加，此观点存在争议。近年提出大网膜胚胎发育不良假说，系统病例分析确见相当部分患者存在大网膜缺如[3]。

按解剖腹茧症可分为 3 种类型，包括小肠部分包裹型、小肠完全包裹型，以及全部小肠伴其他腹膜内器官如胃、肝、阑尾、盲肠、结肠、卵巢等包裹型（图 3-11-4）[1]。

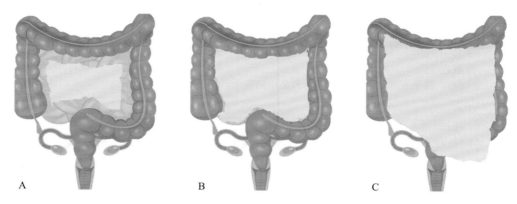

图3-11-4　原发性腹茧症
A.小肠部分包裹型；B.小肠完全包裹型；C.全部小肠伴其他腹膜内器官包裹型。

【临床表现】

早期可无症状，轻症者可有反复发作、程度较轻的腹痛、腹胀、呕吐等症状。腹茧症的典型表现是肠梗阻，可为急性、亚急性、慢性、反复发作性的完全性或不完全性肠梗阻，表现为痉挛性腹痛、腹胀、呕吐、肛门停止排气、排便，腹部膨隆和肠鸣音亢进。部分患者可扪及腹部包块，包块边界不清、多呈中心隆起。并发肠坏死、穿孔者少见[1-5]。

【放射影像学检查】

1. 立位腹部 X 线片　见小肠肠管积气、气液平面、扩张的小肠襻等时显示肠梗阻，但不能辨明病因。

2. CT 检查　典型的 CT 表现为肠襻被增厚的腹膜所包裹，包裹内的肠管聚集成团且固定在腹部某一部位，称"聚集征"，可呈"香蕉样""花菜样""扭麻花样"等形状，聚集的小肠肠管腔可正常、扩张或见气液平面；纤维包裹呈环状或半环状包裹着聚集肠管，称"包裹征"，包膜纤细、厚薄均匀或不均匀，增强后包膜呈渐进性强化。"聚集征"和"包裹征"为腹茧症的直接征象（图 3-11-5），两者同时存在可诊断腹茧症[7]。螺旋 CT 的应用大大提高了腹茧症的术前诊断水平，东部战区总医院报道该院 43 例患者术前诊断率达 74.4%[4]。

3. 消化道造影　可见腹部包块内为折叠的小肠，肠襻排列成"花菜样"。消化道造影一般在 CT 诊断不明确时进行。注意为避免加重梗阻，造影剂不宜用钡剂，可改用泛影葡胺。

4. MRI　所见与 CT 相似，可更清晰显示包裹情况[8]，但应用经验较少。

【诊断与鉴别诊断】

腹茧症是肠梗阻的少见病因之一，以往术前诊断困难[3]，近年螺旋 CT 诊断水平提高，术前诊断率也大大提高[4]。对病因不明的肠梗阻，本病应被列入鉴别诊断之列。既往有腹部创伤史、手术史、腹膜透析、腹腔化疗、长期口服普萘洛尔等情况，提示注意继发性腹茧症。CT 或 MRI 影像学检查见小

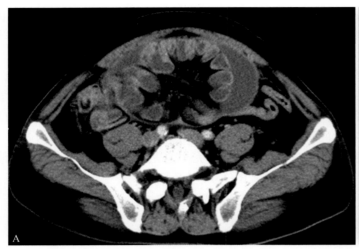
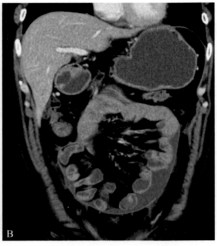

图3-11-5 腹茧症CT

A.轴位；B.冠状位。图中可见"包裹征"和其内的小肠聚集，形成"花菜样"。

肠"聚集征"和"包裹征"有重要诊断价值，必要时可辅以泛影葡胺消化道造影。确诊主要依靠腹腔镜或剖腹探查，术中见全部或部分小肠被一层灰白色、形似蚕茧的质韧纤维膜包裹（图3-11-6）。病理检查显示包膜为致密的纤维素样组织，其内见少量淋巴细胞和中性粒细胞浸润。

鉴别诊断：要与引起肠梗阻的类似疾病鉴别。术前CT影像学所见注意与引起小肠聚集的疾病如粘连性肠梗阻、内疝等鉴别，这类疾病无"包裹征"；亦要与显示为腹膜或肠系膜病变的疾病鉴别，如粘连性结核性腹膜炎、硬化性肠系膜炎等，这类疾病均无典型"聚集征"和"包裹征"。手术探查或腹腔镜检查结合活检则鉴别不难。

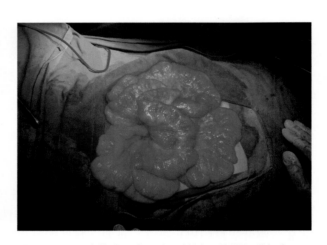

图3-11-6 腹茧症手术见小肠袢被蚕茧样包膜包裹

【治疗】

1. 手术治疗 对有肠梗阻包括急性、亚急性、慢性、反复发作性，尤其是原发性腹茧症患者，应行手术治疗。手术方法主要是切除纤维膜和囊带，松解粘连肠管，肠管重排（我国多用通过肠排列管的逆行法小肠内重排）。只对已出现不可逆病变小肠行切除[1,4]。

围手术期的处理：由于腹茧症很少发生绞窄性肠梗阻而被迫急诊手术，故有较充裕时间进行围手术期处理。期间通过保守治疗，在取得肠梗阻缓解的基础上，通过全肠内营养和/或肠外营养一定程度改善患者营养状态后再行手术，可明显减少术后并发症[1,4]。

手术后并发症的预防：早期术后炎症性肠梗阻是主要术后并发症[1,4,9]，加强围手术期处理可减少发生率如前述[4]。肠瘘与术中操作密切相关。远期再发肠梗阻是腹茧症治疗难点，小肠内重排有可能减少发生率[4]，有认为在关腹前腹腔滴注抗粘连剂如透明质酸钠可能有预防粘连肠梗阻作用[1]。

2. 非手术治疗 对症状轻，特别是有明确病因的继发性腹茧症，宜先行肠梗阻保守治疗和原发病治疗。不同病因的继发性腹茧症治疗不同，如最常见的由长期腹膜透析引起的继发性腹茧症，首先是停止腹膜透析。有报道，糖皮质激素或三苯氧胺（一种选择性雌激素受体调控药物）可减轻腹茧症病变[10]。

（谭 蓓）

参考文献

［1］ AKBULUT S. Accurate definition and management of idiopathic sclerosing encapsulating peritonitis [J]. World J Gastroenterol, 2015, 21(2): 675-687.

［2］ FOO K T, NG K C, RAUFF A, et al. Unusual small intestinal obstruction in adolescent girls: the abdominal cocoon [J]. Br J Surg, 1978, 65(6): 427-430.

［3］ 屠金夫，黄秀芳，朱冠保，等. 腹茧症 203 例综合分析［J］. 中华胃肠外科杂志，2006，9：133-135.

［4］ 李毅，李宁，朱维铭，等. 原发性腹茧症外科治疗 67 例临床分析［J］. 中华外科杂志，2013，51（2）：139-141.

［5］ XIA J, XIE W, CHEN L, et al. Abdominal cocoon with early postoperative small bowel obstruction: A case report and review of literature in China [J]. Medicine (Baltimore), 2018, 97: e11102.

［6］ SHARMA V, SINGH H, MANDAVDHARE H S. Tubercular Abdominal Cocoon: Systematic Review of an Uncommon Form of Tuberculosis [J]. Surg Infect (Larchmt), 2017, 18:736-741.

［7］ 马洪兵，周丹. 腹茧症的 CT 诊断及临床表现分析［J］. 医学影像学杂志，2019, 29（5）：865-868.

［8］ JOVANI M, BATICCI F, BONIFACIO C, et al. Abdominal cocoon or idiopathic encapsulating peritoneal sclerosis: magnetic resonance imaging [J]. Dig Liver Dis, 2014, 46: 192-193.

［9］ WEI B, WEI H B, GUO W P, et al. Diagnosis and treatment of abdominal cocoon: a report of 24 cases [J]. Am J Surg, 2009, 198: 348-353.

［10］ HABIB S M, BETJES M G H, FIEREN M W J A, et al. Management of encapsulating peritoneal sclerosis: a guideline on optimal and uniform treatment [J]. Neth J Med, 2011, 69(11): 500-507.

第 3 节　硬化性肠系膜炎

硬化性肠系膜炎（sclerosing mesenteritis，SM）是一种少见的、原因未明的、以肠系膜脂肪组织不同程度坏死、慢性炎症和纤维增生为特点的良性肠系膜疾病。本病命名一度十分混乱，从病理学角度，因病变成分的突出程度不同，有命名为肠系膜脂肪代谢障碍（mesenteric lipodystrophy）（脂肪变性坏死为主）、肠系膜脂膜炎（mesenteric panniculitis）（炎症为主）和收缩性肠系膜炎（retractile mesenteritis）（纤维增生为主）。近年认为上述疾病均有 3 种成分共存，只是程度不同，或进展过程不同，应视为同一疾病，故统一命名为硬化性肠系膜炎[1-2]。

SM 的发病很难统计[2]，2017 年英文期刊报道的病例系统分析共收集病例 192 例[3]，日本有小样本系列病例报道，我国有个案及小样本系列病例报道[4-5]。一项对 6 个月内 712 例尸检报道，该病检出率为 1.26%。对腹部 CT 检查资料库统计的发生率为 0.16%～0.6%。一项以 SM 典型影像学为诊断依据的 613 例连续 CT 检查病例的统计，检出率为 3.42%[6]。一般认为低估了其发病率，因为本病可以无症状或只有轻微非特异性症状，且部分患者可自然缓解，而放射影像学尚无公认的诊断标准，容易被忽略[2]。多数报道的病例都是因腹部包块鉴别诊断或出现并发症而在手术时确诊的[3]。

【病因和发病机制】

本病病因未明。病例报道常认为与腹部外伤或手术史、恶性肿瘤、自身免疫性疾病、感染、药物、腹膜后纤维化等相关[2-3]，但 CT 检查的病例对照研究并不能证明彼此相关性[2,6]。未有相关遗传基因的报道。从本病的病理组织学特征和演变推测，可能是在某些因素作用下，先有肠系膜脂肪细胞变性、坏死，渐继发生炎症，在慢性发展过程中最终发展为纤维化。

【临床表现】

本病可发生于任何年龄，而以50~70岁多见，男性多于女性（约为2:1）。可呈急性过程或慢性病程，少数在慢性病程中急性发作。症状无特异性，最常见为腹痛，其次为大便习惯改变（腹泻或便秘），呕吐、食欲缺乏等，发热见于部分患者。病情重、病程长者可有体重下降。部分患者体检有压痛，可扪及腹部包块。

常见并发症为肠梗阻、肠套叠、肠系膜缺血，亦有发生阻塞性肾衰竭者，少见的有乳糜腹水[2-3]。

据报道，由于其他原因行腹部CT检查偶然发现该病者，大多无症状或症状与CT所见并无相关性。随访5年，大部分个体CT表现无改变，而腹痛症状自然缓解，只有极少数患者症状加重需要治疗[2]。

本病总体呈良性过程，有症状患者少部分可自愈，多数对药物治疗有良好反应，其中少部分治疗后会复发。死亡病例常为并发症治疗不及时，或术后并发症或共存病。未有恶变报道[2-3]。

【实验室和其他检查】

1. 实验室检查 多数患者有炎症指标（CRP和ESR）增高。白细胞增高、贫血见于部分患者。病情重、病程长者可有低蛋白血症。有报道部分患者血IgG4升高，但均未达到IgG4相关性疾病的诊断标准[2]。

2. 放射影像学检查 SM腹部CT表现为"云雾样肠系膜"（misty mesentery），但该征象并非SM特异，可见于任何引起肠系膜水肿、淋巴性水肿、出血、炎症或肿瘤细胞浸润的疾病，故需鉴别。Coulier提出诊断无并发症肠系膜脂膜炎的标准须满足以下5项中3项：①明确的包块，但不侵犯邻近结构；②肠系膜密度增高；③肠系膜脂肪内含小（<10mm）软组织结节；④低密度的脂肪环绕淋巴结或肠系膜血管形成"脂肪光晕征"（fat halo sign）；⑤高密度假包膜围绕肿块呈"假包膜征"（attenuating pseudocapsule），但无腹水或恶性肿瘤浸润肠系膜[6]。该标准未经评估，供参考。有并发症的所谓收缩性肠系膜炎，表现为肠系膜收缩压迫或包绕肠管或血管。

腹部CT对SM的诊断和鉴别诊断有重要价值，但要注意与其他引起肠系膜影像学改变的疾病鉴别，特别是与恶性肿瘤鉴别。

3. 病理学检查 由于本病罕见，尚无达成共识的临床诊断标准，绝大部分患者是因腹部包块和/或影像学的相关表现需要鉴别诊断，或因并发症最终手术取得病理结果而确诊的[3]。

大体所见[1,4]：病变多累及小肠肠系膜，部分可累及大肠系膜，病变主要位于肠系膜根部。病变肠系膜上见黄灰色坚韧（偶可见钙化）单个或多个、大小不等（1~40cm）的结节状肿块，部分表现为长10~35cm、弥漫性坚韧结节状的肠系膜增厚（图3-11-7）。多发肿块者表现为一个大的肿块伴周围卫星状小结节。病变肠系膜常包绕肠管。

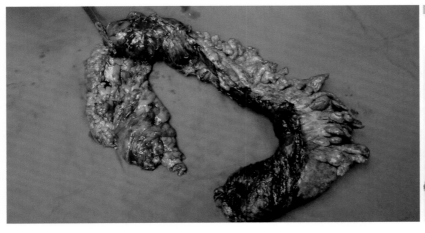
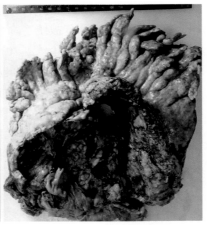

图3-11-7 硬化性肠系膜炎手术标本大体所见
弥漫性坚韧结节状的肠系膜增厚并包绕肠管。

组织学所见[1,4]：绝大多数病例中肠系膜纤维增生、慢性炎症及脂肪坏死共存。典型表现为纤维增生插入或包绕脂肪成小叶状，纤维和脂肪构成的小叶内散布慢性炎症细胞，多为淋巴细胞伴少量浆细胞和嗜酸性粒细胞（图3-11-8）。脂肪组织可从正常至不同程度的坏死伴吞脂细胞。纤维增生内可有钙化。不同病例的纤维增生、慢性炎症及脂肪坏死比例可不相同，少数病例主要表现局灶或弥漫性脂肪坏死而伴小量或无纤维化及炎症细胞浸润。

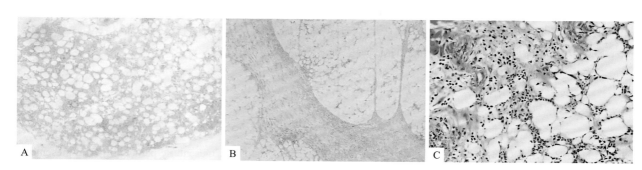

图3-11-8　硬化性肠系膜炎病理组织学所见
A. 肠系膜脂肪坏死及散在吞脂细胞；B. 纤维增生；C. 分隔状纤维增生及慢性炎症细胞浸润。

【诊断与鉴别诊断】

不论有无并发症，SM均缺乏特异性临床表现，腹部CT检查具有诊断提示价值。但要注意与其他引起类似肠系膜影像学改变的疾病鉴别[7]。"云雾状"肠系膜可见于任何引起肠系膜水肿、淋巴性水肿、出血、炎症或肿瘤细胞浸润的疾病，通过这些疾病本身的临床特征和相关检查进行鉴别。当见有肠系膜外的淋巴结病变、脾大、肠系膜淋巴结＞10mm时要考虑淋巴瘤的可能性，此时，PEC-CT和/或淋巴结穿刺有助鉴别。类癌腹膜转移可引起肠系膜胶原性收缩而酷似SM，如见同时有肝转移有助鉴别。肠系膜纤维瘤病的肠系膜密度更高，且多有家族性腺瘤性息肉病家族史。腹部包块要与腹腔恶性肿瘤鉴别。并发缺血性肠病要与其他病因缺血性肠病鉴别。

总之，由于目前尚缺乏对本病的深入认识，特别是对有并发症患者，通过腹部手术（腹腔镜或开腹）获得病理确诊，仍然是目前本病诊断和鉴别诊断的常用手段。期望今后进一步的研究能提供更理想的诊断和鉴别诊断规范。

【治疗】

对于由放射影像学疑诊或诊断的无症状或只有轻微非特异性症状患者不建议治疗，保持随访观察。对于有症状且影响生活质量者的治疗如下：

（一）药物治疗

目前尚无共识，属经验性治疗[2-3]。

1. 糖皮质激素　对多数患者有效。有报道认为，常规剂量［0.75～1mg/（kg·d）］，使用3～4个月达到最佳治疗效果，然后逐步减量。

2. 他莫西芬　该药为一种抗雌激素药物，其治疗纤维增生性疾病有一定的疗效。据报道，对本病与激素合用治疗有效，并可用于维持治疗。用法为：开始即与激素合用，10mg、2次/d；并于激素减量至停用后继续原剂量维持，疗程尚未定论。该药在有视力障碍、肝肾功能不全、脑卒中史者慎用，绒毛膜癌病史者忌用。使用时密切关注其继发性抗雌激素的不良反应及子宫内膜癌增加的风险。

3. 沙利度胺　小样本报道200mg/d，12周，1例达临床缓解，4例有反应。参考该药用于各种肿瘤性或免疫性疾病的疗效，对激素无效患者可考虑试用，但剂量及疗程有待探索，且要注意该药引起外周神经炎的严重不良反应。

4. 各种免疫抑制剂　如硫嘌呤类药物、他克莫司等，有个案或小样本报道。参考该类药物在结缔组织病和炎症性肠病的应用，对激素依赖的患者可考虑试用。疗法参考炎症性肠病的应用。

5. 其他　秋水仙碱、孕酮等有个案报道。

虽然本病总体呈良性过程，且部分患者可自愈。但部分治疗有效的患者停药后可复发。据报道[3]约 1/4 患者对 1 种治疗无效，而需改用其他治疗，少部分最终仍需手术。因此，目前临床多以探索用药为原则，同时密切监测复发。

（二）外科手术

只适用于有肠梗阻、肠系膜缺血、药物治疗无效者。由于肠系膜血管的原因，只有少部分患者可完全或大部分切除肠系膜包块，而多数患者仅能切除缺血肠段，或行改道手术，或仅作粘连松解术，并尽可能切除病变肠系膜。术后仍需药物治疗，并严密监测。

（胡品津）

参考文献

［1］ EMORY T S, MONIHAN J M, CARR N J, et al. Sclerosing mesenteritis, mesenteric panniculitis and mesenteric lipodystrophy: a single entity? [J]. Am J Surg Pathol, 1997, 21:392-398.

［2］ DANFORD C J, LIN S C, WOLF J L. Sclerosing mesenteritis [J]. Am J Gastroenterol, 2019, 114: 867-873.

［3］ SHARMA1 P, YADAV S, NEEDHAM C M, et al. Sclerosing mesenteritis: a systematic review of 192 cases [J]. Clin J Gastroenterol, 2017, 10:103-111.

［4］ HE H, SHI M, ZHANG M, et al. Sclerosing Mesenteritis: multidisciplinary collaboration is essential for diagnosis and treatment [J]. Gastroenterol Res, 2017, 10: 50-55.

［5］ 彭玉，李仕红，王甜，等. 硬化性肠系膜炎的典型及非典型影像学表现［J］. 中国医学计算机成像杂志，2017，23：352-356.

［6］ COULIER B. Mesenteric panniculitis: Part 2: Prevalence and natural course: MDCT prospective study [J]. JBR-BTR, 2011, 94: 241-246.

［7］ MCLAUGHLIN P D, FILIPPONE A, MAHER M M. The "misty mesentery": Mesenteric panniculitis and its mimics [J]. Am J Roentgenol, 2013, 200: 116-123.

第 4 节　小肠子宫内膜异位症

子宫内膜异位症（endometriosis，EM）是指有功能的子宫内膜腺体和基质出现在宫腔之外，包括皮肤、肺部、消化道、泌尿系统等[1]。8%～15% 的育龄期女性存在不同程度的 EM。消化道是生殖系统以外子宫内膜异位症最常见的受累部位。有回顾性研究显示，EM 患者中消化道受累率在 5.3%～12%，其中以直肠、乙状结肠最常见，约占其中的 85%，其次包括回肠、盲肠、阑尾等。累及小肠的 EM 相对罕见，一项国外研究发现仅有 3.3% 的 EM 患者有回肠、盲肠受累。EM 于育龄期女性好发，绝经期偶见。

【发病机制】

根据 Sampson 经血逆流种植为主导理论，EM 往往是子宫内膜细胞在月经期经输卵管逆流所致，经过黏附、侵袭、血管形成等过程，最终种植和发生病变。盲肠及直肠往往相对固定，且与输卵管紧邻，逆流出输卵管的子宫内膜细胞可以黏附在肠壁上，随着时间的推移，进而形成子宫内膜的小结节，然后逐渐向局部肠管浸润生长，逐渐从浆膜层、肌层，穿透至黏膜下层和黏膜层。

其他发病机制还包括体腔上皮化生、血管或淋巴转移学说以及干细胞理论等。

【临床表现】

小肠 EM 初期可没有明显症状，特别是回肠、盲肠受累的患者，部分患者是在行手术时发现，子宫内膜已经异位到回盲部的浆膜面。

EM 本身最典型的临床症状是盆腔疼痛，包括痛经、慢性盆腔痛、性交痛、肛门坠痛等。

因为绝大多数小肠 EM 的患者同时存在直肠、乙状结肠受累，所以其突出临床表现多因直肠、乙状结肠受累所致，譬如与月经周期相关的下腹痛、便血、腹泻、便秘或排便困难等消化道症状，多数患者同时存在痛经。个别患者因肠道狭窄、肠套叠而导致肠梗阻。

【辅助检查】

血清 CA125 测定可能有助于肠道 EM 的诊断及手术后病情复发的监测。CA125 水平升高可见于重度 EM、盆腔有明显炎症反应，合并子宫内膜异位囊肿破裂或子宫腺肌病者。

消化内镜检查有助于 EM 消化道受累的诊断，特别是直肠乙状结肠受累，内镜下可表现为隆起或隆起凹陷型病变，表面可有息肉样隆起，或粗糙不平、糜烂，部分患者出现表面渗血，局部颜色发暗，基底部可有淋巴管扩张样改变。

结肠镜下病灶活检有助于诊断，但总体阳性率偏低。国内一项单中心回顾性研究[2]的活检的阳性率为 11%，且发现自发出血患者的活检阳性率更高，活检数量多也有助于疾病的确诊。国外一项研究提示，表面结节感病灶的诊断阳性率高于光滑病灶[3]。国外有应用超声内镜下穿刺术提高诊断阳性率的报道。

腹腔镜探查有助于肠道 EM 的诊断及治疗[4]，腹腔镜能了解子宫内膜在盆腔及腹腔的分布范围、肠道受累的范围及程度，并可以进行针对性的手术治疗。

【诊断及鉴别诊断】

小肠 EM 诊断有赖于病理学确认小肠肠壁或肠腔内存在有子宫内膜组织。消化内镜、腹腔镜等的关键作用在于，以侵入性方式获取受累部位的病理组织。

国外研究者曾提出结肠镜下诊断 EM 结直肠受累的诊断标准[5]，可供临床参考。诊断条目：①结肠镜发现异常，无其他临床病因解释；②内镜活检或手术标本病理检查中，发现典型的子宫内膜；③盆腔 EM 疾病史；④典型的周期性症状，如直肠出血和/或腹痛；⑤药物治疗结直肠 EM 后，内镜下表现有改善。同时具有①和②，或具有①和③~⑤中至少 2 条，可确立诊断。

对于小肠 EM 患者，除了气囊辅助式小肠镜外，通过其他内镜发现子宫内膜累及的概率很小。

育龄期女性出现消化道症状，如果有 EM 史，特别是与月经周期相关的症状时，需要将肠道 EM 纳入鉴别诊断的范畴。需要与该病鉴别的疾病包括结直肠肿瘤、炎症性肠病、阑尾炎等。

【治疗】

和其他 EM 治疗的手段一样，小肠 EM 也主要是药物和/或手术治疗。

药物治疗目的是抑制卵巢功能，阻止内膜异位症的发展，减少病灶的活性。使用药物包括非甾体抗炎药、口服避孕药、高效孕激素、雄激素衍生物以及促性腺激素释放激素激动剂等。药物治疗有助于消化道 EM 的相关症状的改善，同时也可作为术前准备，使异位内膜病灶萎缩、减少出血，有利于手术切除。

手术治疗的目的是切除病灶，恢复肠道结构。当 EM 导致肠梗阻、肠腔狭窄时[6]，或者上述药物治疗无效时，可考虑手术治疗。手术可根据肠道受累情况，行 EM 病变剔除术、狭窄肠管切除及吻合术等。如果盆腔病灶广泛且无生育要求者，可在切除病变肠道的同时行双侧附件切除。

【预后与转归】

对于罹患小肠 EM 患者，不论是否手术，均需长期随访。鉴于小肠 EM 患者多为个案及小队列研究，此类患者的长期预后尚待进一步研究。2011 年一项纳入 18 例回盲部 EM 患者接受手术治疗后平均随访 27 个月，仅 1 例患者病情复发，89% 患者的消化道症状消失或明显好转。2014 年另一项回顾性研究纳入 8 例行手术治疗的回盲部 EM 患者，经平均 9 年随访，大部分患者的腹痛症状消失或明显改善，没有患者再发便血，3 例患者因生育要求行手术治疗，2 例患者因为病情反复或术后并发症而再次手术治疗。

（李 骥）

参考文献

［1］ 中华医学会妇产科学分会子宫内膜异位症协作组. 子宫内膜异位症的诊治指南［J］. 中华妇产
科杂志，2015，50（3）：161-169.

［2］ 张晟瑜，李骥，王强，等. 结直肠子宫内膜异位症的结肠镜下表现：一项单中心回顾性研究
［J］. 中华内科杂志，2018，57（4）：275-278.

［3］ KIM K J, JUNG S S, YANG S K, et al. Colonoscopic findings and histologic diagnostic yield of colorectal
endometriosis [J]. J Clin Gastroenterol, 2011, 45(6): 536-541.

［4］ RUFFO G, STEPNIEWSKA A, CRIPPA S, et al. Laparoscopic ileocecal resection for bowel endometriosis [J].
Surg Endosc, 2011, 25(4): 1257-1262.

［5］ FEDELE L, BERLANDA N, CORSI C, et al. Ileocecal endometriosis: clinical and pathogenetic implications of an
underdiagnosed condition [J]. Fertil Steril, 2014, 101(3): 750-753.

［6］ TORRALBA-MORÓN A, URBANOWICZ M, IBARROLA-DE ANDRES C, et al. Acute small bowel obstruction
and small bowel perforation as a clinical debut of intestinal endometriosis: a report of four cases and review of the
literature [J]. Intern Med, 2016, 55(18): 2595-2599.

第5节　小肠异物

　　小肠异物属于消化道异物的一种类型，是指滞留于小肠内的难以被消化、吸收或及时自行排出
体外的有形物体[1]。小肠异物相较于食管异物较为少见，成人最常见者为胶囊内镜、义齿及枣核等，
精神病患者及自吞器物者多见为尖锐金属物，而幼儿常见为硬币、纽扣电池及玩具零部件等。因为解
剖位置及形态关系，所以小肠异物相对于食管异物而言较少引起急症[2]，大多可自然排出，少数小
肠异物可因刺入肠壁嵌顿于小肠内或因小肠肠腔病理性狭窄而滞留。相较于消化道其他部位异物，小
肠异物诊治更为困难。

　　【病因及发病机制】

　　1. 钝性异物　幼儿多为吞食玩具或其零部件，常见为纽扣电池、磁球及硬币等。这些钝性消化
道异物如果能顺利通过食管、幽门及十二指肠，绝大多数能够自行通过小肠排出体外[3]。成年人多
为胃结石通过幽门进入小肠内，或胆囊内结石经胆囊十二指肠之间形成的瘘口进入小肠内。小肠内较
大结石可引起不完全性或完全性肠梗阻，也可引起小肠黏膜损伤甚至溃疡形成。

　　2. 尖锐及不规则形状异物　常见为枣核、义齿、细针、螺丝钉、鱼刺、牙签、鸡骨及消化道支架
等。尖锐异物可刺入肠壁嵌顿于肠腔，亦可划伤甚至穿透小肠壁，导致肠梗阻、肠壁溃疡、出血、肠穿
孔及腹腔感染。回肠较空肠管腔更小，是异物较常嵌顿的部位，尤以生理性狭窄回盲瓣处更为常见[4]。

　　3. 磁性异物　两个以上磁性异物之间相互吸引，造成肠壁压力性损伤、肠系膜血管损伤、肠扭
转等，从而导致组织坏死、溃疡、穿孔、瘘管及梗阻的发生[5]。

　　4. 胶囊内镜滞留　胶囊内镜滞留的定义是指吞服胶囊内镜后2周内未排出体外，影像学检查发
现胶囊滞留体内，通常发生在较严重小肠狭窄病变的基础之上[6]。引起小肠狭窄的常见疾病包括克
罗恩病、小肠恶性肿瘤、非甾体抗炎药（nonsteroidal anti-inflammatory drug，NSAID）相关性肠炎、
吻合口狭窄、缺血性肠病等，少见原因还包括肠道重复畸形、憩室等小肠发育异常。系统评价研究显
示，胶囊内镜滞留的平均发生率为2.1%，出血性疾病者胶囊内镜检查发生胶囊滞留率约2%，而怀疑
炎症性肠病或炎症性肠病确诊后行胶囊内镜检查者胶囊滞留率分别约4%及8%[7]。

　　【临床表现】

　　体积较小的钝性小肠异物通常不会引起明显不适症状，多数随着肠管蠕动排出体外。

尖锐、形状不规则的小肠异物在小肠内随着蠕动可划伤甚至刺穿肠壁，或在不同部位卡压肠壁引起多部位肠壁损伤。部分异物可引起小肠溃疡、慢性穿孔、不完全性肠梗阻、局部感染及显性出血，临床表现为发热、腹痛、腹胀、排便排气减少、黑便或血便等。尖锐异物所致的穿孔一般较小，且为慢性穿孔，容易在肠壁外形成包裹，肠内容物外溢不多见，多以局限性腹膜炎为主，穿孔合并弥漫性腹膜炎者极少见[8]。

体积较大的小肠异物多数可挤压肠壁引起小肠黏膜糜烂及溃疡形成，嵌顿于小肠可导致小肠梗阻，临床多表现为腹痛、腹胀及排便排气减少等不完全性肠梗阻症状。随着小肠蠕动，异物位置可发生改变，使梗阻症状时轻时重。有时小肠异物也可引起完全性肠梗阻，表现为腹胀、腹痛明显，且进行性加重，伴排便、排气停止。一旦出现完全性肠梗阻，必须及时处理，否则可诱发急性小肠穿孔及弥漫性腹膜炎。

两个以上的磁性异物进入小肠，因其互相吸引会使位于不同区域内的肠管吸附在一起，从而导致磁体间的肠壁缺血及坏死性损伤，最终出现穿孔、肠瘘、肠扭转等严重后果；另外，肠系膜血管受压损伤后可出现腹腔内出血[5]。此外，含铅异物如鱼钩、气枪弹丸等可导致铅中毒。胶囊内镜滞留极少导致急性小肠梗阻，也很少加重原发病，目前尚无胶囊内镜裂解导致小肠穿孔的相关报道。

【辅助检查】

1. 立位腹部 X 线检查　立位腹部 X 线检查是判断腹腔内是否有高密度异物的首选检查，是评估异物性质、形状、大小及部位最简单的方法，亦可初步评估是否并发肠梗阻、肠穿孔，怀疑小肠异物者均应尽早接受腹部 X 线检查。

2. 全消化道造影　对于 X 线下显影不佳或者不显影的小肠异物，如牙签、鱼刺、鸡骨等，可选择消化道造影检查。常用的造影剂包括钡剂、碘剂。考虑到多数小肠异物检查之后需行小肠镜下取出，推荐以稀释的碘剂造影作为优先选项，除非患者合并有碘过敏等禁忌。

3. 小肠 CT 成像（CT enterography，CTE）　推荐对小肠异物患者行腹盆腔 CT/CTE 检查，一方面，可更准确判断小肠异物性质、数量、大小、位置等信息；另一方面，也是鉴别腹部 X 线片提示的"腹腔异常密度影"是否位于消化道腔内的有效方法。另外，腹盆 CT/CTE 对于合并小肠穿孔、局部脓肿、腹膜炎等更具诊断价值[9-10]。对于低密度非金属异物，X 线不易识别时，有条件的单位可将 MR/MRE 作为定性、定位诊断的备选方法。

4. 胃镜及结肠镜　对于吞食了异物尤其尖锐异物的患者，应尽早进行胃镜检查，明确异物是否滞留在上消化道。如果异物进入小肠时间已经较长，影像学定位困难，不能排除异物已经由回盲瓣进入结肠时，可行结肠镜检查。

5. 气囊辅助小肠镜　气囊辅助小肠镜很少单纯用于小肠异物诊断，往往是针对病因不明的小肠梗阻者进行检查时偶然发现小肠异物，或高度怀疑有小肠异物，但经上述各项检查无法明确诊断时可以作为一项备选的检查手段。

【诊断及鉴别诊断】

1. 诊断　综合病史，临床症状、体征，影像学检查结果等证据，结合胃镜及结肠镜检查结果，往往能得到小肠异物的定性诊断，但异物在小肠内的准确定位比较困难。一般而言，左上腹异物以空肠居多，右下腹以回肠居多。对于明确诊断的小肠异物，还需要对并发症进行评估，除了根据临床症状、体征外，腹部 CT 尤其是 CTE 是评估各种严重并发症（如肠梗阻、肠穿孔等）的重要手段。

2. 鉴别诊断　小肠异物需与腹腔及相关脏器结石、医用植入物及占位病变等相鉴别，核实病史是鉴别诊断的第一步。有可疑异物相关病史且影像学检查阳性者，仍需排除畸胎瘤、节育器、医用植入物。影像学提示高密度影者需警惕卵巢畸胎瘤的可能，本病多发生于中青年女性，腹部超声、腹盆 CT/MRI 有特征性表现及 AFP 升高等对诊断本病有较大价值。笔者单位曾遇到一例卵巢畸胎瘤患者，有明确义齿吞入史，外院腹部 X 线片提示盆腔内高密度影，误诊为义齿，应用气囊辅助小肠镜检查未发现小肠异物，最后开腹探查确诊为卵巢畸胎瘤。

【治疗】

小肠异物与其他消化道异物的处理原则基本类似，处理时机由异物种类、临床表现、滞留部位与时间、患者主观意愿等因素共同决定[1,3]。估计能自行通过小肠的钝性异物（如最常见的胶囊内镜），可先观察随访，优先处理导致滞留的原发疾病[11-12]，滞留2周以上者需再次评估病情，结合原发疾病决定是否行气囊辅助式内镜取出或外科介入治疗。以下情况应尽早取出异物：①尖锐、腐蚀性或磁性异物；②长度＞6cm的异物；③直径＞2.5cm的异物。胶囊内镜滞留作为一种医源性并发症，同所有其他医源性并发症一样，重在预防，其次才是治疗。目前的研究表明，胶囊内镜检查前的小肠CT检查，能较好识别中度以上的小肠狭窄，可有效减少或避免胶囊内镜滞留[7]。小肠异物目前常用的处理方式包括气囊辅助式小肠镜下异物取出、外科手术治疗及药物治疗原发小肠狭窄性疾病。

1. 气囊辅助式小肠镜下小肠异物取出术或碎石术　鉴于气囊辅助式小肠镜技术已十分成熟，有条件的中心通常优先尝试小肠镜下外取异物，小肠镜取出滞留胶囊内镜的成功率约为70%[13-14]，其他小肠异物经小肠镜下治疗多为个案报道，安全性及成功率需视具体情况而论。内镜下取出失败者，可于内镜检查中于异物滞留处作标记，以便手术时辨认部位。对于经幽门进入小肠内的结石或经胆囊十二指肠瘘进入小肠内的结石，可尝试进行小肠镜下碎石术。

小肠镜进镜途径的选择取决于异物的位置以及是否合并小肠原发疾病。对于无小肠原发疾病的小肠异物滞留，可遵循就近原则选择进镜途径：即远段小肠选择经肛进镜，空肠及近段回肠选择经口进镜。但对于因小肠原发疾病导致的小肠异物滞留，如小肠克罗恩病导致的胶囊内镜滞留，应当优先考虑经口进镜。若经口途径小肠镜未能到达胶囊内镜滞留的部位，也可尝试采用经肛小肠镜联合狭窄扩张术取出异物。怀疑小肠梅克尔憩室导致胶囊滞留时，则首选经肛进镜。若经一侧小肠镜检查未发现异物，可考虑经对侧进镜取出。

小肠镜下异物取出可根据异物形态及异物是否已经穿入肠壁，综合运用异物钳、圈套器或网篮等配件抓取异物，尽可能将异物收入外套管内后，连同外套管一同取出，避免取出过程中异物损伤消化道黏膜[15]。小肠镜下取出滞留胶囊内镜最有效工具是网兜。小肠镜对小肠异物的价值不限于异物取出，即使内镜下取出失败，也可利用小肠镜在异物滞留处进行标记，便于外科腹腔镜下取出，避免创伤较大的开腹手术。

2. 外科手术治疗　小肠异物需要外科手术治疗的情况包括：①需要外科手术治疗原发病的胶囊内镜滞留，如小肠恶性肿瘤；②异物合并小肠穿孔者[16]；③异物经小肠镜取出失败者或经小肠镜取出后发生的严重并发症，如穿孔和出血。外科手术的主要方式包括开腹手术及腹腔镜手术，后者适用于良性疾病及异物定位明确或腔镜下可探明部位者，必要时可腹腔镜联合术中内镜进行微创异物取出[17]。

3. 药物治疗　对于小肠炎性狭窄导致胶囊内镜滞留患者，经激素等药物治疗后部分滞留的胶囊可能自行排出。据报道，有12%~34%的滞留胶囊内镜，经药物治疗原发病（主要为克罗恩病）后局部炎症减轻、狭窄改善后胶囊自行排出体外[9,18]。

（宁守斌）

参考文献

［1］　中华医学会消化内镜学分会. 中国上消化道异物内镜处理专家共识意见（2015年，上海）［J］. 中华消化内镜杂志，2016（1）：19-28.

［2］　GERACI G, SCIUME' C, DI CARLO G, et al. Retrospective analysis of management of ingested foreign bodies and food impactions in emergency endoscopic setting in adults [J]. BMC Emerg Med, 2016, 16(1): 42.

［3］　IKENBERRY S O, JUE T L, ADERSON M A, et al. Management of ingested foreign bodies and food impactions [J]. Gastrointest Endosc, 2011, 73(6): 1085-1091.

［4］孙聚珊，李万富，梁挺，等．小儿消化道异物 104 例临床分析［J］．中华小儿外科杂志，2017，38（9）：671-675.

［5］LIU S, DE BLACAM C, LIM F Y, et al. Magnetic foreign body ingestions leading to duodenocolonic fistula [J]. J Pediatr Gastroenterol Nutr, 2005, 41(5): 670-672.

［6］中华医学会消化内镜学分会．中国胶囊内镜临床应用指南［J］．胃肠病学，2014, 19（10）：606-617.

［7］REZAPOUR M, AMADI C, GERSON L B. Retention associated with video capsule endoscopy: systematic review and meta-analysis [J]. Gastrointest Endosc, 2017, 85(6): 1157-1168.

［8］黄琦，刘黎明，刘中砚，等．枣核致成人肠穿孔 17 例诊治分析［J］．中华胃肠外科杂志，2017，20（1）：94-96.

［9］GUELFGUAT M, KAPLINSKIY V, REDDY S H, et al. Clinical guidelines for imaging and reporting ingested foreign bodies [J]. AJR Am J Roentgenol, 2014, 203(1): 37-53.

［10］NICOLODI G C, TRIPPIA C R, CABOCLO M F, et al. Intestinal perforation by an ingested foreign body [J]. Radiol Bras, 2016, 49(5): 295-299.

［11］RONDONOTTI E. Capsule retention: prevention, diagnosis and management [J]. Ann Transl Med, 2017, 5(9): 198.

［12］CHEON J H, KIM Y S, LEE I S, et al. Can we predict spontaneous capsule passage after retention? A nationwide study to evaluate the incidence and clinical outcomes of capsule retention [J]. Endoscopy, 2007, 39(12): 1046-1052.

［13］智发朝，乔伟光．小肠镜诊治新进展［J］．中华消化杂志，2019，39（6）：376-378.

［14］WANG Y, LIAO Z, WANG P, et al. Treatment strategy for video capsule retention by double-balloon enteroscopy [J]. Gut, 2017, 66(4): 754-755.

［15］中华医学会消化内镜学分会小肠镜和胶囊内镜学组．中国小肠镜临床应用指南［J］．中华消化内镜杂志，2018，35（10）：693-702.

［16］罗海，沈可欣，胡俊，等．腹腔镜治疗异物所致肠穿孔三例临床分析［J］．中华普通外科杂志，2019，34（1）：74-75.

［17］吕富靖，冀明，张澍田，等．结肠镜与腹腔镜双镜联合取小肠异物一例［J］．中华消化内镜杂志，2010，27（6）：290.

［18］NEMETH A, WURM J G, NIELSEN J, et al. Capsule retention related to small bowel capsule endoscopy: a large European single-center 10-year clinical experience [J]. United European Gastroenterol J, 2017, 5(5): 677-686.

第 6 节　小肠细菌过度生长

小肠细菌过度生长（small intestinal bacterial overgrowth，SIBO）是由小肠细菌数量增加而引起消化道症状的一种临床综合征[1]。引起 SIBO 的病因众多，而由 SIBO 导致的临床表现不一、程度不等，腹泻和吸收不良是 SIBO 具有重要临床意义的表现。

【病因和发病机制】

1. SIBO 的病因　正常生理状态下，人体消化道菌群分布呈从近而远逐步递增现象（胃和近段小肠内细菌很少，空肠中段和远段细菌浓度不超过 10^4CFU/ml，回肠约为 10^6CFU/ml，末段回肠不超过 10^9CFU/ml，结肠则可达 10^{12}CFU/ml）。一系列生理防御机制防止小肠细菌过度生长，这些机制包括胃酸分泌、胰液和胆汁的抑菌作用、肠道蠕动、完好的回盲瓣、消化道黏膜分泌 IgA 抗体等[1]。当这些机制的某一（些）环节发生障碍，可发生 SIOB。SIBO 的病因众多（表3-11-2）[2-3]。这些病因中以小肠动力障碍最为常见，有系统分析报道慢性胰腺炎 SIOB 的发生率高达 36%[4]，SIOB 与肠易激综合征发病的确切关系尚待进一步研究[5]。

表 3-11-2　小肠细菌过度生长的病因

病因分类	疾病
解剖异常	术后解剖改变 　旁路手术和肠管旷置 　手术性盲袢（端侧肠 – 肠吻合） 　手术重复循环性肠袢（侧 – 侧肠吻合） 小肠梗阻 粘连 小肠憩室 瘘管
小肠动力障碍	慢性假性肠梗阻（详见第三篇第九章第 1 节） 帕金森病 系统性硬化症 甲状腺功能减退 糖尿病 麻醉药品
肝、胰疾病	慢性胰腺炎 肝硬化 酒精性或非酒精性脂肪性肝炎
pH 变化	质子泵抑制剂应用
免疫缺陷	IgA 缺乏 普通型变异型免疫缺陷病 低丙种球蛋白血症 人免疫缺陷病毒
其他	肠易激综合征 炎症性肠病 乳糜泻 病态肥胖 高龄

2. SIBO 引起消化道症状的发病机制　SIBO 患者小肠细菌在肠腔内对碳水化合物的发酵作用产生二氧化碳、氢和甲烷等物质，是导致腹部不适和胃肠道胀气的主要原因，也是用于诊断 SIBO 的呼气试验的基础。SIBO 发生腹泻和吸收不良的机制可能涉及多方面：①胆汁酸性腹泻：小肠厌氧菌分解结合胆汁酸为游离胆汁酸，破坏了胆汁酸的肝肠循环，进而影响长链脂肪酸的乳化和吸收，导致脂肪吸收不良和脂肪泻；所产生的游离胆汁酸及羟化脂肪酸刺激肠黏膜分泌，导致分泌性腹泻。②渗透性腹泻：小肠细菌分解底物产生的物质如胺、D- 乳酸、石胆酸等，以及细菌本身的毒素均可造成小肠刷状缘损伤至双糖酶减少，影响糖消化和吸收，加之小肠细菌本身对糖的降解，导致肠腔渗透压增高而发生渗透性腹泻。③小肠厌氧菌可以利用维生素 B_{12}，阻碍了与内因子的结合，从而导致大细胞性贫血和神经系统紊乱。脂肪吸收不良造成脂溶性维生素缺乏。

【临床表现】

SIBO 患者临床表现因基础疾病和吸收不良程度而异，轻者可有腹部不适、腹痛、嗳气、腹胀、腹泻等非特异性胃肠症状；重者腹泻明显，可有脂肪泻。病情重、病程长者可出现吸收不良综合征典型表现（见第三篇第十二章第 1 节）。腹泻和吸收不良是 SIBO 的重要临床表现。维生素 B_{12} 导致的大细胞性贫血可以突出症状出现。

【实验室检查】

（一）SIBO 的诊断性检查[1,6]

1. 呼气试验　碳水化合物在肠道经细菌发酵产生多种气体，经吸收最终随呼吸排出，其中氢气和甲烷只在肠道内产生。小肠细菌过度生长时，摄入的碳水化合物发酵增加，故测定服用一定剂量的碳水化合物底物后在一定时间内呼出的氢气和甲烷的量增加，可提示 SIBO。常用的底物为乳果糖或葡萄糖。氢呼气试验可反映大部分 SIBO，但部分患者存在产甲烷古菌（methanogenic archaea），可将氢气转化为甲烷气，导致氢呼气试验假阴性，故同时检测氢和甲烷可提高呼气试验敏感性。

氢和甲烷呼气试验已有商品化检测仪，使用方便，故临床常用。但各种呼气试验的检查方法和判断标准不一，2017 年发表的北美共识提出了以证据为基础的胃肠疾病氢和甲烷呼气试验的共识意见，规范检查方法和判断标准[6]（详见第二篇第二章）。

呼气试验有假阳性和假阴性，Khoshini 等的系统回顾显示以小肠抽吸液细菌培养为标准，乳果糖呼气试验敏感性为 31%～68%，特异性为 44%～100%；葡萄糖呼气试验敏感性为 20%～93%，特异性为 30%～86%[1]。因葡萄糖可在上段十二指肠被吸收，可导致远段小肠 SIBO 葡萄糖呼气试验假阴性；而乳果糖会促进小肠传输加快而发生乳果糖过早在大肠发酵，导致乳果糖呼气试验假阳性。对糖尿病患者宜选择乳果糖呼气试验。

2. 小肠抽吸液培养　在上消化道内镜检查时，从内镜活检端口置入无菌导管至十二指肠的第 3～4 段采集十二指肠液 3～5ml，标本立即转移至无氧运输瓶，送需氧和厌氧微生物培养。以往以小肠抽吸液培养细菌计数 ≥ 10^5CFU/ml 为诊断 SIBO 界限值，但近年的研究认为此值太高，新近共识提出以十二指肠抽吸液培养细菌计数 ≥ 10^3CFU/ml 为界限值[1]。但此检查为有创性、操作要求高，且由于插入小肠深度有限、半数以上细菌不可培养，因此并不是理想的方法。但目前尚无公认的更可靠检查方法，因此该检查仍被视为 SIBO 诊断的"金标准"。虽在临床上较少应用，但有时对高度疑诊 SIBO 患者，小肠抽吸液培养与呼气试验结合仍有一定临床应用价值。

3. 新技术　基因芯片高通量测序研究小肠细菌的多样性，小肠胶囊技术进行体内呼气试验[7]或小肠细菌采样的新技术正在研究中[8]。

（二）营养缺乏状态的相关实验室检查

详见第三篇第十二章第 1 节。

【诊断和鉴别诊断】

症状无法区分基础病是否合并 SIBO。无论从结果判断的可靠性和细菌耐药性产生的不良后果考虑，常规抗生素经验性治疗作为诊断性治疗试验并不可取。对具有易发生 SIBO 基础疾病患者，特别是有肠动力障碍疾病患者或有腹腔手术史患者，出现难以解释的消化道症状或者腹泻和吸收不良时，要考虑本病的可能。葡萄糖或乳果糖氢和甲烷呼气试验或小肠抽吸液培养任一结果阳性者，结合临床可诊断 SIBO。确实无检查条件，不得已时仍可考虑抗生素经验性治疗，有效时支持诊断的可能。

鉴别诊断：基础病是否合并 SIBO，从临床表现及一般实验室和影像学检查很难鉴别，关键是要考虑到合并 SIBO 可能，特别是出现难以解释的腹泻和吸收不良时更要考虑合并 SIBO。SIBO 的诊断性检查（呼气试验或小肠抽吸液培养）有助鉴别。

【治疗】

1. 病因治疗　对可以根治或可以控制的疾病，应积极病因治疗。对有小肠动力障碍者，应停用降低肠动力药物如苯二氮䓬类、解痉药等，试用促胃肠动力药物。长期或过度抑酸可能促进细菌过度生长，建议根据病情尽可能减少抑酸剂的剂量和疗程，以减轻细菌过度生长。

2. 抗生素治疗　抗生素是治疗 SIBO 的重要手段，可缓解或减轻患者症状[1,9]。抗生素的选择目前仍只有基于小样本的较低质量的临床研究证据，推荐的抗生素有利福昔明、环丙沙星、阿莫西林 – 克拉维酸、新霉素、甲硝唑、多西环素、复方新诺明等[1]。利福昔明具有肠道不吸收和耐药发生率较低的优势。SIBO 在病因未解除前容易复发，有研究显示第 3、6、9 个月复发率分别可达13%、28% 和 44%[10]。有复发症状的患者需要再次治疗，交替使用不同抗生素有助于预防耐药发生。研究提出，对易复发者采用每月治疗 1 个周期，总疗程 4～6 个月的方案。

研究显示，以产氢为主的细菌过度生长和以产甲烷为主的细菌过度生长患者都表现为腹胀症状，但其实是两种不同的模式[11]。对于甲烷产量过多患者，单用利福昔明效果欠佳，有建议利福昔明550mg、3 次 /d 联合新霉素 500mg、2 次 /d 口服，有效率可达到 80%[12]。此外，新近发现他汀类药物通过干扰甲羟戊酸酯合成所需的类异戊二烯脂质合成，而抑制产甲烷菌株的生长和甲烷的产生，尚需进一步临床证实[13]。对于肠道盲袢患者建议应用全身系统性抗生素，而非利福昔明、新霉素等仅作用于消化道的抗生素。

3. 饮食调整　饮食调整主要是减少发酵性产物，故推荐 SIBO 患者宜避免高纤维和发酵性甜品饮食。研究显示，低 FODMAP 饮食（发酵低聚糖、双糖、单糖和多元醇）可以明显改变 IBS 患者肠道菌群[14]，虽然研究结果不一致，但总的来说，低 FODMAP 饮食可能一定程度减轻 IBS 患者症状[1]。曾有研究报道，SIBO 患者要素饮食 2 周后，氢呼气试验转阴率可达 80%，症状改善率达到 66%[15]，提示短期要素饮食有助 SIBO 的治疗。

（谭 蓓 韩 玮）

参考文献

［1］ PIMENTEL M, SAAD R J, LONG M D, et al. ACG Clinical Guideline: Small Intestinal Bacterial Overgrowth [J]. Am J Gastroenterol, 2020, 115(2): 165-178.

［2］ BURES J, CYRANY J, KOHOUTOVA D, et al. Small intestinal bacterial overgrowth syndrome [J]. World J Gastroenterol, 2010, 16(24): 2978-2990.

［3］ QUIGLEY E M M. The Spectrum of Small Intestinal Bacterial Overgrowth (SIBO) [J]. Curr Gastroenterol Rep, 2019, 21(1): 3.

［4］ CAPURSO G, SIGNORETTI M, ARCHIBUGI L, et al. Systematic review and meta-analysis: small intestinal bacterial overgrowth in chronic pancreatitis [J]. United European Gastroenterol J, 2016, 4(5): 697-705.

［5］ AZIZ I, TÖRNBLOM H, SIMRÉN M. Small intestinal bacterial overgrowth as a cause for irritable bowel syndrome: guilty or not guilty? [J]. Curr Opin Gastroenterol, 2017, 33(3): 196-202.

［6］ REZAIE A, BURESI M, LEMBO A, et al. Hydrogen and Methane-Based Breath Testing in Gastrointestinal Disorders: The North American Consensus [J]. Am J Gastroenterol, 2017, 112(5): 775-784.

［7］ KALANTAR-ZADEH K, BEREAN K J, HA N, et al. A human pilot trial of ingestible electronic capsules capable of sensing different gases in the gut [J]. Nat Electronics, 2018, 1: 79-87.

［8］ BUSHYHEAD D, QUIGLEY E M. Small Intestinal Bacterial Overgrowth [J]. Gastroenterol Clin North Am, 2021, 50(2): 463-474.

［9］ REZAIE A, PIMENTEL M, RAO S S, et al. How to test and treat small intestinal bacterial overgrowth: an evidence-based approach [J]. Curr Gastroenterol Rep, 2016, 18(2): 8.

［10］ LAURITANO E C, GABRIELLI M, SCARPELLINI E, et al. Small intestinal bacterial overgrowth recurrence after antibiotic therapy [J]. Am J Gastroenterol, 2008, 103: 2031-2035.

［11］ KUNKEL D, BASSERI R J, MAKHANI M D, et al. Methane on breath testing is associated with constipation: a systematic review and meta-analysis [J]. Dig Dis Sci, 2011, 56:1612-1618.

［12］ LOW K, HWANG L, HUA J, et al. A combination of rifaximin and neomycin is most effective in treating irritable bowel syndrome patients with methane on lactulose breath test [J]. J Clin Gastroenterol, 2010, 44(8): 547-550.

［13］ GOTTLIEB K, WACHER V, SLIMAN J, et al. Review article: inhibition of methanogenic archaea by statins as a targeted management strategy for constipation and related disorders [J]. Aliment Pharmacol Ther, 2015, 43(2): 197-212.

［14］ HALMOS E P, CHRISTOPHERSEN C T, BIRD A R, et al. Diets that differ in their FODMAP content alter the colonic luminal microenvironment [J]. Gut, 2015, 64: 93-100.

［15］ PIMENTEL M, CONSTANTINO T, KONG Y, et al. A 14-day elemental diet is highly effective in normalizing the lactulose breath test [J]. Dig Dis Sci, 2004, 49: 73-77.

第 7 节　肠道移植物抗宿主病

异基因造血干细胞移植（allogenic hematopoietic stem cells，allo-HSCT）是治疗血液系统恶性和难治性慢性疾病的重要手段，尽管这项技术已日趋成熟，但 allo-HSCT 后移植物抗宿主病（graft-versus-host disease，GVHD）仍是影响移植预后的严重并发症。GVHD 是供者 T 淋巴细胞植入后识别宿主抗原而产生的免疫反应，是 allo-HSCT 后主要致死因素之一。消化道是常见受累的器官，allo-HSCT 后可有 10% ~ 40% 的患者发生消化道 GVHD，主要表现为恶心、呕吐、腹痛、腹泻和 / 或便血等，其中肠道急性 GVHD 是移植后处理难点，并为最常见的致死原因。

【发病机制】

GVHD 的发病机制尚未完全明确，供体 T 细胞反应和炎性细胞因子是 GVHD 发生中的关键因素，它们介导了组织损伤。

受体调节性 T 细胞反应下调或受抑制，以及受体效应性 T 细胞反应上调，从而导致异体供者细胞对受体组织失去耐受性，上述的免疫失衡还可以进一步损伤肠道上皮，尤其是肠干细胞、帕内特细胞和杯状细胞。新近研究提示肠道菌群失衡可能参与了 GVHD 发生[1]。

免疫介导的肠道黏膜损伤，肠道黏膜屏障破坏，尤其是回肠液体重吸收功能下降，从而引发严重的分泌性腹泻。此外，黏膜细胞刷状缘破坏，导致肠腔内双糖酶减少，不可吸收的碳水化合物引发渗透效应；刷状缘紧密连接受损可引起黏膜蛋白丢失，进一步增加肠腔内渗透压，将更多水分带入肠腔；回肠刷状缘胆盐转运受到破坏，导致胆盐无法吸收而加重腹泻。

发生 GVHD 的危险因素包括供者与受者之间的组织相容性（major histocompatibility complex，MHC）、患者年龄、供者细胞来源、移植前后化疗用药以及移植物处理技术[2]。

【临床表现】

根据 NIH 标准，GVHD 根据起病时间分为急性和慢性，发生在干细胞移植后 100 天以内为急性 GVHD（aGVHD），超过 100 天为慢性 GVHD（cGVHD）。此外，急性起病但症状持续超过移植后 100 天称为持续性、复发性或迟发性急性 GVHD；兼具急性和慢性 GVHD 特征的称为重叠综合征[1]。急性和慢性 GVHD 在临床表现、治疗及预后方面均具有较大差异。GVHD 可单纯累及肠道，也可多器官累及，因此在诊治肠道 GVHD 时，需同时评估有无其他器官合并受累。

1. 肠道急性 GVHD　肠道 aGVHD 是移植后非常难处理的临床危重症，也是最常见的 GVHD 致死原因[3]。

肠道 aGVHD 可累及胃肠道任何部位，常为非特异性表现。aGVHD 累及小肠和大肠时均可表现为腹痛和腹泻，HSCT 术后 2 周内出现腹泻是肠道 aGVHD 最常见的症状，腹泻通常为分泌性，禁食后仍不能缓解，呈持续状态，量可高达每天数升。粪便性状为水样或黏液状，有黏膜剥脱时可出现血便。近年来预防性免疫抑制剂的应用，使 aGVHD 导致的严重消化道出血已明显减少。严重消化道出血是 aGVHD 死亡的独立预测因子，死亡率可高达 40%[4-5]。

腹泻量可作为评估 aGVHD 严重程度的指标[1]，分为 0～4 级，排出量 ≤ 500ml/d 为 0 级；在 500～1 000ml/d 或出现恶心（或呕吐）为 1 级；排出量 1 000～1 500ml/d 为 2 级；液体量 > 1 500ml/d 为 3 级，严重腹痛或伴发肠梗阻或肉眼血便为 4 级。

病情重、病程长者常有吸收不良。

肠道 aGVHD 的其他消化道症状呈多样化，如口腔疼痛、阿弗他溃疡、牙龈炎、上消化道出血、吞咽困难、体重下降、早饱、食欲下降、恶心呕吐、上腹痛。止痛药或止泻药（吗啡、洛哌丁胺、地芬诺酯）可抑制肠动力诱发麻痹性肠梗阻。

此外，皮肤和肝脏也是 aGVHD 常累及的器官，表现为相应临床表现。

2. 肠道慢性 GVHD　相对于 aGVHD，cGVHD 表现较为缓和，以间断腹泻、腹痛为主，症状和病理组织学表现类似急性 GVHD。除非长期免疫抑制治疗不足，大多 cGVHD 很少引发吸收不良。

研究认为，兼具急性和慢性 GVHD 表现的重叠综合征患者预后较差，病死率相对高，但该说法存在一定争议[6]。

cGVHD 可同时累及其他器官，包括皮肤、口腔、眼、肝脏、肺、关节等，出现相应表现，美国 NIH 提出综合受累器官数目和每个受累器官病变严重程度对 cGVHD 严重程度进行评分的标准[7]。

【实验室和其他检查】

1. 实验室检查　肠道 GVHD 无特征性实验室指标异常，急性 GVHD 可出现非特异性炎症指标异常，如红细胞沉降率、C 反应蛋白升高，血清白蛋白下降可作为预后预测指标，兼用于评估蛋白丢失性肠病严重程度或营养不良状态。

2. 放射影像学检查　影像学为非特异性改变，无确诊价值，但有助于评估病情以及排除其他疾病。大多数肠道 aGVHD 患者腹部增强 CT 可发现受累肠段肠壁增厚、黏膜层异常强化，病变分布可呈弥漫性或节段性。超过 75% 的肠道 aGVHD 均有小肠受累，有助于与部分感染性肠病鉴别，如艰难梭菌感染，后者主要累及大肠，此外 GVHD 的肠壁增厚程度多为中度，而重度肠壁增厚更多见于合并感染[8]。

3. 内镜检查　内镜检查在肠道 aGVHD 的诊断和鉴别诊断中起着不可替代的重要作用，活检病理组织学找到黏膜腺体凋亡细胞，同时排除 CMV 等病原微生物感染以及血栓性微血管病等并发症。

回结肠镜为首选检查。部分患者存在结肠镜检查禁忌证，或回结肠镜无异常发现，而高度怀疑小肠病变者，可考虑先行胶囊内镜检查。但胶囊内镜表现为非特异性，且无法行活检，肠道狭窄患者亦存在滞留风险，是否推荐尚存争议。有文献推荐乙状结肠镜加活检，认为较回结肠镜检查可获得类似的阳性率，且更为安全，相关研究显示回结肠镜诊断准确性在 87%～100%，乙状结肠镜 58%～80%[1]。新近有研究发现，即使在腹泻患者中，上消化道内镜检查可能与结肠镜具有相似的检出率。上消化道内镜检查时，需在十二指肠部位活检，需避免十二指肠血肿风险[9]。

GVHD 在内镜下表现多样，不同时期表现不同，黏膜可正常，亦可水肿、红斑、糜烂、浅溃疡，严重者有黏膜缺失或剥脱；而龟裂或裂隙状改变，颗粒状或苔藓样，均为慢性化特点。病变可为弥漫性或散在分布。笔者医院研究对 36 例结肠镜病理确诊肠道 GVHD 的患者中，34 例内镜到达回肠末段，均可见回肠末段 GVHD 表现，黏膜充血尤多见于回肠末端；而龟裂样改变主要见于结直肠黏膜[10-11]（表 3-11-3）。

内镜下严重程度与组织学表现有时并不一致，内镜下活检对于确诊十分必要，建议于内镜下正常和异常黏膜处，均取活检。

HSCT 后患者行内镜检查相对安全，操作引发大出血或穿孔、感染等并发症的报道罕见。血小板低于 50×10^9/L 者，检查前建议输注血小板，血小板低于正常者活检需相对谨慎，活检后应严密观察或行对症处理。

表 3-11-3 36 例肠道 GVHD 的内镜表现[11]

内镜表现	结直肠（n=36）		回肠末端（n=34）	
	检出例数	检出率	检出例数	检出率
总的异常发现	35	97.2%	32	94.1%
黏膜水肿	35	97.2%	32	94.1%
黏膜充血	17	47.2%	27	79.4%
黏膜糜烂	29	80.6%	27	79.4%
黏膜溃疡	8	22.2%	2	5.9%
黏膜龟裂样改变	23	63.9%	2	5.9%
黏膜剥脱	19	52.8%	16	47.1%
活动性出血	17	47.2%	16	47.1%
陈旧血迹	8	22.2%	6	17.7%

4. 病理组织学检查　组织学检查有助于确诊肠道 GVHD，但诊断须在综合临床表现、内镜及组织学检查结果基础上作出。对于具有典型 GVHD 临床表现的患者，不应因等待组织学结果而延误治疗。

最常见的病理表现为上皮细胞凋亡，可在隐窝再生部位见到凋亡小体，严重者隐窝消失，甚至上皮剥脱。虽有学者提出对肠道 GVHD 病理严重程度进行分级，但病理严重程度经常与临床表现不相一致，对患者的治疗反应、致死率等预后的预测价值有限[1]。

表 3-11-4 为笔者医院肠道 GVHD 结肠镜组织活检检出统计，组织凋亡细胞检出率回肠末端活检为 75.9%，回肠末端 + 结肠活检高达 93.9%，故推荐回肠 + 结肠活检以提高检出率[11]。

表 3-11-4 肠道 GVHD 结肠镜组织活检检出统计[11]

部分	检查例数	活检		活检组织		凋亡细胞阳性	
		例数	百分率	总块数	平均（x̄±s）	例数	百分率
直肠	36	18	50.0%	36	2.00 ± 1.029	16	88.9%
结肠	36	23	63.9%	41	1.78 ± 0.951	21	91.3%
回肠末端	34	29	85.3%	52	1.79 ± 0.861	22	75.9%
直肠 + 结肠	36	35	97.2%	—	—	31	88.6%
回肠末端 + 直肠	36	34	94.4%	—	—	30	88.2%
回肠末端 + 结肠	36	33	91.7%	—	—	31	93.9%

【诊断和鉴别诊断】

（一）诊断

鉴于肠道 GVHD 缺乏特征性表现，诊断有赖于综合分析和排除其他疾病；影像学检查、内镜及组织病理学均有助于评估病情。若同时出现其他器官 GVHD 表现，也有利于肠道 GVHD 诊断。

对于 aGVHD，内镜活检病理组织学为诊断的关键，上皮细胞凋亡对于确诊具有重要意义。而 cGVHD 的确诊更强调多脏器综合判断，根据 NIH 制定的 cGVHD 总体评分[7]，纳入包括消化道、皮肤、口腔、眼等在内 8 个最易受累器官进行综合评估，其中需要至少有一个器官存在确定的特异性 cGVHD 表现。消化道可以给 cGVHD 提供的诊断性表现集中在上消化道（食管蹼、食管狭窄），小肠 / 结肠表现均为非特异性，对确诊 cGVHD 帮助不大。如依据 NIH 标准已诊断 cGVHD，对有肠道典型症状和内镜 / 组织学有相应表现者，可考虑肠道 cGVHD 的诊断。

（二）鉴别诊断

肠道 aGVHD 需要与众多类似表现的肠道疾病鉴别，尤其是 HSCT 后的其他肠道并发症。发生症状的时间对于鉴别非常重要，此外是否有其他器官或消化道其他部位 GVHD 表现也有助于鉴别诊断。

1. 移植前预处理引发的消化道反应　紧随 HSCT 之后发生，是 HSCT 后 3 周内诱发腹泻的最常见原因，大多自限性，临床表现相对较轻，超出此时间点以后发生的肠道症状，aGVHD 更为常见。

2. 免疫抑制剂引发的消化道反应　HSCT 后预防性应用的免疫抑制剂（如吗替麦考酚酯）可能产生消化道不良反应，用药与症状发生之间的时间关系，以及肠道组织学有助于鉴别。

3. 感染性肠病　HSCT 术后腹泻中有 10%~15% 为感染性肠病，病毒较细菌更为常见，尤其是巨细胞病毒（CMV），所有 HSCT 后患者均需考虑到消化道 CMV 感染的可能，可表现为腹泻、腹痛、血便、发热等症状，内镜表现可类似于肠道 aGVHD，组织学见巨细胞包涵体和免疫组化检测 CMV 可确诊，外周血和肠道组织 PCR 检测，均有助于鉴别诊断。其他病毒（VZV、腺病毒、轮状病毒、诺如病毒等）、细菌、真菌等病原学也需进行鉴别。典型的艰难梭菌感染内镜下可见到假膜，粪便毒素检查有助于诊断。感染性肠病大多不伴有严重的上消化道以及其他器官（皮肤、肝脏等）受累表现，也可以作为与 GVHD 鉴别依据。但值得注意的是，感染性肠病可以与肠道 GVHD 并存，并可加重 GVHD 症状。

cGVHD 的小肠表现相对轻微，表现为慢性腹泻时需要与感染性肠病、胰腺萎缩导致的吸收不良综合征鉴别[12]。

【治疗】

HSCT 患者为预防 aGVHD 发生，需使用免疫抑制剂治疗，在此基础上仍发生肠道 aGVHD，需评估现有免疫抑制治疗是否充分，必要时根据血药浓度调整药物剂量。

最常用的治疗肠道 aGVHD 一线治疗方案是服用系统性作用或局部起效的糖皮质激素，但一线治疗方案无效的情况很常见，可高达 30% 以上。疗效不佳时需重新评估，并考虑伴发感染性肠病或其他疾病。对糖皮质激素治疗无效者总体预后较差，具体用药方案缺乏足够的循证医学证据。二线治疗方案包括淋巴细胞耗竭剂（lymphocyte-depleting agents）、细胞周期抑制剂、抗代谢药、抗 TNF 制剂、淋巴细胞迁移抑制剂、针对不同的白细胞介素的抗体、体外光化学疗法等。此外，加强全身支持治疗，如改善营养状态、充分补液、维持水与电解质平衡等；出现消化道出血患者，应补充血制品和对症治疗。

严重的肠道 aGVHD 预后较差，需积极应对。一旦 aGVHD 发生，需各相关学科积极介入、协同诊治，方有可能取得较好结果。

单纯肠道 cGVHD 通常临床表现相对轻，不至于影响远期生存，但仍应积极对症治疗，如腹泻严重，导致营养不良、体重下降，可予以局部作用激素（布地奈德）治疗。如 cGVHD 多器官受累，应由相关专科医师调整免疫抑制类药物使用。

（陈　宁）

参考文献

［1］ NAYMAGON S, NAYMAGON L, WONG S Y, et al. Acute graft-versus-host disease of the gut: considerations for the gastroenterologist [J]. Nat Rev Gastroenterol Hepatol, 2017, 14(12): 711-726.

［2］ SOCIÉ G, RITZ J. Current issues in chronic graft-versus-host disease [J]. Blood, 2014, 124(3): 374-384.

［3］ BHATIA S, FRANCISCO L, CARTER A, et al. Late mortality after allogeneic hematopoietic cell transplantation and functional status of long-term survivors: report from the Bone Marrow Transplant Survivor Study [J]. Blood, 2007, 110(10): 3784-3792.

［4］ COX G J, MATSUI S M, LO R S, et al. Etiology and outcome of diarrhea after marrow transplantation: a prospective study [J]. Gastroenterology, 1994, 107(5): 1398-1407.

［5］ SCHWARTZ J M, WOLFORD J L, THORNQUIST M D. Severe gastrointestinal bleeding after hematopoietic cell transplantation, 1987—1997: incidence, causes, and outcome [J]. Am J Gastroenterol, 2001, 96(2): 385-393.

［6］ ATILLA E, ATILLA P A, TOPRAK S K, et al. A review of late complications of allogeneic hematopoietic stem cell transplantations [J]. Clin Transplant, 2017, 31(10).

［7］ JAGASIA M H, GREINIX H T, ARORA M, et al. National Institutes of Health Consensus Development Project on Criteria for Clinical Trials in Chronic Graft-versus-Host Disease: Ⅰ. The 2014 Diagnosis and Staging Working Group report [J]. Biol Blood Marrow Transplant, 2015, 21(3): 389-401.

［8］ MAHGEREFTEH S Y, SOSNA J, BOGOT N, et al. Radiologic imaging and intervention for gastrointestinal and hepatic complications of hematopoietic stem cell transplantation [J]. Radiology, 2011, 258(3): 660-671.

［9］ IP S, MARQUEZ V, SCHAEFFER D F, et al. Sensitivities of Biopsy Sites in the Endoscopic Evaluation of Graft-Versus-Host Disease: Retrospective Review from a Tertiary Center [J]. Dig Dis Sci, 2016, 61(8): 2351-2356.

［10］何晋德, 刘玉兰, 王智峰, 等. 异基因造血干细胞移植后肠道病变的内镜表现［J］. 中华消化内镜杂志, 2006, 23（6）: 421-425.

［11］何晋德, 孙昆昆, 陈国栋, 等. 造血干细胞移植后肠道移植物抗宿主病的内镜表现［J］. 中华消化内镜杂志, 2013, 30（10）: 550-554.

［12］KIDA A, MCDONALD G B. Gastrointestinal, hepatobiliary, pancreatic, and iron-related diseases in long-term survivors of allogeneic hematopoietic cell transplantation [J]. Semin Hematol, 2012, 49(1): 43-58.

第8节 孤立性末端回肠溃疡

孤立性末端回肠溃疡（isolated terminal ileal ulcerations，ITIUs）是指在有症状或无症状个体中行全结肠镜检查时，发现在末端回肠有明确的黏膜破损（溃疡），但溃疡周围除轻度红肿外不伴有明显的其他异常（如结节样改变、肠腔狭窄等），且不伴有回盲瓣及结肠部位的溃疡或其他病变（图3-11-9）。因此，ITIUs 并非在结肠镜检查时仅在回肠末端发现数个溃疡那么简单，它必须是在排除了胃肠道其他部位溃疡、全身性溃疡疾病基础上作出的诊断[1]。

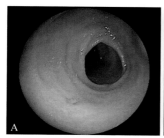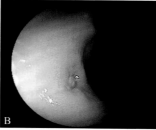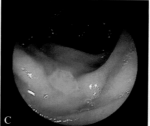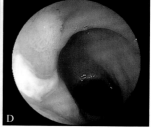

图3-11-9 孤立性末端回肠溃疡
末端回肠 10～20cm 内，可见 1 至数个形态不同的白苔浅溃疡，1～2cm，以圆形、椭圆形为多见（A～C），部分为不规则（D），底部平坦，周边基本光整，无明显肉芽组织增生。

临床上讨论 ITIUs 的意义在于，发现末端回肠溃疡时，需明确该部位的溃疡是否为肠道唯一或孤立性存在的溃疡，而不存在其他消化道（如肠结核、克罗恩病等）或全身性疾病（白塞病、系统性结缔组织病等）；随着时间推移，该部位的溃疡是否有变化，以及是否有原发性疾病显现出来（如肠结核、克罗恩病、淋巴瘤等），而当时的所谓末端回肠"孤立性"溃疡仅是疾病的早期表现[2]。由此可知，ITIUs 在诊断前，应包括了全身和消化道疾病的筛查和相关疾病的排除。在诊断 ITIUs 后，不论给予何种（对症）治疗，都应行密切的临床、实验室指标随访，以及定期的内镜和影像学复查，以维持或修正诊断。ITIUs 诊断过程需要对患者做详细的病史询问、体格检查，合理、有选择性地作相关实验室检查、影像学评估，避免不必要的过度检查。

一、常见病因

ITIUs 的确切病因不明，所谓病因都为推测性的。具体包括：可能与既往肠道感染后局部炎症或回肠末端肠道菌群变化有关；间歇或阶段性使用某些药物（如 NSAID、化疗药物或其他）造成肠道黏膜损害；各种原因造成的黏膜缺血，如慢性阑尾炎、盆腔炎等；全身性疾病如代谢性疾病、血液系统疾病、自身免疫性疾病，伴肠道累及等；中下腹部手术史、肠道结构变异等[3]。相当部分 ITIUs 无任何原因可循。

回肠下段或末端回肠是小肠溃疡的相对高发区，临床上多个消化系或全身疾病均可造成消化道诸多部位溃疡，包括在末端回肠。消化系统的相关疾病包括克罗恩病、肠结核、肠道白塞病、肠道淋巴增殖性疾病、肠道感染性疾病（耶尔森菌、HIV、伤寒、肠道弯曲菌、EB 病毒等）、NSAID 或其他药物、黏膜肿瘤性疾病、回肠梅克尔憩室、隐源性多发性溃疡性小肠炎（CMUSE）、嗜酸细胞性胃肠炎等[4]。全身性疾病包括血液系统疾病（肠道淋巴瘤、多发性骨髓瘤、白血病等）、自身免疫性疾病（风湿性关节炎、SLE、银屑病、强直性脊柱炎、免疫球蛋白缺乏症、IgG4 相关疾病等）、代谢性疾病（如淀粉样变性、糖原贮积病等）、血管性疾病（过敏性紫癜、肠系膜血管缺血或血栓形成疾病等），其他包括手术后肠粘连、放射性肠炎、遗传性疾病等。

二、诊断流程

1. 内镜检查与病理组织学诊断　回肠末端是小肠疾病的好发部位，结肠镜检查应常规翻越回盲瓣检查 10～15cm 末端回肠，ITIUs 时内镜下可见一个至数个溃疡，形态多呈圆形、椭圆形或不规则形，点状或口疮样，多数在 0.5～1.5cm；溃疡表浅，表面覆有黄白苔，溃疡周边除了不同程度充血和水肿外，基本光整，无隆起和炎性增生，蠕动良好，质地柔软；肠管无狭窄。病理学检查可见黏膜表面有缺失，但层次结构未见紊乱、消失；急性期可有隐窝炎和小脓肿，以及中性粒细胞浸润；慢性溃疡时有淋巴细胞、浆细胞浸润，少量幽门腺化生；不伴有肉芽肿和纤维增生改变，血管无明显炎症或闭塞等[5]。上述病理学均为非特异性改变。

2. 详细病史询问与体格检查　针对需要排除的疾病，详细询问相关腹部症状和全身症状（尤其是腹痛、腹泻、梗阻、腹胀、发热、皮疹、口腔溃疡、关节痛等）、既往史、药物使用史、手术史等；完成系统全面的体格检查。

3. 实验室检查　包括各系统的常规检查、肠道炎症感染性疾病的筛查（C 反应蛋白、粪钙卫蛋白、T-SPOT、EB 病毒等），根据患者个体表现，选择针对性的排除性检查（如各种自身抗体）。

4. 内镜与影像学检查　内镜检查的目的在于，了解全小肠是否存在溃疡及其性质和特征。对于无小肠梗阻的患者，选择小肠胶囊内镜是最理想的检查手段；小肠 CT 和小肠 MR 对于表浅小溃疡的检出能力和敏感性低于胶囊内镜，其检查意义在于排除小肠梗阻和检出肠壁结构和血管异常。小肠镜在常规情况下虽无首选指征，但如需取材作相关病理学检查或排除时，小肠镜仍是有价值的微创手段。有临床研究显示，在无任何消化道症状的人群中，7%～11% 的个体在胶囊内镜检查时，可发现小肠内存在数量不等的小阿弗他溃疡，临床意义不明，因此在解读胶囊内镜检查结果时，尤需慎重，以避免过度解读和后续非必要的各种检查[6]。

5. 随访与复查　对于内镜仅发现非特异性末端回肠溃疡，未发现消化道其他部位溃疡，且无其他消化系或全身疾病证据者，可诊断 ITIUs。鉴于本病的特殊性，对临床拟诊者，仍需定期随访，了解病情变化和是否出现新的症状，及时完善必要检查，避免误诊和漏诊。对无症状随者者，无论是否予以药物治疗，都应在 6～12 个月后复查全结肠镜，观察末端回肠溃疡的变化情况，并决定后续的治疗和随访计划[7]。

三、自然病程

目前关于 ITIUs 自然病程和转归的临床研究不多。在韩国一项 93 例无症状 ITIUs 者研究中，经过平均 29.9 个月随访，62 例患者中的 60 例在无任何治疗情况下疾病缓解，2 例抗结核治疗后缓解；31 例患者的溃疡持续存在，其中 22 例无变化，6 例部分缓解，2 例溃疡时小时大，仅 1 例发展为克罗恩病[8]。临床上，ITIUs 的总体预后较好，大部分患者可获得缓解或部分好转，部分患者的溃疡可持续存在，但似并不影响肠道功能或出现不良并发症。少部分确为相关疾病的早期表现，随着原发病各种表现逐渐明显或典型，而改变诊断。从文献报道看，常见的原发疾病依次为克罗恩病、肠结核、肠白塞病、药物性肠病、淋巴增生性疾病等[9]。因此，对临床上有某些"高危因素"患者的随访和监测尤其重要，其背后存在潜在病变风险可能性更大。这些因素包括：有腹痛、腹泻症状、发热、体重减轻、多系统非特异性症状、粪隐血阳性、红细胞沉降率及 CRP 升高、免疫学指标及影像学检查部分改变、既往病理学上有隐窝结构紊乱消失、浆细胞增多和肉芽增生较明显者等。

四、处理

由于 ITIUs 的病因未明，相关的所谓治疗都是经验性治疗。通常被选择的药物类别包括抗炎药物（如美沙拉秦）、促进黏膜修复药物（谷氨酰胺）、各种肠道益生菌、肠道平滑肌调整药物等。关键是密切随访，包括定期肠镜复查。

（沈　骏　钟　捷）

参考文献

[1] DULAI P S, SINGH S, VANDE CASTEELE N, et al. Should We Divide Crohn's Disease Into Ileum-Dominant and Isolated Colonic Diseases? [J]. Clin Gastroenterol Hepatol, 2019, 17(13): 2634-2643.

[2] KEDIA S, KURREY L, PRATAP M V, et al. Frequency, natural course and clinical significance of symptomatic terminal ileitis [J]. J Dig Dis, 2016, 17(1): 36-43.

[3] 冯迎春，冯志松，黄涛，等. 肠镜下末端回肠或回盲瓣孤立性溃疡的病理追踪及疗效观察[J]. 临床医学，2003，23（10）：17.

[4] 程开运，殷云勤. 回肠末端溃疡 106 例临床分析[J]. 中国现代医生，2016，54（31）：75-77.

[5] BENTLEY E, JENKINS D, CAMPELL F, et al. How could pathologists improve the initial diagnosis of colitis? Evidence from an international workshop [J]. J Clin Pathol, 2002, 55: 955-960.

[6] SIDHU R, SANDERS D S, MORRIS A J, et al. Guidelines on small bowel entersocpy and capsule endoscopy in adults [J]. Gut, 2008, 57(1): 125-136.

[7] COURVILLE E L, SIEGEL C A, VAY T, et al. Isolated asymptomatic ileitis dose not progress to overt Crohn's disease on long-term follow-up despite features of chronicity in ileal biopsies [J]. Am J Surg Pathol, 2009, 33: 1341-1347.

[8] CHANG H S, LEE D, KIM J C, et al. Isolated terminal ileal ulcerations in asymptomatic individuals: natural course and clinical significance [J]. Gastrointest Endosc, 2010, 72(6): 1226-1232.

[9] 徐恩斌，林鹂鸣，曹海莲，等. 回肠末端溃疡临床诊治分析[J]. 实用医药杂志，2014，31（9）：784-785.

第9节　腹型癫痫

急性腹痛是一种常见的消化道症状，具有起病急、病情重和变化快的特点，需早期诊断和及时处理。腹痛的病因复杂，腹型癫痫（abdominal epilepsy，AE）是临床少见的引起腹痛的原因。其占癫痫患者的1%，多发生于儿童和青少年，临床特征为阵发性胃肠道不适、中枢神经系统紊乱、脑电图异常、使用抗惊厥药物治疗有效[1-2]。在国际抗癫痫联盟（ILAE）分类中，腹型癫痫未被列为单独的一类，但在癫痫症状学分类中，腹部先兆在癫痫病中很常见，尤其是颞叶癫痫，因其特殊性和普遍性常被归为单独的类别。腹型癫痫的腹部症状缺乏特异性，疼痛定位多与小肠解剖位置相混淆，所以临床中不明原因的急性或反复发作性腹痛，常见小肠器质性疾病无法解释时，应考虑腹型癫痫的可能。

【病因与发病机制】

腹型癫痫的病因与发病机制尚不十分清楚。其可能的病因有皮质畸形、脑星形细胞瘤、高热惊厥、神经内分泌功能障碍和早产等[3-4]。腹型癫痫属于内脏型癫痫，病灶多位于皮质下自主神经系统中枢至下丘脑部，部分与自主神经的皮质中枢-边缘系统有关。有研究显示，腹型癫痫是由于皮质的自主神经障碍而引发的疾病，与Na^+、K^+、Ca^{2+}和Cl^-等离子通道基因突变及编码蛋白功能异常相关[2]。因腹部先兆在颞叶癫痫中普遍存在，也常作为颞叶癫痫的一种形式，颞叶癫痫常是特发性的，但可能与中叶颞叶硬化、胚胎发育不良的神经上皮肿瘤和其他良性肿瘤、神经胶质瘤、动静脉畸形、神经元迁移缺陷或脑炎而引起的神经胶质细胞损害有关[5]。

【临床表现】

腹型癫痫临床表现主要是岛叶、丘脑及周围边缘系统紊乱的表现，以自主神经症状为主，伴有或不伴有意识障碍[2]。症状呈发作性，常表现为突发腹痛，可较剧烈，性质多为绞痛或刀割样痛，部位多位于脐周或上腹部，少数患者可表现为下腹部疼痛或呈迁移性疼痛。可同时伴有恶心、呕吐、腹胀、腹泻。此外，腹型癫痫可有神经系统方面的非胃肠道症状，包括头晕、头痛、面色苍白、皮肤潮红、不同程度的意识障碍（如嗜睡、全身性强直-阵挛性癫痫发作、意识丧失）、肢体疼痛与感觉异常、发热等[1]。每次发作持续时间多在数分钟，少数患者可持续数小时。此外，每次发作时症状并不相同，发作间期无明显症状。

腹痛发作时，体格检查可有上腹或脐周压痛，不同程度的意识障碍，无神经系统阳性定位体征[2]。发作间歇期无明显阳性体征。

【实验室检查】

腹型癫痫患者实验室检查大多无阳性发现，检查主要目的为排除其他消化系统疾病与评估疾病严重程度。

全血细胞分析、粪便常规+潜血、病原学无明显异常，有助于排除胃肠道感染及炎症性疾病。C反应蛋白、红细胞沉降率正常或轻度升高。肝肾功能、凝血功能协助评估肝胆系疾病；血糖、血电解质、动脉血气可评估有无因症状发作继发机体内环境紊乱；血淀粉酶、脂肪酶筛查胰腺疾病；病因不清、有可疑诱因者可筛查血尿卟啉、重金属检测以除外卟啉病、重金属中毒。

【影像学检查】

脑电图：可表现出尖波、棘波、棘慢波及节律性高频放电等具有特征性的病理波改变，伴有痫样放电。发作间期脑电图可有非特异性异常。但部分腹型癫痫患者脑电图检查可始终正常。文献报道[2]，常规脑电图检查的阳性率较低，仅50%左右，长程动态或诱发脑电图可提高阳性率。在一项对150例反复发作性腹痛患者的研究[6]中，74%的患者出现脑电图异常，包括非特异性改变（29.75%）、颞叶（35.15%）、额颞叶（32.45%）和额顶叶（2.7%）特征性改变。

脑部影像学：部分腹型癫痫患者可能因神经系统肿瘤引起，对临床表现和脑电图结果支持腹型癫痫的患者，应常规行头颅MRI检查，以明确有无脑部结构性病变

腹部影像学：消化道造影有助于判断是否存在肠道畸形、憩室等；腹部脏器或肠道B超是无创性

检查，可初步筛查脏器炎症或肿瘤性病变以及肠道狭窄、内瘘等，但易受气体干扰，有一定主观性；腹部计算机断层扫描（CT）检查，可结合小肠重建，在显示肠壁、肠腔外病变方面有优越性；磁共振小肠造影无离子辐射，有良好的软组织对比分辨能力，在诊断筛查易漏诊的小肠疾病中有较高的价值[8]。

内镜检查：腹型癫痫患者常无明显异常，主要协助排除其他胃肠道器质性疾病。另外，长期发作性腹痛而胃镜和结肠镜未见异常者，小肠镜/胶囊内镜检查也非常有必要，避免造成漏诊隐匿性小肠疾病。

【诊断和鉴别诊断】

（一）诊断

急性腹痛伴有相关神经系统症状是诊断腹型癫痫的重要线索[7]。慢性腹痛一般不支持腹型癫痫的诊断，因此，持续数小时以上的腹痛诊断腹型癫痫应慎重，注意筛查其他消化系统疾病。腹型癫痫的诊断标准[1]包括：①阵发性胃肠道不适症状，其他胃肠道器质性病变不能解释；②中枢神经系统紊乱的症状；③脑电图异常，呈现特征性癫痫发作改变；④应用抗癫痫药后症状可缓解。

（二）鉴别诊断

腹型癫痫需要与其他可引起阵发性腹痛的疾病相鉴别。需要鉴别的疾病主要有：

1. 腹痛型偏头痛　腹痛型偏头痛被认为是一种功能性疾病[9]，其特征是反复发作的腹痛，常伴恶心、呕吐、食欲缺乏、面色苍白等，且可不同时合并偏头痛，故与腹型癫痫常难以鉴别。但腹痛型偏头痛的患者腹痛性质通常为钝痛，且持续时间较长，发作常持续＞1小时。此外，腹痛型偏头痛脑电图正常或仅有轻度非特异性异常，这些有助于区别其与腹型癫痫。

2. 血卟啉病　其中急性间歇性卟啉病（AIP）常见，是一种常染色体显性遗传的代谢紊乱疾病，是由于血红素合成过程中的羟甲基胆素合成酶基因突变导致其编码的酶活性下降所致[10]。临床可表现为反复发作的剧烈腹痛和神经精神异常，亦易被误诊为急腹症。但AIP在女性多见，急性发作常有药物、感染、饥饿、精神刺激、月经等诱因，部分患者有肝功能异常，尿液经晒试验阳性，治疗需要血红素制剂、糖原负荷等。

3. 家族性地中海热　属于自身炎症性疾病，反复发作腹痛、腹泻、恶心、呕吐是自身炎症性疾病消化道受累的常见表现，其中急性腹痛反复发作最为常见[11]，并可自行缓解。与腹型癫痫不同的是，家族性地中海热在发作期常伴周期性发热、浆膜炎、急性反应物升高、影像学与内镜检查可见非特异性炎症表现。

4. 周期性呕吐　属于胃肠道功能性疾病，儿童多见，主要表现为发作性的恶心、呕吐，可伴有腹痛、面色苍白、乏力以及自主神经功能紊乱症状，如头痛、眩晕等，发作可持续数小时至数天，间歇期可明显好转[12]。可通过临床症状、既往或家族有无偏头痛病史，以及是否有脑电图异常，鉴别周期性呕吐与腹型癫痫。

5. 腹型过敏性紫癜　是一种常见的血管变态反应性疾病。腹型癫痫需与以单纯腹痛为首发表现的过敏性紫癜相鉴别。腹型过敏性紫癜在腹部症状出现后多出现皮疹，病变部位多位于小肠，内镜下表现为黏膜广泛充血、糜烂、出血以及溃疡等表现，严重者需糖皮质激素治疗[13]。

6. 功能性胃肠病　如肠易激综合征、功能性腹痛，可表现为反复发作的腹痛或腹部不适。但腹型癫痫常有发作期间意识状态的改变和脑电图异常，有助于鉴别。

7. 急性阑尾炎　腹型癫痫患者如果腹痛部位在右下腹，容易误诊为急性阑尾炎，并误行手术治疗，术后症状不能缓解。在诊治过程中应详细询问病史、查体，全面分析后得出诊断，在明确诊断前，谨行手术，避免不必要的伤害。

8. 原发性小肠肿瘤　儿童小肠肿瘤以腹痛为常见表现，多呈不规则反复发作的隐痛或痉挛性腹痛，需与腹型癫痫相鉴别。原发性小肠肿瘤在儿童中相对少见，但种类多，临床起病隐匿且症状不典型，易造成误诊[14]。在病情允许下应完善腹部B超、CT等检查，并综合判断，有指征者可行小肠镜检查。

9. 其他引起腹痛的儿科疾病　如小肠发育畸形、小肠扭转、憩室病、肠套叠等，在发作性腹痛症状不典型、脑电图无特异性改变的情况下，也需考虑上述小肠疾病，可通过消化道造影、腹部 CT 或小肠镜协助判断。

【治疗】

当临床表现高度提示腹型癫痫时，可考虑予抗癫痫治疗。可选择的抗癫痫药物包括苯巴比妥、苯妥英钠、丙戊酸、卡马西平、奥卡西平等。目前尚无腹型癫痫治疗的大规模临床对照试验。通常根据临床反应，调整或联合其他抗癫痫药物。对患者使用抗癫痫药物时，应直到临床症状缓解或脑电图恢复正常，或持续治疗 2 年左右。研究显示[7]，腹型癫痫患者启动抗癫痫药物治疗后，症状可迅速缓解，3 个月后脑电图恢复正常。但如合并神经系统解剖异常、肿瘤，单纯药物治疗效果不佳，必要时应视具体情况行外科手术。应对腹型癫痫患者长期随访以检测疼痛性癫痫发作，并定期进行脑电图检查。

值得注意的是，抗癫痫治疗有助于对腹型癫痫的诊断，但并非绝对。抗癫痫药物也可通过镇静作用或作为安慰剂来改善非癫痫性腹痛[1]。

【预后】

预后通常较好，大多数患者仅使用抗癫痫药物就可以显著改善症状。部分合并神经系统解剖异常与肿瘤患者，根据原发病不同，预后也存在差异。

（张朦朦　杨　红）

参考文献

［1］ ZINKIN N T, PEPPERCORN M A. Abdominal epilepsy [J]. Best Pract Res Clin Gastroenterol, 2005, 19(2): 263-274.

［2］ 杨章林，马玉宝，黎杰，等. 成人腹型癫痫 1 例报道并文献复习 [J]. 解放军医学院学报，2018，39（7）：642-644.

［3］ FRANZON R C, LOPES C F, SCHMUTZLER KÁTIA M R, et al. Recurrent abdominal pain: when an epileptic seizure should be suspected? [J]. Arq Neuropsiquiatr, 2002, 60(3-A): 628-630.

［4］ YUNUS Y, SEFER U, DONDU U U, et al. Abdominal epilepsy as an unusual cause of abdominal pain: a case report [J]. Afr Health Sci, 2016, 16(3): 877-879.

［5］ TOPNO N, GOPASETTY M S, KUDVA A, et al. Abdominal Epilepsy and Foreign Body in the Abdomen—Dilemma in Diagnosis of Abdominal Pain [J]. Yonsei Med J, 2005, 46(6): 870-873.

［6］ KSHIRSAGAR V Y, NAGARSENKAR S, AHMED M, et al. Abdominal epilepsy in chronic recurrent abdominal pain [J]. J Pediatr Neurosci, 2012, 7(3): 163-166.

［7］ KONCA C, COBAN M, OZARSLAN K, et al. A Rare Cause of Abdominal Pain: Abdominal Epilepsy [J]. J Acad Emerg Med, 2015, 14(1): 44-46.

［8］ 邓燕勇，戴宁，孙蕾民，等. 磁共振小肠造影对小肠疾病的诊断价值 [J]. 中华消化杂志，2004，24（1）：27-30.

［9］ ANGUS-LEPPAN H, SAATCI D, SUTCLIFFE A, et al. Abdominal migraine [J]. BMJ, 2018, 360: k179.

［10］ 王燕，陈香宇，李娅，等. 急性间歇性卟啉病 50 例临床特征分析 [J]. 中华内科杂志，2019，58（7）：520-524.

［11］ 邓丽，吴迪，沈敏. 具有消化道症状的成人自身炎症性疾病临床特点 [J]. 中华临床免疫和变态反应杂志，2019，13（1）：32-38.

［12］ 吴琪晔，黄瑛. 周期性呕吐的诊治进展 [J]. 临床儿科杂志，2017，35（10）：798-800.

［13］ 申孟平. 腹型过敏性紫癜临床特征及内镜特点 [J]. 中华实用诊断与治疗杂志，2010，24（8）：808-809.

［14］ 项超美，孙琳，龚代贤，等. 儿童原发性小肠肿瘤的诊断（附 29 例分析）[J]. 外科理论与实践，2004，9（1）：57-59.

第10节　胶原性乳糜泻

胶原性乳糜泻（collagenous sprue）有译为胶原性口炎性腹泻，是一种严重的吸收不良疾病，组织病理特征为小肠黏膜上皮下见胶原沉积，直至固有层，其厚度超过12μm，内有毛细血管、成纤维细胞和淋巴细胞浸润[1]。本病罕见，从1947年第一例报道至2009年底英文文献报道60多例[1]，我国有个案报道[2]。临床上，本病是乳糜泻样肠病鉴别诊断中需要考虑的一种疾病。

本病病因及发病机制未明。可能与自身免疫相关，糖皮质激素治疗有效，与本病共存自身免疫疾病发生率明显增加是为旁证。本病与乳糜泻的关系未明，有学者认为其是难治性乳糜泻的一种亚型或是难治性乳糜泻发展的最后阶段；但不同的观点认为，本病是有别于乳糜泻的一种独立疾病。本病不但可发展为肠T细胞淋巴瘤，且可与肠T细胞淋巴瘤共存；有报道局限于大肠的结肠癌患者同时伴有小肠和结肠黏膜胶原沉积，在癌切除后胶原沉积消失。因此，有学者认为本病可以是一种副癌的表现。目前看来，胶原性乳糜泻更像一种异质性疾病。

本病好发于20~50岁，女性较多见。临床主要表现为慢性腹泻和小肠吸收不良。大多数患者对去麦胶饮食完全无效或仅部分有效。患者可以有、也可以无乳糜泻血清特异性自身抗体阳性和/或HLA-DQ2阳性。病变可累及全小肠，而以十二指肠和近段空肠最常见。可以同时存在胶原性结肠炎。因此应常规行胃镜和结肠镜检查。内镜下见肠黏膜皱褶变平、减少、消失，黏膜红肿、糜烂、颗粒样、片状苍白等非特异性改变，或外观正常。应在十二指肠（球部、降段）、回肠末段和结肠多部位活检。组织病理学具有确诊价值，诊断要点为：①小肠绒毛萎缩；②小肠黏膜上皮下见胶原沉积，直至固有层，其厚度超过12μm，内有毛细血管、成纤维细胞和淋巴细胞浸润（图3-11-10），注意胶

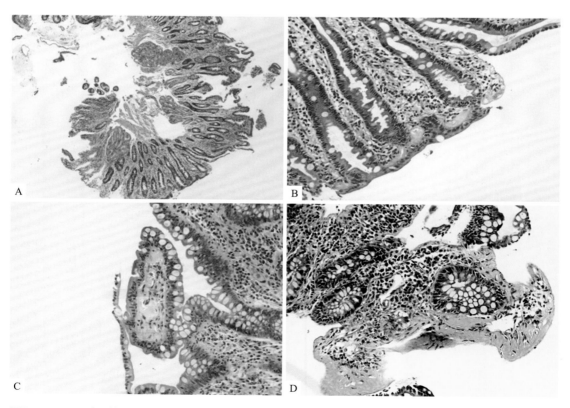

图3-11-10　胶原性乳糜泻
A. 十二指肠黏膜明显萎缩，黏膜全层炎症细胞浸润（HE染色，低倍放大）；B. 十二指肠黏膜上皮下见增厚胶原带，最厚35μm（HE染色，中倍放大）；C. 回肠黏膜上皮下见增厚胶原带，最厚55μm（HE染色，高倍放大）；D. 回肠黏膜上皮下见增厚胶原带Masson三色染色阳性（Masson染色，中倍放大）。（引自：刘洋，戴宁，黄勤，等. 胶原性口炎性腹泻一例［J］. 中华病理学杂志，2017，46（2）：128-129.）

原沉积内有固有膜的细胞成分是诊断的必需条件；③固有膜可有急、慢性炎症细胞浸润，但不同于乳糜泻所见，本病隐窝增生不明显，上皮内淋巴细胞数目少。

本病是乳糜泻样小肠病（慢性腹泻、小肠吸收不良和小肠绒毛萎缩）鉴别需要考虑的疾病（见第三篇第七章第 2 节表 3-7-2）。特别注意与难治性乳糜泻鉴别，因为本病可以有乳糜泻血清特异性自身抗体阳性和 / 或 HLA-DQ2 阳性，部分患者早期对无麦胶饮食可有反应。组织病理学是两病鉴别的关键。此外，还要注意肠 T 细胞淋巴瘤、其他胃肠道恶性肿瘤、其他自身免疫性疾病与本病共存。

本病治疗为经验性治疗，糖皮质激素和 / 或免疫抑制剂可能有效，但远期疗效未知。宜试用无麦胶饮食。营养支持和对症治疗与乳糜泻相同。以往认为本病大多预后不良，多死于吸收不良相关并发症。但近年有报道大多数患者经积极治疗后预后良好[3]，值得进一步研究。

（胡品津）

参考文献

［1］ ZHAO X, JOHNSON R L. Collagenous sprue: a rare, severe small-bowel malabsorptive disorder [J]. Arch Pathol Lab Med, 2011, 135(6): 803-809.

［2］ 刘洋，戴宁，黄勤，等. 胶原性口炎性腹泻一例 ［J］. 中华病理学杂志，2017，46（2）：128-129.

［3］ VAKIANI E, ARGUELLES-GRANDE C, MANSUKHANI M M, et al. Collagenous sprue is not always associated with dismal outcomes: a clinicopathological study of 19 patients [J]. Mod Pathol, 2010, 23(1): 12-26.

第十二章 吸收不良综合征和蛋白丢失性肠病

第 1 节 吸收不良综合征

吸收不良综合征（malabsorption syndrome）是指由各种疾病所致小肠对营养成分吸收不足而造成的临床综合征。根据小肠吸收生理过程障碍的环节可分为三大类：小肠腔内消化酶缺乏造成营养物质消化不良，而导致小肠吸收不良；小肠黏膜异常造成已被消化的营养物质吸收不良；已被吸收的营养物质在小肠内转运障碍。吸收不良综合征的发生，可以涉及某一环节障碍，也可同时涉及多个环节障碍。根据吸收不良的营养物质种类，可分为非选择性和选择性（部分或单种）营养物质吸收不良。最常见的临床表现为慢性腹泻、体重减轻和低蛋白血症（可因此而发生水肿）、维生素及矿物质缺乏的临床表现（如贫血、口炎、夜盲、代谢性骨病等）。

【病因和发病机制】

发病机制和相应疾病见表 3-12-1[1]。

表 3-12-1 吸收不良综合征病因分类

环节	机制	常见疾病
腔内消化	**消化酶缺乏**	
	分泌减少	胰腺疾病（慢性胰腺炎、胰腺癌晚期、胰腺囊性纤维化、胰腺淀粉样变、胰腺切除术后）
	失活	胃泌素瘤（过量酸灭活胰脂酶）
	酶解时间过短	短肠综合征、肠瘘
	胆盐不足	
	合成不足	肝硬化
	分泌不足	肝内、外胆汁淤积
	降解增加	小肠细菌过度生长
	丢失增加	回肠病变或切除
上皮吸收	**小肠刷状缘酶不足**	成人乳糖不耐受症，先天性蔗糖酶 - 麦芽糖酶缺乏
	小肠转运障碍	
	非选择性	乳糜泻
		克罗恩病
		放射性小肠炎
		感染（类粪圆线虫、蓝氏贾第鞭毛虫、Whipple 病等）
		自身免疫性肠病
		淀粉样变
		热带口炎性腹泻
		维生素 B_{12} 吸收障碍（恶性贫血、全胃切除、回末病变或切除）
	选择性	
	吸收面积不足	短肠综合征
		小肠梗阻
		肠瘘
		肠运动过快
黏膜运转	**淋巴回流障碍**	原发性小肠淋巴管扩张症
		继发性小肠淋巴管扩张症

【临床表现】

吸收不良综合征最常见的临床表现为慢性腹泻、体重减轻和低蛋白血症（可因此而发生水肿）、维生素及矿物质缺乏的临床表现（表 3-12-2）。

表 3-12-2 吸收不良综合征的临床表现及其病理生理基础

临床表现	病理生理
体重下降	营养物质吸收不良
慢性腹泻	主要是渗透性腹泻（脂肪泻常见），胆汁酸吸收不良可引起分泌性腹泻
腹胀	碳水化合物吸收不良（被肠道细菌发酵产气）
虚弱	贫血、能量不足、电解质不足
贫血	铁、叶酸、维生素 B_{12} 缺乏
水肿	低蛋白血症
舌炎	B 族维生素缺乏
夜盲、皮肤粗糙	维生素 A 缺乏
骨痛（骨质疏松）	维生素 D 缺乏
周围神经病变	维生素 B_{12} 和维生素 B_1 缺乏
出血倾向	维生素 K 缺乏

【诊断和鉴别诊断】

根据临床表现和已确诊原发病因，诊断吸收不良综合征并不困难。实际临床工作中，吸收不良综合征的诊断主要有两方面的意义：一是根据吸收不良综合征临床表现的提示，通过检查以确定吸收不良综合征的诊断，从而寻找比较隐蔽的原发病因；二是已明确原发病因，需要了解该病是否导致吸收不良及判别吸收不良的程度。最终的目的是落实到吸收不良综合征的病因特异性治疗和症状的对症治疗上。因此，吸收不良综合征的诊断应包括以下三个方面：①营养不良的状态；②选择合适的吸收不良功能试验，确定吸收不良的存在并提示可能的发病环节和病因；③原发病的病因诊断。

（一）营养缺乏状态

反映吸收不良所引起营养不良的实验室指标主要有：①反映贫血的指标：外周血血红蛋白、红细胞计数、红细胞参数（MCV、MCH、MCHC），血清铁、铁蛋白、叶酸、维生素 B_{12}；②反映蛋白吸收和代谢的指标：血清总蛋白、白蛋白、球蛋白、前蛋白；③反映脂肪吸收和代谢的指标：甘油三酯、胆固醇、脂蛋白；④反映维生素 D 缺乏的指标：血清钙、磷、碱性磷酸酶、25-（OH）D；⑤反映维生素 A 缺乏的指标：血清胡萝卜素测定；⑥反映维生素 K 缺乏的指标：凝血酶原时间和维生素 K 纠正试验；⑦微量元素缺乏：镁、锌、硒等。此外，骨密度检查有助维生素 D 缺乏引起的代谢性骨病的诊断。

（二）小肠吸收功能试验

营养缺乏与摄入、吸收、代谢、丢失、消耗等因素有关，理论上应通过吸收功能试验才能证实营养缺乏与吸收不良的关系。但实际临床工作中，大多通过确诊原发病，根据前述吸收不良综合征的病因和发病机制，可推断出营养缺乏与吸收不良的关系及吸收障碍的具体环节。下列情况小肠吸收功能试验可能有助诊断和鉴别诊断（各种小肠吸收功能试验的具体检查方法和临床意义详见第二篇第二章）：

1. 对病因隐蔽或鉴别困难疾病的诊断和鉴别诊断 例如乳糜泻患者可能以贫血或代谢骨病为首发表现，而脂肪泻不明显，此时脂肪吸收试验和 D- 木糖吸收试验有助提供吸收不良的证据[2]；胰外分泌功能试验，可作为慢性胰腺疾病诊断依据之一[3]；胆汁酸性腹泻可继发于多种小肠疾病甚或全身疾病导致的小肠动力障碍，常被漏诊而只顾及原发病，此时胆汁酸吸收功能试验有助鉴别（见第三篇第九章第 1 节和第三篇第十三章）。葡萄糖或乳果糖氢和 / 或甲烷呼气试验可确定小肠疾病继发的小肠细菌过度生长引起的吸收功能障碍（见第三篇第十一章第 6 节）。

2. 有助了解吸收不良的严重程度及疗效判断　例如 D- 木糖吸收试验用于短肠综合征[4]，胰外分泌功能试验用于慢性胰腺炎病情随访[3]。

（三）原发病的病因诊断

根据临床表现提示，选择有关实验室检查、内镜检查、影像学检查，并结合病理作出诊断，详见有关章节。

【治疗】

1. 纠正营养缺乏　视情况通过口服或静脉补给纠正水、电解质和酸碱平衡紊乱。视情况适当予肠内营养和 / 或肠外营养支持（详见第五篇第一章）。视情况输注白蛋白。视营养物质缺乏情况，补充铁剂、钙剂和维生素（主要是 A、D、B_{12}）。

2. 饮食调整　对某些疾病，调整饮食具有治疗疾病或改善症状的价值。

具有治愈作用的如：成人乳糖不耐受患者，避免乳制品或选用无乳糖奶；乳糜泻患者，去麦胶饮食。

具有改善症状的如：小肠淋巴管扩张患者，低脂及中链甘油三酯饮食；儿童或部分成人活动性克罗恩病患者，全肠内营养可能诱导缓解。

3. 药物治疗　胰外分泌功能不足，胰酶替代治疗。小肠细菌过度生长参与腹泻发病过程的患者，口服抗生素（详见第三篇第十一章第 6 节）。胆汁酸吸收不良参与腹泻发病过程的患者，口服胆汁酸螯合剂如考来烯胺或考来维仑（详见第三篇第十三章）。

4. 止泻剂的应用　严重腹泻患者，在原发病未控制前，如无禁忌，有必要适当使用止泻剂，常用药为洛哌丁胺。

5. 针对原发病的治疗　针对原发病的有效治疗，是治愈吸收不良综合征的根本，详见各有关章节。

（胡品津）

参考文献

[1] VAN DER HEIDE F. Acquired causes of intestinal malabsorption[J]. Best Pract Res Clin Gastroenterol, 2016, 30: 213-224.

[2] MUSTALAHTI K, COLLIN P, SIEVANEN H, et al. Osteopenia in patients with clinically silent coeliac disease warrants screening[J]. Lancet, 1999, 354: 744.

[3] DOMINGUEZ-MUNOZ J E, DREWES A M, LINDKVIST B, et al. Recommendations from the United European Gastroenterology evidence-based guidelines for the diagnosis and therapy of chronic pancreatitis[J]. Pancreatology, 2018, 18: 847-854.

[4] 龚剑峰，朱维铭，刘放南，等. D- 木糖吸收试验评价短肠综合征病人的吸收功能 [J]. 肠外与肠内营养，2006，13（2）：88-91.

第 2 节　蛋白丢失性肠病

蛋白丢失性肠病（protein-losing enteropathy，PLE）是一种由各种疾病引起血浆蛋白从胃肠道过度丢失并导致低蛋白血症的临床状态，低蛋白血症常并发水肿，可并发腹水、胸腔积液、心包积液和营养不良。其患病率尚无统计，但已知可引起蛋白丢失性肠病的疾病很多。

【病因和发病机制】

蛋白丢失性肠病不但指血浆蛋白从肠道丢失，还泛指从食管和胃部的蛋白丢失。正常稳定状态下，白蛋白的合成与消耗保持平衡，每天从胃肠道丢失的白蛋白占正常消耗的 6% ~ 10%。蛋白丢失性肠病时，每天从胃肠道丢失的白蛋白可达 60%，虽然肝脏合成白蛋白会代偿性增加，但仍补偿不了从胃肠道丢失白蛋白的量，便发生低白蛋白血症。身体中白蛋白周转时间需 25 天（即半衰期 17.5 天），因此从胃肠道丢失的各种蛋白中以血白蛋白降低明显，其他半衰期长的蛋白如免疫球蛋白和铜蓝蛋白血水平亦会明显下降。相反，半衰期短的其他血浆蛋白如 IgE、凝血因子、前白蛋白、转铁蛋白等的血水平则较少明显下降[1]。

白蛋白是一种水溶性分子，在维持血浆渗透压中起重要作用，亦是血液循环中激素、脂肪酸、铁、胆红素等物质转运的功能载体。因此，低白蛋白血症可导致水肿和空腔积液以及其他相关临床表现。

引起蛋白丢失性肠病的疾病很多，总的可分为胃肠黏膜损伤导致黏膜通透性增加和淋巴系统异常导致富含蛋白的淋巴液外漏两大类（表 3-12-3）[2]。兹将这几大类的发病机制和主要病因简述如下：

（一）糜烂性黏膜损伤

伴有黏膜糜烂的胃肠道疾病黏膜屏障受损，富含蛋白质的组织液从受损的黏膜漏入胃肠腔。典型的代表性疾病是 IBD[3]。该病还可因侵犯肠系膜淋巴结和肠壁淋巴管而继发局部淋巴管压力增高导致淋巴液外漏。胃肠道淋巴瘤时的胃肠道蛋白丢失机制与 IBD 相似。NSAID 肠病所致蛋白丢失肠病已有不少报道。国内发现不少粪类圆线虫感染引起严重蛋白丢失肠病的病例[4-5]。儿童感染沙门菌、志贺菌、贾第鞭毛虫和轮状病毒发生蛋白丢失肠病偶见报道[6]。

表 3-12-3 蛋白丢失性肠病的病因

1 黏膜损伤
1.1 糜烂性黏膜损伤
    1.1.1 炎症性肠病（IBD）
    1.1.2 感染性胃肠炎
        1.1.2.1 细菌：沙门菌、志贺菌、弯曲菌、艰难梭菌
        1.1.2.2 寄生虫：贾第鞭毛虫、粪类圆线虫
        1.1.2.3 病毒：轮状病毒
    1.1.3 胃肠道恶性肿瘤
        1.1.3.1 食管、胃、结肠腺癌
        1.1.3.2 淋巴瘤
        1.1.3.3 卡波西肉瘤
    1.1.4 NSAID 肠病
    1.1.5 移植物抗宿主病
    1.1.6 隐源性多灶性溃疡性狭窄性小肠炎
    1.1.7 结节病
1.2 非糜烂性黏膜损伤
    1.2.1 乳糜泻
    1.2.2 肥厚性胃病（Ménétrier 病）
    1.2.3 结缔组织病：系统性红斑狼疮等
    1.2.4 嗜酸性粒细胞性胃肠炎
    1.2.5 食物过敏性肠病
    1.2.6 Whipple 病
    1.2.7 热带口炎性腹泻
    1.2.8 小肠细菌过度生长
    1.2.9 淀粉样变
    1.2.10 显微镜下结肠炎（淋巴细胞性结肠炎和胶原性结肠炎）

续表

2 淋巴管压力增加

2.1 原发性肠淋巴管扩张症

2.2 继发性淋巴管压力增加

  2.2.1 缩窄性心包炎

  2.2.2 先天性心脏病 Fontan 手术后

  2.2.3 充血性心力衰竭

  2.2.4 门静脉高压性胃肠病

  2.2.5 肝静脉出口阻塞

  2.2.6 肠系膜静脉血栓形成

  2.2.7 硬化性肠系膜炎

  2.2.8 腹膜后纤维化

  2.2.9 肠系膜结核或结节病

  2.2.10 肿瘤累及肠系膜淋巴结和 / 或淋巴管

（二）非糜烂性黏膜损伤

这类疾病不一定伴有黏膜糜烂，蛋白丢失的主要原因是黏膜细胞紧密连接的完整性受损导致细胞间通透性增加。典型的代表疾病是乳糜泻、肥厚性胃病和 SLE。乳糜泻病理组织学所见主要为广泛和弥漫的绒毛萎缩，但黏膜表面上皮并无明显的破损，然而研究显示绝大部分病例有 α_1- 抗胰蛋白酶清除率的增加，提示蛋白肠道丢失[7]。低蛋白血症是肥厚性胃病的主要临床特征，研究证明蛋白从病变胃黏膜增宽的细胞间连接处漏出[8]。国内外已有不少 SLE 合并蛋白丢失性肠病的报道，部分病例可以蛋白丢失肠病为主要临床表现[9]。

（三）淋巴管压力增加

1. 原发性肠淋巴管扩张症　该病是一种先天性肠淋巴管发育异常的疾病，虽然罕见，但却是淋巴管压力增加导致蛋白丢失性肠病的典型疾病。蛋白肠道丢失的原因是肠道淋巴管发育异常导致淋巴管梗阻，富含蛋白质的淋巴液漏入肠道。该病典型的病理组织学改变为肠黏膜、黏膜下及浆膜淋巴管扩张及扩张淋巴管内浆细胞浸润。

2. 继发性肠淋巴管扩张　缩窄性心包炎[10-12]和先天性心脏病 Fontan 手术[12-15]是继发性肠淋巴管扩张所致蛋白丢失性肠病的常见病因。缩窄性心包炎和 Fontan 手术所引起的蛋白丢失性肠病，无论是症状、实验室检查及肠黏膜病理组织学均很相似，提示淋巴管扩张是这些疾病的共同机制。缩窄性心包炎可引起系统静脉压明显增高，特别是上腔静脉压升高影响胸导管引流，导致淋巴回流受阻，达到一定程度时造成肠道淋巴管的扩张和破裂。手术解除心包缩窄后蛋白丢失肠病即可缓解。Fontan 手术引起蛋白丢失肠病多发生在术后 2 ~ 10 年，发生率为 3% ~ 18%，是 Fontan 手术的中远期严重并发症[15]。Fontan 手术所引起的蛋白丢失性肠病发病机制尚未完全阐明，绝大多数患者术后中心静脉压均有不同程度升高，中心静脉压升高程度与肠道蛋白丢失呈弱相关性，但到后期相关性不明显，且并非所有中心静脉压高的患者都会发生蛋白丢失性肠病。研究认为，除中心静脉压增高因素外，发生蛋白丢失性肠病患者存在肠淋巴管破裂的易发因素如先天性淋巴系统异常、肠道感染诱发因素等[1]。

我国报道蛋白丢失性肠病的最常见病因为 SLE 和原发性肠淋巴管扩张[16]，Fontan 手术相关蛋白丢失性肠病、肥厚性胃病等其他疾病也有报道[14, 16-17]。

【临床表现和一般实验室检查】

除原发病的临床表现外，蛋白丢失性肠病本身临床主要表现为水肿和低蛋白血症。水肿可以同时伴发腹水、胸腔积液和心包积液。低蛋白血症表现为血清总蛋白、白蛋白、免疫球蛋白、铜蓝蛋白下降。淋巴管压力增加所致的蛋白丢失性肠病常有外周血淋巴细胞减少。蛋白丢失性肠病本身可有但并不一定有腹泻及其他胃肠道症状。吸收不良综合征往往为原发病的临床表现，亦可为蛋白丢失性肠病后期的继发表现。

【蛋白丢失性肠病特异性检查】

1. α₁- 抗糜胰蛋白酶清除率　　α₁- 抗糜胰蛋白酶分子量与白蛋白相似，在肠道不被分泌、吸收和降解，因此检测粪便 α₁- 抗糜胰蛋白酶清除率可准确反映肠道白蛋白的丢失情况[3, 7, 18]。检测方法为同时采集血和 24 小时大便，检查血和 24 小时大便 α₁- 抗糜胰蛋白酶，计算出 α₁- 抗糜胰蛋白酶清除率。α₁- 抗糜胰蛋白酶清除率正常值为 ≤ 27ml/24h，有腹泻时正常值为 ≤ 56ml/24h。因 α₁- 抗糜胰蛋白酶在 pH < 3.5 环境下会发生降解，如疑蛋白丢失源于胃，检测时需同服质子泵抑制剂[19]。

2. 核素标记闪烁扫描　　最常用的为 ^{99m}Tc 人白蛋白标记闪烁扫描。静脉注射 ^{99m}Tc 人白蛋白后，24 小时内定时（10 分钟、1 小时、2 小时、3 小时、6 小时、24 小时）行核素扫描显像，观察到核素标记的白蛋白漏入肠道视为阳性。研究显示该检查具较高敏感性（74% ~ 100%）和特异性（87% ~ 100%）[20]，有报道认为该检查可用于监测 PLE 的治疗效果[21]。

【诊断和鉴别诊断】

有水肿（伴或不伴腹水、胸腔积液、心包积液）和明显低蛋白血症，排除其他原因引起的低蛋白血症（摄入减少、吸收不良，肝脏合成蛋白障碍，蛋白从肾脏或胃肠以外其他部位丢失），要考虑蛋白丢失性肠病。伴有低免疫球蛋白血症和 / 或外周血淋巴细胞减少更支持本病。如能通过相关检查明确蛋白丢失性肠病的常见病因如炎症性肠病、肥厚性胃病、原发性淋巴管扩张症等，则可作出临床诊断。需进一步确诊蛋白丢失肠病时，可行粪便 α₁- 抗糜胰蛋白酶清除率和 / 或 ^{99m}Tc 人白蛋白标记闪烁扫描（前者简易准确，但我国未广泛开展；后者需要设备，但我国大医疗中心多具备）。

目前尚无蛋白丢失性肠病的统一诊断标准，不利于研究间的相互比较，特别是对 Fontan 术后或 SLE 并发蛋白丢失性肠病，这类诊断界限不是非常明确的情况，统一的诊断标准尤为重要。近年有专家组讨论[13]提出量化的诊断标准应包括如下项目：①临床表现；②低蛋白血症；③低白蛋白血症；④粪便 α₁- 抗糜胰蛋白酶清除率和 / 或 ^{99m}Tc 人白蛋白标记闪烁扫描阳性；⑤排除其他低蛋白血症病因；⑥低免疫球蛋白血症；⑦胃肠黏膜活检；⑧静脉补充白蛋白有疗效。并应对其中一些定量项目确定诊断界限值。

鉴别诊断：与其他原因引起的低蛋白血症鉴别已如上述。

【治疗】

关键是治疗原发病。

对症治疗：静脉输注白蛋白提高胶体渗透压可暂时减轻水肿及腹水、胸腔积液。高蛋白饮食 [2 ~ 3g/（kg·d）] 可通过膳食或肠内营养给予，必要时辅以肠外营养。注意维生素及微量元素的缺乏及补充。低脂饮食及中链脂肪酸补充尤适用于淋巴管扩张症。

（胡品津）

参考文献

[1]　LEVITT D G, LEVITT M D. Protein losing enteropathy: comprehensive review of the mechanistic association with clinical and subclinical disease states[J]. Clin Exp Gastroenterol, 2017, 10: 147-168.

[2]　GREENWALD D A. Protein-losing gastroenteropathy[M]// FELDMAN M, FRIEDMAN L S, BRANDT L J. Sleisenger and Fordtran's Gastrointestinal and Liver Disease. Vol 1. 10th ed. Philadelphia, PA: Saunders, 2016: 464-470.

[3]　EWE U K K, BODENSTEIN B. Alpha1-antitrypsin, a reliable endogenous marker for intestinal protein loss and its application in patients with Crohn's disease[J]. Gut, 1983, 24: 718-723.

[4]　李俊达，王晓玲，黄群，等. 粪类圆线虫病二例的临床特征及诊治 [J]. 中华传染病杂志，

2013，31：308-311.

［5］胡缨，谢周华，李艳文. 粪类圆线虫感染25例临床分析［J］. 广西医科大学学报，2013，30：457-458.

［6］BRAAMSKAMP M J A M, DOLMAN K M, TABBERS M M. Protein-losing enteropathy in children[J]. Eur J Pediatr, 2010, 169: 1179-1185.

［7］BAI J C, SAMBUELLI A, NIVELONI S, et al. Alpha 1-antitrypsin clearance as an aid in the management of patients with celiac disease[J]. Am J Gastroenterol, 1991, 86: 986-991.

［8］MEUWISSEN S G, RIDWAN B U, HASPER H J, et al. Hypertrophic protein-losing gastropathy. A retrospective analysis of 40 cases in The Netherlands. The Dutch Ménétrier Study Group[J]. Scand J Gastroenterol Suppl, 1992, 194: 1-7.

［9］CHEN Z, LI M T, XU D, et al. Protein-losing enteropathy in systemic lupus erythematosus: 12 years experience from a Chinese academic center[J]. PLoS One, 2014, 9(12): e114684.

［10］WILKINSON P, PINTO B, SENIOR J R. Reversible protein-losing enteropathy with intestinal lymphangiectasia secondary to chronic constrictive pericarditis[J]. N Engl J Med, 1965, 273: 1178-1181.

［11］MÜLLER C, GLOBITS S, GLOGAR D, et al. Constrictive pericarditis without typical haemodynamic changes as a cause of oedema formation due to protein-losing enteropathy[J]. Eur Heart J, 1991, 12: 1140-1143.

［12］UMAR S B, DIBAISE J K. Protein-losing enteropathy: case illustrations and clinical review[J]. Am J Gastroenterol, 2010, 105(1): 43-49.

［13］UDINK TEN CATE F E, HANNES T, GERMUND I, et al. Towards a proposal for a universal diagnostic definition of protein-losing enteropathy in Fontan patients: a systematic review[J]. Heart, 2016, 102(14): 1115-1119.

［14］潘燕军，张海波，朱宏斌，等. Fontan术后罕见并发症三例报道［J］. 上海交通大学学报（医学版），2011，31：1358-1360.

［15］JOHNSON J N, DRISCOLL D J, O'LEARY P W. Protein-losing enteropathy and the Fontan operation[J]. Nutr Clin Pract, 2012, 27(3): 375-384.

［16］朱丽明，孙钢，钱家鸣，等. 蛋白丢失性肠病61例临床分析［J］. 中华内科杂志，2011，50：209-211.

［17］刘烨，夏志伟，宋志强，等. 国人Menetrier病95例临床特点的荟萃分析［J］. 中华消化杂志，2009，29：816-819.

［18］STRYGLER B, NICOR M J, SANTAGELO W C, et al. Alpha 1-antitrypsin excretion in stool in normal subjects and in patients with gastrointestinal disorders[J]. Gastroenterology, 1990, 99(5): 1380-1387.

［19］TAKEDA H, NISHISE S, FURUKAWA M, et al. Fecal clearance of alpha1-antitrypsin with lansoprazole can detect protein-losing gastropathy[J]. Dig Dis Sci, 1999, 44: 2313-2318.

［20］SEOK J W, KIM S, LEE S H, et al. Protein-losing enteropathy detected on Tc-99m HSA and Tc-99m MDP scintigraphy[J]. Clin Nucl Med, 2002, 27: 431-433.

［21］WANG S J, TSAI S C, LAN J L. Tc-99m albumin scintigraphy to monitor the effect of treatment in protein-losing gastroenteropathy[J]. Clin Nucl Med, 2000, 25: 197-199.

第十三章 短肠综合征

短肠综合征（short bowel syndrome，SBS）是指广泛小肠切除或旷置后，肠道有效吸收面积显著减少，剩余的功能性肠管不能维持患者的生理性营养或儿童生长的需求，并出现以腹泻、水、电解质和酸碱平衡紊乱、各种营养物质吸收障碍为主的综合征[1-2]。我国短肠综合征治疗协作组的统计数据显示本病的发病有呈逐年上升的趋势[1]。

【病因及病理生理】

（一）病因

成人 SBS 的原发病因包括：肠系膜缺血引起的肠梗死、绞窄性肠梗阻、小肠广泛性病变（如克罗恩病、放射性小肠炎等）、外伤或手术损伤以及其他少见病因行小肠切除术等。因肠梗阻或肠瘘反复发作而反复施行肠切除手术，以及术中吻合错误造成大量肠管旷置引发短肠综合征并不罕见，值得重视[3]。儿童 SBS 的常见病因主要是坏死性小肠结肠炎、肠扭转和先天性畸形行小肠切除术。

（二）病理生理[2]

1. 广泛小肠切除后的病理生理改变

（1）胃：术后应激状态，胰泌素、肠抑胃肽、缩胆囊素分泌不足，促胃液素分泌增加等因素导致胃酸分泌增加造成分泌性腹泻；胃排空时间加快。

（2）小肠：小肠吸收面积减少和小肠传输时间加快造成渗透性腹泻。这些改变受下列因素影响：①小肠吸收面积减少的程度；②保留的小肠的完整性：是否残留病变；③剩余小肠的部位：回肠对水分、电解质及各类营养物质的吸收能力均优于空肠，又具有吸收胆盐和维生素 B_{12} 的作用，并且肠道蠕动相对缓慢，可减缓肠内容物，因此空肠切除后，剩余的回肠可以部分代偿空肠的功能，但回肠切除后，空肠难以弥补回肠的功能；④是否保留回盲瓣与结肠：回盲瓣可延长小肠的传输时间，并有阻止小肠内容物过快流入大肠和防止盲肠内容物逆流到回肠的作用；⑤旷置小肠或盲袢发生小肠细菌过度生长造成附加的胆汁酸性腹泻。

2. 小肠广泛切除后肠道功能与结构的代偿性改变　剩余肠管在小肠切除术后会迅速发生代偿改变，代偿时间短者需数月，长者需 1~2 年，超过 2 年肠管功能常难以进一步改善。小肠切除后剩余肠管的代偿主要表现在功能和结构两方面，功能代偿表现为肠管血运和肠管吸收功能增强；结构代偿表现为肠黏膜表面积增长和平滑肌增生肥大、绒毛增高以及隐窝加深[2]。

胃肠道激素的分泌主要通过食物刺激，其分泌增加在调节肠道功能与结构的代偿性改变中起重要作用，特别是促胃液素、胃动素、YY 多肽（PYY）、胰高血糖素样多肽 -1 和 -2（GLP-1 和 GLP-2）[4]。多数激素调节胃肠道分泌和动力的适应性改变，而 GLP-2 则有刺激肠黏膜生长和促进肠道对营养物质和液体吸收的独特作用[5]。

概言之，广泛小肠切除后由于胃肠道结构和功能改变而导致吸收障碍，而机体的适应性代偿改变有可能逐渐改善这些障碍。SBS 的临床结局取决于原发病、残留小肠的长度、部位、是否保留回盲瓣与结肠，以及肠适应过程是否良好。

【临床表现】

广泛小肠切除术后，腹泻、水、电解质及酸碱平衡紊乱、体重减轻和营养物质缺乏是 SBS 患者的主要临床表现。不同时期、不同剩余肠管部位、不同剩余肠管长度，临床表现不同。临床上据此进行分型，有指导治疗和预后评估价值。

（一）根据病程分期

SBS 患者的病程可分为 3 个阶段，即急性期、适应期和维持期[6]。

1. 急性期（acute stage）　术后 2 个月左右，SBS 患者残余肠道还未出现肠适应，每日肠液排泄量可达 5~10L，极易出现水、电解质及酸碱平衡紊乱和血糖波动，易并发感染、血栓形成。会逐渐出现明显的蛋白质、脂肪和碳水化合物等营养物质吸收不良的表现。约半数患者胃酸分泌短期内明显增加，加重吸收不良和并发消化性溃疡。此阶段治疗应以维持患者内环境稳定为主，肠外营养（PN）是其主要治疗。待肠液排泄量减少后，应尽早尝试肠内营养，以促进剩余肠管适应。

2. 适应期（adaptation stage）　术后 2 个月至 2 年间，患者逐渐出现肠结构和功能的适应性代偿，经口摄取逐步增加。此期以慢性腹泻和吸收不良综合征为主要表现，其程度及改善过程因各种因素影响个体间有不同，可出现各种慢性并发症。该阶段应视患者具体情况制订合理营养支持方案，并积极实施肠康复治疗。

3. 维持期（maintenance stage）　一般在术后 2 年左右，剩余小肠吸收功能的代偿已达峰值。患者在适应期过程中小肠吸收功能的代偿已能与机体代谢相适应，逐渐取得症状缓解，营养改善。若患者在术后 2 年，小肠吸收功能尚要依靠特殊饮食或肠内营养等维持，则为肠功能不足（intestinal insufficiency），进入了维持期。若仍无法摆脱肠外营养，则应以预防 SBS 并发症为治疗重点，同时根据患者肠管扩张程度选择性开展非移植手术治疗，以求增加肠道有效吸收面积。

（二）根据剩余肠管部位分型

根据 SBS 患者剩余肠管部位，将 SBS 分为 3 个类型，即空肠造口型（Ⅰ型）、小肠结肠吻合型（Ⅱ型）、小肠小肠吻合型（Ⅲ型）。我国共识提出将Ⅱ型和Ⅲ型再根据剩余小肠是空肠为主还是回肠为主再分为 2 个亚型（图 3-13-1）[1]。病情严重程度由重至轻及预后由差至好的顺序为：Ⅰ型＞Ⅱ型＞Ⅲ型。以回肠为主的ⅡB 及ⅢB 型患者预后通常较以空肠为主的ⅡA 及ⅢA 型患者好。

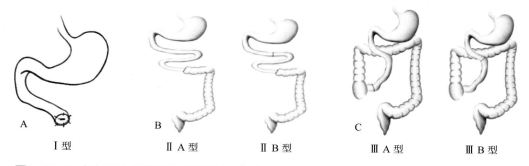

图3-13-1　根据剩余肠管部位的短肠综合征分型
A. Ⅰ型：空肠造口型；B. Ⅱ型：小肠结肠吻合型，分为ⅡA 型（空肠为主型）、ⅡB 型（回肠为主型）；C. Ⅲ型：小肠小肠吻合型，分为ⅢA 型（空肠为主型）、ⅢB 型（回肠为主型）。

（三）根据剩余肠管长度分型

剩余小肠多长诊断为 SBS 仍未有统一意见。我国共识提出[1]将 SBS 分为 SBS 与超短肠综合征（super short bowel syndrome，SSBS）。

成人 SBS：有回盲瓣，小肠长度 ≤ 100cm；无回盲瓣，小肠长度 ≤ 150cm。

成人 SSBS：有回盲瓣，小肠长度 ≤ 35m；无回盲瓣，小肠长度 ≤ 75cm。SSBS 是小肠移植的适应证。

【并发症】

SBS 的慢性并发症由 SBS 疾病本身和 / 或疾病的治疗引起[6]。

1. 肝脏疾病　SBS 患者肝功能异常常见，组织学可见脂肪肝、脂肪肝性肝炎、肝内胆汁淤积，严重者可发生肝衰竭，慢性进展者可发展为肝硬化。长期肠外营养是重要原因，营养不良、感染（包括小肠细菌过度生长）等因素参与发病。

2. 胆石症　SBS 患者胆石症的发生率为正常人群的 3 倍。长期禁食、抗胆碱能药物应用等因素导致胆囊收缩素分泌减少，造成胆汁排空障碍。回肠末段切除者胆汁酸的肝肠循环障碍，胆汁酸的正常构成比因结合胆盐的缺乏而改变，亦参与胆石形成。

3. 肠源性高草酸尿和尿路结石　见于保留结肠的 SBS。SBS 患者脂肪酸吸收减少，结肠腔内脂肪酸的增加，其与草酸竞争性结合钙离子，导致肠道草酸含量增加、吸收增加，造成肠源性高草酸尿。尿路草酸盐结晶形成尿路结石。

4. 慢性肾衰竭　与 PN 并发的反复血流感染、脱水、尿路结石等因素有关。慢性肾衰竭在长期 PN 患者多见。

5. 导管相关并发症　需要长期肠外营养患者由中心静脉导管引起的相关并发症包括血流感染、血栓形成、空气栓塞等，严重者可致死亡。

6. 低镁血症　镁在末段回肠和近段结肠吸收，该段切除者低镁血症常见。在腹泻脱水时，反射性醛固酮释放，肾排镁增加，加重低镁血症，此时易发生神经肌肉症状、心律失常，重者出现意识障碍。

7. D- 乳酸酸中毒　见于保留结肠的 SBS。未被吸收的碳水化合物在结肠经细菌发酵产生 D- 乳酸盐，经吸收入血造成代谢性酸中毒。可发生意识模糊等神经症状。

【诊断】

证明术后剩余小肠不足以维持患者正常生理需求，并因此而产生腹泻和吸收不良症状，即可诊断 SBS。关于剩余小肠长度目前尚无统一意见，传统的概念是剩余有功能小肠 < 200cm[6]。但随着对 SBS 研究的深入，认识到能维持患者正常生理需求的剩余小肠长度的界限受多种因素影响，其中与剩余小肠部位关系尤为密切，我国共识提出成人 SBS 的诊断标准为：有回盲瓣，剩余小肠 ≤ 100cm；无回盲瓣，剩余小肠 ≤ 150cm[1]。无论何种标准，只是一个大致的范围，关键要看各自个体剩余小肠的功能。

SBS 的诊断应包括：

1. 确诊 SBS　短肠的证据：通过查阅手术记录可准确了解肠切除范围与部位，及导致肠管广泛切除的直接病因。并可通过放射影像学（消化道造影或 CTE/MRE）及内镜检查予以确认。

腹泻、脱水、体重下降和营养物质吸收不良的临床表现及营养物质缺乏的实验室检查证明存在 SBS。

2. SBS 的临床分型　见上文。

3. 患者的营养状态　诊断方法详见三篇第十二章第 1 节。

4. SBS 的并发症　见上文。

【治疗】

SBS 的治疗原则是纠正水、电解质及酸碱平衡紊乱、营养支持和通过包括药物治疗的各种手段促进肠康复，理想目标是从肠外营养平稳过渡到肠内营养乃至完全口服膳食。对无法摆脱肠外营养患者，必要时视情况辅以非移植手术治疗。严重患者可能需长期肠外营养。对无法耐受长期肠外营养者或严重 SBS 患者，小肠移植是最后治疗手段。在治疗全过程必须严密监测 SBS 并发症并予相应处理，其中最重要的是导管相关并发症和长期肠外营养相关肝病，要及早发现、及时处理。SBS 的治疗必须根据患者的不同情况和不同临床阶段，由多学科合作，制订和实施不同的治疗方案（具体治疗方法详见第四篇第三章）。

（柯　嘉　吴小剑）

参考文献

［1］ 中国短肠综合征诊疗共识（2016 年版，南京）［J］. 中华胃肠外科杂志，2017，20（1）：1-5.

［2］ BILLIAUWS L, MAGGIORI L, JOLY F, et al. Medical and surgical management of short bowel syndrome[J]. J Visc Surg, 2018, 155(4): 283-291.

［3］ 刘志华，黄南祺，李超，等. 短肠综合征的手术治疗进展［J］. 中华消化外科杂志，2014，13（2）：157-160.

［4］ TAPPENDEN K A. Pathophysiology of short bowel syndrome: considerations of resected and residual anatomy[J]. JPEN J Parenter Enteral Nutr, 2014, 38(1 Suppl): 14S-22S.

［5］ BRUBAKER P L. Glucagon-like Peptide-2 and the Regulation of Intestinal Growth and Function[J]. Compr Physiol, 2018, 8(3): 1185-1210.

［6］ PIRONI L. Definitions of intestinal failure and the short bowel syndrome[J]. Best Pract Res Clin Gastroenterol, 2016, 30(2): 173-185.

第四篇
小肠疾病并发症

第一章　小肠源性消化道出血

一、定义与概述

随着小肠内镜的普及和开展，消化道部位的定义也发生了变化，目前认为，根据相关内镜检查范围来界定消化道部位，似乎更为合理。上消化道内镜能有效检查到的范围可定义为上消化道（食管上端开口到十二指肠乳头）；全结肠镜可检查的范围定义为下消化道（盲肠/回盲瓣到肛管）；十二指肠乳头以下到回盲瓣开口，属于小肠内镜检查的范围，可定义为中消化道[1]。

小肠源性出血占整个消化道出血的 5%~10%，原先此定义与不明原因消化道出血在概念上混用。目前明确认为，不明原因消化道出血是指发生在消化道任何部位、出血原因不明的临床病理状态；而小肠源性消化道出血是专指排除上、下消化道原因，且仅发生在中消化道部位的出血[2]。

小肠源性消化道出血可以由消化道自身疾病所致，也可由全身疾病及使用治疗药物后引发。

二、小肠源性消化道出血的确立

消化道途径的失血方式有多种，包括呕血或呕咖啡色液体、解柏油样便或黑便、暗红色血便、鲜血便、大便隐血试验阳性、慢性失血性贫血等；除了呕血相对少见外，其他出血方式在小肠源性出血中均较常见。以临床上仔细询问病史结合实验室检查，确定消化道途径失血并非困难。

在确定出血源自小肠以前，排除上、下消化道疾病引起的出血非常关键。详细了解出血方式、特点和既往疾病史是作出判断的基础，最为关键的明确或排除上/下消化道出血的方法是相关的内镜检查，尤其是出血期间急症内镜检查的病因检出率更高。对既往有不明原因出血史者，如遇再次出血，急症胃镜检查尽可能在 6~12 小时内进行，全结肠镜检查应在 24 小时左右完成，且需有经验的内镜医师负责操作。引起上消化道出血的常见原因包括消化性溃疡、肿瘤、曲张静脉破裂出血与门静脉高压性胃病、急性糜烂出血性胃炎、反流性食管炎等；少见且易遗漏的疾病为 Dieulafoy 病、食管贲门黏膜撕裂症、孤立性静脉瘤、胃体后壁或皱襞内溃疡、胃渗血症、胃毕 II 式术后吻合口、胆道出血、十二指肠乳头周围憩室等[2-3]。操作医师必须熟悉各种少见病发生的特点与部位，反复冲洗与重点观察结合，有效清除胃内积血和血块，做到检查无盲区。全结肠镜检查时，肠道准备充分是检查的基本保障，同时应评估服用泻药与加重出血的风险，做好必要的对症支持治疗。结肠源性消化道出血原因包括：肠道感染、炎症性肠病、良恶性肿瘤、缺血性肠病、结肠多发性憩室、血管瘤与血管扩张症、痔疮与肛裂、吻合口溃疡、直肠孤立性溃疡等[4]。其中、结肠憩室与毛细血管发育不良出血多为间歇性出血，不易确诊。结肠内出血有时可倒灌入回肠数十厘米，须与小肠源性出血鉴别。

在行小肠内镜检查前，如无禁忌，同样需要对上下消化道相关部位再次仔细检查。通过再次检查可发现，原先怀疑为小肠源性出血者，2%~25% 患者的真正出血病因是在上消化道，6%~23% 患者是在结直肠[4-5]。

三、小肠源性出血的方式与程度

小肠源性出血的方式，多数为间歇性黑便或暗红色便，其次为持续或间歇大便隐血阳性，大量血便相对少见。前两者除了有黑便或暗红色便以外，常伴有较为明显的失血性贫血、面色苍白、心率增快、活动后气促等表现。部分程度较轻或出血间期在数月以上者，贫血可得到不同程度的纠正。而频繁发生出血时，血红蛋白多数在 4~8g/dl[5-6]。由于是慢性失血和机体的代偿能力，循环基本能维持稳定。中度以上的贫血对内镜操作的耐受性会降低、并发症会升高，需要适度纠正。

对于短时间内出血量多、出血速度快者，应按急性消化道出血的原则予以紧急处理：快速补液扩容、输注红细胞、全血或血浆，维持循环平衡；根据可能的病因予以相关的止血药物；在容量补足的前提下，对于血压不稳定者使用血管活性药物。同时，结合对出血病因判断，选择最快速有效的检查方法，包括急诊 CTA、DSA、胶囊内镜，其中 DSA 对于近时期内活动性出血的诊断阳性率较高，同时可实施止血治疗（包括药物或栓塞），为后续治疗措施的实施赢得时间，并可明确出血部位[6]。

在判断出血方式和程度时，需要详细地了解出血前的相关病史，包括：出血前的诱因、伴随症状、药物使用史、既往出血史、实验室与影像检查结果、既往治疗史、家族史、手术史、遗传病史、旅行史等，对判断出血病因可能有一定帮助。

四、小肠源性出血的常见病因

小肠源性出血的病因众多，检查方法的选择与顺序对提高检出效率至关重要。小肠出血的病因判断与上下消化道截然不同，推测可能病因是选择方法的基础。但在很多无伴随症状出血患者中，年龄是一个很重要的因素[5]。不同年龄出血的病因不尽相同，具体原因详见列表 4-1-1。

表 4-1-1　不同年龄段发生小肠出血的可能病因

年轻患者（16~40 岁）	中年患者（41~65 岁）	老年患者（＞65 岁）
克罗恩病	血管病变	血管病变
小肠腺瘤	小肠肿瘤	NSAID 溃疡
梅克尔憩室	非特异性肠炎	小肠肿瘤
Dieulafoy 病	肠道溃疡	非特异性炎症与溃疡
血管病变	药物性	乳糜泻
乳糜泻		
非特异性肠炎（免疫性、感染性等）		

血管病变包括血管发育不良、血管扩张症、动静脉畸形、横径动脉出血（Dieulafoy 病）、各种血管瘤、遗传性/先天性血管性疾病。有关血管性病变的分类、描述和定义、内镜下表现等，各家表述不同，而血管源性出血占比最高，达到 50% 以上[7]。其中血管瘤（尤其是动脉瘤，占 5%~8%）、横径动脉破裂出血（占 3%~5%）来势凶猛，短时间内可造成失血性休克。蓝色紫大疱综合征、遗传性毛细血管扩张症等除了消化道血管异常外，尚有皮肤、其他脏器血管病变，对诊断有提示作用。其他血管性病变者，在出血间期，除了不同程度贫血外，都很少有相关伴随症状。

小肠憩室中梅克尔憩室占据多数，部分为空肠憩室（1.1%~2.3%），多在青少年时期发病，少数青年后发病，以间歇暗红色血便为多，数年或数月出血一次，平时无任何症状。

小肠肿瘤出血（占 5%~7%）以中年患者为多，前期多为非特异性消化道症状。间质瘤可表现为间隔数月的出血；淋巴瘤和腺癌多有伴随症状，如不全性肠梗阻、消瘦、发热、腹泻等。

其他原因小肠病变（如溃疡等，占 13%~15%）引发的消化道出血，多数与原发病症状相伴出现，或有一定提示性，如小肠克罗恩病、乳糜泻、药物性损伤、自身免疫性疾病/免疫缺陷性疾病、全身性疾病（淀粉样变性）或血液系统疾病等[8-9]。

少见的小肠源性出血性疾病占总数的 5%~10%，如胆道出血、异位曲张静脉破裂、腹主动脉-小肠瘘、子宫内膜异位症、转移性癌、异物等。

五、小肠源性出血的病因诊断

小肠出血的诊断检查手段，在近 20 年内有了很大发展，出血的病因诊断率和准确率已有明显提升，并对各种检查手段的临床价值、技术手段的特性有了更清晰而全面的认识。但是，由于各临床中心的技术普及性、实践经验和地区发病率的差异，在检查方法选择顺序上存在差别，这些都是造成诊断效率不同的原因。小肠出血的程度（显性出血与隐血阳性）、是否在出血活动期，对检查结果有很大影响。显性出血、在活动期（出血 24~48 小时内）行相关检查，阳性率会明显提高。在急性出血期时，胶囊内镜检查的阳性率（包括病因检出和出血部位确定）可以到达 85% 以上，而在隐血阳性者中仅为 44%；在 2 周内出血者中，阳性率为 67%，4 周以上仅为 33%[10]。

在检查顺序上，气囊辅助内镜作为侵入性方法，常不作为一线手段。作为一线检查方法的通常是小肠 CT 和 / 或胶囊内镜，究竟何者为先，国内外临床经验不尽一致，但两者有很强的互补性。小肠 CT 在国内检查费用相对低、普及率高，对小肠腔内和肠壁病变、中等血管以上病变的阳性率较高；而胶囊内镜对黏膜面表浅病灶和中小血管的检出能力较强[11]。小肠 CT 同时可排除肠道梗阻性病变，减少后续胶囊内镜检查时的潴留率。两者的检查结果对是否需行小肠镜检查和镜下治疗，有决定性作用。

胶囊内镜的小肠检查完成率为 79%~90%，小肠源性出血的诊断阳性率为 38%~83%，且对活动性出血者有很高的阳性（94%~97%）和阴性（83%~100%）预测价值[11]。在急性期检查时，对出血病变部位的提示价值非常大，对小肠镜进镜途径选择有很强提示性。胶囊内镜检查阴性者后续再出血率为 6%~27%。胶囊内镜检查前的肠道准备极其重要，可在很大程度上影响检查的阳性率和判断准确性。

小肠 CT 的整体阳性率与胶囊内镜相接近，为 40%~63%，但检出的疾病类别则有所不同，以结构异常（如憩室）、肿瘤性和炎症溃疡性更多见。诸多临床对比研究证实，小肠 CT 和胶囊内镜为互补性检查，各自检查结果受技术条件、专业人员的经验和肠道准备等多重因素影响。

气囊辅助式小肠内镜在小肠源性出血的诊断率为 62%~80%，在检查后行治疗的比例为 40%~73%[12]。小肠内镜检查多数是在非活动性出血期、出血量为轻中度之间的患者中进行。小肠镜进镜途径依赖于先前的检查结果和临床预判；检查范围与阳性率间呈一定相关性，文献中报道的全小肠检查完成率在 16%~86%（平均为 45%~50%）。

术中内镜（intra-operative endoscopy，IOE）是所有小肠出血诊断最可靠的方法之一，事实上术中诊断率也仅为 58%~88%，其原因与多发性血管病变、横径动脉破裂、变异性梅克尔憩室等有关。IOE 术中并发症和术后病死率（17%）相对较高，并发症包括：浆膜撕裂、系膜血管断裂、延迟性肠梗阻等[13]。

^{99m}Tc- 红细胞标记的放射性核素显像术是在常规检查多次阴性，临床表现为延迟性出血或间歇性出血时的一个检查方法，虽然临床开展已有多年，但目前使用率却在萎缩。主要原因在于现今其他手段的开展与普及、假阳性率较高、出血定位不精确有关。^{99m}Tc- 高锝酸盐专门用于诊断梅克尔憩室，阳性率约为 10%~60%，并取决于憩室内胃黏膜是否存在，临床特异性很强，达到 50%~90%。

血管造影术目前分为 CT 血管造影（CTA）和数字衰减式动脉造影术（DSA），后者的独特优势在于可同时行栓塞治疗，达到临时或永久止血目的。当出血速度在 0.5~1.0ml/m 时，阳性率相对提高，文献报道的 DSA 平均阳性率为 50%（20%~77%）[14]。

六、小肠出血的处理与治疗

（一）一般处理

对于间歇出血或大便隐血阳性患者，除了治疗失血性贫血和适度营养支持外，无需特别治疗；当血红蛋白过低时（< 6g/dl），需要输注红细胞，以提高患者对相关检查的耐受性，减少操作并发症。长期贫血状态会影响重要脏器功能，应在努力纠正的同时，积极查找病因。

持续小肠显性出血属于临床危重症，短时间内快速失血很容易造成循环衰竭和失血性休克，给后续检查造成困难；同时出血原因不明，无法实施针对性治疗。开放多路静脉、快速补液扩容是一切治疗的基础，包括成分输血、血浆、白蛋白等胶体性溶液，低蛋白血症容易给内镜操作造成穿孔风险。容量基本稳定情况下，临床上能实施的检查手段同样有限，主要是急诊 CTA、DSA 和简单肠道准备下的胶囊内镜和实时观察[15]。虽然很多情况下上述方法并不能取得理想结果，但快速和了解大致出血部位，为后续诊治方法选择提供有益的信息。

（二）药物治疗

很多情况下小肠出血的基本病因未明，诸多的所谓止血药物仅为尝试性治疗。临床上使用的药物包括生长抑素或生长抑素类似物，静脉内推注负荷量后持续静脉滴注维持[16]；其他药物如血管收缩药物（如卡洛磺钠）、血管加压素等。对于小肠内静脉曲张破裂、肠系膜小分支血管、溃疡性小血管破裂出血有一定疗效。现有的临床研究证实，沙利度胺对于毛细血管发育不良出血、遗传性毛细血管扩张症引发的小血管或毛细血管出血有一定止血作用。推荐治疗剂量为 75～100mg/d 或以上，总体的止血有效率为 65%～80%，但高剂量的不良反应率高达 40%～60%。目前主张在取得止血效果后，即采用低剂量维持的方法延长使用时间，以减少复发。

某些自身免疫性疾病导致的肠道溃疡出血，如克罗恩病、肠白塞病等，其止血依赖于原发病的快速控制，抗肿瘤坏死因子单抗（如英夫利西、阿达木单抗等）对部分克罗恩病出血有快速治疗作用，并促使溃疡迅速愈合。

（三）内镜治疗

小肠出血的内镜诊治都应在循环稳定、满足充分肠道准备的前提下进行。选择钳道为 3.2mm 的治疗型内镜，可满足各种治疗的需求。内镜下治疗手段取决于原发病的种类。

1. 氩离子血浆凝固术（APC）　用于多发性小肠毛细血管发育不良、溃疡面的渗血、微小血管病变破裂出血等。

2. 金属夹夹闭术 / 尼龙线套扎术　金属夹夹闭术多用于小血管破裂性（Dieulafoy 病）、小动脉瘤、血管畸形、长蒂腺瘤、溃疡性血管破裂等[17]。粗宽蒂病灶可行尼龙线套扎术。

3. 内镜下注射术　曲张静脉或静脉瘤内硬化剂注射、黏膜内缩血管药物注射、黏膜下标记物注射等。

4. 圈套切除 /EMR/ESD　对出血性腺瘤或增生性病灶行各种内镜下切除术。

（四）介入治疗

小肠源性出血的 DSA 阳性率总体不高（20%～40%），对于活动性出血的病灶可行超选择性栓塞治疗，操作的技术成功率在 80%～90%，多次栓塞易造成肠管坏死[18]。可作为手术前的过渡性治疗。

（五）手术治疗

外科手术治疗是小肠源性出血处理的最后手段，手术的目的在于探明出血性质、部位和数量等基本问题，如有必要，一并切除病变。手术前其他检查的阳性结果对手术的指导意义不言自明；但对于出血病因并非十分确定者，术中内镜检查（IOE）是必不可少的辅助手段。IOE 可以经口、经肛或经切口，对整个小肠作彻底检查，即便如此，仍有 15%～20% 的出血原因不明。多数与横径动脉破裂出血、多发性毛细血管扩张渗血等病因有关。新近的一项研究显示，为避免手术探查仍无法找到出血点的困惑，在术前的 DSA 检查结束后仍保留造影导管于肠系膜（上）动脉内，在术中向导管内注射甲基蓝以显示可能的出血病灶（如肿瘤、憩室）、异常的血管结构（动静脉畸形等），并结合 IOE 确认出血病灶[13]。如果是多部位出血，则由内镜完成相应的处理。此项研究的随访时间尚短，缺乏后续再出血率的结果。

七、总结

小肠源性出血虽在临床相对少见，但对于大多数医疗中心而言，则是一个临床难题。其解决前提是该中心拥有各种小肠疾病的检查手段和丰富的临床经验，以及长期从事小肠疾病诊治的专业人员。

在专注于小肠源性出血的病因检查前，需认真、彻底排除上消化道和各种结直肠源性疾病。临床上通常将 CTE 和 / 或胶囊内镜作为一线的筛查性手段，根据检查结果行气囊辅助内镜检查（包括完成全小肠检查）和内镜下治疗。对于显性出血造成肠道准备困难或循环不稳定者，可行急诊 DSA、CTA 检查。手术探查作为最后的病因检查手段，同时可完成相应的治疗。内镜作为微创手段，其多样化的方法对不同性质的出血性疾病可实施相应的止血治疗，疗效确切。药物治疗在大多数病因不明的出血中，属于经验性治疗，最终疗效和预后还取决于及时的病因诊断，以及在此基础上的对因治疗。我国专家共识提出小肠源性出血的诊治流程（图 4-1-1）[19] 可供参考。

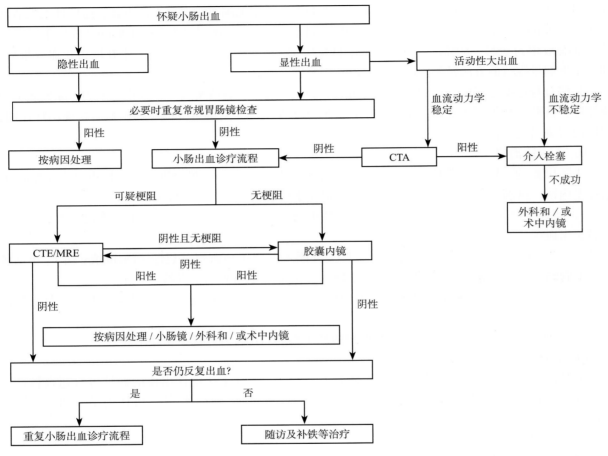

图4-1-1　小肠源性出血的诊治流程
CTE，计算机断层扫描造影；MRE，磁共振成像造影；CTA，计算机断层扫描血管造影。

（钟　捷）

参考文献

［1］ GERSON L B, FIDLER J, CAVE D R, et al. ACG clinical guideline: diagnosis and management of small bowel bleeding[J]. Am J Gastroenterol, 2015, 110: 1265-1285.

［2］ GUNJAN D, SHARMA V, RANA S S, et al. Small bowel bleeding: a comprehensive review[J]. Gastroenterology Report 2, 2014, 10: 262-275.

［3］ KUO J R, PASHA S, LEIGHTON J A. The clinical guide to suspected small bowel bleeding[J]. Am J Gastroenterol, 2018, 114: 591-598.

［4］ PASHA S F, LEIGHTON J. Detection of suspected small bowel bleeding: challenges and controversies[J]. Exp Rev Gastroenterol & Hepatol, 2016, 10: 1235-1244.

［5］ FRY L C, BELLUTTI M, NEUMANN H, et al. incidence of bleeding lesions with reach of conventional upper and lower endoscopes in patients undergoing double-balloon eneroscopy for obscure gastrointestinal bleeding[J]. Aliment Pharmacol Ther, 2009, 29: 342-349.

［6］ ZAMMIT S C, SIDHU R. Small bowel bleeding: cause and the role of endoscopy and medical therapy[J]. Curr Opin Gastroenterol, 2018, 34: 1-10.

［7］ KUO J R, PASHA S F, LEIGHTON J A. The clinician's guide to suspected small bowel bleeding[J]. Am J Gastroenterol, 2018, 12: 591-598.

［8］ SAKI E, OHATA K, NAKAJIMA A, et al. Diagnosis and therapeutic strategies for small bowel vascular lesions[J]. World J Gastroenterol, 2019, 25: 2720-2733.

［9］ YUNG D E, KOULAOUZIDIS A, AVNI T, et al. Clinical outcomes of negative small bowel capsule endoscopy for small-bowel bleeding: a systemic review and meta-analysis[J]. Gastrointest Endosc, 2017, 85: 305-317.

［10］ LEWIS B S, EISEN G M, FRIEDMAN S. A pooled analysis to evaluate results of capsule endoscopy trials[J]. Endesocpy, 2005, 37: 960-965.

［11］ VAN TURENHOUT S T, JACOBS M A, VAN WEYENBERG S J, et al. Diagnostic yield of capsule endoscopy in a tertiary hospital in patients with obscure gastrointestinal bleeding[J]. J Gastrointestin Liver Dis, 2010, 19(2): 141-145.

［12］ MESSER I, MAY A, MANNER H, et al. Prospective, randomized single-center trial comparing double-balloon enteroscopy and spiral enteroscopy in patients with suspected small-bowel disorders[J]. Gastrointest Endosc, 2013, 77: 241-249.

［13］ MONSANTO P, ALMEIDA N, LERIAS C, et al. Is there still a role for intraoperative enteroscopy in patients with obscure gastrointestinal bleeding?[J]. Rev Esp Enferm Dig, 2012, 104: 190-196.

［14］ GILLESPIE C S, SUTHERLAND A D, MOSSOP P J, et al. Mesenteric embolization for lower gastrointestinal bleeding[J]. Dis Colon Rectum, 2010, 53: 1258-1264.

［15］ JONES B H, FLEISCHER D E, SHARMA V K, et al. Yield of repeat wireless video capsule endoscopy in patients with obscure gastrointestinal bleeding[J]. Am J Gastroenterol, 2005, 100: 1058-1064.

［16］ NARDONE G, COMPARE D, SCARPIGNATO C, et al. Long acting release-octreotide as "rescue" therapy to control angiodysplasia bleeding: A retrospective study of 98 cases[J]. Dig Li er Dis, 2014, 46: 688-694.

［17］ PINHO R, PONTE A, RODRIGUES A, et al. Long-term rebleeding risk following endoscopic therapy of small-bowel vascular lesions with device-assisted enteroscopy[J]. Eur J Gastroenterol Hepatol, 2016, 28: 479-485.

［18］ PASHA S F, HARA A K, LEIGHTON J A. Diagnosis evaluation and management of obscure gastrointestinal bleeding: a changing paradigm[J]. Gastroenterol Hepatol, 2009, 5: 839-850.

［19］ 中华消化杂志编辑委员会. 小肠出血诊治专家共识意见（2018 年，南京）[J]. 中华消化杂志，2018，38（9）：577-582.

第二章　小肠梗阻

　　任何原因引起的肠内容物通过障碍统称为肠梗阻，肠梗阻是常见的一种外科急腹症，而小肠梗阻（small bowel obstruction，SBO）是其主要的梗阻部位。因小肠梗阻病情变化快，严重者可发生肠坏死、穿孔，危及生命，因此需要早期诊断、及时处理。本病的诊疗不单需要外科医师，还常需要急诊科医师、消化内科医师、放射科医师的参与，是一种多学科团队参与诊疗的疾病。

　　【病因】

　　肠梗阻按病因主要可分为三大类：机械性、动力性和血运性。

　　1. 机械性肠梗阻　导致机械性肠梗阻的病因较多（表4-2-1）。最常见三大病因依次为术后粘连性肠梗阻、疝和肿瘤。其中，粘连性肠梗阻占肠梗阻病因的60%以上[1]。

　　2. 动力性肠梗阻　又分为痉挛性和麻痹性两类。前者为神经抑制或毒素刺激引起肠壁肌肉运动紊乱，致肠内容物无法正常通过，但无器质性肠腔狭窄，属假性肠梗阻范畴（详见第三篇第九章第1节）。后者发生在腹腔手术后、腹部创伤或者各种病因引起的急性弥漫性腹膜炎患者。

　　3. 血运性肠梗阻　由肠系膜血管栓塞或血栓形成，发生肠缺血，导致肠功能丢失，出现肠麻痹征象。由于其迅速发展为肠坏死，在处理上与一般肠麻痹截然不同。

　　本节讨论的小肠梗阻指的是机械性肠梗阻，诊断时需与动力性肠梗阻和血运性肠梗阻相鉴别。

表4-2-1　机械性小肠肠梗阻的病因

外压性肠腔狭窄	肠腔内阻塞
肠粘连	炎症性（克罗恩病、肠结核、憩室炎、阑尾炎等）
外疝（腹股沟、股、脐周、切口）	小肠原发或继发性肿瘤
原发性腹、盆腔肿瘤（结肠癌和卵巢癌常见）	放射性肠炎
恶性肿瘤腹腔转移	胆石性肠梗阻
肠扭转	子宫内膜异位
腹茧症	肠套叠
硬化性肠系膜炎	内疝（闭孔、十二指肠旁、肠系膜）
	非甾体抗炎药肠病
	隐源性多灶性溃疡性狭窄性小肠炎
	吞入异物（包括胶囊内镜）
	食团堵塞、蛔虫堵塞

　　【病理生理】

　　肠管改变：梗阻以上肠蠕动增加，但肠内容物不能通过梗阻部位，肠内容物连同肠道本身的分泌液积聚在梗阻近段肠腔内，致肠腔膨胀。伴随肠腔压力不断增加，肠壁静脉回流受阻，肠壁充血水肿。病情发展可引起肠缺血，最终导致肠坏死和穿孔。梗阻近段肠管细菌可通过受破坏的肠屏障，移位至腹腔引发腹膜炎。

　　全身改变：梗阻近段肠道分泌液体无法重吸收，呕吐进一步加重液体丢失。肠梗阻首先发生的是水与电解质、酸碱平衡紊乱。肠壁静脉回流受阻，血浆渗出至肠腔和腹腔，与脱水一并导致低血容量。当合并中毒、感染时，可造成休克和败血症，最终可发展为多脏器功能衰竭。

　　【临床表现】

　　各种类型肠梗阻虽病因不同，但共有的特性是肠道通畅性受阻，肠内容物无法由上至下正常通过，因此出现"痛、吐、胀、闭"的经典肠梗阻症状[1]。并非所有肠梗阻患者均表现上述四联症，部分患者可能只表现为其中部分症状。

（一）症状

1. 腹痛　腹痛通常是肠梗阻最先出现的症状。由于肠腔受阻，肠蠕动无法将梗阻近段的内容物向下运行，肠管产生强烈的收缩所致。一般呈阵发性剧烈绞痛，腹痛发作时患者能自觉有肠蠕动感和肠鸣音，体形消瘦者可观察到肠蠕动波形。腹痛可以扩散至全腹或仅限于腹部一侧。

若腹痛间歇期不断缩短，可呈持续性腹痛；当加重的腹痛逐渐减轻，但腹部膨胀进一步加重，伴全身症状恶化，提示肠管高度膨胀，肠管进入麻痹状态。此时应该注意肠梗阻进入缺血、绞窄期。

2. 腹胀　腹胀通常发生在腹痛之后，高位小肠梗阻常表现为上腹饱胀；低位小肠梗阻可表现为全腹性胀气，以中腹部最明显。

3. 呕吐　高位梗阻的呕吐出现较早，在梗阻初期即发生，而且呕吐频繁。在早期为喷射性，呕吐物为食物或胃液，其后为胃液、十二指肠液和胆汁。低位小肠梗阻的呕吐出现较晚，初为胃内容物，静止期较长，后期呕吐物为积蓄在肠腔并经发酵、呈粪臭味的肠内容物。当梗阻已发展为绞窄性时，呕吐物可为血性，呈咖啡色、棕色，偶有鲜血。

4. 肛门停止排气排便　排便排气停止是完全性肠梗阻的主要症状，乃因梗阻以下肠管处于空虚状态。在梗阻早期，特别是高位梗阻，梗阻部位远段肠内积存的气体或粪便仍可排出，易误为肠道仍然通畅，需详细病史询问和鉴别。在肠套叠、绞窄性肠梗阻时，肛门也仍可排出血性黏液或果酱样粪便。

（二）体征

1. 腹部体征　视诊可见不同程度的腹部膨隆，在腹壁较薄的患者可见肠型和蠕动波。触诊时，单纯性肠梗阻的腹部虽胀气，但腹壁仍较软，按之如充气的球囊，梗阻区域有轻度压痛。叩诊呈鼓音。听诊肠鸣音亢进，可闻及气过水声或高调金属声。

当发生绞窄性肠梗阻或单纯性肠梗阻后期出现缺血、坏死、穿孔时，表现为腹膜炎体征，腹部膨胀，腹壁有压痛及反跳痛，肌卫，肠鸣音可变成微弱或消失，可叩出移动性浊音。如行腹腔穿刺，穿刺液常为血性。

2. 全身体征　单纯性肠梗阻早期可无明显改变，进一步发展见脱水征。绞窄期可出现毒血症和休克表现。

【实验室和其他检查】

1. 实验室检查　血常规和尿常规呈脱水特征，如血液浓缩和尿比重增加，合并感染时外周血白细胞明显升高伴核左移。常规生化检查了解水与电解质、酸碱平衡失调和肾功能情况。重症患者应作血气分析。

2. 腹部 X 线检查　立卧位腹部 X 线检查是肠梗阻的首选检查。直立位腹部 X 线片可显示肠祥胀气和气液平面。不同梗阻水平有其各自特点，高位梗阻者见肠腔充气、空肠黏膜的环状皱襞呈鱼骨刺样；回肠远段低位梗阻者见多个肠祥内含有气液面呈阶梯状；结肠梗阻时见腹部周边肠胀气和结肠袋。腹部 X 线检查快捷、简单、有较高的诊断敏感性和特异性，但不能提示梗阻确切部位、肠管缺血情况及病因，宜作为初筛检查。

3. 腹部 CT 检查　腹部 CT 检查（平扫及增强）已成为肠梗阻时的常规检查，可显示出梗阻点、梗阻的完全性或不完全性、有无闭祥梗阻、有无绞窄性梗阻（肠道缺血、坏死及穿孔）。另外，还能通过肠壁内外的 X 线征象，必要时结合口服阴性对比剂行 CTE 检查，提高病因检出率[2]。

【诊断】

诊断必须遵循以下步骤[1,3]：

1. 是否存在机械性小肠梗阻　腹痛、腹胀、呕吐、肛门停止排便排气四大典型症状，肠型及肠鸣音亢进体征，结合腹部 X 线片小肠梗阻时 X 线征象可作出初步诊断。要排除动力性肠梗阻和血运性肠梗阻，其中假性肠梗阻和肠系膜缺血有其各自临床特征，相对容易鉴别。而各种原因引起的麻痹性肠梗阻时，其特征是腹胀而肠鸣音减弱至消失，常伴有腹膜刺激征，腹部 X 线片呈大肠、小肠普遍胀气，应结合原发病相关临床特征及相应检查，以助鉴别。部分患者就诊时小肠梗阻已发展到绞窄期，与麻痹性肠梗阻表现相似，此时，病史追溯及 CT 检查有助鉴别。

2. 是单纯性肠梗阻还是绞窄性肠梗阻　单纯性肠梗阻指仅有肠内容物通过障碍而无肠壁血运障碍，绞窄性肠梗阻指兼有肠壁血运障碍。后者的特征为：起病急，腹痛剧烈，进展快（阵发性腹痛很快进展为频繁阵发甚至持续），有腹膜炎体征，腹部局部隆起和 / 或触及有压痛的孤立胀大肠祥，肛门指检有血性分泌物，腹腔穿刺有血性腹水，全身表现重（毒血症或休克），腹部 CT 显示肠绞窄特征及可能病因（如肠扭转）。

3. 如单纯性肠梗阻，是不完全性抑或完全性　不完全性肠梗阻指仍有少量肠内容物和气体可通过梗阻段，完全性肠梗阻指肠内容物完全不能通过梗阻段。后者的特征为：呕吐频繁和腹胀明显，完全停止排气排便。腹部 CT 可区别完全性与不完全性肠梗阻，并能判断不完全性肠梗阻的程度（高度或低度）。

4. 引起小肠梗阻的病因　引起小肠梗阻的病因已如前述。详细的病史询问对诊断有重要提示价值，小肠梗阻起病的快慢及程度对病因也有参考作用；不同病因的各自临床特征、腹部 CT 表现均有重要意义。部分病情危重，难以明确的病因，则需剖腹探查方能确诊。

【治疗】

首先是积极的对症和支持治疗，同时判断选择非手术治疗还是急诊手术治疗[4]。急诊手术的指征包括：①绞窄性肠梗阻；②完全性肠梗阻或高度不完全性肠梗阻，已出现腹膜炎体征或 CT 提示有肠缺血者；③非手术治疗者 24～48 小时病情恶化或 3～5 天无改善者。除上述有急诊手术指征之外的患者，可在严密监测下行非手术治疗。行非手术治疗时，应严密监测，出现完全性或高度不完全性小肠梗阻表现者，及时果断采取手术治疗可避免因肠坏死而行肠切除[5]。对由克罗恩病或癌肿阻塞引起的小肠梗阻，尽量避免急诊手术。

（一）非手术治疗

1. 禁食及胃肠减压　胃肠减压是治疗小肠梗阻的首要手段。由导管先将胃内容物抽空再行持续低负压吸引，减轻因胃肠内容物滞留导致的肠腔压力过大，并可抽吸气体减轻肠腔膨胀，有利于肠壁血液循环恢复，减轻水肿，使肠壁肿胀导致的肠梗阻得以部分缓解，也可使部分扭曲的肠祥得以复位，从而减轻梗阻。对于肠腔扩张、腹内压增加导致膈肌上抬的患者，胃肠减压可以改善血氧浓度和通气功能。目前临床上使用较多的是经鼻胃管行胃肠减压。使用直径较大的肠梗阻导管，其前端带有铜头和橡胶囊，管尾有 Y 形管，一为通气囊，一用作吸引。该管主要是通过前端铜头的重量以及充气的气囊，随肠蠕动而下行至梗阻部，对低位小肠梗阻能有效减压。肠梗阻导管操作相对困难，但如能达到或接近梗阻部位，效果更佳。

2. 纠正水、电解质与酸碱失衡　水、电解质与酸碱失衡是急性肠梗阻最为突出的病理生理改变，应及早给予纠正。补液的量与速度根据尿量进行监测，情况允许时应进行中心静脉压监测。在单纯性肠梗阻后期或是绞窄性肠梗阻时，常有大量血浆和血液渗出至肠腔或腹腔，需要作相应补充。

3. 防治感染　并非所有肠梗阻患者都需要使用抗感染，主要针对梗阻时间较长或梗阻较重患者，以预防及治疗肠道细菌易位及可能发生的肺部感染。首选广谱头孢菌素类抗生素及抗厌氧菌的硝唑类抗菌药。

4. 其他药物　口服医用液体石蜡（20～30ml/ 次，每天 2～3 次）可试用于不完全性肠梗阻，对部分患者可能有效。生长抑素或生长抑素类似物原用于不可手术的恶性肿瘤引起的肠梗阻，以减轻呕吐和腹胀症状[6]，因该类药物具有减少胃肠液分泌作用，近年我国医师常乐于将其应用于各种类型肠梗阻，但其治疗肠梗阻的实际疗效尚缺乏研究支持和共识推荐。

5. 其他　包括吸氧、半坐卧位等减轻腹胀对肺部的压力，改善肺功能。

非手术治疗成功，梗阻解除后，根据不同病因，延期手术或继续内科治疗。

（二）手术治疗

手术治疗的目的是解除梗阻，力求去除病因，切除已发生坏死的肠段。手术具体方式根据患者的全身情况与梗阻的病因、性质、部位而加以选择。常见术式包括粘连松解术、肠切除术、肠造口术、肠短路吻合术以及肠排列术。粘连松解可按照粘连具体情况而定，粘连带和小片粘连可施行简单的切断和粘连松解，如果一组小肠粘连致密成团、分离易导致肠壁破损，可行肠段切除。为了防止粘连性肠梗阻在术后再发，特别是腹腔内广泛粘连分离后，可采取肠排列术，将肠袢呈有序排列而不至于因粘连再发肠梗阻。对于肠套叠、伴有肠道肿瘤或肠坏死的患者，可选择肠切除术。切除后肠管是否行直接吻合，抑或行外置式肠造口术，则视腹腔及肠管情况而定。目前，肠短路吻合手术逐渐减少。当梗阻部位切除有困难，为解除梗阻，可分离梗阻部远近端肠管作短路吻合，旷置梗阻部，应注意旷置肠管尤其是梗阻部的近端肠管不宜过长，以免引起盲袢综合征。

关于腹腔镜手术[7-10]：近年来，腹腔镜手术逐渐成为腹腔手术的主流方式。粘连性小肠梗阻是否采用腹腔镜方式至今仍存在争议。一项荟萃分析纳入了 14 个对照研究、共约 4 万例患者，评价比较粘连性小肠梗阻使用腹腔镜和开腹手术的疗效，发现腹腔镜在减少并发症发生率、死亡率及感染率等方面均有优势。但荟萃分析中，各组纳入的病例存在偏倚。由此，Behman 等进行了一项单中心大队列研究，共涉及 8 584 例患者。研究发现，腹腔镜术式发生小肠损伤的概率高达 1.6 倍，可能原因是置入腹腔镜器械时，容易损伤扩张的小肠肠管。目前主流观点认为，如果严格掌握适应证，腹腔镜入路对单纯粘连带松解术仍具有一定优势。

关于术后早期肠梗阻的治疗：术后早期肠梗阻是一类相对特殊群体，如影像学检查能明确梗阻点，建议早期手术介入，二次手术时采用腹腔镜探查和治疗亦是可行的。

（何晓生　吴小剑）

参考文献

［1］ 胡俊波. 肠梗阻［M］// 陈考平，江建平，赵继宗. 外科学. 9 版. 北京：人民卫生出版社，2018：358-365.

［2］ REDDY S R R, CAPPELL M S. A Systematic Review of the Clinical Presentation, Diagnosis,and Treatment of Small Bowel Obstruction[J]. Curr Gastroenterol Rep, 2017, 19: 28.

［3］ PAULSON E K, THOMPSON W M. Review of Small-Bowel Obstruction: The Diagnosis and When to Worry[J]. Radiology, 2015, 275: 332-342.

［4］ DIAZ J J Jr, BOKHARI F, MOWERY N T, et al. Guidelines for Management of Small Bowel Obstruction[J]. J Trauma, 2008, 64: 1651-1664.

［5］ FUNG B S C, BEHMAN R, NGUYEN M A, et al. Longer trials of non-operative management for adhesive small bowel obstruction are associated with increased complications[J]. J Gastrointest Surg, 2020, 24(4): 890-898.

［6］ OBITA G P, BOLAND E G, CURROW D C, et al. Somatostatin Analogues Compared With Placebo and Other Pharmacologic Agents in the Management of Symptoms of Inoperable Malignant Bowel Obstruction: A Systematic Review[J]. J Pain Symptom Manage, 2016, 52(6): 901-919. e1.

［7］ SAJID M S, KHAWAJA A H, SAINS P, et al. A systematic review comparing laparoscopic vs open adhesiolysis in patients with adhesional small bowel obstruction[J]. Am J Surg, 2016, 212: 138-150.

［8］ BEHMAN R, NATHENS A B, BYRNE J P, et al. Laparoscopic surgery for adhesive small bowel obstruction is associated with a higher risk of bowel injury: A population-based analysis of 8584 patients[J]. Ann Surg, 2017, 266: 489-498.

［9］ GOUSSOUS N, KEMP K M, BANNON M P, et al. Early postoperative small bowel obstruction: open vs laparoscopic[J]. Am J Surg, 2015, 209: 385-390.

［10］ SEBASTIAN-VALVERDE E, POVES I, MEMBRILLA-FERNANDEZ E, et al. The role of the laparoscopic approach in the surgical management of acute adhesive small bowel obstruction[J]. BMC Surg, 2019, 19: 40.

第三章　肠 衰 竭

各种病因引起的肠衰竭（intestinal failure，IF）均可导致肠道消化吸收、运动、屏障和免疫等功能障碍，随后导致营养缺乏、肠道细菌易位或内毒素血症，引发全身炎症反应综合征（systemic inflammatory response syndrome，SIRS）、脓毒症以及多器官功能障碍综合征（multiple organ dysfunction syndrome，MODS），最终产生严重的临床后果甚至引起患者死亡。肠功能障碍和肠衰竭是肠道疾病动态变化的过程和后果，其差别是病变损害程度和预后的不同。在过去的相当长时间里，人们对肠功能认识不足，肠道在机体中发挥的作用没有受到应有的重视，对多器官功能衰竭（multiple organ failure，MOF）的认识主要集中在心、肝、脑、呼吸、肾等器官，虽然也提到肠衰竭，但多局限地理解为危重病时引起的应激性溃疡出血。而肠功能衰竭时出现不同程度的肠麻痹、消化吸收不良、营养缺乏、出血、肠源性感染以及 SIRS 和 MODS 等不仅是肠道本身的问题，也是很多疾病共同的病理生理过程，应当予以足够的关注。

【肠衰竭的概念及认识过程】

20 世纪 50 年代在文献中出现"肠衰竭"一词，但是没有完整的含义。1956 年 Irving 对 IF 定义为："功能性肠道减少不能满足食物的消化吸收"[1]。1981 年 Fleming 等认为："IF 是指肠道功能下降至难以维持消化、吸收最低需要量的营养物质[2]"，这一定义在多数情况下适用于那些需要长期胃肠外营养患者。自 20 世纪 80 年代提出 MODS 以后，不少专业的学者对各个器官的功能作出评分，从而提出相关器官功能衰竭的概念，如肾衰竭和心力衰竭等。然而，由于肠道功能复杂，涉及病理生理机制较多，IF 定义的产生很难像心脏、肝脏、肺及肾脏等器官可按功能损害的程度进行评分，或者仅仅按专业要求，如症状、营养吸收功能而确定。因此，IF 的定义很长时间内并未像其他功能器官一样形成共识。2001 年 Nightingale 将 IF 定义更新为："由于肠吸收减少，需要补充营养与水、电解质以维持健康和 / 或生长"[3]。由于未提及肠衰竭的病因，故 2006 年有国际组织建议将 IF 定义为："由于肠梗阻、肠道运动障碍、外科切除、先天性缺陷或肠道本身病变引起的肠道吸收功能丧失，其特征是机体不能满足蛋白质、能量、液体、电解质和微量营养物质的平衡"[4]。

实际上自 1956 年提出"肠衰竭"一词以来，至 2012 年约有 25 位作者对"肠衰竭"作出了定义，但均局限于营养的消化和吸收方面，未涉及消化吸收以外的功能部分。自 20 世纪 80 年代以后，南京军区南京总医院（现东部战区总医院）黎介寿在临床工作中逐渐认识到肠屏障功能对于肠功能衰竭的重要意义，遂将"肠功能障碍 / 衰竭"定义为："肠实质和 / 或功能的损害导致消化、吸收和 / 或黏膜屏障功能产生障碍"[5]。肠屏障功能的重要意义在黎介寿的定义中得以体现。根据目前的认识，肠道功能包括消化吸收、运动排泄和屏障免疫等。肠功能障碍 / 衰竭可表现为消化吸收障碍、动力障碍和屏障障碍（barrier dysfunction）。因此，肠功能障碍 / 衰竭的定义如果概括这三个方面的含义和临床特征则更为全面。

2015 年，欧洲临床营养和代谢学会（European Society for Clinical Nutrition and Metabolism）专家委员会总结既往研究，从另一个侧面定义 IF 为："肠道功能下降不能满足宏量营养素和 / 或水和电解质吸收的最低需要量，需静脉补充以维持健康和 / 或生长"[6]。同时还建议："当肠道吸收功能下降、不足，但并未达到不能满足宏量营养素和 / 或水和电解质吸收的最低需要量时，需静脉补充以维持健康和 / 或生长，可视为"肠功能不全""[6]。该共识认为 IF 来源于多种胃肠道或全身性疾病，主要有五种病理表现，即短肠综合征（short bowel syndrome，SBS）、肠瘘、肠动力障碍、机械性肠梗阻和广泛性小肠黏膜病变。但该定义中对于肠黏膜屏障的作用并未有过多提及和探讨。其目的更多是为将 IF 纳入国家医疗保障体系提供一个统一标准，为政府管理和分配医疗资源提供参考。事实上目前对于 IF 的概念尚无统一标准。也有专家学者建议以"肠功能障碍"代替"肠衰竭"似更科学，但保留"肠衰竭"这一诊断名称，更能引起人们的重视并对其深入研究，也与临床惯用的心、肝、脑、呼吸、肾衰竭等诊断名称相对应。

【肠衰竭的分型】

（一）IF 的功能性分型

IF 的病因多种多样，持续时间与严重程度各异。因此，不同作者对 IF 分别有以原发或继发性、病变类型、病程长短、病情急缓、病变是否可逆、年龄（婴、幼、成年）或治疗策略等单独或不同组合进行分类分型，形式多样，目前尚未有统一认可的方案。

Okada（1994）等将 IF 分为两型，一型是以 SBS 为代表的功能性肠道的减少，另一型则是各种因素导致的运动功能受损和广泛实质损伤所致的 IF。此时，Okada 等已经认识到肠屏障功能障碍最终也是 IF 的表现形式之一，但没有将其单独分型[7]。Shaffer（2002）等将 IF 分为三型：①Ⅰ型 IF：多为腹部手术后自限性肠功能障碍；②Ⅱ型 IF：系指危重患者的肠功能障碍，这些患者除小肠广泛切除外，还并发感染、代谢和营养并发症，需要多学科综合治疗以及代谢和营养支持；③Ⅲ型 IF：需要长期甚至终生营养支持的慢性 IF[8]。其中，Ⅰ型 IF 患者多数可在非专科医院进行治疗，通过补液、维持水电解质平衡，肠外/肠内营养支持等手段治疗一段时间后，可完全康复。Ⅲ型 IF 主要指 SBS 患者，需要小肠移植或终生肠外营养支持。而Ⅱ型 IF 在临床上最受关注，常见病因有广泛肠切除、肠系膜血管栓塞、炎症性肠病、肠瘘、机械性或动力性肠梗阻，特别要强调腹腔感染可单独或联合作用而导致或加剧Ⅱ型 IF，临床上常是多因素联合、交互作用，因此制定合理的治疗策略尤为重要。

黎介寿团队 2003 年亦提出，将 IF 分为三型：Ⅰ型即功能性小肠长度绝对减少型，如 SBS；Ⅱ型即小肠实质广泛损伤型，如放射性肠损伤、炎症性肠病等所致的肠衰竭，各种原因所致的肠外瘘、肠梗阻都属于此分类，但多数为急性，可逆转；Ⅲ型则是以肠黏膜屏障功能损害为主，可同时伴有肠消化吸收功能的障碍，如严重创伤、出血、休克、严重感染所致[9]。

2015 年，ESPEN 专家委员会根据发病时间、代谢情况和预期结果，将 IF 分为三型：①Ⅰ型 IF：急性症状、短期且通常是自限状态。②Ⅱ型 IF：亚急性症状，常见于代谢不稳定的患者，需要几周或几个月复杂的多学科治疗和静脉营养补充。③Ⅲ型 IF：又称慢性 IF（chronic intestinal failure, CIF），常见于代谢稳定的患者，需要数月或数年的静脉营养补充。该型 IF 患者的病情可以是可逆的，也可以是不可逆的。

ESPEN 专家委员会认为Ⅰ型 IF 是一种常见的、短暂的、通常是自限性的情况，估计约有 15% 的患者在腹部手术后的围手术期发生或与颅脑损伤、肺炎和急性胰腺炎等危重疾病相关。当肠道功能恢复时，可能需要短期的肠外液体和营养支持。这类患者通常在外科病房进行管理，一些重症监护环境中的患者也属此类。

ESPEN 专家委员会认为Ⅱ型 IF 是一种不常见的情况，最常见于腹腔内疾病（如内脏损伤引起的腹膜炎等），且往往与脓毒症、代谢性和复杂的营养性并发症有关。可能存在一定程度的肾损害。它可以由急性疾病状态如肠系膜缺血、扭转或广泛的肠切除以及肠切除术后并发症如肠瘘、腹腔感染所导致，Ⅱ型 IF 往往需要持续数周或数月的肠外营养支持。

ESPEN 专家委员会认为Ⅲ型 IF 是代谢稳定患者的慢性疾病（CIF），通常需要长期的家庭肠外营养（home parenteral nutrition, HPN）。CIF 可能由Ⅱ型急性 IF 进展而来，是胃肠道或系统性良性疾病进展和破坏的结果，通常进行了多次肠道切除手术，如克罗恩病、放射性肠炎等，或者是先天性消化系统疾病，如腹裂、肠闭锁、微绒毛包涵体病和肠上皮异型增生等或腹盆腔癌终末期所导致。

（二）IF 的病理生理学分型

根据 ESPEN 指南推荐，IF 可表现为 5 种主要的病理生理状况，即短肠综合征、肠瘘、肠动力障碍、机械性肠梗阻、广泛性小肠黏膜病变。其可能是由于胃肠道疾病本身或全身疾病所导致[6]，现阐述如下：

1. 短肠综合征（SBS）　SBS 是指因各种原因引起的广泛小肠切除或旷置后，肠道有效吸收面积显著减少，残存的功能性肠管不能维持患者的营养或儿童的生长需求，并出现以腹泻、酸碱/水/电解质紊乱以及各种营养物质吸收及代谢障碍为主的综合征。疾病的轻重程度及预后取决于原发病、残留小肠的长度、部位、是否保留回盲瓣与结肠以及术后肠适应过程是否良好等。

目前，关于 SBS 剩余小肠长度仍有争议。国外成人 SBS 的诊断标准为剩余有功能小肠＜ 200cm[10]。我国成人 SBS 的诊断标准为有回盲瓣，剩余小肠≤ 100cm；无回盲瓣，剩余小肠≤ 150cm[11]。国外 SBS 的发病率为每年（2 ~ 20）/100 万[12]，国内 SBS 治疗协作组的数据统计表明，SBS 发病率有逐年上升的趋势，但尚无全国性确切的统计数据[11]。成人 SBS 的常见原发病因有克罗恩病、肠系膜血管疾病、放射性肠炎、外伤、肠瘘和其他疾病等[13-14]。SBS 是Ⅲ型 IF 的主要原因。

SBS 患者 IF 的主要病理生理机制是短肠导致肠黏膜吸收面积减少，胃肠道营养物质的运输时间缩短造成肠液和电解质的丢失增加，同时还会引起小肠细菌的过度滋生。发生 SBS 相关性 IF 的可能性取决于剩余小肠长度、完整性、功能和适应性改变的能力[15]。肠道适应是指小肠切除术后剩余肠管代偿性改变的过程，这一改变在结肠与小肠保持连续性的患者中尤其明显。广泛小肠切除术后，在消化道各种营养物质刺激下，剩余肠上皮细胞的形态和功能发生明显变化，肠绒毛高度增加，结肠隐窝深度增加及隐窝细胞增生等，以增加剩余肠管的吸收面积和功能[16]。肠道适应性代偿过程开始于肠切除后，一般持续到术后 2 ~ 3 年[17]。但也有报道 SBS 的肠道代偿时间可持续到术后 5 年。这种适应性改变有助于改善水电解质和能量平衡，减少对静脉内营养（parental nutrition，PN）的需求量，甚至完全脱离 PN[17]。

2. 肠瘘　肠瘘包括肠外瘘、肠内瘘以及肠道与其他器官（如膀胱）之间形成的异常通道。75% ~ 85% 的肠瘘是由于肠损伤、吻合口瘘、恶性肿瘤或炎症性肠病以及试图手术分割致密粘连而形成。剩下的 15% ~ 25% 原因包括放射性肠炎、憩室病、恶性肿瘤、腹腔脓肿等。一般而言，禁食状态下输出量＞ 500ml/d 的瘘管通常被认为是高流量瘘管。在成人中，肠瘘是导致Ⅱ型急性 IF 的最常见原因之一。

肠瘘患者引起 IF 的主要病理生理机制是小肠腔内的营养物质以旁路的方式绕过了大面积的肠道吸收黏膜，从而导致营养物质吸收不足和丢失过多，这种情况类似于 SBS 导致的 IF。由于肠瘘还可以引起全身脓毒症和相关的代谢紊乱以及电解质和肠液的大量丢失。因此与肠瘘相关的 IF 的病理生理机制，还包括由于脓毒症及全身炎症反应所导致的胃肠动力障碍和代谢改变，过多肠液和电解质丢失所导致的肠 - 肝循环紊乱，同时为避免肠瘘的进一步加重，往往采取完全禁食或限制口服 / 肠内营养，从而导致营养来源不足。正是由于这些因素相互作用，一方面限制了营养物质的摄入，另一方面营养物质大量丢失，从而引发了 IF。

3. 肠动力障碍　肠动力障碍导致 IF 的主要病理生理机制是由于患者无法经口饮食或无法耐受肠内营养，从而导致营养摄入绝对不足，但此时肠黏膜的吸收能力是正常的，同时较长时间的肠动力障碍也会导致小肠细菌过度滋生从而引起营养物质吸收不良。导致肠动力障碍的常见的病因有肠梗阻、肠麻痹、假性肠梗阻、腹膜炎、顽固性便秘及肠易激综合征等。值得注意的是，由慢性假性肠梗阻（chronic intestinal pseudo-obstruction，CIPO）所导致的成人和儿童 IF 约占Ⅲ型 IF 患者的 20%[18]。

4. 机械性肠梗阻　肠梗阻导致 IF 的主要病理生理机制是为减轻肠梗阻症状采取禁食、补液等治疗措施从而导致无法经口进食营养，同时梗阻肠腔积聚的大量消化液和电解质也会因呕吐及胃肠减压而大量丢失。肠梗阻既可以导致Ⅰ型 IF，也可以导致Ⅱ型和Ⅲ型 IF，如长期的癌性肠梗阻所导致的 IF 等。

5. 广泛性小肠黏膜病变　广泛性小肠黏膜病变可通过肠黏膜屏障损伤引起肠功能障碍，进而导致 IF。肠屏障功能障碍是指肠道的机械、生物、免疫及化学屏障功能受损，导致肠道的自我修复、抗损伤以及阻碍各种未经消化或者有害物质进入机体的能力下降的现象。各种原因可引起肠黏膜损伤、萎缩，肠通透性增加，肠道菌群失调，从而导致细菌和 / 或内毒素易位，可诱发和 / 或加重全身炎症反应和多器官功能障碍。在创伤、休克、手术、严重感染等各种应激状态下肠损伤最主要的病理生理学变化是缺血再灌注损伤，肠道缺血 / 再灌注损伤加重 SIRS，导致早期 MODS。

（1）缺血缺氧：危重症患者应激状态时，胃肠道最早发生缺血，但最后恢复。此时肠道有效循环血量不足，肠黏膜缺血、缺氧，从而导致肠黏膜上皮细胞水肿、坏死及细胞间连接断裂，造成肠黏膜屏障损伤。另外，胃肠道缺血、缺氧可造成肠黏膜上皮细胞糖无氧酵解增加，产生大量乳酸等代谢产物，加重肠黏膜局部酸中毒，同时也加重肠黏膜上皮细胞的损伤。

（2）缺血再灌注损伤：肠黏膜缺血、缺氧导致细胞能量代谢障碍，Ca^{2+} 泵功能障碍，引起细胞内 Ca^{2+} 浓度增高，大量 Ca^{2+} 进入线粒体，使活性氧代谢产物（reactivated oxygen species，ROS）产量增加，包括超氧阴离子（O^{2-}）、过氧化氢（H_2O_2）等，再灌注时细胞内这些代谢产物浓度快速升高。除此之外，缺血时三磷酸腺苷（ATP）代谢为次黄嘌呤，大量次黄嘌呤在缺血组织堆积；细胞内 Ca^{2+} 增多，使大量黄嘌呤脱氢酶转化为黄嘌呤氧化酶，当再灌注时，大量氧进入缺血组织，次黄嘌呤氧化反应加速，从而产生大量 ROS，造成肠黏膜上皮细胞结构发生改变，使肠壁毛细血管通透性升高，出现广泛的上皮和绒毛分离、上皮坏死、固有层破坏、肠壁出血及溃疡形成等损伤。

（3）炎症介质：应激状态下，肠道的炎症介质被激活，如肿瘤坏死因子（TNF）、白介素（IL）和一氧化氮（NO）等。这些炎症介质通过一系列炎症反应信号通路，加重微循环障碍及释放对肠黏膜造成损害的其他活性物质等，引起肠黏膜屏障损伤。

（4）内毒素：肠道内过度生长的细菌可产生直接的细胞毒作用，尤其是作为革兰氏阴性菌胞壁脂多糖部分（LPS），可激活补体，产生刺激血管激肽等，破坏肠上皮细胞的结构与功能，甚至引起细胞坏死，使肠黏膜通透性增加，促使细菌移位，引发菌血症、内毒素血症等[19-20]。

（5）免疫功能受损：肠道免疫系统主要包括分泌型免疫球蛋白（sIgA）、肠上皮细胞之间及位于板层的淋巴细胞、淋巴滤泡、Payer 小体、肠系膜淋巴结和系统性的宿主防御，如单核巨噬细胞系统。它们在维护肠道免疫功能、防止细菌黏附与易位方面起了重要作用[21]。sIgA 是体内分泌量最大的免疫球蛋白，主要由肠黏膜固有层中的 B 淋巴细胞产生，在黏膜表面形成免疫屏障，对肠道菌群具有调节作用，它能有效阻止细菌对肠上皮表面的吸附、中和病毒、毒素和酶等生物活性抗原等。各种严重应激均可使肠黏膜固有层受损，sIgA 合成分泌减少，破坏肠黏膜屏障的完整性，削弱肠道的免疫屏障作用。

【肠衰竭的流行病学调查】

2006 年，英国的一项研究提供了关于 Ⅱ 型 IF 的唯一可用数据，该研究估计每年每百万人口中有 9 名 IF 患者[22]。手术并发症（32%）、克罗恩病（21%）、肠动力障碍（14%）、肠缺血（13%）和恶性肿瘤（8%）是主要的潜在原因[22]。

CIF 的流行病学研究主要基于 HPN 的数据，包括良性或恶性疾病患者[10]。欧洲 CIF/HPN 的发生率为（5~80）/100 万[6]。2015 年，ESPEN "CIF 行动日" 数据库包括 22 个国家 65 个 HPN 中心的 2919 例成年 CIF 患者[23]，其中 SBS 占 64.3%，肠动力紊乱为 17.5%，肠瘘为 7.0%，机械性肠梗阻为 4.4%，广泛性小肠黏膜病为 6.8%[10]。

【肠衰竭的治疗】

无论是急性还是慢性 IF 患者，管理的目标都是降低 IF 的严重程度，预防和治疗并发症，尽可能摆脱 HPN，最终提高患者的生活质量[8]。值得注意的是，近年来多学科团队协作（MDT）的管理理念在 IF 的治疗及管理中得到了越来越多的认同。有研究发现，对于需要静脉输液的 IF 患者在随访 24 个月后，其中由营养支持团队组织、支持和管理的患者发生导管相关性血流感染（catheter-related bloodstream infection，CRBSI）的可能性显著低于由单一医师管理的患者（1.3% *vs.* 26.2%）。近年来，针对急性 IF 的治疗，国外提出了一个较新的理念，即可以建立专门的 IF 中心（intestinal failure unit，IFU）来治疗 IF，可以理解为建立一个专科化的 IF 治疗病房[22,24]。这种专门的 IFU 主要包含内外科医师、护理人员、营养师、药剂师、心理学家 / 精神病学家甚至包含介入放射科医师，其主要目标是为 IF 患者提供个体化的治疗、护理和心理辅导。有研究表明，这种专门的 IFU 通过提供熟练的 MDT，可以降低 IF 并发症发生率和死亡率[22,25]。

（一）急性 IF 的治疗

在出现急性 IF 的临床表现时，早期诊断，及时干预，对疾病预后有非常显著的影响。防治原则包括：①治疗原发疾病；②调整内稳态与氧供；③控制感染；④营养支持和肠黏膜屏障的维护；⑤外科治疗：脓肿引流、肠道连续性的重建或小肠移植。

控制感染非常重要，当肠屏障功能遭到破坏时，肠腔内容物失控，逸出至肠腔外，引起一系列病理生理改变，如肠道菌群移位、SIRS 和 MODS 等。因此，胃肠道是 MODS 发动机这一说法已得到了广泛的认同。Klingensmith 等（2016）更是进一步提出"肠是危重症 MODS 的发动机"[26]。脓毒症目前是急性 IF 的主要死亡原因，脓毒症的控制是急性 IF 管理的首要目标。脓毒症导致的感染，特别是腹腔感染可全面影响肠道的消化吸收、运动和黏膜屏障功能，促使疾病的病理生理过程逐渐恶化，是 IF 患者死亡的最主要原因。如果腹腔感染不能得到及时控制，即使积极的营养支持也不能得到很好的治疗效果。影像学检查（腹部彩超、CT）是诊断腹腔感染的有效方法，必要时在影像学引导下穿刺引流。体液或穿刺引流液培养有助于选择敏感抗生素。危重患者发生 IF 不仅需要控制感染，还需要营养和代谢支持以及胃肠道重建等。因此，针对高漏出量的肠外瘘患者建议施行以下治疗方案：根治脓毒症、营养支持、明确瘘管的局部解剖，如有指征则进行必要的外科手术，简称为 SNAP（Sepsis Nutrition Anatomy Procedure）[24]。其治疗思路首先是引流和清除腹腔感染；其次是营养支持和代谢底物的补充；最后才考虑确定性重建手术。

营养支持和肠黏膜屏障的维护对危重患者防治 IF 十分必要。营养支持用来维持蛋白质、体液、电解质和微量营养物质的供给；提供足够能量以促进机体正氮平衡；调整免疫功能等均有助于感染的控制和伤口、瘘管的愈合。

对于尚能耐受食物的患者，全肠内营养是营养支持的最佳模式；对完全不能耐受食物者，首选 TPN，或根据患者肠衰竭的不同程度采用不同配比的 PN+EN。对于短肠综合征、炎症性肠病伴有瘘管等肠吸收不良患者，可以采用 HPN 的模式。

补充特异性组织营养因子如谷氨酰胺（glutamine，Gln）、短链脂肪酸（short chain fatty acids，SCFA）和精氨酸等能够促进肠黏膜结构及其功能的代偿和康复。Gln 为肠黏膜细胞和淋巴细胞等提供氮源和能量，以促进细胞的修复和增生。SCFA 为结肠黏膜代谢所必需的成分。精氨酸在应激状态下有降低蛋白质分解、调整免疫、提高巨噬细胞吞噬能力的作用。也有建议采用肠康复方案来修复受损的肠黏膜，即在营养支持的基础上加用生长激素、Gln 和膳食纤维等。

（二）CIF 的治疗

CIF 治疗的主要原则包括优化患者的营养状态和液体平衡，同时将长期并发症的风险降至最低。为了使患者的治疗过程尽可能达到最优化，ESPEN 建议由 MDT 对 CIF 患者提供帮助，参与基础疾病治疗、导管护理、心理健康疏导和肠外营养监测等。CIF 理想的 MDT 应该包括内科医师、外科医师、专门从事造口和导管护理的护士、营养师、药剂师和心理学家[27]。

由于 SBS 是成人 CIF 最常见的病理状态，因此 CIF 的治疗主要是 SBS 的治疗。国际上可将 SBS 分为三种类型，Ⅰ型为空肠造口型（SBS-J）；Ⅱ型为小肠结肠吻合型（SBS-JC）；Ⅲ型为小肠小肠吻合型，即保留回盲瓣和连续的结肠（SBS-JIC）[12, 28]。我国 SBS 诊疗共识进一步把Ⅱ型和Ⅲ型分为两个亚型，即ⅡA 型（空肠为主型）、ⅡB 型（回肠为主型），以及ⅢA 型（空肠为主型）、ⅢB 型（回肠为主型）[11]。

1. SBS 的营养治疗 营养不良程度受 SBS 患者剩余肠管部位、功能和肠切除术后不同时间的影响。营养治疗是 SBS 必需的措施，肠内营养（enteral nutrition，EN）和 PN 各有优缺点和适应证，可根据不同病情阶段选择 PN、EN 或 PN 联合 EN 治疗。营养治疗的选择原则如下：①在 PN 与 EN 之间，首选 EN；②经周围静脉与经中心静脉 PN 之间，优先选择经周围静脉 PN；③ EN 不足时，可用 PN 补充；④营养需要量较高或期望短期改善营养状况时，可用 PN；⑤需较长时间营养支持，争取应用 EN[29]。

Ⅲ型 SBS 患者保留有部分回肠及完整的结肠，在度过 SBS 急性期后（术后 2 个月左右），随着肠适应的出现此类患者基本上可逐步摆脱 PN。部分小肠结肠吻合型患者也可以通过改善饮食方案、控制水电解质平衡等措施维持正常的营养状态。当上述两种治疗方案均无法维持患者体重时，比如经口饮食所吸收能量达不到机体每日所需能量的 1/3 时才需要间歇性给予短期 PN，甚至考虑长期应用 PN。与 Ⅱ 型患者不同，Ⅰ 型患者由于仅剩余部分空肠，无论治疗周期长短，其肠适应情况不会有明显改善，大部分患者均无法摆脱 PN。SBS 患者行营养支持时应优先选择肠内营养支持，即使患者剩余小肠过短，通过药物积极控制腹泻及肠康复治疗的同时，也应尝试给予部分肠内营养，能量及蛋白质不足部分由 PN 补充。SBS 急性期患者腹泻明显，水、电解质及营养物质大量丢失，剩余肠道尚未出现肠适应，如此时即开始肠内营养支持，可能会加重患者腹泻及营养不良。SBS 急性期应以 PN 为主，以维持患者内环境及营养状态稳定为目标，待每日腹泻量或造口液量少于 2.5L 以下时，再开始肠内营养支持[25]。

2. 饮食方案的管理 对于部分可通过经口进食的 SBS 患者，优化饮食方案以改变水、电解质平衡与营养状态非常重要。对于小肠结肠吻合型与小肠小肠吻合型 SBS 患者而言，推荐的饮食方案为少食多餐，能量以碳水化合物（占 40%~60%cal）和蛋白质（占 20%~30%cal）为主，限制单糖的摄入。过多摄入单糖会使肠腔处于高渗状态，加重腹泻。液体和固体食物应分开摄入。高热量饮食（4~6kcal/d）可以维持肠道在吸收不良状态下的能量供给。关于是否需要限制脂肪的摄入一直存在争议。通常情况下如果患者保留有结肠，如 Ⅱ 型与 Ⅲ 型患者需限制脂肪摄入，Ⅰ 型患者则不需要。对于回肠切除的 Ⅱ 型与 Ⅲ 型患者，由于胆汁肠肝循环被阻断，限制脂肪摄入有助于减轻腹泻症状。减少脂肪摄入还可以减少未吸收脂肪与钙、镁、锌的结合，有助于减少钙镁锌的丢失。对于保留末端回肠和结肠的患者，摄入脂肪可以提供更多的能量，改善食物的口味以及降低渗透压，并可以减少必需脂肪酸缺乏的风险。

3. 药物治疗 肠康复治疗可以促进 SBS 患者残留肠道的代偿和适应，增加水电解质和营养物质的吸收，重新恢复肠道的自主性，最终达到逐步减少甚至摆脱 PN 的目的。目前治疗 SBS 的药物主要包括以下几类：

（1）减少胃肠道分泌药物：正常人体消化道每天分泌各种消化液约 8L。质子泵抑制剂和组胺 H_2 受体拮抗剂可减少消化液丢失，质子泵抑制剂比组胺 H_2 受体拮抗剂更有效。奥曲肽或生长抑素可有效抑制全消化道多种消化液的分泌。

（2）延缓肠内容物通过的药物：SBS 患者由于剩余肠道长度过短，导致食物在肠腔内停留时间减少，容易出现腹泻或肠液丢失。临床上可考虑给予止泻药延缓肠内容物通过[30]。常用的一线药物包括洛哌丁胺、复方地芬诺酯；二线药物包括可待因、阿片酊。洛哌丁胺减缓肠蠕动的作用机制是通过与肠道阿片类受体结合，降低肠道环行肌和纵行肌的张力，以发挥止泻作用。可同时减少胃酸、胆汁和胰液分泌，从而减少消化液分泌量；还可通过增加肛门括约肌的张力，降低严重腹泻患者大便失禁的发生率。此外，洛哌丁胺的优势是不能通过血-脑屏障，没有其他止泻药的中枢性作用和较少的心血管不良反应，更为安全。通常剂量为 2~24mg/d，根据每天肠液排泄量或排便次数来调整。复方地芬诺酯也可通过与阿片类受体结合而减缓肠道蠕动，治疗多种原因导致的腹泻。但该药可通过血-脑屏障，并有意识混乱、嗜睡、谵妄和头晕等中枢不良反应。

（3）谷氨酰胺（Gln）和生长激素（growth hormone，GH）：美国食品药品监督管理局（FDA）已批准将重组人 GH 用于 SBS 的治疗。同时指出，GH 的应用应个体化，主要用于高糖低脂饮食、EN 及 PN、水和其他各种营养素联合治疗的患者。GH 用量为 0.1mg/（kg·d），不超过 8mg/d，皮下注射。FDA 仅批准不超过 4 周的短期治疗。Gln 可通过促进肠上皮细胞增殖、增加微绒毛长度，来促进肠道适应性改变。单用 GH 和/或联合 Gln 治疗仅引起体重和机体成分的暂时性改变。停用后，其促进营养物和液体吸收的作用将不会维持，对改善临床预后无确切效果。2016 年 ESPEN CIF 指南也指出，GH 联合 Gln 治疗 SBS 患者疗效不确切[25]。综上所述，联合应用 GH 和 Gln 治疗 SBS 受到限制，可在其他治疗方案无效的情况下使用。

（4）胰高血糖素样肽（glucagon like peptide，GLP）：GLP-2 是主要由末端回肠和结肠上皮 L 细胞分泌的胃肠激素，具有诱导肠上皮细胞增殖、延缓胃排空、增加肠绒毛高度及隐窝深度、促进消化吸收和减少 PN 量等多种作用[31-32]。2012 年，美国 FDA 已批准 GLP-2 类似物（teduglutide）用于治疗成年 SBS 患者[33]。2016 年 ESPEN CIF 指南建议，对于合适的 SBS 患者，治疗首选 GLP-2 类似物[25]。但需注意，GLP-2 在促进肠上皮细胞增生的同时可能具有促进肿瘤增殖的潜在可能性。在欧美国家，推荐成年 SBS 患者长期使用 teduglutide 治疗[34]，但国内尚无临床应用经验。最近，一项小样本临床研究提示，8 例 I 型 SBS 患者给予 GLP-1 类似物（liraglutide）干预治疗 8 周后，空肠造口排出量减少，肠道湿重和能量吸收增加[35]。然而，GLP-1 治疗 SBS 还有待大样本 RCT 研究验证其安全性和有效性。

4. 非移植手术治疗 SBS   短肠综合征非移植手术的主要目标是运用外科技术增加残存肠道的吸收能力，包括改善肠道吸收功能和增加吸收面积。根据手术的目的及治疗原理，短肠综合征非移植手术方式主要包括两类，即减慢肠运输手术和改善肠功能手术。

（1）减慢肠运输手术：减慢肠运输手术是通过延长食糜在肠道内停留时间来改善患者的吸收状况，但这些手术方式只有在肠蠕动推进功能良好的情况下才会发挥作用，因此它们的禁忌证是食糜的停滞或肠道运动障碍。

1）小肠倒置术：小肠倒置术是非移植手术中应用相对广泛的术式之一，通过倒置肠管引起逆向蠕动来延长肠内容物与肠上皮的接触时间。倒置的肠段必须位于小肠最远端，难点是难以确定其理想的长度，成人一般为 10cm，小儿为 3cm。倒置肠管过长会由于逆蠕动过强而引起肠梗阻，过短则无法达到延长肠内容物停留时间的目的，同时在裁剪系膜时要当心倒置肠管出现血供障碍，使本就十分珍贵的小肠出现坏死。在动物实验中倒置小肠的结果令人满意，但临床结果却参差不齐，因此对该术式的临床应用目前仍有争议。Beyer-Berjot 等对 38 例长期依赖肠外营养的成年患者行小肠倒置术，有 17 例患者彻底摆脱了肠外营养，7 例患者对肠外营养的依赖从每周 7 天减少到 4 天[36]。17 例接受了肠倒置术的患者与 17 例对照组患者比较结果显示，实验组营养素的吸收增加，并且对 HPN 的依赖降低[37]。国内东部战区总医院朱维铭教授团队 2004 年报道了 6 例施行肠管倒置术的短肠患者术后出现了严重并发症（肠梗阻或吻合口瘘），显示临床效果均不佳[38]。该术式要求患者的剩余肠段应 > 60cm，在肠康复治疗效果不佳或无小肠移植条件时可考虑此术式。

2）结肠间置术：这种手术方法的优点是不占用宝贵的小肠面积，利用结肠本身蠕动缓慢的特点，用 10 ~ 15cm 的结肠间置于小肠的近端。同向蠕动的结肠可以延长肠内容物进入小肠的时间，并且可以通过自主转运来吸收水、电解质和营养物质。但实践证明这一手术方式的临床效果不甚理想。Almond 等的研究表明，在 16 例实施了结肠间置术的患者中，有 50% 的患者症状得到改善，其余患者的症状无改善或出现了严重并发症。由于结肠间置术的效果难以预料，建议谨慎使用[39]。

3）人工瓣膜术：通过在残余小肠的远端制做人工肠套叠的方法，达到阻止肠内容物通过过快的临床效果。虽然多数动物实验令人满意，但人工瓣膜并不能改善动物的营养状况。临床效果同样难以预料，套叠肠管过短则无效，过长则产生肠梗阻。虽然人们创建了多种人工瓣膜的手术方式希望改善临床效果，但多数报道都只是技术上的成功，能否改善短肠患者的营养状况仍是未知数[40]。另外，人工瓣膜能否达到天然瓣膜的临床效果还十分值得怀疑。

4）小肠起搏术：在小肠壁内放置电极，通过电刺激的方法诱导肠管逆蠕动，来达到减缓肠蠕动速度、促进肠道吸收的目的。动物实验结果满意，但没有临床研究的报道。

总的来说，在所有短肠综合征手术方式中，延长食糜停留时间的手术方式成功率并不高，在临床经验丰富的医疗机构，其成功率也只有 50% 左右。由于没有扩大肠道吸收面积，故改善营养状况的效果不理想，而且有些术式不符合生理，已被淘汰。一般认为，如果残余小肠长度 60cm 以上有希望使其脱离 TPN，但肠蠕动速度过快，可在肠管完成代偿后进行远端小肠倒置术。如果残余小肠过短（< 25cm），则应考虑小肠移植。如果小肠长度在 100cm 以上，大多数患者通过肠道代偿都能摆脱 TPN，则不宜进行手术干预。

（2）改善肠功能的手术：发生短肠综合征后，残余肠管常有代偿性扩张，这一现象尤其好发于儿童。虽然扩张的肠管对吸收功能的代偿可能有益，但由于肠管蠕动减慢，患者时常出现盲袢综合征症状。肠道细菌的过度繁殖影响营养物质的吸收，增加消耗，导致细菌易位甚至腔静脉导管感染。针对这种情况，出现了两种手术方式，即小肠缩窄延长术（Bianchi 术）和连续横向肠管成形术（serial transverse enteroplasty procedure，STEP）。前一种手术用于儿童，后一种手术用于成人，其目的是使小肠变细，从而改善肠蠕动，减轻肠道淤滞和细菌繁殖，并且通过延长小肠的长度，改善吸收。

儿童肠系膜血管的走行特点是从系膜向肠管两侧分布，到成年时这一特征消失。Bianchi 手术利用了这一特点，沿分布于肠管两侧的肠系膜血管间隙向肠系膜对侧纵行切开肠管，重新吻合形成两段分别带有系膜血管的肠管，再同向端端吻合两段小肠，从而将肠管长度增加 1 倍。目前，已有超过 100 例 Bianchi 手术的报道，Bianchi 手术有效延长了肠管长度，80% 的患者营养状况得到了改善，20% 的患者术后有肠缺血及吻合口瘘等并发症发生[41]。Sudan 等对 43 例行 Bianchi 手术的患者进行了长达 24 年的随访研究，结果表明术后有 50% 的短肠综合征患者脱离肠外营养，10% 的患者需行小肠移植术，其余患者仍无法脱离肠外营养[42]。

2003 年，Kim 等[43]在动物实验中提出了 STEP 手术，该术式采用缝合器沿肠系膜侧及其对侧将肠壁横向切开一系列平行的小口并纵向缝合，使原来扩张的肠管变成"Z"字形，在恢复肠管口径的同时也显著延长了肠管的长度，手术操作简单易行又避免了 Bianchi 手术切开缝合操作烦琐的缺点。Thompson 和 Sudan 等的研究结果表明，70 例 STEP 手术患者有 80% 临床疗效满意，10% 发生肠梗阻等并发症，5% 最终进行了小肠移植术[41]。STEP 手术可促进肠道吸收，有效改善患者营养状况，这与 Bianchi 手术的疗效相似，同时其并发症发生率低于 Bianchi 术，Bianchi 手术生存率为 30%～100%，肠外营养戒断率为 33%～100%；STEP 生存率为 95%，肠外营养戒断率为 60%[42]。截至 2010 年 1 月，全球已有 111 例 SBS 患者接受 STEP 治疗[44]。与小肠移植例数在全球范围内呈减少的趋势相反，近年来 STEP 手术在全球各大 SBS 治疗中心开展例数逐年递增，并已成为 SBS 患者主要治疗方法之一。

5. 小肠移植　由于小肠移植术后严重并发症的控制尚未得到明显改善，全球范围内小肠移植手术例数已明显减少[45]。但当 SBS 患者出现肝衰竭等严重肠外营养并发症时，小肠移植仍是 SBS 患者唯一可选择的治疗方案。其适应证为：①无法耐受肠外营养；即将发生或已经发生的肝损害；≥ 2 个部位中心静脉血栓；每年 2 次或 2 次以上全身脓毒症，特别是出现休克或真菌血症需要住院治疗；经常出现脱水。②死亡风险很高。③严重的短肠综合征（如胃切除术、十二指肠切除术后剩余小肠＜ 20cm）。④因病情需频繁住院治疗。⑤不愿接受长期 HPN 等。

6. 短肠综合征（SBS）治疗过程的并发症与随访　SBS 治疗与随访过程中，需密切监测相关并发症：①中心静脉导管相关并发症（静脉栓塞、导管相关血流感染）；②肠外营养相关性肝病（胆汁淤积、脂肪性肝炎、纤维化 / 肝硬化、肝衰竭、胆石症、胆囊炎）；③代谢性并发症（水和电解质失衡、微量元素缺乏 / 中毒）；④代谢性骨病；⑤肾脏并发症（肾结石、高草酸尿症）；⑥小肠细菌过度滋生。最重要的并发症为导管相关并发症和肠外营养相关性肝病，若出现相关症状，应尽快转入专科医院诊治。

【总结】

IF 概念的提出，是胃肠道疾病理论的重大进展。改变了人们对危重病领域肠道扮演的角色的认识，尤其是在 MODS 的发生、发展过程中起着重要的作用。目前在诊断、治疗、发病机制等方面研究有所进展，但仍有很多问题尚未解决，随着对其病理生理过程的深入研究，肠衰竭的内涵、分型、诊断标准及治疗等也将随研究的不断深入而更为准确与统一。值得注意的是，由于 IF 的多因素联合交互作用以及其发生机制的复杂性，目前临床诊治仍具有很大挑战性。

（代续杰　朱维铭）

参考文献

［1］ IRVING M. Ethical problems associated with the treatment of intestinal failure[J]. Aust N Z J Surg, 1986, 56(5): 425-427.

［2］ GOLIGORSKY M S. It is possible to stimulate intestinal calcium absorption during experimental chronic renal failure. Nephron, 1981, 29(3-4): 167-169.

［3］ SUN Z, WANG X, LASSON A, et al. Effects of inhibition of PAF, ICAM-1 and PECAM-1 on gut barrier failure caused by intestinal ischemia and reperfusion[J]. Scand J Gastroenterol, 2001, 36(1): 55-65.

［4］ O'KEEFE S J D, BUCHMAN A L, FISHBEIN T M, et al. Short bowel syndrome and intestinal failure: consensus definitions and overview[J]. Clin Gastroenterol Hepatol, 2006, 4(1): 6-10.

［5］ 黎介寿. 肠衰竭——概念、营养支持与肠粘膜屏障维护［J］. 肠外与肠内营养，2004，（02）：65-67.

［6］ PIRONI L, ARENDS J, BAXTER J, et al. ESPEN endorsed recommendations. Definition and classification of intestinal failure in adults[J]. Clin Nutr, 2015, 34(2): 171-180.

［7］ SCHILL W B, PARSCH E M, MISKA W. Inhibition of angiotensin-converting enzyme——a new concept of medical treatment of male infertility?[J]. Fertil Steril, 1994, 61(6): 1123-1128.

［8］ SHAFFER J. Intestinal failure: definition and service development[J]. Clin Nutr, 2002, 21 (Suppl 1): 144-145.

［9］ 任建安，黎介寿. 肠衰竭的认识与进展［J］. 中国实用外科杂志，2003（1）：39-40.

［10］ PIRONI L, CORCOS O, FORBES A, et al., Intestinal failure in adults: recommendations from the ESPEN expert groups[J]. Clin Nutr, 2018, 37(6 Pt A): 1798-1809.

［11］ 蔡威，陈凛，陈知水，等. 中国短肠综合征诊疗共识（2016 年版，南京）［J］. 中华胃肠外科杂志，2017，20（01）：1-8.

［12］ JEPPESEN P B. Spectrum of short bowel syndrome in adults: intestinal insufficiency to intestinal failure[J]. JPEN J Parenter Enteral Nutr, 2014, 38(1 Suppl): 8S-13S.

［13］ BHARADWAJ S, TANDON P, RIVAS J M, et al. Update on the management of intestinal failure[J]. Cleve Clin J Med, 2016, 83(11): 841-848.

［14］ BUCHMAN A L. Etiology and initial management of short bowel syndrome[J]. Gastroenterology, 2006, 130 (2 Suppl 1): S5-S15.

［15］ NIGHTINGALE J, WOODWARD J M. Guidelines for management of patients with a short bowel[J]. Gut, 2006, 55(Suppl 4): iv1-iv12.

［16］ JOLY F, MAYEUR C, MESSING B, et al. Morphological adaptation with preserved proliferation/transporter content in the colon of patients with short bowel syndrome[J]. Am J Physiol Gastrointest Liver Physiol, 2009, 297(1): G116-G123.

［17］ BILLIAUWS L, MAGGIORI L, JOLY F, et al. Medical and surgical management of short bowel syndrome[J]. J Visc Surg, 2018, 155(4): 283-291.

［18］ PIRONI L, HÉBUTERNE X, VAN GOSSUM A, et al. Candidates for intestinal transplantation: a multicenter survey in Europe[J]. Am J Gastroenterol, 2006, 101(7): 1633-1643; quiz 1679.

［19］ BARREAU F, HUGOT J P. Intestinal barrier dysfunction triggered by invasive bacteria[J]. Curr Opin Microbiol, 2014, 17: 91-98.

［20］ LAI C W, SUN T L, LO W, et al. Shedding-induced gap formation contributes to gut barrier dysfunction in endotoxemia[J]. J Trauma Acute Care Surg, 2013, 74(1): 203-213.

［21］ WITTKOPF N, NEURATH M F, BECKER C. Immune-epithelial crosstalk at the intestinal surface[J]. J Gastroenterol, 2014, 49(3): 375-387.

［22］ LAL S, TEUBNER A, SHAFFER J L. Review article: intestinal failure[J]. Aliment Pharmacol Ther, 2006, 24(1): 19-31.

［23］PIRONI L, KONRAD D, BRANDT C, et al. Clinical classification of adult patients with chronic intestinal failure due to benign disease: an international multicenter cross-sectional survey[J]. Clin Nutr, 2018, 37(2): 728-738.

［24］KLEK S, FORBES A, GABE S, et al., Management of acute intestinal failure: a position paper from the European Society for Clinical Nutrition and Metabolism (ESPEN) Special Interest Group[J]. Clin Nutr, 2016, 35(6): 1209-1218.

［25］PIRONI L, ARENDS J, BOZZETTI F, et al. ESPEN guidelines on chronic intestinal failure in adults[J]. Clin Nutr, 2016, 35(2): 247-307.

［26］KLINGENSMITH N J, COOPERSMITH C M. The gut as the motor of multiple organ dysfunction in critical illness[J]. Crit Care Clin, 2016, 32(2): 203-212.

［27］DIBB M, LAL S. Monitoring long-term parenteral nutrition[J]. Curr Opin Gastroenterol, 2019, 35(2): 119-125.

［28］BUCHMAN A L, SCOLAPIO J, FRYER J. AGA technical review on short bowel syndrome and intestinal transplantation[J]. Gastroenterology, 2003, 124(4): 1111-1134.

［29］李宁. 肠功能障碍的肠内营养策略［J］. 肠外与肠内营养，2010，17（04）：193-194.

［30］KUMPF V J. Pharmacologic management of diarrhea in patients with short bowel syndrome[J]. JPEN J Parenter Enteral Nutr, 2014, 38(1 Suppl): 38S-44S.

［31］KIM E S, KEAM S J. Teduglutide: a review in short bowel syndrome[J]. Drugs, 2017, 77(3): 345-352.

［32］SIGALET D L, LAM V, BOCTOR D. The assessment, and glucagon-like peptide-2 modulation, of intestinal absorption and function[J]. Semin Pediatr Surg, 2010, 19(1): 44-49.

［33］LAM K, SCHWARTZ L, BATISTI J, et al. Single-center experience with the use of teduglutide in adult patients with short bowel syndrome[J]. JPEN J Parenter Enteral Nutr, 2018, 42(1): 225-230.

［34］BILLIAUWS L, BATAILLE J, BOEHM V, et al. Teduglutide for treatment of adult patients with short bowel syndrome[J]. Expert Opin Biol Ther, 2017, 17(5): 623-632.

［35］HVISTENDAHL M, BRANDT C F, TRIBLER S, et al. Effect of Liraglutide Treatment on Jejunostomy Output in Patients With Short Bowel Syndrome: An Open-Label Pilot Study[J]. JPEN J Parenter Enteral Nutr, 2018, 42(1): 112-121.

［36］BEYER-BERJOT L, JOLY F, MAGGIORI L, et al., Segmental reversal of the small bowel can end permanent parenteral nutrition dependency: an experience of 38 adults with short bowel syndrome[J]. Ann Surg, 2012, 256(5): 739-744. discussion 744-745.

［37］LAYEC S, BEYER L, CORCOS O, et al. Increased intestinal absorption by segmental reversal of the small bowel in adult patients with short-bowel syndrome: a case-control study[J]. Am J Clin Nutr, 2013, 97(1):100-108.

［38］朱维铭，李宁，黎介寿. 肠管倒置术治疗短肠综合征的评价（附 6 例报告）［J］. 中国实用外科杂志，2004，（09）：40-42.

［39］ALMOND S L, HAVELIWALA Z, KHALIL B, et al. Autologous intestinal reconstructive surgery to reduce bowel dilatation improves intestinal adaptation in children with short bowel syndrome[J]. J Pediatr Gastroenterol Nutr, 2013, 56(6): 631-634.

［40］ZURITA M, RAURICH J M, RAMÍREZ A, et al. A new neovalve type in short bowel syndrome surgery[J]. Rev Esp Enferm Dig, 2004, 96(2): 110-118.

［41］THOMPSON J, SUDAN D. Intestinal lengthening for short bowel syndrome[J]. Adv Surg, 2008, 42: 49-61.

［42］SUDAN D, THOMPSON J, BOTHA J, et al., Comparison of intestinal lengthening procedures for patients with short bowel syndrome[J]. Ann Surg, 2007, 246(4): 593-601; discussion 601-604.

［43］KIM H B, FAUZA D, GARZA J, et al. Serial transverse enteroplasty (STEP): a novel bowel lengthening procedure[J]. J Pediatr Surg, 2003, 38(3): 425-429.

［44］JONES B A, HULL M A, POTANOS K M, et al. Report of 111 consecutive patients enrolled in the International Serial Transverse Enteroplasty (STEP) Data Registry: a retrospective observational study[J]. J Am Coll Surg, 2013, 216(3): 438-446.

［45］GRANT D, ABU-ELMAGD K, MAZARIEGOS G, et al. Intestinal transplant registry report: global activity and trends[J]. Am J Transplant, 2015, 15(1): 210-219.

第五篇

小肠疾病特殊治疗方法

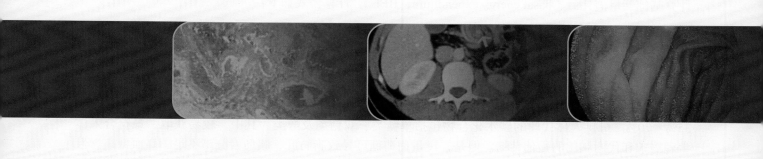

第一章　肠内肠外营养治疗

临床营养支持治疗包括两种方式，一种是肠外营养（parenteral nutrition，PN），指通过肠外（静脉）途径补充患者所需要的营养成分；另一种是肠内营养（enteral nutrition，EN），指通过肠道途径给予人体所需的营养物质。临床营养是适应现代治疗学需要而发展的，经口进食不能满足营养需要的患者，可通过肠内或肠外营养提供维持生命所需要的营养物质。现代观点认为营养支持已不再是单纯供给营养以维持生命，而是治疗疾病的手段之一，有时甚至是重要的措施。如用于克罗恩病、短肠综合征、肠瘘等疾病，能够达到诱导疾病缓解或维持缓解的作用。对于危重症患者、慢性消耗性疾病、慢性器官衰竭等疾病，也是不可或缺的治疗措施。因此，将营养支持称为医学营养治疗更为贴切[1-4]。

一、人体基本营养代谢

（一）成人生理营养需求

1. 正常成人能量需求　碳水化合物、脂肪和蛋白质是人体所需的三大营养物质，其中碳水化合物和脂肪是机体所需能量的主要来源，机体 80%～85% 的能量由两者供给，称为非蛋白质能源，其余由蛋白质提供。这些能源物质一方面来自机体的储备，另一方面来自外源性营养物质的摄入。

正常成人能量需求的计算方法有两种，一是简易估算法，一般情况下，机体所需能量为 105～125kJ（25～30kcal）/（kg·d）。二是较为经典的 Harris-Benedict（简称 HB）公式，根据公式计算基础能量消耗值（basal energy expenditure，BEE），计算公式如下：

$$男性 BEE（kcal/d）=66.473\ 0+13.751\ 3\times W+5.003\ 3\times H-6.775\ 0\times A$$
$$女性 BEE（kcal/d）=655.095\ 5+9.563\ 4\times W+1.849\ 6\times H-4.675\ 6\times A$$

其中，W 为体重（kg），H 为身高（cm），A 为年龄（岁）。

2. 碳水化合物需要量　碳水化合物所提供能量占总能量的 50%～60%，占非蛋白质能量的 35%～70%。可供人体代谢的碳水化合物包括单糖类、双糖类及醇类。其中，较易获取、最符合人体生理需求和代谢利用的是葡萄糖。但是，过量葡萄糖可导致脂肪肝、胰岛素分泌不足、高血糖高渗性昏迷等不良反应。糖尿病患者在使用葡萄糖作为代谢底物时，需补充外源性胰岛素，并密切监测根据血糖结果调整配置比例，防止高血糖和低血糖的发生。

3. 脂肪需要量　脂肪的作用主要是供能和提供必需脂肪酸，其所提供的能量占总能量的 25%～35%，占非蛋白质能量的 30%～50%。脂类包括脂肪和类脂，脂肪系指甘油三酯（TG），其生理功能是储存能量并氧化供能；类脂包括固醇、磷脂（PL）及糖脂等，是细胞膜结构的组成成分。体内的脂肪主要靠外界摄入，或从葡萄糖等转化而来。脂肪的能量密度高，成人每天可代谢 2g/kg 以下的脂肪，当脂肪提供过多或脂肪代谢障碍时，可导致高脂血症或脂肪超载综合征。

4. 蛋白质需要量　蛋白质所提供能量占总能量的 15%～20%。蛋白质的主要功能是作为氮源，是组织细胞生长、发育、更新、修复及一系列生物活动所需的物质基础，供能则是其次要作用。正常成人每天蛋白质需要量为 0.8～1.0g/kg，换算成氮量约为 0.15g/kg。应激状态时，机体对蛋白质的需求量增加，可达 2g/（kg·d）或更高。非蛋白热量与氮量的比例一般应保持在（100～150）：1。

人体蛋白质由 20 种氨基酸组成，其中 8 种为必需氨基酸，其余为非必需氨基酸。必需氨基酸在体内不能合成，必须通过外界摄取，非必需氨基酸可在体内合成。两类氨基酸比例适中时，才能被有效利用。必需氨基酸与非必需氨基酸的比例为 1:（1～3）。

需要注意的是，患者肝、肾功能严重受损时，机体对蛋白质的利用能力降低，此时应适当减少供给量，并应有所选择。如肝衰竭时，应减少芳香族氨基酸供给量，增加支链氨基酸摄入量；而急性肾衰竭时，应以提供必需氨基酸为主。

5. 水、电解质需要量 水和电解质广泛分布在细胞内外参与体内许多重要的功能和代谢活动，对正常生命活动的维持起着非常重要的作用，体内水和电解质的动态平衡是通过神经体液的调节实现的。在无额外丢失的情况下，水和电解质按照正常成人需要量供给。若患者存在病理性变化，据病情变化及检测结果调整供给量。

6. 维生素需要量 维生素是维持身体正常生理功能所必需的一类有机化合物。这类物质由于体内不能合成或合成量不足，所以虽然需要量很少，但必须经常从外界摄取。

维生素是个庞大的家族，目前所知的维生素有几十种，其中主要的维生素有 13 种，大致可分为脂溶性和水溶性两大类。水溶性维生素在体内无储备，接受 PN 的患者容易缺乏，应常规补充。脂溶性维生素在体内有一定的储备，长期、持续过量摄入可致蓄积中毒，短期禁食者可暂不补充。

7. 微量元素需要量 人体是由 50 多种元素所组成。根据元素在人体内的含量不同，可分为宏量元素和微量元素两大类。占人体总重量 1/1 万以上的元素，称为宏量元素；占人体总重量的 1/1 万以下的元素，称为微量元素。微量元素虽然在人体内的含量不多，但与人的生存和健康息息相关，对人的生命起至关重要的作用。它们的摄入过量、不足、不平衡都会不同程度地引起人体生理异常或发生疾病。微量元素通常在食物或各种输液中微量摄入体内，但长期禁食或接受 PN 者可能出现缺乏，故应予适量补充。

（二）碳水化合物、脂肪和蛋白质的代谢与利用

代谢是生物体内所发生的用于维持生命的一系列有序化学反应的总称。这些反应进程使得生物体能够生长和繁殖、保持其结构以及对外界环境做出反应。代谢通常分为两类：分解代谢对大的分子进行分解以获得能量（如细胞呼吸）；合成代谢则利用能量来合成细胞中的各个组分，如蛋白质和核酸等。食物代谢与机体活动状态息息相关。不同途径摄入的营养物质在体内的代谢和利用过程不完全一致，熟悉各营养物质的代谢过程有助于更合理地选择营养支持方式。

1. 碳水化合物的代谢与利用

（1）消化与吸收：在小肠黏膜刷状缘上，含有 α- 糊精酶、麦芽糖酶、蔗糖酶和乳糖酶等，分别分解不同糖类。乳糖酶缺乏国人常见，可发生乳糖不耐受。有些寡糖含 D- 半乳糖，连接部位不能被水解，若此类寡糖大量进入肠腔，可引起胃肠道不适和胀气。

单糖的主要吸收部位是小肠上段，通过耗能过程主动吸收和顺浓度梯度被动扩散自肠壁入血液循环。若因各种因素影响而发生吸收过程障碍，或短期内大量进入肠腔，可造成渗透性腹泻。

（2）代谢与利用：通过肠道吸收的糖被转运至肝脏，转化成葡萄糖参与代谢。肠外营养中的葡萄糖则直接进入体循环参与代谢。在有氧条件下，葡萄糖氧化磷酸化成 ATP 和水，氧气不足时将阻碍氧化磷酸化过程，导致乳酸堆积、高乳酸血症。正常人体内存在着精细的调节血糖来源和去路动态平衡的机制，其中有多种激素参与调节，以维持血糖浓度的恒定。

2. 脂肪的代谢与利用

（1）消化与吸收：脂肪的消化和吸收过程极为复杂，在小肠上段经各种酶及胆汁酸盐的作用，水解为甘油、脂肪酸等。脂类的吸收有两种，一种为中链、短链脂肪酸，可直接入血；另一种为长链脂肪酸、甘油一酯和胆固醇等，与胆盐结合成混合微胶粒，进入肠黏膜，最后以乳糜微粒形式经由淋巴再入血。成人消化道内脂肪负荷增加时，远端小肠可协助吸收。成人对脂肪吸收的这种最大能力称为"储备"。

肠外营养时，由脂肪乳注射液代替食物中的脂肪。脂肪乳注射液系注射用大豆油经注射用卵磷脂乳化，并加注射用甘油制成的灭菌乳状液体，其粒径大小和生物特性与天然乳糜微粒相似。

（2）代谢与利用：脂肪吸收后在体内代谢的生化过程主要分成甘油三酯、磷脂、胆固醇、血浆脂蛋白 4 类脂类物质的代谢，其代谢过程受胰岛素、胰高血糖素、饮食营养、体内生化酶活性等复杂而精密的调控。肝脏、脂肪组织、小肠是合成脂肪的重要场所，以肝脏的合成能力最强。合成后要与载脂蛋白、胆固醇等结合成极低密度脂蛋白（VLDL），入血运到肝外组织储存或加以利用。若肝脏合成的甘油三酯不能及时转运，会形成脂肪肝。长期饥饿，糖供应不足时，脂肪酸被大量动用，生成乙酰 CoA 氧化供能，并产生大量酮体。

3．蛋白质的代谢与利用

（1）消化与吸收：体内蛋白质（氨基酸）的来源有 3 条途径，即外源性摄入（约 70g/d）、体内组织分解后参与再循环的内源性氨基酸（约 140g/d）、由氨基酸前体物质经转氨基或脱氨基反应合成的氨基酸。食物中的蛋白质经胃蛋白酶、胰蛋白酶和来自小肠黏膜的蛋白分解酶作用，分解为氨基酸和短肽，通过小肠黏膜被吸收。

（2）代谢与利用：氨基酸代谢主要在肝脏中进行。来自胃肠道或由静脉输入的外源性氨基酸，在体内的氨基酸代谢池中，与体内组织蛋白质降解而来的内源性氨基酸相混合。氨基酸的转归有三种：①合成蛋白质，或经转换反应形成小分子含氮物质，用于合成 DNA 和 RNA 的嘌呤和嘧啶。②经转氨和脱氨反应转换成 α- 酮酸和作为能源氧化；通过转氨基与氨基酸互变的作用，用以补充供应不足的某些氨基酸。③形成尿素，经肾排泄。氨基酸的这些代谢活动使体内氨基酸代谢池基本上处于动态平衡，血浆氨基酸水平维持相对恒定。

二、营养状态的评定

营养评价是通过临床检查、人体测量、人体组成测定、生化检查及多项综合营养评价等手段，评价机体营养状况，确定营养不良的类型和程度，估计营养不良所致的危险性，并监测营养支持的疗效。

（一）营养状况的测量

1．临床检查　临床检查是通过病史采集和体格检查来发现有无营养不良存在。病史包括有无导致营养吸收障碍的病史、精神史、用药史及生理功能紊乱史。体格检查则包括有无肌肉萎缩、毛发脱落、皮肤损害、水肿和腹水等。

2．人体测量

（1）体重：体重变化可直接反映营养状态，是评价营养状况的重要指标，但应排除脱水或水肿等影响因素。标准体重与性别、身高及体型有关，可用以下公式推算。根据实际体重与标准体重比值评定营养状态。轻度营养不良比值在 80%～90%，中度营养不良比值在 70%～80%，重度营养不良比值低于 70%。

$$占理想体重百分比（\%）=（实际体重 / 理想体重）\times 100\%$$

理想体重：　　　　　　　　　男性体重（kg）= 身高（cm）- 105

女性体重（kg）= 身高（cm）- 100

（2）体重指数：是公认的反映蛋白质热量、营养不良以及肥胖症的可靠指标，计算公式为体重指数（body mass index，BMI）= 体重（kg）/ 身高^2（m）。

亚洲人和欧美人属于不同人种，WHO 的标准不是非常适合中国人的情况，为此制定了中国参考标准（表 5-1-1）。

表 5-1-1 不同的体重标准　　　　　　　　　　　　　　单位：kg/m²

	WHO 标准	亚洲标准	中国标准	相关疾病发病危险性
偏瘦		< 18.5		低（但其他疾病危险性增加）
正常	18.5～24.9	18.5～22.9	18.5～23.9	平均水平
超重	≥ 25	≥ 23	≥ 24	略增
偏胖	25.0～29.9	23.0～24.9	24.0～27.9	增加
肥胖	30.0～34.9	25.0～29.9	≥ 28	中度增加
重度肥胖	35.0～39.9	≥ 30	—	严重增加
极重度肥胖		≥ 40.0		非常严重增加

（3）皮褶厚度和臂围：

1）三头肌皮褶厚度（triceps skinfold，TSF）：是间接判断体内脂肪存储量的一项指标。正常范围为男性 11.3～13.7mm；女性 14.9～18.1mm。计算实测值占理想值的百分比，低于 60% 为重度营养不良，60%～80% 为中度，80%～90% 轻度。

2）上臂肌围（arm muscle circumference，AMC）：用于判断骨骼肌或体内瘦组织群。测量上臂中点处的围长（arm circumference，AC）和三头肌部皮褶厚度（triceps skin-fold thickness，TSF）。计算公式为 AMC（cm）=AC（cm）－3.14×TSF（cm）。正常范围为男性 22.8～27.8cm；女性 20.9～25.5cm。实测值低于正常参考值的 90% 时，需考虑营养不良。

3. 生化及实验室检查

（1）肌酐身高指数（%）：肌酐是肌肉蛋白质的代谢产物，尿中肌酐排泄量与体内骨骼肌群基本成正比，可用于判断体内骨骼肌含量。计算公式如下：

$$肌酐身高指数（\%）=[尿中肌酐排泄量（mg/24h）]/[（身高（cm）-100）\times 23（男性）$$
$$或 \times 18（女性）]\times 100\%$$

（2）急性相蛋白：是直接反映短期内营养状态的指标之一。常用的指标白蛋白、转铁蛋白、前白蛋白、纤维连接蛋白、视黄醇结合蛋白，因各种血清蛋白质的半衰期长短不一致使血清水平改变有先后，且存在程度差别。

（3）氮平衡：用于初步评判体内蛋白质合成与分解代谢状况。当氮摄入量大于排出量时，称为正氮平衡，反之为负氮平衡。24 小时氮排出量（g/d）=24 小时尿的尿素氮（g/d）+4（g），其中 2g 为粪氮和汗液中分泌的氮，另 2g 为尿中的其他含氮物质。

（4）免疫功能：包括细胞免疫和体液免疫两大部分，营养不良时多以细胞免疫系统受损为主。总淋巴细胞计数是反映细胞免疫状态的一项简易参数，但在严重感染时，该指标的参考价值可受影响。迟发性皮肤超敏试验基本能了解机体的免疫能力。一般用 5 种抗原，有两处以上阳性反应者，表示具有细胞免疫反应能力，阳性反应的减弱或消失，提示患者免疫能力减弱或无免疫反应能力。其他如 T 细胞亚群和自然杀伤细胞活力均可作为判断细胞免疫功能的指标。

4. 人体组成测定　人体组成的测定是近年来常用的营养评价方法，其测定方法有多种，临床上常用的有生物电阻抗分析、放射性核素稀释法、中子活化法和双能 X 线吸收法。

（二）营养不良的分类与诊断

1. 营养不良的类型

（1）能量缺乏型：以能量不足为主，临床表现为皮下脂肪和骨骼肌显著消耗和内脏器官萎缩，称为消瘦型营养不足，又称 Marasmus 综合征。

（2）低蛋白质营养不良：蛋白质缺乏而能量尚属正常称为水肿型营养不足，又称 Kwashiorkor 综合征，恶性（蛋白质）营养不良。临床表现为血浆蛋白质水平下降、水肿、皮肤病、免疫功能受损等。后期可发生心、肝、肾等重要器官功能不全，可合并神经系统症状。

（3）混合型营养不良：兼有上述两种类型的特征，属严重的营养不良类型，预后较差，可伴有多器官功能障碍、感染及其他并发症

2. 营养不良的诊断　包括营养风险筛查和营养状态评估。

（1）营养风险筛查：营养风险（nutritional risk）是指现存或潜在的与营养因素相关的导致患者出现不良临床结局的风险。营养风险筛查工具有多种，目前应用最广泛的是营养风险筛查工具 2002（NRS2002）[5]。NRS2002 评分 ≥ 3 分提示有营养风险，需要进行营养支持。

（2）营养状况评定：包括主观与客观两个部分。整体营养状况评估表（scored patient-generated subjective global assessment，PG-SGA）[6]可作为营养状况主观评定工具。PG-SGA 将营养状况分为重度营养不良（≥ 9 分）、中度营养不良（4～8 分）和营养正常（0～3 分）。客观营养状况评定包括

静态和动态两类测定指标。静态指标指人体测量指标，包括身高、体重、BMI、三头肌皮褶厚度、上臂肌围及人体组成等其他用于评估慢性营养不良的指标；动态测定指标包括氮平衡和半衰期较短的内脏蛋白如前白蛋白等。血浆总蛋白和白蛋白半衰期较长，结果受多种因素影响，作为疾病急性期机体营养状况的评价指标不够敏感。氮平衡是可靠且常用的动态评价指标，有条件的医院可以使用。

患者在初诊时应常规进行营养风险筛查。对筛查出的有营养风险的患者应进行营养状况评定，确定营养治疗方案，并给予营养支持治疗。病情变化可以影响患者营养状况和代谢状态，因此在治疗期间应动态监测患者的营养状况，并根据监测结果调整营养支持治疗方案。

三、肠外营养的临床应用

肠外营养是从静脉途径供给营养作为营养物质的来源途径，全部营养从肠外供给称全肠外营养（total parenteral nutrition，TPN）。PN 支持在危重症患者的治疗中起重要作用，目的是使患者在无法正常进食的状况下，仍可以维持营养状况、体重增加和创伤愈合，幼儿可以继续生长、发育。

（一）肠外营养成分

肠外营养主要成分包括水、热量（碳水化合物、脂肪乳剂）、必需和非必需氨基酸、维生素、电解质及微量元素。

1. 水　正常成人每天需水量约为 30ml/kg。成人每供给 4.184kJ（1kcal）能量需 1ml 水。因此，成人每天需水 2 500～3 000ml，但心、肺、肾功能失代偿时不能耐受此液体量。行肠外营养时，应根据病情和液体丢失量确定水的供给量。

2. 碳水化合物　可用于静脉输注的碳水化合物主要是葡萄糖，是肠外营养的主要供能物质。机体利用葡萄糖的能力有一定限度，过量输入可引起高血糖、高渗非酮性昏迷、脂肪肝等并发症。大量输入葡萄糖时应补充外源性胰岛素，比例为 8～10g 糖加 1U 胰岛素，并根据血糖、尿糖检测结果适当调整。不主张单以葡萄糖作为能量来源。

3. 脂肪　肠外营养使用的脂肪制剂为脂肪乳注射剂。脂肪乳注射剂含热量高、渗透效应小、体内利用率高、呼吸商小、提供必需脂肪酸、利于脂溶性维生素吸收等优点。脂肪与葡萄糖共同构成 PN 的双能源，推荐 PN 配方糖脂比为（1～2）∶1，脂肪乳提供的总热量不应超过 50%。

脂肪乳剂浓度有 10%、20%、30% 3 种规格，20% 乳剂中含磷脂量与 10% 乳剂相同，而热量加倍，在提供相同热量时，20% 乳剂可减少磷脂摄入量，避免高磷脂血症的发生。30% 脂肪乳注射液更适合输液量受限制和能量需求高度增加的患者（如心、肾功能不全患者等）。10% 500ml 或 20% 250ml 乳剂输注速度不应低于 6 小时。

4. 氨基酸　氨基酸的供给量应根据患者体重和临床情况而定，健康成人的氨基酸需要量是0.8～1g/kg。肠外营养液中最常用的氮源是结晶氨基酸，一般由必需氨基酸和 6～10 种非必需氨基酸按鸡蛋白、人乳模式人工配制而成。为了防止氨基酸的分解供能，保证氨基酸的有效利用，在 PN 中掌握非蛋白热量与氮的比值很重要，热氮比应保持在 200kcal∶1 以下。

氨基酸在特殊疾病中的应用：①肝病：肝昏迷患者应选择含有高支链氨基酸、低芳香族氨基酸和甲硫氨酸的氨基酸溶液，可纠正患者血浆氨基酸谱失调，促使患者苏醒；②肾病：由于肾脏排泄功能所限，肾病患者所需氨基酸应主要提供必需氨基酸，同时减少非必需氨基酸的输注；③严重创伤、感染：标准肠外营养氨基酸溶液中支链氨基酸占 20% 左右，严重创伤、感染等应激患者的代谢支持中应加大供给量，含量占 44.5% 支链氨基酸较为合适。

特殊氨基酸在营养支持中的作用：①谷氨酰胺：具有促进氮平衡，保持肠黏膜完整，防止细菌易位和肠道毒素入血等作用。对危重患者、长时间依靠肠外营养支持的患者，输注含谷氨酰胺的复方氨基酸溶液可较一般平衡性氨基酸混合液获得更好疗效。②精氨酸：精氨酸强化的营养支持可改善肠外营养时肠黏膜形态和功能，减少细菌易位，严重应激患者中须补充。

5. 维生素　用于肠外营养的维生素注射剂为复方制剂，每支所含的各种维生素为成人每日需要量。主要分为脂溶性维生素和水溶性维生素两大类。机体内无水溶性维生素储备，行肠外营养的患者应每天常规给予，处于应激状态的危重患者，维生素需要量宜适当增加。脂溶性维生素在体内有一定的储备，短期禁食时可暂不给予，长期持续给予大量脂溶性维生素可致蓄积中毒，应注意其用量。

6. 微量元素　对接受全肠外营养支持4周以上的患者必须供给微量元素。常用的复方微量元素制剂内含铁、锌、磷、碘等成人日常需要量。

7. 电解质　电解质每天的补给量不是固定不变的，除供给日常需要量外，需估计额外丢失量，按照疾病情况、病程不同、血液学检查结果适时调整。

（二）肠外营养液的配制

肠外营养液的输注要求"全合一"（all in one），即所有营养物质放在同一容器内混合，同时输注。肠外营养液配方应根据病情需求确定能量和氮量，配方要遵循合适热氮比、合适糖脂比、合适渗透压、合适总容量的原则，并严格规范配制流程[7]。视病情，调整总容量和电解质，添加维生素和微量元素。

（三）肠外营养的输注

1. 输注方法　PN输注方法有两类，分别为持续输注法和循环输注法。前者是将每日欲输注的营养液于24小时内均匀输入体内。由于各营养素持续均匀地进入体内，胰岛素的分泌较为稳定，血糖值比较稳定，波动幅度小。但由于血清胰岛素持续高水平，阻止体内脂肪分解，促进脂肪和糖原合成，长期易导致肝功能损害。后者则是将全天的营养液在12~20小时内输入，适用于已稳定接受持续肠外营养及需长期接受肠外营养支持的患者，有利于患者活动，减少肝毒性。

2. 输注途径　输注途径有中心静脉和外周静脉两种。营养液浓度高、容量大、长期使用（>2周）时应采用中心静脉输入，否则可经周围静脉输入。中心静脉输注可经中心静脉插管（以经锁骨下静脉或颈内静脉穿刺置管于上腔静脉最常用），或经外周中心静脉置管，后者患者活动较不方便、静脉炎发生率较高。

（四）肠外营养的适应证与禁忌证

1. 适应证　肠外营养支持的适应证是需要营养支持治疗但胃肠道有功能障碍，无法实施肠内营养的患者，包括：①胃肠道梗阻：如贲门癌、幽门梗阻、肠梗阻；②胃肠道吸收功能障碍：如短肠综合征、肠瘘、放射性肠炎、严重腹泻、顽固呕吐；③重症急性胰腺炎早期；④严重营养不良伴胃肠功能障碍；⑤高分解代谢状态如大面积烧伤、严重复合伤、感染等；⑥大手术、创伤围手术期；⑦严重营养不良者需术前进行营养支持7~10天，预计术后5~7天胃肠功能不能恢复者，应于术后48小时内开始肠外营养支持；⑧严重营养不良的肿瘤患者。

2. 禁忌证　①无明确治疗目的，或已确定为不可治愈、无复活希望而盲目延长生命的治疗者；②患者胃肠道功能正常或可适应肠内营养；③患者一般情况可，预计禁食时间<5天；④原发病需立即进行手术的患者；⑤心血管功能或严重代谢紊乱未控制、预计肠外营养并发症风险大于其可能带来的益处者。

（五）肠外营养的并发症

1. 静脉置管并发症　穿刺损伤、导管异位、导管堵塞或折断、空气栓塞、血栓形成等。

2. 感染并发症　主要导管相关感染。感染包括局部感染和全身感染。全身感染被称为导管败血症，主要表现为肠外营养患者有发热和感染症状，全身无确定的感染灶，症状在导管拔出后消失。拔管前应从导管抽血送细菌培养，导管尖端标本细菌培养与血培养结果一致，拔管后血培养转为阴性。输注中的肠外营养液亦要同时送细菌培养以排除营养液污染。

3. 代谢并发症

（1）糖代谢异常：表现为高血糖、糖尿和渗透性利尿。常由于葡萄糖总量输入过多或输注速度过快，也可因内源性胰岛素不足或外源性胰岛素未能适量补充。此种情况下常伴有脱水和电解质丢失，代谢酸中毒。高渗性非酮症性高血糖昏迷，最常见的原因是葡萄糖输入速率过快。在肠外营养期间也可因胰岛素剂量未能及时调整或突然中止输注高渗葡萄糖而发生低血糖。

（2）蛋白质（氨基酸）代谢异常：氨基酸种类不符合生理或生产工艺落后等原因可导致高氨血症、高氯性代谢性酸中毒等异常。

（3）脂肪代谢异常：必需脂肪酸缺乏和脂肪超载综合征，可引起酮血症、酮尿症、脂肪肝、高脂血症等。

（4）电解质和无机微量元素代谢异常。

（5）脏器功能损害：最常见为肠外营养相关性肝损害，主要表现为肝脏酶谱异常和胆汁淤积，原因尚未十分清楚，与多种因素相关，如代谢异常尤其是脂代谢异常、禁食状态下胆囊收缩素/促胰液素分泌减少、感染等因素有关。

四、肠内营养的临床应用

肠内营养（enteral nutrition，EN）在营养治疗中的作用，近年已有深刻认识。其优越性除体现在营养素直接经肠道吸收与利用，更符合生理、给药方便、费用低廉外，更有维持肠黏膜结构和屏障功能完整性的优点。故在决定提供何种营养支持方式时，能早用 EN 就早用 EN、能用 EN 就不用 PN，即使 EN 无法达到有效剂量时 EN 联合 PN 亦优于 TPN 的原则已成当今共识。当全部营养素均经肠摄入来作为营养支持时称为全肠内营养（exclusive enteral nutrition，EEN）。

（一）肠内营养的适应证和禁忌证

1. 适应证　只要患者胃肠道功能存在或部分存在，并具有一定的吸收能力，就应该选择肠内营养。其适应证如下：

（1）意识障碍、昏迷和某些神经系统疾病不能经口进食或神经性厌食者。

（2）吞咽困难和失去咀嚼能力。

（3）上消化道梗阻或手术，但下消化道功能正常。

（4）高代谢状态：如严重创伤、大面积烧伤、严重感染等所致机体高代谢、负氮平衡者。

（5）消化管瘘：通常适用于低流量瘘或瘘的后期。

（6）术前准备和术后营养不良：如术前肠管准备期间、术中有额外营养素丢失者等。

（7）炎性肠道疾病：如克罗恩病等。

（8）短肠综合征。

（9）胰腺疾病：急性胰腺炎肠功能恢复后、慢性胰腺功能不全者；营养剂可选用小分子低脂不需要消化即可吸收的要素膳。

（10）慢性营养不足：如恶性肿瘤、放疗、化疗患者及免疫缺陷疾病者等。

（11）某些特殊疾病：急性放射病、各种脏器移植者。

（12）先天性氨基酸代谢缺陷病。

2. 禁忌证　肠内营养使用不当可加重患者病情，下列情况不宜应用或慎用肠内营养：

（1）小肠广泛切除后早期（1个月内），应进行完全胃肠外营养，从而减少消化液的丢失；1个月后可逐渐向 EN 过渡，以刺激肠黏膜的增生和代偿。

（2）处于严重应激状态、麻痹性肠梗阻，上消化道出血、腹膜炎、顽固性呕吐或严重急性期腹泻。

（3）空肠瘘的患者如缺乏足够的小肠吸收面积，无论从上端或下端喂养均有困难时，不能贸然进行管饲，以免加重病情。

（4）年龄＜3个月的婴儿不能耐受高渗的 EN，应采用等渗液体，同时应注意可能产生的电解质紊乱并补充足够的水分。

（5）症状明显的糖尿病、接受大剂量类固醇药物治疗及糖耐量异常不耐受 EN 的高糖负荷者。

（6）严重吸收不良综合征及长期少食衰弱者。在肠营养前应先给予一段时间的 PN，以改善小肠酶的活力及肠黏膜细胞的状态。

（7）急性完全性肠梗阻或胃肠蠕动严重减慢的患者。

（8）急性重症胰腺炎急性期患者。

（9）没有明显 EN 适应证者。

（10）休克患者。

（二）肠内营养制剂

根据氮的来源将肠内营养制剂分为氨基酸型、短肽型和整蛋白型 3 大类，前两类又称为要素型。整蛋白制剂价格低廉，口感好，但由于氮源自整蛋白，适用于消化吸收功能相对健全的患者。氨基酸或短肽制剂的氮源来自蛋白质分解，适用于消化吸收功能不全（如肠道吸收面积减少或各种原因引起的消化吸收功能减退）的患者，但由于其相对分子质量较小，对 EN 制剂的渗透压影响较大。有些制剂添加有膳食纤维，其不但能够给结肠黏膜提供短链脂肪酸，而且有助于改善粪便性状，但对合并肠狭窄的患者要慎用，以免加重肠梗阻症状。

上述三类又可分为平衡型和疾病适用型（适用于某些特定疾病如糖尿病、肾病、肿瘤等）。此外，尚有组件型制剂，是用单一的某类营养素制剂，按营养师、医师要求，在医院配制的肠内营养组合，以适合患者特殊需要的营养素制剂。例如单纯氨基酸 / 短肽 / 整蛋白组件、糖类制剂组件、长链 / 中长链脂肪制剂组件、维生素制剂组件等。

（三）肠内营养的输注

1. 输入途径　EN 的输入途径有口服和管饲，根据病情和摄入量进行选择。

（1）口服和管饲的选择：口服的前提是吞咽正常和无消化道梗阻，适用于口服添加营养，一般每日摄入 < 1L 营养液多可耐受。当超过这一限度，患者无论是胃肠道还是心理一般均难耐受，需要管饲。管饲除应用于因病情需要已置管的患者外，特别适用于营养液输注量大的 EEN 和需要匀速、持续、少量输注的不完全性肠梗阻、短肠综合征等情况。

（2）管饲方法的选择：管饲方法包括鼻胃管、鼻肠管、胃造口插管、空肠造口插管、经"T"管空肠置管等多种。临床上最常用的是鼻胃管，其优点是较其他方法简便、易行，且由于胃的容量大，对营养液的渗透压浓度不敏感，因此腹泻、腹胀较少。鼻肠管则可减少反流而引起呕吐与误吸，且可较长时间置管，但需要特殊的鼻肠管或要通过胃镜插入，特别适用于长期 EEN，对胃十二指肠外瘘及胰腺疾病患者 EN 可与胃十二指肠减压同时进行。胃造口一般用于咽反射障碍、食管狭窄及需要长期喂养者。

2. EN 管饲的输注方式

（1）一次性投给：将配好的肠内营养液置于注射器中或通过喂养管缓慢地注入胃内，也可经口吸饮，每次 200 ~ 400ml，每日 6 ~ 8 次。其优点在于操作简便，不受连续输注的约束，类似于正常膳食的间隔。缺点是易引起腹胀、腹痛、腹泻、恶心与呕吐。此方式适用于胃肠吸收功能正常或接近正常者。

（2）间歇性滴注：将配好的肠内营养液置于管喂容器内，经输液管与肠内营养喂养管相连，缓慢滴注，每次 250 ~ 500ml，每次持续 30 ~ 60 分钟，每日滴注 4 ~ 6 次。此种方式的优点是比连续输注有更多的活动时间，类似于正常膳食的间隔时间，所以较为常用。适用对象与一次性投给类似。

（3）连续性输注：将配好的肠内营养液置于营养袋或瓶中，通过重力或输液泵连续 12 ~ 24 小时输注。其优点在于最大限度地减轻胃肠道负担，利于营养物质的充分吸收，减少恶心、呕吐、腹胀、腹泻等不良反应，患者易耐受。缺点是患者活动受限。此方式适用于危重患者或肠吸收功能不良、不完全性肠梗阻患者。输入容量和速率必须从低值逐渐调节至个体能耐受的程度，逐步达到每日营养所需量。

（四）肠内营养的并发症

1. 胃肠道并发症　包括腹泻、腹胀、恶心、呕吐等，其中尤以腹泻最常见，且是影响坚持实施 EN 的最常见原因。发生的机制可能涉及多方面，其中与营养液输注的容量、速度，渗透压、温度及患者的适应性关系最密切。因此，要遵循输注量由少到多、速度由慢到快的原则。输注前营养液要预热至37℃左右，最好用输液泵辅助输注。不同制剂配方不同，患者在对某一制剂确不能耐受时，可试换用不同制剂。必要时，加服胰酶可能有效。低蛋白血症者应输注白蛋白以减轻肠黏膜水肿。

2. 代谢并发症　水、电解质平衡异常和血糖波动，常见于重症应激或有严重心、肺、肾伴随病患者。要注意监测，并及时处理。

3. 感染并发症　吸入性肺炎、营养液污染等。

4. 导管相关并发症　鼻窦炎、鼻咽部黏膜损伤、造口旁瘘、营养管堵塞或易位、营养管错误连接等。

5. 再喂养综合征　再喂养综合征为消耗状态下提供营养支持后初期出现的严重代谢并发症，表现为低磷、低镁、低钾及糖代谢和水平衡失调，并进一步导致机体各脏器和系统异常。最好的处理方法就是预防，在营养支持前要先纠正水电解质平衡，补充微量元素和维生素，逐渐恢复循环容量，密切监测心脏衰竭的变化，而后开始营养支持，从低剂量开始，循序渐进，同时监测水、电解质及代谢反应。

（冯登宇　朱维铭）

参考文献

［1］　李宁，于健春，蔡威. 临床肠外肠内营养支持治疗学［M］. 北京：中华医学电子音像出版社，2012.

［2］　于健春. 临床肠外肠内营养治疗指南与共识［M］. 北京：中华医学电子音像出版社，2018.

［3］　SINGER P, REINTAM BLASER A, BERGER M M, et al. ESPEN guideline on clinical nutrition in the intensive care unit[J]. Clin Nutr, 2019, 38: 48-79.

［4］　中华医学会消化病学分会炎症性肠病学组，中华医学会肠外与肠内营养学分会胃肠病与营养协作组. 炎症性肠病营养支持治疗专家共识（第二版）［J］. 中华炎性肠病杂志，2018，2（3）：154-172.

［5］　KONDRUP J, RASMUSSEN H H, HAMBERG O, et al. Nutritional risk screening (NRS 2002): a new method based on an analysis of controlled clinical trials[J]. Clin Nutr, 2003, 22(3): 321-336.

［6］　MAKHIJA S, BAKER J. The subjective global assessment: a review of its use in clinical practice[J]. Nutr Clin Pract, 2008, 23(4): 405-409.

［7］　赵彬，老东辉，商永光，等. 规范肠外营养液配制［J］. 中华临床营养杂志，2018，26（3）：136-148.

第二章 小肠内镜治疗术

第 1 节 小肠息肉的内镜治疗

一、概述

小肠约占全消化道黏膜面积的 90%，但小肠壁来源的肿瘤性病变在消化道中仅占 3% 左右，息肉类病变的发生率同样很低。单纯小肠腺瘤或增生性息肉多为单发病变，常因息肉相关并发症如贫血、套叠梗阻而发现。息肉病综合征的小肠息肉通常有其特点：家族性腺瘤性息肉病的小肠息肉多为无蒂腺瘤性息肉，多发生在十二指肠及全结肠切除术后的回肠；Peutz-Jeghers 综合征患者的小肠息肉可为长蒂错构瘤性息肉，也可呈广基样生长，见于全小肠[2]；幼年性息肉病综合征者偶有小肠息肉，病理上亦为错构瘤性息肉。

小肠息肉类病变的治疗经验，多来源于 Peutz-Jeghers 综合征及腺瘤患者，小肠镜下采用直接高频电凝圈套切除、内镜下黏膜切除术（EMR）或内镜下黏膜剥离术（ESD）切除息肉，能有效预防及治疗息肉相关并发症，如出血、小肠套叠、梗阻及息肉恶变等[3]。相比外科手术，内镜操作具有创伤小、术后恢复快、不易发生术后肠粘连、手术费用较低等优势，尤其对于息肉病综合征患者，小肠息肉往往随年龄反复生长，重复进行内镜下治疗而不影响小肠功能，是一种经济、有效的治疗方式。

二、适应证及禁忌证

对合并出血、套叠、梗阻的息肉，应行镜下切除治疗；无症状单发或多发息肉，推荐切除直径 > 10mm 的息肉，以预防相关并发症。是否行小肠镜下息肉切除治疗，首先需充分考虑小肠镜下治疗经验，结合每一例息肉病变的治疗难度和患者的意愿。根据内镜下表现和操作过程的实际情况，决定内镜下治疗还是转手术处理。绝对禁忌是严重心肺功能障碍者、凝血功能障碍者、无法停用抗凝药者或拒绝外科治疗相关并发症者。可疑息肉癌变是镜下治疗的相对禁忌，可根据直视观察、病灶特征和治疗过程中的实际情况作出判断[4]。

三、器械设备

气囊辅助小肠镜设备（内镜操作钳道 2.8mm 及以上），器械包括透明帽、注射针、圈套器、氩气喷管、金属夹、尼龙圈，结肠 ESD 常规器械（有效工作长度至少为 230cm）。富士能 EN580T 治疗型小肠镜的钳道为 3.2mm，能通过绝大多数的治疗附件。

四、治疗前评估及准备

小肠息肉内镜治疗前需对患者手术条件及病情有充分的评估，在相对安全的前提下完成镜下"目标息肉"的治疗。

小肠镜虽为诊治一体的操作过程，治疗前应通过影像学检查（肠道超声、小肠 CT、小肠造影等）了解息肉的具体特征和数量、位置，确定治疗方案，对可能出现的并发症做好应对预案。

除上述基本评估外，尚需关注有无影响小肠镜进镜、增加操作风险的相关因素，如既往腹部外科手术史、胃肠手术术式、患者体型、肠梗阻史、凝血功能与贫血状况、营养状态等。认真作好清肠准备。

五、操作要点

（一）操作前准备

无论是 APC、直接圈套切除息肉，或行 EMR 及 ESD 治疗，到达目标位置时尽量将套管及内镜拉直，套管球囊充气固定，保持操作视野相对稳定。经钳道送入治疗器械，遇到器械不能顺利通过钳道时，可通过放松操作旋钮、回拉内镜取直镜身和外套管、球囊放气后与内镜一起后退等方法将器械送入肠腔。

（二）切除术中技巧

1. 直接圈套　长蒂息肉切除相对简单，可直接圈套切除。但对于息肉较大的粗蒂息肉，往往有较粗供血血管，切除时尽量靠近息肉颈部，纯电凝模式缓慢切断，避免术中大出血。

2. EMR　对于短蒂或无蒂息肉，需要先行黏膜下注射充分抬举病灶后再进行圈套切除。切除过程中交替应用混合凝切模式及纯电凝模式，避免出血及穿孔。儿童息肉较成人息肉切割速度快，在切除过程中避免将圈套器收得过紧，防止因切割过快引起术中出血。对于巨大息肉切除，首先要充分暴露病灶、观察息肉基底部情况（有蒂还是广基），正镜观察困难时可将内镜头端越过息肉后U形反转观察（图5-2-1）。切除前在息肉基底部充分注射形成水垫，使基底部黏膜充分抬举，并根据息肉大小决定一次性整块切除还是分块切除（图5-2-2）。

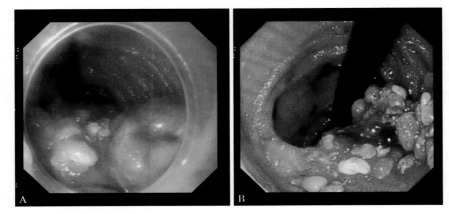

图5-2-1　术中小肠镜U形反转

A. 小肠内U形反转内镜，显示息肉全貌；B. 反转暴露部分息肉切除后基底部。

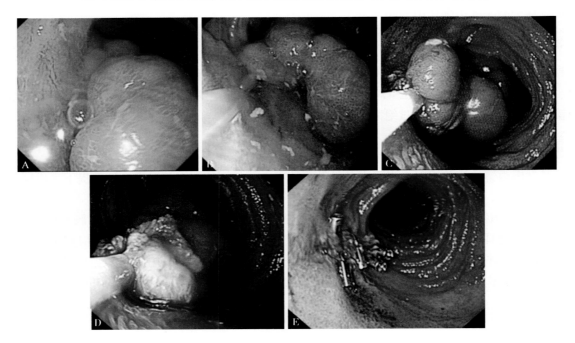

图5-2-2　小肠息肉内镜下EMR治疗术

A. 小肠内镜抵达息肉处；B. 黏膜下注射生理盐水抬举病灶；C. 圈套切割；D. 分次切割；E. 创面金属钛架封闭。

为防止凝切时间过长导致术后迟发性穿孔，也可以采取分次切除的方法：首次切除息肉体积的1/2～2/3，剩余息肉间隔一段时间再次镜下切除。由于在首次治疗过程中的电凝损伤，剩余息肉的部分组织还会坏死脱落，再次进镜切除时息肉残留不多，一般都能够安全切除干净。

3. ESD 广基息肉、巨大息肉需警惕癌变，并根据实际情况选择行诊断性ESD或简单多块活检（息肉根部活检阳性率更高）；另外，脂肪瘤及其他黏膜下病变通常也需ESD整块切除病变。按照常规ESD操作程序进行病变标记、黏膜下注射、黏膜切开、黏膜下剥离病变直至完整切除病变。在小肠内的ESD操作尤其要注意进行充分的黏膜下注射（推荐应用保留性能更好的玻璃酸钠注射液），在黏膜抬举良好后再进行剥离，并保持清晰的剥离视野，剥离速度不宜太快。由于小肠镜镜身柔软，治疗中控镜难度更高；另外，小肠镜无附送水功能，尽量避免术中较大血管出血。

（三）创面处理

小肠壁相较于胃壁及结肠壁更为菲薄、蠕动活跃、血供丰富，可靠的创面处理对避免术后迟发出血、穿孔十分重要。较小创面可用金属夹直接封闭，创面较大时可通过尼龙圈联合金属夹封闭创面（图5-2-3）。因角度等无法封闭创面时，需适当对创面切缘小血管进行电凝处理，预防术后出血[6]。对于小肠息肉切除术后创面无法达到理想缝合状态时，创面部分缝合术同样具有减张、促进愈合作用，也能在发生迟发性出血时，通过血凝块存在帮助定位出血部位。

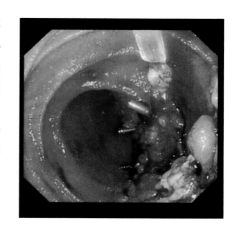

图5-2-3 尼龙圈联合金属夹缝合创面

六、并发症及注意事项

因小肠操作空间狭小、肠壁菲薄及内镜器械限制等，小肠息肉切除术操作风险更高，需要在外科团队保障前提下，由经验丰富的内镜医师及助手配合完成。术前应常规配血及备血、提前和外科医师沟通、作好肠道准备。术中充分的黏膜下注射、巨大息肉分次切除、合理控制电切与电凝时间比例、创面处理及合理的术后用药、饮食管控等方法，均是避免和减少并发症的措施[6]。常见并发症及处理：①术中出血：APC及金属夹止血较常用，创面持续少量渗血时可于创面喷洒局部止血药。②术中穿孔：首选内镜下钛夹或尼龙绳缝合，术后胃肠减压并禁食3～5天；无法缝合时，即转外科处理。③术后出血：对于广基息肉、创面缝合欠佳或有其他出血高风险的情况，小肠息肉切除术后应严格禁食、静脉内预防性使用止血药物；术后密切监测生命体征、肠鸣音、便血及血红蛋白水平，及时发现出血并给予对症处理和内镜下干预；无急诊小肠镜下止血条件者可考虑行血管栓塞或外科手术止血。④术后创面局部感染：小肠息肉切除术后创面局部感染在穿孔前难以发现，术后监测体温及炎症指标可能有助于诊断；对于较大广基息肉切除患者，预防性使用抗生素治疗3天，能减少术后创面感染性穿孔的发生率。⑤术后穿孔：一旦出现可疑穿孔，需积极进行影像学排查，高度可疑或确诊的穿孔需急诊外科手术，腹膜炎及腹腔感染属临床重症，需尽早积极处理[6]。

七、展望

小肠镜下治疗受限于设备及技术因素，目前仅在少数中心开展，而息肉切除术是目前小肠镜下开展最为广泛的项目，也是其他小肠镜下治疗的技术基础。随着经验的不断积累、器械设备的完善，小肠镜下息肉治疗的临床效果已获得认可。得益于微创时代的理念及技术进步，小肠内镜技术与腹腔镜技术联合已能治疗包括小肠息肉在内的多种小肠病变，为小肠疾病诊治提供了更理想的手段。

（李白容 宁守斌）

第 2 节　小肠良性狭窄的内镜治疗

一、概述

小肠良性狭窄性疾病众多，包括克罗恩病、隐源性多灶性溃疡性狭窄性小肠炎（CMUSE）、非甾体抗炎药（NSAID）所致药物性小肠狭窄、手术吻合口瘢痕狭窄等。经胃镜、结肠镜可及的狭窄多位于空肠近段或回肠末端，控镜相对容易，内镜设备及附件多样，操作相对简单。小肠镜下的治疗，受内镜可达性、操控稳定性及附件种类（如缺乏附送水孔道、止血附件少等）限制，操作难度大，手术风险高。鉴于小肠狭窄内镜治疗的风险性，一般不推荐对无症状狭窄进行治疗。

二、疾病特点

不同类型小肠良性狭窄具有各自特点，克罗恩病合并的小肠良性狭窄，多为水肿、纤维瘢痕混合性狭窄，内镜下治疗经验丰富。克罗恩病小肠狭窄多数集中在回肠中下段，但十二指肠部和空肠狭窄也非罕见。狭窄具有形态多样、多发等特点，临床上将狭窄分为膜性狭窄、柱状狭窄、溃疡性狭窄、成角狭窄。对于膜性狭窄和长度 < 4cm 的柱状狭窄，内镜下治疗效果较好；溃疡性狭窄为内镜治疗的相对禁忌；而成角狭窄内镜下治疗穿孔风险高，需要特别谨慎。其他病因所致的小肠狭窄可参照克罗恩病狭窄的分类，CMUSE 为多发的膜性狭窄，可伴皱壁顶端溃疡；阿司匹林 /NSAID 所致小肠狭窄与 CMUSE 有类似之处，鉴别诊断主要依赖病史和内镜下表现[7]。手术吻合口狭窄见于克罗恩病复发或其他原因小肠手术吻合口炎症和瘢痕挛缩等。

内镜下治疗方法包括电切开术和球囊扩张术。关于治疗方式的选择，目前缺乏疗效对比研究，主要根据操作者经验习惯和狭窄特点等决定，临床上也有将两种方法联用的情况，总的原则是以相对小的风险获得最大的治疗获益。

小肠狭窄内镜下治疗作为一种微创手段，能避免或延缓外科手术。部分患者可能需要反复多次治疗，并最终需要外科切除病变肠段，但内镜下治疗能够延缓外科手术时间，部分改善生活质量和术前营养状态，避免急诊手术。

（一）内镜下电切开治疗术

内镜下电切开治疗的原理是使用电刀将病变黏膜层、黏膜下层纤维沿肠纵轴切断，达到扩大肠管目的。切开一般不伤及固有肌层，该方法具有切开深度可控、安全性高等优点，穿孔发生率较球囊扩张术低。与小肠镜操作及球囊扩张所致穿孔不同，切开术所致穿孔往往较小，容易被腹膜包裹，保守成功率较高。内镜下切开术引起出血的概率较球囊扩张高[8]，在操作后应处理好创面。

1. 治疗前评估　小肠狭窄内镜下切开治疗应在病情稳定期进行，术前应对患者全身状况、狭窄性质、部位、数量和长度等作好评估。全身一般状况不佳、血白蛋白和血红蛋白水平低下、炎症活动、内瘘及脓肿存在等情况下，禁忌行切开治疗。小肠 CT 三维重建（CTE）或磁共振三维重建（MRE）有助于对狭窄特征、数量的判断。

2. 内镜治疗方法及技巧

（1）器械准备：对于胃镜、结肠镜可及病变，首选带附送水功能的治疗型内镜；对于小肠深部病变，推荐使用富士能 580T 治疗型小肠镜。可选择切开刀包括针状刀、Dual 刀、IT 刀等，IT 刀为侧向切开刀，头端有绝缘陶瓷头，穿孔风险相对小。小肠镜专用、可反复开闭的金属钛夹备用。推荐使用多功能（电凝、电切、氩离子凝固功能）治疗仪器。

（2）进镜途径的选择：应根据疾病特征及术前影像学检查决定进镜途径，克罗恩病狭窄好发于回肠中下段，首选经肛途径进镜；累及空肠的克罗恩病狭窄并非罕见。对 CMUSE、药物性小肠狭窄，常选经口进镜，除了病变位置的考量外，经口进镜操作相对容易，插入更深，能处理的狭窄也更多。

（3）操作技巧：对于胃镜、结肠镜可及病变首选胃肠镜操作，其镜身短，同时具有附送水装置及大孔径钳道，易于操作和保持视野。对于深部小肠病变，到达后先取直镜身再治疗，避免带袢操作。带袢操作除了控镜不稳外，还容易滑脱和穿孔，且一旦穿孔会造成后续处置困难，丧失内镜干预最佳时间。切开多采用多点放射状切开，以切至黏膜下层暴露固有肌层为宜[9]。切开后内镜可通过表示技术成功。狭窄切开后，可在小肠镜所及最远端行钛夹或墨汁标记定位，以方便术后 CT 评估或经对侧进镜对接（图5-2-4）。

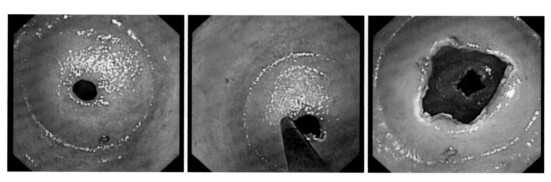

图5-2-4　内镜下电切开治疗术
经口双气囊小肠镜检查见小肠多发环形狭窄，以 IT 刀将狭窄放射状切开。共行 5 处狭窄切开治疗。

　　3. 并发症处理　内镜下电切开治疗的并发症主要是肠道出血和穿孔。对于内镜下可见的即时穿孔，应及时使用钛夹夹闭创面，对于可疑微小穿孔，夹闭困难时不宜长时间操作，导致更穿孔加重和扩大。对于术后迟发性穿孔，不推荐再次内镜下修补，根据临床症状、体征及 CT 腹腔渗出情况，综合评估后决定采用保守治疗还是外科手术。对于症状轻，仅有局部腹膜炎体征、CT 渗出不显著者，可在密切监护下加强抗感染、补液支持和各种对应治疗，多数能保守成功。对于症状重、腹膜炎体征明显、CT 腹腔渗出多的患者，应尽快选择外科手术治疗。出血是内镜治疗小肠狭窄的另一主要并发症，发生率为 0~1.41%。内镜下切开所致小肠出血有一定自限性，密切监测下经禁食、补液保守治疗多数能自行止血。

　　（二）水囊扩张治疗术
　　内镜下扩张治疗是通过注水球囊形成纵向剪切力，将狭窄处黏膜及黏膜下层纤维撕裂，达到扩张狭窄的目的。但由于狭窄压迫导致压力不均一，扩张时局部压力过高有可能损伤固有肌层而穿孔。因此，使用球囊扩张时应尽量在 X 线监视和内镜直视下逐级扩张[10]。球囊扩张引起出血的概率较切开低。

　　1. 治疗前评估　球囊扩张治疗前评估与切开术相同，需要注意的是，由于小肠镜活检孔道直径限制（治疗型小肠镜活检孔道设计直径达 3.2mm，但实际操作时，由于镜身弯曲扭转等情况，钳道实际内径会变小），球囊一旦张开后再次通过钳道将会非常困难，因此对于需要小肠镜下治疗的多发小肠狭窄，如果狭窄间距离较近，可在不退出球囊情况下进行连续扩张，但当狭窄间距较远，或下一个狭窄到达困难时，球囊退出后会发生再次送入困难，必要时可更换新球囊。另外，对于成角狭窄，由于狭窄前方情况不明，为球囊扩张的相对禁忌，如确需治疗，应在 X 线引导下留置导丝后，将球囊沿导丝插入并越过狭窄段后再扩张。

　　2. 内镜治疗方法及技巧
　　（1）器械准备：注水可变直径球囊一般选择 10~12mm 或 12~15mm，过大直径不能延长扩张间隔、提升疗效，反而增加穿孔风险，球囊长度以 4~5cm 为宜，过长导致操作不便，过短则不容易固定。
　　（2）操作技巧：使用球囊扩张尽量在内镜直视下进行，建议对 CD 患者采用内镜越过狭窄段后退镜释放球囊进行扩张，当深部狭窄内镜无法通过时，可在直视下释放球囊进行扩张；而对于内镜下无法明确狭窄角度和长度的病灶，建议尽量在 X 线下留置导丝后扩张，如无 X 线条件，应采取边逐级扩张边进镜的方法（图 5-2-5）。

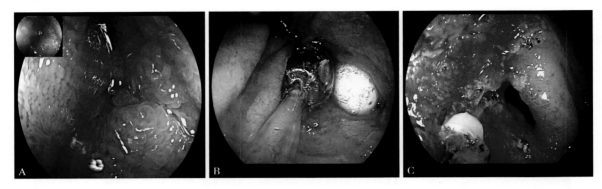

图5-2-5　内镜下水囊扩张治疗术
A. 小肠克罗恩病伴肉芽增生和狭窄，小肠内镜抵达但无法通过；B. 经活检钳道导入水囊扩张管，注水后逐级扩张；C. 局部增生处可用陶瓷针刀切开。

3. 并发症处理　内镜下扩张治疗后穿孔率相对较高，这与狭窄处压力不均造成肌层撕裂有关，扩张穿孔撕裂开口往往比较大，小肠镜下补救治疗困难，多需要外科手术干预。球囊扩张出血并发症相对低，多数患者表现为少许渗血，鲜有活动性大出血发生[11]。

（窦晓坛　张以洋）

第 3 节　小肠出血性疾病的内镜治疗

一、概述

小肠在解剖学上包括十二指肠、空肠和回肠。因十二指肠出血通常可通过上消化道内镜诊断，故狭义的小肠出血是指十二指肠悬韧带以下至回盲瓣以上的空肠和回肠出血。小肠出血可以分为：①显性小肠出血，表现为呕血、黑便或血便等肉眼可见出血；②隐性小肠出血，表现为反复发作的缺铁性贫血和粪便隐血试验阳性。小肠出血占消化道出血的 5%～10%，其常见病因见第四篇第一章。

气囊辅助式小肠镜（BAE）是目前小肠疾病最主要的诊治手段，目前应用最广泛的是双气囊小肠镜（DBE）或单气囊小肠镜（SBE）。小肠镜不仅是小肠出血重要的诊断方法，还可通过活检获取组织样本进行病理学分析，更可在内镜直视下完成相关治疗；另可对病变部位进行墨汁染色标记，为手术定位[12]。

内镜下止血主要适用于活动性或近期出血，且出血病灶暴露清晰者。小肠镜下可实施的止血方法包括止血药物喷洒、黏膜下肾上腺素 - 生理盐水注射、出血病灶（息肉）切除术、氩离子凝固术、金属夹止血术、尼龙圈缝扎止血及硬化剂注射等。各种止血方法可单独或联合使用，以期达到止血的目的。对于以渗血为主的溃疡 / 糜烂病灶，可采用内镜下烧灼止血或局部注射、喷洒止血剂；溃疡表面裸露血管所致的活动性出血（如 Dieulafoy 病）使用钛夹联合硬化剂或组织胶注射止血效果较好；小肠静脉瘤样病变（如蓝色紫大疱综合征）所致的出血多采用内镜下套扎术、硬化剂注射术；氩离子凝固广泛用于毛细血管扩张性病变及其出血；钛夹联合局部黏膜下注射硬化剂对小肠动脉畸形引起的出血治疗效果确切；息肉切除及氩离子凝固等多用于小肠息肉所致的出血。

二、适应证

可行内镜下止血治疗的疾病包括[6]：①各种小肠血管性病变导致的出血，包括各种血管畸形及门静脉高压导致的小肠静脉曲张等；②可切除的小肠良性肿瘤导致的出血，如小肠息肉及脂肪瘤等；③小肠恶性肿瘤活动性出血的临时性镜下止血治疗；④局部黏膜糜烂及溃疡所致的小肠出血；⑤小肠憩室出血；⑥其他疾病导致的可在小肠镜下治疗的活动性出血。

三、禁忌证

1. 绝对禁忌证　①严重心肺等器官功能障碍者；②无法耐受或配合内镜检查者。
2. 相对禁忌证　①小肠梗阻或短时间内出血量多、无法完成肠道准备者；②有多次腹部手术史者；③孕妇；④其他高风险状态或病变者（如中度以上食管胃底静脉曲张者、大量腹水等）；⑤低龄儿童（＜12岁）。

四、手术器械设备

气囊辅助小肠镜设备（内镜操作钳道2.8mm及以上），器械包括透明帽、送水连接装置、注射针、圈套器、氩气喷管、金属夹、尼龙圈及止血钳等。

五、具体操作过程及病例分享

1. 小肠毛细血管扩张（图5-2-6）

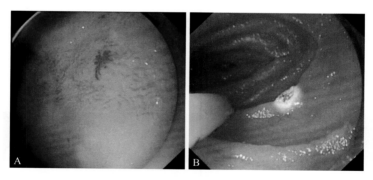

图5-2-6　小肠毛细血管扩张镜下治疗
A. 小肠毛细血管扩张；B. APC凝固治疗扩张的毛细血管。

2. 小肠Dieulafoy病变（图5-2-7）

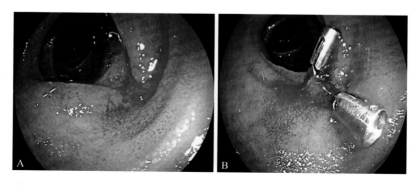

图5-2-7　小肠Dieulafoy病变镜下治疗
A. 小肠Dieulafoy血管破裂出血；B. 硬化剂注射后金属钛夹夹闭止血术。

3. 蓝色橡皮疱痣综合征（Bean 综合征）（图 5-2-8）

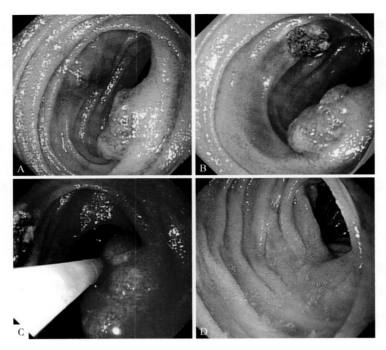

图5-2-8   蓝色橡皮疱痣综合征小肠血管瘤镜下治疗
A. 内镜见 2 枚蓝色紫大疱性出血；B. 对较小血管瘤给予 APC 凝固治疗；C. 对较大血管瘤行硬化剂注射治疗；D. 数月后复查见原先静脉大疱均已消失。

4. 小肠孤立静脉曲张出血（图 5-2-9）

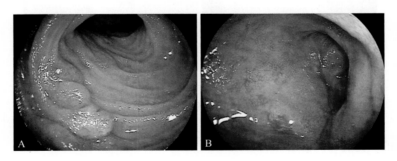

图5-2-9   小肠静脉曲张出血
A. 迂曲蛇形曲张静脉长 12cm，局部血栓形成；B. 分 5 点给予聚桂醇注射治疗。

六、注意事项

随着内镜技术的不断发展，外科手术治疗小肠出血已不再是一线治疗方法。对于小肠恶性肿瘤或内镜下无法切除的良性肿瘤、反复出血的 Meckel 憩室，复杂而较大的动静脉畸形或血管瘤，溃疡合并小肠穿孔等，手术治疗仍属首选。手术治疗或探查的困难在于，术中无法确定小肠腔内相对微小或扁平的病灶，如血管性病变，且多发性病变在手术后仍有再出血风险。术中内镜辅助检查有助于定性和定位，提高治疗准确性。对于小肠活动性大出血伴生命体征不稳定患者，推荐行急症 DSA 检查，必要时行栓塞止血治疗，栓塞治疗失败者可进行内镜辅助下的外科探查。

七、疗效

总体而言，小肠孤立性血管病变引起的出血，内镜下治疗效果确切，复发率很低。对于类似蓝色紫大疱综合征患者的小肠多发血管瘤样病变，可按不同大小分别行硬化剂注射治疗和/或氩离子凝固术治疗，临床效果较好。但在止血治疗后，小肠出血仍有一定的再发率（30%~50%）。对毛细血管扩张或发育不良之类病灶出血者，内镜下氩离子凝固术联合药物治疗（沙利度胺），可取得较好的长期止血效果，部分患者或者仍需要补铁或输血等对症支持[13]。

八、并发症

小肠镜下止血治疗最常见的并发症为消化道穿孔和操作相关性胰腺炎，其他包括腹胀、腹痛、咽喉肿痛、黏膜损伤等。

1. 消化道穿孔　表现为剧烈腹痛、板状腹，X线或CT检查可见膈下游离气。术中穿孔可用金属夹封闭之后予禁食、胃肠减压等保守治疗，如症状持续不缓解或穿孔无法闭合者应急诊手术治疗，对可疑穿孔者禁忌再次小肠镜检查，以免扩大穿孔范围。

2. 轻症急性胰腺炎　多因外套管反复摩擦十二指肠乳头、牵拉肠系膜引起胰腺微循环障碍所致，可表现为腹痛、血淀粉酶升高，严重者CT上可显示胰周渗液，应予以禁食、抑酸、生长抑素治疗，通常3~5天可缓解。

3. 肠系膜根部组织撕裂　见于腹腔粘连情况，可予以禁食、补液等保守治疗，严重者应手术治疗。

（陈虹羽　宁守斌）

第4节　小肠异物内镜下外取术

小肠内异物发生率总体不高，但临床后果却不容忽视。除了会引发急性或亚急性肠梗阻、小肠穿孔和腹膜炎等并发症外，尚会因基础疾病不明，给外科介入造成一定困难。因幽门管阻挡作用和吞入异物后即刻就诊、异物的形态等，小肠异物种类明显少于胃内异物，最多见的即为胶囊内镜[14]，其他如别针、义齿、药品外包装、分币、小玩具等。

小肠异物在小肠内潴留的原因，一为异物的形态特殊（如有钩、尖锐、棱角等），造成异物钩住或刺破肠壁而停留于小肠；二为肠道结构异常或疾病导致异物停留（如憩室、克罗恩病、小肠肿瘤等）。

一、外取前的准备

1. 了解异物的性质和部位　通过询问病史能基本了解异物的类别；腹部X线摄片和透视可了解异物的性质和大致部位、是否有穿孔和梗阻；腹部CT可相对精确地定位、了解异物与肠壁之间的关系、肠道结构是否异常、可能的基础疾病以及并发症等信息。

2. 评估患者的病情和操作耐受性　对于临床怀疑因肠道病变的狭窄，需要了解机体的重要脏器功能和实验室指标，分析可能病因。同时评估其小肠镜操作的耐受性，纠正指标异常（血浆蛋白水平、电解质、血红蛋白等）。

3. 肠道准备　部分患者有不全性小肠梗阻症状，需禁食；经肛检查者可能需要更长时间的肠道准备。术前与患者沟通，告知操作基本过程、可能并发症和操作失败后的手术事项等。

二、操作过程与注意事项

1. 器械与设备　推荐使用富士能治疗型小肠内镜（钳道直径3.2cm）；圈套、网兜、可变直径的扩张球囊、金属钛夹、注射针、造影剂等。

2. 操作尽量在有 X 线透视的治疗室进行 对有肠道狭窄的患者，如进镜困难时，可先行水囊扩张治疗。针对不同类型的异物，选择不同的外取附件，对于最常见的小肠异物胶囊内镜而言，因其在肠液中浸泡时间较长，表面异常黏滑，圈套器或取石网篮等抓取都很困难，且容易滑脱，网兜是最理想的外取工具（图 5-2-10）。将抓取到的异物收入到外套管内，或者紧贴套管前端，连同套管一起退出体外。对于局部有出血的情况，可以先将异物自外套管内取出体外，而外套管依靠前端球囊充分充气固定肠壁，保留在体内；内镜再次从外套管内进入到出血部位，进行对症处理。如果异物无法进入外套管内，则可将异物先移动一段距离，待处理完肠道内情况后，再次找到异物，成功抓取后紧贴套管一并退出。对于疑似肠道穿孔、多节段狭窄、进镜困难时，可通过注射造影剂来判断。

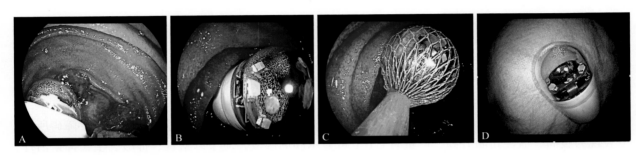

图5-2-10 小肠异物内镜下外取术

A. 小肠内见潴留的胶囊内镜和食物残渣；B. 将胶囊调节至良好位置，以便外取；C. 用专业取异物的网兜套住整个胶囊，然后将网兜收入到气囊内镜的外套管内，一起缓慢退至体外；D. 被取出体外的胶囊，检查是否有破损。

三、术后观察与处理

术后密切观察腹部和其他症状，如腹痛、肠鸣、胀气、便血、发热等。必要时可通过透视、CT平扫了解情况。术后酌情使用抗生素。

（钟　捷）

参考文献

［1］ DE LATOUR R A, KILARU S M, GROSS S A. Management of small bowel polyps: A literature review[J]. Best Pract Res Clin Gastroenterol, 2017, 31: 401-408.

［2］ 张卓超，宁守斌，毛高平，等. 少儿 Peutz-Jeghers 综合征患者小肠息肉内镜治疗价值研究［J］. 中华消化内镜杂志，2016，33：527-530.

［3］ GAO H, VAN LIER M G, POLEY J W, et al. Endoscopic therapy of small-bowel polyps by double-balloon enteroscopy in patients with Peutz-Jeghers syndrome[J]. Gastrointest Endosc, 2010, 71: 768-773.

［4］ LI B R, SUN T, LI J, et al. Primary experience of small bowel polypectomy with balloon-assisted enteroscopy in young pediatric Peutz-Jeghers syndrome patients[J]. Eur J Pediatr, 2020,179(4): 611-617.

［5］ SUZUKI S, HIRASAKI S, IKEDA F, et al. Three cases of Solitary Peutz-Jeghers-type hamartomatous polyp in the duodenum[J]. World J Gastroenterol, 2008, 14: 944-947.

［6］ 中华医学会消化内镜学分会小肠镜和胶囊内镜学组. 中国小肠镜临床应用指南［J］. 中华消化内镜杂志，2018，35（10）：693-702.

［7］ CHUNG S H, PARK S U, CHEON J H, et al. Clinical Characteristics and Treatment Outcomes of Cryptogenic Multifocal Ulcerous Stenosing Enteritis in Korea[J]. Dig Dis Sci, 2015, 60(9): 2740-2745.

［8］ LAN N, SHEN B. Endoscopic stricturotomy versus balloon dilation in the treatment of anastomotic strictures in Crohn's disease[J]. Inflamm Bowel Dis, 2017, 23: 231-237.

［9］ FERLITSCH A, REINISCH W, PUSPOK A, et al. Safety and efficacy of endoscopic balloon dilation for treatment of Crohn's disease strictures[J]. Endoscopy, 2006, 38(5): 483-487.

［10］ CHEN M, SHEN B. Endoscopic therapy in Crohn's disease: principle, preparation, and technique[J]. Inflamm Bowel Dis, 2015, 21(9): 2222-2240.

［11］ CHEN M, SHEN B. Comparable short- and long-term outcomes of colonoscopic balloon dilation of Crohn's disease and benign non-Crohn's disease strictures[J]. Inflamm Bowel Dis, 2014, 20(10): 1739-1746.

［12］ 宁守斌，李白容，肖年军. 如何提高小肠出血的诊治效率［J］. 内科急危重症杂志，2020，26（1）：9-15.

［13］ SHINOZAKI S, YAMAMOTO H, YANO T, et al. Long-term outcome of patients with obscure gastrointestinal bleeding investigated by double-balloon endoscopy[J]. Clin Gastroenterol, Hepatol, 2010, 8: 151-158.

［14］ KIM S, BAE S S, CHU L L, et al. Capsule endoscopy with retention of capsule in duodenal diverticulum: a case report[J]. Korean J Gastroenoterol, 2016, 67: 207-211.

第三章　小肠移植术

小肠移植（intestinal transplantation）是指将一定长度或全部的异体小肠通过血管吻合、肠道重建的方式移植给由于解剖性和 / 或功能性原因导致小肠解剖结构缺如和 / 或消化、吸收功能丧失，需要依靠营养支持维持生命的患者，并通过术后给予免疫抑制等多种治疗方案维持移植小肠在受者体内功能性的存活，进而维持患者生命，甚至恢复劳动力的医疗技术，是治疗终末期小肠衰竭（如短肠综合征）的唯一且理想方法。小肠是人体内最大的淋巴库，且为含菌的空腔脏器，移植后免疫反应较其他脏器移植更为强烈和复杂，既有排斥反应，又有移植物抗宿主反应，肠源性感染的发生率也较高，因此小肠移植的临床效果低于其他脏器移植，从而严重影响了小肠移植的临床应用。21 世纪初（2001 年后），随着小肠移植围手术期处理、关键外科技术、免疫抑制方案、排斥反应监测、术后感染防治及促进移植肠功能恢复等主要技术的发展，小肠移植的近期疗效得到了显著的提高，但远期疗效并没有得到显著改善，移植小肠的慢性功能丧失及慢性排斥反应等一系列问题阻碍着小肠移植的发展；与此同时，近年来肠衰竭的其他 3 种治疗方式——全肠外营养支持、促进残存小肠代偿性康复和非移植小肠延长成形术取得了较大的进步，客观上使得小肠移植患者数量减少。美国是世界范围内施行小肠移植数量最多、技术最先进的国家，近年来完成的小肠移植例数也急剧下降，同时在美国器官获取和移植网络 / 移植受者科学注册系统（OPTN/SRTR）登记等待小肠移植的人数也明显下降。因此，小肠移植目前仍是大器官中难度最大、发展最缓慢的器官移植之一，其发展存在着诸多困惑与挑战。

我国的小肠移植起步较晚，1994 年 3 月东部战区总医院（原南京军区南京总医院）黎介寿团队完成了亚洲首例小肠移植手术，使中国成为亚洲第 1 个，世界第 8 个能够完成小肠移植的国家[1]，原第四军医大学（2017 年 7 月更名为空军军医大学）附属西京医院于 1999 年 5 月 20 日完成了我国首例活体小肠移植手术[2]，2003 年东部战区总医院完成了亚洲首例肝小肠联合移植手术[3]。本文旨在总结国内外小肠移植术的发展状况及面临的机遇与挑战，以期为我国小肠移植工作者提供学习与借鉴。

一、小肠移植术的适应证和禁忌证

（一）小肠移植术的适应证[4-9]

1. 无法耐受肠外营养　①即将发生的或已经发生的肝损伤（胆红素总量 > 54 ~ 108μmol/L），进展性血小板减少症，进行性脾大，或肝衰竭（出现门静脉高压、脾功能亢进、肝硬化）；②≥ 2 个部位的中心静脉血栓；③每年 2 次或 2 次以上全身脓毒症需要住院治疗，发生 1 次导管相关的真菌血症、脓毒症休克或出现急性呼吸窘迫综合征（acute respiratory distress syndrome，ARDS）；④家庭肠外营养后仍出现脱水。

2. 由于下述疾病死亡风险很高　①腹腔内侵袭性硬纤维瘤；②先天性黏膜疾病；③超短肠综合征（胃切除术、十二指肠切除术后，成人剩余小肠 < 20cm）。

3. 病死率较高的肠衰竭，不耐受家庭肠外营养　①频繁住院，依赖麻醉剂，无法回归社会；②不愿长期接受家庭肠外营养。

4. 其他　①完全的门静脉 – 肠系膜静脉血栓；②冷冻腹腔。

国外对接受小肠移植的病因进行分析显示，随着时间的变化，小肠移植的病因并没有太大的变化，在儿童主要为腹裂、肠扭转、坏死性肠炎、小肠动力障碍、小肠吸收不良和再次小肠移植等；在成人主要为肠系膜血管缺血、低度恶性肿瘤、克罗恩病、小肠动力障碍、肠扭转、创伤和再次小肠移植。从诊断角度分析，无论成人或儿童，首位诊断均为短肠综合征，其次分别为吸收不良综合征、胃肠动力障碍以及良恶性肿瘤等[10]。

（二）小肠移植术的禁忌证[5, 9, 11]

1. 绝对禁忌证 ①伴有严重的神经系统疾病；②严重的心肺功能障碍；③严重的腹腔感染或全身脓毒症；④先天性或获得性免疫缺陷病；⑤侵袭性恶性肿瘤；⑥伴有多系统自身免疫性疾病；⑦静脉通道丧失，无法保证移植术后 6 个月静脉通道通畅。

2. 相对禁忌证 ①无法建立静脉通道；②年龄 > 65 岁；③癌前病变或过去 5 年内有癌症病史；④极度营养不良；⑤酗酒、药瘾治疗不足 6 个月或治疗 6 个月以上不缓解；⑥缺少家庭支持（术后依从性差）。

2016 年由中华医学会器官移植学分会和中华医师协会器官移植分会联合制定的《中国成人小肠移植临床诊疗指南（2016 版）》推荐小肠移植适应证为[9]：①成人小肠移植的适应证应结合患者的临床表现、疾病严重程度、小肠外器官受累情况以及其他治疗手段的疗效综合判断（强推荐）；②门静脉 / 肠系膜静脉栓塞、肠系膜根部生长缓慢的肿瘤、冷冻腹腔患者，推荐行肝肠联合移植、多器官联合移植（multivisceral transplant，MVT）或改良的多器官联合移植（modified multivisceral transplant，MMVT）（弱推荐）；③将腹腔严重粘连造成的冷冻腹腔纳入小肠移植的适应证（弱推荐）。

二、小肠移植手术时机

由于目前国际上多家小肠移植中心移植小肠的存活时间差异较大，故对小肠移植的时机问题，各个移植中心尚未达成一致共识。有中心认为小肠移植应该较早进行，在家庭肠外营养（home parenteral nutrition，HPN）还未出现明显肝损害时即可进行小肠移植，另有部分移植中心则认为目前小肠移植术后患者的存活率仍偏低，因此更倾向于肠外营养出现严重并发症时才进行单纯小肠移植或者行肝肠联合移植[12]。移植的时机与患者的原发疾病、经济状况、当地医保政策、对生活质量的要求有关。《中国成人小肠移植临床诊疗指南（2016 版）》建议[9]：①除肠衰竭相关肝损害（intestinal failure associated liver disease，IFALD）、侵袭性腹腔硬纤维瘤、中心静脉导管（central venous catheters，CVC）相关的多条静脉血栓这 3 种情况以外，对于慢性肠衰竭患者，推荐先行肠康复治疗，部分患者可以尝试非移植小肠延长成形术，以期最大程度帮助患者摆脱全肠外营养（total parenteral nutrition，TPN），预防 TPN 引起的严重并发症，如患者无法耐受 TPN，尽早进行小肠移植；②即将发生或已经发生 IFALD 的患者，以及侵袭性腹腔硬纤维瘤的患者，推荐及早行挽救性小肠移植手术。

三、小肠移植的手术方式

小肠移植主要有 3 种手术方式，即单独小肠移植、肝小肠联合移植和腹腔多器官簇移植，其中占比例最高的是单独小肠移植，其次为肝小肠联合移植，最后为腹腔多器官簇移植[13]。手术方式综合考虑患者的个体情况，如既往疾病的类型、手术史、供体的类型、体积大小及腹腔空间大小等，从而设计合适的手术方案。

单独小肠移植适用于成人，移植物为空肠和回肠，可包括或不包括结肠。供体的肠系膜上动脉与受体的肠系膜上动脉或肾下腹主动脉端侧吻合，或经髂动脉搭桥与肾下腹主动脉吻合。移植物静脉引流可通过供体肠系膜上静脉和受体肠系膜上静脉或肾下下腔静脉端侧吻合；也可通过供体门静脉与受体门静脉或肾下下腔静脉端侧吻合，或经髂静脉搭桥与受体门静脉端侧吻合。以往多建议采用门静脉引流，主要是由于其符合解剖和生理需要且可降低菌血症的发生率，体静脉引流则会导致代谢和免疫相关损害。但近期有研究表明，门静脉系统的引流较体静脉引流并没有明显优势[14]，同时由于受体腹腔粘连严重、门静脉系统质量不佳等原因，近年来的移植改为多选择体静脉引流。吻合过程中静脉吻合口必须足够大，避免流出道阻塞引起移植肠功能障碍。受体小肠与移植小肠末端 20cm 处行端侧吻合。在活体供肠或者受体与供体体积不相配的情况下，移植小肠长度约为 200cm，在移植小肠的最末端行 Bishop-Koop 回肠造瘘术，以方便术后观察。受体胃和供体空肠内各放置引流管，起减压和肠内营养的作用[15]。此外，要尽最大可能保护受体自身残存的小肠，主要是由于：①移植术后需要进行短期肠外营养，保留残存肠可减轻肠外营养的相关损伤；②若术后出现移植肠衰竭，残存的小肠能建立空肠造口或与残存结肠吻合；③若无自体小肠且移植后小肠出现衰竭，会给二次移植手术操作带来极大的困难[16]。

肝小肠联合移植适用于合并肝衰竭的肠衰竭患者，主要包括整体移植和分体移植[17-18]。整体移植是指肝、小肠及部分或整个胰腺的移植，其优点是防止肝门部扭转并可避免胆道重建工作。分体移植是指肝、肠作为两个独立的器官同时或先后移植。建议采取端侧吻合的方式，主要是由于该吻合方式下的体静脉引流能保证移植物（包括十二指肠、空肠和大部分近端回肠）获得合适的静脉回流。上消化道的连续性则通过自身胃、胰腺和十二指肠连接重建，移植肠的十二指肠承担着胆汁和胰液的分泌通道的功能。

腹腔多器官簇移植适用于肠外营养导致的致命肝衰竭合并胆汁淤积和门静脉高压患者，此外还适用于慢性假性肠梗阻[19]。切除受体自身的十二指肠、胰腺和脾脏，移植物包括胃、胰腺十二指肠复合物、小肠，包括或不包括肝脏（其中后者又称为改良腹腔多器官簇移植），供体腹腔干和肠系膜上动脉开口的腹主动脉则吻合于受体腹主动脉。目前对于腹腔多器官簇移植的定义尚未形成统一的意见，部分专家定义为包括胰腺的小肠移植，器官资源共享网络（UNOS）定义为包括小肠、肝脏、胰腺和肾脏的腹腔多器官移植，另有部分专家定义为借助肠系膜上动脉和腹腔动脉血供的腹腔全器官移植，因此，对其定义还需要进一步明确规范和统一标准[20-21]。

腹腔关闭困难是小肠移植术中所要面临的难题之一，最常见的原因是移植物容积不匹配，其次还包括患者自身或围手术期移植肠水肿，以及手术操作本身所导致受体腹壁收缩或缺失等[22]。目前的解决方法主要包括减小腹腔内容物体积、使供体/受体容积比达到理想的1/2～3/4、使用可吸收或不可吸收的网片暂时关腹、使用腹壁延伸器和采取分期手术等[23]。术后腹壁的广泛瘢痕化以及皮肤和肉芽组织薄弱都容易引起肠瘘的发生。对腹壁缺损严重的患者，建议采取带蒂腹壁移植[24]。移植腹壁的动脉血来自上腹部血管，静脉则回流至髂静脉，该技术可在移植同时或移植后进行，其排斥反应发生率较低。另有部分学者采用腹直肌肌鞘作为无血管移植物进行关腹，由于肌鞘被皮肤覆盖形成一道结实有张力的瘢痕组织腹壁，从而避免了切口疝的形成[25]。

四、小肠移植的历史和现状

小肠移植是治疗终末期肠衰竭（end-stage of intestinal failure）唯一且理想的方法[26]。小肠本身是体内的细菌储存场所和淋巴库，因此，小肠移植术后免疫排斥反应较其他器官移植更为复杂和剧烈，部分患者还可能伴有肠源性感染的发生，从而使小肠移植的应用与发展落后于肾脏、肝脏和心脏等实体器官移植。近年来随着术后免疫抑制治疗方案、术后感染的防治和外科技术的进步，小肠移植取得了显著进展，现对小肠移植的历史和现状进行简单的回顾。

美国学者Deterling于1964年首次施行2例人小肠移植术，由于排斥反应分别于术后12小时和第2天导致移植小肠发生了坏死。20世纪80年代以前，全世界共施行7例小肠移植，存活时间最长的为Fortner于1970年施行的1例同胞姐妹间的移植，存活76天后死于败血症，其余患者存活时间均未超过1个月。期间由于缺少有效的免疫抑制治疗，临床小肠移植处于停滞不前的状态，直到20世纪80年代中期，随着免疫抑制药物环孢素A（CsA）的出现，小肠移植开始有了根本性突破。1988年，德国学者Deltz等[27]施行了1例亲姐妹间单纯小肠移植手术，术后患者存活达61个月，成为世界上首例成功的单独小肠移植。1990年以后，随着更为强效的免疫抑制剂他克莫司（tacrolimus，FK506）的上市及其他免疫抑制药物发展和外科技术进步，全球小肠移植（包括单独小肠移植、肝小肠联合移植、腹腔多器官簇移植和改良腹腔多器官簇移植）的数量开始逐渐增多。

全球小肠移植登记中心（Intestinal Transplant Registry，ITR）收集了自1985年以来全球已完成的绝大多数小肠移植病例，并对全球小肠移植疗效及影响因素进行统计分析。ITR的统计资料每两年更新1次，最近一次公布的ITR资料是2019年*American Journal of Transplantation*上发表的小肠移植登记中心报告[28]。该报告显示，2017 年全球小肠移植中心共施行了 109 例次小肠移植，其中成人 62 例，儿童 47 例，相较于 2016 年的 147 例和 2015 年的 196 例，分别减少 38 例和 87 例，小肠移植数量较多的中心主要在美国。

依据小肠移植主要标志性关键技术（如免疫抑制方案等）的进步节点，ITR 将全球小肠移植分成 3 个阶段，第一阶段为 1985—1995 年 1 月 11 日；第二阶段为 1995 年 1 月 12 日—2001 年 7 月 3 日；第三阶段为 2001 年 7 月 4 日至今。这 3 个阶段完成的小肠移植例数分别为：第一阶段 152 例，第二阶段 588 例，第三阶段 2 403 例。其中第三阶段的 2 403 例小肠移植中，单独小肠移植 1 120 例（占 46.6%），肝小肠联合移植 639 例（占 26.6%），改良腹腔多器官簇移植 131（占 5.5%），腹腔多器官簇移植 513 例（占 21.3%）。与前两个阶段相比，第三阶段的单独小肠移植比例有所增加，肝小肠联合移植所占比例减少约 50%，腹腔多器官簇移植和改良腹腔多器官簇移植所占比例增加约 1 倍[10]。

小肠移植对患者生活质量改善是肯定的，在小肠移植术后生存期＞6 个月的患者中，完全停止肠外营养支持的患者占 67%，需要部分或全肠外营养支持患者仅占 25%。小肠移植术后，63% 患者状态良好或仅有轻微症状，可以达到正常活动状态[10]。

同时随着移植技术的进步，移植小肠和患者的存活时间也显著延长，2000 年以后施行的小肠移植术中，术后患者的 1、5、10 年实际存活率分别为 77%、58%、47%，移植物 1、5、10 年存活率分别为 71%、50%、41%，再次移植率约为 8%。随着时间推移，导致移植小肠功能丧失和患者死亡的原因中，占据首位的为术后感染（50%），其次为术后排斥反应（13%）、心血管病变（8%）。多因素回归分析显示，等待移植病情稳定、应用免疫抑制西罗莫司（雷帕霉素）维持、受者年龄较小以及移植小肠中包含肝脏等可提高移植小肠的远期存活率。

五、小肠移植围手术期营养支持

合理的营养支持在小肠移植过程中起着重要作用，手术固然是小肠移植的重要环节，但营养支持在移植过程中发挥着独特的作用。主要表现为小肠移植围手术期营养支持，对于受者和移植小肠功能恢复发挥着重要作用。在小肠移植围手术期，患者需经历术前肠衰竭、术后移植肠功能恢复、手术创伤对全身和重要器官功能影响、手术并发症、感染、排斥反应以及抗排斥和抗感染药物，对生理功能的影响等一系列复杂的病理生理变化。在此期间，营养支持的目的首先是维持患者术前和术后的营养状态，保证小肠移植术能够平稳施行；其次是促进移植术后小肠功能的恢复，维护移植肠黏膜屏障功能，减少细菌移位的发生，尽快摆脱 TPN，并通过移植肠摄取营养物质以维持生存，最终恢复正常经口饮食，实现小肠移植的最终目标[29]。

（一）小肠移植术术前营养支持

良好的术前营养状况能够提高小肠移植术后疗效。对于受者而言，在进行小肠移植术前进行营养支持的主要目的是：①补充足够的能量和各种营养素，全面纠正营养不良状况；②保护和改善肝功能；③纠正贫血和低蛋白血症；④纠正水、电解质紊乱。由于患者此时肠衰竭，营养支持方式依靠肠外营养（PN）。在营养支持的同时，要注意导管感染及肝功能受损等并发症，当患者出现肝功能受损的表现时，应尽早地给予保肝等对症治疗。在小肠移植术前施行肠外营养应避免给予过高的氮量和能量，间接能量代谢仪测定的结果可以帮助决定给予的能量。

（二）小肠移植术后营养支持通路的建立

在以往的小肠移植病例中，术后肠内营养通道即肠内营养管是建立在受者自身残存的十二指肠或空肠上，自身残存的肠管往往存在动力障碍，如伴有肠内容物瘀滞引起肠管高度扩张时，容易引起残存消化道与移植肠近端吻合口瘘，从而对移植术后早期肠内营养的实施产生影响。因此，近年来主张将肠内营养管建立在移植小肠上，以此避免发生上述不利影响，有利于术后尽早开展肠内营养支持治疗。

（三）小肠移植术术后营养支持

患者在移植术后，移植小肠经历了缺血再灌注损伤、神经去除、淋巴回流中断，以及肠蠕动功能、激素分泌功能、营养吸收功能、免疫功能以及肠黏膜屏障等功能的变化，因此小肠移植术后肠功能的恢复是一个渐进和漫长的过程。在移植肠功能恢复前，TPN 是主要的营养支持手段。随着移植肠功能的恢复，患者可逐渐过渡至肠内营养（enteral nutrition，EN）支持。EN 制剂的选择首先从短肽类开始，随着患者移植肠消化、吸收功能的恢复，逐渐过渡至整蛋白类营养制剂，再添加经口饮食，最后过渡至正常饮食。因此患者术后营养支持实际上经历了 TPN → PN + EN → EN → EN + 口服饮食→正常饮食的过程。

在小肠移植术后营养支持的过程中，比较重要的一点是需要了解和监测移植肠形态和功能的恢复。术后早期经移植肠腹壁造口，在内镜引导下行移植肠黏膜活检病理学检查，每周 2 次。除了可以监测移植肠排斥反应外，还可观察移植肠形态学的变化。每天观察并记录移植肠造口流出肠液性状和引流量，观察 EN 期间有无呕吐、呕吐物的性状和量、有无严重的腹泻和腹胀，从而了解患者 EN 的耐受性。可以使用 FK506 血药浓度和氮吸收试验监测移植肠吸收功能的恢复，肠道氮吸收率 =（肠道摄入氮 − 肠道排出氮）/ 肠道摄入氮。营养状况的维持情况可以血浆内脏蛋白、体重和肌体组成分析来反映。

2000 年以前，小肠移植术后摆脱 TPN 的时间较长，一组 50 例患者的资料显示小肠移植术后儿童摆脱 TPN 时间平均为 66 天，成人平均为 53.8 天。笔者科在 1994 年完成的国内首例小肠移植，术后 4 个月时才完全停止肠外营养。随着小肠移植技术的进步，小肠移植术后摆脱 TPN 时间越来越短，据 ITR（全球小肠移植中心）资料显示，2000 年以后，国际上单独小肠移植平均住院时间已降至 40 天内，说明小肠移植术后病情很快平稳，能够摆脱 TPN，并达到出院标准。原笔者科的李元新教授团队借鉴美国匹兹堡大学经验，对小肠移植术后患者尽早开始 EN，在受者耐受 EN 并能有效维持营养状态的前提下，尽快过渡到通过移植肠吸收营养维持生存，并最终摆脱肠外营养。

此外，笔者科小肠移植团队还采用一系列措施，诸如谷氨酰胺口服、肠外应用甘氨酰谷氨酰二肽和生长激素等促进移植肠黏膜绒毛增生和功能恢复。所实施 4 例小肠移植的病例中，第 1 例、第 2 例和第 4 例患者在术后 21 天、14 天和 19 天完全摆脱 TPN，第 3 例患者由 PN 向 EN 过渡时，虽然因 EN 不耐受而中断 9 天，但在术后 24 天摆脱了 TPN，从而大大缩短了术后 TPN 治疗的时间。

六、小肠移植术后常见并发症及其预防与处理

1. 腹腔内出血　小肠移植术后具有较高的出血风险，尤其是在移植术后早期，主要由于长期 TPN 引起的肝功能障碍所致凝血因子缺乏、门静脉高压、移植术中低体温及术后抗凝药物的使用等，也有外科技术方面的原因如创面渗血、血管吻合欠佳导致吻合口漏血等。移植后期腹腔内出血的原因多与排斥反应和感染等因素有关。移植术后早期，要密切监测患者生命体征、血红蛋白、血细胞比容，并注意有无腹膜刺激征、引流管及切口血性液体流出等临床表现。2016 年中国成人小肠移植诊疗指南建议，小肠移植术后应严密监测凝血功能，血栓弹力图可作为监测凝血功能的一种手段（强推荐）[11]。

2. 血管并发症　血管并发症主要包括动、静脉吻合口漏血及吻合口血栓形成。动、静脉吻合口漏血发生率并不高，主要表现为腹腔内出血。动、静脉吻合口血栓形成可直接导致移植小肠功能丧失。动脉血栓表现为移植肠造口发黑、坏死、塌陷，出现腹膜刺激征等。静脉吻合口血栓表现为移植肠造口发暗、淤血、水肿，造口流出暗红色液体等。2016 年中国成人小肠移植诊疗指南建议[11]，移植术后可采用多普勒超声检查动、静脉吻合口通畅情况（强推荐），若高度怀疑血管堵塞，应采用血管造影进一步明确诊断（强推荐），一旦确诊动、静脉血栓 / 栓塞，立即手术切除坏死小肠，等待下一次小肠移植（强推荐，疗效不确定）。

3. 消化道吻合口瘘　行小肠移植术患者，因各种原因残存的消化道往往血供不佳、肠动力障碍、肠壁出现肥厚或菲薄性异常改变，移植术后的小肠由于缺血再灌注损伤以及急性排斥反应，愈合能力较差，因而吻合口瘘的发生率较高。临床上主要根据症状、体征（腹膜炎体征），结合腹腔引流

管或切口流出肠内容物，以及腹部 CT、消化道造影来诊断肠瘘。2016 年中国成人小肠移植诊疗指南建议[11]，小肠移植术后在给予肠内营养前，可先通过消化道造影评估移植肠的情况。

4. 移植术后感染性并发症　感染是小肠移植术后所要面临的一大难题，小肠移植术后感染的发生率及因感染导致的死亡率非常高。文献报道，感染在小肠移植术后死亡原因中占 70%，平均每例患者移植术后发生 4 次感染，小肠移植术后死亡患者中 50% 源自感染，因此小肠移植术后感染并发症的有效预防与治疗十分重要。小肠移植术后感染与免疫抑制剂的使用及排斥反应有着密切的关系，由于小肠移植手术时间长、供体肠肠道准备不足、术后早期大量使用免疫抑制剂、留置导管及有创监测、移植肠再灌注损伤、肠黏膜屏障功能破坏导致细菌移位等诸多原因，使得小肠移植受者十分容易出现严重感染，感染源包括细菌、病毒、真菌在内多种病原微生物。

小肠移植术后所导致感染中最常见的病原体是细菌，发生部位主要是呼吸道、尿道以及各类管道周围。细菌移位是小肠移植术后感染的首要原因，细菌大量繁殖、肠黏膜屏障功能破坏、缺血再灌注损伤、急性排斥反应以及免疫抑制剂导致的免疫防御受损都可以加剧细菌易位[30]。最常见的移位细菌主要有大肠埃希菌、凝固酶阴性葡萄球菌、肺炎克雷伯菌、粪肠球菌、屎肠球菌、阴沟肠杆菌等[23]。

小肠移植术后最常见的病毒感染是巨细胞病毒（CMV）和 EB 病毒（EB virus，EBV），轮状病毒、腺病毒、呼吸道合胞病毒、疱疹病毒和副流感病毒亦可导致感染。国外文献报道显示：CMV 感染多发生在术后 21～274 天（中位时间 54 天），主要受累器官为移植小肠（占 81%）[31]。CMV 感染在小肠移植、肝肠联合移植、腹腔多器官簇移植的发生率分别为 24%、18%、14%，EBV 感染的发生率为 20%～29%[20]。EBV 感染如不及时治疗，可以从无症状发展到非特异性感染，最终出现移植后淋巴组织增生性疾病（post-transplant lymphoproliferative disease，PTLD），死亡率可达 45%。以较低血药浓度维持使用免疫抑制剂对控制小肠移植术后 CMV 感染具有重要作用[32]。小肠移植术后病毒感染的治疗主要包括预防性抗病毒治疗和抢先治疗。抢先治疗针对的是临床确诊的 CMV 患者，在发病前检测到 CMV，便给予抗病毒药物，以阻止病情由无症状感染进一步发展，其主要目的在于尽可能减少不恰当、不必要的经验性使用抗病毒药物，降低耐药率及医疗费用。

国外研究显示，小肠移植术后真菌感染发生率可达 40%～59%[30,33]，我国李元新团队施行的 15 例小肠移植患者中有 4 例发生侵袭性真菌感染，发生率为 26.7%，其中 3 例患者治疗无效死亡，病死率达 75%[34]。侵袭性真菌感染主要致病菌为白色假丝酵母菌及曲霉菌。与其他实体器官移植比较，小肠移植术后真菌感染的危险因素较多，主要包括[34]：①术后排斥反应发生率及严重程度远较其他器官移植高，因而对免疫抑制剂要求较高；②术后巨细胞病毒感染发生率较高；③因肠黏膜屏障受损（缺血再灌注损伤或急性排斥反应），移植肠道内的真菌容易发生易位；④术前严重营养不良、长期放置中心静脉导管和腹腔可能的残存感染；⑤手术时间长、术中大量输血；⑥术后发生消化道吻合口瘘等并发症。由于小肠移植术后具有较高的真菌感染发生率及致死率，故对真菌感染尽早进行预防和治疗具有重要意义。既往对于小肠移植围手术期真菌感染的预防和治疗方案主要为静脉注射氟康唑，病情危重时静脉注射两性霉素 B 脂质体，2007 年以后，李元新等在借鉴美国匹兹堡大学经验基础上，对围手术期真菌感染的预防采用静脉注射两性霉素 B，治疗真菌感染时，两性霉素 B 脂质体首次给药便达到治疗目标剂量，同时严密监测患者生命体征、肝肾功能及电解质的变化，根据病情变化和肾功能状况调整剂量。采用此治疗方案成功救治了一例小肠移植术后真菌感染患者。国外也有采用该治疗方案治疗腹腔多脏器移植术后真菌感染的成功经验，患者在使用两性霉素 B 治疗后出现肾衰竭、在持续血液透析情况下继续使用两性霉素 B 脂质体，当严重真菌感染得到控制后，其肾功能可逐渐恢复[35]。

七、小肠移植免疫排斥反应

（一）小肠移植免疫学特点
生理情况下大约 80% 的免疫细胞存在于肠道，小肠移植后受者体内免疫细胞重新在移植肠内集结，而移植肠上皮基因型则来源于供者，从而使移植后小肠具有高度嵌合性和免疫原性。

首先，小肠是一个高度免疫原性器官，肠上皮细胞高度表达Ⅱ类组织抗原，这些细胞在特定环境下可发挥抗原呈递细胞功能，激活供者具有的同种异体免疫活性淋巴细胞；其次，小肠是一个富含淋巴组织的器官，肠系膜淋巴结、淋巴小结（Peyer's patches）及黏膜固有层含有大量淋巴组织，抗原呈递细胞和受者淋巴细胞间同种异体抗原的识别，可发生在移植小肠所富含的淋巴组织中；再次，由于小肠始终暴露在肠腔内外源性抗原和微生物环境中，而小肠黏膜拥有完善的先天免疫系统，故小肠可不断发生先天免疫和获得性免疫的信息交换，更加容易发生抗移植物排斥反应。小肠拥有大量定居的抗原呈递细胞，时刻接触微生物，并且抗原呈递细胞可随时被微生物激活。因此，小肠移植术后排斥反应发生频度、严重程度均显著高于肝、肾等实体大器官移植，从而导致了小肠移植术后对免疫抑制方案的要求远高于其他实体大器官移植。

另外，肠腔内含有大量微生物，移植小肠黏膜起着防止肠腔内微生物易位导致全身感染的重要作用，小肠移植后缺血再灌注损伤、移植术后排斥反应等均会损害移植小肠黏膜屏障功能，受者机体过度免疫抑制状态是小肠移植后感染的另一重要危险因素。

因此，排斥反应是小肠移植术后所要面对的一个重要难题。排斥反应不仅损害移植小肠功能，而且可由于细菌易位而导致全身感染，为控制排斥反应，不适当或过量使用免疫抑制剂可导致受者机体过度免疫抑制，在增加免疫抑制剂不良反应的同时，也增加了全身感染的风险。因此，小肠移植术后合理的免疫抑制方案对维持移植物长期存活进而发挥功能，均非常重要。

小肠移植排斥反应包括淋巴细胞介导的急性细胞性排斥反应（acute cellular rejection，ACR）和抗体介导的体液性排斥反应（antibody mediated rejection，AMR）又称为急性血管性排斥反应（acute vascular rejection，AVR）两类。前者免疫攻击的靶细胞是移植肠黏膜上皮细胞，临床发生率较高，是小肠移植术后监测、诊断和治疗的主要工作，后者免疫攻击的靶细胞是移植肠血管内皮细胞，可导致移植肠急、慢性缺血，严重时可导致移植肠坏死，最终功能丧失。

（二）抗体介导的排斥反应

以往认为小肠移植术后免疫排斥反应主要是T细胞介导的细胞性排斥反应，因此免疫抑制方案也主要是针对此条路径。近年研究发现的抗体介导的排斥反应（AMR），由于其主要作用于移植肠血管内皮细胞，极易引起移植肠急、慢性缺血，甚至导致移植肠功能丧失，其诊断与治疗应引起高度重视。进一步研究发现，AMR发生的原因与受者体内预存供者特异性抗体（DSA）有关[36]，其形成可能是由于受者移植前接受过长期透析、多次输血、器官移植或多次妊娠等，也可能由于感染了与移植物抗原存在交叉反应的病原微生物引起。针对这一现象，空军军医大学附属西京医院术前将补体依赖的淋巴细胞毒性实验（CDC）、群体反应性抗体（PRA）、DSA及术后定期DSA监测列为小肠移植术的常规检测，对于术前CDC、PRA、DSA监测阳性患者要高度注意预防抗体介导的急性血管性排斥反应，术后定期监测DSA，阳性者需警惕抗体介导的相关移植物损伤[37]，可给予阿仑单抗、利妥昔单抗等进行免疫诱导治疗[38]，一旦发生AMR则给予大剂量肾上腺皮质激素冲击，同时加大他克莫司（FK506）的用量，给予利妥昔单抗、人免疫球蛋白、血浆置换等治疗。另外，蛋白酶体抑制剂——硼替佐米可清除受者体内产生抗体的浆细胞，因此腹腔注射硼替佐米可以降低循环中DSA的水平，减少移植物CD4的沉积，对治疗AMR具有良好前景[39]。

（三）小肠移植免疫抑制方案的发展

在小肠移植历史过程中，每次重大免疫抑制方案改进都对小肠移植的发展起着里程碑式的推动作用。1964年，美国学者Deterling和lillehei等先后尝试小肠移植，由于当时缺乏有效的免疫抑制剂，其结果均以失败而告终。到20世纪80年代，随着新型免疫抑制剂——环孢素A（CsA）的应用，1988年德国学者Deltz成功进行了世界上首例人单独小肠移植[27]。但在环孢素时代，受者的存活率为0～28%，移植物存活率仅为0～11%[40]。20世纪90年代早期，随着他克莫司（Tac，FK506）的应用，小肠移植的临床效果明显改善，期间的免疫抑制方案主要是他克莫司加激素，并联合应用硫唑嘌呤、环磷酰胺等，术后早期他克莫司血药浓度要求达到 20～25ng/ml 并缓慢递减。20 世纪 90 年代后期，不同移植中心在免疫抑制方案中加入了不同种类的抗白细胞介素 2（IL-2）受体单克隆抗体，即达利珠单抗或巴利昔单抗，作为小肠移植的免疫抑制诱导治疗方案，提高了小肠移植的临床疗效。至 21 世纪初，小肠移植免疫抑制方案开始引入兔抗人胸腺细胞免疫球蛋白（rabbit anti-human thymocyte immunoglobulin，rATG）及阿仑单抗（alemtuzumab，抗 CD52 单抗，又称 Campath 1H），这个时期全球最大的 2 个小肠移植中心——美国匹兹堡大学和迈阿密大学开始采用阿仑单抗诱导，小肠移植后的维持期免疫抑制方案开始单用低剂量他克莫司、不再使用激素维持，使小肠移植的疗效得到了进一步提高。采用这一方案，术后早期的他克莫司血药浓度只要求达到 10～15ng/ml，无需使用激素维持。采用这一预防排斥反应方案的目的是提高受者对移植物的接受度，诱导部分免疫耐受，即所谓的"prope tolerance"而不是通过强大的免疫抑制剂强力抑制受者的免疫功能[41-42]，推进了小肠移植预防排斥反应方案的理念变化。

（四）移植物抗宿主病（graft versus host disease，GVHD）

小肠移植术后，一方面会产生受体针对移植物（移植小肠）的免疫排斥反应，另一方面富含淋巴细胞的移植小肠也可产生针对受体的"免疫破坏侵袭"即 GVHD，其在小肠移植中的发生率接近 10%，较其他器官移植发生率高且损伤程度也更为严重。急性 GVHD 多发生于移植术后 100 天内，慢性者可发生于移植术后任何时间。主要表现为皮疹、口腔溃疡、淋巴结肿大、胃肠道功能紊乱（如恶心、呕吐及腹泻等），严重者出现皮肤全层的破损、血便、败血症和肝衰竭等。GVHD 的诊断目前尚无明确标准，DSA 检测有助于预测 GVHD，移植物未发生明显的排斥反应，而其他脏器出现免疫破坏的情况有助于诊断 GVHD。对可疑病例活检时，可发现口腔黏膜上皮细胞坏死和自体胃肠道上皮细胞凋亡等。预防 GVHD 的方法有节段性小肠移植（尸体移植，大量小肠带有更多免疫细胞）、去除移植肠系膜淋巴结、诱导免疫耐受及 DSA 监测。GVHD 治疗的关键在于早期诊断，使用足量有效的免疫抑制剂治疗。采用供者骨髓间充质干细胞（bone marrow mesenchymal stem cell，BMSC）对宿主进行移植，使移植物与宿主间达到"嵌合"，有可能预防慢性排斥反应及 GVHD 的发生[43]。

在进行同种异体器官移植时，都可能出现供、受体淋巴细胞之间的相互迁移、重新定居的移植物与宿主共存即"嵌合现象"。而且采用定期向受体输注自体或供体 BMSC 可诱导这种"嵌合现象"。BMSC 移植后"嵌合现象"可以诱导免疫耐受，其机制可能是产生调节性细胞因子抑制免疫细胞增殖和迁移，减轻炎症损伤和细胞凋亡，减弱细胞性排斥反应；同时，由于 BMSC 具有多能分化潜能，可促进受损移植肠黏膜内皮的修复[44]。目前已有多个临床研究对受者进行自体或供体 BMSC 注射，以诱导免疫耐受，初步研究结果也说明 BMSC 确实可预防急性细胞性排斥反应和 GVHD 发生。因此，BMSC 移植的研究对于诱导免疫耐受、减少免疫抑制剂用量、增加移植小肠长期存活时间有重要的临床意义。

（五）针对 ACR 的免疫抑制方案

由于 ACR 临床发生率较高，其监测、诊断和治疗是小肠移植术后主要工作，目前的免疫抑制方案也主要是针对这类排斥反应。

美国匹兹堡大学移植医学中心的学者，总结该中心 453 例患者接受 500 例次单独小肠移植和腹腔多器官簇移植的资料，根据免疫抑制方案分成三个阶段：①第一阶段（1990—1994 年）：他克莫司 + 激素传统方案；②第二阶段（1995—2001 年）：环磷酰胺或达利珠单抗诱导方案；③第三阶段（2001—2008 年）：rATG 或阿仑单抗诱导、术后单用他克莫司维持方案，其中阿仑单抗于 2003 年 11 月后取代 rATG。研究表明，采用第三阶段免疫抑制方案者，存活率显著高于前两个阶段[41-42]。

我国小肠移植的发展历程，根据免疫抑制方案的变化也可分三个阶段：①第一阶段（1994—1996 年）：应用以环孢素为基础的方案，完成尸体供肠小肠移植 5 例；②第二阶段（1999—2006 年）：采用他克莫司 + 激素为基础的方案，共完成 4 例尸体供肠和 11 例活体供肠小肠移植，其中在 2003 年 11 月以后各中心的免疫抑制方案中开始添加达利珠单抗；③第三阶段（从 2007 年至今）：应用阿仑单抗诱导、单用低剂量他克莫司的无激素维持方案[45]。

目前，我国小肠移植免疫抑制方案已步入匹兹堡大学所划分的第三发展阶段[46-48]。所以，我国小肠移植免疫抑制方案的发展历程是向国际先进小肠移植中心学习和靠拢的过程。

（六）联合预防 AMR 的免疫抑制方案

AMR 是抗体介导的体液性免疫反应，免疫攻击的靶细胞是移植小肠血管的内皮细胞。AMR 发生的机制是抗体首先结合到移植小肠血管内皮细胞抗原上，随后主要通过补体通路发生损害，也可通过非补体依赖的抗体依赖细胞毒作用，最终导致血管内皮细胞损伤，血管基底膜暴露，进一步激活血小板和凝血系统，形成血栓；血管壁损伤，造成红细胞外漏；血管病变、血栓形成导致移植肠血管狭窄、堵塞，最终引起移植肠缺血坏死，肠功能丧失。与肾脏移植和心脏移植相比，小肠移植发生严重 AMR 概率较低，对移植小肠造成损害的程度较轻，发生时间相对较晚，与肝移植相似[49]。美国匹兹堡大学移植中心完成的 500 例次小肠移植中，只有 13 例单独小肠移植发生病理学证实的 AMR。其中包括严重的超急性排斥反应[37, 50]，国内亦有报道小肠移植术后近期发生重度 AMR[51]。美国印第安纳大学移植中心针对 AMR 的免疫抑制方案包括 rATG、利妥昔单抗、低剂量他克莫司（10 ~ 15ng/dl）和逐渐递减的激素，其中 rATG 总剂量为 10mg/kg，分别在移植手术后第 0、2、4、6 和 8 天分 5 次给药，每次剂量为 2mg/kg；利妥昔单抗于术后第 3 天给药，剂量为 150mg/m²。单次剂量的利妥昔单抗静脉注射能维持较长时间药效，从而降低 AMR 发生的风险[52]。

正如前文所述，AMR 发生的原因与受者体内预存 DSA 有关，可能是由于受者移植前接受过多次输血、长期透析、多次妊娠或器官移植所造成的，也可能因感染的病原微生物与移植物抗原存在交叉反应引起。供、受者交叉配型不佳如淋巴细胞毒试验强阳性、群体反应性抗体≥ 50%，特别是供者特异性抗体阳性往往提示移植术后发生 AMR 的风险较大。

需要强调的是，小肠移植术后免疫抑制方案的个体化十分重要，临床上应根据受者自身免疫状态、群体反应性抗体水平、DSA 水平、淋巴细胞毒交叉配合试验结果、是否有残余感染和既往抗感染治疗史、移植前病原学检查结果（包括 CMV 病毒等）、肝肾功能及凝血功能状态等全身情况制订个体化方案。

八、小肠移植面临的困惑与挑战

虽然小肠移植的近期疗效取得巨大进步，成为治疗肠衰竭的最终手段，在美国，小肠移植和腹腔多器官簇移植也被医疗保险机构纳入保险范畴，但是远期疗效仍不甚理想，始终没有明显优于肠衰竭的替代治疗方案——全肠外营养支持（TPN）治疗。因此，美国医疗保险机构始终将小肠移植适应证限制在肠衰竭且不能继续进行 TPN 的患者。特别是近年来，美国完成的小肠移植例数大幅下降，OPTN/SRTR 登记等待小肠移植的人数也明显下降，小肠移植的发展面临着困惑与挑战。

（一）小肠移植适应证与肠衰竭治疗方式的变化

肠衰竭是小肠移植的绝对适应证。肠衰竭是指肠功能障碍导致患者丧失或即将丧失营养自主性。肠衰竭的病因主要包括两类：一类为肠道解剖学功能的消失，即由于各种原因所致小肠广泛切除后所导致的无小肠或超短肠综合征；另一类是肠道虽然存在，但由于先天或后天原因导致小肠动力或吸收功能严重障碍甚至丧失。

对于短肠综合征患者，部分患者可通过促进残存小肠适应性代偿的肠康复治疗（intestinal rehabilitation，IR）和残存小肠延长成形两类技术最终摆脱 TPN。残存小肠康复治疗的目的是促进残存小肠结构和吸收功能最大化适应性代偿，残存小肠延长成形手术目的是通过手术增加残存小肠长度和吸收面积、延长肠内容物在残存小肠中停留时间，这两类技术与小肠移植并不矛盾。小肠移植是治疗不可逆肠衰竭的措施，而这两类技术的治疗目的是最大限度避免短肠综合征发展成为不可逆肠衰竭。近年来这两类技术都取得了一定的进步，使部分原先不可逆肠衰竭患者摆脱了 TPN，客观上也使符合小肠移植适应证的患者数量下降。

（二）近10年完成小肠移植和登记等待小肠移植患者数量下降

目前全球绝大部分小肠移植是由美国的小肠移植中心完成，同时美国 OPTN/SRTR 可提供完整、权威的全美小肠移植资料信息，因此，通过对 OPTN/SRTR 有关的小肠移植资料的了解，可使我们了解全球小肠移植的发展方向与趋势。其中比较值得关注的现象，是过去10年包括美国在内的全球小肠移植完成例数逐渐减少，最新一期的世界小肠移植报告显示，由2007年近200例逐渐减少至2017年的109例；同时，OPTN/SRTR 系统中登记等待小肠移植的患者数也从2006年的301例，逐渐减少至2017年的155例，两者下降幅度均接近50%[28]。究其原因，近10年来小肠移植例数下降并非供体数量减少所致，主要是由于肠衰竭其他治疗方式和全肠外营养支持技术进步造成的。同时，近年来国外一些小肠移植中心（尤其是美国）也在致力于肠衰竭的肠康复治疗和小肠延长成形术外科治疗的研究，客观上也促使了小肠移植病例数的减少。

（三）小肠移植技术远期疗效有待提高

小肠移植术是一项复杂、难度较高的临床治疗技术，尤其是包括腹腔器官簇移植在内的小肠移植术，其手术过程更为复杂，难度更高。随着小肠移植关键外科技术、新的免疫抑制方案、移植术后感染（包括巨细胞病毒、侵袭性真菌）防治以及围手术期处理等技术的进步，小肠移植术后患者早期存活率有了极大提高，然而远期疗效却不尽如人意，目前的主要挑战是寻找制约小肠移植患者和移植小肠长期生存的危险因素，制订能够长期维持移植肠道功能的治疗方案[53-54]。只有解决这些棘手问题，小肠移植才能最终发挥其潜力，成为复杂慢性肠衰竭的首选治疗方法。

九、总结与展望

目前我国小肠移植的临床结局与发达国家相比仍存在一定的差距。同时，虽然小肠移植物和受者存活率逐渐提高，但随着营养支持技术的进步以及非移植外科技术的日趋成熟，短肠综合征患者摆脱TPN的选择日趋增多，不再需要进行小肠移植。因此，自2010年以后，全球小肠移植的例数呈现出明显下降的趋势[9,55]，这从一定程度上反映了肠康复治疗和 IFALD 预防手段，以及残存小肠延长成形术的进步。虽然小肠移植数量在逐年下降，但小肠移植仍然是不能耐受肠外营养终末期肠衰竭患者的唯一有效救治手段。为了统一全国各小肠移植中心在成人小肠移植的操作与管理标准，增加各个中心之间的交流与合作，2016年我国小肠移植领域的专家学者共同制定了《中国成人小肠移植临床诊疗指南》，以期为我国的小肠移植临床工作者提供建议与指导[11]。

（朱维铭　代续杰）

参考文献

［1］ 李宁，黎介寿，李幼生. 我国首例异体小肠移植成功的临床经验［J］. 解放军医学杂志，1994，19（4）：252-254.

［2］ 宋超. 我国首例活体小肠部分移植术获得成功［J］. 解放军健康，1999（6）：25.

［3］ 李元新，李宁，陈规划，等. 同种异体肝小肠联合移植（附国内首例报告）［J］. 中国实用外科杂志，2003，23（10）：595-597.

［4］ MANGUS R S, TECTOR A J, KUBAL C A, et al. Multivisceral transplantation: expanding indications and improving outcomes[J]. J Gastrointest Surg, 2013, 17(1): 179-186.

［5］ PIRONI L, ARENDS J, BOZZETTI F, et al. ESPEN guidelines on chronic intestinal failure in adults[J]. Clin Nutr, 2016, 35(2): 247-307.

［6］ VIANNA R M, MANGUS R S, KUBAL C, et al. Multivisceral transplantation for diffuse portomesenteric thrombosis[J]. Ann Surg, 2012, 255(6): 1144-1150.

［7］ BUCHMAN A L, SCOLAPIO J, FRYER J. AGA technical review on short bowel syndrome and intestinal transplantation[J]. Gastroenterology, 2003, 124(4): 1111-1134.

［8］ PIRONI L, SPINUCCI G, PAGANELLI F, et al. Italian guidelines for intestinal transplantation: potential candidates among the adult patients managed by a medical referral center for chronic intestinal failure[J]. Transplant Proc, 2004, 36(3): 659-661.

［9］ 中华医学会器官移植学分会，中国医师协会器官移植医师分会. 中国成人小肠移植临床诊疗指南（2016 版）[J]. 中华器官移植杂志，2017，38（1）：45-50.

［10］ GRANT D, ABU-ELMAGD K, MAZARIEGOS G, et al. Intestinal transplant registry report: global activity and trends[J]. Am J Transplant, 2015, 15(1): 210-219.

［11］ ABU-ELMAGD K, BOND G. Gut failure and abdominal visceral transplantation[J]. Proc Nutr Soc, 2003, 62(3): 727-737.

［12］ PIRONI L, JOLY F, FORBES A, et al. Long-term follow-up of patients on home parenteral nutrition in Europe: implications for intestinal transplantation[J]. Gut, 2011, 60(1): 17-25.

［13］ ABU-ELMAGD K M. Intestinal transplantation for short bowel syndrome and gastrointestinal failure: current consensus, rewarding outcomes, and practical guidelines[J]. Gastroenterology, 2006, 130(2 Suppl 1): S132-S137.

［14］ BERNEY T, KATO T, NISHIDA S, et al. Portal versus systemic drainage of small bowel allografts: comparative assessment of survival, function, rejection, and bacterial translocation[J]. J Am Coll Surg, 2002, 195(6): 804-813.

［15］ KATO T, GAYNOR J J, SELVAGGI G, et al. Intestinal transplantation in children: a summary of clinical outcomes and prognostic factors in 108 patients from a single center[J]. J Gastrointest Surg, 2005, 9(1): 75-89.

［16］ PASCHER A, KOHLER S, NEUHAUS P, et al. Present status and future perspectives of intestinal transplantation[J]. Transpl Int, 2008, 21(5): 401-414.

［17］ SUDAN D L, IYER K R, DEROOVER A, et al. A new technique for combined liver/small intestinal transplantation[J]. Transplantation, 2001, 72(11): 1846-1848.

［18］ FISHBEIN T, FLORMAN S, GONDOLESI G, et al. Noncomposite simultaneous liver and intestinal transplantation[J]. Transplantation, 2003, 75(4): 564-565.

［19］ MAO Q, LI Y S, LI J S. The current status of multivisceral transplantation[J]. Hepatobiliary Pancreat Dis Int, 2009, 8(4): 345-350.

［20］ FRYER J P. Intestinal transplantation: current status[J]. Gastroenterol Clin North Am, 2007, 36(1): 145-159.

［21］ MATSUMOTO C S, FISHBEIN T M. Modified multivisceral transplantation with splenopancreatic preservation[J]. Transplantation, 2007, 83(2): 234-236.

［22］ ALEXANDRIDES I J, LIU P, MARSHALL D M, et al. Abdominal wall closure after intestinal transplantation[J]. Plast Reconstr Surg, 2000, 106(4): 805-812.

［23］ CARLSEN B T, FARMER D G, BUSUTTIL R W, et al. Incidence and management of abdominal wall defects after intestinal and multivisceral transplantation[J]. Plast Reconstr Surg, 2007, 119(4): 1247-1255.

［24］ LEVI D M, TZAKIS A G, KATO T, et al. Transplantation of the abdominal wall[J]. Lancet, 2003, 361(9376): 2173-2176.

［25］ GONDOLESI G, SELVAGGI G, TZAKIS A, et al. Use of the abdominal rectus fascia as a nonvascularized allograft for abdominal wall closure after liver, intestinal, and multivisceral transplantation[J]. Transplantation, 2009, 87(12): 1884-1888.

［26］ NIO M, WADA M, SASAKI H, et al. Current status and problems in cadaveric-donor small intestinal transplantation[J]. Nihon Shokakibyo Gakkai Zasshi, 2011, 108(5): 753-758.

［27］ DELTZ E, SCHROEDER P, GUNDLACH M, et al. Successful clinical small-bowel transplantation[J]. Transplant Proc, 1990, 22(6): 2501.

［28］ SMITH J M, WEAVER T, SKEANS M A, et al. OPTN/SRTR 2017 annual data report: intestine[J]. Am J

Transplant, 2019, 19(Suppl 2): 284-322.

［29］李元新，李宁，倪小冬，等 . 小肠移植围手术期的营养支持［J］. 肠外与肠内营养，2008，15（6）：335-338.

［30］CICALESE L, SILERI P, GREEN M, et al. Bacterial translocation in clinical intestinal transplantation[J]. Transplantation, 2001, 71(10): 1414-1417.

［31］FOSTER P F, SANKARY H N, MCCHESNEY L, et al. Cytomegalovirus infection in the composite liver/intestinal/pancreas allograft[J]. Transplant Proc, 1996, 28(5): 2742-2743.

［32］FRYER J P. Intestinal transplantation: an update[J]. Curr Opin Gastroenterol, 2005, 21(2): 162-168.

［33］KUSNE S, FURUKAWA H, ABU-ELMAGD K, et al. Infectious complications after small bowel transplantation in adults: an update[J]. Transplant Proc, 1996, 28(5): 2761-2762.

［34］李元新，李宁，李幼生，等 . 小肠移植后并发侵袭性真菌感染的治疗［J］. 中华器官移植杂志，2010，31（2）：97-100.

［35］VIANNA R, MISRA V, FRIDELL J A, et al. Survival after disseminated invasive aspergillosis in a multivisceral transplant recipient[J]. Transplant Proc, 2007, 39(1): 305-307.

［36］WU G S, CRUZ R J Jr, CAI J C. Acute antibody-mediated rejection after intestinal transplantation[J]. World J Transplant, 2016, 6(4): 719-728.

［37］RUIZ P, CARRENO M, WEPPLER D, et al. Immediate antibody-mediated（hyperacute）rejection in small-bowel transplantation and relationship to cross-match status and donor-specific C4d-binding antibodies: case report[J]. Transplant Proc, 2010, 42(1): 95-99.

［38］姚丹华，李幼生，王剑，等 . 小肠移植中应用单克隆抗体免疫诱导治疗的临床疗效观察［J］. 中华器官移植杂志，2013，34（08）：486-489.

［39］WOODLE E S, ALLOWAY R R, GIRNITA A. Proteasome inhibitor treatment of antibody-mediated allograft rejection[J]. Curr Opin Organ Transplant, 2011, 16(4): 434-438.

［40］ASFAR S, ATKISON P, GHENT C, et al. Small bowel transplantation. A life-saving option for selected patients with intestinal failure[J]. Dig Dis Sci, 1996, 41(5): 875-883.

［41］ABU-ELMAGD K M, COSTA G, BOND G J, et al. Five hundred intestinal and multivisceral transplantations at a single center: major advances with new challenges[J]. Ann Surg, 2009, 250(4): 567-581.

［42］ABU-ELMAGD K M, COSTA G, BOND G J, et al. Evolution of the immunosuppressive strategies for the intestinal and multivisceral recipients with special reference to allograft immunity and achievement of partial tolerance[J]. Transpl Int, 2009, 22(1): 96-109.

［43］DOĞAN S M, KıLıNÇ S, KEBAPÇı E, et al. Mesenchymal stem cell therapy in patients with small bowel transplantation: single center experience[J]. World J Gastroenterol, 2014, 20(25): 8215-8220.

［44］PATIL P B, CHOUGULE P B, KUMAR V K, et al. Recellularization of acellular human small intestine using bone marrow stem cells[J]. Stem Cells Transl Med, 2013, 2(4): 307-315.

［45］李元新 . 小肠移植的现状和进展——来自第 11 届国际小肠移植大会的报告［J］. 器官移植，2010，1（1）：58-60.

［46］YUAN-XIN L, NING L, YOU-SHENG L, et al. Preliminary experience with alemtuzumab induction therapy combined with maintenance low-dose tacrolimus monotherapy in small-bowel transplantation in China[J]. Transplant Proc, 2010, 42(1): 29-34.

［47］李元新，李宁，倪小冬，等 . 小肠移植中应用 Campath 1H 诱导和低剂量他克莫司维持抗排斥治疗［J］. 中华外科杂志，2009，47（11）：810-813.

［48］周健，鞠卫强，何晓顺，等 . Campath-1H 诱导在小肠移植免疫抑制中的作用［J］. 中华胃肠外科杂志，2011，14（3）：199-201.

［49］WU T, ABU-ELMAGD K, BOND G, et al. A clinicopathologic study of isolated intestinal allografts with preformed IgG lymphocytotoxic antibodies[J]. Hum Pathol, 2004, 35(11): 1332-1339.

［50］RUIZ P, SUAREZ M, NISHIDA S, et al. Sclerosing mesenteritis in small bowel transplantation: possible manifestation of acute vascular rejection[J]. Transplant Proc, 2003, 35(8): 3057-3060.

［51］李元新，石炳毅，刘磊，等. 1例小肠移植术后抗体介导的血管性排斥反应诊断与治疗［J］. 军医进修学院学报，2012，33（1）：12-15.

［52］VIANNA R M, MANGUS R S, FRIDELL J A, et al. Initiation of an intestinal transplant program: the Indiana experience[J]. Transplantation, 2008, 85(12): 1784-1790.

［53］ABU-ELMAGD K M, KOSMACH-PARK B, COSTA G, et al. Long-term survival, nutritional autonomy, and quality of life after intestinal and multivisceral transplantation[J]. Ann Surg, 2012, 256(3): 494-508.

［54］ABU-ELMAGD K M, WU G, COSTA G, et al. Preformed and de novo donor specific antibodies in visceral transplantation: long-term outcome with special reference to the liver[J]. Am J Transplant, 2012, 12(11): 3047-3060.

［55］SMITH J M,SKEANS M A, HORSLEN S P, et al. OPTN/SRTR 2013 annual data report: intestine[J]. Am J Transplant, 2015, 15(Suppl 20): 1-16.

索 引

Y

Z